"十三五"高等教育医药院校规划教材/多媒体融合创新教材

供护理、助产、相关医学技术类等专业使用

外科护理学

WAIKE HULIXUE

 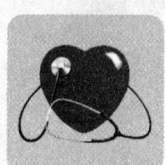
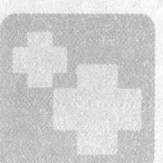  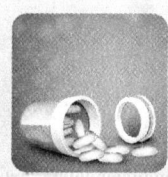

主编◎张雁儒

郑州大学出版社

郑 州

图书在版编目(CIP)数据

外科护理学/张雁儒主编.—郑州:郑州大学出版社,2017.6
ISBN 978-7-5645-1701-4

Ⅰ.①外… Ⅱ.①张… Ⅲ.①外科学-护理学-高等学校-教材 Ⅳ.①R473.6

中国版本图书馆 CIP 数据核字(2017)第 098194 号

郑州大学出版社出版发行
郑州市大学路40号 邮政编码:450052
出版人:张功员 发行电话:0371-66966070
全国新华书店经销
河南龙华印务有限公司印制
开本:850 mm×1 168 mm 1/16
印张:36.25
字数:879 千字
版次:2017 年 6 月第 1 版 印次:2017 年 6 月第 1 次印刷

书号:ISBN 978-7-5645-1701-4 定价:78.00 元
本书如有印装质量问题,由本社负责调换

作者名单

主　编　张雁儒
副主编　陈传波　辛长海　刘竹英
　　　　　陈海燕　刘宽浩　史　岩
编　委（按姓氏笔画排序）
　　　　　史　岩（郑州大学护理学院）
　　　　　刘竹英（嘉应学院医学院）
　　　　　刘宽浩（黄河科技学院医学院）
　　　　　辛长海（河南理工大学医学院）（兼秘书）
　　　　　汪文利（河南科技大学护理学院）
　　　　　张　婷（安徽医科大学）
　　　　　张雁儒（河南理工大学医学院）
　　　　　陈传波（河南大学医学院）
　　　　　陈海燕（河南科技大学护理学院）
　　　　　范炎峰（黄河科技学院医学院）
　　　　　薛　芳（蚌埠医学院）

"十三五"高等教育医药院校规划教材／多媒体融合创新教材

建设单位

(以单位名称首字拼音排序)

安徽医科大学	济宁医学院
安徽中医药大学	嘉应学院
蚌埠医学院	井冈山大学
承德医学院	九江学院
大理学院	南华大学
赣南医学院	平顶山学院
广东医科大学	山西医科大学
广州医科大学	陕西中医药大学
贵阳中医学院	邵阳学院
贵州医科大学	泰山医学院
桂林医学院	西安医学院
河南大学	新乡医学院
河南大学民生学院	新乡医学院三全学院
河南广播电视大学	徐州医科大学
河南科技大学	许昌学院医学院
河南理工大学	延安大学
河南中医药大学	延边大学
湖南医药学院	右江民族医学院
黄河科技学院	郑州大学
江汉大学	郑州工业应用技术学院
吉林医药学院	

前言

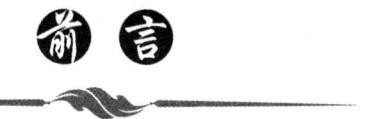

外科护理学是护理学专业的一门临床主干课程,是临床护理实践的基础课程,是护理学专业的学生将来临床工作的基础,学好本课程对护理本科生具有重要的意义。

本教材符合学生参加国家护士执业资格考试和研究生入学考试的需要,体现三基(基础理论、基本知识、基本技能)、五性(思想性、科学性、先进性、启发性和适用性)和三特定(特定的对象、特定的要求、特定的限制)的原则。具有以下特点:①在内容的编写上符合学生的认知前提和心理取向,照顾当前信息化时代学生学习的特点及各院校对理论教学学时压缩的现状,在内容的取舍上努力做到精练总结、表格化、条块化,重点突出、详略得当,尽可能便于学生学习,减轻学生学习负担;②新增的新理论和新知识,点到为止,表达清楚;③在撰写上文笔更加流畅简洁,可读性强;④内容更加科学严谨,深浅适宜,能够反映外科护理学教学内容和课程改革的成果,体现学术性和权威性,体现对学生创新能力和实践能力的培养;⑤重点压缩重复的、陈旧或有争议的内容和对四年制护理专业学生太深太繁的临床医学内容,避免各个疾病中重复介绍共性的常见症状和体征,精炼了各个护理诊断中重复介绍共性的护理措施、护理评估;⑥体现实用原则,选取疾病有针对性,紧密结合临床,强调病情观察及实践操作过程,注重实效。

本教材的编写得到了各参编院校的大力支持与协助,为保证本书新颖、精练、实用,主编和各位编写人员付出了巨大的努力。书中部分医疗、护理内容及插图参考了国内各种版本的外科学、外科护理学等教材,在此一并表示诚挚的谢意。但由于编写时间紧张和水平所限,书中难免存在错误与疏漏,恳请专家及使用本教材的师生和护理界同仁多提宝贵意见,以便我们进一步修订提高。

编者

2017 年 1 月 10 日

目录

第一章 绪论 ... 1
- 第一节 外科护理学的概念与发展 ... 1
- 第二节 外科护理学的学习方法 ... 2
- 第三节 外科护士应具备的素质 ... 2

第二章 水、电解质和酸碱平衡失调患者的护理 ... 5
- 第一节 水、电解质和酸碱平衡失调概述 ... 5
- 第二节 水和钠代谢失衡 ... 6
  - 一、高渗性脱水患者的护理 ... 6
  - 二、低渗性脱水患者的护理 ... 7
  - 三、等渗性脱水患者的护理 ... 8
- 第三节 钾代谢失衡 ... 8
  - 一、低钾血症患者的护理 ... 8
  - 二、高钾血症患者的护理 ... 9
- 第四节 酸碱代谢失衡 ... 10
  - 一、代谢性酸中毒患者的护理 ... 11
  - 二、代谢性碱中毒患者的护理 ... 12
  - 三、呼吸性酸中毒患者的护理 ... 13
  - 四、呼吸性碱中毒患者的护理 ... 13
- 实训(1) 制订外科体液代谢失衡患者的补液计划 ... 13

第三章 外科休克患者的护理 ... 18
- 第一节 休克概述 ... 18
- 第二节 低血容量性休克患者的护理 ... 22
  - 一、失血性休克患者的护理 ... 22
  - 二、创伤性休克患者的护理 ... 23
- 第三节 感染性休克患者的护理 ... 23

第四章 多器官功能衰竭患者的护理 ... 26
- 第一节 急性呼吸窘迫综合征患者的护理 ... 27
- 第二节 急性肾功能衰竭患者的护理 ... 29

第五章 重症患者的监护 ... 35
第一节 重症监护概述 ... 35
一、重症监护病房的组织与管理 ... 35
二、ICU的管理 ... 36
三、重症患者监测治疗的内容 ... 36
第二节 重症监护护理 ... 38

第六章 手术室护理 ... 42
实训(2) 手术人员及患者手术区的无菌准备 ... 43
实训(3) 常用手术器械的识别和使用 ... 47
实训(4) 手术患者体位安置、器械台管理与手术配合 ... 49

第七章 麻醉患者的护理 ... 55
第一节 麻醉概述 ... 55
第二节 麻醉前护理 ... 58
第三节 麻醉后的监测与护理 ... 60

第八章 手术前后患者的护理 ... 66
第一节 手术前患者的护理 ... 66
实训(5) 患者手术区皮肤准备 ... 69
第二节 手术后患者的护理 ... 72

第九章 外科营养支持患者的护理 ... 80
第一节 营养支持疗法概述 ... 80
第二节 肠内营养患者的护理 ... 83
第三节 肠外营养患者的护理 ... 85

第十章 外科感染患者的护理 ... 91
第一节 外科感染概述 ... 91
第二节 浅部软组织化脓性感染患者的护理 ... 92
第三节 全身性外科感染患者的护理 ... 94
第四节 特异性感染患者的护理 ... 96

第十一章 损伤患者的护理 ... 100
第一节 损伤概述 ... 100
实训(6) 清创术 ... 103
第二节 烧伤患者的护理 ... 103
实训(7) 换药术 ... 107
实训(8) 绷带包扎和止血带止血术 ... 108

第十二章 器官移植患者的护理 ... 113
第一节 器官移植概述 ... 113
一、器官移植分类 ... 113
二、器官移植前准备 ... 114
三、免疫抑制治疗 ... 115
四、器官移植排斥的类型 ... 116

第二节　肾移植患者的护理 …………………………………………… 117
第三节　肝移植患者的护理 …………………………………………… 120

第十三章　肿瘤患者的护理 …………………………………………… 124

第十四章　显微外科手术患者的护理 ………………………………… 131
第一节　显微外科手术概述 …………………………………………… 131
第二节　断肢再植患者的护理 ………………………………………… 133

第十五章　颈部疾病患者的护理 ……………………………………… 137
第一节　甲状腺功能亢进患者的护理 ………………………………… 138
第二节　甲状腺肿瘤患者的护理 ……………………………………… 142
　　一、甲状腺腺瘤患者的护理 ……………………………………… 142
　　二、甲状腺癌患者的护理 ………………………………………… 143
第三节　常见颈部肿块患者的护理 …………………………………… 147

第十六章　乳腺疾病患者的护理 ……………………………………… 151
第一节　乳腺非肿瘤性疾病患者的护理 ……………………………… 152
第二节　乳腺良性肿瘤患者的护理 …………………………………… 154
第三节　乳腺癌患者的护理 …………………………………………… 155

第十七章　腹外疝患者的护理 ………………………………………… 162
第一节　腹外疝的病理生理与临床类型 ……………………………… 162
第二节　常见腹外疝患者的护理 ……………………………………… 163
　　一、腹股沟疝 ……………………………………………………… 163
　　二、股疝 …………………………………………………………… 165
　　三、脐疝 …………………………………………………………… 165
　　四、切口疝 ………………………………………………………… 166
　　五、护理 …………………………………………………………… 167

第十八章　急性化脓性腹膜炎患者的护理 …………………………… 170
第一节　腹腔脓肿患者的护理 ………………………………………… 171
　　一、膈下脓肿 ……………………………………………………… 171
　　二、盆腔脓肿 ……………………………………………………… 172
　　三、护理 …………………………………………………………… 172
第二节　急性腹膜炎患者的护理 ……………………………………… 175

第十九章　腹部损伤患者的护理 ……………………………………… 180
第一节　常见腹部损伤患者的护理 …………………………………… 180
第二节　常见实质性脏器损伤患者的护理 …………………………… 184
　　一、脾破裂患者的护理 …………………………………………… 184
　　二、肝破裂患者的护理 …………………………………………… 185
　　三、胰腺损伤患者的护理 ………………………………………… 186
第三节　常见空腔脏器损伤患者的护理 ……………………………… 186
　　一、十二指肠损伤患者的护理 …………………………………… 186
　　二、小肠破裂患者的护理 ………………………………………… 187

三、结肠破裂患者的护理 …………………………………………………… 187
　　四、直肠破裂患者的护理 …………………………………………………… 188

第二十章　胃、十二指肠疾病患者的护理 …………………………………… 190
第一节　胃癌患者的护理 ………………………………………………………… 191
第二节　胃、十二指肠溃疡及其并发症患者的护理 …………………………… 198
　　一、胃、十二指肠溃疡急性穿孔患者的护理 ……………………………… 198
　　二、胃、十二指肠溃疡大出血患者的护理 ………………………………… 200
　　三、胃、十二指肠溃疡瘢痕性幽门梗阻患者的护理 ……………………… 202

第二十一章　小肠疾病患者的护理 …………………………………………… 205
第一节　肠梗阻患者的护理 ……………………………………………………… 206
第二节　肠瘘患者的护理 ………………………………………………………… 210

第二十二章　阑尾炎患者的护理 ……………………………………………… 216
第一节　急性阑尾炎患者的护理 ………………………………………………… 216
第二节　慢性阑尾炎患者的护理 ………………………………………………… 219
第三节　其他类型阑尾炎患者的护理 …………………………………………… 220

第二十三章　结肠、直肠和肛管疾病患者的护理 …………………………… 223
第一节　直肠、肛管良性疾病患者的护理 ……………………………………… 225
　　一、直肠肛管周围脓肿 ……………………………………………………… 225
　　二、肛瘘 ……………………………………………………………………… 225
　　三、肛裂 ……………………………………………………………………… 226
　　四、痔 ………………………………………………………………………… 226
　　五、护理 ……………………………………………………………………… 227
第二节　结肠、直肠癌患者的护理 ……………………………………………… 228
　　一、结肠癌 …………………………………………………………………… 228
　　二、直肠癌 …………………………………………………………………… 230
　　三、护理 ……………………………………………………………………… 232

第二十四章　门静脉高压症患者的护理 ……………………………………… 237

第二十五章　肝脏疾病患者的护理 …………………………………………… 246
第一节　原发性肝癌患者的护理 ………………………………………………… 246
第二节　肝脓肿患者的护理 ……………………………………………………… 249

第二十六章　胆道疾病患者的护理 …………………………………………… 252
第一节　胆道疾病的特殊检查与护理 …………………………………………… 252
第二节　胆石症患者的护理 ……………………………………………………… 253
　　一、胆囊结石 ………………………………………………………………… 254
　　二、胆管结石 ………………………………………………………………… 255
　　三、护理 ……………………………………………………………………… 256
第三节　胆道感染患者的护理 …………………………………………………… 258
　　一、急性胆囊炎 ……………………………………………………………… 258
　　二、急性梗阻性化脓性胆管炎 ……………………………………………… 259

三、护理 ………………………………………………………………………… 261
　第四节　胆道蛔虫症患者的护理 …………………………………………………… 261
　第五节　胆道肿瘤患者的护理 ……………………………………………………… 262
　　　一、胆囊息肉样病变 …………………………………………………………… 262
　　　二、胆囊癌 ……………………………………………………………………… 263
　　　三、胆管癌 ……………………………………………………………………… 263
　　　四、护理 ………………………………………………………………………… 264

第二十七章　胰腺疾病患者的护理 …………………………………………………… 267
　第一节　急性胰腺炎患者的护理 …………………………………………………… 267
　第二节　胰腺肿瘤和壶腹部癌患者的护理 ………………………………………… 271

第二十八章　急腹症患者的护理 ……………………………………………………… 276

第二十九章　周围血管疾病患者的护理 ……………………………………………… 280
　第一节　原发性下肢静脉曲张患者的护理 ………………………………………… 280
　第二节　血栓闭塞性脉管炎患者的护理 …………………………………………… 283
　第三节　深静脉血栓形成患者的护理 ……………………………………………… 285

第三十章　颅内压增高患者的护理 …………………………………………………… 289

第三十一章　颅脑损伤患者的护理 …………………………………………………… 295
　第一节　颅脑疾病概述 ……………………………………………………………… 295
　　　一、头皮损伤 …………………………………………………………………… 295
　　　二、颅骨骨折 …………………………………………………………………… 295
　　　三、脑损伤 ……………………………………………………………………… 296
　第二节　神经外科专科护理 ………………………………………………………… 297
　　　一、入院护理 …………………………………………………………………… 297
　　　二、住院护理 …………………………………………………………………… 298
　　　三、出院护理 …………………………………………………………………… 301

第三十二章　常见颅脑疾病患者的护理 ……………………………………………… 303
　第一节　脑血管性疾病患者的护理 ………………………………………………… 303
　　　一、颅内动脉瘤 ………………………………………………………………… 303
　　　二、颅内动静脉畸形 …………………………………………………………… 304
　　　三、脑卒中 ……………………………………………………………………… 304
　　　四、护理 ………………………………………………………………………… 306
　第二节　脑脓肿患者的护理 ………………………………………………………… 307
　第三节　颅内及椎管内肿瘤患者的护理 …………………………………………… 308
　　　一、颅内肿瘤患者的护理 ……………………………………………………… 308
　　　二、椎管内肿瘤患者的护理 …………………………………………………… 310
　第四节　先天性脑积水患者的护理 ………………………………………………… 311

第三十三章　胸部损伤患者的护理 …………………………………………………… 314
　第一节　肋骨骨折患者的护理 ……………………………………………………… 314
　第二节　气胸患者的护理 …………………………………………………………… 317

第三节　血胸患者的护理 ……………………………………………………… 321
第三十四章　脓胸患者的护理 …………………………………………………………… 324
第三十五章　肺部疾病患者的护理 ……………………………………………………… 328
　　第一节　支气管扩张患者的护理 ………………………………………………… 328
　　第二节　原发性支气管肺癌患者的护理 ………………………………………… 329
第三十六章　食管癌患者的护理 ………………………………………………………… 336
第三十七章　心脏疾病患者的护理 ……………………………………………………… 340
　　第一节　体外循环患者的护理 …………………………………………………… 341
　　第二节　先天性心脏病患者的护理 ……………………………………………… 344
　　　　一、动脉导管未闭患者的护理 ……………………………………………… 344
　　　　二、房间隔缺损患者的护理 ………………………………………………… 346
　　　　三、室间隔缺损患者的护理 ………………………………………………… 348
　　　　四、法洛四联症患者的护理 ………………………………………………… 350
　　第三节　后天性心脏病患者的护理 ……………………………………………… 352
　　　　一、二尖瓣狭窄患者的护理 ………………………………………………… 352
　　　　二、其他瓣膜疾病患者的护理 ……………………………………………… 355
第三十八章　泌尿、男性生殖系统疾病的主要症状和检查 …………………………… 359
　　第一节　泌尿、男性生殖系统疾病的主要症状 ………………………………… 359
　　第二节　泌尿、男性生殖系统疾病的常用检查及护理 ………………………… 361
第三十九章　泌尿系统损伤患者的护理 ………………………………………………… 365
　　第一节　肾损伤患者的护理 ……………………………………………………… 365
　　第二节　膀胱损伤患者的护理 …………………………………………………… 368
　　第三节　尿道损伤患者的护理 …………………………………………………… 370
第四十章　泌尿系统结石患者的护理 …………………………………………………… 374
　　第一节　上尿路结石患者的护理 ………………………………………………… 375
　　第二节　下尿路结石患者的护理 ………………………………………………… 379
第四十一章　泌尿系统梗阻患者的护理 ………………………………………………… 382
　　第一节　肾积水患者的护理 ……………………………………………………… 382
　　第二节　良性前列腺增生患者的护理 …………………………………………… 385
　　第三节　尿潴留患者的护理 ……………………………………………………… 388
第四十二章　泌尿、男性生殖系统肿瘤患者的护理 …………………………………… 391
　　第一节　肾癌患者的护理 ………………………………………………………… 391
　　第二节　膀胱癌患者的护理 ……………………………………………………… 393
　　第三节　前列腺癌患者的护理 …………………………………………………… 397
第四十三章　男性性功能障碍、节育患者的护理 ……………………………………… 401
　　第一节　男性性功能障碍患者的护理 …………………………………………… 401
　　　　一、勃起功能障碍患者的护理 ……………………………………………… 401
　　　　二、早泄患者的护理 ………………………………………………………… 403
　　　　三、阴茎异常勃起患者的护理 ……………………………………………… 403

第二节　男性不育症患者的护理 …………………………………… 404
　　第三节　男性节育患者的护理 …………………………………… 406

第四十四章　肾上腺疾病患者的护理 …………………………………… 409
　　第一节　皮质醇症患者的护理 …………………………………… 409
　　第二节　原发性醛固酮增多症患者的护理 ……………………… 412
　　第三节　儿茶酚胺症患者的护理 ………………………………… 414

第四十五章　骨科患者的一般护理 ……………………………………… 418
　　第一节　运动系统的常用检查 …………………………………… 418
　　　一、理学检查 …………………………………………………… 418
　　　二、其他特殊检查 ……………………………………………… 420
　　　三、影像学检查 ………………………………………………… 421
　　第二节　牵引术患者的护理 ……………………………………… 422
　　第三节　石膏绷带固定术患者的护理 …………………………… 427
　　第四节　功能锻炼 ………………………………………………… 430
　　实训（9）　骨折患者外固定与搬运的护理 ……………………… 430
　　　一、骨折患者的外固定 ………………………………………… 430
　　　二、骨折患者的搬运 …………………………………………… 432
　　　三、较轻微骨折搬运法 ………………………………………… 432
　　　四、严重骨折搬运法 …………………………………………… 433
　　　五、注意事项 …………………………………………………… 433

第四十六章　骨与关节损伤患者的护理 ………………………………… 436
　　第一节　骨折概述 ………………………………………………… 436
　　第二节　常见四肢骨折患者的护理 ……………………………… 445
　　　一、肱骨干骨折患者的护理 …………………………………… 445
　　　二、肱骨髁上骨折患者的护理 ………………………………… 447
　　　三、前臂双骨折患者的护理 …………………………………… 449
　　　四、桡骨远端骨折患者的护理 ………………………………… 450
　　　五、股骨颈骨折患者的护理 …………………………………… 451
　　　六、股骨干骨折患者的护理 …………………………………… 454
　　　七、胫腓骨干骨折患者的护理 ………………………………… 455
　　第三节　脊柱骨折和脊髓损伤患者的护理 ……………………… 456
　　　一、解剖生理概要 ……………………………………………… 456
　　　二、脊柱骨折患者的护理 ……………………………………… 457
　　　三、脊髓损伤患者的护理 ……………………………………… 460
　　第四节　骨盆骨折患者的护理 …………………………………… 465
　　第五节　常见关节脱位患者的护理 ……………………………… 468
　　　一、关节脱位概述 ……………………………………………… 468
　　　二、肩关节脱位患者的护理 …………………………………… 470
　　　三、肘关节脱位患者的护理 …………………………………… 473
　　　四、髋关节脱位患者的护理 …………………………………… 474

第四十七章　骨与关节感染患者的护理 …… 478
第一节　化脓性骨髓炎患者的护理 …… 478
一、急性血源性化脓性骨髓炎患者的护理 …… 478
二、慢性血源性化脓性骨髓炎患者的护理 …… 482
第二节　化脓性关节炎患者的护理 …… 484

第四十八章　颈肩腰腿疼患者的护理 …… 488
第一节　颈肩病患者的护理 …… 488
一、颈椎病患者的护理 …… 488
二、肩周炎患者的护理 …… 493
第二节　腰腿疼患者的护理 …… 495
一、腰椎间盘突出症患者的护理 …… 495
二、腰椎管狭窄症患者的护理 …… 500

第四十九章　骨肿瘤患者的护理 …… 504
第一节　骨软骨瘤患者的护理 …… 506
第二节　骨巨细胞瘤患者的护理 …… 507
第三节　骨肉瘤患者的护理 …… 509

第五十章　皮肤病患者的护理 …… 514
第一节　皮肤病概述 …… 515
第二节　感染性皮肤病患者的护理 …… 518
一、单纯疱疹患者的护理 …… 518
二、带状疱疹患者的护理 …… 520
三、疣患者的护理 …… 522
四、脓疱疮患者的护理 …… 523
五、皮肤结核病患者的护理 …… 524
六、浅部真菌病患者的护理 …… 526
七、念珠菌病患者的护理 …… 528
第三节　变态反应性皮肤病患者的护理 …… 530
一、接触性皮炎患者的护理 …… 530
二、湿疹患者的护理 …… 531
三、药疹患者的护理 …… 533
四、荨麻疹患者的护理 …… 536
第四节　动物性皮肤病患者的护理 …… 538
一、疥疮患者的护理 …… 538
二、虫咬伤和虫蜇伤患者的护理 …… 540
三、虱病患者的护理 …… 541
第五节　红斑鳞屑性皮肤病患者的护理 …… 542
第六节　大疱性皮肤病患者的护理 …… 545
第七节　皮肤附属器疾病患者的护理 …… 548

第五十一章 性传播疾病患者的护理 ········· 553
第一节 梅毒患者的护理 ········· 553
第二节 淋病患者的护理 ········· 555
第三节 非淋病性尿道炎患者的护理 ········· 557
第四节 尖锐湿疣患者的护理 ········· 558

参考文献 ········· 561

第一章 绪论

第一节 外科护理学的概念与发展

外科护理学是护理课程体系中的一门重要临床护理学科,其主要任务是依据护理岗位系统化工作过程,研究外科疾病的护理问题,对患者实施整体护理,以减轻病痛,促进患者康复,保持身心健康。

(一)外科护理学的概念和外科疾病范畴

1. 外科护理学的概念　外科护理学是以外科疾病患者为主要服务对象,研究外科疾病的护理理论与护理技能的临床专业学科。其核心内容是手术前后的护理。

2. 外科疾病的范畴　现代外科疾病泛指以手术和手法处理为主要治疗手段的疾病,包括五大类。

(1)损伤　如内脏破裂、骨折、烧伤等。

(2)感染　如急性阑尾炎、破伤风等。

(3)肿瘤　如骨软骨瘤、脂肪瘤、胃癌、结肠癌、膀胱癌等。

(4)畸形　如先天性心脏病、直肠肛管闭锁等。

(5)其他性质的疾病　如肠梗阻、胆石症、下肢静脉曲张、甲状腺功能亢进等。

外科护理学认知歌诀
外科护,专业课,
护理程序要牢记。
损伤感染和肿瘤,
畸形功能障碍五。

(二)外科护理学的发展

外科护理学与外科学的发展是密不可分的,外科学的发展对外科护理工作不断提出新的要求,从而引导外科护理学的发展。而外科护理学的专科理论和技能的发展又有助于外科学临床实践向新领域跨越。

我国古代的外科学以诊治伤病为主,多为浅表外伤止血,疮、疡的治疗。在早期的外科实践中,手术疼痛、出血、伤口感染曾是阻碍外科学发展的三个主要因素。直到19世纪中叶,相关基础学科如人体解剖学、病理学、生理学、实验外科学等学科的建立,无菌术、止血、输血、麻醉镇痛技术的应用,使外科学得到突飞猛进的发展。1854年英国的弗洛伦斯·南丁格尔在克里米亚战争中,通过改善病房的环境与卫生,严格执行清洁与消毒工作,加强伤员的营养等护理实践,仅半年左右的时间伤病员的死亡率就由50%下降到2%,由此创立了护理专业,成为护理学的创始人。

护理学的临床实践和理论研究,曾经历了以疾病为中心、以患者为中心及以人的健康为中心三个阶段。

1. 以疾病为中心的阶段　17世纪至20世纪50年代的阶段。此期的特点是护理对象是患者,护理场所是医院,护理方式是执行医嘱并完成护理操作。

2. 以患者为中心的阶段　20世纪50年代至20世纪70年代的阶段。此期的主要特点是护理除了各项技术性操作外,更充实了许多有关"人"的研究,护士承担着多种角色:除了是护理者,同时也是教育者、研究者和管理者。

3. 以人的健康为中心的阶段　20世纪70年代后期至今的阶段。此期的护理特点是以人的健康为中心的全面护理,使护理对象从患者扩展到健康者的预防保健,工作场所从医院延伸至家庭和社区,护理方式是以护理程序为框架的整体护理,护士的职能更趋多元化、全面化。

第二节　外科护理学的学习方法

1. 用整体护理观指导学习　整体护理就是指以现代护理观和系统论为指导,按照护理程序的方法,为服务对象(人)解决健康问题或有关现存的、潜在的健康问题的反应,为服务对象解决恢复健康、维持健康或促进健康的实际需要。整体护理可概括为"以人的健康为中心的全面护理"。

世界卫生组织(World Health Organization,WHO)对健康重新下了定义,即:健康不仅是没有身体上的疾病和缺陷,还要有完整的心理状态和良好的社会适应能力。这一定义体现了护理的根本目的是运用整体护理观为服务对象解决健康问题。

整体护理的内涵:①对人的生理、心理和社会方面的需要进行全面照顾;②帮助患者减轻痛苦和恢复健康,指导健康人保持健康和促进健康;③包括医院内患者护理和家庭护理、社区护理,还有群体人的护理、环境护理;④对人生命过程各个阶段的健康问题给予关怀和照顾,即对胎儿、新生儿、婴儿、儿童、青少年、中年、老年乃至临终关怀等不同生命活动阶段的护理。

2. 应采用科学的护理程序为外科临床护理工作服务　①评估患者的健康状况;②提出护理诊断(或护理问题);③制订护理计划;④实施护理计划;⑤评价护理结果。

3. 学习要理论联系实际　外科护理学是一门实践性很强的综合性临床课程,要顺应现代职业教育的要求,根据护理岗位情境、学校实训场景,多实践,重视外科护理工作过程知识积累,掌握外科患者护理发展的趋势,锻炼自己的工作能力,通过学习过程中的"形成性评价",不断反思、总结、提高,促进自身实践能力和职业素质的发展。

第三节　外科护士应具备的素质

1. 职业责任感和职业道德素质　①护士应具备高度的职业责任感:外科护理急诊多,抢救多,工作强度大,病情复杂多变,每个护士都应认识到护理工作的重要性,具备高度的责任心和服务意识。②优秀的职业品质:爱岗敬业,吃苦耐劳,遵守工作制度,执行操作规范。

2. 综合职业能力素质　①扎实掌握从事护理工作的职业知识：必要的文化基础知识，护理专业基础知识，护理专业知识和外科急、危、重症救护知识等。②具有较强的综合职业能力：通过评判性思维方式和应用护理程序进行整体护理工作的能力；病情观察能力；临床护理技术操作能力；急、危、重症的抢救能力；独立思考、分析、解决问题的能力。此外，还应不断更新知识，满足现代外科护理学发展的需要。护理工作日益向网络化、数字化、智能化方向发展，对未来护理工作提出了更高的要求。

3. 心理素质　有乐观和开朗的性格；善解人意，富有同情心；善于与患者和家属沟通，会做心理护理工作；临危不惧，临危不乱，以亲切和蔼和关心体贴的态度使患者产生安全感；服务平等和公正，一视同仁，尊重患者的人格。

护理工作是人类社会的崇高事业，社会的发展对未来的医疗服务水平的要求也越来越高，我们要牢记护理的使命，做有知识、有能力、有创造精神的新一代"白衣天使"，为现代护理学的发展做出自己的贡献。

（张雁儒）

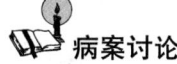

病例摘要　王先生，25岁。车祸伤30 min入院，腹痛明显。查体：意识清楚，呼吸24次/min，脉搏93次/min，血压100/75 mmHg(1 mmHg＝0.133 kPa)。面色苍白，左季肋区皮肤擦伤，局部压痛明显，双肺呼吸音清；全腹轻度压痛、反跳痛及肌紧张，移动性浊音(+)，肠鸣音减弱。腹腔穿刺抽出不凝固血液10 mL。

讨论：①患者属于哪科疾病，我们应把患者送哪科进一步救护？②内外科护理学有什么区别？③你了解护理工作吗？你愿做外科护士吗？④怎样才能学好外科护理学，从而更好地为患者服务？

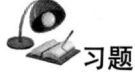

一、名词解释

1. 外科护理学　2. 健康

二、护考测试

【A1型题】

1. 现代外科工作中护理的地位和作用应是　　　　　　　　　　　　　　　　　（　）
　　A. 附属于医疗工作，不能单独处理患者　　B. 主要在生活护理上照顾患者
　　C. 执行打针、发药等有关基础护理的工作　　D. 以执行医嘱为主，是医生的助手
　　E. 按护理程序独立对患者进行护理，与医生是合作关系

2. 以下哪项不是护士必备的思想和心理素质　　　　　　　　　　　　　　　　（　）
　　A. 高尚的道德情操　　　　　　　　　　　B. 热爱护士专业
　　C. 责任心强，有献身精神　　　　　　　　D. 全心全意为伤员服务
　　E. 有市场经济头脑

3. 以下哪项不是护士仪表应有的要求　　　　　　　　　　　　　　　　　　　（　）
　　A. 仪表文雅大方　　　　　　　　　　　　B. 举止端正稳重
　　C. 服装整洁美观　　　　　　　　　　　　D. 佩戴金银饰物

E. 待人彬彬有礼

4. 当组织一个抢救班子,处理一个特大工伤事故的抢救工作时,挑选护士时必须考虑的条件是 (　　)

 A. 身体健康   B. 仪表文雅
 C. 举止稳重   D. 性格开朗
 E. 待人有礼

【A3/A4 型题】(5~6 题共用题干)

外科 9 床患者诉伤口痛,10 床患者诉腹胀(肝硬化腹水所致),某护士在执行医嘱时,误将止痛药用于 10 床患者,而将血红蛋白用于 9 床患者。

5. 所致的差错是由于该护士 (　　)
 A. 思想素质差   B. 心理素质差
 C. 业务素质差   D. 身体素质差
 E. 违反护士操作规程

6. 为避免类似差错发生,护士应 (　　)
 A. 有高尚的道德情操   B. 有正确的人生观
 C. 热爱护士专业   D. 有坚定的信念
 E. 有一丝不苟的责任心

三、简答题
健康的新含义是什么?

四、研考能力拓展
如何才能做一名合格的外科护士?

第二章 水、电解质和酸碱平衡失调患者的护理

第一节 水、电解质和酸碱平衡失调概述

正常体液代谢平衡包括：①细胞内、外液之间的渗透压平衡；②每日体液的出入量平衡(含内生水、无形失水)；③细胞内、外液中电解质的分布平衡；④体液的酸碱平衡。

机体通过一定的调节机制，保持细胞内、外液动态平衡，是维持机体内环境稳定的最基本条件。

(一)水的分布及平衡

1. 体液总量　随性别、年龄、胖瘦而异(表2-1)。

表2-1　细胞内、外液占体重的百分比(%)

性别	细胞内液	细胞外液		总量
		组织间液	血浆	
成年男性	40	15	5	60
成年女性	35	15	5	55

婴幼儿体液量占体重的70%~80%

2. 每日体液的出入量　见表2-2。

表2-2　正常机体每日水的摄入量和排出量的平衡

摄入量/mL	排出量/mL
饮水 1 000~1 500	排尿 1 000~1 500
饮食 700	呼吸 350
代谢氧化内生水 300	皮肤蒸发 500
	粪便 150
总量 2 000~2 500	总量 2 000~2 500

(二)体液中电解质的分布及平衡调节

1. 细胞内、外液电解质分布差异很大 细胞外液的主要阳离子是 Na^+,阴离子是 Cl^-、HCO_3^- 和蛋白质。细胞内液的主要阳离子为 K^+、Mg^{2+},主要阴离子为 HPO_4^{2-} 和蛋白质。

正常饮食,每天需要摄入氯化钠 5~9 g,氯化钾 3~4 g,基本可以维持 Na^+、K^+、Cl^- 的代谢平衡。

血浆主要电解质浓度:Na^+ 135~150 mmol/L,K^+ 3.5~5.5 mmol/L,Cl^- 98~108 mmol/L,Ca^{2+} 2.25~2.75 mmol/L,Mg^{2+} 0.70~1.10 mmol/L,磷离子 0.96~1.62 mmol/L,HCO_3^- 22~27 mmol/L,血尿素氮 3.2~7.0 mmol/L。

2. 水、电解质及渗透压平衡的调节 机体主要通过神经和内分泌系统的调节来维持体液的平衡,而肾是最重要的器官。主要通过以下两大系统进行调节:①下丘脑-垂体后叶-抗利尿激素系统(通过对水的重吸收来恢复和维持体液正常的渗透压);②肾素-血管紧张素-醛固酮系统(通过对水、钠的重吸收来恢复和维持血容量)。反之,排水、排钠增多。

(三)体液酸碱平衡及调节

正常体液的 pH 值在 7.35~7.45 之间。人体代谢过程不断产生酸性和碱性物质,使体液 pH 值发生变动。机体 pH 值在 6.8 以下或在 7.8 以上均不能生存。

机体酸碱平衡的维持主要通过三种途径:

1. 体液缓冲系统 最重要的缓冲对是 HCO_3^-/H_2CO_3,还有 $NaHPO_4/NaH_2PO_4$、Hb^-/HHb。

2. 肺的呼吸 主要通过调节 CO_2 的排出量调节酸碱平衡。当 pH 值下降时,肺排出二氧化碳增多;当 pH 值上升时,肺排出二氧化碳减少。

3. 肾的排泄 主要通过 Na^+-H^+ 交换、HCO_3^- 再吸收、分泌 NH_4^+、尿液酸化排 H^+ 四种方式调节体内酸碱平衡。

议一议:
机体是如何调节体液代谢平衡的?

第二节 水和钠代谢失衡

一、高渗性脱水患者的护理

高渗性脱水又称原发性脱水,失水多于失钠,细胞外液渗透压增高,血清钠高于 150 mmol/L。

【病因和病理生理】

高渗性脱水主要病因是水分摄入不足(如食管癌进食障碍)和水分丢失过多(如高热、大汗、气管切开、大量使用渗透性利尿剂等)。因失水多于失钠,细胞外液渗透压增高,细胞内液呈相对低渗状态,水分子由细胞内向细胞外转移,体液丢失以细胞内液为主。

【临床表现和分度】

高渗性脱水临床表现和分度见表 2-3。

表2-3 高渗性脱水的临床表现和分度

脱水程度	临床表现	失水量（占体重比例）
轻度	口渴为主，尿少	2%～4%
中度	严重口渴，尿少，尿比重增高，皮肤、黏膜干燥、弹性差，眼窝下陷，四肢无力	4%～6%
重度	除上述症状外，伴有烦躁、幻觉、谵妄，甚至昏迷等脑功能障碍症状	6%以上

【辅助检查】

血清钠高于150 mmol/L，血红细胞计数、血红蛋白量、血细胞比容轻度升高，尿比重升高。

【治疗原则】

尽早去除病因，防止体液继续丢失。轻度脱水患者饮水后即可纠正，对于不能口服及中度脱水患者应静脉滴注5%葡萄糖液或0.45%低渗盐水。脱水症状基本缓解，尿量增加、尿比重恢复后，还应适量补充等渗盐水。

二、低渗性脱水患者的护理

低渗性脱水又称继发性脱水或慢性脱水，失水少于失钠，细胞外液渗透压降低，血清钠低于135 mmol/L。

【病因和病理生理】

低渗性脱水主要病因是体液大量长期丢失（如反复呕吐、长期胃肠减压、肠瘘、大创面慢性渗液、应用排钠性利尿剂等）和纠正脱水时补盐过少。因失钠多于失水，细胞外液渗透压降低，细胞内液呈相对高渗状态，水分子由细胞外向细胞内转移，体液丢失以细胞外液为主。

【临床表现和分度】

低渗性脱水临床表现和分度见表2-4。

表2-4 低渗性脱水的临床表现和分度

脱水程度	临床表现	血清钠/(mmol/L)	缺NaCl/(g/kg)
轻度	疲乏、手足麻木、厌食、尿量正常或增多，尿比重低，尿中Na^+、Cl^-减少	130～135	0.5
中度	除上述症状外，还有恶心、呕吐、直立性晕倒、心率加快、脉搏细弱、血压下降、尿量减少，尿中几乎不含Na^+、Cl^-	120～130	0.5～0.75
重度	主要为严重周围循环衰竭、低血容量性休克、意识障碍、神经肌肉应激性改变	<120	0.75～1.25

【辅助检查】

血清钠低于 135 mmol/L，血红细胞计数、血红蛋白量、血细胞比容及尿素氮值均有升高，尿比重<1.010，尿中 Na^+、Cl^- 含量明显减少。

【治疗原则】

尽早去除病因，轻者静脉滴注等渗盐水即可纠正。对于严重患者，可先静脉滴注生理盐水，配合 3%~5% 盐水 200~300 mL，迅速纠正体液低渗状态，必要时可用一些血浆和全血，以提高血浆渗透压。大量输入等渗盐水时，要防止 Cl^- 输入过多，引起高氯性酸中毒，可选用平衡盐溶液。

三、等渗性脱水患者的护理

等渗性脱水又称急性脱水或混合性脱水，失水等于失钠，细胞外液渗透压正常，血清钠仍维持在正常范围。常由患者短时间内大量失液所致，是外科临床上最常见的脱水类型。

【病因和病理生理】

等渗性脱水主要病因是大量体液急性丢失，如大量呕吐、肠瘘、急性肠梗阻、大面积烧伤早期和急性腹膜炎等。首先是细胞外液减少，因水和钠等比例丢失，细胞内、外液的渗透压没有变化，水分子在细胞内、外液间相互流动，因而细胞内、外液几乎同时迅速等量减少。

【临床表现】

等渗性脱水的临床表现既有脱水症状，如口渴、尿少、尿比重高、皮肤弹性差等，又有缺钠症状，如疲乏、厌食、恶心、呕吐、脉搏细弱而快、血压下降等。重度患者，常出现低血容量性休克、意识障碍等周围循环衰竭和脑细胞功能受损表现。

> 比较：
> 高渗性脱水、低渗性脱水、等渗性脱水的原因和对机体的影响。

【辅助检查】

血清 Na^+、Cl^- 一般无明显降低，血红细胞计数、血红蛋白量、血细胞比容均出现明显升高的血液浓缩现象，尿比重增高。

【治疗原则】

尽早去除病因，等量输入含钠液体和葡萄糖溶液，先尽快输入平衡盐溶液或等渗盐水，以补充血容量，然后两者交替输入。

第三节　钾代谢失衡

体内钾总量的 98% 存在于细胞内，是细胞内液中最主要的电解质。而细胞外液中钾离子含量较少，正常血清 K^+ 为 3.5~5.5 mmol/L。钾代谢失调表现为低钾血症和高钾血症。肾对钾的调节：多吃多排，少吃少排，不吃也排，故临床低钾血症更常见。

一、低钾血症患者的护理

血清钾低于 3.5 mmol/L，称低钾血症。

【病因病理】

1. 摄入不足　如长期禁食或食量减少,未能补钾或补钾不足。

2. 排泄增加　如频繁呕吐、长期胃肠减压、胃肠道瘘,长期使用利尿剂、急性肾衰竭多尿期。

3. 体内分布异常　如大量静脉输液未补钾,导致稀释性低血钾;大量注射葡萄糖溶液和胰岛素,血液中的K^+随葡萄糖进入细胞内合成糖原。

4. 碱中毒　促使血中的K^+转入细胞内,导致低钾血症。

【临床表现】

1. 肌肉无力　是最早、最重要的症状。轻者四肢软弱无力,腱反射减弱或消失;重者可有躯干、呼吸肌无力,甚至可因呼吸肌瘫痪而出现呼吸骤停。

2. 胃肠道症状　腹胀、肠麻痹、肠鸣音减弱或消失。

3. 心血管系统症状　心率加快、心律失常,甚至心室纤颤,心脏扩大、血压下降,心电图异常改变。

> **低钾血症歌诀**
> 临床低钾最常见,
> 代碱尿酸常出现。
> 四肢乏力无抵抗,
> 恶心呕吐肚子胀。
> 神志冷淡嗜睡状,
> 心脏扩大血压降。

【辅助检查】

血清K^+低于3.5 mmol/L,可有代谢性碱中毒、反常性酸性尿。心电图表现为Q-T间期延长,S-T段降低,T波低平,出现病理性U波(图2-1)。

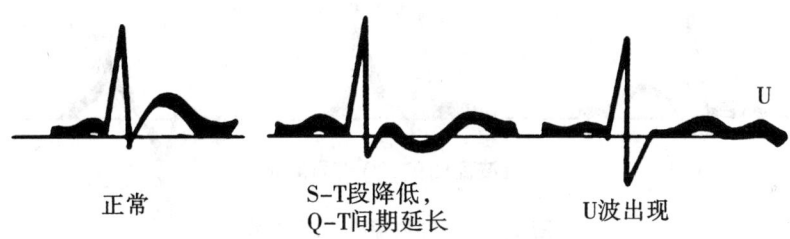

图2-1　低钾血症心电图改变

（正常　　S-T段降低,Q-T间期延长　　U波出现）

【治疗原则】

1. 治疗原发病　首先治疗原发病。

2. 口服补钾　能口服尽量口服。给氯化钾或枸橼酸钾1~2 g,每日3次。

3. 静脉补钾　不能口服者,常用10%氯化钾静脉滴注。静脉补钾注意事项有以下几点。①总量不过量:根据低钾程度每日补钾总量不超过6 g。②浓度不过高:一般不大于0.3%。③滴速不过快:不超过60滴/min。如超过此速度,必须由专人守护,并进行心脏、血钾和尿量的全面监护。④尿畅补钾:一般尿量在40 mL/h以上才能补钾。⑤禁止静脉推注:以免血钾突然升高,引起心搏骤停。

> **临床补钾注意事项**
> 临床补钾要注意,
> 口服方法是第一。
> 静脉滴注方法好,
> 见尿补钾三不要。
>
> 注:三不要即指浓度不要过高(<0.3%),滴速不要过快(<60滴/min),总量不要过大(每天<6 g)。

二、高钾血症患者的护理

血清钾高于5.5 mmol/L,称高钾血症。

【病因病理】

1. 摄入过多　静脉补钾过量、过快或浓度过高,大量输入库存较久的血液。

2. 排出减少　常见于急慢性肾功能衰竭的少尿或无尿期,应用保钾利尿剂(如螺内酯、氨苯喋啶等),盐皮质激素缺乏(如 Addison 病)等。

3. 体内转移　重症溶血、大面积烧伤、严重挤压伤等大量红细胞、组织破坏以及严重酸中毒时,钾自细胞内逸出,使血钾增高。

4. 酸中毒　促使细胞内的 K^+ 转移到细胞外,导致高钾血症。

【临床表现】

1. 神经肌肉兴奋性异常　早期常有远端肢体感觉异常、麻木,手部小肌群酸痛,可伴轻微的肌肉震颤,为时不长,常常被忽视;典型患者可有肢体软弱无力甚至软瘫,腱反射可消失,严重者出现吞咽、发音及呼吸困难。

2. 中枢神经系统影响　多有神志淡漠或恍惚。

3. 心血管功能失常　早期患者可出现皮肤苍白和湿冷,可能与高钾刺激引起血管收缩有关;典型表现为血压下降、心动过缓、心律失常,最危险的是高钾血症可致心搏骤停。

【辅助检查】

血清 K^+ 高于 5.5 mmol/L,可有代谢性酸中毒。心电图表现为 T 波高尖、Q-T 间期延长、QRS 波群增宽、P-R 间期延长(图 2-2)。

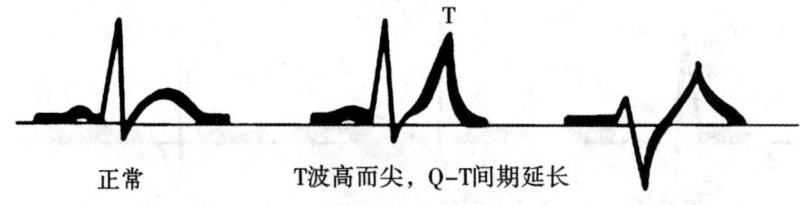

图 2-2　高钾血症心电图改变

【治疗原则】

高钾血症可致患者心搏突然停止,故一经诊断,应立即积极治疗。除尽快处理原发疾病和改善肾功能外,还必须采取以下四方面措施:

1. 停止摄入钾盐(禁钾)　停止摄入一切含钾的食物和药物。

2. 降低血清钾浓度(降钾),促使钾暂时转入细胞内　①静脉注射5%碳酸氢钠溶液;②静脉滴注高渗葡萄糖及胰岛素溶液;③肌内注射苯丙酸诺龙。

3. 加速钾的排出(排钾)　①应用阳离子交换树脂;②肾功能衰竭患者,若上述处理无效、血清钾进行性升高,应尽快进行血液透析或腹膜透析。

4. 防治心律失常(抗钾)　静脉注射10%葡萄糖酸钙 20 mL,必要时重复使用,可对抗高钾对心肌的抑制作用。

第四节　酸碱代谢失衡

反映机体酸碱平稳的三个基本因素是 pH 值、HCO_3^- 和 $PaCO_2$。其中,HCO_3^- 反映代谢性因素,HCO_3^-原发性减少或增多,可引起代谢性酸中毒或代谢性碱中毒。$PaCO_2$反映呼吸性因素,$PaCO_2$原发性增加或减少,可引起呼吸性酸中毒或呼吸性碱中毒。酸碱代谢失衡的类型有:①代谢性酸中毒;②代谢性碱中毒;③呼吸性酸中毒;④呼吸性碱中毒。

酸碱平衡失调的类型,须做血气分析或其他特殊项目检查,结合病史、临床表现等评估资料,才能得出准确的判断(表2-5)。

表2-5 四种酸碱代谢失衡血气分析指标的变化

项目	pH 值	HCO_3^-	$PaCO_2$
正常值	7.35~7.45	22~27 mmol/L	35~45 mmHg
代谢性酸中毒	↓	↓	→↓
代谢性碱中毒	↑	↑	↑
呼吸性酸中毒	↓	↑	→↑
呼吸性碱中毒	↑	→↓	↓

→↑、→↓分别代表继发性改变

一、代谢性酸中毒患者的护理

代谢性酸中毒是临床最常见的酸碱代谢失衡类型。其特点是体液中HCO_3^-原发性减少,导致HCO_3^-原发减少的任何因素均为代谢性酸中毒的病因。

【病因与发病机制】

1. 产酸性因素 如休克、心搏骤停、严重感染时乳酸堆积,长时间饥饿、高热、糖尿病时酮体积聚等。

2. 储酸性因素 肾功能不全致酸性物质排泄障碍。

3. 失碱性因素 如严重腹泻、肠瘘等。

4. 转移性因素 高钾血症时,细胞内液中H^+向细胞外转移,同时肾排H^+减少以致酸中毒。

【临床表现】

1. 呼吸代偿 呼吸深而快(Kussmaul呼吸),40~50次/min,有时体内酮体生成过多致呼气中有酮味。

2. 心肌抑制、血管扩张 表现为心率快、心音弱、血压偏低和颜面潮红。

3. 中枢神经系统抑制 酸中毒时脑内抑制性递质γ-氨基丁酸生成增多,患者可有头痛、头晕、嗜睡,甚至昏迷。

代谢性酸中毒歌诀
呼吸深快面潮红,
血压偏低神志抑。
呼气中,有酮味,
肌力减退为特征。

【辅助检查】

(1)血pH值<7.35。

(2)HCO_3^-或CO_2CP(二氧化碳结合力,改变方向与HCO_3^-相同)<23 mmol/L(正常值23~31 mmol/L)。

(3)体内总的碱剩余(buffuer excess,BE)(正常-3~+3 mmol/L)负值加大。
(4)血清 K^+ 增高(K^+外移,且肾 H^+-Na^+交换占优势)。
(5)尿多呈酸性反应(高钾血症致反常碱尿)。

【治疗原则】

1. 治疗原发病　积极治疗原发疾病。
2. 适当补液以纠正脱水　轻度代谢性酸中毒往往可随之纠正。
3. 重度代谢性酸中毒须补充碱性液

(1)一般认为血 HCO_3^- 16~18 mmol/L 者只需治疗病因,并辅以补液以纠正脱水。轻度代谢性酸中毒可经补液自行纠正,不必补充碱性药。
(2)对于血浆 HCO_3^-<10 mmol/L 的重症患者,应快速补给碱性液。
(3)血浆 HCO_3^- 10~16 mmol/L 者也应酌情补碱。
(4)常用碱性药为碳酸氢钠,等渗液的 $NaHCO_3$ 浓度为1.25%,在急需纠正酸中毒时采用5% $NaHCO_3$ 溶液。
(5)一般计算值的半量在2~4 h内输完,临床上往往根据临床症状,首次酌情补给5% $NaHCO_3$ 100~300 mL 不等,以后再根据实验室检查结果调整。
(6)注意纠正酸中毒过程对血钙、血钾的影响。

二、代谢性碱中毒患者的护理

代谢性碱中毒时,体液中 HCO_3^- 原发性增多(未经肺的代偿就已经呈现 HCO_3^- 增多)。

【病因与发病机制】

1. 酸性胃液丧失过多　如长期胃肠减压、瘢痕性幽门梗阻后严重呕吐等。
2. 碱性物质摄入过多　常见于静脉过多输入碱性溶液或库血。
3. 缺钾　低钾血症时,细胞外液中 H^+ 向细胞内转移,同时肾排 H^+ 增加以致碱中毒。

【临床表现】

1. 呼吸浅而慢　减少 CO_2 的排出,从而引起 H_2CO_3 浓度继发性升高。
2. 可伴低钾血症表现　如心律失常。
3. 低钙血症的表现　手足抽搐,腱反射亢进。
4. 脑组织代谢障碍　头昏、嗜睡、精神错乱及昏迷。

【辅助检查】

(1)血 pH 值>7.45,HCO_3^-(或 CO_2CP)>32 mmol/L。
(2)血清钾可下降,低钾性碱中毒可致反常性酸性尿。

【治疗原则】

(1)观察神经及精神方面的异常表现,监测血气分析及血清电解质浓度改变。
(2)配合医疗方案,积极控制致病危险因素。
(3)遵医嘱及时纠正碱中毒:

1) 对病情较轻的患者，一般补0.9%氯化钠溶液和适量氯化钾后，病情多可改善。

2) 对病情较重的患者，遵医嘱给氯化铵1~2 g口服，每日3次。不能口服者可给0.1 mol/L的稀盐酸溶液缓慢静脉滴注。

(4) 有手足抽搐者，遵医嘱给10%葡萄糖酸钙20 mL缓慢静脉注射。

三、呼吸性酸中毒患者的护理

呼吸性酸中毒是指肺泡通气及换气功能减弱，不能充分排出体内CO_2，致血液中$PaCO_2$增高，而引起的高碳酸血症。常见于呼吸道梗阻、肺水肿、血气胸、严重肺气肿及呼吸肌麻痹等疾病。临床表现常被呼吸困难、发绀等呼吸功能障碍的表现所掩盖。多为原发病症状、缺氧、高$PaCO_2$和酸中毒四者合并的结果，甚至头痛、谵妄、昏迷。辅助检查见血pH值明显下降，$PaCO_2$增加，HCO_3^-可升高。治疗主要是及时消除病因，改善呼吸道通气并给氧。

四、呼吸性碱中毒患者的护理

呼吸性碱中毒是指肺泡通气过度，体内CO_2排出过多，致血液中$PaCO_2$降低，而引起的低碳酸血症。常见于癔症、高热、疼痛、创伤、颅脑外伤、脓毒症、人工辅助呼吸持续时间过长、呼吸过快过深等。临床表现常兼有原发病症状、呼吸节律改变、碱中毒表现。大多数患者早期呼吸深而快，后转为浅而促或不规则，出现手足麻木、肌肉震颤、手足抽搐，并可有眩晕、胸闷以及意识障碍等。辅助检查见血pH值增高，$PaCO_2$和HCO_3^-下降。治疗以治疗原发疾病为主，必要时用纸袋罩住口鼻进行呼吸，以增加呼吸道无效腔，提高血$PaCO_2$，也可给予含5%CO_2的氧气吸入。

> 思考：
> K^+、Cl^-与酸碱平衡的关系是什么？

实训(1) 制订外科体液代谢失衡患者的补液计划

【实训目的】

1. 能对体液失衡患者进行护理评估，制订液体疗法的补液计划。
2. 掌握各种输液常用液体的作用和性质。
3. 总结输液不良反应的观察和护理措施。

【实训准备】

输液常用的各种液体。

【实训方法】

情境设置：请同学们根据已学习的相关知识，考虑如何完成体液失衡的护理。

1. 你在护理工作中，针对体液失衡的患者，应该怎么做？
2. 请你结合所学的知识为患者进行护理评估。
3. 如何为该患者制订一份护理计划？
4. 怎样运用所学知识为患者和家属实施健康教育？

案例分析提示：临床疾病引起饮食减少，反复呕吐，治疗过程中伴随消化液丢失，容易导致患者体液失衡。接诊患者后,根据护理"工作过程"依次完成病情评估—提出护理问题—制订护理措施—健康教育等一系列内容。

案例临床诊断:中度等渗性脱水、低钾血症伴代谢性酸中毒。

【护理评估】

1. 健康史

(1)患者是否存在体液与酸碱失衡的各种病史,询问患者的饮食情况。

(2)体液失衡的处理是否合理。

(3)患者的重要器官有无功能障碍的病史,能否承受常规的补液治疗。

2. 身体状况

(1)评估患者是否存在口渴、尿少、皮肤黏膜干燥、乏力等脱水表现。

(2)有无呼吸、心率、神志、手足抽搐、腱反射异常的发生。

(3)评估血电解质、血常规、尿常规、血气分析等检查结果是否异常。

3. 心理社会状况　评估患者和家属对疾病及其伴随症状的认知程度、心理反应及承受能力,家属对患者的关心程度。

【护理诊断/问题】

1. 体液不足　与体液丢失过多或摄入不足有关。

2. 活动无耐力　与钾代谢紊乱和肌无力有关。

3. 有受伤的危险　与软弱无力和意识障碍有关。

4. 焦虑　与担心体液失衡的预后有关。

5. 潜在并发症　体位性低血压和脑损伤、休克、心搏骤停。

议一议:
夏天大量出汗或剧烈运动后能否喝大量白开水?应该补充什么水?

【补液计划的制订】

1. 观察并及时发现引起体液失衡的原发疾病　如高热、大量出汗患者,昏迷、禁食患者,肠梗阻、肠瘘、胃肠减压患者,气管切开、长期使用利尿剂、肾功能不全患者,严重感染、烧伤患者,由于水、电解质摄入减少或通过各种途径排出增多,机体代谢紊乱,易致体液失衡。

2. 制订补液计划,纠正体液失衡　一般应注意四个问题:①补多少(补液总量);②补什么(液体种类);③怎么补(输液方法);④补得如何(疗效观察)。

(1)补液量计算(补多少)　24 h 补液总量包括三方面。

每日生理需要量:成人需水 2 000 ~ 2 500 mL,氯化钠 5 ~ 9 g,氯化钾 3 ~ 4 g。

已丧失量:指在制订补液计划前已经丢失的液体的量,可根据脱水的类型和程度计算。已丧失量第 1 天补一半,第 2 天视情况补充剩余的另一半。

继续损失量:又称额外丧失量,是指治疗过程中继续丢失的液体的量,如呕吐、胃肠减压、体液引流、腹泻等丢失的液体。尽可能同质、等量补充。另外,包括发热时,如体温每升高 1 ℃,每千克体重补充 3 ~ 5 mL。大量出汗,湿透一身衬衣裤,增加补液 1 000 mL。气管切开患者,呼吸道蒸发的水分是正常的 2 ~ 3 倍,24 h 增加补液 1 000 mL。低钾血症患者,根据缺钾的程度适当补充钾盐,常用 10% 的氯化钾溶液。酸碱平衡失调的患者,酌情补充碱性或酸性液体,纠正酸碱平衡失调。

(2)补液种类(补什么)　原则上"缺什么,补什么"。

1)生理需要量:按机体每日对盐、糖生理需要量配置。可用生理盐水 500 ~

1 000 mL、5%～10%葡萄糖1 500 mL、10%氯化钾30～40 mL配制补液。

2)已丧失量:按缺水性质配置。①高渗性脱水,给5%葡萄糖溶液或0.45%氯化钠溶液。②低渗性脱水,轻、中度者,给等渗电解质溶液;重度者,还应补充适量的胶体溶液和高渗盐水,以尽快恢复血容量和纠正血钠过低。③等渗性脱水,以等渗盐水和葡萄糖溶液各半量(1∶1)补充。

3)继续损失量:遵循"同质原则",按实际丢失液体的成分配置。

(3)补液方法(怎么补) ①液体补充以口服最好、最安全。②静脉输液原则:一般应遵循先盐后糖、先晶后胶、先快(适度)后慢、交替输入、尿畅补钾的原则。③如患者失液过多已发生休克,则首要任务是遵医嘱扩充血容量。④对心、肺等重要脏器功能障碍者或静脉滴注高渗盐水或静脉特殊用药如钾盐、血管活性药等,都要控制滴速,不可过快。

(4)疗效观察(补得如何) ①准确记录液体出入量。②了解输液是否顺利。③监测心、肺功能。④观察治疗反应,如精神状态、脱水征象是否改善、生命体征是否平稳、有无输液反应、辅助检查结果是否恢复正常,以随时调整护理方案,处理异常情况。

3.心理护理

(1)对患者出现的焦虑、恐惧等各种情绪表示理解。

(2)提供信息支持,告知患者缺水发生的原因、症状和体征,解释治疗方案,鼓励患者配合治疗。

【评价】

结合案例分析,根据学生在操作中制订的护理计划,综合评价学生的成果和实训报告,评判小组合作的有效性。

【健康教育】

1.有高热、进食困难、呕吐、腹泻和出血者应尽早诊治,防止体液失衡。

2.高温环境劳动或进行高强度体育活动者,出汗较多,要及时补充水分,以含盐饮料为好。

3.提倡平衡膳食,防止电解质缺乏。

(张雁儒)

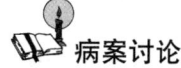病案讨论

病例摘要 患者,男,37岁,体重60 kg。腹痛、呕吐频繁2 d入院。诉口渴、乏力、尿少。查体:体温37.4 ℃,脉搏100次/min,血压92/67 mmHg。皮肤黏膜干燥,眼窝凹陷,呼吸深快,腹部可见肠型、肠鸣音亢进。实验室检查:血HCO_3^- 9 mmol/L,pH值7.30,血清钾3.3 mmol/L,血清钠140 mmol/L。

讨论:①如何评估患者当前的身体状况?②针对患者的病情,你首先应该怎样做?应采取哪些护理措施?③怎样做好患者的健康教育工作?

 习题

一、名词解释

1. 高渗性脱水   2. 低钾血症

二、护考测试

【A1 型题】

1. 关于等渗性脱水，下列说法不正确的是 （　　）
   A. 细胞外液渗透压无明显变化　　　　B. 水、钠等比例丢失
   C. 血清钠浓度明显降低　　　　　　　D. 有轻度口渴
   E. 以生理盐水或平衡盐溶液纠正

2. 引起高渗性脱水的常见原因是 （　　）
   A. 剧烈呕吐　　　　　　　　　　　　B. 大面积烧伤暴露疗法
   C. 急性肠梗阻　　　　　　　　　　　D. 大面积烧伤急性期
   E. 急性腹膜炎

3. 高钾血症患者出现心律失常时，首先应给予 （　　）
   A. 5% $NaHCO_3$ 溶液　　　　　　　　B. 5%葡萄糖加胰岛素
   C. 10%葡萄糖酸钙　　　　　　　　　D. 0.9%氯化钠
   E. 透析治疗

4. 代谢性酸中毒的典型表现是 （　　）
   A. 疲乏无力　　　　　　　　　　　　B. 呼吸深而快，呼气中带有酮味
   C. 呼吸慢而浅　　　　　　　　　　　D. 心率减慢，血压下降
   E. 口唇干燥

【A2 型题】

5. 女性，诊断为小肠瘘，主诉口渴、尿少，厌食、恶心、软弱无力、脉细速。血红蛋白 16 g/L，血钠 132 mmol/L，CO_2CP 为 27 mmol/L。应考虑患者出现 （　　）
   A. 高渗性脱水　　　　　　　　　　　B. 等渗性脱水
   C. 低渗性脱水　　　　　　　　　　　D. 代谢性酸中毒
   E. 代谢性碱中毒

6. 张先生，35 岁，因急性肠梗阻住院，今日尿量 1 500 mL，呕吐 250 mL，胃肠减压抽出胃液约 1 000 mL，无发热，无大便，其 24 h 液体排出量约为 （　　）
   A. 2 600 mL　　　　　　　　　　　　B. 2 750 mL
   C. 3 250 mL　　　　　　　　　　　　D. 3 600 mL
   E. 4 000 mL

【A3/A4 型题】（7～9 题共用题干）

何先生，25 岁，体重 60 kg。因高热 2 d 未能进食，自述口渴、口干、尿少色黄。查体：口舌干燥，皮肤弹性差，眼窝凹陷。实验室检查：尿比重 1.028，血清钠浓度为 155 mmol/L。

7. 考虑患者出现了 （　　）
   A. 等渗性脱水　　　　　　　　　　　B. 低渗性脱水
   C. 轻度高渗性脱水　　　　　　　　　D. 中度高渗性脱水
   E. 重度高渗性脱水

8. 估计该患者的水分丧失量为 （　　）
   A. 600～1 000 mL　　　　　　　　　　B. 1 200～1 800 mL
   C. 1 800～2 400 mL　　　　　　　　　D. 2 400～3 600 mL

E. 3 600~4 000 mL

9.首先应给患者输入的液体是 （ ）

A.0.9%氯化钠溶液　　　　　　B.5%碳酸氢钠溶液

C.5%葡萄糖溶液　　　　　　　D.5%葡萄糖盐水

E.平衡液

三、简答题

1.低钾血症的补钾原则是什么?

2.代谢性酸中毒有哪些临床表现?

四、研考能力拓展

1.为什么说平衡盐溶液比生理盐水更符合生理?

2.刘先生,40岁,体重60 kg。因肠梗阻入院,血压105/68 mmHg,脉搏95次/min,面部潮红,呼吸深快,血pH值为7.30。请问:①该患者酸碱平衡失调的类型是什么?②试述护理措施。

第三章 外科休克患者的护理

第一节 休克概述

休克是机体受到各种强烈致病因素侵袭后,引起的以有效循环血容量锐减、微循环灌注不足、组织细胞缺血缺氧、脏器功能受损为主的临床综合征。机体有效循环血容量是指单位时间内在心血管系统中循环的血液量(占全身血容量的80%~90%)。有效循环血容量的维护依赖于三个因素:①充足的血容量;②有效的心搏出量;③适宜的周围血管张力。其中任何一个因素发生障碍,均可使有效循环血容量锐减而引起休克。

【病因】

通常把休克按病因分为低血容量性休克、心源性休克、神经源性休克、过敏性休克和感染性休克五类。外科休克患者多为大量失血失液、严重创伤和感染所致,故以低血容量性休克和感染性休克最为常见。

1.低血容量性休克 由血容量锐减而引起。常见于:失血性疾病,如上消化道出血、外伤性肝或脾破裂;失液为主的疾病,如大面积烧伤、严重腹泻、呕吐、肠梗阻;创伤性疾病,如股骨干骨折等。

2.感染性休克 在严重感染时,由病原菌释放外毒素或内毒素造成心肌损害、血管扩张和毒素对细胞的直接损害等复合因素作用引起的休克。外科常见严重感染性疾病有急性梗阻性化脓性胆管炎、急性化脓性腹膜炎、脓毒症等。

【临床表现】

休克时,微循环的变化分为三个阶段,即微循环收缩期(休克代偿期)、微循环扩张期(休克期)、微循环衰竭期(休克晚期)。

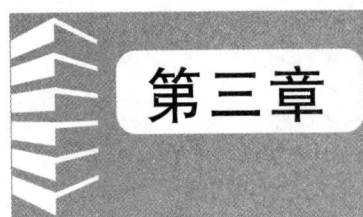

外科休克的临床表现
表情淡漠血压降,四肢湿冷面色苍。脉搏细速呼吸促,心率加快尿量减。伴代谢性酸中毒。

1.休克代偿期 有效循环血容量锐减时,交感神经系统兴奋,儿茶酚胺分泌增多,周围血管收缩。微循环灌注量减少,机体组织细胞发生缺血缺氧。中枢神经系统兴奋性增高,患者表现为精神紧张、兴奋、烦躁不安、面色苍白、四肢湿冷,心率增快,收缩压基本正常或稍高,舒张压升高,脉压缩小,尿量正常或稍减少。

2.休克期 微循环持续收缩痉挛,组织细胞无氧酵解过程加强,乳酸产生增多,舒血管物质如组胺等释放增多,使毛细血管前括约肌麻痹扩张,血液流向真毛细血管网增多,而微静脉对舒血管物质耐受性较强,仍处于收缩状态,导致毛细血管网淤血,静脉压增高,血浆渗出增多,血液浓缩,黏稠度增加,回心血量急剧减少,患者精神表现由兴奋转为抑制,神志淡漠,反应迟钝,口唇及肢端发绀,四肢厥冷,脉搏细速,收缩压下降至 90 mmHg 以下,脉压小于 20 mmHg,尿量进一步减少,呼吸急促,伴代谢性酸中毒及脏器功能受损的表现。

3. 休克晚期　长期组织缺血缺氧,血液淤滞在微循环内,黏稠度增加,酸性血具有高凝特性,使红细胞和血小板易于凝集成微血栓,甚至引起弥散性血管内凝血(disseminated inravascular coagulation,DIC)。激活纤维蛋白溶解系统,出现严重的出血倾向。患者表现为神志不清,甚至昏迷,脉速而弱或摸不清,收缩压低于 70 mmHg 或测不到,无尿。弥散性血管内凝血时可出现皮肤黏膜瘀斑及全身广泛严重出血倾向,如便血、呕血、血尿等,晚期可出现多器官功能障碍综合征(multiple organ dysfunction syndrome,MODS)而致死亡。

【辅助检查】

1. 实验室检查

(1)血常规检查　红细胞计数、血红蛋白量和血细胞比容,可明确血液稀释或浓缩程度。白细胞计数和中性粒细胞比例增加常提示感染的存在。

(2)动脉血气分析　可了解肺功能和酸碱平衡失调情况。

(3)肾功能检测　血尿素氮、血肌酐、尿比重、尿常规测定,可了解肾功能。

(4)血清电解质测定　如钾、钠、氯化物测定,可了解电解质紊乱情况。

(5)DIC 的监测　如果怀疑有 DIC,可行血小板计数、凝血酶原时间、纤维蛋白原定量以及血浆鱼精蛋白副凝固试验(3P 试验)检测。

(6)动脉血乳酸盐测定　正常值 1.0~1.5 mmol/L,提示病情程度及预后,其水平越高,预后也越差。

2. 特殊检查

(1)中心静脉压(central venous pressure,CVP)测定　反映右心房及胸腔上下腔静脉的压力,正常值为 5~10 cmH$_2$O(1 cmH$_2$O=0.098 kPa)。结合血压、尿量等情况可评估血容量、心功能和血管张力的综合状况。

(2)肺动脉楔压测定　可了解肺循环、左心房和左心室舒张末期的压力,借此反映肺循环阻力的情况。正常值为 6~15 mmHg。

【治疗原则】

尽早去除病因,恢复有效循环血量,纠正微循环灌注障碍,改善组织细胞缺血缺氧,增强心功能,纠正代谢紊乱,防止多器官功能障碍综合征的发生。

【护理评估】

1. 健康史

(1)详细询问有无大出血、严重创伤、呕吐、肠梗阻、重症感染等病史。

(2)了解有无大手术及药物过敏史。

(3)询问病情变化经过。

2. 身体状况

(1)有无精神状态、脉搏、血压、呼吸、尿量的变化。

(2)面色有无苍白、发绀,肢端颜色、温度有无改变。

(3)了解血常规、尿常规和血气分析、中心静脉压等检查结果。

3.心理社会状况 休克是外科常见急症,由于起病急,病情变化多端,死亡率高,患者及家属多伴有恐惧心理。评估患者和家属对休克相关知识的了解程度。

【护理诊断/问题】

1.体液不足 与失血、失液、体液分布异常有关。

2.气体交换受损 与肺组织灌流量不足、肺水肿有关。

3.有受伤的危险 与脑细胞缺氧导致的意识障碍有关。

4.有感染的危险 与组织损伤、留置导尿管、免疫功能降低、营养不良有关。

5.潜在并发症 感染、多器官功能障碍综合征。

【护理措施】

1.病情观察

(1)生命体征 每隔15~30 min监测1次体温、脉搏、呼吸、血压的变化并记录,病情平稳后可改为每1~2 h监测1次。

体温:休克患者体温偏低,感染性休克常高热。如体温低、脉搏快,常提示病情重。

脉率:其变化出现在血压变化之前,结合血压可反映休克程度。休克指数=脉率/收缩压(mmHg)。休克指数为0.5多提示无休克,1.0~1.5提示有休克,>2.0提示休克严重。

呼吸:呼吸浅快不规则,咯血性泡沫痰,提示心力衰竭、肺水肿,如一般吸氧后仍有进行性呼吸困难,提示成人呼吸窘迫综合征。

血压:可反映有效循环血量和心输出量。血压下降是休克期的主要表现之一,收缩压<90 mmHg、脉压<20 mmHg是休克存在的依据。

(2)神志 观察意识变化,能反映脑组织灌流情况。

(3)皮肤色泽和肢端温度 反映体表组织灌流量。

(4)尿量 是反映肾血液灌注最简便可靠的指标,间接反映全身血容量是否充足,可提示是否发生急性肾功能衰竭。应常规留置导尿,观察每小时尿量。

2.生活护理

(1)环境 患者住抢救室或单间,室温22~28 ℃,湿度70%。对于烦躁不安和神志不清的患者,应专人护理,避免过多搬动。

(2)体位 宜中凹卧位,即头和躯干抬高15°~20°,下肢抬高20°~30°,或平卧位。有利于增加回心血量,保证重要脏器的血供。

(3)保持正常体温 休克患者体温下降、畏寒,可提高室温、加被保暖,不可用热水袋、电热毯等任何形式的局部体表加温,以防皮肤毛细血管扩张,使内脏器官血流更加减少而加重休克。对高热者,须采用降温措施,维持体温在38 ℃以下。

3.扩充血容量的护理 扩容是抗休克最基本的措施。应快速建立两条静脉通路,一条大的静脉插管快速输液并测量CVP;另一条从周围静脉输入药物,如血管活性药物。

(1)液体选择 应先输入等渗含钠液(首选平衡液。如休克明显,则不用乳酸钠林格液),后输入胶体液及葡萄糖溶液。

(2)安全输液指标 根据CVP及血压(blood pressure,BP)指导输液与治疗。二者可作为调整输液量的指标(表3-1)。

表3-1 CVP与补液的关系

CVP	BP	原因	处理原则
低	低	血容量严重不足	充分补液
低	正常	血容量不足	适当补液
高	正常	容量血管过度收缩	舒张血管
高	低	心功能不全/血容量相对过多	强心药、舒张血管、纠酸
正常	低	血容量不足/心功能不全	*补液试验

*补液试验:于5~10 min内经静脉快速滴入生理盐水250 mL,若血压升高而CVP不变,提示血容量不足;若血压不变而CVP升高(3~5 cmH$_2$O),则提示心功能不全

(3)密切观察 密切观察生命体征与中心静脉压的变化,并注意有无急性肺水肿、急性心力衰竭的表现,以便随时调整补液的量和速度。观察尿量与尿比重,以判断有无急性肾衰竭、补液量是否足够、休克有无好转。

4.血管活性药物的应用 根据病情,尤其在休克早期,可联合使用血管收缩剂和血管扩张剂。

(1)血管收缩剂因可加重组织缺氧,会带来不良后果,多不主张单独使用。

(2)血管扩张剂能解除小血管痉挛,关闭动静脉短路,疏通微循环,增加组织灌流和回心血量,但必须在补足血容量和纠正酸碱平衡失调的基础上才可使用。

(3)使用血管活性药物应按药量、浓度严格控制滴速。从小剂量、低浓度、慢速度开始,并密切观察病情变化,根据需要调整用药的剂量、浓度和速度。

(4)静脉滴注血管收缩剂时,应严防药物溢出血管外而导致组织坏死。若不慎漏出,应立即拔针,并迅速用普鲁卡因或扩血管药局部封闭。

(5)若心功能不全,应遵医嘱用强心药,注意观察心律变化及药物不良反应。

思考:
休克防治的关键措施是什么?怎样合理使用血管活性药物?

5.处理原发病 为抗休克的根本措施。如大出血引起的休克,应在积极抗休克的同时迅速准备手术止血;对感染性休克,可先抗休克,待休克纠正后及时手术去除感染灶。

6.防止感染 各项诊疗操作要严格执行无菌原则,遵医嘱使用抗生素;对烦躁或神志不清者,可加床栏并适当约束,以防坠床;做好皮肤护理,经常更换体位,防止褥疮;做好口腔护理,防止口腔黏膜感染和溃疡。给予营养支持疗法,提高机体抵抗力。

7.纠正代谢紊乱 输液后酸中毒仍严重,CO$_2$CP<13 mmol/L,首选5%碳酸氢钠纠正。

8.促进气体交换 ①给予雾化吸入、翻身、拍背,促进痰液排出,必要时行气管切开。②保持呼吸道通畅,常规给氧,控制氧流量6~8 L/min。待病情好转后,可间歇给氧。③鼓励深呼吸、有效咳嗽,以促进肺扩张,增加肺泡气体交换量。④必要时使用人工呼吸机,给予呼气末正压辅助呼吸,以改善缺氧状态。

9. 心理护理　护士应关心安慰患者,减轻患者及家属的焦虑与恐惧;镇静有序地抢救,让患者看到治疗的期望;轻柔操作,减轻患者痛苦。

【健康教育】

1. 及时处理创伤和感染　对创伤患者要及时止痛、止血及包扎固定;对失血、失液多者,要及时输液、输血;对严重感染者要及时使用抗生素并处理感染灶。

2. 预防过敏性休克　使用过敏性药如青霉素、普鲁卡因、碘造影剂、破伤风抗毒素等要常规做皮试,同时准备抢救药品(肾上腺素)。

第二节　低血容量性休克患者的护理

低血容量性休克是外科最常见的休克类型。主要由各种原因引起短时间内大量出血及体液丢失,使有效循环血量降低所致。由急性大量出血所引起的休克称为失血性休克,各种损伤及大手术使血液或血浆同时丢失引起的休克称为创伤性休克。

一、失血性休克患者的护理

【病因病理】

失血性休克多见于大血管破裂、腹部损伤引起的肝、脾破裂,消化性溃疡出血,门静脉高压所致食管、胃底曲张静脉破裂出血及宫外孕出血等。当出血量超过总血量的20%时,即可发生休克。

【治疗原则】

及时补充血容量,治疗其病因,制止其继续失血、失液是治疗此型休克的关键。

1. 补充血容量　根据血压和脉率变化估计失血量。补充血容量并非指失血量全部由血液补充,而是指快速扩充血容量。可先经静脉在 45 min 内快速滴注等渗盐水或平衡盐溶液 1 000 ~ 2 000 mL,观察血压回升情况;再根据血压、脉率、中心静脉压及血细胞比容等监测指标情况,决定是否补充新鲜血或浓缩红细胞。

2. 止血　在补充血容量的同时,对有活动性出血的患者,应迅速控制出血。可先采用非手术止血方法,如止血带、三腔双囊管压迫、纤维内镜止血等。若出血迅速、量大,难以用非手术方法止血,则应积极做手术准备,及早实施手术止血。

【护理措施】

补液护理是纠正失血性休克的重要保证。补液的种类、量和速度是纠正休克的关键。首先迅速建立两条以上静脉输液通路,快速补充平衡盐溶液,纠正组织低灌注状态。但目前认为对于存在活动性出血的患者,补注过多会使血液稀释,影响机体内环境,破坏凝血机制,导致新形成的凝血块脱落,不利于止血。因此,在出血未控制时,仅将平均动脉压维持在 50 ~ 60 mmHg 即可。其他护理措施参见本章第一节。

二、创伤性休克患者的护理

【病因病理】

创伤性休克是由于重要脏器损伤、大出血使有效循环血量锐减,以及剧烈疼痛、恐惧等多种因素综合作用而发生的。因此,创伤性休克较失血性休克的病因病理要复杂得多,不仅有大量的血液或血浆样物质丧失,而且受损组织产生的血管活性物质致微血管扩张和通透性增高,进一步降低有效循环血量。创伤刺激引起剧痛和神经内分泌反应,影响心血管功能。

【治疗原则】

在快速止血和补充血容量的同时,对四肢闭合性骨折用夹板或石膏临时固定;检查有无血胸、气胸、连枷胸等,必要时做胸腔闭式引流和胸带加压包扎;检查出血的隐蔽来源,如血胸、心脏压塞、腹内出血或骨盆骨折,当怀疑休克是由内出血引起时,就应在抗休克的同时进行紧急手术,早期使用抗生素预防感染。

【护理措施】

1. 心理护理 患者虽然处于休克状态,神志模糊,但是也有一定意识。因此医护人员要镇定自若,忙而不乱,快而有序地完成各项抢救工作,给患者和家属以安全感,使患者情绪稳定。

2. 镇痛护理 创伤后产生的剧烈疼痛,可加重休克症状,应及时予以止痛。

3. 妥善固定 针对骨折患者,简单而有效的固定可以缓解疼痛,避免骨折移位进一步损伤周围的血管、神经。开放性骨折断端不必强行复位,以免污染。

4. 对症护理 高热患者应给予物理降温,因体温每升高 1 ℃,身体代谢增加 70%;昏迷者按昏迷护理常规,头偏向一侧,定时翻身,保持口腔卫生及皮肤清洁以预防感染,注意保暖,保持呼吸道通畅。

其他护理措施参见本章第一节。

第三节 感染性休克患者的护理

感染性休克是指由微生物及其毒素等产物所引起的脓毒病综合征伴休克。

【病因病理】

感染性休克常继发于以革兰氏阴性杆菌为主的感染,如胆道化脓性感染、急性化脓性腹膜炎、绞窄性肠梗阻、泌尿系感染及败血症等,亦称内毒素性休克。革兰氏阴性杆菌释放的内毒素与体内的抗原-抗体复合物作用,可引起血管痉挛及血管内皮细胞损伤;同时,内毒素可促使体内多种炎症介质释放,引起全身炎症反应综合征(systemic inflammatory response syndrome,SIRS),最终导致微循环障碍、代谢改变及器官功能衰竭。

【临床表现】

感染性休克时血流动力学有低动力型(低排高阻型)和高动力型(高排低阻型)改

变。前者表现为冷休克,后者为暖休克。

1. 冷休克　冷休克时,外周血管收缩,阻力增高,微循环瘀滞,大量毛细血管渗出,使血容量和心排血量降低。患者表现为体温降低、躁动不安、淡漠或嗜睡;面色苍白、发绀、花斑样;皮肤湿冷;脉搏细速,血压降低,脉压减小(<30 mmHg);尿量骤减(<25 mL/h)。

2. 暖休克　较少见,常出现于革兰氏阳性菌感染引起的休克早期,主要为外周血管扩张,阻力降低,心排血量正常或稍高。患者表现为神志清醒,疲乏,面色潮红、手足温暖,血压下降,脉率慢、搏动清楚。但革兰氏阳性菌感染的休克后期亦可转变为冷休克。休克晚期,心功能衰竭,外周血管瘫痪,即成为低排低阻型休克。

【治疗原则】

在休克未纠正以前,以抗休克为主,同时抗感染。休克控制后,着重治疗感染。

1. 补充血容量　首先快速输入等渗盐溶液或平衡盐溶液,再补充适量的胶体溶液,如血浆、全血等。补液期间应监测中心静脉压,作为调整输液种类和速度的依据。

2. 控制感染　尽早处理原发感染病灶。对未确定病原菌者,先根据临床判断联合使用广谱抗生素,再根据药物敏感试验结果调整为敏感的窄谱抗生素。

3. 纠正酸碱失衡　轻度酸中毒,在补足血容量后即可缓解。严重酸中毒者,须经静脉注射5%碳酸氢钠200 mL,再根据血气分析结果补充用量。

4. 应用血管活性药物　经补充血容量休克未见好转时,可考虑使用血管扩张剂;也可联合使用α-受体兴奋剂和β-受体兴奋剂,如多巴胺加间羟胺,以增强心肌收缩力、改善组织灌流。脓毒血症时,心功能受损而表现为心功能不全,可给予毛花苷丙、多巴酚丁胺等。

5. 应用糖皮质激素　糖皮质激素能抑制体内多种炎症介质的释放,稳定溶酶体膜,减轻细胞损害,缓解 SIRS。临床常用氢化可的松、地塞米松或甲泼尼龙缓慢静脉注射。应用时注意早期、足量,至多48 h,否则有发生应激性溃疡和免疫抑制等并发症的可能。

【护理措施】

1. 标本采集　已知局部感染者,采取采集局部分泌物或穿刺抽脓的方法进行细菌培养。全身脓毒血症者,在患者寒战、高热时采集血培养标本,可提高阳性率。

2. 给氧　通过氧疗改善组织缺氧,减轻酸中毒。应注意监测患者的血氧饱和度、末梢血液循环情况,维持血氧饱和度在92%以上。

其他护理措施参见本章第一节。

(张雁儒)

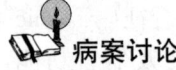

病例摘要　男性,43岁,司机。因车祸伤2 h急诊入院治疗。测体温38.3 ℃,脉搏136次/min,呼吸32次/min,血压75/53 mmHg,中心静脉压0.4 kPa。患者神志淡漠,面色苍白,四肢湿冷。自诉全腹剧烈疼痛。查体:全腹明显压痛、反跳痛、腹肌紧张,以左上腹为甚。1 h尿量7 mL。辅助检查:白细胞 17×10^9/L,腹腔穿刺抽出不凝固血液。

讨论：①患者目前出现了何种问题？为什么？②如何评估患者当前的身体状况？③针对患者的病情，你首先应该怎样做？目前的急救护理措施有哪些？④怎样做好患者的健康教育工作？

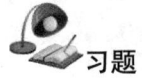 习题

一、护考测试

【A1 型题】

1. 休克早期下列哪一项描述是错误的　　　　　　　　　　　　　　　　　　（　　）
　　A. 面色苍白　　　　　　　　　　　B. 精神兴奋
　　C. 烦躁不安　　　　　　　　　　　D. 脉压增大
　　E. 血压正常或稍高

2. 休克时患者的体位应处于　　　　　　　　　　　　　　　　　　　　　　（　　）
　　A. 半卧位　　　　　　　　　　　　B. 头低足高位
　　C. 头高足低位　　　　　　　　　　D. 头与躯干抬高 20°～30°，下肢抬高 15°～20°
　　E. 侧卧位

3. 抗休克首要的基本措施是　　　　　　　　　　　　　　　　　　　　　　（　　）
　　A. 补充血容量　　　　　　　　　　B. 改善心功能
　　C. 纠正酸中毒　　　　　　　　　　D. 改善周围血管张力
　　E. 防治急性肾衰竭

4. 下列哪一项是休克患者的危重征象　　　　　　　　　　　　　　　　　　（　　）
　　A. 收缩压低于 80 mmHg　　　　　　B. 伴代谢性酸中毒
　　C. 脉搏细数，120 次/min　　　　　D. 神志淡漠
　　E. 皮肤出现多处瘀点、瘀斑

【A2/A3 型题】(5～7 题共用题干)

男性，40 岁。因车祸发生脾破裂、失血性休克，神志淡漠，血压 80/62 mmHg，准备手术。

5. 在等待配血期间，静脉输液宜首选　　　　　　　　　　　　　　　　　　（　　）
　　A. 5% 葡萄糖溶液　　　　　　　　　B. 5% 葡萄糖溶液等渗盐
　　C. 平衡盐溶液　　　　　　　　　　D. 林格液
　　E. 5% 碳酸氢钠

6. 其循环系统的病理生理改变是　　　　　　　　　　　　　　　　　　　　（　　）
　　A. 血容量严重不足　　　　　　　　B. 心功能不全
　　C. 血容量相对过多　　　　　　　　D. 血容量不足
　　E. 容量血管过度收缩

7. 采取下列哪项措施最为有效　　　　　　　　　　　　　　　　　　　　　（　　）
　　A. 应用收缩血管药物　　　　　　　B. 充分补给液体
　　C. 纠正酸中毒　　　　　　　　　　D. 给予强心药物
　　E. 应用扩张血管药物

二、简答题

休克患者使用血管活性药物的注意事项有哪些？

三、研考能力拓展

患者，男性，43 岁，车祸致左季肋部撞伤伴外伤性脾破裂。血压 80/60 mmHg，脉搏 120 次/min，血细胞比容 35%，患者烦躁、口渴、肤色苍白、四肢发凉。请问：①患者出血量为多少？②根据患者表现，判断患者处于休克哪一期？③手术前后的护理要点有哪些？

第四章 多器官功能衰竭患者的护理

多器官功能障碍综合征是指急性疾病过程中同时或序贯发生两个及两个以上的器官或系统急性功能障碍。多见于感染性疾病（如严重感染、重症肺炎、重症急性胰腺炎后期）或非感染性疾病（如创伤、烧伤、休克、大手术患者）等。最先受累的器官是肺，其次是肾、肝、中枢神经系统、循环系统和凝血功能障碍。

多器官功能障碍综合征的发病机制还不十分清楚，一般认为是机体在重症致病因素作用下，引起全身炎症反应综合征，体内出现大量细胞因子、炎症介质和其他病理性产物，当炎症反应异常放大或失控时，炎症反应对机体的作用从保护性转变为损害性，导致自身组织细胞死亡和器官衰竭。

多器官功能障碍综合征一旦发生，治疗困难，因此重在预防。在护理重症患者时，要注意评估多器官功能障碍综合征发生的可能，表4-1可作为多器官功能障碍综合征护理评估时的评估标准。

表4-1 多器官功能障碍综合征的评估标准

病症	评估标准	检查
急性心功能衰竭	心动过速、心律失常	心电图异常
急性呼吸窘迫综合征	呼吸加快、窘迫、发绀，需吸氧辅助呼吸	血气分析动脉血氧分压（arterial partial pressure of oxygen, PaO_2）降低，呼吸功能异常
急性肾功能衰竭	血容量正常的情况下，尿量减少	尿相对密度低，恒定在1.010，尿钠及肌酐增多
急性肝功能衰竭	大量腹水、黄疸、神志失常	肝功能异常，血清胆红素增高
应激性溃疡出血	进展期呕血、便血、腹胀	胃镜、放射线、B型超声可见病变
弥散性血管内凝血	皮肤、黏膜出血、瘀斑，呕血、咯血等	血小板减少，凝血酶原时间延长，血浆纤维蛋白原降低，3P试验阳性
休克	肢端发凉、尿量减少、血压下降	平均动脉压降低，微循环障碍

第一节 急性呼吸窘迫综合征患者的护理

急性呼吸窘迫综合征(acute respiratory distress syndrome,ARDS)是急性呼吸衰竭的类型之一,多指在严重创伤、感染性休克、大手术等严重疾病的过程中继发的一种以进行性呼吸困难和难以纠正的低氧血症为特征的急性呼吸衰竭。

【病因】

1. 损伤

(1) 肺内损伤　如肺挫伤、胃内容物误吸、呼吸道烧伤、溺水等。长期、持续性纯氧或高浓度氧吸入也可引起 ARDS。

(2) 肺外损伤　烧伤或创伤,并发休克和(或)感染者。

(3) 手术　体外循环术后、大手术后可发生 ARDS。

(4) 心肺复苏后。

2. 感染　肺部感染或肺外感染,如腹腔脓肿、化脓性胆管炎等。

3. 肺外其他器官系统的病变　如出血坏死性胰腺炎、急性肾功能衰竭、急性肝功能衰竭、DIC 等均可引起 ARDS,进而形成多系统器官衰竭。

4. 休克　各种原因引起的休克。

5. 药物　如巴比妥类中毒等。

【临床表现】

ARDS 常常在严重创伤感染后突然发病,临床上以进行性呼吸困难为其特征,但在早期体格检查时除呼吸音稍弱外,肺内常无啰音,X 射线检查也无显著变化。根据其病变程度分为以下三期:

1. 初期　患者出现呼吸困难,呼吸频率加快,呼吸有窘迫感,检查无明显体征,X 射线检查也无显著变化。血气分析 PaO_2 下降,一般性给氧病情不能缓解。

2. 进展期　呼吸困难加重,同时出现发绀,此时听诊双肺可有中小水泡音,呼吸音变化,出现管状呼吸音,X 射线摄片可见斑点状或成片状的阴影,血生化检查呈现呼吸性及代谢性酸中毒。

3. 末期　患者出现深度昏迷,呼吸困难及缺氧更加严重,致严重酸中毒、心律失常。当 PaO_2 下降至 25 mmHg,动脉二氧化碳分压(arterial partial pressure of carbon dioxide,$PaCO_2$)上升至 55 mmHg 时,提示呼吸衰竭已达临终状态,患者将不可避免地发生心搏、呼吸停止,各种抢救措施已很难奏效。

【辅助检查】

1. X 射线片　早期无异常或肺纹理增多,继之出现双肺部分或大部分斑片状阴影,后期出现双肺广泛大片致密阴影。

2. 动脉血气分析　$PaO_2 < 60$ mmHg,$PaCO_2 < 35$ mmHg 或正常,后又升高。氧合指数(fraction of inspiration O_2,FiO_2)(PaO_2/吸入氧浓度) < 300。

【治疗原则】

1. 迅速纠正低氧血症,改善肺泡换气功能　主要治疗方法是机械通气,选用呼气终末正压通气(positive end expiratory pressuer,PEEP)。应用 PEEP 时,呼气末的气道压及肺泡内压维持高于大气压的水平,使萎陷的肺泡张开,增加肺泡通气量;改善通气/血流比例,同时增加肺泡和肺间质的压力,促进肺泡和肺间质的水肿消退,从而改善 ARDS 患者呼吸功能,纠正低氧血症。PEEP 应从 3~5 cmH₂O 开始逐步增加,以 5~15 cmH₂O 为宜。

2. 维持有效循环,防止液体过量及肺水肿发生　治疗中应准确记录出入量,患者若有低血容量,必须及时补液以支持循环。对输液总量进行控制,以晶体液为主,辅以胶体液,适当补充蛋白及血浆。液体入量偏多时,适当使用利尿剂,以排出更多水分。

3. 治疗感染　全身严重感染及肺部感染不但会诱发 ARDS,而且会使已发生的 ARDS 病情加重,故不论治疗原发疾病还是治疗 ARDS,抗感染措施始终是非常重要的。脓毒血症是 ARDS 的常见病因,ARDS 发生后又可并发肺部感染,因此需要抗感染治疗。

4. 营养支持　在抢救过程中应注意补充足够热量、必需氨基酸及维生素等,防止在治疗过程中出现负氮平衡。患者不能正常进食,且消耗率高,需用静脉营养。

【护理评估】

1. 健康史　有无与 ARDS 相关的危险因素,如休克、感染、严重创伤、弥散性血管内凝血、吸入刺激性气体、溺水、大量出血、急性胰腺炎、氧中毒、药物或麻醉品中毒等。

2. 身体状况

(1) 有无呼吸频率、节律的改变,有无发绀,神志有无障碍。

(2) PaO_2 和 $PaCO_2$、胸部 X 射线片是否异常。

3. 心理社会状况　由于发病突然、病情危重和进行性呼吸困难等,患者感到极度不安、恐慌,甚至绝望;患者应用呼吸机而无法表达意愿时,可表现出急躁和不耐烦。注意了解患者对疾病的认知程度,家属的心理变化及对患者的关心程度。

【护理诊断/问题】

1. 焦虑/恐惧　与意外创伤或病情加重等因素有关。

2. 低效型呼吸状态　与肺水肿、肺不张、呼吸道分泌物潴留等有关。

3. 气体交换受损　与肺泡-毛细血管壁等病理改变有关。

4. 有感染的危险　与呼吸道不畅、肺水肿、全身抵抗力降低及某些治疗护理操作等有关。

【护理措施】

1. 预防　多器官功能障碍综合征一旦发生,不易控制,而且死亡率相当高。当有三个系统或器官功能损害时死亡率可高达 80%,因此预防更显得重要。预防措施主要着重以下几点:针对引起 ARDS 的原发病,应及时进行处理。如对于创伤、感染及休克患者,要避免吸入高浓度氧及输入较多库存血等。对大手术患者,术前要检查肺功能,术后采用雾化吸入疗法,鼓励深呼吸和排痰,预防肺部感染。

2. 观察病情　ARDS 是一种急性危重病,将患者安置于监护室内实行特别监护。监测生命体征和意识状态,尤其是要关注呼吸困难和缺氧情况的变化,遵医嘱及时采集和送检动脉血气分析和生化检测标本。

3. 配合治疗

(1) 纠正低氧血症 迅速纠正缺氧是抢救 ARDS 最重要的措施。一般需高浓度（>50%）给氧，需及早应用机械通气。目前较常使用的通气方式是呼气终末正压通气（PEEP），以尽早提高血氧分压。但是 PEEP 可使静脉回心血量减少，并使肺泡内压增加而导致肺气压伤和心脏循环负担加重，所以在护理时必须加强对呼吸、循环的监测和临床症状、体征的观察。在氧疗过程中，要记录给氧方式、给氧浓度及时间，观察氧疗的效果和不良反应等。

(2) 消除肺水肿 遵医嘱应用利尿剂、人血白蛋白等消除肺水肿，同时限制液体入量（1 500～2 000 mL/d）；应用肾上腺皮质激素抗炎，缓解支气管痉挛。用药期间应观察疗效和药物不良反应。

(3) 营养支持 ARDS 患者处于高代谢状态，患者应多补充高热量、高蛋白、高维生素、高脂肪饮食，必要时遵医嘱行肠内或肠外营养，以避免发生营养代谢失调和电解质紊乱。

(4) 治疗原发病 配合医生针对病因进行治疗，如积极控制感染、抗休克等。

4. 心理护理 应根据患者的心理需求，通过语言、表情、手势等与患者交流，解释疾病的发展过程和积极配合治疗的重要性，鼓励患者树立战胜疾病的信心。

【健康教育】

1. 疾病知识指导 向患者及家属讲解疾病的发生、发展和转归。

2. 呼吸锻炼的指导 教会患者有效咳嗽、咳痰技术，如缩唇呼吸、腹式呼吸、体位引流、拍背等方法，提高患者的自我护理能力，加速康复，延缓肺功能恶化。

3. 用药指导 出院时应将患者使用的药物、剂量、用法和注意事项告诉患者，并写在纸上交给患者以便需要时使用。指导并教会低氧血症的患者及家属学会合理的家庭氧疗方法及其注意事项。

4. 活动与休息 根据患者的具体情况指导患者制订合理的活动与休息计划，教会患者避免氧耗量较大的活动，并在活动过程中增加休息。

5. 合理安排膳食，加强营养。

6. 戒烟，避免吸入有害烟雾和刺激性气体。

7. 向家属讲解呼吸衰竭的征象及简单处理。若有气急、发绀加重等变化，应尽早就医。

第二节 急性肾功能衰竭患者的护理

【病因分类】

急性肾功能衰竭（acute renal failure，ARF）常见的病因可分为肾前性、肾实质性和肾后性三类。

1. 肾前性肾衰竭 系指任何原因引起有效循环血量急剧降低，致使肾血流量不足、肾小球滤过率（glomerular filtration rate，GFR）显著降低所导致的急性肾衰竭。

肾前性肾衰竭常见的原因包括：呕吐、腹泻和胃肠减压等胃肠道液体的大量丢失，大面积烧伤、大手术或创伤、大出血等引起的绝对血容量不足；感染性休克、严重低蛋白血症、心源性休克、严重心律失常、心脏压塞和充血性心力衰竭等引起的相对血容量不足。

2. **肾实质性肾衰竭** 系指各种肾实质病变所致的肾衰竭,或由于肾前性肾衰竭未能及时去除病因,病情进一步发展所致。常见的原因包括:急性肾小管坏死(acute tubular necrosis,ATN)、急性肾小球肾炎、急性间质性肾炎、肾血管病变(血管炎、血管栓塞和弥散性血管内栓塞)以及慢性肾脏疾患在某些诱因刺激下致肾功能急性衰退。

3. **肾后性肾衰竭** 各种原因所致的泌尿系梗阻引起的急性肾衰竭。

【临床特点】

急性肾功能衰竭按病程发展分为三期:

1. **少尿或无尿期** 患者每天尿量少于400 mL称为少尿,不足100 mL称为无尿。主要表现如下:

(1)水中毒 因体内过多水分将细胞外液稀释为低渗,并渗入细胞内引起细胞水肿,严重者可出现:脑水肿,表现为头痛等;肺水肿,表现为肺部可闻及湿啰音。

(2)电解质紊乱 主要有高钾血症、稀释性低钠血症、高磷血症、低钙血症和高镁血症。其中高钾血症是最严重的并发症,多由肾功能障碍,尿钾排泄量减少引起。主要表现为心跳减慢、心律失常和心电图的异常改变,如不处理可导致心搏骤停。

(3)代谢性酸中毒 患者主要表现为呼吸深而快、呼气中带有酮味、恶心、呕吐、面色潮红、脉搏细速,严重时出现休克甚至昏迷。血 pH 值和 CO_2CP 下降。

(4)尿毒症 肾功能障碍后,机体的代谢产物不能排出,血中尿素氮、肌酐等非蛋白含氮物质增多,称为氮质血症。尿素氮升高的同时,血中酚、胍类等毒性物质增加,患者出现恶心、呕吐、头痛、烦躁、意识模糊或昏迷、抽搐等症状时称为尿毒症。此期持续时间7~14 d,平均5~6 d,最长可达1个月以上。但时间越长预后越差。

2. **多尿期** 在少尿或无尿后,尿量逐渐增多,每日超过400 mL,即表示进入多尿期。一般每日尿量可高达3 000 mL以上,这是因为肾小球滤过率开始增加,而肾小管重吸收水钠功能仍然低下。多尿后期因大量水分和电解质排出可出现脱水、低钾血症和低钠血症。患者主要表现是体重明显减轻、全身无力、贫血、稍动即感气促等,需待数月才能恢复正常。多尿期一般持续1~2周。此期患者肾功能仍然较差,免疫功能低下,易发生感染等并发症。

3. **恢复期** 由于肾小管功能恢复较慢,常需数月至1年。如果1年后肾功能还不正常,可转入慢性肾功能不全。肾功能的恢复与少尿期的时间长短及年龄等因素有关,少尿期时间越长、年龄越大,肾功能恢复越差。

【辅助检查】

1. **尿液检查** 尿液检查有助于鉴别肾前性ARF和肾实质性ARF。
2. **血生化检查** 应注意监测电解质浓度变化及血肌酐和尿素氮。
3. **肾影像学检查** 多采用腹平片、超声波、CT、磁共振等检查,了解肾脏的大小、形态、血管及输尿管、膀胱有无梗阻,也可了解肾血流量和肾小管的功能。使用造影剂可能加重肾损害,须慎用。
4. **肾活检** 对原因不明的ARF,肾活检是可靠的诊断手段,可帮助诊断和评估预后。

笔记栏

三高:高钾、高镁、高磷
三低:低钠、低氯、低钙
三中毒:水中毒、酸中毒、尿毒症
一倾向:出血倾向

【治疗原则】

治疗原则是去除病因,积极治疗原发病,减轻症状,改善肾功能,防止并发症的发生。

1. 少尿期的治疗

(1) 去除病因和治疗原发病　肾前性 ARF 应注意及时纠正全身循环血流动力障碍,包括补液、输注血浆和白蛋白、控制感染等,解除肾毒素物质,严格掌握肾毒性抗生素的用药指征,并根据肾功能调节用药剂量,密切监测尿量和肾功能变化。

(2) 饮食和营养　应选择高糖、低蛋白、富含维生素的食物,尽可能供给足够的能量。供给热量 210~250 J/(kg·d),蛋白质 0.5 g/(kg·d)。应选择优质动物蛋白,脂肪占总热量的 30%~40%。

(3) 控制水和钠摄入　坚持量入为出的原则,严格限制水、钠摄入,有透析支持者可适当放宽液体入量,每日液体量=尿量+显性失水(呕吐、大便、引流量)+不显性失水-内生水。内生水在非高分解代谢状态约为 300 mL/d,所用液体均为非电解质溶液,髓袢利尿剂(呋塞米)对少尿型 ARF 可短期试用。

(4) 纠正代谢性酸中毒　轻、中度代谢性酸中毒一般无须处理。当血浆 HCO_3^- <12 mmol/L 或动脉血 pH 值<7.2 时,可补充 5% 碳酸氢钠 5 mL/kg,提高 CO_2 CP 5 mmol/L,纠酸时应注意防治低钙性抽搐。

(5) 纠正电解质紊乱　包括高钾血症、低钠血症、低钙血症和高磷血症的处理。

(6) 透析治疗　凡上述保守治疗无效者,均应尽早进行透析。透析的指征包括:①严重水潴留,有肺水肿、脑水肿的倾向;②血钾≥6.5 mmol/L;③血浆尿素氮>28.6 mmol/L,或血浆肌酐>707.2 μmol/L;④严重酸中毒,血浆 HCO_3^-<12 mmol/L 或动脉血 pH 值<7.2;⑤药物或毒物中毒,该物质又能被透析去除。透析的方法包括腹膜透析、血液透析和连续动静脉血液滤过三种,儿童尤其是婴幼儿以腹膜透析为常用。

2. 多尿期的治疗　多尿期早期,肾小管功能和 GFR 尚未恢复,血肌酐、血钾继续升高,酸中毒继续加重,伴随着多尿,还可出现低钾和低钠血症等电解质紊乱,故应注意监测尿量、电解质和血压变化,及时纠正水、电解质紊乱,当血浆肌酐接近正常水平时,应增加饮食中蛋白质摄入量。

3. 恢复期的治疗　此期肾功能日趋恢复正常,但可遗留营养不良、贫血和免疫力低下,少数患者遗留不可逆性肾功能损害,应注意休息和加强营养,防治感染。

【护理评估】

1. 健康史

(1) 患者是否有急性肾小管坏死、急性肾小球肾炎、急性间质性肾炎、肾血管病变以及慢性肾脏疾病等病史。

(2) 有无与 ARF 相关的危险因素,如休克、感染、严重创伤、弥散性血管内凝血、吸入刺激性气体、溺水、大量出血、急性胰腺炎、氧中毒、药物或麻醉品中毒等。

(3) 询问病情变化经过。

2. 身体状况

(1) 有无尿量减少、全身水肿、恶心、呕吐、嗜睡,甚至昏迷,呼吸困难。

(2) 注意尿常规、肾功能、血清电解质和血气分析的变化。

3. 心理社会状况　因绝大多数由原发病,如严重创伤、感染、休克、中毒等引起,患者可有不同程度的心理及情绪变化,如急躁、哭泣、忧伤等。当肾功能出现障碍时,患者心情更加紧张、焦虑或恐惧,悲观或绝望等。注意了解患者对疾病的认知程度,家属的心理变化及对患者的关心程度。

【护理诊断/问题】

1. 焦虑/恐惧　与肾功能障碍、病程较长等因素有关。
2. 体液过多　与水中毒、肾泌尿功能障碍有关。
3. 有感染的危险　与限制蛋白质饮食和免疫功能降低有关。
4. 潜在的并发症　高钾血症、代谢性酸中毒、尿毒症等。

【护理措施】

1. 心理护理　有针对性地介绍疾病的治疗方案,消除患者的紧张情绪,以增加康复信心,减轻或消除悲观、绝望情绪,取得积极配合,达到早日康复。

2. 少尿或无尿期的护理

(1) 饮食护理　给予低蛋白、高热量、高维生素饮食。少尿早期(3 d 内)的机体分解代谢亢进,故应限制蛋白质。热量供应以糖为主,可给适量的脂肪乳剂及必需氨基酸制剂,同时补充各种维生素。少尿 3~4 d 后,组织分解代谢减慢,可进食少量蛋白质(低于 20 g/d)。进行透析治疗者,可适当多补充一些蛋白质。对不能进食的患者,可行全胃肠外营养。

(2) 控制入水量　准确记录 24 h 的出入量,包括尿量、汗液、粪便、引流液等。监测血电解质,限制补液。补液原则是"量出为入、宁少勿多",以防水入量过多。若符合下列条件,说明补液比较恰当:①体重每日减轻 0.5 kg;②血钠超过 130 mmol/L;③中心静脉压正常;④无肺水肿、脑水肿及心功能不全等表现。

(3) 常见电解质紊乱的护理

1) 高钾血症:在护理时,①应禁止患者摄入含钾食物、含钾药物,不输库存血;②彻底清创,控制感染,以减少组织分解和钾的释放;③可用 10% 葡萄糖酸钙 20~40 mL 静脉注射,以对抗钾离子对心肌的抑制作用;④必要时采用血液净化疗法。

2) 低钠血症:限制水分的摄入,定期监测血钠水平,可给予碳酸氢钠或乳酸钠溶液,以免血钠骤然变化而出现神经功能紊乱。

3) 高磷血症与低钙血症:当出现手足抽搐时,一般可用 10% 葡萄糖酸钙 10~20 mL 静脉注射,或将 10% 葡萄糖酸钙加入葡萄糖溶液中缓慢静脉滴注。注意控制含磷食物的摄入。

(4) 代谢性酸中毒护理　应定期监测血 pH 值及 CO_2CP 等指标的变化。当动脉血 pH 值<7.25 或 CO_2CP<13 mmol/L 时,应根据病情补给 5% 碳酸氢钠或 11.2% 乳酸钠溶液,既可纠正酸中毒,亦可使钾离子进入细胞,有利于降低血钾浓度。

(5) 预防感染　感染是 ARF 的主要并发症,除原发感染外,可继发肺、泌尿系等组织器官的感染。在护理中应注意:①病房环境清洁,做好消毒隔离;②严格遵守无菌操作规程;③尽量减少患者体内不必要的留置管道;④根据细菌培养及药物敏感试验合理选用抗生素;⑤使用抗生素时应考虑对肾有无毒性作用,如四环素类、新霉素、磺胺类、甲氧苄啶等禁忌使用。

(6)血液透析 是对 ARF 患者纠正水、电解质紊乱和代谢性酸中毒的最有效措施,适应证:①血尿素氮高于 25 mmol/L,血肌酐高于 442 μmol/L 或血钾高于 6.5 mmol/L 者;②水中毒经一般措施不能改善者;③酸中毒经补碱而难以纠正者。

3. 多尿期的护理

(1)控制液体量 因多尿期尿量逐日增多,主要来自少尿期潴留在体内的液体,故在护理时应让其逐步排出,即多尿初期补液量以出水量的 1/2 或 1/3 为宜。

(2)低钠、低钾血症的护理 因有大量的钠或钾随尿液排出,可造成低钠、低钾血症。故应依据血电解质的测定结果,遵照医嘱补给氯化钠和氯化钾。

(3)预防感染 应继续使用抗生素,做好患者的口腔护理,保持皮肤清洁,注意消毒隔离以预防交叉感染。

(4)营养支持 加强营养,注意蛋白质的摄入,提高患者免疫力,促进康复。

4. 恢复期的护理 此期较长,约 1 年。给高热量、高维生素、富含蛋白质且易消化的饮食,注意休息。要避免各种对肾有害的因素,如创伤、感染、妊娠和药物等。

【健康教育】

主要目的是保护肾功能,促进康复。

1. 心理指导 加强患者自我认识,提高自我保健,稳定患者情绪,及时解释病情及治疗方案。

2. 饮食指导 向患者讲解饮食方案,让患者和家属懂得合理营养。

3. 预防疾病指导 慎用氨基糖苷类等肾毒性抗生素。尽量避免需用大剂量造影剂的 X 射线检查。加强劳动保护,避免接触重金属、工业毒物等。误服或误食毒物时,应立即进行洗胃或导泻并使用有效解毒剂。

4. 出院指导 恢复期患者应加强营养,锻炼身体,增强抗病能力。要注意观察身体的某些变化,如水肿、高血压、发热、乏力、食欲缺乏、贫血等。强调监测肾功能、尿量的重要性,并教会患者测量、记录尿量的方法。嘱患者定期随访。

(张雁儒)

病案讨论

病例摘要 男性,29 岁,汽车撞伤后 5 h,被诊断为"外伤性脾破裂,失血性休克"入院行急诊脾切除术。术中血压偏低,用过升压药,术后 24 h 尿量 300 mL,第 2 天常规补液 2 500 mL,尿量仅 200 mL,患者出现烦躁不安,频繁呕吐,全身水肿,呼吸急促,脉搏 120 次/min,血压 140/100 mmHg,两肺底可闻及少许湿啰音。实验室检查:血肌酐(creatinine,Cr)380 μmol/L,尿素氮 21.2 mmol/L,二氧化碳结合力 16 mmol/L,钾 6.5 mmol/L,钠 130 mmol/L,氯 90 mmol/L。尿常规:蛋白(++),粗大颗粒管型(++),尿相对密度 1.008。

讨论:①患者目前出现了何种问题?其由何种原因引起?②如何评估患者当前的身体状况?该患者处于本病的哪一阶段?③针对患者的病情,你首先应该怎样做?目前的主要护理措施有哪些?④怎样做好患者的健康教育工作?

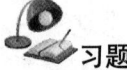 习题

一、名词解释

1. 急性肾功能衰竭　2. ARDS

二、护考测试

【A1 型题】

1. 多器官功能障碍综合征治疗要点不包括　　　　　　　　　　　　　　　　（　　）
   A. 治疗原发病　　　　　　　　　　　　B. 呼吸支持
   C. 循环支持　　　　　　　　　　　　　D. 肝肾支持
   E. 原因不明尽早使用抗生素

2. 急性肾衰竭防治高钾血症错误的是　　　　　　　　　　　　　　　　　　（　　）
   A. 限制摄入含钾的食物　　　　　　　　B. 高钾血症静脉注射 10% 葡萄糖酸钙
   C. 输入库存血　　　　　　　　　　　　D. 代谢性酸中毒给予 5% 碳酸氢钠
   E. 血液透析

3. 急性肾衰竭最常见的病因　　　　　　　　　　　　　　　　　　　　　　（　　）
   A. 肾实质性　　　　　　　　　　　　　B. 肾前性
   C. 肾后性　　　　　　　　　　　　　　D. 前列腺肥大
   E. 尿路结石

【A2 型题】

4. 某患者输血 100 mL 后,出现休克、高热、寒战、呼吸困难,经查对发现误输异型血。当前处理措施中,下列哪项不宜　　　　　　　　　　　　　　　　　　　　　　　（　　）
   A. 立即停止输血　　　　　　　　　　　B. 静脉注射 5% 碳酸氢钠溶液
   C. 静脉注射 20% 甘露醇溶液　　　　　　D. 静脉途径给地塞米松
   E. 立即行血透

三、简答题

1. 如何诊断 ARF? ARF 有哪些临床分类?
2. ARF 少尿期的护理要点有哪些?

四、研考能力拓展

患者,男,19 岁。因左大腿枪击伤后,出现左下肢肿胀、疼痛 1 周,伴全身水肿,少尿 3 d,无尿 1 d 入院。查体:体温 37.3 ℃,血压 150/90 mmHg,心、肺未见异常,腹水征阳性。左大腿内侧皮肤有 1 cm×1 cm 破损,有红色分泌物,大腿明显肿胀压痛,尿呈茶色。血尿素氮 40.0 mmol/L。请问:①作为护士去诊疗患者时最需要了解的问题是什么?②应从哪几个方面对该患者进行观察?如何观察?③目前应采取什么紧急处理措施?

第五章 重症患者的监护

第一节 重症监护概述

重症监护病房(intensive care unit,ICU)是集中收治可逆性危重病例,进行全面系统的检查、准确细致的监测和护理、及时精确的治疗,以最大限度地保证患者的生命安全,并有效地提高抢救成功率的医疗单元。

ICU 是重症监护医学的实践基地,它是由受到专门训练的医护人员,利用先进的监护设备和急救措施对各种重症患者及其并发症进行全面监护和治疗的单位。

一、重症监护病房的组织与管理

(一) ICU 模式

ICU 模式主要根据医院模式和条件决定,可分为以下几种:

1. 综合 ICU 独立的临床业务科室,收治各科的危重患者,其抢救水平代表医院的最高水平。

2. 专科 ICU 专门收治某个专科的危重患者,如心内 ICU、新生儿 ICU、呼吸内科 ICU 等。

3. 部分综合 ICU 介于专科和综合之间,由医院内较大的一级临床科室为基础组成的 ICU,如外科 ICU、内科 ICU、麻醉科 ICU 等。

目前,国内 ICU 发展趋势仍然以综合 ICU 和专科 ICU 为主。

(二) ICU 规模

> 重症监护病房的规模和设备有什么要求?

1. 床位 一般综合性医院综合 ICU 床位数占全院总床位数的 1%~2%,发达国家为 5%~10%。一般以 8~12 张较为经济合算。每张面积≥20 m^2,以 25 m^2 为宜。

2. 中心监护站设置原则 位置在所有病床中央地区。

3. 人员编制 目前国内外尚无统一规定,一般综合性 ICU 要求:医生/床位=(1.5~2):1;护士/床位=(3~4):1;护士长 1~2 名,负责护理和护士培训工作,并参与行政管理。

4. ICU 装备

(1)常用监测设备 多功能生命体征监测仪、呼吸功能监测装置、血气分析仪、血流动力学监测设备、血氧饱和度监测仪、心电图机等。影像学设备包括床边 X 射线机和超声设备。

(2)治疗设备 输液泵、注射泵、呼吸机、心脏除颤仪器、临时心脏起搏器、主动脉内球囊反搏装置、血液净化装置、麻醉机等。

二、ICU 的管理

1.ICU 的基本功能 ①有心肺复苏能力;②有呼吸道管理及氧疗能力;③有持续生命体征监测和有创血流动力监测能力;④有紧急心脏临时起搏能力;⑤有对检验结果做出快速反应的能力;⑥有对各脏器功能长时间的支持能力;⑦有进行全肠道外静脉营养支持的能力;⑧能熟练地掌握各种监测技术及操作技术;⑨转送患者有生命支持的能力。

2.ICU 感染控制 ICU 是医院内感染的高发区,细菌耐药比普通病房更为普遍。

原因:患者病情重,病种复杂,感染的患者相对较为集中,患者机体免疫力降低,易感性增加,侵入性操作技术大量用于诊断和治疗,常住细菌大都是对多种抗生素耐药的菌株等。

具体措施:①设置单间收治严重创伤、感染及免疫力低下的患者,配备空气净化装置,严重感染性疾病必要时要隔离,切断扩散途径;②工作人员的管理,限制人员出入,严格执行更衣、换鞋制度,养成勤洗手习惯;③环境管理;④物品和设备消毒管理;⑤保持创面、穿刺和插管部位无菌;⑥消毒效果监测。

3.ICU 收治对象 ①创伤、休克和感染等引起多器官功能衰竭患者;②心脏、脑复苏术后需要对其功能进行较长时间支持者;③严重的多发性复合伤者;④物理、化学等因素导致的危急病症,如中毒、溺水、触电、虫咬伤和中暑者;⑤有严重并发症,如心肌梗死、严重的心律失常、急性心力衰竭和不稳定心绞痛的患者;⑥术后易发生意外的高危患者;⑦严重水、电解质、渗透压和酸碱失衡患者;⑧患有严重代谢障碍性疾病者;⑨各类大出血、突然昏迷、抽搐和呼吸衰竭等引起各系统器官功能不全的支持者;⑩脏器移植术后需要加强护理者。

三、重症患者监测治疗的内容

对重症患者的监测已从过去的器官功能检查发展为全身各器官系统的综合性床旁快速监测。监测内容也从基本生命体征的监测发展到全面的器官系统功能监测,从最初的器官水平监测深入到组织水平。

重症患者监测的主要内容包括体温监测、呼吸功能监测、循环功能监测、中枢神经系统功能监测、肾功能监测。

(一)体温监测

1.正常体温 一般波动不超过 1 ℃,口腔舌下温度 36.3~37.2 ℃,腋下温度 36~37 ℃,直肠温度 36.5~37.5 ℃。

2.异常体温 可分为体温降低和发热两种。

(1)体温降低 ①浅低温:32~35 ℃;②中低温:25~31.9 ℃;③深低温:24.9 ℃

以下。多见于病情十分危重、循环衰竭、抵抗力极度下降等患者。

(2) 发热　按发热高低,口腔温度可分为以下几种。①低热:37.4~38 ℃;②中度发热:38.1~39 ℃;③高热:39.1~41 ℃;④超高热:41 ℃以上。

(二) 呼吸功能监测

作用:①诊断呼吸功能的损害程度;②指导呼吸治疗的实施、调整或撤离。

常用的呼吸功能监测指标包括潮气量、呼吸频率、动脉血氧饱和度、动脉血氧分压、氧合指数、动脉血 CO_2 分压、最大吸气压力、肺内分流量、无效腔量/潮气量、肺活量(表5-1)。

表5-1　常用呼吸功能监测参数

参数	正常值范围	参数	正常值范围
潮气量	6~10 mL/kg	呼吸频率	12~20 次/min
动脉血氧饱和度	96%~100%	动脉血氧分压	80~100 mmHg
氧合指数	>300	动脉血 CO_2 分压	35~45 mmHg
最大吸气压力	75~100 cmH_2O	肺内分流量	3%~5%
无效腔量/潮气量	0.25~0.40	肺活量	65~75 mL/kg

(三) 循环功能监测

1. 心电图监测　为常规监测项目。心电图主要反映心脏激动的电活动,对各种类型的心律失常有独特的诊断价值,是诊断心肌梗死的最可靠方法。有及时发现和识别心律失常、心肌缺血或心肌梗死,监测电解质改变,观察起搏器的功能。

2. 血流动力学监测　血流动力学是反映心脏、血管、血液、组织的氧供与氧消耗等方面的功能指标,为临床患者的观察与治疗提供数字依据,是重症监测技术的重要手段。

分类:分为无创伤和有创伤两大类。

适应证:各种危重患者。

监测指标:包括动脉血压、心率、中心静脉压、肺动脉压和动脉血氧含量的监测等(表5-2)。

表5-2　常用血流动力学监测参数

参数	正常值范围	参数	正常值范围
动脉血压	(90~140)/(60~90) mmHg	心率	60~100 次/min
心排血量	5~6 L/min	每搏输出量	60~90 mL
中心静脉压	5~10 cmH_2O	肺动脉压	(17~30)/(6~12) mmHg 平均 10~18 mmHg
肺动脉楔压	6~12 mmHg	动脉血氧含量	160~220 mL/L

(四)中枢神经系统功能监测

1. 意识障碍　指人对周围环境及自身状态的识别和觉察能力出现障碍,多由高级神经中枢功能活动(意识、感觉、运动)受损引起。按照表现由轻到重分为嗜睡、意识模糊、昏睡、昏迷。

2. 颅内压监测　颅内压是颅脑内容物对颅腔壁产生的压力,正常为 5~15 mmHg。

(五)肾功能监测

监测目的:了解肾损害程度,借以制订治疗方案;复查肾功能,观察其动态变化,估计预后。

常用的监测指标:包括尿量、血清尿素氮、血清肌酐、内生肌酐清除率、酚红排泄率(表5-3)。

表5-3　常用肾功能监测参数

参数	正常值范围	参数	正常值范围
尿量	1 000~1 500 mL/d	血清尿素氮	2.9~6.4 mmol/L
血清肌酐	83~177 mmol/L	内生肌酐清除率	80~100 mmol/L
酚红排泄率	15 min 排泄率 20%~50%,60 min 排泄率 50%~70%,120 min 排泄率 55%~85%		

第二节　重症监护护理

(一)一般护理

(1)保持病室环境清洁、整齐、安静,空气新鲜,室温 20~28 ℃,相对湿度以 50%~60% 为宜。

(2)严格执行洗手、无菌技术操作、消毒、隔离等制度,加强感染监测,以减少污染和交叉感染的发生。

(3)各种急救药物、器械、监护设备应常备不懈,有专人负责管理,护士应能熟练应用,或了解其操作规程并与医生密切配合。

(4)对于患者的任何病情变化、救治与监测措施、重要器官功能检测参数等,应随时详细记录,如有异常应及时向医生报告并协助处理。

(5)当监护仪或呼吸机工作状态发出警报信号时,必须立即检查警报信号发生的原因,迅速采取措施予以处理。

(6)监护仪、呼吸机、除颤器、主动脉内气囊反搏装置、微量输液泵等设备,应定期由医学工程技术人员进行检查与维修,以确保其性能安全和顺利使用。

(7)密切观察患者的心理反应和行为表现,根据不同病情采取相应的沟通方式,如口头语言、书面语言或非语言性沟通等,以了解与满足其需求,使之情绪稳定,逐渐克服恐惧和不安,减轻心理压力,积极配合治疗。

(8)准确执行医嘱。

(二)重症患者基础监护

(1)根据诊断和病情采取适当卧位,确保舒适与安全。

(2)按时监测体温、心率、呼吸、血压的变化。

(3)观察面色、神志、瞳孔大小与对光反应的变化和肢体活动是否正常。

(4)建立1~2条静脉通道,按医嘱给予输液、输血和注射药物。

(5)及时清除呼吸道内分泌物,保持气道通畅,给予气道湿化和适当吸氧。

(6)定时观察尿量变化。必要时给予留置尿管、监测每小时尿量。

(7)保持各种引流管的正确位置和引流通畅,观察引流液的颜色、性状及量。

(8)按医嘱给予饮食。

(9)按医嘱执行分级护理,做好基础护理。

(10)按医嘱及时、准确留送各种检验标本,了解测定结果并加强有关的病情观察。

(11)及时填写护理记录单,记录出入量、生命体征、病情变化、急救措施、临时治疗与护理措施,按时进行出入液量小结和总结。

(三)重症患者加强监护

1. 体温监护

(1)多选择在腋下或肛门内用水银体温计做间断测试。

(2)也可将床旁监护仪的温度传感器置于腋下或肛门内进行连续监测,体温数值即显示在监护仪的屏幕上。

2. 循环功能监护

(1)心电监测 经床旁监护仪实施持续心电监测,直接监视心率、心电图波形及节律的动态变化,严密观察有无心律失常的发生。

(2)血压监测

1)间接动脉压监测:测压的间隔时间应根据病情需要而定。

2)直接动脉压监测:多经桡动脉或股动脉穿刺置管,连接测压装置,通过床旁监护仪进行动脉血压连续监测。监测要点:①保持测压管道通畅;②正确掌握测压方法;③严密监视与准确记录监护仪屏幕上所显示的血压数值;④必要时记录压力波形变化。

(3)血流动力学监测 即经外周静脉穿刺插入气囊漂浮导管至心脏右心系统和肺动脉,连接测压装置,通过床旁监护仪进行血流动力学监测。监测要点:①保持漂浮导管各检测管腔的通畅;②协助医生及时测定和准确记录各项压力参数,包括中心静脉压、右心房压、右心室压、肺动脉压、肺毛细血管楔压,测定和准确记录心排血量。

(4)皮肤颜色、温湿度监测 外周灌注是否良好是反映心排血量的有效指标,故应随时观察患者的四肢皮肤有无潮凉、苍白和出现花斑等症状。

3. 呼吸功能监护

（1）严密观察呼吸的频率、节律、幅度和呼吸状态。

（2）间断监测经皮脉搏血氧饱和度。

（3）机械通气过程中的监护 ①呼吸机的工作状况：包括吸气压、潮气量、每分通气量、呼吸频率和节律、吸入氧气浓度等。若与设置参数有差异应及时报告医生并给予纠正。②血气监测：按医嘱随时监测，并根据测得数据和病情变化，协助医生及时调整有关通气参数的设定。③通气效果监测：患者安静、末梢循环良好、无大汗，无鼻翼扇动、发绀、烦躁不安、出现三凹征等呼吸困难表现，血压与心率平稳，说明通气效果满意。若出现异常应及时向医生报告并给予处理。

4. 神经系统功能监护

（1）意识状态监护 ①可采用格拉斯哥昏迷评分（Glasgow coma score，GCS），当指数迅速下降时，是意识障碍程度加重的征象。对于患者意识状态的任何微小改变都应随时记录。②随时监测瞳孔大小及对光反应。③严密观察肢体随意运动，皮肤及黏膜的痛觉、温度觉及触觉，以及角膜反射或腹壁反射等，有无功能障碍或异常。

（2）按时监测体温、脉搏、呼吸及血压。

5. 肾功能监护

（1）监测每小时尿量并按时小结与总结，注意观察尿色，根据病情所需定时测定尿比重及尿 pH 值。

（2）及时留送检验肾功能的有关标本。

6. 肝功能监护

（1）及时留送检验肝功能的有关标本。

（2）密切观察有无意识障碍、黄疸、出血等急性肝功能损害的临床表现。

（张雁儒）

病案讨论

病例摘要 患者，男性，45 岁。以"急性硬脑膜下血肿"入院。入科后即行急诊手术，术后进入神经外科重症监护病房进行监护。患者麻醉未醒，仍予以气管插管，呼吸机辅助呼吸后症状缓解，脉氧饱和度96%。夜间患者突然出现躁动不安，护士立即到其床旁，见患者呼吸费力，面色发绀，人机对抗明显，心率、血压均出现升高，指脉氧饱和度为85%。呼吸机报警显示：呼出潮气量低于设置潮气量。检查呼吸机管道，连接紧密。但气管插管刻度由 24 cm 变为 16 cm，立即报告医生。

讨论：①患者目前出现了何种问题？为什么？②该患者重症监护的主要项目包括哪些？

习题

一、护考测试

【A1 型题】

1. ICU 护士与患者之比为 （ ）

    A.（3～4）∶1   B. 1∶（2～3）

    C. 2∶1   D. 1∶2

E. 1 : 1
2. 外科 ICU 的床位数一般为 ( )
   A. 外科总床位数的 2%～3%   B. 手术科室总床位数的 4%～6%
   C. 医院总床位数的 2%～3%   D. 急诊患者总数的 4%～6%
   E. 以上均不是
3. ICU 医生与患者之比为 ( )
   A. 3 : 1   B. 1 : 3
   C. 1 : 2   D. (1.5～2) : 1
   E. 1 : (2～3)
4. CVP 的正常值为 ( )
   A. 5～8 cmH$_2$O   B. 5～10 cmH$_2$O
   C. 10～15 cmH$_2$O   D. 10～20 cmH$_2$O
   E. 3～5 cmH$_2$O
5. 病室最适宜的温度和相对湿度为 ( )
   A. 14～15 ℃, 15%～25%   B. 10～17 ℃, 30%～40%
   C. 20～22 ℃, 40%～50%   D. 20～28 ℃, 56%～60%
   E. 15～16 ℃, 60%～70%

二、简答题
ICU 的基本功能包括哪些？

三、研考能力拓展
患者,男,72 岁,于晚 10 时来急诊科就诊。患者于 30 min 前突然感觉呼吸困难,心悸,稍休息后无缓解,且呼吸困难渐加重,咳血性泡沫样痰。患者既往有高血压病史十余年,糖尿病史 3 年。查体:体温 36.8 ℃,脉搏 126 次/min,呼吸 34 次/min,血压 160/85 mmHg。神志尚清楚,呼吸极度困难,口唇发绀,面色苍白,两肺满布干湿啰音,两肺界不扩大,心界向左下扩大,未闻及杂音。腹软无压痛,四肢及神经系统未见异常。送入重症监护室进一步治疗。请问:①患者目前出现了何种问题？为什么？②该患者重症监护的主要项目包括哪些？③如何进行呼吸和循环的监测？

第六章 手术室护理

手术中是指患者从进入手术室到手术结束、麻醉恢复的一段时期。这段时期主要在手术室为患者进行手术治疗。这段时期的护理就是要保证手术顺利进行,确保患者手术安全。

1. 手术室分区管理　为保持环境洁净,必须严格区分或隔离手术室的三个区域。①洁净区:洁净要求严格,设在内侧,包括洁净走廊、洗手间、手术间、无菌物品间、药品室、麻醉准备室等。此区域内的一切人员及活动都必须严格遵守无菌原则。②准洁净区:设在中间,包括器械室、敷料室、洗涤室、消毒室、清洁走廊、复苏室、石膏室等,是非洁净区进入洁净区的过渡区域。凡已手臂消毒或已穿无菌手术衣者,不可进入此区。③非洁净区:设在外侧,包括办公室、会议室、实验室、标本室、污物室、资料室、电视教学室、值班室、更衣室、医护人员休息室、手术患者家属等候室等。交接患者处应保持安静,患者在此换乘手术室平车进入手术间。凡进入手术室的人员必须更换手术室衣、裤、鞋,戴专用帽子、口罩遮住头发和口、鼻方可进入半限制区;进入半限制区的人员不可大声谈笑及高声喊叫;进入限制区内的一切人员及其活动都须严格遵守无菌原则。一切人员及物品进出手术室都必须受到严格控制,一般需要采用双通道方案:无菌通道,是医务人员、手术前患者、洁净物品的行走路线;污物通道,是手术后器械、敷料、污物的运输路线。

2. 手术间基本设备及设置要求　基本设施:手术床、无影灯、器械台、洗手池、呼吸机、空气消毒设备、转凳、药品、氧气装置、负压装置、电源等。

特殊设施:中心供氧、中心吸引、中央空调、心电监护、除颤器、体外循环机、C型臂X射线机、闭路电视、录像等(图6-1)。

3. 手术室规章制度　手术室应认真执行各项消毒隔离制度,除手术室人员及参加手术人员外,无关人员不得擅自进入;进入手术室人员必须按规定更换衣、裤、鞋、帽、口罩等,不得大声喧哗及随便走动。若有参观人员,最好安排观看闭路电视。若无条件,则应注意严格限定参观人数。参观人员应遵守手术室的管理制度。接送患者一律使用专用平车,注意安全,严格查对。手术安排应将无菌手术及有菌手术严格分开;若接台手术,应先安排无菌手术,后进行有菌手术。手术室无菌物品应定期消毒,及时准备好手术用品及器械,急救物品应备齐。

4. 手术间的清洁消毒管理　为保证手术的无菌环境,要建立严格的卫生消毒制度。包括:①每日清晨湿式拖地,保持手术间内器具清洁无尘,然后用紫外线消毒30~

60 min。②手术后清除污物,室内通风、消毒;拖把及敷料桶应固定使用。③每日术后用紫外线消毒。④每周大扫除1次,手术室内每周消毒1次。⑤每月定期做空气细菌培养。⑥特殊感染手术时建议使用一次性物品,手术后按有关规定及方法进行消毒处理。

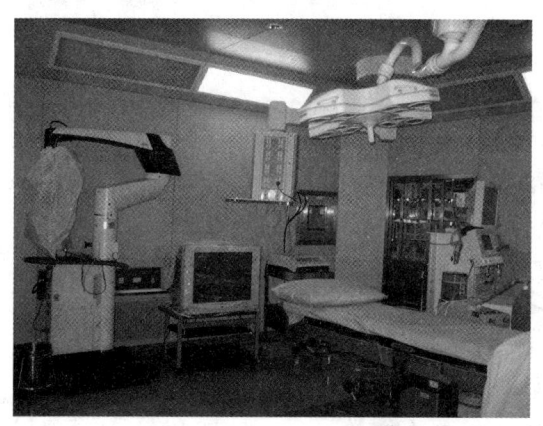

图6-1 手术室基本设备

实训(2)　手术人员及患者手术区的无菌准备

【实训目的】

1. 正确熟练掌握手术人员及患者手术区无菌准备的方法与步骤,并能够在手术中完成手术人员的无菌准备及患者手术区皮肤的消毒。

2. 掌握各种常见手术患者手术区的消毒范围。

【实训准备】

1. 学生准备　更换手术室准备的清洁鞋和衣裤,戴好帽子和口罩,剪短指甲,并去除甲缘下的积垢。

2. 物品准备　指甲剪、刷手池、无菌毛刷、肥皂、泡手筒、70%乙醇、碘伏消毒液、无菌纱布、无菌毛巾、无菌手术衣、无菌手套、无菌生理盐水、模型人。

3. 场地准备　①环境,模拟手术室。②"患者"准备,根据不同手术安置所需体位。

【实训方法】

1. 观看教学录像或多媒体课件。

2. 指导老师示范手术人员手臂消毒、穿无菌手术衣和戴无菌手套,并讲解具体方法及要领。

3. 指导老师在模型人身上示范不同手术术区皮肤的消毒并讲解消毒范围的确定。

4. 由学生两人一组练习手术人员及患者手术区无菌准备,指导老师巡回指导。

回答:
手术人员术前准备包括哪些主要内容?

(一)刷手操作步骤

1. 肥皂刷手、70%乙醇浸泡法

(1)用肥皂将双手、前臂、肘上10 cm搓洗一遍,用流水冲洗。

(2)取已消毒的手刷蘸消毒过的肥皂液刷手。一般顺序是先刷指尖,再刷手指各面、指蹼、手掌、手背,同样方法刷另一只手。然后再交替对应刷腕部、前臂至肘关节上10 cm处。刷手时动作宜快速和用力,刷洗3 min为1遍,一次刷完后,手指向上用流水冲净手臂上肥皂液。以同样方法再刷2遍,反复刷洗3遍,共约10 min(图6-2)。

(3)用消毒毛巾擦干双手,再将毛巾斜角对折以环拉方法从前臂到肘上10 cm擦干,毛巾两面分别用于两手臂,用过的毛巾不可再接着用(图6-3)。

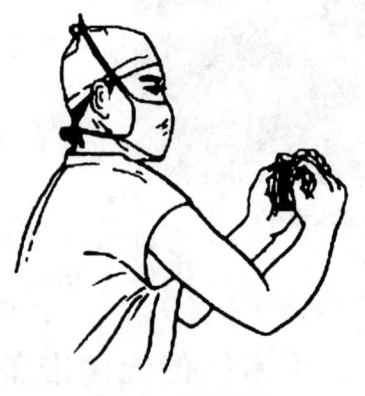
图6-2 刷手姿势

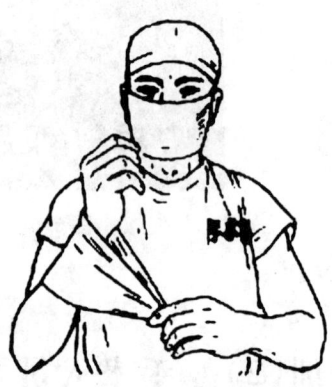
图6-3 无菌手巾擦手和前臂

(4)用75%乙醇泡手5 min,浸泡平面达肘上5~6 cm,可用毛巾搓擦皮肤,增加消毒效果。

(5)刷手消毒后,双手应保持拱手姿势,不得下垂,也不能接触未消毒物品,否则须重新消毒。

2. 碘伏刷手法

(1)用肥皂、流水清洗双手和前臂至肘上10 cm处。

(2)无菌刷蘸0.5%碘伏5 mL刷手和臂:依次是指尖、手指各面、指蹼、手掌、手背,同样方法刷另一只手,然后再交替对应刷手腕、前臂、肘关节上10 cm处,刷洗3 min,指尖朝上肘向下,用流水冲洗。

(3)再用5 mL 0.5%碘伏刷1遍,流水冲洗,方法同第一遍。

(4)取无菌小毛巾擦干双手和手臂,或用烘干器烘干。

(5)再取适量0.5%碘伏涂擦双手和前臂,自然晾干。双手不能下垂。

3. 注意事项

(1)刷手时需用力,特别注意皮肤皱褶处,如甲缘下、指间、手背、手掌及肘部。

(2)手的位置及刷手顺序应正确。

(二)穿无菌手术衣、戴无菌手套操作步骤

1. 穿无菌手术衣(图6-4)

(1)自器械台上拿取无菌手术衣,选择较宽敞处站立,认清衣服的上下和正反面,手提衣领,抖开衣服,使正面朝前(注意衣服勿触碰其他物品或地面)。

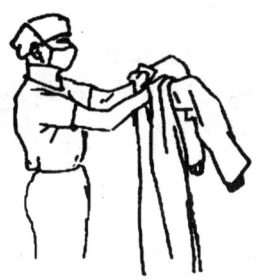
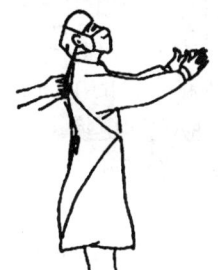
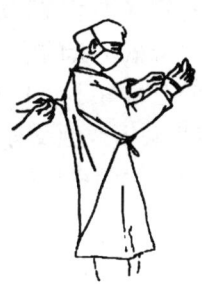
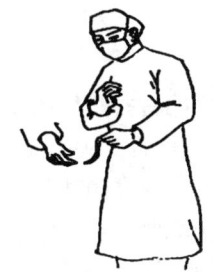
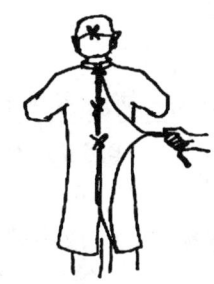
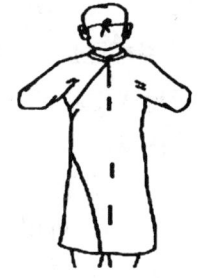

图 6-4　穿无菌手术衣

(2)将手术衣轻轻抛起,双手顺势插入袖中,手向前伸,不可高举过肩,也不可左右侧撒开,以免触碰污染。

(3)巡回护士在其身后系颈、腰部系带。

(4)戴好无菌手套,将前襟的腰带递给已戴好手套的手术护士或巡回护士,后者用无菌持物钳夹持腰带绕穿衣者 1 周后交穿衣者自行系带于腰间。

2. 戴无菌手套(图 6-5)　一般都是戴干手套。从手套袋中取出手套,以右手持两只手套的翻折部(手套内面)使两只手套掌面对合,拇指朝前。套入右手,然后用已戴好手套的右手手指伸入左手套翻折部下面,再套入左手。两只手套戴好后,再将手套翻折部包住手术衣袖口,最后用无菌盐水冲洗手套外面的滑石粉。

思考:
穿无菌手术衣和戴无菌手套时如何防止手术衣及手套污染?

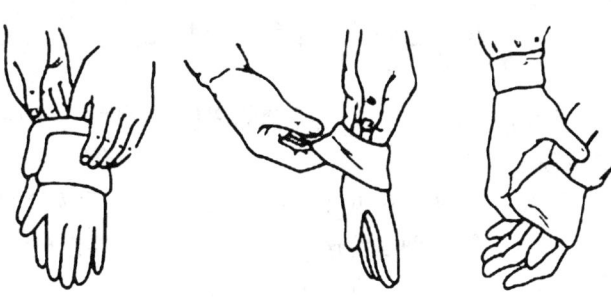

图 6-5　戴无菌手套

3. 注意事项

(1)接取手术衣时勿接触手术护士的手套。

(2)手术衣外面勿接触任何有菌物。

(3)穿好手术衣后未戴手套的手应置于胸前,勿接触手术衣。

(4)未戴手套的手不能接触手套的外面。

(5)已戴好手套的手不能接触手套的里面及未戴手套的手臂和非无菌物,戴好手套后发现破损或触及有菌物品,应立即更换。

(6)手术结束后如需参加另一台手术,应更换手术衣和手套。术后洗净手套上血迹,先脱手术衣,后脱手套。由巡回护士解开颈带、腰带,将手术衣的肩部外翻,顺势反面脱下,再脱下手套,重新以流水冲去手上的滑石粉,用无菌毛巾揩干后,用70%乙醇泡手5 min或用0.5%碘伏消毒。若前台为污染手术或手套破损,需连台手术时,应重新常规刷手消毒。脱手术衣时应注意手臂不被手术衣外面所污染,脱手套时应注意保护清洁的手不被手套外面所污染。

(三)手术区皮肤消毒

如手术区皮肤有油脂或贴胶布后的残迹,先用乙醚或汽油拭去,然后由第一助手进行手术区皮肤消毒。常用方法是:用0.5%碘伏纱块消毒3遍,后2次不应超过第1次的范围。对面部、会阴部或婴幼儿皮肤可用1∶1 000苯扎溴铵或碘伏消毒。植皮时供皮区的消毒,可用70%乙醇涂擦2次或用碘伏消毒。消毒时应由手术区中心部位向外周涂擦,但感染伤口或肛门会阴部等部位手术则应由外周向中心涂擦,已接触有菌部位的纱块不能再返回涂擦过的部位。皮肤消毒范围要达到距手术切口至少15 cm。消毒完毕后双手应再次用0.5%碘伏消毒1次,然后穿无菌手术衣、戴无菌手套。

切开皮肤前,用无菌塑料膜粘盖于手术区皮肤上,经塑料膜做切口,以保护切口周围皮肤。如需要延长切口或缝合切口,手术区的皮肤要用碘伏再次消毒。细菌污染的纱布块不可重复使用。

(四)手术区铺单(巾)

1. 铺单无菌操作原则

(1)手和无菌单不能触碰周围有菌物品。

(2)根据切口的位置和铺单要求,准确铺放。已铺下的无菌单如需调整,只能自手术区向外拉动,不可向内拉动。

(3)根据手术部位和手术方式铺单,手术区一般要求有4~6层无菌单,其外周最少要2层。

(4)无菌单被水或血液浸湿后,即失去无菌隔离作用,须加盖干燥无菌单。

2. 常用手术部位铺单方法

(1)由器械护士依次将4块手术巾递给第一助手,每块手术巾的长边折1/4,第一、二、三块手术巾折边面向第一助手传递,第四块折边面向器械护士传给第一助手。

(2)第一助手依次将4块手术巾铺于切口下侧、上侧,铺巾者对侧,最后铺近侧,再用布巾钳夹住手术巾交角处,避免移动。

(3)于切口上下方各铺中单1块。

(4)最后铺剖腹单,剖腹单孔对准切口处,其短端向头部展开盖过麻醉架,长端向下肢展开盖过器械托盘,足端和两侧下垂超过手术床边30 cm。

【评价方法】

了解目的、熟悉流程、操作规范、消毒范围准确、铺单顺序正确、理解注意事项为综合考评要求。

1. 操作规范,无菌观念强。
2. 能够准确把握消毒范围,正确穿无菌手术衣及戴手套。
3. 关心、体贴患者。
4. 手的位置及刷手顺序应正确。
5. 遵循铺无菌单的原则。

实训(3) 常用手术器械的识别和使用

【实训目的】

1. 掌握常用手术器械的名称。
2. 熟悉常用手术器械的用途和使用方法。

【实训准备】

1. 学生准备　仪表端庄,衣帽整齐。
2. 物品准备　手术刀、手术剪、手术镊、持针器(钳)、缝合针线、血管钳、海绵钳、组织钳、布巾钳、肠钳、拉钩、吸引器头。
3. 场地准备　环境宽敞、安静。

【实训方法】

1. 观看教学录像或多媒体课件。
2. 指导老师逐一讲解常用手术器械的名称及用途,示范使用方法,并强调各种器械使用注意事项。
3. 由学生 2 人一组相互提问常用手术器械的名称及用途,教师巡回指导。
4. 常用手术器械见图 6-6。

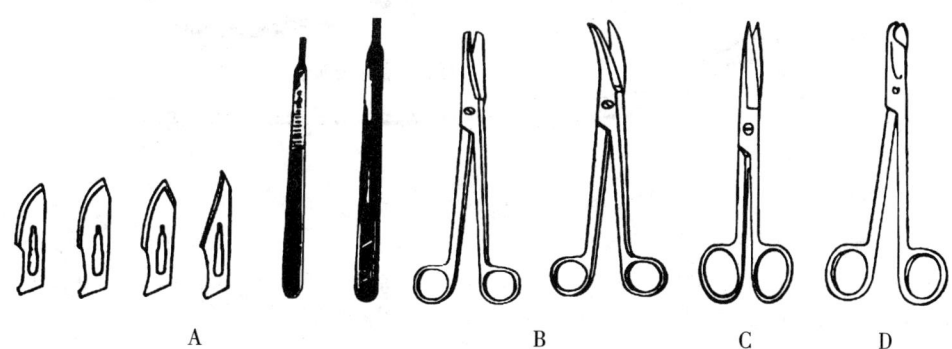

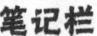

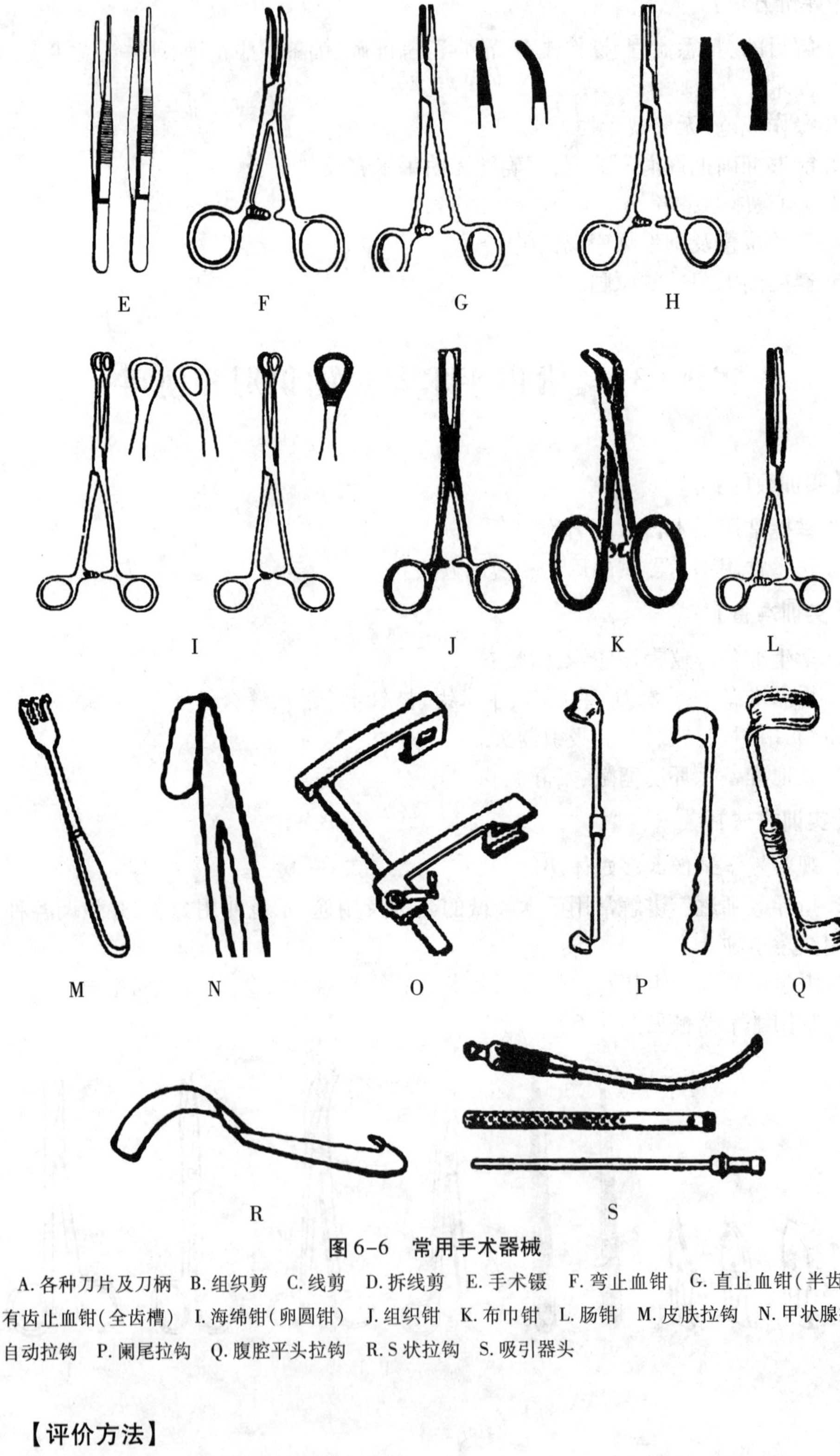

图6-6 常用手术器械

A.各种刀片及刀柄 B.组织剪 C.线剪 D.拆线剪 E.手术镊 F.弯止血钳 G.直止血钳(半齿槽) H.有齿止血钳(全齿槽) I.海绵钳(卵圆钳) J.组织钳 K.布巾钳 L.肠钳 M.皮肤拉钩 N.甲状腺拉钩 O.自动拉钩 P.阑尾拉钩 Q.腹腔平头拉钩 R.S状拉钩 S.吸引器头

【评价方法】

1. 准确说出各种常用手术器械的名称。
2. 熟悉常用手术器械的用途和使用方法。

3. 掌握各种器械使用注意事项。

实训(4) 手术患者体位安置、器械台管理与手术配合

【实训目的】
1. 正确安置常用手术患者体位,充分暴露手术野,以保证手术顺利进行。
2. 做好手术器械、敷料等物品准备,术中能够及时、准确传递器械,与术者配合完成手术操作。

【实训准备】
1. 学生准备 仪表端庄,衣帽整齐。
2. 物品准备 模型人、手术床、各种规格的手术垫、约束带、器械桌、器械包。
3. 场地准备
(1) 环境 模拟手术室。
(2) "患者"准备 根据不同手术安置所需体位。

【实训方法】
1. 观看教学录像或多媒体课件。
2. 指导老师在模型人身上完成常用手术患者体位安置的具体位置及方法,详细讲解操作要领及注意事项。
3. 指导老师在器械台前演示打开无菌包、按顺序摆放手术器械并讲解注意事项,与"巡回护士"清点手术器械及纱布。
4. 指导老师在器械台前演示术中穿针线、剪线和各种器械传递方法等手术配合要领及注意事项。
5. 学生2人一组练习手术患者体位安置、器械台管理与手术配合,教师巡回指导。

【手术常用体位】
1. 安置手术体位的注意事项
(1) 向清醒患者解释该体位的作用。
(2) 摆放的手术体位要有利于麻醉和手术的进行,手术区要充分暴露,但又要注意肢体的保护和保暖,使患者感觉舒适。
(3) 尽量避免颈、胸部受压,保持呼吸运动正常。
(4) 尽量避免身体局部受压,以维持神经、肌肉、血液循环功能正常。使用较宽的固定带,固定时松紧要合适,观察肢端血液循环。
(5) 在改变体位或手术结束搬运时,动作应轻柔缓慢,特别是老人或有心血管疾病的患者更应注意,以免造成血压下降。
2. 常用体位
(1) 仰卧位 为最常见的体位。适用于腹部、颌面部、颈部、骨盆及下肢手术等(图6-7)。
(2) 乳房手术仰卧位 乳房手术时注意将手术侧靠近台边,肩胛下垫以卷折的中单,上臂外展置于臂托上,对侧上肢仍用中单固定于体侧(图6-8)。

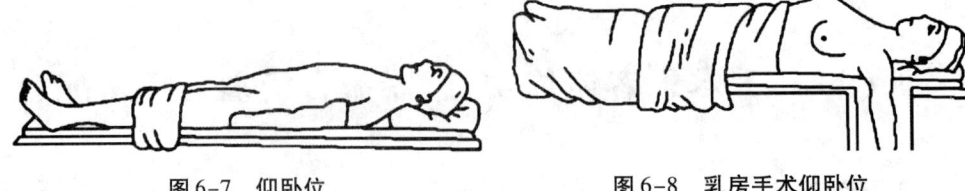

图 6-7　仰卧位　　　　　　　　图 6-8　乳房手术仰卧位

（3）颈仰卧位　甲状腺等颈前部手术时,注意将手术台上部抬高 10°～20°,头板放下 60°～70°,使颈部过伸(图 6-9)。

（4）胸部手术侧卧位　胸部手术时,患者侧卧 90°,背、胸、肋处各垫一软橡皮枕,使术野暴露,双手伸直固定于托手架上,上面一腿呈 90°屈曲,下面一腿伸直,两腿间垫以软枕,用固定带固定髋部及膝部(图 6-10)。

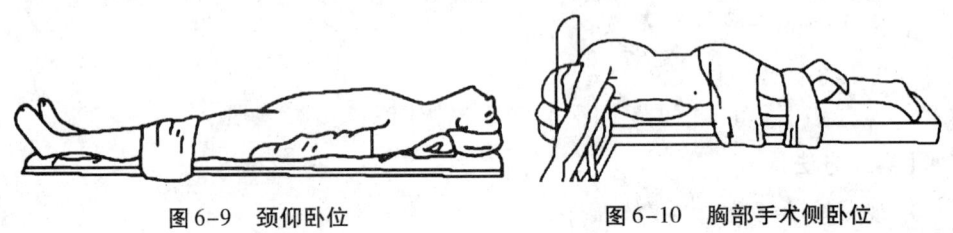

图 6-9　颈仰卧位　　　　　　　　图 6-10　胸部手术侧卧位

（5）肾手术侧卧位　肾手术时,患者 90°侧卧,肾区对准手术台腰桥架,两手臂伸展固定于托手架上,腰部垫软枕,摇起手术台桥架,适当摇低头尾部,使腰部抬高,暴露术野。用固定带约束臀部及膝部(图 6-11)。

（6）侧卧位　先平卧再取半侧卧位,切口侧在上。在肩背部、腰部、臀部各放一软垫以维持半侧卧位角度,手术侧上肢固定在托手架上(图 6-12)。

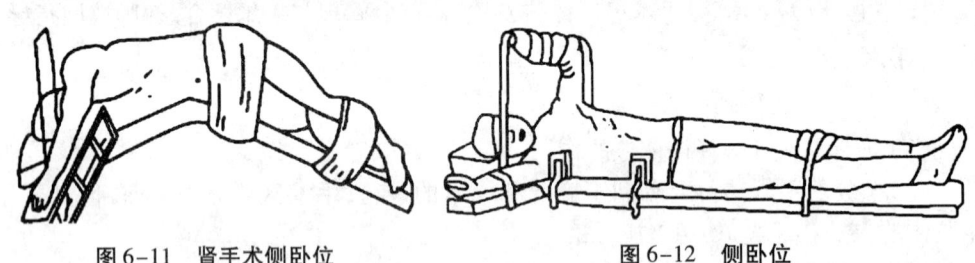

图 6-11　肾手术侧卧位　　　　　　　　图 6-12　侧卧位

（7）俯卧位　用于脊柱及其他背部手术。患者俯卧于手术台上,头侧向一边,双肘稍屈曲,置于头旁。胸部、耻骨下垫以软枕,使腹肌放松,足下垫小枕(图 6-13a)。颈椎部手术时,头面部应置于头架上,口鼻部位于空隙处,稍低于手术台面(图 6-13b)。腰椎手术时,在患者胸腹部垫一弧形拱桥,足端摇低,使腰椎间隙拉开,暴露术野(图 6-13c)。

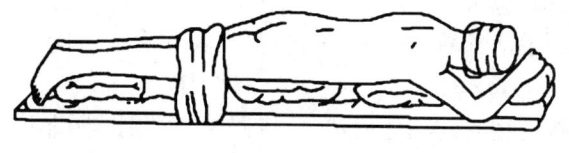

a

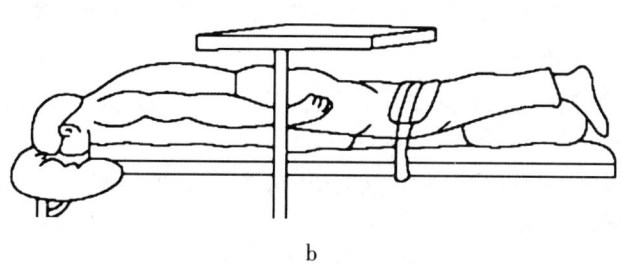

b

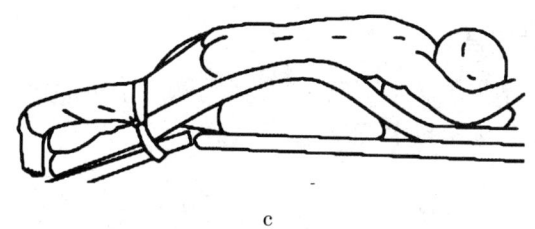

c

图 7-13 俯卧位

（8）截石位　适用于会阴部、尿道、肛门部手术。患者仰卧，臀部位于手术床尾部摇折处，必要时垫一小枕，两腿套上袜套，分别置于两侧搁脚架上，腘窝部垫以软枕，以固定带固定（图 6-14）。

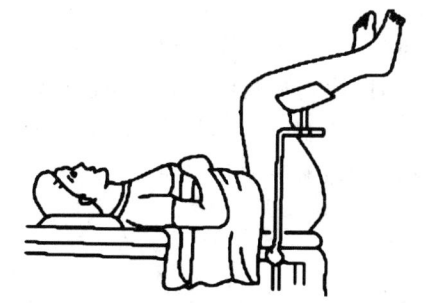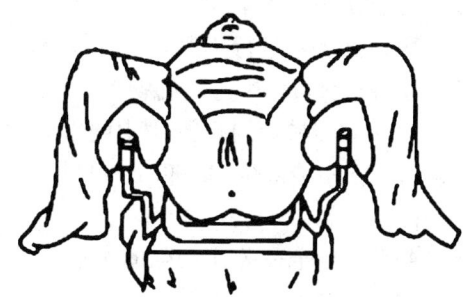

图 6-14　截石位

【无菌器械台的管理】

1. 铺无菌器械台步骤

（1）由巡回护士将无菌包放置在器械台上，用手打开外层包布，依次为对面、左侧、右侧、近身体侧，保持手臂不穿过无菌区。

(2)用持物钳打开包布第二层。

(3)器械护士刷手消毒后,打开无菌包里层,铺在台面上的无菌布单不少于4层,无菌单应垂过台缘30 cm。

(4)器械护士按使用方便和先后顺序,将器械分类别摆放整齐。

2.无菌器械台使用原则

(1)无菌器械台铺好后可用双层无菌单盖住备用,但超过4 h时不可再用。

(2)器械台缘平面以下是有菌区,因此手术人员不可触碰台缘以下布单,垂落于台缘下的物品不能再用。

(3)湿敷料应放在无菌盘内,无菌布单如被水或血浸湿,应更换或加盖新的无菌单。

(4)术中被污染的器械应放置于容器内,不能与其他器械放置一起。随时清理器械,保持整洁有序。

(5)器械护士要及时供应手术者所需器械物品。

【手术配合】

(一)器械护士的配合

器械护士又称手术护士。术前应了解病情,熟悉手术操作步骤和各种器械的用途,动作熟练,严格执行无菌技术,正确配合手术。

1.手术前的工作

(1)详细核对患者,了解病情。根据手术种类和方式准备手术所需的器械及物品,并检查消毒有效期。

(2)提前20 min洗手,穿无菌手术衣和戴无菌手套,将无菌器械台整理就绪,协助第一助手做皮肤消毒和铺巾。

(3)与巡回护士共同清点器械、纱布、缝针和缝线,以防止物品遗留在患者体内。

2.手术中的工作

(1)手术中要有严格的无菌观念:保持器械台面和手术区的干燥及无菌,并监督手术人员的无菌操作。

(2)根据手术进行步骤向术者传递器械:传递时,以器械柄部轻击术者手掌,手术刀刀锋应朝上,弯钳类弯曲部朝上。传递应准确、敏捷,不可从身体背后传递器械。

(3)做好器械台的管理:使用过的器械应将血渍擦净,用于不洁部位的器械应分开放置,用于不洁部位的纱布不可再用。手术区多余的器械应随时收回、擦净、分类排放整齐。

(4)收集保管手术中切除的标本,术后送病检。

(5)关闭体腔或手术结束前,与巡回护士一起清点器械、纱布、缝针、缝线,核对无误再关闭体腔。

(6)皮肤缝合后,协助医生擦净皮肤,包扎伤口。

3.手术后的工作

(1)手术结束后,器械护士负责清洗器械和初步消毒,擦干器械,分类打包。精密、锐利器械处理时要小心。

(2)与巡回护士检查、整理、补充手术室内器械物品,为下一台手术做好准备。

比较:
巡回护士与器械护士的职责有什么不同?

(二)巡回护士的配合

巡回护士主要负责手术台下的配合工作,如接送患者、患者的术中护理、输血输液、供应术中需要的物品、手术室内外的联络工作等,具体工作内容如下:

1. 手术前的准备

(1)检查手术室内器械设备,物品是否齐全,有无故障,保证无误。与器械护士共同准备好器械台。

(2)热情迎接患者,简要向患者介绍有关情况,以消除患者焦虑、紧张心理。详细核对姓名、床号、诊断、手术名称、血型等项目,检查备皮及术前准备情况。

(3)负责患者上手术台,协助麻醉师麻醉,安置并固定手术体位,协助皮肤消毒。

(4)给手术人员提供无菌物品,协助手术人员穿无菌手术衣,用无菌生理盐水冲洗手套上的滑石粉。

(5)做静脉穿刺、输液、输血,连接电刀和吸引器等。

(6)与器械护士一起清点器械、纱布、缝针及缝线,并做记录。监督手术人员遵守无菌原则。

2. 手术中的工作

(1)供应盐水和其他需用物品,执行医生口头医嘱配合手术进行,保证输血输液通畅。如出现紧急情况,要配合抢救。

(2)观察病情,如估计失血量和尿量,并告知麻醉师。观察患者受压部位和约束部位的皮肤和血运情况。

(3)负责手术室的内外联络。

(4)保存和处理手术中切下的标本。

(5)关闭体腔前与手术护士共同清点器械物品,做好查对和记录。

3. 手术后的工作

(1)包扎伤口,固定引流管并接上引流袋。

(2)完成手术护理记录单。

(3)与麻醉师一起护送患者回病房,并做护理交班。

(4)将标本置于容器内送病理检查。

(5)清理手术室内各种用具,归放原处,补充用物,并以紫外线照射消毒。

【评价方法】

1. 能够严格遵守无菌操作原则。
2. 正确安置常见手术患者体位,能够充分暴露手术视野。
3. 严格按照无菌操作要求打开无菌包,能够按使用先后次序及类别整齐排列手术器械,准确清点手术器械及纱布。
4. 熟练完成术中穿针线、剪线和各种器械传递等手术配合。
5. 关心、体贴患者。

(辛长海)

笔记栏

习题

一、护考测试

【A1 型题】

1. 胃手术常采用的手术体位是 （ ）
   A. 半卧位　　　　　　　　　　B. 仰卧位
   C. 侧卧位　　　　　　　　　　D. 俯卧位
   E. 半侧卧位

2. 手术人员洗手消毒完毕,应保持 （ ）
   A. 双手上举姿势　　　　　　　B. 双手下垂姿势
   C. 拱手姿势　　　　　　　　　D. 双手与肘平衡姿势
   E. 双手交叉姿势

3. 手术进行中的无菌原则的叙述,哪项不对 （ ）
   A. 不可在手术人员背后传递器械　B. 手术台平面以下为污染区
   C. 术中被肠内容物污染的器械必须冲洗后再用
   D. 手套破损立即更换
   E. 皮肤切开前及缝合之前均要用70%乙醇消毒皮肤1次

4. 应用持针器夹持缝针的部位为 （ ）
   A. 中前 1/3　　　　　　　　　B. 中后 1/3
   C. 中前 3/4　　　　　　　　　D. 中后 3/4
   E. 中 1/2

【A2 型题】

5. 张先生,35岁,突发十二指肠穿孔来院就诊,拟行胃大部切除术。已做好术前准备,第一助手为患者皮肤消毒时,手术皮肤消毒范围哪项不对 （ ）
   A. 上自乳头连线　　　　　　　B. 下至脐水平
   C. 右侧至腋后线　　　　　　　D. 左侧至腋后线
   E. 以上都不对

第七章 麻醉患者的护理

第一节 麻醉概述

麻醉是指用药物或其他方法使患者整个机体或机体的一部分暂时失去痛觉,保证患者安全,为手术创造良好条件的技术。麻醉不仅要使患者无痛,更重要的是安全。并且可以依据手术的需要使肌肉松弛便于手术的进行。

根据麻醉作用的范围及药物的不同,麻醉方法可分为全身麻醉和局部麻醉。

1. 全身麻醉　将麻醉药通过呼吸道吸入或经静脉、肌内注射,使中枢神经系统抑制,痛觉和意识暂时消失,反射活动减弱,肌肉松弛称全身麻醉。全身麻醉包括吸入麻醉、静脉麻醉、基础麻醉、复合麻醉。

(1)吸入麻醉　吸入麻醉是麻醉药经呼吸道吸入而产生的全身麻醉方法。常用药物为气体麻醉剂或可挥发性的液体麻醉剂。常用的方法为密闭式吸入法。使用特制面罩和气管内插管,便于保持呼吸道通畅和控制呼吸。常用药物有异氟烷、恩氟烷、氧化亚氮。

(2)静脉麻醉　将麻醉药经静脉注射,产生全身麻醉的方法称静脉麻醉。用于吸入麻醉前做麻醉诱导或手术时间短者。常用药物有硫喷妥钠、氯胺酮、羟丁酸钠等。

(3)基础麻醉　通过肌内注射硫喷妥钠或氯胺酮,使患者深度睡眠,再配合局部麻醉进行手术。因此基础麻醉又称辅助麻醉。

(4)复合麻醉　凡是两种麻醉药物或两种麻醉方法复合应用,以达到最佳麻醉效果称为复合麻醉。其优点是用药量小、效果好、副作用少。目前应用广、方法很多。其中普鲁卡因静脉复合麻醉最常用此法安全、肌肉松弛好、苏醒快、并发症少。适用于呼吸道功能较差又需全身麻醉的患者,但心、肝、肾功能不全者忌用。

2. 局部麻醉　通过局部注射麻醉药物,使脊神经、神经丛或神经干以及周围神经末梢的传导产生阻滞,相应支配区域暂时无痛者称为局部麻醉。局部麻醉时患者神志清醒,镇痛效果好,机体生理功能干扰轻,麻醉方法简单而安全。

常用局部麻醉方法包括表面麻醉、局部浸润麻醉、区域阻滞麻醉、神经阻滞麻醉和椎管内麻醉。椎管内麻醉包括蛛网膜下腔阻滞麻醉、硬脊膜外腔阻滞麻醉。

(1)表面麻醉　使穿透力强的局部麻醉药作用于局部黏膜表面产生麻醉作用,称表面麻醉。常用于眼、鼻、咽喉、气道、尿道等处的浅表手术、内镜检查等。

(2)局部浸润麻醉　将局部麻醉药按组织层次注射于手术区域的组织内达到麻醉的作用,称局部浸润麻醉。是应用最广泛的局部麻醉方法。

(3)区域阻滞麻醉　在手术区四周及底部注射局部麻醉药,阻滞进入手术区的神经传导称区域阻滞麻醉。适用于浅表肿块手术和腹股沟疝修补术等。

(4)神经阻滞麻醉　在神经干、丛、节的周围注射局部麻醉药,阻滞该神经冲动的传导产生麻醉的作用,称为神经阻滞麻醉。常用的有肋间、眶下、趾(指)神经干阻滞,颈丛、臂丛神经阻滞和腰交感神经节阻滞等。

(5)椎管内麻醉　是将麻醉药物选择性地注入椎管内的某一腔隙,使部分脊神经的传导发生可逆阻滞的麻醉方法,也称椎管内阻滞麻醉。分为蛛网膜下腔阻滞麻醉和硬脊膜外腔阻滞麻醉。

1)蛛网膜下腔阻滞麻醉:将局部麻醉药液注入蛛网膜下隙,阻滞部分脊神经根传导的麻醉方法,简称腰麻(图7-1)。如取坐位穿刺,将重比重局部麻醉药注入蛛网膜下隙,仅阻滞第3、4、5骶神经,即麻醉范围仅限于肛门会阴区,称鞍区麻醉,简称鞍麻。

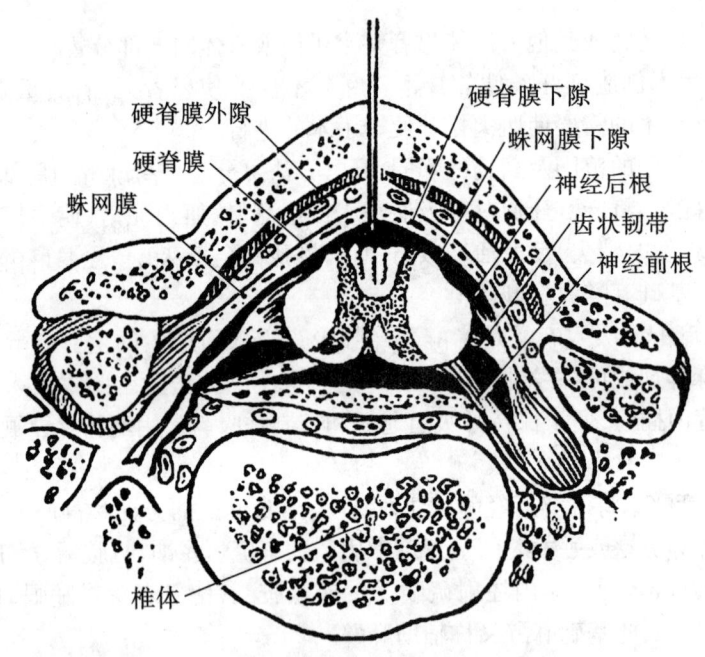

图7-1　蛛网膜下隙穿刺平面

适应证和禁忌证:适用于下腹部、下肢、会阴及肛门的手术。下述情况禁用。①中枢神经系统疾病,如脑膜炎、脊髓前角灰白质炎、结核及肿瘤等;②穿刺部位感染或败血症;③心血管功能不全,如严重贫血、休克、心力衰竭、高血压、冠心病等;④腹水或腹腔内巨大肿瘤;⑤凝血功能障碍。

蛛网膜下腔阻滞麻醉的常用药物:常用局部麻醉药有以下几种,一般均用其相对密度的溶液。如① 6% 普鲁卡因含糖溶液(普鲁卡因粉 150 mg+0.1% 肾上腺素 0.2 mL+5% 葡萄糖 2.3 mL)。②1% 丁卡因、10% 葡萄糖、3% 麻黄碱各 1 mL 混合液。③0.75% 丁哌卡因。

麻醉的方法:患者取侧卧位,背部与手术台的边缘平齐,两手抱膝,脊椎尽量弯曲,使腰椎棘突间隙加宽。为避免损伤脊髓,穿刺点宜选择在第3~4或第4~5腰椎间隙(图7-2)。两侧髂嵴间的连线是通过第4腰椎棘突或第3~4腰椎间隙,以此作为定位基准。消毒皮肤,覆盖消毒巾,在穿刺点用0.5%~1%普鲁卡因做浸润麻醉,进行穿刺时,腰穿针应与棘突平行方向刺入,针尖经过皮肤、皮下、棘上韧带、棘间韧带、黄韧带而进入硬膜外腔,再向前推进刺破硬脊膜和蛛网膜就进入蛛网膜下隙。穿过黄韧带和硬脊膜时常有明显的落空感,拔出针芯有脑脊液流出便可注入局部麻醉药。

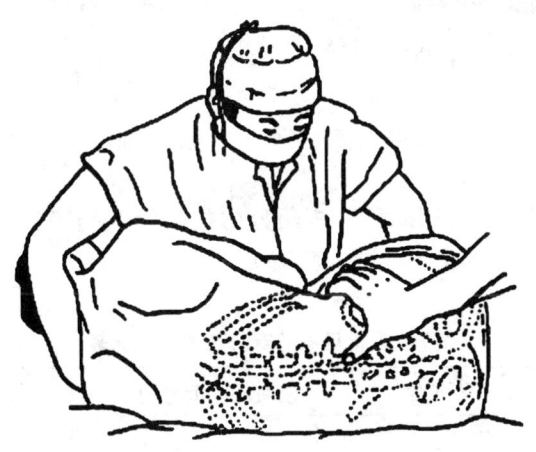

图7-2 腰椎间隙定位

2)硬脊膜外腔阻滞麻醉:将局部麻醉药注入硬脊膜外隙,阻滞部分脊神经根传导的麻醉方法,称硬脊膜外腔阻滞麻醉,简称硬膜外阻滞或硬膜外麻醉(图7-3)。若将局部麻醉药从骶裂孔注入骶管,阻滞骶神经或其他脊神经根,则称骶管阻滞或骶管麻醉。是硬膜外阻滞麻醉的一种。

适应证和禁忌证:理论上来讲,凡脊神经支配区域的手术均可在硬膜外麻醉下进行,故可包括腰麻的适应证,临床实践中最常用于胸壁、腹部、下肢、会阴及肛门手术。禁忌证与腰麻相同。

硬脊膜外腔麻醉的常用药物:①1.5%~2.0%利多卡因;②0.25%~0.33%丁卡因;③0.75%丁哌卡因。

麻醉的方法:穿刺点应根据手术部位选定,一般取支配手术范围中央的相应棘突间隙。患者准备与腰麻相同。选择好穿刺间隙后,在穿刺间隙中点进行,穿过皮肤、棘上韧带和棘间韧带而达黄韧带,针尖抵黄韧带时有一种坚实感,阻力增加,突破黄韧带后便有落空感,表明针尖已达硬膜外隙,回抽无脑脊液。确定针尖已在硬膜外隙,然后在针管内插入硬膜外导管(图7-4),拔针后将导管留置2~3 cm于硬膜外隙内。先经导管注射试验剂量,5 min后再注入维持量。

硬膜外阻滞麻醉有单次法和连续法两种。单次法是将局部麻醉药的总量在短时内分次注入硬膜外隙,因用药量大,阻滞时间短,不易控制而易引起局部麻醉药中毒,如不慎误注入蛛网膜下隙,则危险性更大,故目前很少应用。连续法是通过穿刺针将塑料导管留置在硬膜外隙,再通过导管分次注入局部麻醉药。根据病情和手术需要掌握用药量,安全性大,麻醉时间又可随意延长,是临床上最常用的一种方法。

比较:
蛛网膜下腔阻滞麻醉和硬脊膜外腔阻滞麻醉的异同点?

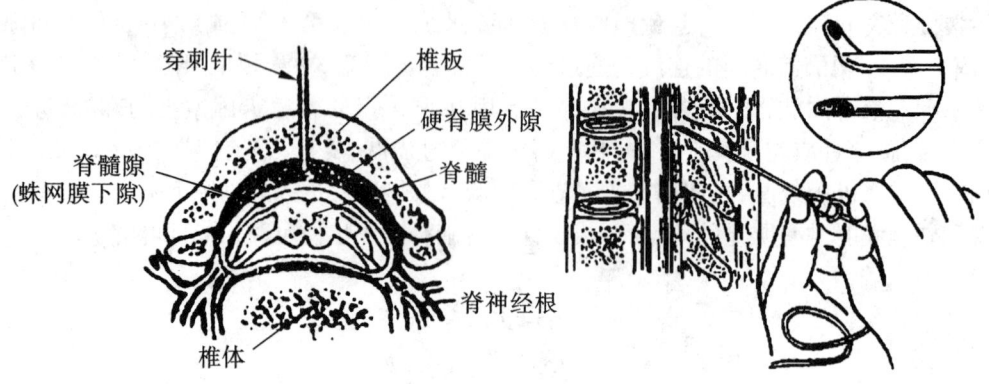

图7-3 硬膜外隙穿刺横断面　　图7-4 硬脊外隙内插入导管

3. 常用局部麻醉药　常用局部麻醉药分为酯类(包括普鲁卡因、丁卡因)和酰胺类(包括利多卡因、丁哌卡因)两大类(表7-1)。

表7-1　常用局部麻醉药的性能比较

局部麻醉药	毒性	麻醉强度	显效时间/min	作用时间/h	一次限量/mg
普鲁卡因	1	1	5~10	0.75~1	1 000
丁卡因	12	10	10	2~3	表面麻醉40 神经阻滞80
利多卡因	4	4	1~2	1~2	表面麻醉100 局部浸润400
丁哌卡因	10	16	3~5	5~6	150

第二节　麻醉前护理

麻醉方法选择的依据及决定因素：①手术病种及对麻醉的特殊要求；②手术方法和时间长短；③年龄；④客观条件；⑤传统习惯；⑥患者的意愿等。

一般根据患者的病情、身体状况、手术部位、手术方案、手术范围来选择麻醉方法，原则是：浅表小手术用局部浸润或区域阻滞麻醉；颈部手术多用颈丛神经阻滞或者局部强化；上肢较大手术选择臂丛神经阻滞；胸壁、腹部、下肢大手术宜用硬膜外麻醉；脐以下手术也可用腰麻；会阴、肛门手术可选用骶麻或鞍麻；颅内手术宜用全身麻醉；胸腔内手术多选用全身麻醉的气管内吸入麻醉或者复合麻醉；心脏直视手术宜采用人工低温麻醉和体外循环复合麻醉；儿童手术常用全身麻醉或者基础麻醉加局部麻醉。

【护理评估】

评估患者对麻醉和手术的耐受力。在麻醉前麻醉医师和护士应访视患者，了解患者的健康及全身状况等。尤其注意目前全身各重要脏器功能，并且要根据具体情况做

相应的处理。麻醉前必须检查评估患者,包括以下几项:

1. 健康史　如个人史、既往麻醉史及手术史、治疗及用药史、家族史。
2. 身体状况　重点评估以下内容:①心、肺、肝、肾和脑等重要脏器功能状况;②水、电解质和酸碱平衡情况;③牙齿有无缺损、修补、松动;④局部麻醉穿刺部位有无感染;⑤脊柱有无畸形,活动是否受限;⑥心理状况。
3. 辅助检查
(1) 实验室检查:血、尿、粪常规检查,出、凝血时间测定,血气分析,电解质测定,肝、肾功能检查等。
(2) 心电图检查和胸部X射线检查。
(3) 特殊情况选择针对性检查:静脉尿路造影、纤维胃镜检查、CT、MRI等。
4. 评估患者对麻醉和手术的耐受力　根据患者病情和体检参考美国麻醉医师学会(American Society of Anesthesiologists, ASA)标准将患者分5类(表7-2)。

表7-2　ASA分级标准和对麻醉耐受力的评估

分级	标准	麻醉耐受情况	麻醉死亡率(%)
Ⅰ	患者心、肺、肝、肾和中枢神经系统功能正常,发育和营养良好	能耐受麻醉和手术	0.06~0.08
Ⅱ	患者重要器官虽有轻度病变,但代偿健全	对一般麻醉和手术能耐受	0.27~0.40
Ⅲ	患者重要器官病变严重,功能减退,虽然在代偿范围内,但对施行麻醉和手术有顾虑	麻醉和手术均危险,但充分准备后,能耐受	1.82~4.30
Ⅳ	患者重要器官病变严重,功能代偿不全,威胁生命安全	施行麻醉和手术很危险,难以耐受	7.80~23.00
Ⅴ	患者病情危重,随时有死亡的威胁	麻醉和手术异常危险	9.40~50.70

【护理诊断】

1. 焦虑、恐惧　与麻醉和手术有关。
2. 有呼吸循环功能异常的危险　与心肺疾病或麻醉药物不良反应有关。
3. 知识缺乏　缺乏有关麻醉及麻醉配合知识。

【护理措施】

1. 减轻焦虑与恐惧心理。
2. 给患者讲解有关麻醉方案及安全措施,取得其信任,使其能配合麻醉。
3. 器官及系统功能的护理
(1) 心血管系统　①控制心力衰竭、改善心功能;②控制高血压;③纠正休克或低血容量;④心肌梗死患者半年内不宜行择期手术等。
(2) 呼吸系统　①控制呼吸道感染;②长期吸烟者,术前须戒烟2周以上,并进行呼吸功能训练;③痰液黏稠不易咳出者应做雾化吸入,控制肺部感染。
(3) 消化系统　①为避免呕吐误吸,成人择期手术麻醉前应禁食12 h,禁饮4 h,

小儿禁食(奶)4~8 h,禁水2~3 h;②急诊手术并饱腹者,若须全身麻醉,宜选清醒气管插管。

(4)泌尿系统 ①危重患者、长时间手术患者,应留置尿管;②改善肾功能等。

4.局部麻醉药过敏试验 普鲁卡因使用前应常规做皮肤过敏试验。

5.麻醉前用药

(1)麻醉前用药的目的和意义 ①镇静,使患者情绪安定而合作,缓解焦虑和恐惧心理;②抑制唾液及气道分泌物产生,保持呼吸道通畅;③减少麻醉药的副作用,消除一些不利的神经反射;④提高痛阈,缓解术前疼痛和增强麻醉镇痛效果。

(2)常用药物 ①安定镇静药:常用药有地西泮(安定)、异丙嗪(非那根)。②催眠药:能预防局部麻醉药的毒性反应,为各种麻醉前常用药物。常用的药物有苯巴比妥钠。③镇痛药:常用药物有吗啡、哌替啶(度冷丁)。吗啡对于小儿、老人应慎用,孕妇临产前和呼吸功能障碍者禁用。④抗胆碱药:是全身麻醉和椎管内麻醉前不可缺少的药物。常用药物有阿托品、东莨菪碱。心动过速、甲状腺功能亢进及高热等患者慎用阿托品,可选用东莨菪碱。

(3)用药原则与方法 如术前晚睡前地西泮5 mg口服。术前30 min阿托品0.5 mg肌内注射及苯巴比妥钠0.1~0.2 g肌内注射。

麻醉前护理歌诀
麻醉前,要评估,
心肺肝肾查清楚。
治疗疾病增耐受,
麻醉物品准备够。
镇静镇痛抗胆碱,
禁食禁饮心理护。

第三节 麻醉后的监测与护理

【护理评估】

患者回病房后,护理人员要和麻醉师认真交接,了解患者麻醉过程是否平稳、手术实施是否顺利以及手术期间有无意外情况发生等,询问需要观察的要点、注意的事项、伤口及重要脏器功能情况等。评估并发症发生的可能性,争取早发现、早处理。

【麻醉后可能并发症】

1.局部麻醉后毒性反应及病因

(1)毒性反应 血液中局部麻醉药浓度短时间内超过机体耐受剂量而产生的毒性反应。严重者可危及患者生命,应密切观察。

1)中毒表现 可分为兴奋型和抑制型。①兴奋型:主要见于普鲁卡因中毒。表现为多语、不安、紧张、呼吸及心率加快、血压增高、严重的谵妄、惊厥。②抑制型:主要见于丁卡因中毒,表现为嗜睡、呼吸及心率减慢、血压下降、昏迷,甚至心搏、呼吸骤停。抑制型较少见,但后果严重。多数表现为先兴奋后抑制。

2)中毒原因 ①用量过大:如普鲁卡因一次手术用量超过1 g,利多卡因超过0.4 g,丁卡因超过0.1 g。②浓度过高:如普鲁卡因常用浓度为1%,最大不超过2%。③药物入血过快:如直接穿刺注入血管或在血液循环丰富部位麻醉。④患者体质差,对局部麻醉药耐受力低。⑤药物之间的相互影响。

(2)过敏反应 临床少见,主要见于酯类如普鲁卡因、丁卡因,使用之前未做皮试,轻者可出现皮肤瘙痒、皮疹等,重者表现为过敏性休克症状。

2.椎管内麻醉后并发症及病因

(1) 血压下降　为麻醉阻滞交感神经,周围血管扩张,回心血量减少引起。

(2) 恶心、呕吐　因血压骤降、手术牵拉、脑缺血缺氧使呕吐中枢兴奋或迷走神经兴奋而致胃肠道蠕动增强引起。

(3) 呼吸抑制　因麻醉平面过高所引起,患者常出现胸闷气短、咳嗽、说话无力、发绀等表现。

(4) 腰麻后头痛　是常见的并发症,多于术后 1～2 d 开始,第 3 天最剧烈,后逐渐缓解,重者可持续 1 周或数周。产生原因多由反复穿刺、穿刺针过粗引起脑脊液从穿刺孔漏至硬膜外隙。

(5) 全脊髓麻醉　多见于硬膜外麻醉患者将局部药误注入蛛网膜下隙引起。一旦发生,病情危重,表现为注药后几分钟内出现进行性呼吸困难,继而呼吸停止,血压下降,心搏、呼吸骤停。

(6) 尿潴留　因骶神经术后恢复较慢,下腹部、会阴等处术后伤口疼痛及不习惯床上排尿均能引起。

(7) 肢体感觉运动障碍　是因穿刺时刺破硬脊膜和蛛网膜而形成血肿压迫脊髓所致。如发现患者下肢感觉、运动障碍,务必及早报告,力争在 8 h 内手术清除血肿,可望恢复,如超过 24 h,一般较难恢复。

3. 全身麻醉后常见的并发症及原因

(1) 呼吸系统　占麻醉总并发症的 70%。常见者如下:

1) 呼吸暂停:多见于未行气管插管的静脉全身麻醉者,尤其使用硫喷妥钠、丙泊酚或氯胺酮进行门诊手术、眼科手术、人工流产及各种内镜检查者;也见于全身麻醉苏醒拔管后。临床表现为胸腹部无呼吸动作,发绀。一旦发生,务必立即进行人工呼吸,必要时可在肌松药辅助下气管内插管行机械辅助呼吸。

2) 上呼吸道梗阻:见于气管内插管失败、极度肥胖、静脉麻醉未行气管内插管、胃内容物误吸及喉痉挛者。患者往往在自主呼吸时出现"三凹征",人工呼吸时呼吸囊阻力大,无胸廓起伏,短期内可致死。

3) 急性支气管痉挛:好发于既往有哮喘或对某些麻醉药过敏者,气管内导管插入过深,或诱导期麻醉过浅诱发。患者表现为呼吸困难、发绀,喉部发出高调喉鸣音。

4) 肺不张:多见于胸腔及上腹部术后患者。主要是术后呼吸道分泌物多,阻塞支气管所致,患者表现为持续性低氧血症;听诊肺不张区域呼吸音减低以至完全消失,X 射线检查可见肺影缩小。

5) 肺脂肪栓塞:多见于老年长管骨骨折行髓内钉固定或关节置换术患者。系器械挤压髓内脂肪滴入血,导致肺微血管广泛阻塞,造成肺动脉压急剧升高、急性左心衰竭、发绀、血压急剧下降,以至心搏停止等。抢救以循环、呼吸支持和纠正低氧血症为主,麻醉后适当扩容和血液稀释有助于预防。

(2) 循环系统

1) 高血压:是全身麻醉中最常见的并发症。除原发性高血压者外,多与麻醉浅、镇痛药用量不足、未能及时控制手术刺激引起的强烈应激反应有关。多数患者为相对循环血量不足,故诱导期应在快速补液扩容的基础上逐渐加深麻醉。

2) 低血压:麻醉中引起低血压的原因,包括麻醉药引起的血管扩张、术中脏器牵拉所致的迷走神经反射、大血管破裂引起的大失血,以及术中长时间血容量补充不足等。根据失血量,快速输注晶体和胶体溶液,酌情输血。血压急剧下降者,快速输血、输液仍不足以纠正低血压时,应及时使用升压药。

3)室性心律失常:因麻醉药对心脏起搏系统的抑制、麻醉和手术造成的全身缺氧、高碳酸血症或低碳酸血症、心肌缺血而诱发。对频发室性期前收缩以及室颤者,应予药物治疗同时电击除颤。

4)心搏停止:是全身麻醉中最严重的并发症。上述呼吸、循环系统的各项并发症,如未及时发现和处理,均可导致心搏停止,须立即施行心肺复苏。

(3)消化系统　最常见的并发症是术后恶心、呕吐。多见于上消化道手术、吸入麻醉及术后以吗啡为主要镇痛药物的患者。

(4)术后苏醒延迟与躁动　苏醒期躁动多与苏醒不完全和镇痛不足有关。

4.实验室检查及其他检查　检查患者血常规、血氧饱和度、血气分析、血电解质浓度等了解心肺功能状况,评估有无低氧血症,水、电解质平衡紊乱及酸碱失衡的可能性。

【护理诊断】

1.低效型呼吸形态　与呼吸道堵塞或麻醉过深过浅有关。

2.心排血量减少　与术中失血失液、全身麻醉不良反应或原有心血管病有关。

3.有感染的危险　与手术、创伤有关。

4.有受伤危险　与全身麻醉苏醒时躁动或椎管内麻醉并发症有关。

5.潜在并发症　头痛、恶心、呕吐、窒息、尿潴留等。

【护理措施】

1.局部麻醉患者的护理

(1)一般护理　局部麻醉药对机体影响小,一般无须特殊护理。门诊手术患者若术中用药量较大时,应于术后休息片刻,经观察无异常后方可离院;并告之患者若有不适,及时就诊。

(2)毒性反应的护理

1)一旦发现中毒反应,应立即停用局部麻醉药,确保呼吸道通畅,维持呼吸和循环功能。兴奋型的患者肌内注射地西泮 0.1 mg/kg,重症惊厥患者给予静脉缓慢注射硫喷妥钠 1~2 mg/kg 体重,抑制型的患者给予吸氧,维持呼吸和循环功能的稳定,酌情使用升压药、阿托品等。呼吸、心搏骤停者立即复苏。中毒患者经抢救恢复后要密切观察有无异常变化。

2)局部麻醉药中毒的预防。①限量使用:如普鲁卡因一次用量不得超过 1 g。②限制浓度:如浸润麻醉普鲁卡因浓度不超过 1%。③防止局部麻醉药过快入血:每次推药前必须回抽,以防注入血管。在血液循环丰富部位手术,麻醉药中加入适量的肾上腺素,通常每100 mL局部麻醉药中加入0.1%肾上腺素0.3 mL。但高血压、心脏病、甲亢、老年患者及指趾端手术忌用肾上腺素。④对年老、体弱及对麻醉药耐受力差的患者用药更要限量和限制浓度。

3)一旦发生过敏反应,应立即进行抗过敏处理,严重者立即静脉注射肾上腺素 0.2~0.5 mg,然后给予糖皮质激素和抗组胺药物。麻醉前用地西泮、镇静、镇痛药物,可预防和减轻毒性反应。

2.椎管内麻醉患者的护理

(1)密切观察病情 将患者置于平卧位,连接和妥善固定各种导管,了解术中情况。每15~30 min监测生命体征1次直到平稳;注意观察患者的体温、各种引流量、尿量及肢体感觉运动情况;有无恶心、呕吐、尿潴留、头痛及穿刺处疼痛等。若有异常,及时报告医生,进行相应处理。

(2)体位 腰麻后常规去枕平卧6~8 h,以减少脑脊液外溢。

(3)吸氧 防止麻醉后并发症的出现。

(4)常见并发症的护理

1)低血压:若出现血压下降,伴有恶心、呕吐者。应加快静脉输液速度,增加血容量,必要时应用升压药物,以收缩血管,维持血压。

2)恶心、呕吐:恶心常是血压下降引起脑缺氧的症状。防治措施是吸氧、升压、暂停手术以减少迷走神经刺激。

3)呼吸抑制:有呼吸困难或呼吸减弱者,应谨慎用药,继续吸氧,维持循环,紧急时行气管插管、人工呼吸。

4)头痛:主要因腰椎穿刺时刺破硬脊膜和蛛网膜,致使脑脊液流失所致。典型的头痛可发生在穿刺后6~12 h,疼痛常位于枕部、顶部或颞部,抬头或坐起时加重。大多在4 d内症状消失,不超过1周,但个别患者的病程可长达半年以上。应让患者卧床,减少活动并对症处理。

5)尿潴留:主要因下腹部、肛门或会阴部术后切口疼痛、膀胱受直接刺激以及患者不习惯床上排尿等所致。可先热敷、听排水声、针灸等诱导排尿,如无效,行无菌导尿。

3.全身麻醉患者的护理

(1)密切观察病情变化 全身麻醉未清醒前,患者应有专人护理。每15~30 min监测生命体征1次直到患者清醒,呼吸循环平稳;注意观察患者的体温、各种引流量、尿量及肢体感觉运动情况,防止麻醉后并发症的发生,未清醒前按危重患者监护。

(2)体位 全身麻醉未清醒前,去枕平卧,头偏向一侧,防止呕吐误吸,清醒后根据手术要求采取相应体位。

(3)保持呼吸道通畅 因全身麻醉患者清醒后,残留的药物对机体的影响仍将持续一段时间,特别是苏醒前患者易发生舌后坠、喉痉挛、呼吸道黏液堵塞、呕吐物窒息等,引起呼吸道梗阻。各种呼吸道梗阻均须严密观察,紧急处理。①防止呕吐物误吸引起窒息:全身麻醉后患者取侧卧或去枕平卧头转向一侧,有呕吐物者及时吸出。②防止舌后坠:患者出现鼾声时,可托起下颌或应用口咽、鼻咽通气导管。③防止喉痉挛:患者出现高调的喉鸣音时,立即去除诱因,加压给氧,必要时环甲膜穿刺给氧。④呼吸抑制的处理:立即加压给氧,必要时气管插管人工呼吸。

(4)维持循环功能 注意血压、脉搏、心律、心电图的监测,随时注意病情的变化,如血压过低,应检查输液和术后出血等情况。

(5)保持正常体温 术中长时间的暴露和大量输液均可使体温过低,术后注意保暖,必要时可用热水袋。小儿体温中枢尚不健全,术后可有高热,用物理降温防止高热抽搐。

(6)防止意外发生 患者苏醒过程中常出现躁动不安和幻觉,应加以保护,必要时加以约束,防止患者不自觉地拔除静脉输液管和各种引流导管,还应防止坠床等意外。

(辛长海)

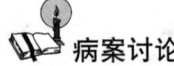

病例摘要 王女士,24岁,车祸半小时,查体:左下肢中段开放性骨折,左胸部有擦伤,余无异常。经 X 射线检查诊断为左股骨干横断性骨折,须立即手术治疗入院。体检:血压 115/70 mmHg,呼吸 12 次/min,脉搏 80 次/min。患者惧怕疼痛,手术前感觉紧张,有明显焦虑情绪。

讨论:①如何对王女士进行有效的心理疏导护理,完成手术前的麻醉准备?②如何解决患者手术中的疼痛问题?③怎样实施麻醉前护理?

一、护考测试

【A1 型题】

1. 苯巴比妥钠作为局部麻醉前必需用药,主要作用是 ( )
   A. 有镇静作用　　　　　　　　B. 有催眠作用
   C. 能减少呼吸道分泌物　　　　D. 能减轻迷走神经反射
   E. 能预防局部麻醉药中毒反应

2. 麻醉前禁食、禁饮的主要目的是预防 ( )
   A. 呕吐误吸　　　　　　　　　B. 术中排便
   C. 术后尿潴留　　　　　　　　D. 术后腹胀
   E. 术后便秘

3. 腰麻后让患者去枕平卧的主要目的是 ( )
   A. 预防血压下降　　　　　　　B. 预防头痛发生
   C. 防止呕吐窒息　　　　　　　D. 减轻伤口疼痛
   E. 预防伤口出血

4. 某患者硬脊膜外麻醉注药后 2 min 出现心悸、恶心、呕吐、晕眩,继而呼吸困难,血压迅速下降,下肢感觉消失。这些症状产生的最可能的原因是 ( )
   A. 麻醉药过敏　　　　　　　　B. 局部麻醉药毒性反应
   C. 全脊髓麻醉　　　　　　　　D. 脑脊液流失过多
   E. 脊膜外间隙出血

【A3/A4 型题】(5~6 题共用题干)

女,35 岁。局部麻醉下行右乳房脓肿切开术,术中患者突然烦躁,呼吸快,脉搏快,血压160/90 mmHg。

5. 此患者可能出现了下列哪种并发症 ( )
   A. 过敏反应　　　　　　　　　B. 麻醉中毒
   C. 精神紧张　　　　　　　　　D. 感染中毒
   E. 以上都不是

6. 患者发生惊厥,何种药物可以控制 ( )
   A. 阿托品　　　　　　　　　　B. 硫喷妥钠

C. 哌替啶　　　　　　　　D. 吗啡
E. 苯巴比妥钠

二、简答题

1. 局部麻醉药中毒患者的急救护理措施有哪些?
2. 椎管内麻醉后的护理措施有哪些?
3. 麻醉前用药的种类和主要作用有哪些?

三、研考能力拓展

1. 张先生行腰麻后诉头痛,偶有恶心,呼吸费力。请问:①应考虑出现了哪些并发症?②如何处理?

2. 患者,男,58岁,摔伤后额部着地,进行性意识障碍加重1 h,肢体无自主活动。体检:右侧瞳孔直径6 mm,对光反射消失,左侧瞳孔直径3 mm,对光反射迟钝。脉搏120次/min,呼吸20次/min,血压150/70 mmHg,体温37.2 ℃。意识不清,压眶上神经无反应,头颅CT示慢性硬脑膜下血肿,右额叶广泛脑挫裂伤。行全身麻醉下颅骨钻孔血肿清除术后。请问:①评估患者是何种麻醉耐受状态?该做哪些麻醉前准备?②患者麻醉后有可能出现哪些并发症?如何护理?

第八章 手术前后患者的护理

手术前护理是指患者入院决定手术治疗至进入手术室接受手术时期的护理。完善的术前准备是确保患者安全和手术的顺利实施的关键环节。

外科手术种类繁多,根据疾病性质的程度、时限,大致可分为三大类。

1. 择期手术　手术时间的早晚不影响手术治疗的效果,可行充分的术前准备。如无并发症的胃溃疡的胃大部切除术、腹股沟疝修补术等。

2. 限期手术　术前准备的时间不能任意延长,要在较短的时间内尽可能做好充分的术前准备,及时手术治疗。如恶性肿瘤根治术等。

3. 急症手术　发病危急,需要分秒必争地完成必要的准备工作,进行紧急手术,抢救患者的生命。如各种创伤、急性大出血和急腹症等。

第一节　手术前患者的护理

【护理评估】

1. 一般情况　姓名、性别、年龄、民族、生活史、宗教信仰和生活习惯、家族遗传史、询问既往病史,如高血压、糖尿病、传染病史、手术史及相关情况、女患者月经生育史、药物过敏史、目前用药状况等。

2. 身体状况

(1) 营养状况评估　患者的营养状况与其手术的耐受性有着直接的关系,营养不良易发生切口裂开、愈合延迟,过剩则易增加切口感染的机会。护士要根据患者的体态、精神面貌、劳动能力和实验室检查结果,来全面评估患者的营养状况。

(2) 心功能的评估　要了解患者有无心率及心律的异常,必要时行动态心电图监测。心律失常者对手术和麻醉的耐受性下降,易诱发心力衰竭,应指导患者积极接受药物治疗;有心脏病史者要及时通知医生,并协助患者接受各种心功能的检查,如负荷试验、超声心动图、多普勒等。将心功能检查的结果及时告知医生。

(3) 肺功能的评估　患者有肺部疾患,如肺气肿、支气管扩张,可因气体交换障碍而增加手术危险性。术前应加强对患者呼吸节律和频率的观察,了解有无烟酒嗜好、哮喘、咳嗽、咳痰,观察痰液的颜色、性质等。已知有肺部疾病或抽烟史的患者应及时告知医生,并协助患者进行肺功能检查。

(4)病情评估 了解实验室检查、心电图检查、内镜检查、影像检查和其他特殊检查情况,评估病变的部位、大小、范围、性质、程度。协助判断病情、预后及完善手术前检查。

(5)感染的评估 患者有无呼吸系统、消化系统、泌尿系统等的感染性疾病,有无手术区域皮肤损伤和感染现象。一般需要先控制或治疗后再行手术,以免增加手术危险。

(6)手术耐受性 根据病变程度、主要脏器功能状态及全身健康情况,可将对手术的耐受性分成两类即耐受良好和耐受不良。

3.心理状况 患者往往担忧手术效果、惧怕麻醉和手术、担心疼痛及术后并发症等,出现焦虑、紧张、恐惧心理,这些心理反应会随手术期限的临近而日益加重。因此,手术前应全面评估患者的心理状况,正确引导和及时纠正不良的心理反应,保证各项医疗护理措施的顺利实施。

【护理诊断/问题】

1.焦虑 与担忧麻醉、手术效果及预后、家庭经济、对生活与工作的影响及个人角色变化有关。

2.有体液不足的危险 与疾病所致液体摄入不足或者丢失过多有关。

3.有感染的危险 与开放性损伤、患者抵抗力下降或耐受力低下有关。

4.营养失调 与机体消耗过多、摄入不足或机体代谢增强或长期不能进食等有关。

【护理措施】

1.心理护理 术前积极的心理准备可减轻患者的焦虑;减少术中麻醉药的用量,减少患者术后对止痛剂的需求,增加患者术后活动的主动性。最基本的措施是鼓励患者表达自己的焦虑、感受或疑问,给予支持和疏导。邀请病区中手术成功的病友介绍经验和体会。缓解或消除患者及家属焦虑、恐惧。增强对手术和麻醉成功的信心,提高对手术的耐受力。

手术前护理的目的和主要措施包括哪些?

2.术前常规准备

(1)胃肠道准备 目的是减少麻醉引起的呕吐、误吸,预防消化道手术中的污染。①禁食、禁饮:择期手术患者于术前12 h禁食,4 h禁饮;小儿术前至少禁食4~8 h、禁饮2~4 h。防止麻醉或手术中呕吐而致窒息或吸入性肺炎。②置胃管或洗胃:胃肠道手术患者术前3 d开始进流质饮食,术前常规放置胃管,幽门梗阻患者术前3 d每晚以温生理盐水洗胃,以减轻胃黏膜充血、水肿。③灌肠:肠道手术患者,入院后开始少渣饮食,术前晚常规用0.5%~1%肥皂水灌肠,以防止手术中因麻醉使肛门括约肌松弛排便导致污染。结肠或直肠手术,手术前3 d开始口服肠道制菌药物,如甲硝唑、新霉素等,并于术前晚行清洁灌肠。④导泻:对直肠癌患者的肠道准备,为减少因灌肠引起肿瘤的扩散,现一般不用灌肠而仅用口服泻药的方法。常用10%甘露醇溶液。

(2)呼吸道准备 目的是控制呼吸道炎症,预防围术期肺部感染等。①吸烟患者要求术前2周戒烟,以免引起术后肺部感染。②指导患者学会深呼吸及有效咳嗽、咳痰的方法。③有肺部感染的患者,术前3~5 d使用抗生素,并做体位引流;痰液黏稠者应当应用抗生素及糜蛋白酶雾化吸入;支气管哮喘患者还可用地塞米松雾化吸入。

④胸部手术的患者，要求掌握腹式呼吸方法；腹部手术的患者，要求掌握胸式呼吸方法。

(3)术前做好配血、药物过敏试验。

(4)排尿的练习　术后患者可能会因麻醉、手术创伤或不习惯在床上排尿，易发生尿潴留，尤其是男性患者，术前护士应指导患者在床上进行大小便的训练，并告知患者术后有留置导尿管的可能性。

(5)术前备皮　目的是在不损伤皮肤完整性的前提下剃除毛发，保持皮肤清洁。

(6)手术日晨准备　①测量生命体征，若患者有体温、血压升高或女性患者月经来潮时，及时通知医生，必要时延期手术。②术前30 min护士要为患者注射麻醉前用药，为患者准备好病历、X射线光片、CT、磁共振片，术中特殊用药，手术需要的物品等。随患者一同带入手术室。③取下身上的饰品、非固定性义齿、眼镜、手表等；身上贵重物品交家属妥善保管。④估计手术时间长或拟行盆腔手术者，应留置导尿，使膀胱处于空虚状态，以免术中误伤；胃肠道手术及上腹部大手术，应遵医嘱灌肠，并留置胃管。⑤检查手术野皮肤准备，是否符合要求，如需植皮、整形、关节手术者，手术区皮肤应用70%乙醇消毒后，用无菌巾包扎。⑥床单位的准备。患者接走后，更换清洁被服；按手术及麻醉类别准备床单位及用物。如备好抢救包、监护仪、吸引器、吸氧用物、抬高肢体的气垫、固定颈部的沙袋等。

3. 提高手术耐受力的措施

(1)饮食护理　能进食者给予高热量、高蛋白、高维生素饮食，纠正营养不良；多饮水，保持大便通畅。必要时经口、管饲或静脉营养。

术前常规准备措施
十二禁食四禁水，
有效咳嗽促排痰。
备皮配血与敏试，
手术日晨护理记。

(2)保证睡眠和休息　环境安静，利于睡眠，必要时给镇静剂。

(3)维护重要脏器功能　纠正水、电解质和酸碱代谢失调及低蛋白血症。完善术前检查，维持心、肺、肝、肾等重要脏器功能的稳定。

4. 急症患者的术前护理

(1)手术前急救护理：首先抢救危及生命的情况。

(2)必要的手术前准备及要求：常规备皮、配血、皮试及麻醉前准备。一般急诊手术患者术前禁食、禁饮、禁服泻药、禁灌肠，未明确诊断前禁用止痛剂。危重患者不宜做复杂的特殊检查。紧急情况下，可记录药物过敏试验的执行和操作时间，通知手术室观察药物过敏试验的结果。

(3)向患者家属简要介绍病情，讲明治疗方案，取得患者家属的理解和支持，稳定患者情绪。

(4)执行口头医嘱时，要复述一遍，及时补上记录，一切护理工作要迅速、准确、及时。

【健康教育】

1. 饮食　进食富含蛋白质、能量、维生素和膳食纤维的食物。

2. 休息　劳逸结合，适当休息。保证充足睡眠。这样既可促进食欲、改善机体营养状况，又能增强免疫功能。

3. 预防感染　预防上呼吸道感染。患者不随便离院外出；注意保暖，近期有呼吸道感染的家属和亲友尽量避免或减少探视，防止交叉感染。

4. 适应性训练　患者在术前应训练有效咳嗽和床上自行排尿；有吸烟嗜好者，戒烟2周以上等。

实训(5) 患者手术区皮肤准备

【实训目的】
1. 在不损伤皮肤完整性的前提下,清洁手术区的皮肤,剔除毛发,去除污垢。
2. 减少手术区域皮肤表面细菌数量、降低手术后伤口的感染率,促进伤口愈合。

【实训准备】
1. 学生准备　仪表端庄,衣帽整齐。
2. 物品准备　备皮盘内有剃毛刀1个、纱布若干、弯盘1个、橡胶单及治疗巾、毛巾、汽油、棉签、手电筒,治疗碗内盛肥皂水及软毛刷,脸盆盛热水。骨科手术另备75%乙醇、无菌巾、绷带等。
3. 场地准备
(1)环境　明亮、宽敞、安静。
(2)诊断床　床上备被子,周围有屏风遮挡,利于保暖和保护患者隐私。

【实训方法】
1. 观看教学录像或多媒体课件。
2. 在模型人身上首先由教师示教某个手术区域备皮的具体方法及要领。学生分组练习。
3. 操作步骤
(1)向患者解释备皮的目的、范围。
(2)术前1d遵医嘱为患者充分清洁术野皮肤和剔除毛发,清除污垢。并为患者安排理发、剃须、修剪指(趾)甲、沐浴和更衣等。
(3)将患者接至备皮室(在病房备皮需用屏风遮挡)。铺橡胶单及治疗巾以保护床单,暴露备皮部位。
(4)用软毛刷蘸肥皂水涂局部,一只手用纱布绷紧皮肤,另一只手持剃毛刀分区剃尽毛发;用手电筒照射,仔细检查毛发是否剃尽及有无刮破皮肤。
(5)用毛巾浸热水洗净局部毛发及肥皂液;腹部手术应以棉签汽油清洁脐部污垢,然后用75%乙醇消毒;四肢手术患者,入院后应指导其每日泡洗手、脚,剪短指(趾)甲,已浸软的胼胝应剪除。
(6)特殊手术部位备皮:①骨科手术,备皮需要超出上下关节的范围,手术3d前开始用75%的乙醇消毒后用无菌巾包裹。②手足部手术,如患者有手足癣或皮肤溃烂时尽早报告医生进行治疗。自入院后每日温水泡手足20 min、去除胼胝并注意不能损伤皮肤,足部手术者禁止下地活动。③颅脑手术,术前3d剃去头发并每日清洗,术前2h剃净后洗头并戴消毒帽。④阴囊、阴茎部手术,入院后每日温水局部浸泡,肥皂水洗净,术前一天剃毛。⑤颜面部手术,尽可能保留眉毛。⑥小儿皮肤准备,只做清洁处理,一般不剃毛。
(7)一般手术的备皮范围(表8-1,图8-1~图8-8)。

表8-1 不同手术区皮肤准备范围

手术部位	备皮范围
颅脑手术	剃除全部头发及前额、项部毛发,保留眉毛
颈部手术	上至下唇,下至乳头连线,两侧至斜方肌前缘
胸部手术	上起锁骨上窝,下至脐水平,前后胸范围均应超过中线5 cm以上
上腹部手术	上起乳头连线,下至耻骨联合,两侧至腋后线
下腹部手术	上平剑突,下至大腿上1/3前、内侧及外阴部,两侧至腋后线
肾区手术	上起乳头连线,下至耻骨联合,前后均过正中线
腹股沟及阴囊手术	上至脐平面,下至大腿上1/3,两侧至腋后线,包括外阴部并剃除阴毛
肛门会阴部手术	自髂前上棘连线至大腿上1/3,包括会阴、臀部、腹股沟部
四肢手术	以切口为中心、上下30 cm以上,一般要超过远、近关节或为整个肢体

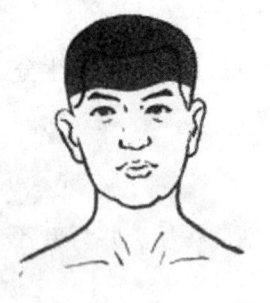
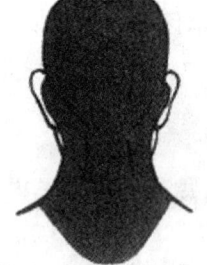
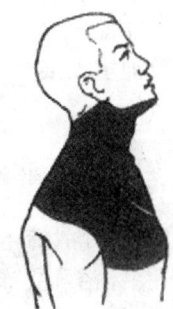
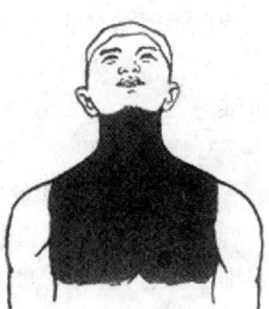

图8-1 颅脑手术　　　　　　　　　图8-2 颈部手术

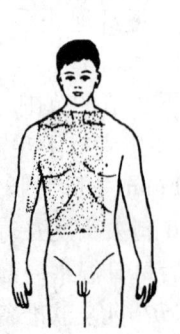
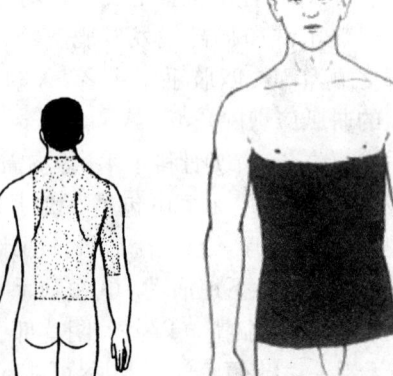

图8-3 胸部手术　　　　　　　　　图8-4 腹部手术

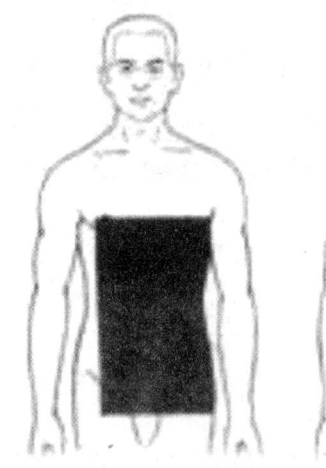

图8-5 肾部手术

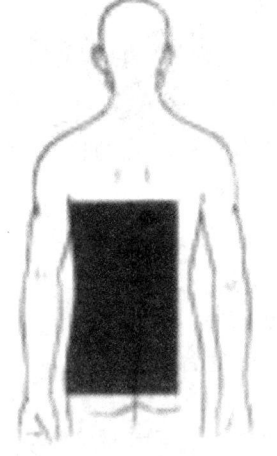

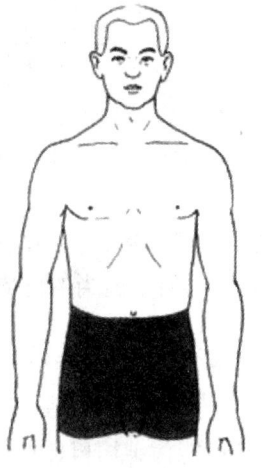

图8-6 腹股沟及阴囊部手术

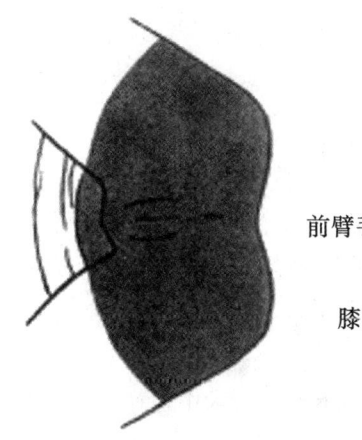

图8-7 会阴肛门手术

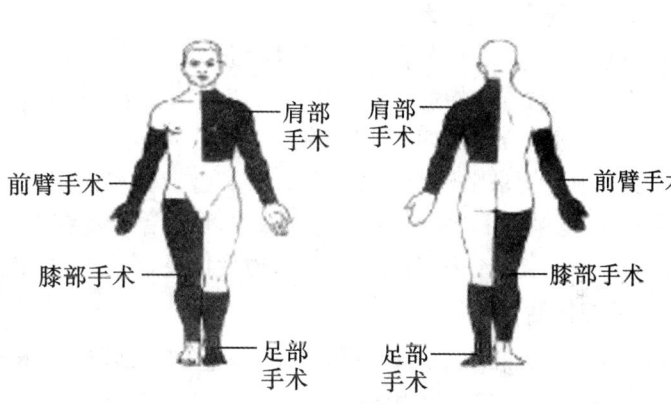

图8-8 四肢手术

4. 注意事项

(1)剃除手术区毛发一般在术前1 d或当日进行,范围不可少于手术切口周围20 cm,绷紧皮肤且勿剃破皮肤。

(2)备皮区的皮肤若有炎症应经治愈后考虑手术。

(3)操作过程要注意保暖。保护患者隐私。

(4)备皮完成后嘱患者沐浴,修剪指甲,更衣。

【评价方法】

了解目的、熟悉流程、操作流畅、理解注意事项为综合考评要求。

1. 操作熟练、流畅,沉着冷静,方法正确。

2. 关爱、体贴、尊重患者,患者感觉舒适。

3. 操作认真、轻柔,无遗漏区,皮肤无损伤。

第二节 手术后患者的护理

患者手术完毕返回病房至基本康复出院的这一阶段称手术后期。术后护理的重点在于采取有效措施,纠正疾病、手术和麻醉所致生理功能紊乱。密切观察病情,帮助患者解决术后不适,防治并发症的发生,恢复患者正常的生理功能,促进切口愈合和患者全面康复,给予适当的健康指导。

1.手术切口根据是否污染分三类

(1)清洁切口(Ⅰ类切口) 指缝合的无菌切口,如甲状腺大部切除术、疝修补术的切口。

(2)可能污染切口(Ⅱ类切口) 指手术时可能受细菌污染的缝合切口,如胃大部切除术,内经清创缝合的伤口,皮肤不易彻底灭菌的部位,新缝合又再度裂开的切口。

(3)污染切口(Ⅲ类切口) 指邻近感染区或组织直接接触感染物的切口,如化脓性阑尾炎、急性腹膜炎手术的切口。

2.切口的愈合分三级

(1)甲级愈合 指愈合优良,无不良反应。

(2)乙级愈合 指愈合处有炎症反应但未化脓。

(3)丙级愈合 指切口化脓,须做切开引流。

切口愈合记录则根据上述切口分类和愈合分级而定,疝修补术后如切口无感染,愈合良好,记录为Ⅰ/甲;如胃大部切除术,切口曾发生红肿、硬结,但完全吸收而愈合,记录为Ⅱ/乙;化脓性阑尾炎手术切口愈合优良,无感染发生,记录为Ⅲ/甲。

【护理评估】

1.麻醉方式和手术名称 患者已实施的手术名称、麻醉方式,术中输血、输液、用药情况,生命体征及切口引流管情况,手术是否顺利。

2.病情观察 患者的生命体征、意识、瞳孔是否正常。

3.切口情况 伤口有无出血、渗血、渗液情况,有无过度疼痛。

4.引流及输液是否通畅、无菌引流瓶放置位置是否正确,引流物的性质、量有无异常。输液是否通畅,速度是否符合病情要求。

5.肢体功能 肢体的感觉恢复情况和活动度,皮肤的完整性是否受损,有无皮肤褥疮现象。

6.重要脏器功能 呼吸道是否通畅,有无气体交换障碍;有无心率、心律失常,肢端血液循环有无异常;有无恶心、呕吐、肠鸣音、腹胀及肛门排气等;尿量、颜色、性质等是否正常。

7.心理社会状况 手术后患者心理反应比较复杂。

(1)术后恢复顺利,无并发症的产生,患者对康复充满自信,积极配合治疗和护理。

(2)焦虑、恐惧:对手术效果的期望值较高,担心治疗费用,术后疼痛。

(3)忧郁、悲观:某些器官、组织切除或并发症产生后,对以后的工作、生活等信心不足,心理负担加重。对术后正常的机体反应认识不足,不敢活动、翻身、咳嗽,从而产生心理压抑、忧郁。

【护理诊断/问题】

1. 焦虑　与术后不适、担心手术预后有关。
2. 营养失调　低于机体需要量。
3. 疼痛　与手术创伤、特殊体位等因素有关。
4. 舒适的改变　与切口疼痛、恶心、呕吐、腹胀等有关。
5. 潜在并发症　内出血或休克、切口感染或裂开、肺部感染、下肢静脉血栓形成等。
6. 知识缺乏　缺乏术后饮食、活动、康复等有关知识。

【护理措施】

在患者手术结束送回病房前,整理好床单位,根据患者的手术种类备齐术后所需用品,如胃肠减压装置、吸引装置、气管切开包、胸腔引流瓶等。待患者送回病室后,将患者平稳地搬移至病床上,保护手术部位、输液管道及各种引流管,注意避免引流管脱出。做好保暖工作,勿使其着凉,在患者未清醒或麻醉未恢复前,保持病室安静。

1. 安置患者体位

(1) 根据患者的手术部位、麻醉方法、病情可确定安置如下体位:

1) 全身麻醉未清醒患者取去枕平卧位,头偏向一侧或侧卧,防止误吸导致患者窒息或吸入性肺炎(图8-9)。

2) 蛛网膜下隙麻醉患者应去枕平卧6~8 h,以防止脑脊液外渗所致腰麻后头痛。

3) 硬膜外麻醉患者应平卧4~6 h,以防止血压波动。

4) 局部麻醉患者不强调体位。

(2) 待麻醉恢复后,可根据手术部位调整体位。

1) 颈、胸部手术患者取高半坐卧位。腹部手术患者取低半坐卧位或斜坡卧位,有利于呼吸和循环功能的改善;有利于腹腔炎性渗出物积聚于盆腔,防止发生膈下感染;有利于减轻腹壁切口张力,促进切口愈合(图8-10)。

2) 颅脑术后、脑水肿、颅骨牵引患者取头高足低位,即抬高床头15°~30°,有利于脑部静脉回流,减轻脑水肿(图8-11)。

3) 脊柱或臀部手术患者可取俯卧位或仰卧位(图8-12)。

4) 休克患者应取平卧位,或头部和躯干抬高15°~20°、下肢抬高20°~30°的中凹卧位,以利改善重要脏器的血液供应(图8-13)。

肺部分泌物引流、十二指肠引流、下肢牵引患者,取头低足高位(图8-14)。

手术后如何安置患者的体位?

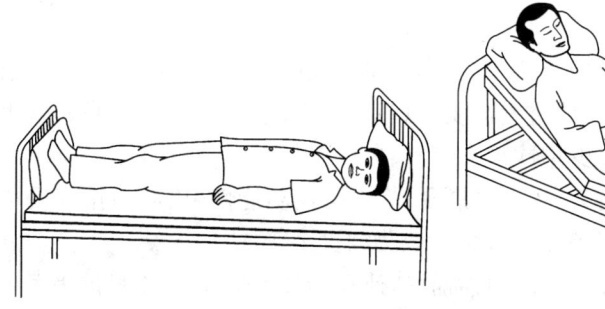

图8-9　去枕平卧位　　图8-10　高半坐卧位

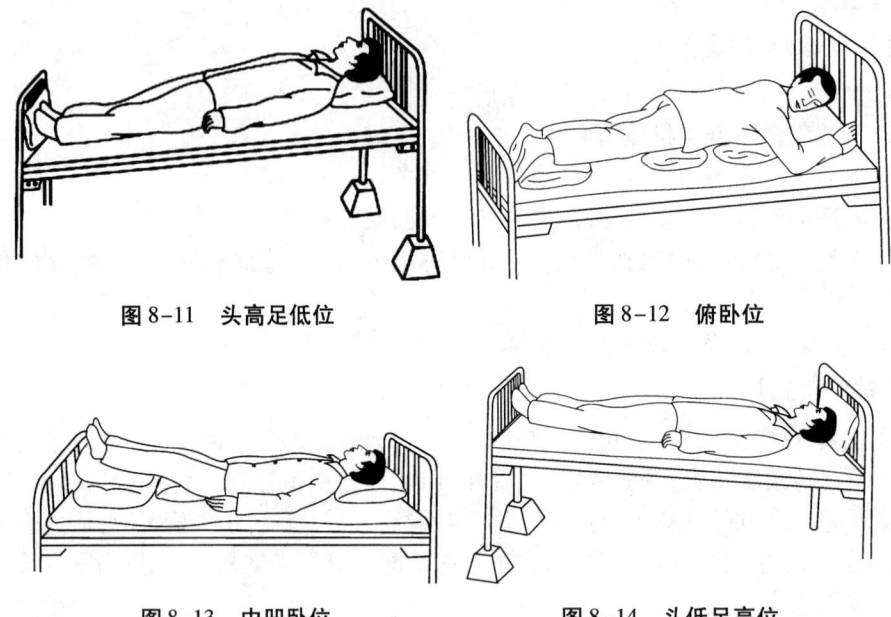

图 8-11 头高足低位　　　　图 8-12 俯卧位

图 8-13 中凹卧位　　　　图 8-14 头低足高位

2.病情观察　严密监测生命体征,随时观察病情变化。

(1)血压　全身麻醉或大手术患者每 15～30 min 监测一次,待病情稳定后改为 1～2 h 监测一次。中小型手术患者可每 1～2 h 监测一次;病情不稳定或特殊手术后的患者,应送入监护病室,随时动态监测生理指标,直至患者病情稳定。

(2)体温　术后患者对创伤的反应、各种理化、生物刺激的防御等,体温会略有升高,但一般低于 38 ℃。临床上称为外科热或吸收热。2～3 d 后可以恢复正常,无须特殊处理。术后 3～6 d 的发热,要考虑感染的可能,常见的有切口和肺部的感染、留置输液导致的静脉炎、留置尿管并发的尿路感染等。如持续不退,要密切注意并发症的发生,如腹腔手术后的腹腔脓肿。

(3)脉搏　随体温可略有变化。失血、失液引起循环容量不足时,脉搏可增快、细弱,血压下降,脉压变小。

(4)呼吸　随体温升高而加快,有时可因胸、腹带包扎过紧而受影响。若术后患者出现呼吸困难或急促时,应先检查胸、腹带的松紧度是否适当,同时应警惕肺部感染和急性呼吸窘迫综合征发生的可能。

手术后的常规护理措施有哪些?

3.常规护理

(1)饮食的护理

非胃肠道手术:局部麻醉或小手术后,其饮食不必限制,椎管内手术患者如无恶心、呕吐,4～6 h 后可少量饮水或进食流质,以后可改半流质或普食;全身麻醉手术后患者宜在麻醉作用消失后,先少量饮水或流食,次日进食。

胃肠道手术:一般在术后 2～3 d 内禁食,待胃肠道功能恢复、肛门排气后可进流质饮食,4～6 d 后逐渐改为半流质,7 d 以后改为软食至普食。

输液:在术后禁食或饮食不足期间,需静脉补液。对贫血、营养不良的患者可适量输血或血浆等。长期禁食或不能进食者,可给全胃肠外营养或管饲饮食。

(2)维护重要脏器的功能

维持呼吸功能:保持呼吸道通畅;及时吸痰,有呕吐物及时清除;给氧。如发现患者烦躁不安、鼻翼扇动、呼吸困难,应立即查明原因,尽快处理。患者生命体征平稳后,鼓励床上翻身、变换体位,鼓励其做深呼吸和咳嗽、咳痰。

维持有效循环血量和水、电解质平衡:给以静脉补液。记录 24 h 出入液量,保持各种管道通畅。记录尿液的颜色、性质和量,检查皮肤的温度、湿度和颜色,观察敷料渗血情况。定期抽血检查电解质与血气分析,及时纠正体液失衡。

维护消化道功能:术后饮食的恢复由麻醉方法、手术的种类、患者的反应来决定。要鼓励患者及早恢复经口进食。腹部手术,尤其是胃肠道术后带有胃肠减压者,术后 24~72 h 禁食、禁饮,需静脉补充营养,待肠道功能恢复,肛门排气后拔除胃管,试行进食。

维护肾功能:术后需观察患者排尿情况,尿量、颜色、性质等是否正常。记录自行排尿的时间和 24 h 出入量。

(3)各类引流管护理 ①妥善固定引流管,防止移位和脱落。②保持引流通畅,切勿扭曲、压迫、阻塞,如有阻塞应以无菌等渗盐水缓慢冲洗。③如需用引流瓶引流时,注意无菌操作,并保持引流管腔内的无菌状态,引流管及引流瓶不得超过引流口的位置,每天更换接管及引流瓶一次。④观察记录引流液的量、性状、颜色和味道,如有异常及时与医师联系处理。⑤掌握各类引流管的拔管指征、时间和方法,拔管时间根据各种疾病手术后放置引流物的情况决定,一般引流物放置时间为 24~48 h,烟卷式引流不超过 48~72 h,胶管引流不超过 1 周。

(4)切口的护理 观察切口有无渗血、渗液、感染征象,保持敷料清洁、固定。

(5)早期活动 早期活动可促进机体功能的恢复,有利于增加肺通气量,减少肺部并发症的发生;促进血液循环,防止静脉血栓的形成;促进肠蠕动及早恢复,减轻腹胀或便秘;促进排尿功能的恢复,解除尿潴留。

1)病情危重或衰弱者(如休克、严重感染、开胸术后、颅脑术后、内出血等)以及某些术后要求限制活动的患者(如断肢再植、脊柱手术、肝或肾损伤术、疝修补术等)不宜过早离床活动。

2)卧床活动:麻醉解除后的患者,病情允许者可在床上进行深呼吸、有效的咳痰练习、翻身及四肢屈伸活动等。

3)离床活动:术后次日若无禁忌者,可协助患者半卧位或床边坐位,如病情许可可沿床边走动。观察患者情况,逐渐增加活动量。

4.术后不适的护理

(1)伤口疼痛 麻醉作用过后,切口开始感觉疼痛,术后 24 h 内伤口疼痛最明显,以后逐渐减轻。切口痛与切口的大小、切口的部位、体位和情绪状态等因素有关。

1)解释伤口疼痛的规律、持续时间,协助患者取舒适卧位。

2)分散患者的注意力,降低机体对疼痛的敏感性,如听音乐、与人交谈等。

3)遵医嘱给予镇静、止痛剂,如地西泮、布桂嗪(强痛定)、哌替啶等药物。

4)解除致痛因素:①膀胱膨胀所致者诱导排尿,必要时导尿;②腹胀所致者,理疗解除腹胀;③石膏固定过紧引起的,可松解石膏,恰当固定。

(2)恶心、呕吐 常见的原因是麻醉反应,麻醉作用消失后即可恢复。①患者呕吐时，嘱患者头偏向一侧，防止呕吐物误吸。记录呕吐物的量、颜色、性状，及时帮患者清理呕吐物，加强口腔护理。②保持室内空气清新，患者有呕吐反应时，嘱深吸气以抑制呕吐反射。针灸治疗或遵医嘱给予止吐药物、镇静药物及解痉药物。③呕吐持续不止者，应查明原因，注意有无水和电解质紊乱、急性胃扩张、胃肠道梗阻等。

（3）腹胀　腹部手术后因胃肠蠕动抑制，肠腔内积气过多所致。随手术应激反应的逐渐消退，胃肠蠕动功能恢复、肛门排气后，症状可自行缓解。①术后禁食者行有效胃肠减压管，必要时肛管排气。②鼓励患者进行床上活动，协助患者多翻身，尽早下床活动，促进胃肠功能恢复。③非胃肠道手术者，腹部热敷或新斯的明肌内注射等。④低血钾、腹膜炎、肠梗阻引起者，按医嘱相应处理。

（4）尿潴留　由全身麻醉后排尿反射抑制、切口疼痛引起膀胱和后尿道括约肌痉挛、患者不习惯床上排尿引起。多发生在腰麻以及盆腔、肛门、会阴部手术后。①采用诱导排尿法，让患者采取习惯性排尿姿势或变换体位，也可行下腹部热敷或按摩等；②遵医嘱采用针灸、电兴奋治疗，促进膀胱功能的恢复。③以上措施无效时，可严格无菌操作下行导尿术。

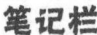

5. 术后并发症的护理

（1）术后出血　常发生在术后 1～2 d 内，特别是术后数小时内。

预防：手术时务必严格止血，结扎规范牢靠，关腹前确认手术野无活动性出血点。渗血未能完全控制者，给予止血药物；凝血功能障碍者，可输注新鲜血液或凝血酶原复合物。

护理措施：①严密观察患者生命体征、手术切口及引流液的量和性质，如有明显异常，及时通知医生；②给患者平卧位、吸氧，遵医嘱输液、输血，使用止血药物等；③迅速建立静脉通道，完善术前准备，再次手术止血。

（2）肺部感染　常发生在胸部、腹部大手术后。

预防：有效的术前呼吸道准备及健康指导；减少肺泡和支气管内的分泌物。术前至少戒烟 2 周，有上呼吸道感染的患者尽可能等感染控制后手术；术中、术后注意体位引流，防止呕吐物吸入；术后帮助患者翻身、拍背，指导患者深呼吸，有效咳嗽、咳痰，咳嗽时双手按住切口两侧，保护切口，减轻疼痛；无力咳嗽或不敢咳嗽的患者可通过气管内吸痰刺激咳嗽，痰液黏稠者，可经雾化吸入或口服氯化铵，使痰液稀释，易于咳出；术后多头带勿绑扎过紧限制呼吸；鼓励早期活动；不用或少用能够抑制呼吸的镇静剂或止痛剂。

护理措施：①术后鼓励患者有效咳嗽、咳痰，协助翻身、拍背及体位排痰，使肺复张。②保持病室适宜温、湿度，保证每日摄入足够水分。病情许可时尽早下床活动。③切口疼痛不愿咳痰者，双手按切口两侧，于深吸气后用力咳嗽。痰液黏稠可给予雾化吸入。必要时气管切开。④遵医嘱应用抗生素及祛痰药物。

（3）消化道并发症　多数为麻醉反应及术中暴露，手术操作刺激的神经反射性反应。水、电解质和酸碱平衡失调，缺氧，精神心理因素也可致急性胃扩张、肠梗阻等。

预防：胃肠道手术给予术前用药，灌肠，放置胃管。严密观察胃肠道功能恢复情况。给予心理支持，消除紧张情绪。

护理措施：①维持水、电解质和酸碱平衡，及早纠正低血钾、酸中毒等；②术后禁食，留置胃肠减压 3～4 d；③卧床患者行床上移动和翻身，腹部按摩。鼓励患者早期下床活动。

（4）下肢静脉血栓形成及血栓性静脉炎　多因术后长期卧床，活动减少的老年人或肥胖者，以下肢深静脉血栓形成多见。也可因下肢静脉多次输注高渗液体和刺激性药物等引起。

预防：鼓励患者术后早期离床活动；高危患者，下肢用弹性绷带或穿弹性袜以促进血液回流；避免久坐；血液高凝状态者，可给予抗凝药物。

护理措施：①溶栓治疗和抗凝治疗，同时加强出、凝血时间和凝血酶原时间的监测；②停止在有炎症的静脉上输液；③抬高患肢，局部制动，硫酸镁湿热敷，配合理疗和全身性抗生素治疗；④禁忌局部按摩，以防血栓脱落。

（5）切口感染　切口感染常发生在术后3～5 d。感染初起时有局部红肿、压痛或体温升高等表现。

预防：术前完善皮肤和肠道准备，严格执行无菌操作技术，防止医源性交叉感染；严格止血，防止异物残留，避免切口渗血及血肿。加强营养，增强抵抗力。

护理措施：①注意观察手术切口情况，保持伤口清洁，敷料干燥；②局部理疗，必要时拆除缝线引流，定时换药；③遵医嘱合理使用抗生素。

（6）切口裂开　多发生于腹部及肢体邻近关节处。尤其多见于年老体弱、营养不良的腹部手术后1周左右的患者。

预防：术前加强营养；尽量在良好麻醉、腹壁松弛下缝合切口，避免强行缝合导致组织撕裂；术时减张缝合，术后延缓拆线时间；咳嗽时用手保护切口，避免用力使腹压骤升；及时处理腹压增加的因素，如便秘、腹胀等；预防切口感染。

护理措施：①安慰患者，减轻心理情绪负担；②部分裂开，用蝶形胶布固定伤口，并以腹带加压包扎；③切口全层裂开，用无菌生理盐水纱布覆盖，腹带包扎，与医生联系立即送往手术室重新缝合。凡肠管脱出切口外时，应妥善保护，切不可将其回纳腹腔，以免引起腹腔感染。

6. 心理护理　针对患者的不良心理状态，应根据患者性格、职业特点和社会背景、个性以及手术类型的不同，对每个患者提供个体化的心理支持，给予心理疏导和安慰，以增强战胜疾病的勇气，提高其对生活和工作及社会活动的信心。

【健康教育】

1. 饮食　进食含有适宜热量、蛋白质和丰富维生素的均衡饮食。

2. 休息和活动　注意劳逸结合，可进行散步等轻体力活动，以逐渐恢复体力；术后6周内不宜提举重物。

3. 服药和治疗　患者应遵医嘱按时、按量服用。肿瘤患者，应坚持定期接受化学治疗和放射治疗。

4. 随诊和复诊　患者出院后若出现体温>38 ℃、伤口引流物有异味、切口红肿或有异常腹痛、腹胀，停止肛门排便、排气等，应及时就诊。

（辛长海）

病案讨论

病例摘要 男性,39岁,午饭后约半小时出现上腹部钝痛,伴恶心、呕吐,后右下腹持续性疼痛难忍,前来就诊。腹部检查:右下腹麦氏点压痛、反跳痛。经 B 型超声检查显示阑尾肿胀,表面疑有结节。拟行阑尾切除术。入院体检:体温 38.7 ℃,血压 128/80 mmHg,呼吸 14 次/min,脉搏 86 次/min。患者对疼痛比较恐惧,手术前比较紧张和焦虑。

讨论:①术前常规准备的措施有哪些?②术中你作为手术护士和巡回护士的职责主要有哪些?③术后的护理措施有哪些?

习题

一、护考测试

【A1 型题】

1. 手术前的一般准备中,哪项不正确 （ ）
   A. 术前排便练习　　　　　　　　B. 术前 12 h 禁食,4 h 禁饮
   C. 手术区皮肤准备　　　　　　　D. 做好血型鉴定和交叉配血试验
   E. 吸烟患者术前 3 d 禁烟

2. 术前胃肠道准备的目的,不正确的是 （ ）
   A. 利于肺气体交换　　　　　　　B. 防止麻醉及手术时呕吐
   C. 减轻术后腹胀　　　　　　　　D. 防止术中大便污染手术区
   E. 防止吸入性肺炎

3. 哪项手术属于限期手术 （ ）
   A. 胃十二指肠溃疡的胃大部切除术　　B. 未嵌顿的腹外疝手术
   C. 贲门癌根治术　　　　　　　　D. 甲状腺功能亢进的甲状腺全切除术
   E. 重睑术

5. 下列哪项不是胃肠手术的术前护理 （ ）
   A. 禁食 12 h,禁水 4 h　　　　　　B. 常规放置胃管
   C. 幽门梗阻患者术前 3 d 每晚洗胃　　D. 急症手术前必须灌肠
   E. 术前晚口服番泻叶

【A2 型题】

6. 某胃癌患者,拟于 2 d 后行胃大部切除术,哪项不是术晨的准备措施 （ ）
   A. 如有发热应给予退热药　　　　B. 如有活动的义齿应取下
   C. 按医嘱给术前用药　　　　　　D. 进手术室前常规排尿
   E. 测量生命体征

7. 患者,男性,51 岁,外伤性肠穿孔,定于 1 h 行修补术后,术前应做哪些准备 （ ）
   A. 术前排便练习　　　　　　　　B. 术前 12 h 禁食,4 h 禁水
   C. 洗胃,并置胃管　　　　　　　　D. 做好血型鉴定和交叉配血试验
   E. 灌肠

8. 术后各种引流管的观察护理,下列哪项是错误的 （ ）
   A. 妥善固定引流管,防止脱落　　　B. 保持引流管通畅,阻止阻塞、扭曲
   C. 观察引流物的量和颜色变化　　　D. 胃肠减压管,等到引流液减少后即可拔除
   E. 用引流瓶引流时,注意无菌操作并保持引流管腔内的无菌状态

9. 患者,男,12岁。疝修补术后 2 d,体温 38 ℃,患者无其他主诉。应考虑　　　　(　　)
   A. 手术切口感染　　　　　　　　　　B. 上呼吸道感染
   C. 泌尿系感染　　　　　　　　　　　D. 肺部感染
   E. 外科热

【A3/A4 型题】 (10～11 题共用题干)

患者,男性,22岁,从高处摔下后,左上臂开放性骨折,拟行骨折内固定术。

10. 术前应做哪些准备　　　　　　　　　　　　　　　　　　　　　　　(　　)
    A. 给予少量饮料以安定缓解恐惧　　　B. 检测血常规、粪常规、尿常规
    C. 记录 24 h 出入液量　　　　　　　　D. 灌肠
    E. 配血、备皮

11. 患者术后应采取哪些护理措施　　　　　　　　　　　　　　　　　　(　　)
    A. 去枕平卧位　　　　　　　　　　　B. 监测生命体征
    C. 禁食、胃肠减压　　　　　　　　　D. 给止吐药,防止呕吐
    E. 合理应用抗生素,防止感染。

(12～13 题共用题干)男性,24岁,急性肠穿孔修补术后 2 d,肠蠕动未恢复,腹胀明显。

12. 请问该患者取最舒适的卧位是　　　　　　　　　　　　　　　　　　(　　)
    A. 平卧位　　　　　　　　　　　　　B. 去枕平卧位
    C. 头低脚高位　　　　　　　　　　　D. 高半卧位
    E. 低半卧位

13. 护士此时鼓励患者多下床活动,术后早期活动的优点主要是　　　　　(　　)
    A. 利于循环系统功能恢复　　　　　　B. 防止肺部并发症
    C. 防止切口裂开　　　　　　　　　　D. 防止褥疮发生
    E. 利于伤口愈合

二、简答题

1. 术前患者的评估内容有哪些?
2. 术前患者护理的措施有哪些?
3. 怎样提高患者的手术耐受能力?

三、研考能力拓展

1. 为拟行阑尾切除术的急症患者,术前护理有哪些措施?
2. 请您根据本章案例病的特点,制订一个与患者病情和表现相符的术前护理计划。
   提示:①患者身心状态如何? ②根据患者目前表现,你需要处理的问题有哪些? 依据是什么?
   ③怎样为患者做好心理健康教育?

第九章 外科营养支持患者的护理

第一节 营养支持疗法概述

机体的正常代谢及良好的营养状态,是维护生命活动的重要保证。任何代谢紊乱或营养不良都可影响组织器官功能,增加手术危险性,削弱患者对手术的耐受力,影响术后的恢复过程。

营养支持疗法是近代外科治疗手段的重大进展之一。在外科患者中常见因疾病、创伤或大手术,机体处于严重分解代谢,影响了一个或多个器官功能,并使神经、内分泌系统紊乱,以致发生营养障碍。而营养障碍反过来又加重了原发疾病,使病死率升高。不少外科危重患者最终的死因不是疾病本身,而是营养衰竭。因此,应根据外科患者不同病情存在的不同营养状况,进行必要的营养补充。营养支持还具有保护与支持器官的结构、功能,参与机体的生理功能调节及组织修复的作用。

(一) 机体正常代谢的营养需求

营养物质需要量可通过以下方法估算:

1. 基础能量消耗(basal energy expenditure, BEE) 健康成年人按 Harris-Benedic 公式(H-B 公式)计算。

$$男性\ BEE(kcal) = 66.5 + 13.7 \times W + 5.0 \times H - 6.8 \times A$$
$$女性\ BEE(kcal) = 655.1 + 9.56 \times W + 1.85 \times H - 4.68 \times A$$

式中,W:体重(kg);H:身高(cm);A:年龄(岁)。

2. 静息能量消耗(rest energy expenditure, REE) 用代谢仪测得。

3. 实际能量消耗(actual energy expenditure, AEE) $AEE = BEE \times AF \times IF \times TF$,其中 AF 为活动因素(完全卧床 1.1,卧床加活动 1.2,正常活动 1.3),IF 为手术、损伤因素(中等手术 1.1,脓毒血症 1.3,腹膜炎 1.4),TF 为发热因素(正常体温 1.0;每升高 1 ℃,系数增加 0.1)。

4. 简易估算 根据患者性别、体重、应激情况估算。对高度应激、肥胖、多发性创伤患者,采用代谢仪测定可提供更为准确的信息(表 9-1)。

表 9-1　按照患者性别、体重、应激情况估算每日基本能量需要量

机体状态	非应激状态/(kcal/kg)	应激状态/(kcal/kg)
男性	20~30	30~35
女性	20~25	25~30

能量是营养需求的基础。正常成人一般每日约需能量 1 800 kcal(1 kcal = 4.186 kJ),主要由食物中三大营养物质提供。每 1 g 葡萄糖完全氧化分解可供能 4.1 kcal。1 g 脂肪完全氧化所释放的能量为 9.3 kcal,比 1 g 糖产生的能量多 1 倍以上。正常人饥饿时,以脂肪作为主要供能物质。禁食 1~3 d 后由脂肪供给的能量可达身体所需能量的 85% 左右。蛋白质是由多种氨基酸组成的大分子物质,1 g 蛋白质在体内完全氧化可产生 4.1 kcal 的能量。但这种生理功能在正常情况下由糖和脂肪所承担。

营养素中的能源物质是蛋白质、脂肪与糖类,其供能各占总能量的一定比例(表 9-2)。正常状态下,脂肪与糖类提供非蛋白质热量,蛋白质作为人体合成原料,热蛋比为(125~150) kcal∶1 g。严重应激状态下,营养素供应中应增加氮量,减少热量,降低热蛋比,即给予代谢支持,以防止过多热量引起的并发症。

表 9-2　正常和分解状态下三大物质供能比例

机体状态	正常/%	分解状态
蛋白质	15	25
脂肪	25	30
糖类	60	45

(二)外科患者的代谢改变

在创伤、手术、感染等情况下,机体发生应激反应。一方面,应激反应使体内儿茶酚胺、糖皮质激素、胰高血糖素、甲状腺素的分泌增加,糖异生明显加强,葡萄糖生成增加;另一方面,胰岛素分泌减少或相对不足,机体对胰岛素的反应性降低,使胰岛素不能发挥正常作用,而刺激组织对葡萄糖的摄取和利用,这种现象称为胰岛素抵抗,机体呈高血糖状态。在 MODS 的早期血糖明显升高,而高糖血症又加重机体的应激反应,形成恶性循环。

(三)营养状况的主要评估内容

1.体重　体重一般可直接反映机体的营养状况。通常采用实际体重占理想体重的百分比来表示。计算公式是:实际体重占理想体重的百分比(%)=(实际体重/理想体重)×100%。男性理想体重(kg)= 身高(cm)−105;女性理想体重(kg)= 身高(cm)−100。

结果判断:实际体重占理想体重的 80%~90%,为轻度营养不良;70%~79%,为中度营养不良;重度营养不良者的体重仅为理想体重的 69% 以下。如 3 个月体重丢

失>5%,或 6 个月体重丢失>10%,即存在营养不良。当体重减少 25% 以上,体内的多数功能性器官(心、肺、肝)即发生功能障碍。

2. 上臂周径、上臂肌肉周径和皮皱厚度测量　上臂肌肉周径(cm)=上臂中点周径(cm)-三头肌皮褶厚度(cm)×3.14。正常值:男性为 22.8~27.8 cm;女性为 20.9~25.5 cm。如实际值为正常值的 80% 以下,则存在营养不良,<60% 提示严重营养不良。

3. 体重指数(body mass index,BMI)　BMI=体重(kg)/身高(m)^2。BMI 是反映蛋白质热量营养不良及肥胖症的可靠指标。正常值为 18.5~24 kg/m^2,BMI<18.5 是营养不良的重要指标。

4. 内脏蛋白测定　营养不良时血浆蛋白含量均减少。其血浆浓度变化与蛋白质的半衰期有关。内脏蛋白检测分析包括血浆白蛋白、运铁蛋白和视黄醇结合蛋白等。

(1) 血浆白蛋白　血浆白蛋白是临床判断营养状态的常用指标。浓度低于 35 g/L 提示营养不良。由于半衰期较长(20 d),所以对营养状态的短期变化不敏感。

(2) 运铁蛋白　运铁蛋白半衰期为 8 d,反映营养不良比血浆白蛋白敏感。正常值为 2.4~2.8 g/L。1.5~1.75 g/L 为轻度营养不良;1.0~1.5 g/L 为中度营养不良;<1.0 g/L,为重度营养不良。

(3) 视黄醇结合蛋白　视黄醇结合蛋白的半衰期为 12 h。由于半衰期短,其数值能及时反映营养不良或恢复程度。正常值为 0.157~0.296 g/L。

5. 免疫状态测定　营养不良时常伴有免疫功能低下。

(1) 延迟型皮肤超敏试验　是常用的细胞免疫功能测定指标。各取 0.1 mL 抗原(包括结核菌素、腮腺炎病毒、链激酶-链球菌脱氧核糖酸酶等),分别在前臂掌侧的不同部位做皮内注射。若 24~48 h 后局部皮肤出现硬结或红斑直径>5 mm 者为阳性,试验中两项阳性反应者,提示有免疫反应性。反之,全阴者称为免疫无反应性。

(2) 淋巴细胞总数　周围血的淋巴细胞总数=白细胞总数×淋巴细胞百分率。若淋巴细胞总数低于 1.5×10^9/L,则提示免疫功能不良。

6. 氮平衡　能动态反映体内蛋白质的平衡情况。氮的摄入量大于排出量为正氮平衡,反之为负氮平衡。测定 24 h 尿中尿素氮,可基本反映体内蛋白质分解量。此外,经皮肤、呼吸、粪便也丢失少量的氮。摄入氮量可按 6.25 g 蛋白质=1 g 氮来进行计算:

氮平衡=24 h 摄入氮量[静脉输入氮量或口服蛋白质(g)/6.25]-24 h 氮排出量[尿中尿素氮(g)+4 g]

上述公式中,数值 4 g 氮包括尿中其他含氮物质和经粪便、皮肤丧失的氮量。

(四) 营养不良的分类

机体蛋白质和能量的摄入不足时,即可发生蛋白质-能量营养不良。临床上分为三类。

1. 消瘦型营养不良　主要由热量的摄入不足引起。能量缺乏为主,又称能量缺乏型营养不良。

2. 低蛋白型营养不良　主要由蛋白质摄入不足或丢失过多,而热量摄入正常或较多引起。蛋白质缺乏为主,多为低蛋白水肿,又称水肿型营养不良。

3. 混合型营养不良　由于蛋白质和热量的摄入均不足引起。能量和蛋白质均有不足。

(五)营养支持的原则

1. 一般而言,营养情况较好或不存在严重创伤或感染的患者,并不需要特殊的营养支持,可通过病因治疗和补充体液与电解质、尽可能在较短时间内恢复进食等,易使患者恢复正常营养状况;凡患者存在严重营养不良、严重创伤、疾病后估计 1~2 周无法正常进食者,才需要行营养支持。

2. 营养支持的途径可分胃肠内和胃肠外两种。若患者存在或部分存在肠道功能,应首选胃肠内营养支持方式,而不是采用胃肠外营养。

3. 提供的营养素应全面,包括糖类、脂肪、氨基酸和其他营养素等。

4. 营养治疗期间,注意监测患者各种营养指标,评估治疗效果,修正治疗方案。

第二节 肠内营养患者的护理

肠内营养(enteral nutrition,EN)指经胃肠道,包括经口或喂养管,提供维持人体代谢所需营养素的一种方法,是补充营养的主要途径。

对不能或不愿经口进食,而胃肠功能良好者,可将喂饲管自鼻腔插入胃内、肠内或经胃造口、高位空肠造口,进行管饲喂养。

优点:符合生理过程;预防肠黏膜萎缩,保护肠屏障功能;方便,经济;可发挥肝解毒功能;无严重并发症。

胃肠内营养所含的各种营养素齐全,能基本满足患者的生理需要。根据蛋白质消化与否可分为:

1. 多聚体膳 一般由牛奶、豆浆、鸡蛋和蔗糖配制而成的液体。可持续滴入或间断注入,其内还可加入食盐和水,每日总量可选 2 000~3 000 mL。也可将天然食物捣碎后制成匀浆。

2. 要素膳食 以氨基酸混合物或蛋白质水解物为氮源,混有单糖、脂肪酸、维生素和无机盐。该膳食配方营养素齐全,无须消化即能完全吸收,食物代谢后无残渣,患者排便量少,但渗透压高于多聚体膳。

标准要素膳食溶液 1 mL 含有热量 4.18 kJ,浓度为 25%。有多种成品可供选用。

胃肠内营养的输入途径主要靠管饲。置管的方法很多,最简单的是鼻胃管。可用内径为 3 mm 的硅胶管经鼻或在手术时插入胃、十二指肠或空肠上段,也可从瘘口向近侧或远侧插入。

【适应证】

1. 不能或不愿经口摄食的患者 如口腔、食管手术,中枢神经紊乱,脑血管意外等。

2. 胃肠道疾病 主要应用于短肠综合征后期、肠道炎性疾病非活动期、腹部复杂手术后、急性坏死性胰腺炎经空肠造瘘及经肠瘘的瘘口远端肠道喂养也是胃肠内营养指征。

【禁忌证】

对伴有腹泻、消化道活动性出血及肠梗阻患者应禁用肠内营养。

【护理评估】

1. 了解肠内营养的适应证。

2. 评估肠内营养的途径。

3. 肠内营养的制剂:大分子聚合物(自制匀浆膳、大分子聚合物制剂),要素膳,特殊配方制剂。

4. 患者耐受程度与发生并发症的可能。

【护理诊断/问题】

1. 有误吸的危险　与胃排空障碍、喂养管位置、患者意识和体位有关。

2. 有胃肠动力失调的危险　与不能经口进食、管饲、患者不耐受等有关。

3. 有皮肤完整性受损的危险　与留置喂养管有关。

4. 潜在并发症　感染。

【护理措施】

1. 管道护理　妥善固定鼻胃管,防止胃内容物潴留,夜间或睡眠时可停止管饲,避免因鼻胃管移位或胃内容物反流而造成的误吸。同时应保持鼻喂饲管的通畅,以防任何原因导致的管腔阻塞。输注导管应每天更换,否则易发生细菌污染。

2. 预防误吸

(1)取合适的体位　根据喂养管位置及病情,置患者于合适的体位,年老体弱、昏迷、存在胃潴留,可取半卧位30°~45°,有助于防止营养液反流或误吸。经鼻肠管或空肠造瘘管滴注者可取随意卧位。

(2)及时估计胃内残留量　输液后停止30 min,回抽液量>150 mL,考虑胃潴留存在,应停用鼻胃管,改用鼻腔肠管。

(3)加强观察　若患者突然出现呛咳、呼吸急促或咳出类似营养液的痰液,应疑有喂养管移位并致误吸的可能,应鼓励和刺激患者咳嗽,以排出吸入物和分泌物,必要时经鼻导管或气管镜清除误吸物。

3. 提高胃肠道耐受性　倾听患者主诉,及早发现胃肠道不耐受症状。注意输注环节的调控:营养液的浓度、速度及温度;肠内营养专用输注泵;防止营养液污染,现配现用;加强支持治疗,纠正低蛋白血症。

(1)按要求选择合适的营养制剂。如为自行配制溶液,配制时应注意清洁,并在24 h内用完,以防细菌繁殖,引起腹泻及肠道感染。

(2)用管饲连续滴注要素膳食时,开始常不易适应。应从低浓度开始,最初为10%,逐日增加,3~4 d后达到25%浓度。

(3)肠内营养液应用初期每小时以40~50 mL的速度滴注,以后逐渐加快。一般每小时的进入量不超过100~120 mL。如发生恶心、呕吐,可停止12~24 h,或减慢速度。

(4)滴注肠内营养液的温度应恒定在40 ℃左右,如温度低于30 ℃,会引起腹痛与腹泻。

4. 避免黏膜和皮肤的损伤　长期留置鼻胃管或鼻肠管者,应每天用油膏涂拭鼻腔黏膜;对胃、空肠造瘘者,应保持瘘口周围皮肤干燥、清洁。

5. 并发症观察及护理　胃肠内营养很少发生严重并发症,运用得当比较安全。要素膳食具有的特殊气味常使患者难以忍受。

(1) 吸入性肺炎　妥善固定喂养管。做胃或空肠造瘘时,应用缝线将之固定于腹壁;在喂养管进入鼻腔或腹壁处做好标记,每 4 h 检查 1 次,以识别喂养管有无移位。告知患者卧床、翻身时应避免折叠、压迫或拉脱喂养管。预防误吸。

(2) 急性腹膜炎　多见于经空肠造瘘输注营养液者。①加强观察:注意观察患者有无腹部症状。若患者突然出现腹痛、胃或空肠造瘘管周围有类似营养液渗出或腹腔引流管引流出类似营养液的液体,应怀疑喂养管移位、营养液进入游离腹腔。应立即停输营养液并报告医师,尽可能协助清除或引流出渗漏的营养液。②按医嘱应用抗生素,避免继发性感染或腹腔脓肿。

(3) 肠道感染　避免营养液污染、变质。在配置营养液时,注意无菌操作;配置的营养液暂时不用时应放冰箱保存,以免变质而引起肠道感染。

6. 定时冲洗喂养管,保持通畅　为避免喂养管阻塞,于输注营养液前、后及连续管饲过程中每间隔 4 h 及特殊用药前后,都应用 30 mL 温开水或生理盐水冲洗喂养管。药丸经研碎、溶解后直接注入喂养管,避免因加入营养液后与之不相溶而凝结成块黏附于管壁或堵塞管腔。

【健康教育】

1. 饮食摄入不足和营养不良对机体可能造成危害。
2. 经口饮食和肠内营养有助于维护肠道功能。
3. 术后患者恢复经口饮食是一逐步递增的过程;在康复过程中,应保持均衡饮食,保证足够的能量、蛋白质和维生素等摄入。
4. 指导携带胃或空肠喂养管出院的患者和其家属进行居家喂养和自我护理。于输注营养液前后,应用温开水冲洗喂养管,以避免喂养管阻塞。

第三节　肠外营养患者的护理

肠外营养(parenteral nutrition,PN)是通过静脉为无法经胃肠道摄取或摄取的营养物质不能满足自身代谢需要的患者提供包括氨基酸、脂肪、糖类、维生素及无机盐在内的营养素,以抑制分解代谢,促进合成代谢并维持结构蛋白的功能。全肠外营养(total parenteral nutrition,TPN)是指所有营养素完全经肠外获得的营养支持方式。

(一) 营养液成分

TPN 的基本成分包括糖类、脂肪、氨基酸、维生素、无机盐和微量元素等。

1. 能量物质　葡萄糖是 TPN 最基本的热量物质。成人常用量为 4~5 g/(kg·d),TPN 所用的常是高浓度(25%~50%)葡萄糖溶液。但对创伤、感染等严重应激状态下的危重患者,因对糖利用率下降,如单一使用大量高渗葡萄糖,极易造成高血糖。

脂肪乳剂与葡萄糖相比,其理化性能稳定,脂肪微粒直径与机体乳糜相同;溶液接近等渗,可经周围静脉输入;脂肪能量密度大,供热充足,尤其适合于糖代谢受限制、脂肪氧化代谢加快的创伤、感染患者。

目前提倡 TPN 配制时应用由糖及脂肪构成的混合能源,并配制成含所有营养物质的混合液。

2. 蛋白质　复方氨基酸是由人工合成的结晶左旋氨基酸配置的复方溶液。这种溶液纯度高、不含肽类、含氨低,可被充分用于蛋白质合成,不良反应少,是 TPN 的最佳供氮物质。

用于急性肾衰竭的营养液,其氨基酸系含有 8 种必需氨基酸和精氨酸、组氨酸组成的溶液;肝衰竭的氨基酸溶液含较高浓度支链氨基酸。支链氨基酸可与芳香族氨基酸竞争通过血脑屏障,具有治疗肝性脑病的作用。

3. 电解质　TPN 时应注意同时补充的电解质主要是钾、钠、氯、钙、镁和磷 6 种。相应的溶液有 10% 氯化钾、10% 氯化钠、10% 葡萄糖酸钙、25% 硫酸镁和 13.6% 磷酸二氢钾。

4. 维生素及微量元素　维生素制剂含水溶性和脂溶性维生素共 12 种。前者在体内储存,因此,TPN 时应每日给予;后者在体内有一定的储备,禁食时间超过 2~3 周才需要补充。

常用的微量元素复合液有锌、铜、锰、铁、铬、钼、硒、氟、碘 9 种微量元素。短期禁食者可不予补充,TPN 超过 2 周时静脉补充。

(二) 输入途径

1. 经周围静脉肠外营养支持　因周围静脉血流缓慢,如长时期或高浓度溶液输入易损伤静脉内膜,导致静脉炎,所以主要用于以中浓度(10%)葡萄糖组成的 TPN 输入。但也不能长期输注,一般少于 2 周。

2. 经中心静脉插管肠外营养支持　常经锁骨下静脉和颈内静脉置管。因深静脉直径大、血液流速快,输入的液体能被快速稀释而不易损伤静脉内膜,故可输入以高浓度(25%~50%)葡萄糖作为主要能源的 TPN,可 24 h 连续滴注,并可较长期使用。

肠内营养和肠外营养的优缺点?

(三) 输注方式

1. 全合一营养液　又称全营养混合液(total nutrient admixture,TNA),即将每天所需的营养物质,在无菌环境中按次序混合入由聚合材料制成的输液袋或玻璃容器后再输注。强调同时提供完全的营养物质和有效利用。优点:以较佳的热氮比和多种营养素同时进入体内,增加节氮效果;简化输液过程,节省护理时间;降低代谢性并发症的发生率;减少污染概率。

2. 单瓶输注　用于无条件以 TNA 方式者。要点是氨基酸与非蛋白能量溶液应合理间隔。

【适应证】

1. 禁食超过 5~7 d。

2. 营养不良者的术前应用、消化道瘘、急性坏死性胰腺炎、短肠综合征、严重感染与败血症、大面积烧伤、肝肾功能衰竭者。

3. 处于高分解代谢状态者,如严重感染、大面积烧伤、大而复杂的手术。

4. 肠道炎性疾病、长期腹泻等。

5.肿瘤患者放射治疗和化学治疗期间胃肠道反应明显者。

【禁忌证】

严重水、电解质、酸碱平衡失调,凝血功能异常,休克。

【护理评估】

1.局部 患者周围静脉显露是否良好,颈部和锁骨上区皮肤有无破损,有无气管切开或其他影响静脉穿刺(置管)的因素。

2.全身 患者的生命体征是否平稳,有无脱水或休克等征象。

3.辅助检查 根据患者的体重、血电解质、血生化和细胞免疫功能等检查结果,评估患者的营养状况及其对肠外营养支持的耐受程度。

4.心理社会状况 患者及家属对肠外营养支持重要性和必要性的认知程度及对相关知识的了解程度,对肠外营养支持费用的承受能力。

【护理诊断/问题】

潜在并发症:气胸、血管损伤、胸导管损伤、空气栓塞、导管移位、感染、糖代谢紊乱、肝功能异常、血栓性静脉炎等。

【护理措施】

1.合理输注,维持体液平衡 合理安排输液顺序和控制输注速度:TNA 输注不超过 200 mL/h,观察和记录液体出入量,维持水、电解质、酸碱平衡。

2.定期监测和评价 TPN 效果 TPN 最初 3 d 每日监测血清电解质、血糖水平,3 d 后视稳定情况每周监测 1～2 次。血清蛋白、运铁蛋白、前清蛋白、淋巴细胞计数等营养指标及肝肾功能每 1～2 周测定 1 次,每周称体重,有条件进行氮平衡测定,以评价营养支持效果。

3.选择适合的置管静脉 将患者安置于正确的体位。穿刺时注意观察患者的任何不适反应,指导患者正确的呼吸。置管成功后观察输液管内血液回流和输注是否顺利,以了解输液管的通畅情况。用无菌 3M 胶布封密和固定导管。

4.养液配置 TPN 的配制,应每天根据患者情况确定用量,并在无菌条件下新鲜配制,贴上标签,置于 4 ℃ 冰箱内备用。

5.并发症的护理 胃肠外营养的并发症可以分为三类:机械性、代谢性和感染性。

(1)机械性并发症 机械性并发症均与中心静脉导管有关。其中多数发生在插管过程中,也有因导管护理不当引起。常见有:

气胸、血胸、液胸:气胸多发生在置管时患者体位不恰当、穿刺方向不对,以致刺破肺组织而发生气胸。如果导管穿破静脉及胸膜,血液可流入胸腔,或营养液输入胸腔引起血胸或液胸。

术者应熟悉深静脉及其周围组织的解剖,掌握准确的穿刺技术,正确安置患者的体位,才能避免上述并发症的发生。

空气栓塞:在患者胸腔呈明显负压情况下(如直立体位、深吸气时)做穿刺置管、更换输液系统或连接管脱离,空气可逸入静脉,一旦发生后果非常严重,如经 14 号针头进入腔内的空气量 1 s 内可达 100 mL,能直接致死。故置管时须注意患者体位,并嘱患者平静呼吸。导管护理时要防止接头脱开。

静脉血栓形成:该并发症多与导管质量及疾病有关。表现为颈根部肿胀或手臂增粗、静脉压升高、颈静脉充盈等。发生后应尽快拔除导管,必要时用肝素、链激酶治疗。

(2)代谢性并发症

1)高渗性非酮性昏迷:最严重。高渗性非酮性昏迷,主要由于在单位时间内输入大量高浓度葡萄糖溶液,而内生胰岛素一时不能相应增加,此时糖代谢的平衡难以调节;同时,血液内高浓度的葡萄糖可引起渗透性利尿,造成失水、电解质紊乱和中枢神经功能失调,患者出现昏迷。但尿内无酮体。

预防方法一般可先用低浓度葡萄糖溶液,逐日增加浓度,使机体能够逐渐适应,以致分泌足够的胰岛素。也可在营养液中加入适量的胰岛素,防止血糖过度升高,促进机体对葡萄糖的利用。一旦发生高渗性非酮性昏迷,应立即停输含有高渗葡萄糖的营养液,改换等渗或低渗盐水,或者5%葡萄糖内加入胰岛素治疗。目前,由于普遍使用混合营养液,高渗的葡萄糖在混合液中被稀释,葡萄糖呈缓慢输入,机体基本能充分调节和利用,使该类并发症极少发生。

2)观察患者的神志改变,有无水潴留、钠潴留或脱水,有无低钾、低钙的表现,有无发热。准确记录24 h出入液量。

3)应力求均匀输入营养液,以防高血糖的发生;对需限制入水量者宜用输液泵,便于调节速度。当需要停止含高渗葡萄糖的营养液时,应缓慢减速或由外周静脉输入等渗葡萄糖营养液作为过渡,以防止发生延迟性低血糖。

4)测定氮平衡、血糖及电解质浓度,为TPN的配方提供依据。定期了解肝肾功能、做血气分析。

(3)感染性并发症 肠内营养的感染性并发症主要是导管性脓毒症。其发病与置管技术、导管应用和导管护理有密切关系。临床表现为突发的寒战、高热,重者可致感染性休克。在找不到其他感染灶可解释其寒战、高热时,应考虑导管性脓毒症已经存在。

若发生上述症状后,先做输液液体的细菌培养及血培养,丢弃输液袋及输液管,更换新的输液。观察8 h,若发热仍不退,则须拔除中心静脉导管,并做导管头培养。一般拔管后不必用药,发热可自退。若24 h后发热仍不退,则应选用抗生素。

导管性脓毒症的预防措施有:放置导管应严格遵守无菌技术;避免中心静脉导管的多用途作用,不应用于输注血制品、抽血及测压;应用全营养混合液的全封闭输液系统;置管后的定期导管护理等。

【健康教育】

1. TPN相关知识:不能自行调节速度,留置静脉导管以防止脱出。

2. 尽早经口饮食或肠内营养。

3. 长期摄入不足或因慢性消耗性疾病致营养不良的患者应及时到医院检查和治疗,以防严重营养不良和免疫防御能力下降。

4. 患者出院时,若营养不良尚未完全纠正,应继续增加饮食摄入,并定期到医院复诊。

(辛长海)

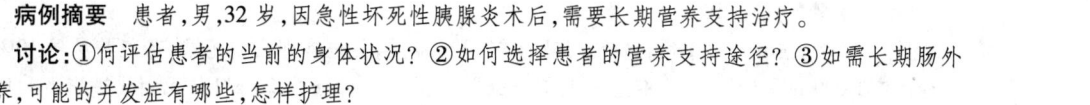

病案讨论

病例摘要 患者,男,32岁,因急性坏死性胰腺炎术后,需要长期营养支持治疗。

讨论:①何评估者的当前的身体状况?②如何选择患者的营养支持途径?③如需长期肠外营养,可能的并发症有哪些,怎样护理?

习题

一、护考测试

【A1型题】

1. 消瘦型营养不良患者主要缺乏 （ ）
   A. 蛋白质　　　　　　　　　　B. 能量
   C. 维生素　　　　　　　　　　D. 无机盐
   E. 微量元素

2. 下列不属于评价营养状况的实验室指标有 （ ）
   A. 运铁蛋白　　　　　　　　　B. 肌酐身高指数
   C. 白蛋白　　　　　　　　　　D. 体质指数
   E. T细胞亚群分析

3. 关于手术前后患者营养补充途径的选择不正确的是 （ ）
   A. 消化道功能正常者,以口服为主　　B. 昏迷或不能进食的患者可用管饲
   C. 结肠手术前准备患者可用要素饮食
   D. 对口服或管饲有困难的营养不良者可采用TPN
   E. 手术后患者应提倡早期给予肠外营养支持

4. 有一名患者,身高160 cm,体重64 kg,请问其体质指数为 （ ）
   A. 21　　　　　　　　　　　　B. 22
   C. 23　　　　　　　　　　　　D. 24
   E. 25

【A2型题】

5. 男性,20岁,克罗恩病,严重消瘦,近日腹泻>10次/d,实验室检查示:血清钠120 mmol/L,钾2.3 mmol/L,氯86 mmol/L,血清清蛋白25 g/L。若考虑对其营养支持,应 （ ）
   A. 立即予肠内营养支持,同时纠正电解质紊乱
   B. 立即予肠外营养支持,同时纠正电解质紊乱
   C. 先纠正电解质紊乱,再予肠内营养支持
   D. 先纠正电解质紊乱,再予肠外营养支持
   E. 立即予肠外营养支持,无须纠正电解质紊乱

6. 女性,80岁,胃大部切除术后,腹胀明显,禁食,肺部感染,需肠外营养支持,在选择肠外营养输注途径即是经中心静脉还是周围静脉时,最主要的决定因素是 （ ）
   A. 患者的基础疾病　　　　　　B. 病房的护理条件
   C. 患者的依从性　　　　　　　D. 患者的经济条件
   E. 肠外营养支持的量和天数

7. 女性,42岁,体重50 kg,胃癌术后,予单瓶营养液输注,在1 h内输入20%脂肪乳剂125 mL,随后患者主诉心慌、发热、全身骨骼肌疼痛,该患者可能出现的并发症为 （ ）
   A. 吸入性肺炎　　　　　　　　B. 低血糖

C. 气胸 D. 导管移位
E. 脂肪超载综合征

【A3/A4 型题】(8~10 题共用题干)

男性,72 岁,脑梗死后 1 周,消瘦,嗜睡状态,喂给流质,但进食即出现呛咳,除经静脉予 10% 葡萄糖溶液 1 000 mL/d 外未用任何营养制剂。血生化检查示:白蛋白 28 g/L。无消化道出血和肠道严重感染;既往除高血压无其他疾病史。

8.根据其血清清蛋白水平,患者的营养状况属于 ( )
　A.正常　　　　　　　　　　　　B.轻度营养不良
　C.中度营养不良　　　　　　　　D.重度营养不良
　E.极重营养不良

9.此时对患者的营养支持者应首选 ( )
　A.肠外营养支持　　　　　　　　B.肠内营养支持
　C.肠外营养+肠内营养,但以肠外营养为主　D.先治疗原发病再考虑进行营养支持
　E.静脉补充能量即可

10.营养支持时首选的给予途径是 ( )
　A.周围静脉　　　　　　　　　　B.中心静脉
　C.空肠造瘘　　　　　　　　　　D.鼻胃管或鼻肠管
　E.口服

二、研考能力拓展

刘先生,62 岁,近来出现胸骨后疼痛,喝稀饭也感吞咽困难,体重进行性下降,伴明显消瘦,体质指数为 18。诊断为食管癌,准备行手术治疗。请问:①如何评估当前患者营养失调的程度?②提出对术前患者营养支持的方式。③简述营养支持的可能并发症及护理。

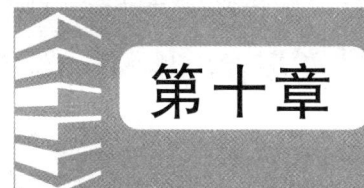

第十章 外科感染患者的护理

第一节 外科感染概述

感染是指细菌等病原微生物侵入机体后，所引起的一系列局部或全身的炎症反应。外科感染是指需要手术治疗的感染性疾病，包括手术、创伤、器械检查或诊疗操作后并发的感染。外科感染的特点：①多与手术和损伤有关，②多为几种细菌引起的混合性感染，③多有明显的局部症状和体征，常引起化脓、坏死等，④常需手术治疗。

1. 按致病菌种类分

(1) 非特异性感染（化脓性或一般性感染） 同一种致病菌可引起多种化脓性疾病，这类感染在病理变化、临床表现和治疗原则上基本相似。

(2) 特异性感染 指由一些特殊的病原菌（结核杆菌、破伤风梭菌、产气荚膜梭菌、真菌）引起的感染，在临床表现和防治原则上有其独特性。

2. 按病程分

(1) 急性感染 病变进展快，病程多在3周以内。非特异性感染多属此类。

(2) 慢性感染 病变持续2个月以上。

(3) 亚急性感染 病程介于急性与慢性感染之间。

【病因】

1. 致病菌的致病因素 黏附因子、荚膜、微荚膜、毒素、细菌数量等。常见致病菌特点见表10-1。

2. 机体的易感性 局部因素有皮肤黏膜的病变或缺损，异物和坏死组织残留，管腔堵塞，引流管处理不当，局部组织血运不良等。全身性因素包括抗感染能力降低，严重低蛋白、糖尿病等慢性疾病等。

> 特异性感染和非特异性感染的区别？

表 10-1　常见致病菌的特点

致病菌	致病特点	脓液特点
金黄色葡萄球菌	产生血浆凝固酶、溶血素、杀白细胞素	易局限,脓液稠厚,黄色,不臭,易出现转移性脓肿
溶血性链球菌	产生溶血素、透明质酸酶和链激酶	感染易扩散,脓液稀薄、量大、呈淡红色
大肠埃希菌(大肠杆菌)	常与厌氧菌引起混合感染	单纯感染,脓液无臭;混合感染,脓液稠、恶臭
铜绿假单胞菌	对多数抗生素不敏感。常为继发感染,特别是大面积烧伤	脓液呈淡绿色,有特殊的甜腥臭味
拟杆菌(无芽孢厌氧菌)	有产气性,多与需氧菌混合感染	脓液恶臭,有产气性

【临床表现】

1. 局部症状　浅部感染一般具有红、肿、热、痛和功能障碍等典型症状。局部坏死、液化后可形成脓肿。

2. 全身症状

(1) 轻者可无全身症状。

(2) 较重感染者可出现寒战、高热、头痛、头晕、乏力、食欲缺乏、心率增快等一系列全身症状。

(3) 严重感染者可出现代谢紊乱、营养不良、贫血甚至并发感染性休克。

【辅助检查】

1. 实验室检查　血常规检查、生化检查、细菌培养。

2. 影像学检查　B型超声、X射线、CT和MRI等。

【治疗原则】

(1) 局部治疗:患部制动,局部用药如鱼石脂软膏、硫酸镁溶液湿热敷等,物理治疗如超短波、红外线照射等。

(2) 手术治疗:脓肿切开引流、严重感染器官切除等。

(3) 营养支持治疗和对症治疗。

(4) 抗生素治疗。

第二节　浅部软组织化脓性感染患者的护理

【分类】

1. 疖　单个毛囊及其所属皮脂腺的急性化脓性感染。致病菌多为金黄色葡萄球菌。好发于头、面、颈、背、腋窝、会阴等毛囊及皮脂腺丰富的部位。常见于营养不良和抵抗力低下的患者。

2. 痈　多个相邻的毛囊及其所属皮脂腺的急性化脓性感染。致病菌多为金黄色葡萄球菌。好发于颈部、背部等皮肤厚韧的部位。多见于免疫力低下的老人和糖尿病患者。

3. 急性蜂窝织炎　是皮下、筋膜下、肌间隙或深部蜂窝组织的急性化脓性感染。致病菌主要是溶血性链球菌，其次为金黄色葡萄球菌。

4. 丹毒　是皮肤及其网状淋巴管的急性炎症。由β-溶血性链球菌经体表小伤口或足癣病灶处侵入，好发于下肢和面部。

5. 急性淋巴管炎和淋巴结炎　急性淋巴管炎是指致病菌经破损的皮肤、黏膜或其他感染灶侵入淋巴管，引起淋巴管及其周围组织的急性炎症。急性淋巴管炎蔓延至所属淋巴结时，引起淋巴结炎。常见致病菌是β-溶血性链球菌和金黄色葡萄球菌。好发于下肢。

6. 脓肿　是指化脓性感染发生后，组织或器官内病灶坏死、液化后形成脓液聚集，常有完整的腔壁。常见致病菌为金黄色葡萄球菌。

【临床表现】

常见浅部感染的临床表现见表10-2。

表10-2　常见浅部感染的临床表现

感染疾病	临床特点
疖	初为红肿痛小结节，肿大为锥形隆起，中央见黄白色小脓栓。疖一般无明显的全身症状。危险三角区的疖挤压可致颅内化脓性海绵状静脉窦炎
痈	局部红肿、稍隆、界限不清、中央可见多个脓栓，破溃后有多量脓液排出，中央塌陷如"火山口"状或蜂窝状。多伴全身症状。上唇痈可因口唇多动或挤压而致颅内化脓性海绵状静脉窦炎
急性蜂窝织炎	无明显边界，病变中央可坏死、化脓。深部感染可局部肿痛，多伴全身症状。口底、颌下、颈部急性蜂窝织炎可致喉头水肿、气管受压引起窒息
丹毒	好发于面部和下肢。局部片状鲜红疹，稍隆起、边界清楚，灼痛感，一般不化脓。常有寒战、发热
急性淋巴管（结）炎	浅层淋巴管炎，在原发感染灶近心端，见一条或多条"红线"，硬而压痛；深层淋巴管炎无皮肤充血，但患肢肿胀，沿淋巴管有压痛。急性淋巴结炎者淋巴结肿大、压痛，可形成脓肿，伴有全身症状
脓肿	浅部脓肿局部红、肿、热、痛明显，有波动感；深部脓肿有局部疼痛、压痛及全身症状，穿刺抽到脓有助诊断

【辅助检查】

1. 血常规检查　血白细胞计数和中性粒细胞比例增高。
2. 血液、脓液细菌培养　可查到致病菌，必要时可进行厌氧菌培养和药敏试验。
3. 生化检查　检查血浆清蛋白、空腹血糖等。
4. 影像学检查　B型超声、CT、MRI可早期发现深部脓肿。

【治疗原则】

常见浅部感染的治疗原则参见表10-3。

表10-3 常见浅部感染的治疗原则

感染疾病	治疗原则
疖	早期热敷、理疗,局部涂碘伏、鱼石脂软膏,危险三角区的疖严禁挤压,脓肿形成者切开引流,症状严重者使用抗生素
痈	局部治疗同疖,做"+"或"++"字切开引流,唇痈禁忌切开,全身使用抗生素
急性蜂窝织炎	局部抬高、制动、理疗,50%硫酸镁湿热敷,脓肿形成及时切开引流,口底、颌下蜂窝织炎应及早切开,以免发生呼吸困难和窒息
丹毒	局部抬高并制动,50%硫酸镁湿热敷,丹毒有接触传染性,应注意床旁隔离,全身使用抗生素
急性淋巴管(结)炎	积极治疗原发病,患肢抬高并制动,50%硫酸镁湿热敷,淋巴结脓肿形成应切开引流,全身使用抗生素
脓肿	一旦形成,应立即切开引流,全身症状重者,应用抗生素

第三节 全身性外科感染患者的护理

全身性感染即脓毒症。脓毒症是有全身炎症反应表现,如体温、循环、呼吸等明显改变的外科感染的总称。菌血症是脓毒症的一种,是指有明显临床感染症状且血培养检出病原菌者。

全身性外科感染多见于病原菌数量多、毒素毒力强;机体抵抗力下降;严重的创伤后、各种化脓性感染和深静脉营养留置导管污染等患者。按引起全身性感染的致病菌分为4类:①革兰氏阴性杆菌脓毒症;②革兰氏阳性球菌脓毒症;③无芽孢厌氧菌脓毒症;④真菌脓毒症。

【临床特点】

全身性感染的共性表现有:①起病急,病情重,寒战,高热,脉快,呼吸困难或急促;②头痛、头晕、恶心、呕吐,意识模糊或烦躁、谵妄、昏迷等;③肝脾肿大,可有肾功能损害及皮下瘀斑;④可出现水、电解质和酸碱平衡失调等;⑤严重者可出现休克及多器官功能障碍。

【辅助检查】

1. 血常规检查 白细胞计数增多、中性粒细胞增多,并有核左移和中毒颗粒,严重时可降低。

2. 尿常规检查 可出现尿蛋白及红细胞。

3. 血培养和药敏试验 患者寒战、发热时采血进行细菌或真菌培养并可行药敏试验。

【治疗原则】

1.积极治疗原发病灶,彻底清除坏死组织和异物。
2.及早联合使用有效抗生素,对真菌脓毒症者全身应用抗真菌的药物。
3.加强营养支持疗法及对症治疗。

【护理评估】

1.健康史
(1)了解有无严重创伤、深静脉营养、浅表软组织感染和慢性消耗性疾病史。
(2)是否长期应用抗生素、免疫抑制剂、激素或抗肿瘤药物。
2.身体状况
(1)有无红、肿、热、痛、波动感等局部症状。
(2)是否伴发热、头痛、恶心、呕吐、乏力、脉率增快等全身症状。
(3)了解血、尿常规及生化等化验结果。
3.心理社会状况　外科感染是外科常见病,占外科疾病的1/2～2/3,患者多伴烦躁、焦虑、紧张等心理反应。当需手术时,更易产生恐惧,评估患者和家属对外科感染相关知识的了解程度。

【护理诊断/问题】

1.体温过高　与致病菌、坏死组织和炎症介质作用有关。
2.焦虑　与病情急骤而担心预后有关。
3.体液不足　与高热、进食不足及体液失衡有关。
4.潜在并发症　感染性休克、多器官功能障碍综合征等。

【护理措施】

1.一般护理
(1)体位与休息:患肢制动,保证患者充分休息和睡眠。
(2)饮食与营养:给予高蛋白质、高热量、富含维生素、高糖类的低脂肪饮食,并通过肠内或肠外途径提供足够的营养。
(3)做好口腔等生活护理。
2.病情观察　严密监测生命体征,观察局部及全身感染情况,及时发现病情变化。
3.用药护理
(1)及时采血做细菌培养,用大剂量抗生素控制感染。
(2)加强支持对症治疗,必要时遵医嘱给患者少量多次输血或蛋白。
(3)有休克时首先纠正休克,严重患者可给予激素治疗。
4.局部治疗的护理　配合局部热敷、理疗、外用药膏的护理,切开引流的患者注意观察引流是否通畅,有敷料湿透时及时更换。加强静脉留置导管的护理,避免并发导管性感染。
5.对症护理
(1)维持正常体温　高热患者,给予物理降温或按医嘱应用药物降温。
(2)积极防治并发症　①感染性休克:密切观察病情,积极配合抢救(包括置患者于合适的体位、建立输液通道、输液和应用抗生素等);②水、电解质代谢紊乱:注意观察脱水表现,定时监测血电解质,遵医嘱及时补充水和电解质。

6. 心理护理

(1)关心理解患者。

(2)向患者解释病情,稳定其情绪。

【健康教育】

1. 指导患者坚持锻炼,加强营养。

2. 及时正确处理创伤,预防感染。

3. 积极治疗各种慢性疾病。

第四节 特异性感染患者的护理

破伤风是由破伤风芽孢梭菌经体表破损处侵入伤口,大量繁殖并产生毒素,引起局部及全身肌肉阵发性痉挛或抽搐的急性特异性感染。

【病因与发病机制】

破伤风梭菌分为两种形态:一种是芽孢,另一种是繁殖体,但芽孢的抵抗力很强,煮沸 30 min、高压蒸汽 10 min 才能将其杀灭。破伤风梭菌是厌氧菌,发病必须有厌氧环境。其菌体并不进入血液循环,破伤风在局部繁殖,产生两种毒素:痉挛毒素和溶血毒素。其中痉挛毒素是引起症状的主要毒素。其发病必须具备三个条件:①破伤风杆菌侵入人体伤口;②人体抵抗力下降;③具备厌氧环境。

【临床表现】

1. 潜伏期　破伤风的潜伏期为 6~12 d,亦可短于 24 h 或长达 20~30 d,甚至数月,潜伏期越短,预后越差。新生儿在断脐后 7 d 左右发病,俗称"七日风"。

2. 前驱期　无特异性症状,可有全身乏力、头晕、头痛、咀嚼肌紧张、酸胀、烦躁不安、打呵欠等,常持续 12~24 h。

3. 发作期　典型的表现是肌肉强直性收缩和阵发性痉挛。最早受累的肌群是咀嚼肌,而后依次为面部表情肌、颈项肌、背腹肌、四肢肌、膈肌。相应的表现为张口困难、牙关紧闭、苦笑面容、颈项强直、角弓反张、四肢抽搐、呼吸困难。声光、触摸等轻微刺激均可诱发阵发性痉挛。患者一般无高热,痉挛发作时面唇发绀,呼吸急促,大汗淋漓。患者神志清醒,表情痛苦。

4. 并发症

(1)强烈的肌肉痉挛可造成肌肉断裂、骨折、舌咬伤、坠床。

(2)可引起窒息、肺部感染、体液代谢失衡、心力衰竭等并发症。其中窒息是患者死亡的主要原因。

【辅助检查】

1. 血常规检查　合并肺部感染时,白细胞计数升高,中性粒细胞比例升高。

2. 生化检查　破伤风发作期可发生水、电解质和酸碱平衡失调。

3. 渗出物检查　伤口渗出物涂片检查可发现破伤风芽孢梭菌。

【预防】

破伤风预防的关键在于创伤后早期彻底清创,改善局部循环。自动免疫和被动免疫是预防破伤风的有效方法。

1. 自动免疫　注射破伤风类毒素:基础注射共3次,首次0.5 mL,以后每隔4～6周后注射1 mL,作为基础注射。1年后再次强化注射1 mL。抗体可保持5～10年(每隔5～10年强化1 mL)。

2. 被动免疫

(1)适应证　未注过类毒素;污染重、伤口深;严重开放性损伤;清创不及时(>8 h);陈旧创伤术前。

(2)方法　①注射破伤风抗毒血清,成人、儿童用量一样,每次用量1 500 IU(1 mL)肌内注射,注射前需皮试,阳性者可脱敏注射。②注射人体破伤风免疫球蛋白,不过敏,停留时间长4～5周,免疫效能高,是破伤风抗毒血清的10倍,但制备复杂,来源少。

日常生活中如何预防破伤风的发生?

【治疗原则】

破伤风的治疗原则:清除毒素来源,中和游离的毒素,控制和解除痉挛,保持呼吸道通畅,防治并发症。

【护理评估】

1. 健康史

(1)询问患者有无开放性损伤病史,受伤后的伤口处理经过。

(2)新生儿患者应向其父母了解出生过程、脐带残端是否严格消毒。

2. 身体状况

(1)有无肌肉痉挛和阵发性抽搐等局部症状。

(2)是否发热、头痛,神志是否清醒。

(3)了解血、尿常规及生化等化验结果。

(4)观察并发症的发生及时评价治疗效果。

3. 心理社会状况　破伤风是外科临床急症,由于患者神志始终清醒,多伴烦躁、焦虑、恐惧等心理反应。评估患者对破伤风防治相关知识的了解程度。

【护理诊断/问题】

1. 恐惧　与病情危急、反复发作、担心预后有关。

2. 有受伤的危险　与肌肉强直痉挛有关。

3. 营养失调:低于机体需要量　与摄入不足、能量消耗增加有关。

4. 潜在并发症　窒息、肺部感染、心力衰竭等。

【护理措施】

1. 一般护理

(1)隔离护理　住单人隔离病房,谢绝探视患者。严格执行消毒隔离制度,减少外界刺激,治疗及护理操作要集中在使用镇静剂后30 min内完成。

(2)体位　卧床休息,床边加隔离护栏,专人护理。

(3)饮食与营养　给予高维生素、高能量、高蛋白、易消化饮食。不能进食者,在控制痉挛后给予鼻饲或肠外营养。遵医嘱给予补液,维持体液平衡。

2. 病情观察

(1)详细记录抽搐发作持续和间隔时间及用药效果。

(2)防止输液针头脱出血管外。

(3)观察患者的体温、呼吸、血压、脉搏和神志的变化。

3.用药护理

(1)消除毒素来源(处理伤口) 伤口用3%过氧化氢或1∶5 000高锰酸钾溶液冲洗或经常湿敷。

(2)中和游离毒素 破伤风抗毒素2万~5万IU加入5%葡萄糖溶液500~1 000 mL缓慢滴入,以后每日1万~2万IU,共用3~6 d或一次深部注射破伤风免疫球蛋白3 000~6 000 IU。

(3)控制和解除痉挛 遵医嘱使用镇静剂、解痉药物,如地西泮、冬眠合剂等。重症患者配合气管切开,使用硫喷妥钠和肌肉松弛药。

(4)抗感染 首选青霉素。

4.预防并发症

(1)补充水、电解质,维持体液平衡。

(2)保持呼吸道通畅,重症患者可行气管切开。

(3)加强安全措施,防止意外。

5.心理护理

(1)关心理解患者。

(2)向患者解释病情,稳定其情绪。

【健康教育】

1.注意劳动保护,预防外伤的发生,外伤后及时清创。

2.普及科学接生,加强接生管理,严格无菌操作,可防止新生儿及产妇破伤风发生。

3.宣传破伤风主动免疫或被动免疫。

4.告知患者家属保持病室安静和消毒隔离。

(辛长海)

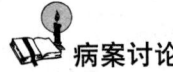
病案讨论

病例摘要一 女性,45岁。因右上腹剧烈疼痛伴寒战高热、黄疸1 d入院。查体:体温40 ℃,脉搏113次/min,呼吸26次/min,血压83/52 mmHg。表情淡漠、面色潮红、四肢湿冷;右上腹压痛、反跳痛明显,无移动性浊音。B型超声检查:胆总管结石、胆总管扩张。血常规:白细胞$26×10^9$/L,中性核左移。血生化检查:总胆红素升高。急诊以"胆管结石、急性胆管炎"收住入院。经积极补液、抗感染治疗12 h后,病情逐渐好转。

讨论:①患者在胆道感染基础上出现了什么并发症?为什么?②如何评估患者当前的身体状况?③针对患者的病情,你首先应该怎样做?目前的急救护理措施有哪些?④怎样做好患者的健康教育工作?

病例摘要二 患者,男,26岁,右足底被铁锈钉刺伤7 d后,出现张口困难,继之出现苦笑面容、角弓反张,每次发生数秒。声响及碰触患者均可诱发以上症状,发作间隙期患者神志一直清楚,无发热。

讨论:①如何评估患者当前的身体状况?②应采取的护理措施有哪些?③怎样做好患者的健康教育工作?如何预防该疾病的发生?

习题

一、护考测试

【A1 型题】

1. 外科感染的特点下列哪项是错误的 （ ）
   A. 常与创伤有关　　　　　　　　　B. 局部症状多较突出
   C. 都是化脓性感染　　　　　　　　D. 大部分为多种细菌引起的混合感染
   E. 常以手术治疗为主

2. 软组织化脓性感染,下列哪一种有接触性传染,应隔离 （ ）
   A. 疖　　　　　　　　　　　　　　B. 痈
   C. 急性蜂窝织炎　　　　　　　　　D. 丹毒
   E. 急性淋巴管炎和淋巴结炎

3. 深部脓肿诊断的主要依据 （ ）
   A. 有波动感　　　　　　　　　　　B. 局部有深压痛
   C. 高热,白细胞升高　　　　　　　D. 穿刺抽出脓液
   E. 患处运动障碍

4. 破伤风治疗最重要的环节是 （ ）
   A. 注射破伤风抗毒素　　　　　　　B. 镇静、解痉
   C. 局部伤口处理　　　　　　　　　D. 全身支持疗法
   E. 病室安静,减少刺激

【A2 型题】

5. 患者19岁,鼻部疖受挤压后,出现头痛、高热、昏迷,眼部红肿,首先应考虑的诊断是 （ ）
   A. 化脓性脑膜炎　　　　　　　　　B. 颅内压增高
   C. 感染性休克　　　　　　　　　　D. 面部蜂窝织炎
   E. 颅内海绵窦化脓性静脉炎

【A3/A4 型题】(6~7 题共用题干)

患者,男,22岁,背部若干小结节,皮肤红肿疼痛,部分结节中央有白色脓栓,有波动感。

6. 其致病菌最可能是 （ ）
   A. 大肠杆菌　　　　　　　　　　　B. 白假丝酵母菌
   C. 铜绿假单胞菌　　　　　　　　　D. 溶血性链球菌
   E. 金黄色葡萄球菌

7. 形成脓栓的结节应 （ ）
   A. 热敷　　　　　　　　　　　　　B. 冷敷
   C. 切开引流　　　　　　　　　　　D. 外敷消炎膏
   E. 红外线照射

二、简答题

1. 全身化脓性感染的护理措施有哪些?
2. 破伤风的典型临床表现是什么?

三、研考能力拓展

患者,男,63岁,因"颌下红肿疼痛1 d"入院。患者颈部明显红肿、疼痛,伴严重全身感染。自感心慌、胸闷,口唇发绀。既往有冠心病及慢性支气管炎病史。入院后予以补液、抗感染治疗。请问:①目前患者最可能发生的情况和并发症是什么?②导致患者发生该并发症的原因是什么?③预防该并发症的最重要措施是什么?④对该并发症首要的处理措施是什么?

第十一章 损伤患者的护理

第一节 损伤概述

损伤是外界致伤因素作用于机体,所造成的组织破坏和生理功能障碍。按致伤因子的原因不同分为四类:

1. 机械性损伤　如锐器切割、钝器打击、挤压伤、枪弹和火器伤等。
2. 物理性损伤　如高温、电流、放射线、冷冻等物理因素所致的损伤。
3. 化学性损伤　如强酸、强碱、毒气等化学性因素所致的损伤。
4. 生物性损伤　如毒蛇,动物咬、抓伤,昆虫蜇伤等。

平时多见的是机械性因素作用所致的损伤,又称创伤。本节重点讲解创伤。

(一)创伤分类

1. 按皮肤完整性分类

(1)闭合性损伤　皮肤、黏膜保持完整者。常见的包括以下几种。①挫伤:为最常见的软组织创伤;②挤压伤:肢体或躯干肌肉丰富部位较长时间受挤压,严重时肌肉组织广泛缺血、坏死、变性,可导致休克及急性肾衰竭,临床称为挤压综合征;③扭伤;④爆震伤(冲击伤)。

(2)开放性损伤　皮肤、黏膜有破损者,常见的包括以下几种:①擦伤;②撕脱伤;③刺伤;④切割伤;⑤裂伤;⑥火器伤。

2. 按受损部位及组织器官分类　颅脑损伤、胸部损伤、腹部损伤、盆腔损伤、肢体损伤。

(二)伤口修复

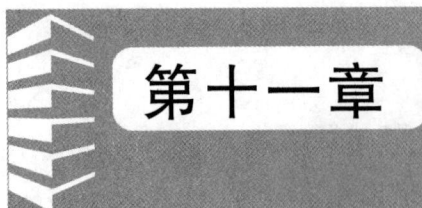
外伤伤口是如何愈合的?怎样促进伤口愈合?

1. 创伤的修复过程

(1)炎症期　伤口局部组织出现炎症反应。血管扩张,渗出增多。组织缺损由血凝块充填,成纤维细胞和血管内皮细胞增生闭合伤口。此期3~5 d。

(2)增生期　沿纤维蛋白网伸入血块的血管内皮细胞增生形成新生毛细血管,与成纤维细胞共同构成肉芽组织并充填组织裂隙。成纤维细胞合成胶原纤维增多,伤口强度增加,新生上皮细胞覆盖创面,达到临床愈合。此期1~2周。

（3）塑型期 在多种酶的作用下,多余的瘢痕组织被分解吸收,组织软化,适应功能上的需要。此期约需1年。

2.伤口愈合类型

（1）一期愈合 又称原发愈合。伤口修复以原来的组织细胞为主,连接处仅有少量纤维组织。伤口边缘整齐、严密、平滑、呈线状。

（2）二期愈合 又称瘢痕愈合。伤口组织缺损较大或曾发生化脓性感染,通过肉芽组织增生和伤口收缩达到愈合。修复时间长,有明显的瘢痕挛缩或瘢痕增生,影响外观和功能。

3.影响创伤愈合的因素

（1）全身因素 主要包括以下几点。①年龄:如高龄、早产儿;②营养状况:如各种营养不良、微量元素缺乏、过度肥胖;③慢性消耗性疾病:如糖尿病、肾脏病、恶性肿瘤;④应用药物:如长期使用糖皮质激素、抗肿瘤药物;⑤供氧不足:如休克、缺氧。

（2）局部因素 伤口过大、创缘不整、伤口感染、伤口内有血肿或异物、局部血液循环障碍、治疗处理措施不当等,均可影响伤口愈合。

【临床表现】

1.局部表现 闭合性创伤一般均有疼痛、肿胀、瘀斑和功能障碍。开放性创伤者还可见到伤口和出血。合并重要的神经、血管及内脏损伤表现。

2.全身表现 轻者无明显全身表现。重者可有发热、脉快、血压升高、呼吸加快、乏力、食欲缺乏等全身炎症反应综合征的表现。严重者可发生休克甚至多器官功能障碍。

【辅助检查】

1.实验室检查

(1)血常规 可了解失血情况及感染情况。

(2)尿常规 提示泌尿系统有无损伤。

(3)血液电解质化验和血气分析 了解体液平衡失调状况。

2.穿刺及导尿检查

(1)胸腹腔穿刺检查 可判断内脏受损破裂情况。

(2)导尿检查 可帮助诊断尿道、膀胱损伤。

3.影像学检查

(1)X射线检查 可证实骨折、气胸、气腹等。

(2)超声检查 可诊断胸、腹腔内的积血及肝脾包膜内破裂情况。

(3)CT、MRI检查 可辅助诊断颅脑、脊柱、脊髓和某些腹部实质性器官、腹膜后损伤。

【治疗原则】

1.全身治疗 抗休克、抗感染。禁食或胃肠减压、维持体液平衡和营养代谢。

2.局部治疗 闭合性软组织损伤,多无须特殊处理,可自行恢复。开放性软组织损伤应尽早施行清创术。清创后注射破伤风抗毒素,预防破伤风的发生。

【护理评估】

1.健康史

(1)应询问有无锐器、弹片、钝性暴力等作用于身体的外伤史。

(2)了解受伤的时间、部位、所处姿势以及伤后处理经过。

2.身体状况

(1)了解局部有无疼痛、红肿、瘀斑、功能障碍。有无开放性伤口和出血。

(2)有无休克、发热等全身表现。

3.心理社会状况 创伤是临床常见危急重症。患者可出现焦虑不安,恐惧,暴躁易怒。也可出现情绪抑郁、意志消沉、自责、悔恨甚至绝望。

【护理诊断/问题】

1.疼痛 与组织损伤有关。

2.体液不足 与创伤后失血、失液等因素有关。

3.焦虑 与组织受损、担心影响生活和工作有关。

4.潜在并发症 休克、挤压综合征、感染等。

【护理措施】

1.急救护理 创伤的急救:遵循抢救生命第一、恢复功能第二、顾全解剖完整性第三的原则。优先抢救心搏骤停、窒息、大出血、开放性气胸、休克等。其措施包括:

(1)心肺复苏 心搏骤停者立即采取心肺复苏。

(2)保持呼吸道通畅,改善呼吸功能 立即清理口鼻腔,使用通气管、给氧等。封闭胸部开放性伤口、胸腔穿刺排气等。

(3)控制出血 采用手指压迫、扎止血带或运用器械迅速控制伤口大出血。

(4)包扎伤口 用无菌敷料或清洁布料包扎,如有腹腔内脏脱出,应妥善保护,勿轻易还纳,以防污染。

(5)有效固定 肢体骨折或脱位可使用夹板、木棍或利用自身肢体、躯干进行临时固定,以减轻疼痛、防止再损伤,方便搬运。

(6)转运 迅速、安全、平稳地转送。

2.软组织闭合性损伤的护理

(1)一般护理 ①抬高患肢15°~30°、包扎固定、局部制动;②加强营养,给予高热量、高蛋白、高维生素、易消化饮食,必要时遵医嘱静脉营养及补液。

(2)病情观察 密切观察生命体征,注意局部症状、体征的变化,了解有无深部组织器官损伤情况。

(3)局部治疗 ①早期可冷敷,24 h后热敷、理疗,局部使用消炎止痛剂;②对血肿较大者,应在无菌操作下穿刺抽吸,并加压包扎;③闭合性骨折脱位和胸腹腔闭合性创伤,须施行急诊手术时,应做好手术前准备;④病情稳定后,可指导患者配合理疗、按摩和功能锻炼,促进功能恢复。

3.软组织开放性损伤的护理 尽早施行清创术:清创术是指限时处理一般性污染伤口,使之转变为清洁伤口,以争取一期愈合的手术。在伤后6~8 h,细菌仅存于伤口表面,此时是清创最佳时机。

实训(6) 清创术

【实训目的】
1. 正确熟练掌握清创术的基本步骤和要求。
2. 培养学生的无菌观念。

【实训准备】
1. 学生准备　仪表端庄,衣帽整齐。
2. 物品准备　清创包、模型人、碘伏、过氧化氢、生理盐水、无菌敷料、无菌手套、绷带、胶布等。
3. 场地准备
(1) 手术室环境　宽敞、安静、有利于实施手术。
(2) "患者"准备　制作模拟伤口。

【实训方法】
1. 观看教学录像或多媒体课件。
2. 在模型人身上首先由教师示教清创具体操作步骤及要领。学生分组练习。
3. 清创术的八个步骤
(1) 麻醉　根据损伤部位的程度选择适当的麻醉方法。
(2) 清洗去污　戴无菌手套,无菌敷料覆盖伤口,剪去周围毛发,除去污垢。
(3) 检查伤口　了解有无深部组织损伤及骨折的发生。
(4) 冲洗　清洁后除去伤口敷料,用3%过氧化氢或大量生理盐水反复冲洗伤口,取出浅层可见的异物。
(5) 消毒铺巾　常规消毒后伤口周围铺无菌巾。
(6) 清创　更换无菌手套,检查伤口,清除血块、异物、失活和游离的组织,结扎活动性出血点,修剪出较整齐的健康组织创面和皮缘。再次冲洗伤口,更换无菌手套。
(7) 缝合　包括Ⅰ期缝合和Ⅱ期缝合。
(8) 包扎　保护伤口,减少污染,固定敷料和帮助止血。
4. 清创术后的护理　①保持敷料清洁、干燥,定期换药;②患肢制动;③观察伤口情况;④防止感染;⑤加强营养;⑥功能锻炼。

【评价方法】
1. 根据学生操作过程,评价学生的操作规范和熟练程度。
2. 评价学生的无菌观念。

第二节　烧伤患者的护理

烧伤是由热力(火焰、热水、蒸汽及高温金属)、化学物品、电流、放射线等作用于人体所引起的局部或全身损伤。通常烧伤多指单纯因热力,如火焰、热液、热蒸汽、热金属物体等所致的组织损伤。烧伤伤情按以下方式判断：

1. 烧伤面积的计算

（1）手掌法　患者五指并拢的单掌面积为其体表面积的1%，适用于小面积或大面积烧伤健康皮肤的估计。

（2）中国新九分法（表11-1）　适用于大面积烧伤。

表11-1　人体体表面积中国新九分法

部位	成人面积(%)	儿童面积(%)
头颈	9×1=9（发部3、面部3、颈部3）	9+(12-年龄)
双上肢	9×2=18（双手5、双前臂6、双上臂7）	9×2
躯干	9×3=27（腹侧13、背侧13、会阴1）	9×3
双下肢	9×5+1=46（双臀5、双足7、双小腿13、双大腿21）	9×5+1-(12-年龄)

2. 烧伤深度评估（表11-2）

表11-2　烧伤深度评估

烧伤深度	伤及层次	临床表现	预后
Ⅰ度（红斑）	表皮浅层，生发层健在	局部发红，烧灼感，皮肤温度增高	3~7d后脱屑愈合，不留瘢痕
浅Ⅱ度（小水疱）	表皮生发层、真皮乳头层	疱大壁薄，基底潮红，疼痛剧烈	1~2周愈合，可遗留色素沉着
深Ⅱ度（大水疱）	真皮深层，即网状层	疱小壁厚，基底红白相间，可见网状的栓塞血管，痛觉迟钝	如无感染，3~4周愈合，一般留有瘢痕
Ⅲ度（焦痂）	全层皮肤，甚至伤及皮下组织	无水疱，皮肤腊白、焦黄、炭化，痛觉消失，常见树枝状栓塞血管	除非面积很小，一般需要手术植皮

3. 烧伤严重程度的分类（表11-3）

表11-3　烧伤严重程度分类

烧伤程度	轻度	中度	重度	特重度
Ⅱ~Ⅲ度总面积	<10%	10%~29%	30%~50%	>50%
Ⅲ度面积	散在	5%~9%	10%~20%	>20%

【病理生理】

1. 渗出期（休克期）　大量血浆样液体渗出，伤后2~3h开始，6~8h最快，36~48h达到高峰，随后逐渐吸收。此期最大的危险是发生低血容量性休克。

2. 感染期　感染两个高峰：烧伤后3~7d，水肿回吸收期和伤后2~3周组织广泛溶解阶段。

3. 修复期　组织烧伤后,在炎症反应的同时,创面已开始修复过程,包括创面修复期和功能修复期。

【辅助检查】

1. 血常规检查　血白细胞计数和中性粒细胞比例增高。
2. 血液、脓液细菌培养　可查到致病菌,必要时可进行厌氧菌培养和药敏试验。
3. 生化检查　检查血浆清蛋白、血气分析等。

【治疗原则】

1. 处理创面　创面处理的目的是保护创面,防治感染,促进愈合,最大限度恢复功能。处理创面的措施有清创、选用包扎疗法或暴露疗法、Ⅲ度烧伤的去痂和植皮。
2. 防治休克　必须及早采用液体疗法,维持有效循环血量。
3. 防治感染　选用有效抗生素,在创面局部和全身使用;同时还要应用免疫增强疗法,提高免疫力。

【护理评估】

1. 健康史　①了解烧伤的原因、时间和现场急救、转运情况;②了解既往健康状况和药物过敏史。
2. 身体状况　①评估烧伤的面积、深度和程度,有无休克的发生;②了解血、尿常规及生化等化验结果;③观察并发症的发生及时评价治疗效果。
3. 心理社会状况　烧伤由于意外所致,大面积烧伤常遗留瘢痕和肢体畸形,影响日常生活和工作能力,治疗费用较高。患者多伴烦躁、焦虑等心理反应。当需要植皮时,更易产生恐惧,评估对本次损伤相关知识的了解程度。

【护理诊断/问题】

1. 体液不足　与创面液体渗出过多有关。
2. 低效型呼吸形态　与吸入性烧伤、呼吸道水肿有关。
3. 焦虑　与突发事故和对预后的担忧有关。
4. 疼痛　与烧伤创面刺激、切痂手术有关。
5. 营养失调:低于机体需要量　与饮食摄入不足和能量消耗增加有关。
6. 有感染的危险　与皮肤屏障丧失,坏死组织或细菌毒素吸收有关。
7. 肢体活动障碍　与瘢痕组织形成造成关节活动受限有关。

【护理措施】

1. 急救护理　抢救生命是急救首要原则,要配合医生首先处理窒息、心搏骤停、大出血、开放性气胸等危急情况。

(1) 迅速脱离致热源　扑灭身上的火焰,小面积烧伤可将肢体浸入冷水中,以减轻疼痛和热力对组织的损害。

(2) 保持呼吸道通畅　注意有无呼吸道烧伤,必要时可行气管切开。

(3) 防治休克　伤后应尽早实施补液方案,能口服者口服含盐饮料,尽量避免饮白开水。

(4) 保护创面　暴露的体表和创面,应立即用无菌敷料或干净床单覆盖包裹。创面勿涂任何药物。

(5)尽快转运　尽快在伤后6 h内送往医院,有休克或呼吸道烧伤应先抗休克或气管切开后再转运,避免途中发生窒息。

2.抗休克治疗

(1)早期补液方案　伤后第一个24 h:成人每千克体重每1%(Ⅱ度+Ⅲ度)烧伤面积补电解质和胶体溶液1.5 mL(儿童1.8 mL,婴儿2.0 mL),另补生理需要量2 000 mL。即(Ⅱ度+Ⅲ度)面积×体重(kg)×1.5(儿童1.8,婴儿2.0)+2 000 mL生理需要量;伤后第二个24 h:伤后第一个24 h需补晶、胶体液的一半+生理需要量。

(2)液体的种类与安排　晶:胶体液的比例一般为2∶1(特重烧伤1∶1)。晶体液常用平衡盐溶液或生理盐水。胶体液常用血浆、白蛋白、全血、血浆代用品等。生理需要量用5%~10%葡萄糖溶液。总量的一半在伤后8 h内输入,剩下的一半在以后的16 h输完。补液遵循先晶后胶、先盐后糖、先快后慢、晶胶交替的原则。

(3)观察指标　①尿量:成人每小时尿量大于30 mL,有血红蛋白尿时要维持在50 mL以上。②精神症状:患者安静,无烦躁不安、无明显口渴。③其他指标:脉搏心跳有力,在100次/min(小儿140次/min)以下,收缩压维持在90 mmHg,脉压在20 mmHg以上,中心静脉压正常6~12 cmH$_2$O。

3.创面的早期处理　清创顺序一般按头部、四肢、胸腹部、背部和会阴部的顺序进行。创面的水疱皮予以保留。清创术后注射破伤风抗毒素,必要时用抗生素。清创后可采取:

(1)包扎疗法的护理　适用于四肢Ⅰ度和Ⅱ度烧伤、无条件暴露者、不合作或门诊患者。

(2)暴露疗法　适用于Ⅲ度烧伤,特殊部位(头面部、颈部、会阴部)烧伤,特殊感染(真菌、铜绿假单胞菌)的创面及大面积烧伤。

(3)去痂、植皮护理　Ⅲ度烧伤创面应早期采取切痂、削痂并植皮,做好植皮手术前后护理。

4.感染创面的护理　暴露创面,可采取浸浴疗法,即将创面浸泡在40 ℃的温水或一定浓度的药液中,每次浸泡30 min,清除创面上的渗出物,浸泡后立即拭干水分,并用烤灯烘干创面。

5.应用抗生素　应用抗生素预防感染,注意抗生素的不良反应和疗效观察。

6.烧伤病房的管理　①具有良好的消毒隔离条件;②专人护理、严格隔离;③每天消毒;④室内温度以28~32 ℃,相对湿度50%左右为宜;⑤室内配备抢救设备、用品和急救药物。

7.特殊部位烧伤的护理

(1)吸入性损伤　床旁备急救物品,保持呼吸道通畅,吸氧。

(2)头颈部烧伤　观察有无呼吸道烧伤,做好口腔、鼻腔、眼部的护理。

(3)会阴部烧伤　多采取暴露疗法。大腿外展,避免大小便污染,会阴部每晚清洁1次。

【健康教育】

1.维持功能体位,早期下床活动,鼓励患者进行肢体及关节活动。

2.避免接触过热的水,避免使用刺激性大的肥皂。

3. 不能搔抓初愈皮肤。
4. 1年内烧伤部位避免太阳暴晒。

实训(7) 换药术

换药即更换伤口敷料,是指对创伤、手术后和其他伤口进行敷料的更换,促使伤口愈合和防止并发症的一种方法,也是处理感染伤口的基本措施。先换清洁伤口,其次污染伤口,最后感染伤口、特殊感染伤口。

【实训目的】

了解伤口情况,引流伤口分泌物,除去坏死组织,控制感染,促进肉芽组织生长,防止附加损伤和感染,保护伤口,使伤口尽快愈合。

【实训准备】

1. 学生准备　仪表端庄,衣帽整齐。
2. 物品准备　换药包、模型人、碘伏、过氧化氢、生理盐水、无菌敷料、绷带、胶布等。
3. 场地准备
(1)换药室环境　宽敞、安静、有利于实施换药操作。
(2)"患者"准备　模拟换药伤口。

【实训方法】

1. 观看教学录像或多媒体课件。
2. 在模型人身上首先由教师示教换药操作方法及要领。学生分组练习。
3. 换药步骤
(1)准备　①患者准备:向患者解释换药的目的及配合的方法,帮助患者采取舒适的体位,充分暴露伤口;②工作人员准备:戴口罩、帽子,洗手,特殊感染伤口换药时要穿隔离衣,戴无菌手套;③器械物品准备:一般换药时须准备无菌治疗碗(盘)2只,无齿镊2把,另需适量的碘伏、盐水棉球、无菌敷料、棉签、胶布、绷带,拆线时需要拆线剪等。
(2)操作步骤　①取下敷料:用手取下外层敷料,用镊子沿切口方向取下内层敷料,若内层敷料粘连,可先用盐水棉球浸湿,再顺着切口长轴方向慢慢揭去;②观察伤口生长情况,处理伤口:消毒皮肤、清理伤口、创面用药、置放引流物;③包扎伤口:再次消毒后,用数层敷料覆盖伤口,胶布或绷带进行固定。
(3)伤口引流物的使用　根据伤口情况而定。手术伤口的预防性引流,术后1～2 d无明显引流液时拔除;感染伤口应待感染控制基本无脓液分泌时才停止引流。
(4)换药时间　根据伤口情况而定。一期缝合伤口术后2～3 d换药1次;肉芽组织生长良好的伤口,每日或隔日换药;感染严重伤口,每日1次至数次。
(5)拆线时间　头颈面部4～5 d,下腹会阴部6～7 d,胸、上腹、背、臀部7～9 d,四肢10～12 d,减张缝合14 d。
(6)术后病情观察　注意观察生命体征的变化,警惕活动性出血等情况的发生。

注意伤肢末梢循环情况。

(7) 治疗配合　①防治感染:注射破伤风抗毒血清;②防治休克:按医嘱给予输液、输血;③加强营养:以促使组织修复和脏器功能恢复;④伤口护理:保持敷料干燥,及时换药、抬高患肢、适当制动;⑤功能锻炼:促进功能恢复和预防并发症。

【评价方法】

1. 根据学生操作过程,评价学生的操作规范和熟练程度。
2. 评价学生的无菌观念。

实训(8)　绷带包扎和止血带止血术

【实训目的】

1. 正确熟练掌握常用绷带包扎和止血带止血的操作方法、步骤,能够为创伤患者进行现场急救的基本操作。
2. 培养学生的急救意识。

【实训准备】

1. 学生准备　仪表端庄,衣帽整齐。
2. 物品准备　绷带、无菌敷料、胶布、止血带、棉垫或三角巾、笔等。
3. 场地准备

(1) 环境　宽敞、安静、有利于实施现场急救操作。

(2) "患者"准备　暴露受伤部位,坐或躺于检查床上。

【实训方法】

1. 观看教学录像或多媒体课件。
2. 在"患者"或模型人身上首先由教师示教不同部位绷带的包扎方法和止血带止血的具体操作方法及要领,边示教边讲解注意事项。
3. 然后由学生2人一组分组练习,教师巡回指导。

【评价方法】

了解目的,熟悉流程,操作流畅,理解注意事项为综合考评要求。

1. 操作熟练、流畅,沉着冷静,手法正确。
2. 关心、体贴患者。
3. 急救意识强,无并发症。

附:绷带包扎和止血带止血方法

(一)卷轴绷带的包扎方法

主要适用于肢体和头顶外伤的包扎。

1. 绷带包扎目的　加压止血,保护伤口,固定敷料,减轻疼痛,有利于转运。
2. 绷带的种类　有纱布卷轴带(绷带)、弹性卷轴带和多头带等。
3. 绷带包扎基本方法

(1)环形包扎 适用于肢体粗细均匀处小伤口的包扎或包扎开始及结束时。绷带做环形原位重叠缠绕,后一圈完全覆盖前一圈。将第一圈斜出外面的绷带角折回,在第二圈时将其压住,可避免绷带松动滑脱(图11-1)。

(2)蛇形包扎 适用于临时简单固定敷料和夹板。斜形环绕包扎,每圈间留有间隙(图11-2)。

(3)螺旋形包扎 适用于上下周径相近的四肢和躯干包扎。螺旋状缠绕,每圈绷带遮盖前圈绷带的1/3~1/2(图11-3)。

(4)螺旋反折包扎 适用于肢体粗细不均的部位,如前臂或小腿包扎。在螺旋形包扎的基础上每绕一圈绷带在同一方向位置反折成等腰三角(图11-4)。

(5)回返包扎 适用于头顶或残肢包扎。先环形缠绕眉弓至枕骨结节上方2周,自头顶正中开始,向两侧来回反转,直至覆盖整个头顶,最后再同开始环绕2周(图11-5)。

(6)"8"字包扎 适用于关节部位。按"8"字的书写顺序包扎(图11-6)。

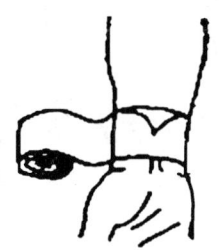 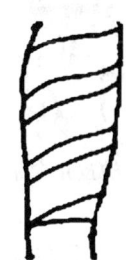 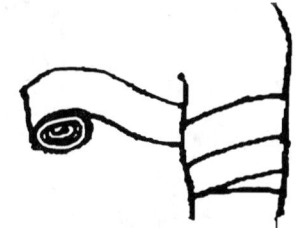

图11-1 环形包扎　　图11-2 蛇形包扎　　图11-3 螺旋形包扎

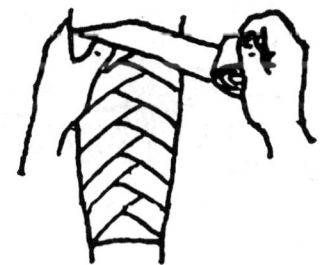 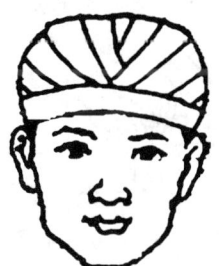 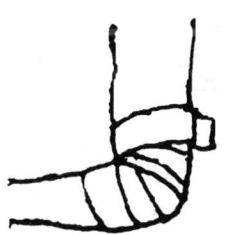

图11-4 螺旋反折包扎　　图11-5 回返包扎　　图11-6 "8"字包扎

5.包扎注意事项

(1)包扎时伤口上要覆盖敷料。

(2)四肢包扎应从远端开始向近端包扎,指(趾)端应外露,以便观察指(趾)端血运情况和感觉功能。

(3)包扎时用力均匀,松紧度适宜。

(4)包扎时,骨折的断端及躯体外露的内容物(如肠管等)现场不能还纳。

(5)伤口上的异物不要拔除,有条件可适当剪短外露异物过长尾端,再进行包扎固定,以便于搬运。

(6)断肢、断指等不要丢弃,用干净的敷料包好,外套塑料袋,放入装有冰块的容器中,随伤员带回医院,断肢、断指不能直接浸泡在水中或冰块中。

(二)止血带止血法

止血带分橡皮止血带和气囊止血带,临时止血也可用布条止血带。止血带紧紧缠绕在肢体上,阻断动脉的供血。这种方法会增加患者的痛苦,时间太久,肢体有坏死的危险。所以只有四肢大血管破裂出血,用其他方法无效时才能用此方法。

1. 橡皮止血带 取长 0.5~0.6 m、直径 0.8~1.0 cm 的橡皮管一根,在上肢的上臂上 1/3 处,下肢的股中部,用毛巾、布条等作为衬垫,两手将止血带中段适当拉长,绕出血伤口上端肢体 2~3 圈后打结固定,借助橡皮管的弹性压迫血管而达到止血的目的,常用于现场急救运送(图11-7)。

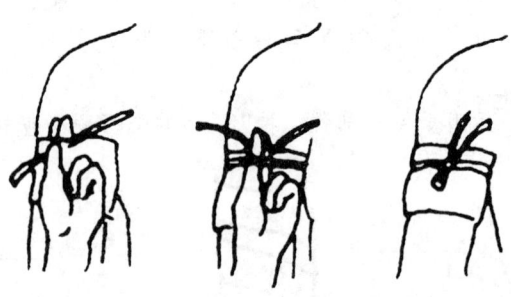

图 11-7 橡皮止血带止血法

2. 气囊止血带 常用于四肢手术出血量较大者止血。可使手术野清晰,便于手术操作。

3. 四肢布条止血带 用三角巾或长 60 cm 左右的布条平整地缠绕在加有衬垫的肢体上,拉紧或用"木棒、筷子、笔杆"等拧紧固定(图 11-8)。

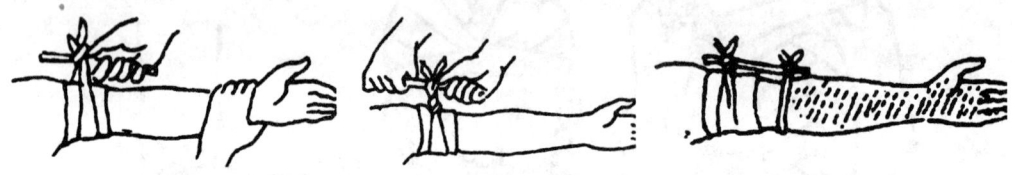

图 11-8 布条止血带止血法

4. 止血步骤

(1)垫衬垫 将衬垫缠绕在上止血带的部位 2~3 圈,保护皮肤,防止损伤。

(2)上止血带 将布条止血带在衬垫上围绕 1 周后打活结。

(3)穿棒绞紧 把细棍棒从止血带的外圈下穿过,提起后绞紧。

(4)固定 布带绞紧后,将棍棒一头穿入活结,活结拉紧后固定。

(5)标明时间 在患者上止血带部位做明显的标志,表明是大出血的伤员,同时在标志上注明上止血带的时间。

5. 止血带止血应注意事项

(1)部位:上肢应扎在上臂上 1/3 处,避免绑扎在中 1/3 处,因此处易损伤桡神经。下肢应扎在股中部。

(2)松紧度:以摸不到远端动脉搏动,伤口刚好止血为宜。

(3)衬垫:止血带不能直接扎在皮肤上,必须扎在用三角巾、毛巾、衣服等做成平整的衬垫上。

(4)止血时间:在明显的部位标明上止血带的时间;最长使用不超过 4 h,并每隔 1 h 放松 2~3 min,放松期间可用指压法、加压包扎止血法止血。再次结扎止血带的部位应上下稍加移动,减少皮肤损伤。放松止血带时应注意观察出血情况,如出血不多,可改用其他方法止血,以免压迫血管时间过长,造成肢体坏死。

(5)严禁用电线、铁丝、绳索代替止血带。

(6)上止血带的伤病员要尽快送医院。

(刘竹英)

病案讨论

病例摘要 张先生,35 岁,体重 60 kg。因被火焰烧伤 2 h 急诊入院。体格检查:脉搏 114 次/min,血压 106/86 mmHg,神志清楚,烦躁,痛苦表情。面部、双上臂、前胸、腹部、双小腿布满大小不等的水疱,右股(大腿)有散在大小不等的水疱,范围共约 3 个手掌面积,局部剧痛,水疱破损处的基底部潮湿,均匀发红,水肿明显。颈部轻度红肿,未起水疱,表面干燥。双手及前臂呈焦黄色皮革样,感觉消失。

讨论:①烧伤深度及面积是多少?②休克期第一个 24 h 的补液总量,晶体液、胶体液及水分各为多少,液体如何分配?③针对患者的病情,你首先应该怎样做?目前的急救护理措施有哪些?④怎样做好患者的健康教育工作?

习题

一、名词解释
创伤

二、护考测试
【A1 型题】

1. 能引起急性肾功能衰竭的损伤是 ( )
   A. 裂伤   B. 挫伤
   C. 扭伤   D. 挤压伤
   E. 切伤

2. 为了防止交叉感染应安排下列哪一位患者首先换药 ( )
   A. 褥疮创面   B. 下肢慢性溃疡
   C. 脓肿切开引流   D. 清创缝合后拆线
   E. 下肢开放性损伤

3. 有开放性伤口者伤后注射破伤风抗毒素 1 500 U,最佳时间为 ( )
   A. 12 h 内   B. 24 h 内
   C. 36 h 内   D. 72 h 内
   E. 48 h 内

4. 浅Ⅱ度烧伤的深度是 ( )

A. 深至皮肤角质层 　　　　　　　　B. 达真皮深层
C. 深至皮肤生发层 　　　　　　　　D. 皮下组织浅层
E. 达真皮浅层,部分生发层健在

5. 大面积烧伤患者使用电解质溶液扩充血容量,应首选　　　　　　　　　　　　　(　　)
   A. 0.9%氯化钠溶液 　　　　　　　B. 5%葡萄糖生理盐水
   C. 5%碳酸氢钠溶液 　　　　　　　D. 平衡盐溶液
   E. 低分子右旋糖酐

6. 患者,男,4岁小儿,两下肢烧伤,其烧伤面积为　　　　　　　　　　　　　　(　　)
   A. 38% 　　　　　　　　　　　　　B. 34%
   C. 30% 　　　　　　　　　　　　　D. 41%
   E. 40%

【A2 型题】

7. 患者,女,56岁,阑尾炎手术3 d后需伤口换药,换药时以下操作哪项不对　　(　　)
   A. 外层敷料用镊子揭除 　　　　　　B. 内层敷料用镊子揭除
   C. 双镊操作,一把接触伤口 　　　　D. 宜较快揭除伤口表面敷料
   E. 敷料与伤口粘连,宜浸湿后再揭除

8. 患者,男,体重60 kg。头颈部、胸腹、会阴部及双上肢均为Ⅱ度烧伤,伤后第1个24 h补胶体液的量为　　　　　　　　　　　　　　　　　　　　　　　　　　　　　　　(　　)
   A. 1 225 mL 　　　　　　　　　　　B. 1 425 mL
   C. 1 625 mL 　　　　　　　　　　　D. 1 825 mL
   E. 1 025 mL

【A3/A4 型题】(9~10题共用题干)

患者,男,28岁,被沸水烫伤,左上肢、颈部、胸腹部、左足和左小腿均为水疱,有剧痛;右手掌焦痂呈皮革样,不痛;面部红斑,表面干燥。并发生低血容量性休克。

9. 估计该患者Ⅱ度烧伤面积为　　　　　　　　　　　　　　　　　　　　　　　(　　)
   A. 29% 　　　　　　　　　　　　　B. 35%
   C. 39% 　　　　　　　　　　　　　D. 44%
   E. 48%

10. 输液护理中,判断血容量已补足的简便、可靠依据是　　　　　　　　　　　(　　)
    A. 脉搏在120次/min以下 　　　　　B. 收缩压在12 kPa以上
    C. 安静,肢端温暖 　　　　　　　　D. 中心静脉压在6 cmH₂O以上
    E. 尿量30 mL/h以上

三、简答题

创伤急救的原则和措施有哪些?

四、研考能力拓展

患者,男,35岁,2 h前被热油烫伤,送至医院。检查:神志清楚,脉搏96次/min,血压100/70 mmHg,颜面、胸腹部、两前臂、双小腿出现水疱,疱壁较小且疱壁较厚,痛觉迟钝,但有拔毛痛,双手皮肤焦黄,痛觉消失。请问:①如何评估烧伤的面积和深度?②如何制订烧伤者第一个24 h的补液计划?

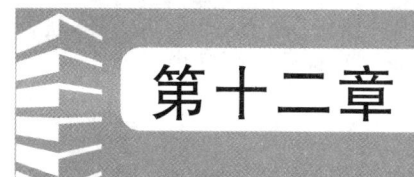

第十二章 器官移植患者的护理

第一节 器官移植概述

器官移植是指通过手术的方法将某一个体的活性器官移植到自己体内或另一个体的体内，继续发挥原有的功能。用于移植的器官称移植物；提供移植物的个体称供体（供者），接受移植物的个体称受体（受者）。

器官移植是20世纪医学发展中最引人瞩目的成果之一，1912年法国Carrel首创血管直接吻合技术并完成心脏移植动物实验，获诺贝尔医学奖。1954年美国Murray在同卵双生兄弟之间进行肾移植获得成功，标志着器官移植进入临床应用阶段。在首例肾移植手术成功后的10年内，医学界首次成功实施了肝移植手术。1967年，心脏移植手术首次获得成功。今天，器官移植已获得了长足发展，各种器官移植，如肾移植、肝移植、心脏移植、肺移植、胰腺移植、骨髓移植等，经过大量临床实践及研究，已成为治疗相应器官严重功能障碍及终末期病变的重要手段。

在器官移植早期阶段，仅有部分受体移植物长期存活，成功率较低，效果并不令人满意。20世纪80年代初新兴免疫抑制剂环孢素问世及外科技术、免疫、药理、病理、生物学的发展，大大提高了移植成功率，从而推动了器官移植的发展。

一、器官移植分类

1. 按供体、受体是否为同一个体　分为自体移植和异体移植。
2. 按供体、受体的遗传学关系（移植物来源）　分为同质移植、同种异体移植和异种移植。

（1）同质移植　两者的基因完全相同，如同卵双生间的异体移植。移植后不会发生排斥反应。

（2）同种异体移植　种属相同，但基因不同，如人与人之间的移植。移植后会发生排斥反应。

（3）异种移植　不同种属之间的移植，如人与狒狒之间的移植。移植后会引起强烈的排斥反应。

3. 按移植物类型　分为细胞移植、组织移植和器官移植。

(1) 细胞移植 是将大量游离的某种具有活力的细胞,输注到受体的血管、体腔和组织器官内。例如输注全血或浓缩红细胞治疗失血或贫血,输注骨髓和造血干细胞治疗遗传性联合免疫缺陷病、再生障碍性贫血、白血病等。

(2) 组织移植 是将某一组织如皮肤、筋膜、肌腱、软骨、骨、血管等,或整体联合的几种组织如肌皮瓣等,移植到受体的某一部位,以修复某种组织的缺损。

(3) 器官移植 是将有活力、有功能的某一器官移植到受体,以治疗受体原有器官的致命性疾病。

4. 按照移植器官数量及位置 分为联合移植、多器官移植和一串性器官群移植。

(1) 联合移植 一次移植两个器官的手术,如心肺联合移植。

(2) 多器官移植 同时移植3个以上器官的手术。

(3) 一串性器官群移植 移植多个腹部脏器(如肝、胃、胰、十二指肠、上段空肠)时,这些器官仅有一个总的血管蒂,移植时只需吻合动脉、静脉主干。

二、器官移植前准备

(一) 供者选择

1. 免疫学检测 引起移植物排斥反应的抗原称为组织相容性抗原;人类组织相容性抗原由 A、B、O 血型和人类白细胞抗原组成。目的是减少移植物与受者之间的组织相容性抗原的差异,尽可能避免超急性排斥反应的发生。

(1) A、B、O 血型 A、B、O 血型抗原不仅在红细胞且在移植物的内皮细胞表达。因此,为避免超急性排异反应的发生,供者与受者的血型应当完全相同。

(2) 交叉配合与淋巴细胞毒性试验 交叉配合是指供者与受者间血清与淋巴细胞的相互交叉配合。

(3) 人类白细胞抗原配型 器官移植中引起排异反应的主要原因是主要组织相容性复合体不相符。

(4) 移植器官的形态、质地以及功能 移植的器官至少肉眼观察无畸形,功能检查在正常范围内。行肝移植的供体要求无肝炎及其他慢性肝脏疾病史,无脂肪肝和肝硬化等。行肾移植的供体,不应有高血压、糖尿病,无器质和功能性肾脏疾病。

2. 供者的非免疫学要求

(1) 一般选择18～60岁之间的供者,无心血管病、肝病和肾病,全身无感染性疾病。如果供者基本状况良好,年龄也可扩大到18岁以下和60岁以上。

(2) 供者应无系统性红斑狼疮等免疫方面的疾病,无血液病、恶性肿瘤、结核病、全身性的感染,身体健康,能承受大手术等。

(3) 同卵孪生>异卵孪生>同胞兄弟和姐妹、父母子女间、有血缘的亲属及无血缘者。

(二) 受者的选择

除需要移植的器官有病外,受者的其他器官功能应良好,无全身性疾病,也无感染性疾病。一般情况良好,能承受移植手术。最终供者与受者的选择是由负责器官移植的外科医生确定。

(三)器官供体来源与处理

1. **器官供体来源** ①活体捐献者;②无心搏供体:分为"有控制的"和"无控制的"心搏供体。

2. **移植器官的保存** 器官移植要求移植有活力的器官。在常温下,器官缺血超过30 min即可发生不可逆性损害,失去功能。一般认为将器官从37 ℃降至0 ℃可延长器官保存时间12~13 h。目前常用的保存方法是冷储存法,即将切取的脏器,用特制的冷溶液先做短暂的冲洗,使其中心温度降到10 ℃以下,然后保存于2~4 ℃的塑料容器中,直至移植。

三、免疫抑制治疗

移植免疫学是免疫学领域中要组成部分,对移植免疫机制的认识和有效免疫抑制剂的开发及应用是非常重要的。

免疫系统对外来物质入侵所做出的总体协调性反应称之为免疫应答。可分为天然和获得性免疫应答(特异性免疫),移植免疫反应和抗体类物质介导的体液免疫反应。

(一)免疫抑制剂的种类及副作用

1. **肾上腺皮质激素和硫唑嘌呤** 目前,这两类药物仍为异体器官移植时常规应用的免疫抑制药物,并发症有:①感染,包括肺感染、泌尿道感染、创口感染等;②骨髓抑制,主要表现为白细胞减少,与硫唑嘌呤有关;③胃肠道并发症,包括出血、穿孔,这与大剂量的皮质激素有关;④高血压,多数由肾上腺皮质激素治疗引起,少数系肾动脉吻合口狭窄或原有肾病所致,也可为排斥反应的表现;⑤骨病,主要表现为骨的无菌性坏死,尤以股骨头无菌性坏死发生率为高,系长期应用皮质激素所致;⑥癌症发生率较正常人群明显增高,可能与免疫抑制有关;⑦心血管疾病发生率较高,可能与应用皮质激素引起的脂肪代谢异常有关。

2. **环磷酰胺** 环磷酰胺主要作用于细胞分裂的C2期,B细胞比T细胞更敏感。它能抑制淋巴细胞活性,减少抗体生成。使用该药时可引起恶心、呕吐等胃肠道反应。长期用药可发生白细胞、血小板、红细胞减少,大剂量可继发感染、恶性肿瘤,还可引起脱发、口腔溃疡、肝功能受损、肺间质纤维化、膀胱炎等。

3. **抗淋巴细胞免疫球蛋白** 主要通过抑制T细胞引起的免疫反应,且能减轻排斥反应。其主要不良反应有:类流感样发热、畏寒、呼吸困难、肌内注射引起局部疼痛等。

4. **环孢素** 环孢素的使用给器官移植带来了巨大的变化。它最大的优点是无骨髓抑制剂的副作用,不影响人体免疫系统防御感染的能力,安全范围较其他免疫抑制剂宽。其主要副作用有:肾毒性发生率高,肝毒性、神经毒性、致高血压效应、多毛症、齿龈增生和震颤等。

5. **他克莫司** 他克莫司是从筑波山土壤一种放线菌的发酵产物中分离出来,具有大环内酯结构的一种抗生素,它能抑制T细胞依赖的免疫反应,抑制辅助性T细胞(helper T cell,Th)细胞活性,从而抑制T细胞活化因子的产生以及白介素-2(interleukin-2,IL-2)受体的表达,但不影响抑制性T细胞(suppressor T cell,Ts)及B细胞功能,骨髓抑制较环孢素轻。

四、器官移植排斥的类型

(一)宿主抗移植物反应

受者对供者组织器官产生的排斥反应称为宿主抗移植物反应(host versus graft reaction,HVGR),根据移植物与宿主的组织相容程度,以及受者的免疫状态,移植排斥反应主要表现为四种不同的类型。

1. 超急排斥　超急排斥反应一般在移植后24 h发生。目前认为,此种排斥主要由于A、B、O血型抗体或抗Ⅰ类主要组织相容性抗原的抗体引起的。受者反复多次接受输血,妊娠或既往曾做过某种同种移植,其体内就有可能存在这类抗体。超急排斥一旦发生,无有效方法治疗,终将导致移植失败。因此,通过移植前ABO血型及人类白细胞抗原(human eucocyte antigen,HLA)配型可筛除不合适的器官供体,以预防超急排斥的发生。

2. 加速性排斥反应　亦称血管性排斥反应或延迟性超急排斥反应,表现为数后3~5 d发生剧烈排斥,程度进展快,移植物逐渐恶化,最终发生衰竭,病理为小血管炎,如血管壁纤维素样坏死改变,治疗及时,是可逆的。

3. 急性排斥　急性排斥是排斥反应中最常见的一种类型,一般于移植后5~7 d到6个月内发生,进行迅速。肾移植发生急性排斥时,可表现为体温升高、局部胀痛、肾功能降低、少尿甚至无尿、尿中白细胞增多或出现淋巴细胞尿等临床症状。细胞免疫应答是急性移植排斥的主要原因,$CD_4^+T(Th1)$细胞和CD_8^+Tc细胞是主要的效应细胞。即使进行移植前HLA配型及免疫抑制药物的应用,仍有30%~50%的移植受者会发生急性排斥。大多数急性排斥可通过增加免疫抑制剂的用量而得到缓解。

4. 慢性排斥　慢性排斥一般在器官移植后数月至数年发生,主要病理特征是移植器官的毛细血管床内皮细胞增生,使动脉腔狭窄,并逐渐纤维化。慢性免疫性炎症是导致上述组织病理变化的主要原因。目前对慢性排斥尚无理想的治疗措施。

(二)移植物抗宿主反应

如果免疫攻击方向是由移植物针对宿主,即移植物中的免疫细胞对宿主的组织抗原产生免疫应答并引起组织损伤,则称为移植物抗宿主反应(graft versus host reaction,GVHR)。GVHR的发生需要一些特定的条件:①宿主与移植物之间的组织相容性不合;②移植物中必须含有足够数量的免疫细胞;③宿主处于免疫无能或免疫功能严重缺损状态。GVHR主要见于骨髓移植后。此外,脾、胸腺移植时,以及免疫缺陷的新生儿接受输血时,均可发生不同程度的GVHR。

急性GVHR一般发生于骨髓移植后10~70 d。如果去除骨髓中的T细胞,则可避免GVHR的发生,说明骨髓中T细胞是引起GVHR的主要效应细胞。但临床观察发现,去除骨髓中的T细胞后,骨髓植入的成功率也下降,白血病的复发率,病毒、真菌的感染率也都升高。这说明,骨髓中的T细胞有移植物抗白血病的作用,可以压倒残留的宿主免疫细胞,避免宿主对移植物的排斥作用;也可以在宿主免疫重建不全时,发挥抗微生物感染的作用。因此,选择性地去针对宿主移植抗原的T细胞,而保留其余的T细胞,不但可以避免GVHR,而且可以保存其保护性的细胞免疫功能。

第二节 肾移植患者的护理

肾移植是临床各类器官移植中疗效最稳定和最显著的,开展最早、例数最多、技术最成熟。肾移植与透析疗法相结合已成为治疗不可逆的慢性肾功能衰竭的有效治疗方法,目前全球已有80万余人接受肾移植,最长尸体移植肾有功能存活24年。我国尸体移植肾1年成功率85%~95%,5年移植肾存活率60%以上。

适应证:患者年龄范围以12~65岁为宜;慢性肾炎终末期或其他肾脏疾病而致的不可逆转的肾衰;经过血液透析或腹膜透析治疗后,一般情况好,体内无潜在的感染病灶,能耐受肾移植手术;无活动性溃疡、肿瘤、肝炎及结核病史,也无精神、神经系统病史;与供肾的组织配型良好;患者的年龄大于65岁,如心脏、肺及肝器官功能正常,血压平稳,精神状态良好者,也可考虑做肾移植术。

禁忌证:转移性恶性肿瘤;慢性呼吸功能衰竭;严重心血管疾病;严重泌尿系统先天畸形;精神病和精神状态不稳定;肝功能异常,如肝硬化;活动性感染,如肺结核、支气管扩张及活动性肝炎等;淋巴细胞毒抗体或血浆肾素活性强阳性。

手术方式:供者肾的摘除和受者的肾移植术。首选左肾,移植部位首选右髂窝。因为右侧髂窝的血管较浅,手术时容易与新肾血管接驳。因而常将肾植入患者右下腹的髂窝内。一般多选择髂内动脉进行吻合,如果右髂内动脉管腔内出现动脉硬化、管腔狭小,术后恐血流量不足,亦可以于患者髂外动脉做吻合。

【护理评估】

1. 术前评估

(1)健康史　了解患者肾病的病因、病程及诊疗过程,心、肝、肺、脑等其他重要脏器功能是否良好。有无心肺、泌尿系统及糖尿病病史,有无手术及过敏史等。

(2)身体状况　患者生命体征是否平稳,有无并发症或伴随症状,肾区有无疼痛及疼痛的性质、范围、程度和相关免疫学检查情况。

(3)心理社会状况　由于肾移植手术不同于一般手术,免疫抑制剂药物使用,造成患者体内内环境变化很大,并发症多,花费多,抑郁,悲观,消极,意志力低。实验室检查、影像学检查、咽拭子细菌培养及尿培养、免疫学检查等。

2. 术后评估

(1)术中情况　了解血管吻合、出血、补液及尿量情况,是否输血及输血量,移植肾植入部位、是否切除病肾等。

(2)生命体征　尤其关注血压和中心静脉压的情况。

(3)移植肾功能　关注患者尿量、血肌酐及水和电解质值的变化,移植肾区局部有无肿胀、疼痛等。

(4)心理和认识状况　移植后患者对移植肾的认同程度,患者及家属对肾移植后治疗、康复、保健知识的了解和掌握情况。

【护理诊断/问题】

1. 焦虑与恐惧　与担心手术及其效果有关。

2. 营养失调:低于机体需要量　与食欲缺乏、胃肠道吸收不良及低蛋白饮食有关。
3. 有体液不足的危险　与术前透析过度或术后多尿期体液排出过多有关。
4. 潜在并发症　出血、感染、急性排斥反应等。

【护理措施】

1. 术前护理　除手术前常规准备外,还应做好与手术本身有关的准备。①查血型、交叉配合与细胞毒性试验和 HLA 定型;②术前 1~2 d 将患者转移至隔离病房;③保证充足的睡眠和休息;④遵医嘱给予抗生素、泼尼松、氢氧化铝、降压药等;⑤特别注意纠正肾衰竭存在的氮质血症、水和电解质及酸碱失衡、低蛋白血症等,使机体有充分的储备力。

2. 术后护理

(1)病情观察　①生命体征:术后 3 d 内每小时观察 1 次,以后根据情况改 4 h 1 次。②尿液:观察尿液颜色,术后 3 d 内,每小时测量尿量及尿比重,3 d 后可 4~8 h 测量 1 次,每日查尿常规。③肾功能和体液平衡:早期每日或隔日查血常规、血肌酐、尿素氮、电解质等,每日测量体重。④排斥反应预兆:全身表现为突然精神不振、少语乏力、头痛、关节酸痛、食欲缺乏、心悸气短等;也可出现多汗、多语、恐惧、体温骤然升高、体重增加、血压增高、尿量减少、两肺啰音及喘鸣音等。局部表现为移植肾区闷胀感、肾增大、压痛、质硬等。⑤糖皮质激素副作用:如皮疹、痤疮、脓疱疮、消化道出血等。

(2)卧位　安置平卧位,术侧下肢屈曲 15°~25°,以减少切口疼痛和血管吻合口张力。

(3)饮食　肠蠕动恢复后,给高热量、高维生素、低蛋白、低钠、易消化饮食,鼓励多饮水。

(4)预防并发症

低钾、低钠血症:肾移植后 24 h 内尿量可达 5 000~10 000 mL,应根据尿量控制输液量,如尿量<200 mL/h,输液量等于尿量;尿量 200~500 mL/h,输液量为尿量的 2/3~3/4;尿量>500 mL/h,输液量为尿量的 1/2。

细菌和真菌感染:遵医嘱给抗生素,用大蒜液漱口;协助翻身、拍背、排痰,鼓励深呼吸、咳嗽,给雾化吸入等,有助于预防肺部感染。

(5)支架管及导尿管的护理　保持通畅,每日更换引流瓶,操作时戴无菌手套,每日用消毒剂擦拭尿道外口;拔管后每 1~2 h 鼓励患者排尿 1 次,以避免膀胱过度膨胀,影响吻合口愈合。

(6)急性排斥反应的预防和护理

及时准确应用免疫抑制剂:定期监测血药浓度,每日测空腹体重,并根据血药浓度和体重及时调整免疫抑制剂量。

加强观察:通过观察肾功能、尿量、体温、血压、移植肾区局部情况等来判断是否发生急性排斥反应。

及时处理排斥反应:①甲泼尼龙(methylprednisolone,MP)静脉冲击疗法,用法:MP 大剂量(0.8~1.0 g/d)、中剂量(0.5~0.8 g/d)、小剂量(0.2~0.4 g/d),将 MP 加入 5% 葡萄糖溶液 250 mL 内在 30 min 内滴完,3~5 d 为 1 个疗程。警惕应激性消化道溃疡的发生。②抗淋巴细胞球蛋白(antilymphocyte globulin,ALG)、抗胸腺细胞球蛋白

(antithymocyte globulin,ATG),用法:ALG 20~25 mL/d,或ATG 2~5 mg/(kg·d)静脉滴注,根据排斥的程度使用5~12 d不等,一般限用1个疗程。

注意:①过敏试验阴性时才可使用。②用药前静脉注射地塞米松5 mg,以减轻不良反应。将ATG或ALG溶于0.9%生理盐水溶液500 mL中。静脉滴注时宜慢,应在4~6 h内滴完,用药过程中须监测粒细胞及血小板。

逆转指标:体温恢复正常、尿量增多、移植肾肿胀消退、压痛消失、血铬、尿素氮、BUN下降,临床症状恢复在前,实验室检验指标恢复在后,因排斥后的移植肾病理改变尚需一定时间方能恢复。

(7)并发症观察及护理

感染:是常见并发症。保护性隔离是保护患者避免受感染最有效的方法之一。常发生在切口、肺部、尿路、皮肤、口腔等部位,致病菌可为化脓性菌,也可为真菌,故应严密观察,细心护理。如针对口腔感染,除定时进行口腔护理外,每周应做1~2次咽拭子培养,一旦发现真菌性口腔炎征象,如咽峡、上颌及舌根有白膜黏附,应及时涂片找真菌。对真菌阳性者,及早给予制霉菌素及克霉唑治疗。若发现患者呼吸急促,应怀疑肺部感染,及时行肺部X射线检查。

消化道出血:术前应行钡餐检查,排除溃疡病;术后可用保护胃黏膜药物及抗酸药物(如氢氧化铝凝胶、西咪替丁等)预防;一旦出血,局部和全身用止血药,静脉滴注抗酸药;严重者,应输血,必要时手术治疗。

尿瘘和尿路感染:若发现尿量减少,切口有尿液外渗,表明有尿瘘存在,立即更换切口敷料,行负压吸引,一般能自行愈合;对不能自愈者,应手术修补。

移植肾血管吻合处血肿:移植肾血管吻合口可有渗血,甚至形成血肿;渗血较多可出现血容量不足症状,血肿压迫输尿管可引起尿闭。手术后安置患者平卧1周,是预防渗血和血肿的重要措施,一旦出现血肿,应行血肿清除及引流术。

蛋白尿:肾移植术后有不同程度的蛋白尿,可在数周后自行消失。术后可每日测尿蛋白含量,一般在2周后下降至0.1 g/L以下。

高血压:应明确原因,及时治疗。

精神方面:由于药物因素影响,会出现情绪激动、猜疑、敏感等情况发生;应该给予及时的心理疏导,以防止意外事故发生。

【健康教育】

1. 教会患者出院后自我监测体温、血压和尿量等指标,以随时判断自身的健康状况。

2. 终身服用免疫抑制药物预防排斥反应。

3. 指导患者适当运动,合理膳食,促进各器官功能康复。

4. 避免交叉感染,注意保暖,预防感冒,注意个人卫生和饮食卫生。

5. 定期随访,出院后第1个月每周1次,第2个月每2周1次,半年后每个月1次。若病情有变化应及时就诊。

第三节 肝移植患者的护理

肝移植总数仅次于肾移植,在脏器移植中居第二位。在许多先进国家的大医院中,肝移植已成为常规手术。近年来,肝移植有较多的新进展:①适应证的变化动向;②供肝的保存;③对原位肝移植时转流泵的评估;④异肝移植。

适应证:终末期良性肝病、胆道疾病、代谢障碍性疾病、肝肿瘤。

【护理评估】

1.术前评估

(1)健康史　患者肝病的发生、发展、诊治情况。

(2)身体状况　①症状和体征:肝区疼痛的性质、范围、程度及有无压痛;有无其他部位的感染灶。②全身情况:评估患者的生命体征,有无水肿、贫血及营养不良。③辅助检查:凝血机制、血型、HLA 配型,肝炎病毒相关指标,心、肺、肾、脑及神经系统功能等,注意咽拭子培养的结果。

(3)心理社会状况　由于肝移植手术不同于一般手术,免疫抑制剂药物使用造成患者体内内环境变化很大,并发症多,花费多,抑郁,悲观,消极,意志力低。

2.术后评估

(1)术中情况　了解血管吻合、出血、补液及尿量情况,是否输血及输血量。

(2)生命体征　尤其关注血压和中心静脉压的情况。

(3)移植肝功能　关注患者肝功能、转氨酶、出凝血时间等指标的变化。

(4)心理和认识状况　移植后患者对移植肝的认同程度,患者及家属对肝移植后治疗、康复、保健知识的了解和掌握情况。

【护理诊断/问题】

1.焦虑与恐惧　与担心手术及其效果有关。

2.营养失调:低于机体需要量　与食欲缺乏、胃肠道吸收不良及低蛋白饮食有关。

3.有体液不足的危险　与术前透析过度或术后多尿期体液排出过多有关。

4.潜在并发症　出血、感染、急性排斥反应等。

【护理措施】

1.严密监测体温的变化　由于长时间手术暴露,大剂量的液体输入和供肝的低温灌注,可致患者体温过低,应予以复温毯保温,防止感染及排斥反应的发生。

2.尽早拔管　术后患者易发生肺不张、肺部感染、反应性胸腔积液等并发症,应尽早拔除气管插管,恢复自主呼吸,并保证吸入足够的氧气,维持呼吸功能。

(1)术后观察呼吸频率、节律、深浅度。

(2)监测血氧饱和度、血气分析。

(3)观察患者咳嗽、咳痰情况,鼓励患者行深呼吸、有效咳痰,定时翻身、拍背,雾化吸入,以清除呼吸道分泌物和促进肺泡充盈。

(4)观察患者有无肺水肿及胸腔积液的发生,拍摄胸片,动态掌握呼吸道的病理生理状况。

3. 给患者以安慰和心理疏导

(1) 及时向患者讲述手术的情况,消除患者的不安情绪。

(2) 寻求单位及家属的社会支持,鼓励其有信心,担任社会及家庭的责任。

(3) 帮助患者消除不良的情绪,如焦虑、恐惧等,增强自我控制能力。向患者提供有关疾病恢复过程中的相关知识,耐心听取患者的主诉,对患者周围环境进行调整,如看电视、听音乐,分散患者注意力。

4. 术后出血观察 肝移植术后肝功能尚未完全恢复,凝血功能紊乱,加之手术创面大,术后易发生不同程度的出血。

(1) 术后监测 DIC、凝血酶原时间(prothrombin time,PT)、活化部分凝血活酶时间(activated partial thrombopastin time,APTT)等。

(2) 应严密观察引流液的量、性质,防止腹腔内出血。

(3) 尽量减少动静脉穿刺。

(4) 观察神志变化及肢体活动情况,以防颅内出血。

5. 严密注意排斥反应的发生

(1) 超急性排斥反应较少见。

(2) 急性排斥反应多发生在移植术后 1 个月内,多在移植后 5~10 d 出现,主要表现为肝区胀痛、畏寒、发热、自觉不适、乏力、食欲缺乏、黄疸及血胆红素和肝酶系急剧上升,最直接、反应最快的指标是胆汁量锐减、稀薄和色淡。

(3) 慢性排斥反应表现为易疲乏、胆红素增高。谷草转氨酶升至 200~300 U/L。但上述症状并非都出现,因排斥程度的不同及个体差异而表现不一。①密切观察生命体征及化验值;②经常巡视病房,倾听患者主诉;③定时记录胆汁的色、量、透明度及引流袋有无絮状物;④观察有无黄疸及腹水,每日测腹围的变化;⑤免疫抑制剂副作用的观察及注意事项。

6. 免疫抑制剂的应用与护理

(1) 免疫抑制剂治疗是肝移植术后排斥反应预防和治疗的必要手段,必须终身服用。

(2) 免疫抑制药物毒副作用大,应在医生的指导下,根据血药浓度及肝肾功能的情况进行合理用药。

(3) 患者应该知道服药时间,作用持续时间,大致的作用机制及其可能发生的副作用;加强患者在治疗中的参与意识。

(4) 合理正确的使用药物,早期发现副作用。

(5) 护士应对免疫抑制剂的使用、副作用及注意事项向患者家属及患者进行详细的宣教,以免患者滥用药或不了解副作用而造成对移植器官的损伤。

【健康教育】

1. 教会患者出院后自我监测体温、体重、血压,减少感染机会。

2. 终身服用免疫抑制药物预防排斥反应。

3. 指导患者适当运动,合理膳食,促进各器官功能康复。

4. 预防感染,避免感冒。

5. 定期随访。

(刘竹英)

病案讨论

病例摘要 患者,女,32岁,半年来自感心慌、手颤、易出汗、食量增加、消瘦、失眠、烦躁。体格检查:心率110次/min,呼吸22次/min,血压140/80 mmHg,双侧甲状腺弥漫性肿大,两侧对称,心肺查无异常。

讨论:①患者目前出现何种问题?为什么?②如何评估患者当前的身体状况?③如患者需要手术,手术前后的护理措施有哪些?④怎样做好患者的健康教育工作?

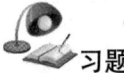 **习题**

一、护考测试

【A1型题】

1. 急性排斥反应是在移植术后多长时间出现 ( )
   A. <24 h   B. 几日内
   C. 6个月内   D. 1年内
   E. 几年内

2. 有一尿毒症患者,准备做肾移植,术前在免疫学和非免疫学方面须做的检查包括 ( )
   A. 血型   B. 淋巴细胞毒交叉配合试验
   C. 人类白细胞抗原的血清学测定   D. 心、肝、肺、脑等脏器功能检查
   E. 以上都是

3. 移植术后24 h内发生的排斥反应,首先考虑 ( )
   A. 超急性排斥反应   B. 急性排斥反应
   C. 亚急性排斥反应   D. 症状性排斥反应
   E. 慢性排斥反应

【A2型题】

4. 女性,45岁,肝移植后5 d,诊断为"急性排斥反应",首选的药物是 ( )
   A. 抗生素   B. 止血药
   C. 环孢素   D. 甲基泼尼松龙
   E. 水溶性维生素

5. 男性,33岁,肝移植术后第7天,黄疸逐渐消退,胆汁呈金黄色黏性液,约55 mL/h;痰液增多、黏稠,不易咳出,伴体温逐渐升高。应首先考虑 ( )
   A. 急性排斥反应   B. 慢性排斥反应
   C. 肺部感染   D. 手术伤口感染
   E. 排斥反应并感染

【A3/A4型题】(6~9题共用题干)

男性,42岁,肾移植术后第5天,诉全身乏力、失眠、移植肾区闷胀感。体检:体温38.5 ℃,脉搏94次/min,血压155/95 mmHg,尿量20 mL/h,血肌酐672 mmol/L。

6. 首先应考虑 ( )
   A. 心功能衰竭   B. 腹腔内感染
   C. 急性排斥反应   D. 急性肾小管坏死
   E. 移植后正常反应

7. 目前该患者最主要的护理诊断/问题为 ( )

A. 有移植肾功能受损的危险　　　　　B. 有体液不足的危险

C. 有体液过多的危险　　　　　　　　D. 有腹膜炎的危险

E. 活动无耐力

8. 最关键的处理措施为　　　　　　　　　　　　　　　　　　　（　　）

A. 监测体温变化　　　　　　　　　　B. 应用利尿药

C. 应用止血药物　　　　　　　　　　D. MP 冲击治疗

E. 监测肝功能

二、研生知识拓展

患者,男,45 岁。因原发性肾小球肾炎致慢性肾功能衰竭而行肾移植手术,手术过程顺利并安全返回病房。患者清醒,禁食,口唇稍干,尿量 100 mL/h。有颈内静脉留置导管。体检示:体温波动于 36.3~36.8 ℃,脉搏 88 次/min,血压 102/65 mmHg,中心静脉压 3 cmH$_2$O。临床诊断:肾移植术后。请问:①患者存在的最主要的护理诊断/问题是什么?②应采取哪些针对性护理措施?③你希望通过护理达到何种预期护理目标?

第十三章 肿瘤患者的护理

肿瘤是机体细胞在内、外各种致瘤因素的长期作用下,发生过度增殖及异常分化所形成的新生物。其基本特征是:生长不受机体生理调控,不因致瘤因素的消除而停止,常破坏正常的组织和器官。肿瘤是一类常见病、多发病,恶性肿瘤是目前危害人类健康最严重的一类疾病。

【病因】

肿瘤的病因还不是很明了,目前认为肿瘤的发生主要与环境因素和机体内源性因素有关。还与生活方式、慢性炎症刺激、营养、微量元素、精神因素等有关。

1. 环境因素

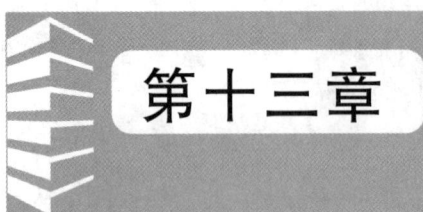
日常生活中与肿瘤发病有关的因素有哪些?

(1) 化学因素　常见烷化剂、亚硝胺、真菌毒素和植物毒素等。

(2) 物理因素　常见电离辐射、紫外线等。

(3) 生物因素　如 EB 病毒、乙型肝炎病毒、幽门螺杆菌等。

2. 内源性因素

(1) 遗传因素　如家族性结肠息肉病、乳腺癌、胃癌、肝癌。

(2) 内分泌因素　乳腺癌、子宫内膜癌。

(3) 免疫因素　如先天性或后天性免疫缺陷、丙种球蛋白缺乏症等。

3. 不良生活方式　进食霉变、煎炸、高脂、低纤维饮食与吸烟、酗酒等。

4. 慢性炎症刺激　慢性胃炎、结肠炎等。

【病理分类】

比较:
良性肿瘤和恶性肿瘤的区别?

1. 根据肿瘤的形态和生物学行为分类　分为良性肿瘤、恶性肿瘤和临界性或交界性肿瘤,但是还有一些恶性肿瘤仍沿用"瘤"或"病",如白血病、精原细胞瘤等。

(1) 良性肿瘤　一般称为"瘤"。生长缓慢,多有完整包膜,呈膨胀性生长,病程长,手术可完整切除。

(2) 恶性肿瘤　来源于上皮组织的恶性肿瘤称为"癌",来源于间叶组织者称为"肉瘤"。生长较快,多无包膜,呈浸润性、破坏性生长,具有无限制增殖的特点,并可发生转移,手术不易完整切除,病程短,常危及生命。

(3) 交界性肿瘤　组织形态和生物学行为介于良性和恶性之间者称为交界性肿瘤。肿瘤组织形态上虽属良性,但常呈浸润性生长,切除后易复发甚至转移。

2. 恶性肿瘤的转移方式

(1) 直接蔓延　如直肠癌、子宫颈癌侵及骨盆壁。

(2) 淋巴转移　癌主要通过淋巴转移,多数情况为区域淋巴结转移。

(3) 血行转移　肉瘤主要通过血行转移,也是癌晚期转移的方式。

(4) 种植转移　如胃癌种植到盆腔。

【临床表现】

肿瘤的临床表现可归纳为局部表现和全身表现。一般良性肿瘤和恶性肿瘤早期多无全身表现。

1. 局部表现

(1) 肿块　是体表或浅部恶性肿瘤的最常见症状。良性肿瘤肿块生长缓慢,表面光滑,与周围组织界限清楚,活动度大。恶性肿瘤肿块生长迅速,边界不清,形状不规则,表现不光滑,多数质硬,活动度小,甚至固定不动。

(2) 疼痛　是恶性肿瘤中晚期常见症状。由于肿瘤的快速生长、破溃、感染等使神经末梢或神经干受到刺激、牵拉或压迫,可出现持续性隐痛、刀割样疼痛、放射性剧痛等。空腔脏器肿瘤引起梗阻时,可出现阵发性绞痛。

(3) 溃疡　恶性肿瘤生长迅速,血供不足,继发坏死或感染,可形成溃疡。其特点为边缘隆起,基底高低不平,分泌物恶臭,易出血。

(4) 出血　恶性肿瘤自身溃破或侵蚀血管,可发生出血。消化道癌肿可出现呕血或便血;肺癌可有咯血或血痰;肾癌表现为血尿;肝癌破裂则有腹腔内出血。若癌肿侵犯浆膜可引起血性渗出,如血性腹水、胸水。

(5) 梗阻　肿瘤达到一定体积可阻塞或压迫空腔脏器,引起梗阻症状。如食管癌出现吞咽困难,胰头癌、胆管癌合并黄疸,结、直肠癌引起肠梗阻。

(6) 转移症状　见于恶性肿瘤中晚期。经淋巴转移,可扪及区域淋巴结肿大;随血行转移可有相应症状,如转移至骨出现病理性骨折,转移至肝出现肝大。

2. 全身表现　良性及早期恶性肿瘤多无明显的全身症状,恶性肿瘤中晚期可有贫血、低热、消瘦、乏力、食欲缺乏、体重减轻、感染出血、恶病质等表现。

3. 恶性肿瘤的分期

(1) 临床分期　早期:瘤体小,局限于原发部位,无转移,无明显临床症状。中期:肿瘤体积增大,向邻近组织器官侵犯,有区域淋巴结转移,出现不同程度的症状和体征。晚期:肿瘤常广泛侵及周围或邻近器官,有区域淋巴结转移或伴有远处血行转移,有严重的临床症状和体征。

(2) TNM 分期　T 表示原发肿瘤,无原发肿瘤为 T_0;有原发肿瘤,依其大小分为 T_1、T_2、T_3、T_4。N 表示淋巴结,无淋巴结转移为 N_0;有淋巴结转移,依其转移范围分为 N_1、N_2、N_3。M 表示远处转移,无远处转移为 M_0;有远处转移为 M_1。根据不同的 TMN 组合,即可确定肿瘤的临床分期。

【辅助检查】

1. 实验室检查

(1) 常规化验　血、尿、粪常规。

(2) 血清学检查　碱性磷酸酶、酸性磷酸酶、乳酸脱氢酶。

(3) 免疫学检查　甲胎蛋白、癌胚抗原、雌激素受体、绒毛膜促性腺激素等。

2. 影像学检查　X射线、超声检查、CT、MRI、放射性核素检查。

3. 内窥镜检查　可用于空腔脏器或位于某些体腔内的肿瘤检查。常用食管镜、胃镜、结肠镜、直肠镜、乙状结肠镜、气管镜、膀胱镜、腹腔镜、阴道镜等。

4. 病理检查　是确定肿瘤性质最可靠的方法。

（1）临床细胞学检查　体液中自然脱落细胞、黏膜细胞、细针穿刺涂片或超声导向穿刺涂片检查。

（2）病理组织学检查　如内镜活检、术中切取组织活检、手术切除标本病理检查等。

【治疗原则】

1. 手术治疗

（1）良性和临界性肿瘤　仅做肿瘤完整切除即可。

（2）恶性肿瘤　①根治术：将肿瘤所在器官的大部或全部，连同周围正常组织及区域淋巴结整块切除。适用于早期、中期肿瘤。②扩大根治术：在原根治术范围基础上，适当切除邻近器官及区域淋巴结。适用于早、中期肿瘤。③姑息性手术：仅切除肿瘤本身或将肿瘤旷置，以解除或减轻症状，提高生存质量，延长生存期。适用于晚期肿瘤。

2. 放射治疗　利用多种放射线来抑制或杀灭肿瘤细胞。

（1）应用方法有两种　外照射（如粒子加速器）与内照射（如组织内插置镭针）。

（2）各种肿瘤对放射线的敏感性不同，可归纳为三类　①高度敏感：如淋巴造血系统肿瘤、性腺肿瘤等，适宜放射治疗，效果较好；②中度敏感：如鼻咽癌、宫颈癌、乳腺癌、肺癌等，放射治疗可作为综合治疗的一部分；③低度敏感：如胃肠道腺癌、软组织及骨肉瘤等，放射治疗效果不好。

3. 化学治疗　利用化学药物来杀灭肿瘤细胞。化学药物只能杀灭一定百分比的肿瘤细胞，治疗后仍有复发的机会，多类药物的联合应用是控制复发、减少毒副作用的有效途径。

4. 免疫治疗　可分为以下两类。①非特异性免疫疗法：如接种卡介苗、麻疹疫苗，应用干扰素、转移因子等；②特异性免疫疗法：即接种自身或异体瘤苗或肿瘤免疫核糖核酸等。

5. 中医治疗　对肿瘤治疗有一定效果，还可减轻放射治疗和化学治疗的毒副作用，减少患者痛苦，提高治疗效果和生存质量。可用于配合放射治疗、化学治疗或手术前后治疗。

【护理评估】

1. 健康史　①详细询问患者年龄、职业、饮食习惯、慢性感染（如病毒性肝炎等）病史；②了解有无癌前病变及肿瘤家族史；③询问病情变化经过。

2. 身体状况　①有无肿块及其性状，是否伴出血、疼痛、梗阻、转移等症状；②有无低热、贫血、消瘦、乏力、食欲缺乏、体重减轻、恶病质等表现；③了解血、尿、粪常规和B型超声、X射线、CT及病理检查等结果。

3. 心理社会状况　肿瘤目前仍缺乏有效的治疗手段，预后差。患者很难接受诊断，常会出现否认、悲观的情绪，对治疗缺乏信心。当需手术时，更易产生恐惧，评估患

肿瘤歌诀

肿瘤区分良恶性，
良性肿瘤病程长，
恶性肿瘤块痛堵。
病理检查来定性，
手术来把瘤解除，
恶性肿瘤放化疗。

者及家属对肿瘤相关知识的了解程度。

【护理诊断/问题】

1. 焦虑/恐惧　与担心麻醉、术中危险、器官功能丧失、形象改变、生活方式改变、预后不良和死亡威胁有关。

2. 营养失调：低于机体需要量　与摄入减少、消耗过多和手术后禁饮食有关。

3. 疼痛　与肿瘤造成的病理损害和手术造成的组织损伤有关。

4. 自我形象紊乱　与手术造成的器官缺损或形象改变有关。

5. 潜在并发症　褥疮、肺部感染等。

【护理措施】

1. 常规护理

(1) 心理护理　肿瘤患者的心理变化分为五期：震惊否认期、愤怒期、磋商期、忧郁期、接受期。治疗期间应密切观察患者心理反应及分期，了解患者不同时期的心理变化，以热情的态度、温和的语言与患者接触，采取有力措施减轻患者焦虑、恐惧等心理反应，如给予心理疏导和精神鼓励；引导患者正确认识癌症；解释手术前、手术中和手术后的有关问题等。使患者配合检查和治疗。

(2) 加强营养　了解患者的食欲、食量和食谱；制订合理的饮食计划，能进食者，给予高蛋白、高糖类、清淡、易消化饮食；不能进食或进食不足者，给予胃肠内或胃肠外营养。

(3) 缓解疼痛　疼痛一开始即应给予关注，并表现出极大的耐心和关心，判断疼痛的部位、程度和规律；提供减轻疼痛的方法和环境，如安置舒适体位、保持病室安静、安排娱乐活动等；遵医嘱合理及时给予止痛药，并告知患者止痛药的使用原则和副作用。临床常用三级止痛阶梯治疗方案：一级止痛，非麻醉性解热镇痛药（如阿司匹林）；二级止痛，弱麻醉剂（如可卡因）；三级止痛，强麻醉剂（如吗啡、哌替啶）。

(4) 预防并发症　协助患者翻身，保持床铺清洁，做好皮肤护理，预防褥疮；保持口腔清洁，鼓励深呼吸和有效咳嗽，定时翻身、拍背，必要时给予雾化吸入，预防肺部感染。

2. 肿瘤患者手术治疗的护理

(1) 手术前加强营养，做好术前常规准备；各种诊疗操作时，避免对瘤体挤压、刺激等，以免引起癌细胞扩散。

(2) 手术后密切观察病情变化，防止并发症的发生；缓解疼痛；术后康复训练及重建器官的自理训练。观察术后有无肿瘤扩散征象。

3. 肿瘤放射治疗的护理

(1) 放射治疗的禁忌证　①病情已到末期，出现恶病质；②因肿瘤侵犯出现严重并发症，如肺癌广泛胸水、脑肿瘤昏迷；③白细胞低于 $3\times10^9/L$，血小板低于 $80\times10^9/L$；④伴有严重的器官脏器疾病，如心脏病、肺结核等；⑤接受过根治量放射治疗的组织器官已有放射性损伤者。

(2) 放射治疗前准备　放射治疗前做好定位标志，保持照射区皮肤清洁干燥，防止破损；照射野内的组织器官进行必要的辅助治疗和护理，如头颈部照射前，要洁齿、治疗或拔除龋齿，并做好口腔护理。

(3) 放射反应护理 放射反应可分为全身反应和局部反应。

全身反应：表现为虚弱、乏力、头晕、头痛、厌食、恶心、呕吐等。护理要点：每次照射后静卧30 min；鼓励多饮水(2 000~4 000 mL/d)，以促进毒素排泄；增加营养，大量补充B族维生素；每周查血常规1~2次，以便及早发现骨髓抑制现象。

局部反应：包括皮肤、黏膜和照射器官反应。①皮肤反应：常发生在腹股沟、腋窝、会阴等皱褶和潮湿处。一度，干反应，出现红斑、烧灼或刺痒感、脱屑；二度，湿反应，有充血、水肿、水疱、渗出、糜烂；三度，溃疡形成或坏死，难以愈合。护理措施有教育患者选择宽松、柔软、吸湿性强的内衣；照射野皮肤保持清洁干燥，禁止不良因素刺激(如刺激性药物和消毒剂涂抹、阳光直射、摩擦等)；干反应可涂止痒剂，湿反应可涂2%龙胆紫，水疱可涂硼酸软膏，重者行湿敷或暴露疗法。②黏膜反应：黏膜出现充血、水肿、出血点、白点、白斑，远期可出现黏膜干燥萎缩。护理的关键是加强局部清洁，如口腔含漱、阴道冲洗、鼻腔滴药等。③照射器官反应：食管、胃肠道、膀胱、肺、脊髓等照射后均会出现放射性炎症，应注意观察有无各器官炎症的相应症状，如吞咽困难、腹痛、腹泻、血便、血尿、气促、干咳、感觉减退、四肢无力、瘫痪。如发现上述症状，及时报告医生，并协助处理。

4.肿瘤化学治疗的护理

(1)给药方式 全身用药(静脉用药、口服、肌内注射)，局部用药(瘤内注射、腔内注射、局部涂抹、动脉注射或局部灌注等)。

(2)局部毒性反应及护理

组织坏死：由强刺激性药物渗入皮下所致。一旦发现局部肿胀、疼痛和烧灼感，应立即停止给药，注射生理盐水或0.5%普鲁卡因5 mL于周围皮下组织；局部可冷敷，外涂氢化可的松软膏；局部注射解毒剂，如氮芥、丝裂霉素、放线菌素D外渗注射硫代硫酸钠，阿霉素、长春花新碱外渗注射碳酸氢钠。

保护静脉：注射前将药物稀释到要求的浓度，并在规定时间内用完，注完抗癌药后，再注入生理盐水5~10 mL，以减轻药物对血管壁的刺激；若长期静脉化学治疗，应左右交替，由远至近，保证受刺激的静脉有足够的恢复时间；一旦出现静脉炎，即停止使用相关静脉注射，给予热敷、硫酸镁湿敷或理疗等，促进炎症消散。禁忌挤压或按摩，防止血栓脱落引起栓塞。

(3)全身毒性反应及护理

骨髓抑制：是化学治疗最严重的毒性反应。护理要点是每周查血常规1~2次，若白细胞低于$3×10^9$/L，血小板低于$80×10^9$/L，应暂停化学治疗，遵医嘱使用升血药物，必要时给予成分输血；若白细胞、血小板进一步降低，应行保护性隔离，必要时安置患者于层流空气过滤的无菌室；观察有无感染和出血征象。

消化系统反应：消化道反应如恶心、呕吐、腹泻会使患者感到不舒适，甚至因此而中断治疗。护理要点是可在用药前半小时给予止吐剂；清淡饮食，饮食前用温盐水漱口，注意口腔卫生，如合并霉菌感染，用3%碳酸氢钠水溶液漱口，制霉菌素液含漱，溃疡面涂0.5%金霉素甘油。

肝肾毒性反应：护理要点是鼓励患者多饮水，观察尿量、尿pH值，记录出入量，一旦出现肾损害，即停止化学治疗，采取措施，如给予碳酸氢钠碱化尿液；观察有无黄疸、肝大、转氨酶增高，一旦出现肝损害，应暂停化学治疗，采取保肝措施，并给予高蛋白、高糖类、高维生素和低脂饮食等。

【健康教育】

1. 树立三级预防的观念　一级预防,即病因预防,消除或减少可能的致癌因素,降低癌肿的发生率,如治理环境、加强劳动保护等;二级预防,即早发现,早诊断,早治疗,降低死亡率,如定期普查、治疗癌前病变等;三级预防,即康复预防,提高生存质量,减少痛苦及延长寿命,如肿瘤并发症的防治、人工再造器官的训练等。

2. 疾病知识指导　向患者和家属介绍诊断性检查、治疗、护理和康复方面的知识。

3. 功能锻炼指导　教育患者树立正确的自我价值观,学会新的自我照顾方法;进行功能锻炼,尽早适应社会及身体功能改变。

> 如何提高肿瘤患者的治愈率?

（刘竹英）

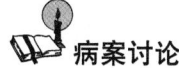
病案讨论

病例摘要　男性,58岁,上腹隐痛、食欲缺乏、乏力近2个月入院。既往有"胃溃疡"病史。发病以来体重减轻约3 kg,夜间睡眠差。体检:贫血貌,腹部平坦,无胃型及蠕动波,肝、脾均未触及,未扪及包块,腹部无肌紧张及反跳痛,移动性浊音阴性,肠鸣音不亢进。心、肺及其他部位检查均未见异常。辅助检查:胃镜提示胃恶性肿瘤。CT示胃窦及胃体下部见胃壁增厚,表面见溃疡形成,胃小弯侧见多个可疑小淋巴结。肝右叶见多个异常低密度灶。后腹膜见肿大淋巴结转移。腹腔内无积液。CT:胃窦及胃体下部恶性肿瘤,伴肝转移,小弯侧及腹膜后淋巴结转移。X射线:两肺未见实质性占位。

讨论:①如何评估患者当前的身体状况?②肿瘤的转移途径有哪些,本病例的转移途径是什么?③该患者拟行手术治疗,应如何护理?④怎样做好患者的健康教育工作?

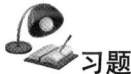
习题

一、护考测试

【A1型题】

1. 关于良性肿瘤,下列叙述错误的是　　　　　　　　　　　　　　　　　　(　)
   A. 细胞分化程度较高　　　　　　B. 多呈膨胀性生长
   C. 少数可恶变　　　　　　　　　D. 不危及生命
   E. 多数有包膜,与周围组织有分界

2. 肿瘤的最主要表现是　　　　　　　　　　　　　　　　　　　　　　　　(　)
   A. 肿块　　　　　　　　　　　　B. 疼痛
   C. 溃疡　　　　　　　　　　　　D. 炎症
   E. 畸形

3. 确诊恶性肿瘤,最重要的依据是　　　　　　　　　　　　　　　　　　　(　)
   A. 症状和体征　　　　　　　　　B. 有关的化验阳性
   C. B型超声检查　　　　　　　　 D. CT检查
   E. 病理学检查

4. 目前提高恶性肿瘤疗效的关键环节是　　　　　　　　　　　　　　　　　(　)
   A. 早期手术切除肿瘤　　　　　　B. 综合治疗

C. 免疫和基因治疗 D. 中西医结合治疗
E. 早期诊断和治疗

5. 肿瘤根治性手术指 （　）
   A. 肿瘤广泛切除术
   B. 肿瘤局部切除术及区域淋巴结的清除术
   C. 肿瘤整块切除术及区域淋巴结的清除术
   D. 受累脏器整个切除及区域淋巴结的清除术
   E. 肿瘤及其远处转移灶的广泛切除术及区域淋巴结的清除术

6. 以下肿瘤对放射治疗高度敏感，但除外 （　）
   A. 淋巴肉瘤 B. 造血系统肿瘤
   C. 性腺肿瘤 D. 霍奇金病
   E. 软组织肉瘤

7. 关于放射疗法的护理，下列哪一项是错误的 （　）
   A. 要了解患者以前是否接受过放射治疗
   B. 术后患者应待伤口完全愈合、全身情况基本恢复后才开始放射治疗
   C. 放射对骨髓有抑制作用，应每月检查一次白细胞和血小板
   D. 若血小板降至 $80\times10^9/L$ 时应暂停放射治疗
   E. 若白细胞、血小板下降可少量多次输新鲜血

8. 肿瘤TNM分期法中，M代表 （　）
   A. 肿瘤大小 B. 原发肿瘤
   C. 继发肿瘤 D. 区域淋巴结转移
   E. 远处转移

【A2/型题】

9. 男性，50岁，直肠癌患者，发现血尿，经检查诊断为肿瘤转移，该种转移属于 （　）
   A. 血行转移 B. 淋巴转移
   C. 直接浸润 D. 种植性转移
   E. 多种渠道转移

二、简答题

简述肿瘤化学治疗不良反应的防治要点有哪些？

三、研考能力拓展

患者，男，59岁，因进行性吞咽困难3个月余，来医院就诊，患者进食量较少且易发生呕吐。检查：患者明显消瘦，钡餐透视造影剂通过缓慢，可见胸部食管中段有3 cm长的黏膜皱襞中断、管壁僵硬，诊断为食管癌。拟行手术治疗，患者极度紧张，不思饮食，休息睡眠欠佳。请问：①患者存在哪些护理问题？②对该患者可采取哪些护理措施？

第十四章 显微外科手术患者的护理

第一节 显微外科手术概述

显微外科是借助于光学仪器对微小组织进行精细手术的一项外科临床新技术。现已广泛应用于手术学科的各个专业,如骨科、整形外科、神经外科、五官科、泌尿外科、妇科等,成为多学科的交叉和边缘学科。

(一) 显微外科的器械、设备

1. 手术显微镜或放大镜 适用于手外科、整形外科、骨科等细微组织的观察(图14-1,图14-2)。

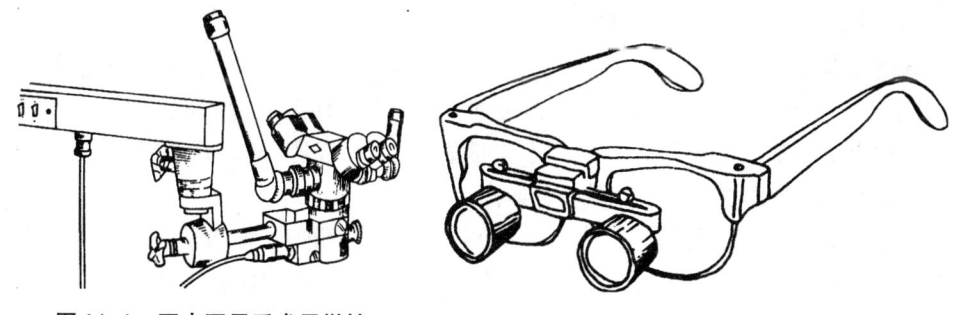

图14-1 双人双目手术显微镜   图14-2 镜组式手术放大镜

2. 显微手术器械 显微手术器械的特点:①小型、轻巧,大部分采用弹簧式把柄,操作轻便、灵活;②纤细,尤其是器械的尖端能紧密接触,夹持细小组织;③不反光;④无磁性。

常用显微手术器械有以下几种。①镊子:其尖端应尖而不锐,边缘无棱角,对合好,能牢固夹住汗毛。可用来提取、分离微细组织和提夹缝线。②持针器:咬合面宜光滑无齿,宽窄适宜,对合紧密,能稳固的夹持7-0~11-0显微缝合针线。③剪刀:有弯、直剪,弯剪用来分离组织,直剪用来修剪血管。④血管夹:要求既能阻断血流,又不损伤血管壁。⑤其他器械:微血管钳、合拢器、扩张器、对抗器、微型冲洗平针头等(图14-3)。

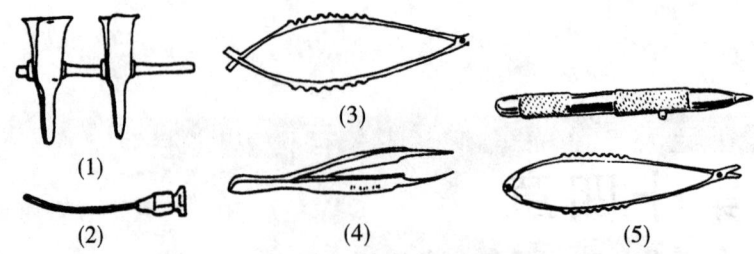

图14-3 显微手术器械
(1)血管夹及合拢器 (2)冲洗平针头 (3)弹簧柄式显微剪 (4)血管钳 (5)持针器

3.显微缝合针线 不同规格的显微缝合针线适用于吻合不同口径的血管(表14-1)。

表14-1 常用的显微缝合针线规格

型号	针		线		用途
	直径/μm	长度/mm	直径/μm	拉力/g	
7-0	200	6	50	50	吻合口径>3 mm 的血管、神经
8-0	150	6	38	50	吻合口径1~3 mm 的血管
9-0	100	5	25	25	吻合口径1~3 mm 的血管
11-0	70	4	18	10	吻合口径<1 mm 的血管、淋巴管

(二)显微外科基本手术技术

显微外科手术有2个特点:①光学放大使细小的组织清晰可见,提高手术的准确性;②手术视野小,操作时手的活动幅度要求小,否则器械就会超出视野范围,或偏离焦距视物模糊。显微外科基本手术技术包括显微血管、神经、淋巴管和肌腱等的吻合。其中显微血管的吻合最为常用,要求也最高。

1.显微血管吻合 包括端端吻合和端侧吻合,以端端吻合最为常用。血管吻合的基本原则和方法如下。①严守无创技术:严禁锐器进入血管腔,不允许用镊子夹持血管壁,以免损伤血管内膜,导致血栓形成。手术中不断应用肝素普鲁卡因或肝素生理盐水滴于血管表面,保持血管湿润。②彻底清创血管:于离血管断端5~10 mm 处应用血管夹阻断血流,彻底切除损伤的血管残端,使其达到完全正常为止。③切除血管外膜:以免缝合时将其带入管腔,引起血栓形成(图14-4)。④血管冲洗扩张:肝素生理盐水冲洗吻合口,用血管镊或血管扩张器准确插入血管腔,边冲洗边扩张。⑤缝合血管:有两定点(图14-5)或三定点间断缝合法。另外还有套接法,即用金属或可吸收材料制成的套管,套接于血管两端之间。

2.显微神经缝合 可根据神经损伤的性质和部位选用神经外膜缝合法和神经束膜缝合法。

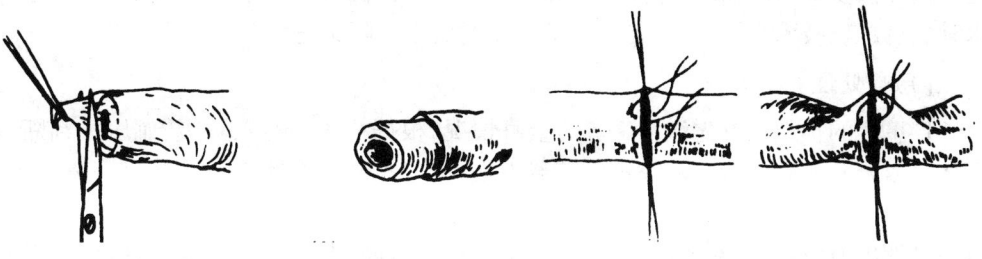

图 14-4　切除血管外膜　　　　　图 14-5　两定点血管缝合法

(三) 显微外科的应用范围

显微外科的发展使其应用范围逐渐扩大,尤其在再植、移植和修复重建外科方面主要应用于以下几个方面。①断肢(指、趾)再植;②吻合血管的组织移植:吻合血管的皮瓣和肌皮瓣移植、吻合血管神经的肌肉移植、吻合血管的骨和骨膜移植、吻合血管的大网膜移植;③吻合血管的空肠移植,重建食管;④周围神经显微修复;⑤显微淋巴管外科;⑥吻合血管的小器官移植。

(四) 显微外科术后监护病房的要求

1. 病室环境　病室要求安静舒适的单人病房,室温保持在 25 ℃ 左右,湿度 50% ~ 60%。室内每天紫外线消毒 1 ~ 2 次,每次 30 min;保持室内物品、地面清洁,并用 1% 消毒液擦拭每日 2 次;室内备有测温计、加温器、加湿器、烤灯、监护设备和必要的抢救药品。

2. 入室制度　医护人员入室时更换清洁衣帽、戴口罩,除生活必需用品外,其他物品不得携带入内;外来人员谢绝探视,严禁吸烟。

(五) 显微外科手术患者监护项目

1. 基础监护　①生命体征的监护;②保持气道通畅,必要时给予吸氧;③建立有效的静脉通路;④血常规、血生化及凝血功能等检查,观察皮肤、黏膜有无瘀点、瘀斑等表现;⑤检查并固定所有管道。

2. 系统监护　①循环系统:监测的指标包括意识、表情、尿量、皮肤黏膜颜色、肢端温湿度等,临床观察包括心电监测及血流动力学监测;②呼吸系统:监护内容包括呼吸形式、频率、节律、深浅等,以及给氧浓度、流量、血气分析结果等;③肾功能:每小时尿量、24 h 总尿量、尿色、血尿素氮等;④中枢神经系统:意识、瞳孔直径、对光反射、四肢反射、肢体活动度等;⑤血液系统:以检查血红蛋白、血细胞比容、白细胞计数和分类、血小板计数等为基本监测。

3. 局部血液循环监护　主要是对血管吻合后局部组织血液灌流情况的监护(参见"断肢再植患者的护理")。

第二节　断肢再植患者的护理

断肢再植即用手术的方法将离断的肢体(指、趾)重新连接,恢复其血液循环,使之存活并恢复其功能的显微外科技术之一。目前,我国在"断肢再植"领域,无论是手术种类、数量、技术水平,还是普及程度方面均处于国际领先水平。

【急救处理】

1. 患者的护理　首先注意患者的全身情况,根据神志、脉搏、呼吸、血压等判断有无休克或合并颅脑、胸、腹部等重要脏器损伤,应以抢救生命为主。肢体完全离断者,一般血管回缩后可自行闭塞,采用加压包扎夹板固定就能止血;如断肢(指、趾)残端有搏动性出血,现场如有条件,可用止血钳夹住血管断端,但不可钳夹血管过多,以利血管吻合,使用止血带应每小时放松1次;肢体如有多处骨折,应固定好患肢,防止造成断端刺伤血管;保持离断肢体干燥,切忌用任何液体浸泡。转运途中应注意平卧、保暖、给热饮料等抗休克措施,并要建立静脉通路,必要时可输血、右旋糖酐、葡萄糖溶液等。

2. 断离肢体的保存　断离肢(指、趾)应冷藏保存,肢体用清洁布类包裹,外套塑料袋,周围置冰块,断离肢禁忌直接浸泡在冰块或冰水中。

3. 断肢再植的时限　指在常温下,肢(指、趾)断离至重建血液循环的时间,即热缺血时间,热缺血时间一般不超过6 h,如气温低或经过冷藏,则可延长时限。再植的时限与肢体损伤的程度、环境温度、断肢保存方法等条件有关。

【护理评估】

1. 健康史　向患者或护送人员了解受伤情况、时间、断肢保存情况、失血情况、疼痛程度、有无晕厥等。

2. 身体状况　注意患者常有血压下降、脉搏细速、四肢厥冷、神志淡漠等休克体征,观察创面受伤、出血情况。

3. 心理社会状况　患者常由于疼痛和出血,担心肢体功能丧失而表现焦虑和恐惧。

【护理诊断/问题】

1. 恐惧和焦虑　与疼痛、肢体离断、担心手术后断肢不能成活、害怕断肢功能丧失有关。

2. 有体液不足的危险　与断肢及术中失血有关。

3. 再植肢体灌流改变　与血管痉挛或吻合处栓塞有关。

4. 有感染的危险　与开放性损伤有关。

5. 躯体活动障碍　与再植肢体功能不健全有关。

【护理措施】

1. 消毒隔离和预防感染措施　术后患者住单间病房,室内空气和器物均须消毒,室温维持在20~25 ℃,湿度50%~60%,有专人护理,限制探视人员。密切观察手术局部有无红、肿、热、痛等感染症状,保持敷料的干燥、清洁;应用破伤风抗毒血清,选用抗生素预防感染,尽量使用肌内注射,以防产生静脉血栓。

2. 严密观察生命体征　定时测量体温、脉搏、呼吸和尿量,记录24 h液体出入量,注意血容量有无不足,及时补足血容量,必要时输血;以及观察有无术后并发症(如急性肾衰、静脉血栓等)。

3. 再植肢体的护理

(1) 抬高肢体　再植肢体抬高至心脏平面,保证静脉回流。

(2) 消除血管痉挛因素,防止血栓形成　术后1周内再植肢体可用烤灯(灯距30~45 cm,防止灼伤)。如局部循环差时,则不宜使用烤灯,以免增加局部组织的代谢。严禁吸烟,防止大幅度变换体位。根据病情,遵医嘱使用止痛剂、血管扩张剂或静脉滴注低分子右旋糖酐。

(3) 观察局部循环方法　①皮肤颜色由红润变苍白,提示动脉痉挛或栓塞;皮肤出现瘀斑,提示静脉部分栓塞;皮肤如出现大片或全部暗紫色,说明静脉完全栓塞。②术后10 d,应每1~4 h测皮温1次。再植肢体皮温应高于正常侧1~2 ℃,如皮温突然下降,患侧与健侧相差3 ℃以上,提示动脉栓塞;如缓慢下降,在1~2 d内相距3 ℃以上,则为静脉栓塞。③毛细血管充盈时间短于1 s,皮肤青紫,患肢肿胀,为静脉回流障碍;如其时间延长至2 s以上,皮肤苍白、发凉,为动脉供血不足。④如肢体肿胀,应测肢体周径以观察是否加重,须寻找原因及时处理,否则可能造成肢体坏死。

4. 功能锻炼　进行健康教育,向患者解释早期活动的重要性,协助制订锻炼计划;自再植成活之日起,患者保持功能位,绝对卧床休息2~4周,但可做适当按摩和活动健肢;3~4周后,软组织已愈合,骨折固定满意者,未固定的关节可做被动或主动运动;当骨骼已愈合,去除外固定后,指导患者做受累关节各方向的主动运动,亦可做较有力的牵伸挛缩和关节功能牵引,进行系统的康复训练。

【健康教育】

1. 向患者解释血管痉挛是影响移植手术失败的原因之一,告诉患者导致血管痉挛的因素有精神紧张、下床活动、大幅度变换体位、伤肢位置不当、疼痛、吸烟、辛辣刺激、过冷过热、血容量不足及用力排便等。

2. 保持舒适体位,患肢绝对休息,抬高患肢略高于心脏水平,过高会影响血液供应,过低影响血液、淋巴回流,导致肢体肿胀。

3. 术前练习床上大小便,多吃水果蔬菜,有规律地按摩腹部,防止便秘。

4. 合理增加营养,给予高糖、高维生素、高蛋白质饮食,改善全身状况,促进手术愈合。

5. 鼓励患者遵医嘱进行功能锻炼。

6. 向患者介绍再植肢体血供障碍可能出现的症状,如有异常,及时就诊。

(刘竹英)

病案讨论

病例摘要　某患者,男,20岁。因酒后骑摩托车,致使其与货车相撞,被货车挂翻倒地,导致其左上臂完全离断,全身多处骨折,大量出血,当场晕厥。

讨论: ①患者目前出现何种问题?为什么?②如何评估患者当前的身体状况?③如患者需要手术,手术前后的护理措施有哪些?④怎样做好患者的健康教育工作?

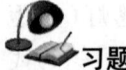 习题

一、护考测试

【A1型题】

1. 保存断肢最好的方法是 ( )
   A. 浸泡于生理盐水中　　B. 浸泡于抗生素溶液中
   C. 浸泡于新洁尔灭溶液中　　D. 包装于口袋内干燥冷藏
   E. 置于冰块内

2. 关于手外伤的处理,下面哪种做法是错误的 ( )
   A. 创底组织血液循环不佳者,宜采用自体中厚皮片覆盖
   B. 不适于游离植皮者,考虑用带蒂皮瓣移植
   C. 创口与皮纹垂直者,采用"Z"字成形术
   D. 手部创口术后10~14 d拆线
   E. 如距受伤的时间较长,清创后不宜立即缝合创口

【A2型题】

3. 女性,36岁,在家中切菜时不慎切伤左手中指,前来就诊,查体见:左中指创面整齐,末节余2/3,指骨外露,以下处理方法中哪个不恰当 ( )
   A. 清创后缩短指骨,缝合皮肤　　B. 清创后用皮瓣移植闭合创口
   C. 清创后用胸壁带蒂皮瓣移植覆盖创口　　D. 清创后用凡士林纱布包扎
   E. 清创后邻指皮瓣移植

二、研考能力拓展

刘女士,32岁。近3个月自觉饮食量增加,逐渐消瘦、怕热、多汗、胸闷、心悸、易急躁。入院后体检见甲状腺呈对称性肿大,质软,随吞咽上下移动,两眼球突出,双手震颤。心率118次/min,血压135/75 mmHg。诊断为原发性甲状腺功能亢进,准备行手术治疗。请问:①如何评估当前患者甲状腺功能亢进的程度?②提出患者术前主要的护理诊断/问题。③简述术前药物准备的方法、作用及有效的指标。

第十五章 颈部疾病患者的护理

甲状腺位于甲状软骨下方、气管的两旁，由左右两侧叶和中央峡部构成。成人甲状腺重 25～30 g。由内层甲状腺固有被膜和外层甲状腺外科被膜所包裹，内、外被膜形成韧带将甲状腺固定于环状软骨和气管上，做吞咽运动时，甲状腺可随之上下移动。在甲状腺两叶的背面，两层被膜间隙内，一般附有 4 个甲状旁腺，手术损伤引起低钙血症，造成口周、四肢末端麻木、肌肉抽搐。

甲状腺血液循环丰富，每侧叶血液主要由甲状腺上动脉和甲状腺下动脉供应。甲状腺上、下动脉分支之间及与喉部、气管、咽部和食管的动脉分支之间广泛吻合和沟通，故手术结扎甲状腺上、下动脉后，残留腺体和甲状旁腺仍有足够的血液供应。每侧叶甲状腺有 3 条主要静脉，即甲状腺上、中、下静脉。甲状腺上、中静脉血液回流入颈内静脉，甲状腺下静脉回流直接注入无名静脉。甲状腺的淋巴液汇入颈深淋巴结。

声带的运动由来自迷走神经的喉返神经支配，喉返神经穿行于甲状腺下动脉的分支之间，在喉部入喉支配声带，受损后出现引起声带麻痹、声音嘶哑，双侧受损引起失音。喉上神经亦来自迷走神经，与甲状腺上动、静脉伴行，分内支和外支。内支（感觉支）入喉分布于喉黏膜；外支（运动支）支配环甲肌，使声带紧张。由于此解剖特点，该两神经受损或被肿瘤侵犯后可出现声音低、呛咳和吞咽困难。

甲状腺有合成、储存和分泌甲状腺素的功能。甲状腺素分三碘甲腺原氨酸（T3）和四碘甲腺原氨酸（T4）两种。甲状腺素与甲状原素结合球蛋白结合，储存于甲状腺滤泡中。释放入血的甲状腺素与血清蛋白结合，其中 90% 为 T4，10% 为 T3。T3 活性较强而迅速，因而 T3 的量虽然少于 T4，其生理作用却比 T4 高 4～5 倍。甲状腺素主要参与人体物质和能量的代谢，其作用包括：增加全身组织细胞的氧消耗和产热，促进蛋白质、脂肪和糖类的分解；促进人体的生长发育和组织分化，并影响体内水和电解质的代谢等。

甲状腺的功能与人体各器官系统的活动和外部环境相互联系。甲状腺功能的主要调节机制包括下丘脑-垂体-甲状腺轴控制系统和甲状腺腺体内的自身调节系统。甲状腺素的产生和分泌需要垂体分泌的促甲状腺素（thyroid-stimulating hormone，TSH）。TSH 直接刺激和促进甲状腺滤泡上皮细胞合成，而甲状腺素的释放又对 TSH 起反馈性抑制作用。TSH 的分泌除受甲状腺素反馈性抑制外，主要受下丘脑促甲状腺素释放激素（thyrotropin-releasing hormone，TRH）的自接刺激。若甲状腺素分泌过多或大量摄入时，除对垂体 TSH 释放有抑制外，对下丘脑 TRH 的释放也有对抗作用。

此外，甲状腺本身对体内碘缺乏或碘过剩时存有改变甲状腺素产生和释放的适应性调节系统。甲状腺通过上述调节控制体系维持机体正常的生长、发育和代谢功能。

第一节　甲状腺功能亢进患者的护理

甲状腺功能亢进（简称甲亢）是由各种原因所致正常甲状腺分泌反馈调控机制丧失，引起循环中甲状腺素异常增多，出现以全身代谢亢进和神经系统功能紊乱为主要特征的内分泌疾病。多见于女性，男女性患者之比约1∶4。按引起原因分为：原发性甲亢、继发性甲亢和高功能腺瘤。甲亢治疗有抗甲状腺药治疗、放射性碘治疗及甲状腺大部切除术。甲状腺大部切除术仍是目前治疗中度以上甲亢的一种常用而有效的方法，能使90%～95%的患者获得痊愈，手术死亡率低于1%，主要缺点是有一定的并发症，术后甲亢复发率为4%～5%，少数患者有甲减的可能。

【病因与发病机制】

原发性甲亢的病因迄今未明。近年来认为原发性甲亢是一种自身免疫性疾病，其淋巴细胞产生的两类 G 类免疫球蛋白，即长效甲状腺激素（long acting thyroid stimulator，LATS）和甲状腺刺激免疫球蛋白（thyroid stimulating immunoglobulin，TSI）能抑制腺垂体分泌 TSH，并与甲状腺滤泡壁细胞膜上的 TSH 受体结合，导致甲状腺素的大量分泌。继发性甲亢和高功能腺瘤患者血中 LATS 等的浓度不高，可能与病变本身的自主性分泌紊乱有关。

【临床表现】

患者病情轻重不一，典型表现有高代谢症候群、甲状腺肿大及突眼征三大主要症状。

1. 高代谢症候群　主要表现为性情急躁、易激动、失眠、双手颤动、怕热、多汗、易疲劳等；食欲亢进却体重减轻，肠蠕动亢进和腹泻，心悸、脉快有力（脉搏常在100次/min以上，休息和睡眠时间仍快）脉压增大，月经失调，阳痿，极个别患者伴有局限性胫前黏液性水肿。

2. 甲状腺肿大　多数患者有不同程度弥漫性、对称性甲状腺肿大，肿大程度与甲亢轻重无明显关系，多无局部压迫症状。由于腺体内血管扩张、血流加速，左、右叶下极可扪及震颤感和闻及血管杂音。

3. 突眼征　突眼为眼征中重要且较特异的体征之一，突眼多与甲亢同时发生。典型者双侧眼球突出、眼裂增宽。严重者眼球向前突出、瞬目减少、上眼睑挛缩、睑裂宽；向前平视时，角膜上缘外露，向上看物时前额皮肤不能皱起；看近物时眼球辐辏运动不良，甚至伴眼睑肿胀肥厚，结膜充血、水肿等。

【辅助检查】

1. 基础代谢率测定　基础代谢率是指人体在清醒、空腹、无精神紧张和外界环境（如温度）的影响下的能量消耗率。可用基础代谢率测定器测定，较可靠；也可根据脉压和脉率计算，常用计算公式为：基础代谢率（%）=（脉率+脉压）-111，以±10%为正常，20%～30%为轻度甲亢，30%～60%为中度甲亢，60%以上为重度甲亢。测定必须在清晨、空腹和静卧时进行。

2. 血清 T3、T4、TSH 测定　甲亢时 T3 值的上升较早而快,约高于正常值的 4 倍;T4 上升较迟缓,仅高于正常的 2.5 倍,故测定 T3 对甲亢的诊断具有较高的敏感性。诊断困难时,可做促甲状腺素释放激素兴奋试验,即静脉注射 TRH 后,促甲状腺素不增高(阴性)则更有意义。

3. B 型超声检查　测定甲状腺大小、血供情况,排除肿瘤。

4. 放射性检查　必要时可做甲状腺核素扫描和甲状腺摄 ^{131}I 测定。

5. 五官科声带检查　了解声带完好情况及有无手术禁忌。

【治疗原则】

原发性甲亢首选抗甲状腺药治疗,无效行放射性碘治疗和(或)甲状腺大部切除术;继发性甲亢、高功能腺瘤多选用手术治疗。术前需抗甲状腺药物有效控制症状,待血清 T3、T4 正常后,用复方碘溶液口服 2～3 周方可手术。

1. 手术适应证　①继发性甲亢或高功能腺瘤;②中度以上的原发性甲亢;③腺体较大,伴有压迫症状,或胸骨后甲状腺肿等类型的甲亢;④抗甲状腺药物或 ^{131}I 治疗后复发或坚持长期用药有困难者。鉴于甲亢对妊娠可造成不良影响(流产、早产等),而妊娠又可能加重甲亢,因此,妊娠早、中期的甲亢患者凡具有上述指征者,仍应考虑手术治疗。

2. 手术禁忌证　①青少年患者;②症状较轻者;③老年患者或有严重器质性疾病不能耐受手术治疗者。

【护理评估】

1. 术前评估

(1)健康史和相关因素　患者年龄、性别;本次发病诱因,病程长短,治疗经过;有无类似疾病及家族史。有无其他自身免疫性疾病史,既往身体健康状况。有无甲亢病史。

(2)身体状况

1)饮食状况:有无食欲亢进,特殊嗜好。

2)局部:①甲状腺有无弥漫性、对称性肿大;肿块大小、质地、有无触痛,肿块与甲亢症状轻重的关系;甲状腺有无震颤或血管杂音等。②有无突眼征。

3)全身:了解甲亢症状控制情况,有无以下几类症状。①高代谢综合征:基础代谢率增高、怕热、多汗、皮肤温暖而湿润;②神经系统症状:神经过敏、易激动、烦躁多虑、多言多动、注意力分散和双手平伸时手指细颤;③心血管系统症状:心律失常、脉压增大、心动过速,且在休息和睡眠时心率仍然加快等;④消化系统症状:食欲亢进、消瘦和腹泻等;⑤其他:肌无力、肌萎缩,甚至甲亢性肌病等,女性患者月经减少、闭经不孕,男性患者阳痿、乳房发育和生育能力下降等。

4)辅助检查:血清 T3、T4、TSH 值,放射性核素扫描,B 型超声等检查结果,有助于判断病情。

(3)心理社会状况

1)心理状态:患者的情绪因内分泌紊乱而受到不同程度的影响,纷乱的情绪状态使患者人际关系恶化,更加重了患者的情绪障碍。此外,外形的改变,如突眼、颈部粗大可造成患者自我形象紊乱。因此,需要评估患者有无情绪不稳定、坐卧不安、遇事易急躁、难以克制自己情绪或对自己的疾病顾虑重重等。

2)社会、家人状况:评估患者及亲属对疾病和手术治疗的了解程度;评估有无因长期治疗造成经济负担加重而影响家庭生活的现象,了解患者所在社区的医疗保健服务情况等。

2.术后评估

(1)一般资料:包括麻醉方式、手术种类,术中情况、术后生命体征和切口、引流管情况等。

(2)呼吸和发音、吞咽:对甲状腺术后患者尤应加强呼吸节律、频率和发音、吞咽状况的评估,以利早期发现并发症。

(3)术后继续口服复方碘溶液1周。

(4)并发症:甲亢术后常见并发症有甲状腺危象、呼吸困难和窒息、喉返神经损伤、喉上神经损伤和甲状旁腺损伤。

1)甲状腺危象:是甲亢术后的严重并发症之一,可危及患者生命。临床表现为术后12~36 h内患者出现高热(>39 ℃)、脉快而弱(>120次/min)、大汗、烦躁不安、谵妄,甚至昏迷,常伴有呕吐、水泻。若处理不及时或不当,患者常迅速死亡。其原因和诱因可能与术前准备不充分使甲亢症状未能很好控制及其长期甲亢所致肾上腺皮质激素的合成和分泌亢进使肾上腺皮质功能减退,以及手术创伤致甲状腺素过量释放等有关。

2)甲状腺功能减退:多因甲状腺组织切除过多引起,也可能由于残留腺体血液供应不足所致。临床上出现轻重不等的黏液性水肿症状,皮肤和皮下组织水肿,面部尤甚,按之不留凹痕,且较干燥,并有毛发疏落。患者常感疲乏、性情淡漠、智力较迟钝、动作缓慢、性欲减退,此外,脉率慢、体温低、基础代谢率低。甲状腺功能减退术后发生率低,治疗予以甲状腺片口服。

【护理诊断/问题】

1.潜在并发症 有甲状腺危象,呼吸困难和窒息、喉返神经损伤、喉上神经损伤和甲状旁腺损伤。

2.营养不良:低于机体需要量 与甲亢时基础代谢率显著增高所致代谢需求量大于摄入量有关。

3.有受伤的危险 与突眼造成的眼睑不能闭合,有潜在的角膜溃疡、感染而致失明的可能有关。

【护理措施】

1.有效预防和及时处理甲状腺危象

(1)预防措施 关键在于做好充分的术前准备,使患者基础代谢率降至正常范围,甲亢症状控制,血清 T3、T4、TSH 值正常后再手术,术后继续口服复方碘溶液1周。

(2)避免诱因 避免诱发甲亢患者甲状腺危象的因素,如应激状态(感染、手术、放射性碘治疗等);严重的躯体疾病(心力衰竭、脑血管意外、急腹症、重症创伤、败血症、低血糖等);口服过量甲状腺激素制剂;严重精神创伤及手术中过度挤压甲状腺等。

(3)提供安静轻松的环境 保持病室安静,室温稍低,色调和谐,避免患者精神刺激或过度兴奋,使患者得到充分的休息和睡眠。必要时可给患者提供单人病室,以防患者间的互相干扰。

(4)术前药物准备的护理 术前通过药物治疗使甲亢症状基本控制是甲亢患者手术前准备的重要环节,护士应遵医嘱正确指导甲亢患者完成术前药物准备。术前药物准备方法通常有:

1)先用硫脲类药物,待甲亢症状基本控制后停药,再单独服用碘剂1~2周,再行手术。因硫脲类药物使甲状腺肿大充血,手术时极易发生出血,增加手术风险,而碘剂能减少甲状腺的血流量,减少腺体充血,使腺体缩小变硬,因此服用硫脲类药物后必须服用碘剂。常用的碘剂为复方碘化钾溶液,每日3次口服,第1天每次3滴,第2天每次4滴,依次逐天递增至每次16滴止,然后维持此剂量。或复方碘化钾溶液10滴每天3次,连续2周。由于碘剂可刺激口腔和胃黏膜,引起恶心、呕吐、食欲缺乏等不良反应,因此,护士可指导患者于饭后用冷开水稀释后服用,或在用餐时将碘剂滴在馒头或饼干上一同服用。

2)开始即用碘剂,2~3周后待甲亢症状得到基本控制(患者情绪稳定,睡眠好转,体重增加,脉率<90次/min以下,基础代谢率<20%)后,便可进行手术。碘剂的作用在于抑制蛋白水解酶,减少甲状腺球蛋白的分解,逐渐抑制甲状腺素的释放,有助于避免术后甲状腺危象的发生。但因碘剂只能抑制甲状腺素的释放,而不能抑制甲状腺素的合成,停服后会致储存于甲状腺滤泡内的甲状腺球蛋白大量分解,使原有甲亢症状再现,甚或加重。故碘剂不能单独治疗甲亢,仅用于手术前准备;凡不拟行手术治疗的甲亢患者均不宜服用碘剂。

3)对于不能耐受碘剂或合并应用硫脲类药物,或对此两类药物无反应的患者,主张与碘剂合用或单用普萘洛尔做术前准备,每6 h服药1次,每次20~60 mg,一般服用4~7 d后脉率即降至正常水平。由于普萘洛尔半衰期不到8 h,故最末一次服用须在术前1~2 h,术后继续口服4~7 d。术前不用阿托品,以免引起心动过速。

(5)加强观察 术后早期加强巡视和病情观察,一旦出现甲状腺危象的征象,立即通知医生,并配合急救。

(6)急救护理 对发生甲亢危象者,护士应遵医嘱及时落实各项治疗和护理措施。首先给予镇静剂;静脉输入大量葡萄糖溶液;吸氧,减轻组织缺氧;降温可使用物理降温,必要时药物降温。口服复方碘化钾溶液3~5 mL,紧急时1~2 g碘化钠加入等渗盐水中做静脉滴注。近年来多用β-受体阻滞剂或抗交感神经药,常用的有普萘洛尔5 mg加入5%葡萄糖100 mL做静脉滴注,或口服40~80 mg,每6 h 1次。利血平2 mg肌内注射,每6 h应用1次。同时给予大量肾上腺皮质激素。

(7)心理护理 患者在经历危象的发作和抢救后,不仅躯体备感疲乏,在心理上更对疾病充满恐惧和对预后的担忧。护士在完善患者各项治疗、提供各项生活护理的同时,更要做好对患者的心理安慰,鼓励其树立战胜疾病的勇气和信心,以良好的心态积极配合各项治疗和护理措施的顺利实施。

2. 有效防治并发症 有效防治呼吸困难和窒息、喉返神经损伤、喉上神经损伤和甲状旁腺损伤等并发症(参见本章第二节)。

3. 加强营养支持,满足机体代谢的需要

（1）术前　患者因代谢高、常感饥饿，为了满足机体代谢亢进的需要，每天需供给患者 5~6 餐，鼓励其进食高热量、高蛋白质和富含维生素的均衡饮食。主食应足量，可适当增加奶类、蛋类、瘦肉类等优质蛋白以纠正负氮平衡，两餐之间增加点心。每天饮水 2 000~3 000 mL，以补充出汗、腹泻、呼吸加快等所丢失的水分。但有心脏疾病患者应避免大量饮水，以防水肿和心力衰竭。禁用对中枢神经有兴奋作用的浓茶、咖啡等刺激性饮料，戒烟、酒。勿进食增加肠蠕动及易导致腹泻的富含纤维的食物。

（2）术后　清醒患者，即可给予少量温或凉水，若无呛咳、误咽等不适，可逐步给予微温流质饮食，注意过热可使手术部位血管扩张，加重切口渗血。以后逐渐过渡到半流质及高热量、高蛋白质和富含维生素的饮食，以利切口早期愈合。

4. 突眼护理　对眼睑不能闭合者必须注意保护角膜和结膜，经常点眼药水，防止干燥、外伤及感染，外出戴墨镜或使用眼罩以避免强光、风沙及灰尘的刺激。睡眠时头部抬高，以减轻眼部肿胀。若患者不易或无法闭合眼睛时，应涂抗生素眼膏，并覆盖纱布或使用眼罩，预防结膜炎和角膜炎。结膜发生充血水肿时，用 0.5% 醋酸可的松眼剂滴眼，并加用冷敷；眼睑闭合严重障碍者可行眼睑缝合术。对于严重突眼者还应加强心理护理，多关心和照顾，帮助其树立治疗的信心，同时应完善术前准备，以择期行眶内减压术。

【健康教育】

1. 休息　劳逸结合，适当休息和活动，以促进各器官功能的恢复。
2. 饮食　选用高热量、高蛋白质和富含维生素的饮食，以利切口愈合和维持机体代谢需求。
3. 心理调适　引导患者正确面对疾病、症状和治疗，合理控制自我情绪，保持精神愉快和心境平和。
4. 用药指导　使患者了解甲亢术后继续服药的重要性、方法并督促执行。
5. 随访　患者出院后应定期门诊复查甲状腺功能，若出现心悸、手足震颤、抽搐等症状，应及时就诊。

第二节　甲状腺肿瘤患者的护理

一、甲状腺腺瘤患者的护理

甲状腺腺瘤系最常见的甲状腺良性肿瘤，腺瘤周围有完整包膜。按形态学可分为：滤泡状腺瘤和乳头状腺瘤（世界卫生组织将其改名为乳头型滤泡性腺瘤），临床以前者多见。

【临床表现】

本病以 40 岁以下女性多见，且多数患者无不适症状，常在无意间或体检时发现颈部有圆形或椭圆形结节，多为单发。结节表面光滑，边界清楚，包膜完整，无压痛，随吞咽上下移动；质地依瘤体性质而异，腺瘤质地较软，而囊性者质韧。腺瘤一般生长缓慢，但乳头状囊性腺瘤因囊壁血管破裂所致囊内出血时，瘤体在短期内可迅速增大并伴局部胀痛。

【辅助检查】

1. 超声检查 可发现甲状腺内肿块;若伴囊内出血,提示存在囊性病变。
2. 放射性检查 必要时可做甲状腺核素扫描和甲状腺摄^{131}I测定。

二、甲状腺癌患者的护理

甲状腺癌是甲状腺最常见的恶性肿瘤,约占全身恶性肿瘤的1%,女性发病率高于男性。涉及预后的因素较多,以病理类型最为重要。分化良好的甲状腺癌患者,95%可以长期存活,特别是乳头状腺癌良好倾向的生物学行为,预后最好;但少数也可间变为恶性程度极高的未分化癌。手术切除是除未分化癌以外各型甲状腺癌的基本治疗方式,并辅助应用放射性核素、甲状腺激素和放射外照射治疗。除髓样癌外,多数甲状腺癌起源于滤泡上皮细胞。

【病理分类】

按肿瘤的病理类型可分为:

1. 乳头状腺癌 约占成人甲状腺癌的60%和儿童甲状腺癌的全部。多见于中青年女性。属低度恶性,生长较缓慢,较早可出现颈淋巴结转移,但预后较好。
2. 滤泡状腺癌 约占甲状腺癌的20%,多见于中年人,肿瘤生长较迅速,属中度恶性,可经血液转移至肺、肝、骨和中枢神经系统,预后较乳头状癌差。
3. 未分化癌 约占甲状腺癌的15%,常见于老年人。肿瘤发展迅速,约50%早期发生颈部淋巴结转移,高度恶性。此外,常经血液转移至肺、骨等处,预后较差。
4. 髓样癌 约占甲状腺癌的7%,来源于滤泡旁降钙素分泌细胞。中度恶性,预后不如乳头状癌,稍好于未分化癌。

【临床表现】

1. 发病初期 多无明显症状,仅在颈部出现单个、质地硬而固定、表面高低不平、随吞咽上下移动的肿块。未分化癌可在短期内迅速增大,并侵犯周围组织。因髓样癌组织可以产生激素样活性物质,患者可以出现腹泻、心悸、面色潮红和血清钙降低等症状,并伴其他内分泌腺体的增生。部分患者可与结节性甲状腺肿并存。
2. 晚期 除伴有颈部淋巴结肿大外,常因喉返神经、气管或食管受压而出现声音嘶哑、呼吸困难或吞咽困难等;若颈交感神经节受压可以引起 Horner 综合征;若颈丛神经受压出现耳、枕和肩部等处疼痛,颈肩部肌肉功能障碍。甲状腺癌远处转移多见于肺和扁骨(颅骨、椎骨、胸骨、骨盆等)。

【辅助检查】

1. 实验室检查 除血生化和尿常规检查外,还包括测定甲状腺功能;血清降钙素有助于髓样癌的诊断。
2. 超声检查 测定甲状腺大小,探测甲状腺内有无占位;占位大小、位置、数目、边界、钙化、与邻近组织关系、硬度等,评估甲状腺肿物性质;若肿物为实质性呈不规则状,弹性评分Ⅳ级以上,纵横比大于1,则恶性可能性大。了解颈部淋巴结有无转移可能。

3. 放射性核素扫描　甲状腺核素扫描不规则冷结节,恶性可能性较大。

4. X射线检查　颈部X射线检查可以了解气管有无移位、狭窄,有无肿物钙化及上纵隔增宽。胸部及骨骼X射线检查有助于评估肺和骨转移。

5. CT、MRI　评估甲状腺病变性质、与周围组织的关系、颈部淋巴结转移等。

6. 细针穿刺细胞学检查　是明确甲状腺结节性质的有效方法,准确率达80%以上。

【治疗原则】

手术切除是各型甲状腺癌的基本治疗方法,并辅助应用甲状腺素、放射性碘治疗和化学治疗等。

1. 手术治疗　一般多行患侧腺体连同峡部全切、对侧腺体大部切除,并根据病理类型和情况决定是否行腺体全部切除加一侧或两侧颈部淋巴结清扫等。甲状腺良性肿瘤或结节性甲状腺肿,可行腔镜下甲状腺手术。

2. 内分泌治疗　甲状腺癌行次全切除或全切除术后应终身服用甲状腺素,用药期间定期测定血清 T3、T4 和 TSH,以此调整用药剂量;控制 TSH 保持在低水平,但不引起甲亢为宜,老年人注意心脏功能。

3. 放射性核素治疗　术后 ^{131}I 治疗主要适用于45岁以上乳头状癌和滤泡状癌、多发病灶、局部侵袭、淋巴结转移及有远处转移者。

4. 放射性外照射治疗　主要适用于未分化型甲状腺癌。因其恶性程度高、发展迅速,常在发病2~3个月后即出现局部压迫或远处转移症状,故对该类型患者通常以外放射治疗为主,手术治疗仅为 ^{131}I 治疗准备或解除压迫症状。

【护理评估】

1. 术前评估

(1) 健康史和相关因素　除评估患者的一般资料,如年龄、性别等外,还应询问其有无其他肿瘤病史,了解其既往健康状况及有无手术史和相关疾病的家族史。

(2) 身体状况

1) 局部:①肿块与吞咽运动的关系;②肿块的大小、形状、质地和活动度;③肿块的生长速度;④颈部有无肿大的淋巴结。

2) 全身:①有无压迫症状,如声音嘶哑、呼吸困难、吞咽困难、Horner综合征等;②骨和肺转移征象;③腹泻、心悸、脸面潮红和血清钙降低等症状;④伴有其他内分泌腺体的增生。

3) 辅助检查:包括基础代谢率,甲状腺摄 ^{131}I 率,血清 T3、T4、TSH 含量测定,放射性核素扫描和超声等检查。

4) 心理社会状况

心理状态:患者常在无意中发现颈部肿块,病史短且突然,或因已存有多年的颈部肿块在短期内迅速增大,因而担忧肿块的性质和预后,表现为惶恐、焦虑和不安,故须正确了解和评估患者患病后的情绪、心情和心理变化状况。

认知程度:患者和家属对疾病、手术和预后的不同认知程度会影响患者对手术和治疗的依从性及疗效。护士对患者和家属应分别做好评估:①对甲状腺疾病的认知态度;②对手术的接受程度;③对术后康复知识的了解程度。

2.术后评估

（1）一般情况　包括麻醉方式、手术方式、术中情况、术后生命体征、切口和引流情况等。

（2）呼吸和发音　加强对甲状腺术后患者的呼吸节律、频率和发音状况的评估，以利早期发现并发症。

（3）并发症　甲状腺术后常见并发症有呼吸困难和窒息、喉返神经损伤、喉上神经损伤和甲状旁腺损伤。

呼吸困难和窒息：是最危急的并发症，多发生于术后48 h内。临床表现为进行性呼吸困难、烦躁、发绀，甚至窒息，可有颈部肿胀，切口渗出鲜血等。常见原因：①切口内出血压迫气管，主要系手术时止血不完善、血管结扎线滑脱或凝血功能障碍所致。②喉头水肿，可因手术创伤或气管插管所致。③气管塌陷，气管壁长期受肿大甲状腺压迫而发生软化，在切除甲状腺大部分腺体后，软化气管壁失去支撑所致。④双侧喉返神经损伤。

喉返神经损伤：发生率为0.5%。单侧喉返神经损伤，多引起声音嘶哑，虽然可经健侧声带向患侧过度内收而代偿，但不能恢复其原有音色；双侧喉返神经损伤依其平面的不同，可因双侧声带麻痹而失声，严重者发生呼吸困难，甚至窒息。喉返神经损伤多数是由于手术时损伤，如切断、结扎、钳夹或牵拉过度所致，少数是由于血肿压迫或癌组织的牵拉引起。前者在术中立即出现症状，后者在术后数天才出现症状。损伤的后果与损伤的性质（永久性或暂时性）和范围（单侧或双侧）密切相关。

喉上神经损伤：在处理甲状腺上极时损伤喉上神经内支（感觉支）或外支（运动支）所致。外侧支受损可使环甲肌瘫痪，引起声带松弛和声调降低。内侧支受损会使喉部黏膜感觉丧失，在进食，特别是饮水时，患者因喉部反射性咳嗽的丧失而易发生误咽或呛咳。

甲状旁腺损伤：多数患者症状轻且短暂，常在术后1~2 d出现面部、口唇或手足部的针刺、麻木或强硬感，少数严重者可出现面肌和手足伴有疼痛的持续性痉挛、抽搐，每日发作多次，每次持续10~20 min或更长，甚至可发生喉肌痉挛和窒息。其主要系手术时甲状旁腺被切除、挫伤或其血液供应受累，致血钙浓度下降，神经、肌肉应激性增高所致。

【护理诊断/问题】

1.焦虑　与颈部肿块性质不明、环境改变、担心手术及预后有关。

2.潜在并发症　呼吸困难和窒息、喉返和（或）喉上神经损伤、甲状旁腺损伤等。

3.清理呼吸道无效　与咽喉部及气管受刺激、分泌物增多及切口疼痛有关。

【护理措施】

1.术前护理

（1）热情接待患者，了解其对所患疾病的感受，告知患者有关甲状腺肿瘤及手术方面的知识，说明手术必要性及术前准备的意义，有效缓解焦虑。

（2）指导患者进行手术体位适应性练习（将软枕垫于肩部，保持头低、颈过伸位），以利手术野的暴露。

（3）对精神过度紧张或失眠者，遵医嘱适当应用镇静剂或安眠药物，使其处于接受手术的最佳身心状态。

(4)皮肤准备:男性应剃除胡须,行颈清扫术者剪短头发或剃除耳后头发。

2.术中护理

(1)麻醉 颈丛神经阻滞麻醉或全身麻醉。

(2)体位 平仰卧位,颈部过伸位(患者肩部垫高,头后仰,两侧放置沙袋固定,使头部与躯干保持在同一条直线上)。

(3)术中配合

1)手术床前、后各准备一升降桌,分别放置头单和中单,打开中单后,将中单的两根带子从双肩上接过绕耳后,系于颈后,在铺巾时用两块治疗巾分别做两个球状置于颈部两侧沙袋上。

2)在颈前胸骨柄上2 cm处沿皮纹切口,在切开颈阔肌后,用直血管钳或鼠齿钳钳夹皮下上提,沿浅筋膜浅层分离度瓣。游离甲状腺周围。在分离甲状腺上下动脉、静脉时,注意调节灯光及准备缝扎线。

3)密切观察患者呼吸情况,配合手术医生检查患者声音是否嘶哑,以便及时发现喉返神经损伤。

4)手术即将结束时,将患者的头部放平,减少切口的张力,便于整合。

5)在包扎切口时,注意胶布不要粘到患者的头发上。

6)术毕搬运时用手托住患者头、颈部,防患者自行用力,引起出血。

3.术后护理

(1)指导患者保持头颈部舒适体位,在改变卧位、起身和咳嗽时可用手固定颈部,以减少震动和保持舒适。

(2)做好生命体征观察,尤其是呼吸、发音和吞咽情况。密切观察切口敷料及引流管情况,有异常发现及时处理。

(3)饮食:全身麻醉术后清醒无呕吐者,6 h后即可进食,一般术后第2天进食。

(4)行颈淋巴结清扫术者,因手术创伤大、疼痛不适会加重患者对预后的担心,故须遵医嘱及时给予镇痛,以利休息和缓解焦虑。

(5)做好术后并发症观察和护理,一旦发现并发症,及时通知医生,配合抢救。

1)呼吸困难和窒息:多发生于术后12~48 h,因血肿压迫所致呼吸困难或窒息。主要预防和急救措施包括床旁备气管切开包,对因血肿压迫所致呼吸困难或窒息者,须立即配合医生进行床边抢救,即拆除缝线,敞开切口,迅速清除血肿,结扎出血的血管。若患者呼吸仍无改善则须行气管切开、吸氧;待病情好转,再送手术室做进一步检查、止血和其他处理。对喉头水肿所致呼吸困难或窒息者,应即刻遵医嘱应用大剂量激素,如地塞米松30 mg静脉滴入,若呼吸困难无好转,可行环甲膜穿刺或气管切开。

2)喉返和喉上神经损伤:观察患者术后发音情况,有无声调降低或声音嘶哑。术中缝扎引起的神经损伤属于永久性,钳夹、牵拉或血肿压迫所致损伤者多为暂时性,经理疗等处理后,一般在3~6个月内可逐渐恢复,严重损伤所致呼吸困难和窒息者多须即刻做气管切开。喉上神经内侧支受损者,因咽部黏膜感觉丧失所致反射性咳嗽消失,患者在进食,尤其在饮水时,易发生误咽和呛咳,故要加强对该类患者在饮食过程中的观察和护理,并鼓励其多进食固体类食物;一般经理疗后可自行恢复。

3)甲状旁腺损伤:与术中甲状旁腺误切有关。观察术后患者有无口唇及四肢麻木情况。一旦患者主诉有口唇麻木等,立即通知医生,测血钙、血磷,按医嘱口服补钙或静脉补钙。不易恢复者给予甾醇和维生素D口服。永久损伤甲状旁腺移植,具有一定疗效。

【健康教育】

1. 心理调适　甲状腺癌患者术后存有不同程度的心理问题,应指导患者调整心态,正确面对现实,积极配合治疗。

2. 功能锻炼　为促进颈部功能恢复,术后患者在切口愈合后可逐渐进行颈部活动,直至出院后3个月。颈淋巴结清扫术者,因斜方肌不同程度受损,功能锻炼尤为重要,故在切口愈合后即应开始肩关节和颈部的功能锻炼,并随时保持患侧上肢高于健侧的体位,以防肩下垂。

3. 治疗　甲状腺全切除者应遵医嘱坚持服用甲状腺素制剂,术后须行放射治疗者应遵医嘱按时治疗。

4. 随访　教会患者颈部自行体检的方法;患者出院后须定期随访,复诊颈部、肺部和甲状腺功能等。若发现结节、肿块或异常应及时就诊。

第三节　常见颈部肿块患者的护理

颈部肿块可以是颈部或非颈部疾病的共同表现。据统计,恶性肿瘤、甲状腺疾病及炎症、先天性疾病和良性肿瘤各占颈部肿块的1/3。其中恶性肿瘤占有相当大比例,所以颈部肿块的鉴别诊断就具有重要意义。

【病因】

1. 肿瘤　有原发性和转移性肿瘤两类。以后者居多,原发病灶常位于口腔、鼻咽部、甲状腺、肺、纵隔、乳房和胃肠道等处,且以发生锁骨上区转移多见。在原发性肿瘤中,良性肿瘤有甲状腺腺瘤、腮腺瘤、舌下囊肿和血管瘤等,恶性肿瘤有甲状腺癌、恶性淋巴瘤和涎腺癌等。

2. 炎症　急、慢性淋巴结炎,淋巴结结核,软组织化脓性感染等。

3. 先天性畸形　甲状腺舌骨囊肿或瘘、囊状淋巴管瘤、颏下皮样囊肿等。

【临床表现】

1. 颈淋巴结结核　多见于儿童和青年。临床表现为颈部单侧或双侧出现多个大小不等的肿大淋巴结,以单侧者居多,90%的患者仅累及一组淋巴结。早期,肿大淋巴结较硬、无痛,且能活动,随后融合成团或形成串珠状肿块,晚期,淋巴结发生干酪样坏死、液化,形成寒性脓肿,甚或破溃形成经久不愈的窦道或慢性溃疡。少数患者可伴低热、盗汗、食欲缺乏和消瘦等全身症状。患者可通过胸部透视、结核菌素试验,必要时经淋巴结活组织病理学检查有助于明确诊断。

2. 慢性淋巴结炎　多为继发于头、面和颈部的炎性病灶。肿大的淋巴结常分散于颈侧区、颌下或颏下区,中等偏硬,但表面光滑、能活动,急性期有压痛或不适。

3. 转移性肿瘤　在颈部肿块中发病率仅次于慢性淋巴结炎和甲状腺疾病,约占颈部恶性肿瘤的3/4。颈部的转移性肿瘤多见于鼻咽癌和甲状腺癌的转移;锁骨上窝转移性肿瘤的原发病灶大多位于胸腹部。肿瘤转移性淋巴结质地较硬,初起常为单发、无痛,尚可被推动;以后迅速增大,肿块呈结节状、表面不平、固定,且伴局部或放射性疼痛;晚期,肿块可发生坏死、破溃、感染和出血,且分泌物带有恶臭。

4. **恶性淋巴瘤** 为源于淋巴组织恶性增生的实体瘤(包括霍奇金病和非霍奇金淋巴瘤),多见于男性青壮年。肿大淋巴结常先出现于一侧或双侧颈侧区,散在、稍硬、尚活动、无压痛;继之病情迅速发展,淋巴结逐渐融合成团,伴腋窝、腹股沟淋巴结和肝脾肿大及不规则高热。血常规检查和淋巴结病理学检查可确诊本病。

5. **甲状腺舌管囊肿** 是与甲状腺发育有关的先天性畸形。多见于15岁以下儿童。表现为位于颈前区中线、舌骨下方的1~2 cm圆形肿块,边界清楚,表面光滑,有囊性感,无压痛,并随吞咽或伸、缩舌面上、下活动。囊肿可多年无变化和无症状;若并发感染,可出现红、肿、热、痛及全身感染症状。感染性囊肿破溃后,形成经久不愈的瘘管。

6. **腮腺多形性腺瘤(混合瘤)** 是一种含有腮腺组织、黏液和软骨样组织的腮腺肿瘤,故称混合瘤。肿瘤外层为一层很薄的包膜,由腮腺组织受压变形而成,并非真性包膜。多见于青壮年,肿瘤位于耳垂下方,较大时可伸向颈部。该病有潜在恶性生物学行为,故临床将其视为临界瘤。

【辅助检查】

1. **实验室检查** 血常规及肿瘤标记物测定有助于区别恶性肿瘤或炎症肿块。
2. **影像学检查** X射线、超声、CT、动脉造影及MRI等检查有助于胸、腹腔肿瘤的诊断。
3. **内镜检查** 纤维胃镜、结肠镜等检查不仅能发现胃肠道的早期病变,且可同时获取组织标本做病理学检查。
4. **肿块穿刺或活组织检查** 诊断不明的肿块亦可做细针穿刺或切取组织进行病理学检查。

【治疗原则】

颈部常见肿块的治疗原则依肿块性质而不同。

1. **结核** 治疗包括全身和局部治疗。全身治疗包括加强休息、营养和抗结核药物治疗综合措施。局部治疗:对少数较大且能推动的淋巴结,在药物治疗的同时可予以手术切除,尚未破溃的寒性脓肿可穿刺抽脓,再注入抗结核药物;继发化脓性感染的寒性脓肿,先切开引流,待感染控制后,必要时再行刮除术,无继发感染的窦道或溃疡,行刮除术,并开放引流。

2. **炎症** 慢性淋巴结炎本身无须治疗,检查时应注意寻找原发感染灶。一般原发灶的感染控制后,肿大淋巴结多自行消退;对长期淋巴结肿大者,必要时可切除肿大淋巴结,并做病理学检查,以排除结核或肿瘤等病变。

3. **肿瘤** 除恶性淋巴瘤以放射治疗、化学治疗为首选治疗方法外,肿瘤的治疗仍以早期手术为原则;若疑为转移性肿瘤,在全面查找原发病灶同时。应早期行活组织检查,以早期明确诊断和治疗。

4. **先天性畸形** 彻底切除囊肿及其残留的管状结构,合并急性感染者,须在控制感染后手术。

【护理评估】

1. 术前评估

(1) 健康史和相关因素　患者是否曾患有颈部肿块、其他部位恶性肿瘤、局部感染和先天性畸形等。

(2) 身体状况

局部：颈部肿块的部位、形状、大小、质地、活动度、表面光滑度，以及伴随症状常因原发病而异，故须对患者进行仔细评估。①恶性肿瘤的肿块质硬、固定、表面不光滑呈结节状和无压痛；②炎性肿块可有不同程度的红、肿、热和痛的表现，早期有不同程度压痛；③动脉瘤有扩张性搏动和震颤；④血管瘤质软，加压后体积缩小，解除压力后又恢复原状；⑤囊肿有张力、光滑，加压不能使之缩小；⑥来自甲状腺的肿块多可随吞咽上下移动。

全身：许多颈部肿块是全身性疾病在颈部的表现，故还应注意评估有无以下情况。①全身其他部位的转移灶；②体重减轻和营养不良等恶液质的表现；③低热、盗汗、食欲缺乏和消瘦等全身症状；④周身淋巴结和肝脾肿大；⑤发热和脉搏增快等全身炎症反应等。

辅助检查：包括血常规、肿瘤标记物测定、X 射线、B 型超声、CT、动脉造影和 MRI 等检查，有助于判断和确定护理计划。必要时行肿块活检。

(3) 心理社会状况　①患者对患病的情绪和心理反应；②患者及家属对疾病和手术治疗的了解和接受程度。

2. 术后评估　参见本章第一节、第二节。

【护理诊断/问题】

1. 焦虑　与颈部肿块性质不明、环境改变、担心手术及预后有关。
2. 清理呼吸道无效　与咽喉部及气管受刺激、分泌物增多及切口疼痛有关。

【护理措施】

护理措施参见第一节、第二节。

【健康教育】

1. 患有颈部肿块的患者应定期随访，尽早明确病因和对症治疗。
2. 教会患者自我检查颈部的方法，注意观察肿块的生长情况，包括大小、活动度、质地和有无伴局部压痛等，注意颈部肿块与全身症状的关系。

（陈传波）

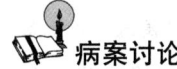

病案讨论

病例摘要一　患者女，38 岁。近 3 个月来出现心悸，乏力，多汗，多食，消瘦，易激动，颈前逐渐增大，来院就诊。体检：测体温 37.3 ℃，脉搏 136 次/min，呼吸 22 次/min，血压 130/75 mmHg。患者神志清，多语，眼球无突出，双侧上肢平伸可见手指震颤。

讨论：①患者目前出现何种问题？为什么？②如何评估患者当前的身体状况？③针对患者的病情，你首先应该怎样做？④怎样做好患者的健康教育工作？

病例摘要二 患者,女性,35岁,因体检发现左侧颈部肿块2个月,即来院就诊。患者2个月前无意中发现左侧颈部肿块,质偏硬,轻度疼痛,直径约1.0 cm,边界清晰。心肺听诊阴性,腹软。生命体征:体温37.7 ℃,呼吸18次/min,脉搏76次/min,血压130/70 mmHg。实验室检查:血沉100,B型超声提示:左侧颈部Ⅱ、Ⅲ区多发性淋巴结肿大。

讨论:①该患者的初步诊断是什么?②为明确诊断,该患者的护理评估需要注意什么?③该患者的主要护理问题、护理措施有哪些?

习题

一、护考测试

【A1型题】

1. 甲状腺大部切除术,术前服用碘剂的作用是　　　　　　　　　　　　　　　　　(　)
   A. 抑制甲状腺合成　　　　　　　　　B. 对抗甲状腺素作用
   C. 促进甲状腺素合成　　　　　　　　D. 抑制甲状腺素释放
   E. 减少促甲状腺激素分泌

2. 甲状腺功能亢进患者术后出现误咽、呛咳,是因损伤了　　　　　　　　　　　　(　)
   A. 喉上神经内支　　　　　　　　　　B. 喉上神经外支
   C. 单侧喉返神经　　　　　　　　　　D. 双侧喉返神经
   E. 甲状旁腺

【A2型题】

3. 患者女性,42岁,甲亢病史3年,清晨空腹、静卧时测得其体温37 ℃,血压135/90 mmHg,脉搏107次/min。其基础代谢率为　　　　　　　　　　　　　　　　　　　　　(　)
   A. +2%　　　　　　　　　　　　　　B. +14%
   C. +33%　　　　　　　　　　　　　　D. +41%
   E. +86%

【A3/A4型题】(4~5题共用题干)

女性,28岁,近期食欲亢进,伴消瘦,情绪易激动。体检:颈部增粗,双侧甲状腺均增大,脉搏100次/min,基础代谢率+40%,^{131}I摄取2 h达40%。

4. 原发性甲亢与继发性甲亢的主要鉴别点为　　　　　　　　　　　　　　　　　(　)
   A. 脉搏增快程度　　　　　　　　　　B. 脉压增大,收缩压升高
   C. 甲状腺肿大与甲亢症状之间的先后关系　D. 基础代谢率增高程度
   E. ^{131}I摄取率增高与甲亢症状之间的先后关系

5. 若该患者须行手术治疗,下列哪项术前药物准备必不可少　　　　　　　　　　(　)
   A. 普萘洛尔　　　　　　　　　　　　B. 镇静剂
   C. 碘剂　　　　　　　　　　　　　　D. 甲亢平
   E. 丙硫氧嘧啶

二、知识拓展

刘女士,32岁。近3个月自觉饮食量增加,逐渐消瘦,怕热、多汗、胸闷、心悸,易急躁。入院后体检见甲状腺呈对称性肿大,质软,随吞咽上下移动,两眼球突出,双手震颤。心率118次/min,血压135/75 mmHg。诊断为原发性甲亢,准备行手术治疗。请问:①如何评估当前患者甲亢的程度?②提出患者术前主要的护理诊断/问题。③简述术前药物准备的方法、作用及有效的指标。

第十六章 乳腺疾病患者的护理

乳房为女性性征器官,由表皮的皮肤、皮下的纤维结缔组织以及乳腺组织共同组成。乳腺腺体位于胸大肌浅表,约在第 2 和第 6 肋骨水平的浅、深两层筋膜之间;外上方形成乳腺腋尾部伸向腋窝。乳头位于乳房中央并向前突起,周围皮肤色素沉着区为乳晕。

乳腺有 15～20 个腺叶,每一腺叶分成许多小叶,腺小叶由小乳管和腺泡组成,是乳腺的基本单位。每一腺叶有独立的导管(乳管),腺叶和乳管均以乳头为中心呈放射状排列。小乳管汇至乳管,乳管开口于乳头,乳管近开口 1/3 段略为膨大,是乳管内乳头状瘤的好发部位。腺叶、小叶和腺泡间有结缔组织间隔,腺叶间与皮肤垂直的纤维束,上连皮肤及浅筋膜浅层,下连浅筋膜深层,称 Cooper 韧带(乳房悬韧带),起支持、固定乳房的作用。

乳腺淋巴管网甚为丰富,其淋巴液输出主要通过 4 个途径:

大部分淋巴液经胸大肌外缘淋巴管流至腋窝淋巴结,再流向锁骨下淋巴结,继之到锁骨上淋巴结。

部分乳房内侧的淋巴液通过肋间淋巴管流向胸骨旁淋巴结。

两侧乳房间皮下有交通淋巴网,一侧乳房淋巴液可流向对侧乳房。

乳房深部淋巴管网可沿腹直肌鞘和肝镰状韧带的淋巴管流向肝。

目前常以胸小肌为界,将腋区淋巴结分三组:腋下(胸小肌外侧)组,包括乳腺外侧组、中央组、肩胛下组及腋静脉淋巴结;腋中(胸小肌后)组,包括胸小肌深面的腋静脉淋巴结;腋上(锁骨下)组,包括胸小肌内侧锁骨下静脉淋巴结。

乳腺是一个外分泌器官,受下丘脑-垂体-肾上腺、性腺的影响,尤其受雌激素、孕激素和泌乳素的影响大。雌激素主要作用于乳腺导管系统,刺激导管增殖。孕激素主要作用于腺泡,刺激腺泡和小叶的发育。泌乳素促进乳汁分泌与排出。育龄期女性乳腺随着月经周期性的更替,在激素影响下呈周期性的生理变化,绝经后腺体逐渐萎缩,为脂肪组织所替代。乳腺具有分泌乳汁的功能,也是一种性征器官,具有体现女性第二性征和参与性活动的功能,它是女性身体曲线的组成部分,是女性形体美的重要元素。

第一节 乳腺非肿瘤性疾病患者的护理

1.多乳头、多乳房畸形 多乳头、多乳房畸形又称副乳头和副乳腺,一般位于腋窝到同侧腹股沟中点的两条连线上,尤以腋窝和腋前皱襞处最多见。副乳较小或仅有乳头乳晕时影响不大,如较明显,影响美观时可手术切除,极少数副乳可以发生腺瘤或癌变。

2.急性乳腺炎 一般指乳腺的急性化脓性感染性炎症,不同于浆细胞性乳腺炎等慢性乳腺炎的急性表现和脓肿形成。大多数急性乳腺炎发生在产后哺乳期的妇女,尤以初产妇多见,常发生在产后3~4周,故称哺乳期乳腺炎。停止哺乳、全身抗感染治疗、脓肿切开引流可治愈。

3.乳腺囊性增生病 是妇女常见病和多发病,多见于30~45岁女性,该病被认为是乳腺正常的增生和退变失常引起的乳腺结构紊乱,表现为乳腺腺体和间质增生伴有大小不等的囊肿形成。若出现导管和腺泡上皮的不典型增生,则有恶变的可能。

【病因与发病机制】

1.多乳头、多乳房畸形 人胚胎发育至第9周时,乳腺始基除胸前区的1对继续发育外,其余的均退化消失,如退化不全,出生后即会出现多乳头、多乳房畸形。

2.急性乳腺炎 主要是在乳汁淤积的基础上继发细菌感染,以金黄色葡萄球菌最为常见,产后全身抵抗力下降也是其原因之一。

(1)乳汁淤积 是急性乳腺炎的重要诱因。乳汁为细菌的良好培养基,乳汁淤积为侵入细菌提供有利的生长繁殖条件。乳汁淤积的主要原因:①乳头发育不良,如乳头过小或内陷,影响婴儿吸引乳汁;②乳汁过多或哺乳过少,使乳汁不能完全排出;③乳管堵塞或不通畅,影响乳汁排出。

(2)细菌侵入 乳头因哺乳被婴儿咬破或糜烂,致使细菌侵入,并沿淋巴管蔓延引起炎症,这是感染的主要途径。乳头皮肤和婴儿口腔的细菌直接进入乳管也是感染的途径之一。

3.乳腺囊性增生病 其病因和发病机制尚不清楚,可能与内分泌失调及精神因素有关,如黄体酮分泌减少,雌激素相对增多。由于性激素失调导致乳腺周期性的增生和退变失常,从而出现结构紊乱。

【临床表现】

急性乳腺炎的临床表现
初产妇,没经历,
细菌入侵乳汁积。
红肿热痛是主症,
中央波动是脓肿。
脓肿切开要留意,
放射切口要牢记。

1.多乳头、多乳房畸形 多见一侧或双侧腋下隆起,伴或不伴胀痛,有或无乳头。

2.急性乳腺炎

(1)局部 患侧乳房胀痛,局部红、肿、热,并有压痛性包块,常伴患侧腋窝淋巴结肿大和触痛。

(2)全身 随炎症发展,患者可有寒战、高热和脉搏加快等感染中毒症状。

3.乳腺囊性增生病 周期性乳房胀痛和团块。

(1)乳房胀痛 特点是具有周期性胀痛,月经来潮前疼痛加剧,月经结束后减轻或消失,有时整个月经周期都有疼痛。

(2)乳房肿块　一侧或双侧乳腺有弥漫性增厚,可呈局限性改变,多位于乳房外上象限,轻度触痛,也可分散于整个乳房。团块呈结节状或片状,大小不一,质韧而不硬,增厚区与周围乳腺组织分界不清。

(3)乳头溢液　少数患者可有乳头溢液,呈无色或淡黄色。

【辅助检查】

1. 多乳头、多乳房畸形　通过超声、钼靶X射线片即可确诊。

2. 急性乳腺炎　血常规检查了解感染严重程度,超声检查有助于判断乳房炎症的轻重和脓肿情况。

3. 乳腺囊性增生病　根据临床表现及体征,结合超声检查即可诊断本病,但要注意有无恶变征象。

【治疗原则】

1. 根据病情选择治疗方式　多乳头、多乳房畸形影响美观,以及发生腺瘤或恶变者宜手术切除,对副乳癌应行根治性清扫和术后辅助治疗。

2. 急性乳腺炎

(1)局部治疗　患侧停止哺乳,局部热敷、理疗或外敷药物,以促进炎症消散。

(2)全身抗感染治疗　早期、足量、有效的抗生素应用,首选青霉素类抗生素。

(3)手术治疗　一旦形成脓肿,应及时切开引流。

(4)对感染严重者　应采取措施终止乳汁分泌。

3. 乳腺囊性增生病　以非手术治疗为主,每半年复查1次,如发现有恶变可能,则应及时手术确诊。

【护理评估】

1. 术前评估

(1)健康史　了解患者乳头发育情况、哺乳方法、婴儿口腔卫生情况。

(2)目前身体状况　有无其他慢性疾病。

(3)心理社会状况　担心婴儿营养状况。

2. 术后评估　切口愈合情况。

【护理诊断/问题】

1. 疼痛　与乳汁淤积、肿胀、乳腺炎症、手术切开引流有关。

2. 体温过高　与乳腺炎症有关。

3. 知识缺乏　缺乏急性乳腺炎的预防知识。

4. 潜在并发症　脓毒血症、乳瘘等。

【护理措施】

1. 疼痛护理

(1)减轻乳汁淤积　患侧暂停哺乳,定时用吸乳器吸净或排空乳汁。

(2)托起乳房　用宽松胸罩托起乳房,以减轻疼痛和水肿。

(3)局部处理　可局部热敷或用50%硫酸镁湿敷,促进局部血液循环、消除炎症和水肿。

(4)脓肿切开引流术后　保持切口敷料清洁干燥,换药前按医嘱给予止痛药。

2.全身治疗护理

(1)休息和营养　注意休息,多饮水,进易消化、富营养饮食。

(2)控制感染　遵医嘱,及时、合理地使用抗生素。

(3)观察病情　定时测体温、脉搏、呼吸,以及血白细胞计数和分类情况。

(4)高热者　予以物理降温,必要时遵医嘱给予解热镇痛药。

【健康教育】

1.预防　重点是急性乳腺炎的预防教育。

2.纠正乳头内陷　乳头内陷者,应于分娩前3~4个月开始每天挤捏、提拉乳头。

3.保持乳头和乳晕清洁　妊娠后期应经常用温水清洗乳头,每次哺乳前后均须清洁乳头。

4.正确哺乳　每次哺乳应将乳汁吸尽,如有乳汁淤积,应及时用吸乳器或手法按摩排空乳汁。养成婴儿不含乳头睡觉的习惯。

5.保持婴儿口腔卫生　预防或及时治疗婴儿口腔炎症。

6.及时处理乳头破损　有破损时暂停哺乳,待愈合后再行哺乳,症状严重时应及时诊治。

第二节　乳腺良性肿瘤患者的护理

临床常见乳腺良性肿瘤为乳腺纤维瘤和乳管内乳头状瘤。

乳腺纤维瘤是最常见的乳腺良性肿瘤,好发于20~25岁的女性。

乳管内乳头状瘤多见于40~50岁女性。75%发生于乳管壶腹部,瘤体小,且有很多薄壁血管,容易出血。乳管内乳头状瘤目前国内主要依据其发生部位分为大导管内乳头状瘤和乳头状瘤病。相对于大导管内乳头状瘤而言,乳头状瘤病是指发生于中、小导管内的乳头状瘤,常为多发,其生物学特性趋向于癌变。

【病因与发病机制】

乳腺纤维瘤:乳腺小叶内纤维细胞对雌激素的敏感性增高,可能与纤维细胞所含雌激素受体的量或质的异常有关。卵巢处于功能旺盛阶段的青少年女性由于体内雌激素水平较高,所以该病的发病率较高。

【临床表现】

1.乳腺纤维瘤　主要表现为乳腺可触及肿块,肿块质韧有弹性,表面光滑,活动度大,易推动。月经周期对肿块的大小无影响。肿块小者或较深者可触不到肿块。

2.乳管内乳头状瘤　主要表现为乳头溢液,溢液为鲜红色、暗棕色或黄色。肿瘤通常很小,不易触及。大乳管的乳头状瘤可在乳晕区触及直径为数毫米的小结节,多呈圆形、质软、可推动,轻压肿块,可见乳头溢出液体,肿块缩小或消失。

【辅助检查】

1.超声检查　可确定肿块的大小与部位,并初步判断其性质。

2.钼靶X射线检查　可显示乳腺钙化与肿块,并初步判断其性质。建议40岁以上女性检查。

3. 溢液涂片检查 可检查乳头溢液中有无癌细胞,但阳性率较低。

【治疗原则】

乳腺良性肿瘤,发现后应及时手术切除,术中、术后常规做病理学检查。

【护理评估】

1. 术前评估 包括乳腺肿块情况及全身情况(有无其他慢性疾病,如心脏病等)。
2. 术后评估 切口愈合情况。

【护理诊断/问题】

1. 知识缺乏 与缺乏乳腺纤维瘤诊治的相关知识有关。
2. 焦虑 与乳头溢液、缺乏乳管内乳头状瘤诊治的相关知识有关。

【护理措施】

1. 告知患者有关疾病的病因、治疗方法,解除患者思想顾虑。
2. 术后保持切口敷料干燥,切口1周后拆线,拆线1~2 d后可洗澡,但勿用力搓洗切口皮肤。
3. 定期随访。

第三节 乳腺癌患者的护理

乳腺癌是女性最常见的恶性肿瘤之一,在我国占全身各种恶性肿瘤的7%~10%,近年来乳腺癌的发病率呈逐年上升且年轻化趋势,部分大城市报告乳腺癌占女性恶性肿瘤首位。

【病理生理】

1. 乳腺癌的病理类型 乳腺癌的病理表现复杂多样,分类也不统一。国内一般分为:非浸润性癌、早期浸润性癌、浸润性特殊癌和浸润性非特殊癌。乳腺癌的病理类型及其分子生物学特性是影响治疗及预后的重要因素。

2. 乳腺癌的转移途程

(1) 直接浸润 癌细胞沿导管或筋膜间隙蔓延,进而浸及皮肤、胸大肌被膜、胸肌等周围组织。

(2) 淋巴转移 约75%转移肢腋窝淋巴结,20%~30%转移至胸骨旁内乳淋巴,部分转移至对侧乳腺。

(3) 血行转移 最常见部位是骨、肺、肝和脑。

3. 乳腺癌分期 国际上通用TNM分期:

0期:$Tis N_0 M_0$;

Ⅰ期:$T_1 N_0 M_0$;

Ⅱ期:$T_{0~1} N_1 M_0, T_2 N_{0~1} M_0, T_3 N_0 M_0$;

Ⅲ期:$T_{0~2} N_2 M_0, T_3 N_{1~2} M_0, T_4$任何$N M_0$,任何$T N_3 M_0$;

Ⅳ期:包括M_1的任何TN。

笔记栏

鉴别：
常见乳腺疾病的临床特点？

【临床表现】

1. 肿块　多为单发肿块，患者常在无意中（洗澡、更衣）发现。乳房外上象限较多，质硬、与周围分界不清；早期活动度良好，晚期浸及皮肤或胸大肌被膜活动度差。较小肿块常在超声检查发现，临床可触不到肿块。

2. 皮肤改变　早期可无改变。晚期可出现：浅静脉显露、酒窝征、橘皮样改变、皮肤红肿、卫星结节、溃烂，以及"铠甲胸"。"铠甲胸"即癌细胞侵犯大片乳房皮肤时表面出现多个坚硬小结或条索，呈卫星样围绕原发病灶，结节彼此融合、弥漫成片，可延伸至背部及对侧胸壁，致胸壁紧缩呈"铠甲状"时，呼吸受限。

3. 乳头乳晕改变　乳头歪斜、凹陷或回缩，乳头糜烂、乳头溢液，湿疹样变。

4. 转移征象　腋窝淋巴结肿大、融合，上肢水肿、疼痛，锁骨上、对侧腋窝淋巴结肿大，骨转移性疼痛；若有肺转移、肝转移和脑转移出现相应症状。

【辅助检查】

1. X射线检查　钼靶X射线摄片可发现乳腺内密度增高的肿块影，边界不规则，或呈毛刺状，或见细小钙化灶。较小肿块不易发现。

2. 超声检查　可以发现早期较小肿块，确定肿块的位置、大小、性质及淋巴结情况。

3. 乳腺导管内镜检查　对乳头溢液特别是单乳孔溢液，能够明确病变性质。

4. MRI检查　对早期不易确诊病例及行保乳手术患者可做该检查。

5. 细胞学和活组织病理学检查　切取肿块或粗针穿刺能够确诊，细针穿刺存在假阴性。

【治疗原则】

乳腺癌是一种全身性疾病，其治疗原则是以手术治疗为主的综合治疗。包括局部手术和放射等治疗，全身治疗主要是化学治疗、内分泌治疗、靶向和生物治疗。

1. 手术治疗　1894年Halsted提出的乳腺癌根治术是治疗乳腺癌的标准术式，目前主张缩小手术范围，同时加强术后综合辅助治疗。

（1）乳腺癌改良根治术　是目前国内最常用的手术方式，即全乳切除加腋下淋巴结清扫。与乳腺癌根治术区别在于保留胸大、小肌。又分两种术式：一种是胸大、小肌均保留，另一种是保留胸大肌、切除胸小肌。

（2）乳腺癌保乳术（乳腺肿瘤广泛切除加或不加腋下淋巴结清扫）　完整切除肿块及肿块周围一定范围内正常乳腺组织，加腋下淋巴结清扫或前哨淋巴结活检不清扫腋下淋巴结。其为目前提倡应用的术式。

（3）乳腺癌根治术　切除整个乳腺、胸大肌、胸小肌、腋窝及锁骨下淋巴结。其适用于晚期乳腺癌，该术式目前应用较少。

（4）单纯乳腺切除　切除整个乳腺，包括腋尾部及胸大肌筋膜。其适用于原位癌、微小癌变前哨淋巴结活检无转移、乳头湿疹样癌，以及年老体弱不宜做改良根治术或晚期乳腺癌尚能局部切除者。

（5）乳腺癌扩大根治术　在传统根治术的基础上再行胸廓内动脉、静脉及其周围淋巴结清扫。该术式目前较少应用，近淘汰。

【护理评估】

1. 术前评估

(1) 健康史及相关因素　了解患者年龄、月经史、孕育史、哺乳情况、饮食习惯、生活环境等,既往有无患乳房良性肿瘤,有无乳腺癌家族史。

(2) 身体状况

1) 局部:①乳房外形和外表,两侧乳房的形状、大小是否对称,乳头是否在同一水平,近期有无出现一侧乳头内陷、偏移现象;乳房浅表静脉是否扩张,皮肤有无红、肿及橘皮样改变,乳头和乳晕有无糜烂。②乳房肿块,了解有无乳房肿块,肿块大小、质地和活动度,肿块与皮肤、深部组织的关系,表面是否光滑,边界是否清晰,有无局限性隆起或凹陷等改变情况。

2) 全身:①有无远处转移征象,如锁骨上、腋窝淋巴结和其他部位有无肿大淋巴结,淋巴结的位置、大小、数目、质地及活动性;有无肺转移、骨转移和肝转移的征象;②全身的营养状况以及心、肺、肝、肾等重要器官的功能状况。

(3) 辅助检查　包括超声、钼靶、MRI、病理学检查结果,以及与手术耐受性有关的心脏超声、肺功能检查等。

(4) 心理社会状况　患者面对恶性肿瘤对生命构成的威胁,不确定疾病预后,乳房缺失致外形受损,各种复杂而痛苦的治疗(手术、放射治疗、化学治疗、内分泌治疗等);婚姻生活可能受影响等问题所产生的心理反应,如焦虑、恐惧程度,能否很好地应对。患者对拟采取的手术方式及手术后康复锻炼知识的了解和掌握程度。家属尤其是配偶对本病及其治疗、疾病预后的认知程度和心理承受能力。

2. 术后评估　皮瓣和切口愈合情况;有无皮下积液,坏死。患侧上肢有无水肿,肢端血液循环情况;患肢功能锻炼计划的实施情况及肢体功能恢复情况。患者对康复期保健和疾病相关知识的了解和掌握程度。

【护理诊断/问题】

1. 焦虑、恐惧　与担心预后及手术后乳腺缺失致形体改变有关。
2. 自我形象紊乱　与乳腺切除及放射治疗、化学治疗引起脱发有关。
3. 有组织完整性受损的危险　与留置引流管、患侧上肢淋巴回流受阻、皮下积液、切口感染有关。
4. 知识缺乏　缺乏有关术后患肢功能锻炼的知识。

【护理措施】

1. 术前护理

(1) 一般护理　患者术前高蛋白、高维生素、高热量、低脂肪饮食。

(2) 皮肤准备　主要是患侧腋窝皮肤。

(3) 心理护理　护理人员应有针对性地进行心理护理,多了解和关心患者,向患者和家属耐心解释手术的必要性和重要性。鼓励患者表述手术创伤对自己今后角色的影响,介绍患者与曾接受过类似手术且已经痊愈的患者联系,通过成功者的现身说法帮助患者度过心理调适期,使之相信一侧乳房切除将不影响正常的家庭生活、工作和社交。告知患者今后行乳房重建的可能,鼓励其树立战胜疾病的信心,并以良好的心态面对疾病和治疗。

2. 术后护理

（1）一般护理 ①体位：舒适体位。一般为低半卧位，患侧肩下适当垫一薄枕。②饮食：6 h后普食。

（2）病情观察 术后严密观察生命体征每小时1次连续4次，观察切口敷料情况，乳腺内乳淋巴结活检或清扫术有损伤胸膜可能，患者若出现胸闷、呼吸困难，应及时报告医生，以便及早发现气胸等并发症。

（3）切口及引流管护理 手术部位用多头带或弹性绷带加压包扎，避免皮瓣下积液，有利于皮瓣愈合。加压包扎一般维持7～10 d，包扎期间告知患者不能自行松解绷带，瘙痒时不能将手指伸入敷料下搔抓。若有松脱应及时重新加压包扎。乳腺癌术后，皮瓣下常规放置引流管并接负压吸引，以便及时、有效地吸出残腔内的积液、积血，并使皮瓣紧贴胸壁，有利于切口愈合。护理时注意事项：

1）保持有效的负压吸引：负压吸引的压力大小应适宜。若负压过高可致引流管腔塌陷，致引流不畅；过低则不能达到有效引流目的，易致皮下积液、积血。若引流管外形无改变，但未闻及负压抽吸声，应观察连接是否紧密、压力调节是否适当。

2）妥善固定引流管：引流管长度应适宜，患者卧床时将其固定于床旁，起床时固定于上身衣服。

3）保持引流管通畅：防止引流管受压和扭曲。引流过程中若有局部积液、皮瓣不能紧贴胸壁且有波动感，应报告医生及时处理。

4）观察引流液的颜色和量：术后1～2 d每日引流血性液50～200 mL，以后颜色变淡及量逐渐减少。活动性出血，一般发生在术后24 h内，如连续观察2 h，每小时引流量>100 mL或24 h引流量>500 mL，则为活动性出血，应立即停止负压，通知医生，并做好再次手术止血准备。

5）拔管：术后4～5 d，每日引流液转为淡黄色、量少于10～15 mL，创面与皮肤紧贴，手指按压切口周围皮肤无空虚感，即可考虑拔管。若拔管后仍有皮下积液，可在严格消毒后抽液并局部加压包扎。注意观察患者体温情况。

（4）患肢护理 预防患侧上肢肿胀，患侧上肢肿胀系患侧腋窝淋巴结清扫、静脉回流受阻、局部积液或感染等因素所致。护理时应注意：

1）患侧上肢不宜测血压、抽血、做静脉或皮下注射等。

2）保护患侧上肢：平卧时患肢下方垫枕抬高10～15 cm，肘关节轻度屈曲，半卧位时屈肘90°放于胸腹部，下床活动时用吊带托或用健侧手将患肢抬高于胸前，需他人扶持时只能扶健侧，以防腋窝皮瓣滑动而影响愈合；避免患肢过久下垂。

3）按摩患侧上肢或进行握拳、屈、伸肘运动，以促进淋巴回流。肢体肿胀严重者，可戴弹力袖促进淋巴回流；局部感染者，及时应用抗生素治疗。

（5）患肢活动 鼓励和协助患者循序渐进做好患侧上肢的功能锻炼。

1）术后肩关节制动1周。术后24 h开始活动手指及腕部，可做伸指、握拳、屈肘活动。

2）术后1～3 d可做上肢肌肉的等长收缩，利用肌肉泵作用促进血液、淋巴回流；可用健侧上肢或他人协助患侧上肢进行屈肘、伸臂等活动。

3）术后4～7 d鼓励患者用患侧手洗脸、刷牙、进食等，避免肩关节外展。

4）术后1～2周皮瓣基本愈合，开始循序渐进做肩关节活动，以肩部为中心，前后摆臂。术后 10 d 左右皮瓣与胸壁黏附已较牢固,拆线后,做手指爬墙(每天标记高度,逐渐递增幅度,直至患侧手指能高举过头),梳头(以患侧手越过头顶梳对侧头发、捏对侧耳朵)等的锻炼。指导患者做患肢功能恢复锻炼操,应注意锻炼的内容和活动量,并根据患者的实际情况而定,一般以每日 3~4 次,每次 20~30 min 为宜,应循序渐进,功能锻炼的内容应逐渐增加,术后 7~10 d 内不外展肩关节,不要以患侧肢体支撑身体,以防皮瓣移动而影响创面愈合。

【健康教育】

1. 患肢保护　术后近期避免用患侧上肢搬动、提取重物,继续行功能锻炼。避免患肢损伤。

2. 定期随访　术后 3 年内 3~4 个月随访 1 次,3 年后 6 个月随访 1 次,5 年后每年随访 1 次,并做好另一侧乳腺的自检。

3. 避孕　术后 5 年内应避免妊娠,以免乳腺癌复发。

4. 放射治疗或化学治疗　放射治疗期间应注意保护皮肤,出现放射性皮炎时应及时就诊。化学治疗期间应定期检查肝、肾功能,每次化学治疗前 1 d 或当天查血常规白细胞计数,化学治疗后 5~7 d 复查血常规白细胞计数,若白细胞数$<3\times10^9/L$,须及时就诊。放射治疗、化学治疗期间因抵抗力低,应减少到公共场所,以减少感染机会;加强营养,多食高蛋白、高维生素、高热量、低脂肪的食物,以增加机体的抵抗力。

5. 义乳或假体　它们是提供患者改善自我形象的方法。

(1)介绍假体的作用和应用。

(2)出院时暂佩戴无重量的义乳(有重量的义乳在治愈后佩戴),乳房硕大者,为保持体态匀称,待切口一期愈合即可带有重量的义乳。

(3)避免衣着过度紧身。

(4)根治后 3 个月可行乳房再造术,但有肿瘤转移或乳腺炎者,严禁假体植入。

6. 乳房自我检查　20 岁以上的女性应每月自查乳房 1 次,宜在月经干净后 5~7 d 进行,绝经后妇女可每月固定时间自查。40 岁以上的妇女、乳腺癌术后患者每年半年行超声检查 1 次,每年行钼靶 X 射线检查 1 次,以便早期发现乳腺癌或乳腺癌复发征象。高危人群,更应高度警惕。乳房自查方法包括:

(1)视诊　站在镜前以各种姿态(两臂放松垂于身体两侧向前弯腰或双手上举置于头后),观察双侧乳房的大小和外形是否对称,有无局限性隆起、凹陷或皮肤橘皮样改变,有无乳头回缩或抬高。

(2)触诊　仰卧位,肩下垫软薄枕,被查侧手臂垫于头下,肩关节外展,使乳房平铺于胸壁。对侧手指并拢平放于乳房,从乳房外上象限开始检查,依次为外上、外下、内下、内上象限,然后检查乳头、乳晕,最后检查腋窝。注意有无肿块、乳头有无溢液。若发现肿块和乳头溢液,应及时到医院做进一步检查。

(陈传波)

病案讨论

病例摘要一　患者,女性,43 岁。近 2 个月来月经前出现双侧乳房胀痛,月经后逐渐缓解,近期双乳疼痛呈持续性。查体:患者一般情况良好,双肺及心脏无病理性发现,腹部无病理性体征。双乳对称,无皮肤红、肿,无局限性凹陷、隆起,无橘皮征。双乳外上象限可触及增厚不具体肿块样肿物,边界不清晰,质中等,压痛明显;双侧腋下未触及肿大淋巴结。

讨论:①患者目前患者是何种疾病?为什么?②针对患者的病情,你首先应该怎样做?③如何做好患者的健康教育工作。

病例摘要二 患者,女性,23岁。以无意中发现右乳肿块5个月为主诉收入院。查体:患者一般情况良好,双肺及心脏无病理性发现,腹部无病理性体征。双乳对称,无皮肤红、肿,无局限性凹陷、隆起,无橘皮征。右乳外上象限可触及约2.0 cm×1.5 cm肿块,边界清晰,表面光滑,质中等,活动良好;右侧腋下未触及肿大淋巴结。左侧乳腺触诊检查无异常,左侧腋下未触及肿大淋巴结。

讨论:①患者目前患者是何种疾病?为什么?②针对患者的病情,你首先应该怎样做?③如何做好患者的健康教育工作?

病例摘要三 患者,女性,48岁。2个月前无意中发现左侧乳腺外上象限1.0 cm×1.0 cm肿块,无疼痛等异常不适,无乳头溢液。查体:患者一般情况良好,双肺及心脏无异常,腹部无病理性体征。左侧乳房外上象限2~3点处可触及约1.5 cm×1.0 cm肿块,边界清晰,质硬,无压痛,活动良好,左侧腋下未触及明显肿大淋巴结。右侧乳房触诊检查无异常发现,右侧腋下未触及肿大淋巴结。

讨论:①对该患者的可能诊断是什么?②为明确诊断需要进行哪些检查?③目前该患者主要的护理措施有哪些?④如果行手术治疗,术前、术后如何护理?

习题

一、护考测试

【A1型题】

1. 急性乳腺炎最常见于 ( )
   A. 妊娠期妇女 B. 多产妇哺乳期
   C. 初产妇妊娠期 D. 多产妇妊娠期
   E. 初产妇哺乳期

2. 急性乳腺炎的主要病因 ( )
   A. 局部抵抗力下降 B. 乳汁淤积
   C. 哺乳过多 D. 乳头畸形
   E. 乳头皲裂

3. 乳腺癌常常发生于乳腺的哪个部位 ( )
   A. 乳腺外上象限 B. 乳腺内上象限
   C. 乳腺外下象限 D. 乳晕内
   E. 乳腺内下象限

4. 急性乳腺炎的主要致病菌是 ( )
   A. 金黄色葡萄球菌 B. 溶血性链球菌
   C. 大肠埃希菌 D. 绿脓杆菌
   E. 变形杆菌

5. 乳腺癌最常见的病理学类型是 ( )
   A. 非浸润性癌 B. 早期浸润性癌
   C. 浸润性特殊癌 D. 浸润性非特殊癌
   E. 湿疹样癌

6. 乳腺癌淋巴转移最常转移至 ( )

A. 腋窝淋巴结 B. 锁骨下淋巴结
C. 锁骨上淋巴结 D. 胸骨旁淋巴结
E. 胸导管

7. 乳腺癌的治疗原则是 （ ）
   A. 以化学治疗为主,辅以其他疗法 B. 以放射治疗为主,辅以其他疗法
   C. 以手术治疗为主,辅以其他疗法 D. 以免疫治疗为主,辅以其他疗法
   E. 以内分泌治疗为主,辅以其他疗法

【A2型题】

8. 乳房后脓肿切开引流时,切口应是 （ ）
   A. 放射状切口 B. 垂直切口
   C. 平行切口 D. 乳房下缘弧形切口
   E. 乳房"十"字形切口

9. 急性乳腺炎的治疗原则是 （ ）
   A. 停止哺乳,抗炎治疗 B. 先抗炎治疗,待脓肿形成后行脓肿切除
   C. 及时行脓肿切除 D. 消除感染、排空乳汁
   E. 应用大剂量抗生素

10. 急性乳腺炎的早期表现中,下述哪项是错误的 （ ）
    A. 局部胀痛 B. 表面红、热
    C. 囊性肿块 D. 体温升高
    E. 明显压痛

二、研考能力拓展

患者,女,38岁。3 d前无意中发现左侧乳房外上象限疑似肿块,今来院就诊。体检:右乳外上象限触诊发现质偏硬不具体肿块,超声检查提示:右侧乳腺腺体厚约12 mm,10点方向腺体内可见大小为15 mm×10 mm×9 mm肿块,边界不清,无明显被膜,BI-RADS分级Ⅳa级。请问:①对该患者的诊断是什么？②该患者可以施行的手术方式是什么？③患者术后主要的护理措施有哪些？

第十七章 腹外疝患者的护理

第一节 腹外疝的病理生理与临床类型

体内任何器官或组织离开其正常解剖位置,通过先天或后天形成的薄弱点、缺损或空隙进入另一部位,称为疝,一般多发生于腹部。腹部疝又以腹外疝多见。腹外疝是由腹腔内某一器官或组织连同壁腹膜,经腹壁薄弱点或孔隙向体表突出所形成,是最常见的外科疾病。

【病因】

1. 腹壁强度降低　某些组织穿过腹壁的部位,如精索或子宫圆韧带穿过腹股沟管、股动静脉穿过股管、脐血管穿过脐环等处;腹白线因发育不全也可成为腹壁的薄弱点;手术切口愈合不良、外伤、感染;老年、久病、肥胖所致肌萎缩等均是常见的腹壁强度降低的原因。

2. 腹内压力增高　慢性咳嗽、慢性便秘、排尿困难、腹水、妊娠、举重、婴儿经常啼哭等。正常人因腹壁强度正常,虽然时有腹内压增高情况,但不致发生疝。

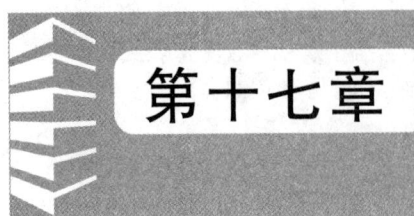
腹外疝通常也称为"疝气",为什么?

【病理生理】

典型的腹外疝由疝环、疝囊、疝内容物和疝外被盖四部分组成。

1. 疝环　即腹壁薄弱或缺损处,疝囊和疝内容物经此处突出腹腔。通常以疝环所在的解剖部位为命名疝的名称,如腹股沟疝、股疝、脐疝等。

2. 疝囊　是壁腹膜经疝环向外突出形成的囊袋状物,分为疝囊颈、疝囊体、疝囊底三部分,一般呈梨形或半球形。疝囊颈是疝环所在部位;疝内容物反复进出摩擦可致疝囊颈增厚或与疝内容物粘连。当疝囊颈狭小时易使疝内容物在此处受到嵌顿和绞窄。

3. 疝内容物　是指进入疝囊的腹腔内脏器或组织,以小肠最常见,大网膜次之。此外,盲肠、阑尾、横结肠、膀胱、输卵管、卵巢等均可进入疝囊,但较少见。

4. 疝外被盖　是指覆盖在疝囊外表的腹壁各层组织,通常为筋膜、肌肉、皮下组织和皮肤。

【临床类型】

1. 易复性疝　最常见。站立或腹内压增高时，疝内容物突出，平卧或用手推送疝块时疝内容物容易回纳入腹腔者，称为易复性疝。

2. 难复性疝　疝内容物不能回纳或不能完全回纳入腹腔，但并不引起严重症状者，称为难复性疝。难复性疝可因疝内容物反复突出、疝囊颈受摩擦发生损伤和粘连所致，这种情况疝内容物多为大网膜，也可由滑动疝引起。滑动疝是指疝内容物构成疝囊颈的一部分，疝出内容物可为盲肠、乙状结肠、膀胱、输卵管、卵巢等。

3. 嵌顿性疝　在疝环狭小、腹内压突然增高时，疝内容物强行通过疝环而进入疝囊，随后疝环弹性回缩，将疝内容物嵌夹而不能还纳入腹腔，称为嵌顿性疝。疝内容物受挤压可发生血液循环障碍，引起瘀血和水肿，疝囊内可有淡黄色渗液积聚，若疝内容物为肠管，可表现出肠梗阻症状。

4. 绞窄性疝　疝内容物不能回纳，合并有严重血运障碍，疝内容物瘀血青紫、坏死，称绞窄性疝。此时疝囊内渗液从淡黄色变为淡红色或暗红色血水，若疝内容物为肠管，可出现绞窄性肠梗阻症状和肠穿孔，继发急性腹膜炎和疝外被盖蜂窝织炎。绞窄疝与嵌顿疝是同一个病理过程的两个阶段，两者区别在于疝内容物有无缺血坏死，但在手术证实之前难以截然区分。

> 绞窄性疝与嵌顿性疝的根本区别是什么？

第二节　常见腹外疝患者的护理

一、腹股沟疝

腹股沟疝是指经过腹股沟区突出的疝，包括腹股沟斜疝和腹股沟直疝，其中以斜疝为多见。腹股沟斜疝是指腹腔内脏器或组织经腹壁下动脉外侧的内环、股沟管、外环向体表突出者，多见于男性，以小儿和青壮年发病率最高。腹股沟直疝是指腹腔内脏器或组织经腹壁下动脉内侧的直疝三角向体表突出者，多发生于老年人，以男性居多。

【病因与发病机制】

1. 腹股沟斜疝

(1) 先天性解剖异常　婴儿出生后，若鞘状突发育未闭锁或闭锁不完全，与腹腔相通，当小儿啼哭、排便等腹内压力增高时，可使未闭合的鞘状突扩大，肠管、大网膜等进入鞘状突形成疝，鞘状突成为先天性斜疝的疝囊。

(2) 后天性腹壁薄弱或缺损　任何腹外疝，都存在腹横筋膜不同程度的薄弱或缺损，此外腹股沟区解剖缺损、腹横肌和腹内斜肌发育不全对发病也起重要作用。当腹内压增加时，内环处的腹膜自腹壁薄弱处向外突出形成疝囊，腹腔器官、组织随之进入疝囊。

2. 腹股沟直疝　直疝三角的外侧边是腹壁下动脉，内侧边为腹直肌外侧缘，底边为腹股沟韧带。此处腹壁缺乏完整的腹肌覆盖，且腹横筋膜较周围部分薄，故易发生疝。

【临床表现】

1.腹股沟斜疝 主要的临床表现是腹股沟区有一突出的肿块。有的患者开始时肿块较小,仅通过内环刚进入腹股沟管,疝环处仅有轻度坠胀感。

(1)易复性斜疝 除腹股沟区有肿块和偶有胀感外,并无其他症状。肿块常在站立、行走、咳嗽或劳动时出现,可降至阴囊或大阴唇。用手按压肿块嘱患者咳嗽,可有膨胀性冲击感。若患者平卧休息或用手将肿块向腹腔推送,疝内容物还纳入腹腔肿块消失。疝内容物如为肠襻,则肿块触之柔软、光滑,叩之呈鼓音;若内容物是大网膜,则肿块坚韧,叩之浊音,回纳缓慢。

(2)难复性斜疝 在临床方面除胀痛稍重外,主要特点是疝块不能回纳。

(3)嵌顿性斜疝 发生在强力劳动或用力排便等腹内压骤增时。表现为疝块突然增大,并伴有明显疼痛,平卧或用手推送不易使疝块回纳。肿块变硬、有明显触痛。嵌顿内容物如为大网膜,局部疼痛较轻微,如为肠襻,不但局部疼痛明显,还可伴有腹部绞痛、恶心、呕吐,肠鸣音亢进,肛门停止排便排气、腹胀等机械性肠梗阻的表现。

(4)绞窄性斜疝 临床症状比较严重,常为局部剧烈疼痛,伴有恶心、呕吐,发热。但在肠襻坏死穿孔时,疼痛可因疝块压力骤降而暂时有所缓解。故疼痛减轻而肿块仍存在者,不可认为病情好转。绞窄时间较长者由于疝内容物发生感染,侵及周围组织,引起疝外被盖组织的急性炎症。严重者可发生脓毒血症。

2.腹股沟直疝 常见于年老体弱者,主要表现为患者直立时,在腹股沟区内侧端、耻骨结节上外方出现一半球形肿块,多不伴疼痛或其他症状。由于直疝囊颈宽大,疝内容物由后向前直接突出,故平卧后疝块多能自行消失。直疝绝不进入阴囊,极少发生嵌顿。疝内容物常为小肠或大网膜。

【辅助检查】

1.超声检查 可有腹壁局部缺损及疝内容物突出影像。对于斜疝,须与鞘膜积液做出鉴别诊断。

2.实验室检查 嵌顿疝或绞窄疝,血生化检查可显示水、电解质和酸碱平衡失调。绞窄疝发生后,血常规检查可显示白细胞计数及中性粒细胞比例增高。

【治疗原则】

腹股沟疝如不及时处理,疝块可逐渐增大,终将加重腹壁损坏而影响劳动力;斜疝又常可发生嵌顿或绞窄而威胁患者的生命。因此,除少数情况外,腹股沟疝一般均应尽早实施手术治疗。

1.非手术治疗 1岁以下婴儿可暂不手术。年老体弱或伴有其他严重疾病而禁忌手术者。白天可在还纳疝内容物后,使用医用疝带阻止疝突出。长期使用疝带可使疝囊颈经常受到摩擦变得肥厚坚韧而增加疝嵌顿的发生,并有促使疝环与疝内容物发生粘连的可能。

2.手术治疗 腹股沟疝最有效的方法是手术修补。但如有慢性咳嗽、排尿困难、便秘、腹水、妊娠等腹内压增高情况或糖尿病存在时,手术前应先予处理,否则术后易复发。手术方法可归纳为传统疝修补术、无张力修补术和腹腔镜下疝修补术。

(1)传统疝修补术 传统手术强调"缝";利用医用缝合线,缝合消灭腹壁缺损,阻止腹腔内容物突出。其有以下缺点:①用患者已有缺陷的邻近组织进行修补;②强行拉拢非正常解剖部位的组织进行缝合,由于张力大而不易愈合;③疼痛剧烈,麻醉要求高,手术前后需禁食,输液多,术后恢复慢,需要卧床和陪住,并发症多,复发率高;④修补术留有大量线结,从而增加术后发生并发症的机会;⑤有严重内科疾病,如慢性支气管炎、咳嗽、老年性前列腺增生、慢性便秘、肝硬化腹水及其他心脑血管疾病,都是传统疝修补的禁忌证。

(2)无张力疝修补术 现代疝手术强调在无张力的情况下进行修补。临床上应用的生物合成材料,覆盖缺损区。最大优点是易于获得、应用方便,不需要在患者身上另做切口,节省手术时间,术后手术部位疼痛较轻。生物材料要求具有:组织液不能改变其物理性能,化学性质是惰性的,不引起炎症及异物反应,无致癌性,能够对抗机械性应力,能够消毒使用,不引起变态或过敏反应,可根据需要制作成不同形状和裁剪。

(3)腹腔镜下疝修补术 ①经腹膜前补片植入术;②全腹膜外补片植入术。基本原理是从腹腔内部用合成纤维网片加强腹壁缺损处,使内环缩小或消失。以上两种方法,是将补片与牢固的结构组织固定,同时覆盖了斜疝内口、直疝三角和股环口,术式合理,是目前最主要的两种腹腔镜腹股沟疝修补手术方法。研究显示腹腔镜腹股沟疝修补术与开放式手术相比,切口小、疼痛轻,恢复正常体力活动早。

二、股疝

股疝是指腹腔内器官或组织经股环、股管,自卵圆窝向体表突出者。多发生于中年以上女性。

【病因】

股疝的原因与女性骨盆宽大、联合肌腱和腔隙韧带较薄弱,导致股环上口宽大松弛有关。妊娠导致的腹内压增高是主要原因。

【临床表现】

主要表现为腹股沟韧带下方,股根部卵圆窝处突出一半球形肿块。可复性疝多无临床症状,常为偶然发现。因股环较小其周围为坚韧的韧带,且股管几乎垂直,疝块又在卵圆窝处呈近直角突至体表,故极易嵌顿。嵌顿后局部有明显疼痛,若内容物为肠管,常伴急性机械性肠梗阻症状。

【辅助检查】

超声检查有助于明确诊断,可与腹股沟淋巴结肿大或其他肿块做出鉴别。

【治疗原则】

股疝是最容易嵌顿的腹外疝。因此,一旦确诊,应及时手术治疗。

三、脐疝

脐疝是指腹腔内器官或组织自脐环突出者。脐疝分为婴儿型(先天性)和成人型(后天性)两种,以婴儿型多见。

【病因】

1. 婴儿型脐疝 因脐环闭锁不全或脐部组织薄弱,在哭闹、便秘及包茎所致排尿困难等因素的作用下可形成脐疝。

2. 成人型脐疝 较少见,多发生于中年以上女性,多因过度肥胖、多次妊娠使腹壁薄弱或肝硬化、腹腔肿瘤等导致腹内压增高所致。

【临床表现】

1. 婴儿型脐疝 表现为出生后数周、数月脐部出现球形肿块、哭闹时出现,安静时消失。肿块回纳后可触及疝环的边缘,极少发生嵌顿或绞窄。

2. 成人型脐疝 内容物与疝囊发生粘连,疝块常不能完全回纳,因疝环狭小,且边缘较坚韧而缺乏弹性,故容易发生嵌顿或绞窄。

【辅助检查】

超声检查有助于诊断,并可明确内容物的性质。

【治疗原则】

1. 非手术治疗 2岁以内儿童,可用疝带或自制压迫垫压迫脐部,这种方法可阻止疝内容物突出。随着儿童身体发育,腹壁肌肉逐渐强壮,脐环可自行闭合。

2. 手术治疗 2岁以上儿童,若脐环直径>1.5 cm,应行手术治疗。成人型脐疝,应适时手术,若发生嵌顿,应行急诊手术。

四、切口疝

切口疝是指腹腔内脏器自腹壁手术切口瘢痕处突出者。可发生于各种腹部切口,但以经腹直肌切口最常见。

【病因】

1. 切口缝合不当 腹部纵形切口可切断除腹直肌外的腹壁各层肌肉及筋膜等。缝合时缝线易在组织纤维间滑落。已缝合的组织常因受到肌肉的横向牵力而发生哆开。

2. 切口愈合不良 切口感染、留置引流物、血肿或缝合不严密,以及肥胖、高龄、营养不良、糖尿病等因素均可导致切口愈合不良,使局部难以承受腹内压力而向外突出,形成切口疝。

3. 腹内压增高 术后剧烈咳嗽、胃肠胀气致切口内层裂开。

【临床表现】

术后或外伤后数周或数月,在切口处出现柔软的肿块,站立或用力时更为明显,平卧或用手推送可缩小或消失,肿块回纳后可摸到腹壁深处缺损。因疝环比较宽大,很少发生嵌顿,一般无明显症状,较大者可有腹胀、消化不良、腹壁沉重感等。

【辅助检查】

超声检查有助于诊断,可明确疝内容物的性质。

【治疗原则】

原则上以手术为主。手术切除原手术切口瘢痕,回纳疝内容物后在无张力的条件下拉拢疝环边缘,逐层缝合健康的腹壁组织。对于较大的切口疝,可用合成纤维网片或自体筋膜组织加以修补。如腹内压力增高不易缓解,疝囊构成腹腔的一部分,手术应慎重。

五、护理

【护理评估】

1. 健康史　了解有无引起腹内压增高因素,如慢性咳嗽、习惯性便秘、前列腺增生、膀胱结石、多次妊娠、从事重体力劳动、大量腹腔积液、婴儿经常啼哭等;有无引起腹壁强度受损的因素,如腹部手术切口感染或愈合不良、腹壁外伤、年老体弱和过度肥胖等。

2. 身体状况　了解有无腹壁肿块突出,病史的长短,肿块突出的部位、大小、与用力或体位的关系,有无局部不适感,伴疼痛或腹胀、呕吐、排气排便停止等情况。检查疝块的部位、大小、有无压痛、能否回纳、回纳时有无肠鸣音,疝块有无增大和咳嗽冲击感,若为嵌顿疝应注意有无肠梗阻表现;若绞窄疝应检查有无腹膜刺激征、局部蜂窝织炎、脱水、发热等体征。

3. 辅助检查　超声检查、实验室检查及 X 射线检查等,以判断有无疝,疝内容物的性质,有无疝的嵌顿和绞窄,是否合并水、电解质和酸碱平衡失调。

4. 心理社会状况　腹外疝患者可有不同的心理反应。如儿童家长对麻醉和手术安全感到担忧,还会担心影响将来的生育功能,可表现为焦虑;妊娠妇女担心腹内压增高而加重腹外疝,存在矛盾心理,急性发作的嵌顿性疝或绞窄性疝,更容易使患者和家属产生恐惧和焦虑的心情。

【护理诊断/问题】

1. 焦虑　与担心疾病和手术愈合有关。
2. 疼痛　与疝内容物嵌顿或绞窄、手术创伤等有关。
3. 潜在并发症　术后疝复发、切口感染等。
4. 知识缺乏　与预防腹外疝复发的相关知识缺乏有关。

【护理措施】

1. 术前护理

(1) 一般护理　疝块较大者减少活动,多卧床休息;建议患者离床活动时使用疝带压住疝环口避免腹腔内容物脱出而造成嵌顿疝。

(2) 消除腹内压升高的因素　如术前患者有咳嗽、便秘、排尿困难等腹内压升高因素者,应相应处理,控制症状后再手术。指导患者注意保暖,预防呼吸道感染。吸烟者应在术前 2 周戒烟。

(3) 术前训练　对高龄、腹壁肌薄弱者或切口疝、复发疝的患者,术前应加强腹肌锻炼,并练习卧床排便、使用便器等。

(4) 术前准备　①备皮:脐部至大腿中段,包括会阴部。术前清洁会阴部,预防切口感染。②手术前排空膀胱。③嵌顿疝及绞窄性疝患者多需急诊手术。应予禁食、输液、抗感染、纠正水、电解质和酸碱平衡失调,必要时胃肠减压、备血。④心理护理:向患者解释造成腹外疝的原因和诱发因素,手术治疗的必要性,了解患者的顾虑,尽可能地予以理解,使其安心配合治疗。

2. 术后护理

(1) 一般护理　①体位:患者返回病室后取平卧位,膝下垫一软枕,使膝关节微屈,以减低腹股沟区切口的张力和减少腹腔内的压力,利于切口愈合和减轻切口疼痛。②活动:采用无能力疝修补术的患者可早期离床活动。年老体弱、复发性疝、绞窄性疝、巨大疝等患者可适当延迟下床活动。③饮食:术后 6~12 h,若无恶心、呕吐,可根据患者食欲进食,不需要特殊限制。行肠切除吻合术后应禁食,待肠功能恢复后方可进食。

(2)病情观察　注意体温和脉搏的变化,观察切口有无红、肿,阴囊部有无出血、血肿。

(3)切口护理　手术切口可用沙袋加压,保持切口敷料清洁、干燥,不被大小便污染,预防切口感染。

(4)防止腹内压升高的因素　术后仍需要注意保暖,防止受凉引起咳嗽;指导患者在咳嗽时用手掌扶持、保护切口,在增加负压(如咳嗽动作)时用手掌稍加压于切口。保持排便通畅,避免用力排便。

(5)预防阴囊水肿　术后可用"丁"字带托起或小软枕抬高阴囊,并密切观察阴囊肿胀情况,预防阴囊血肿或水肿。

【健康教育】

1. 患者出院后逐渐增加活动量,3 个月内应避免重体力劳动和提举重物。
2. 注意避免腹内压升高的因素,如剧烈咳嗽、用力排便等。
3. 若疝复发,应及早诊治。

(陈传波)

病案讨论

病例摘要　患儿,男性,3 岁。患儿出生后哭闹时左侧阴囊增大,安静休息后阴囊明显缩小。1 h 前哭闹后阴囊突然较前明显增大,患儿胡闹不止,阴囊处疼痛,来医院就诊。查体:轻度腹胀,腹腔听诊肠鸣音增强。左侧阴囊明显增大,肿胀,压痛,透光试验阴性,局部听诊肠鸣音减弱。

讨论:①患者目前患儿是何种疾病?为什么?②针对患儿的病情,你首先应该怎样做?③如何做好患儿的健康教育工作?

习题

一、名词解释

腹外疝

二、护考测试

【A1 型题】

1. 腹外疝的发病因素中最重要的是　　　　　　　　　　　　　　　　　　　　　( )
   A. 腹壁强度降低　　　　　　　　　　　B. 慢性便秘
   C. 排尿困难　　　　　　　　　　　　　D. 腹水
   E. 咳嗽

2. 腹外疝最常见的疝内容物是　　　　　　　　　　　　　　　　　　　　　　　( )
   A. 大网膜　　　　　　　　　　　　　　B. 膀胱

C. 小肠　　　　　　　　　　　　　D. 直肠
E. 乙状结肠
3. 腹外疝的疝环是指　　　　　　　　　　　　　　　　　　　　　　（　　）
   A. 疝内容物突出的部分　　　　　　B. 疝外被盖组织
   C. 腹壁缺损或薄弱处　　　　　　　D. 壁层腹膜的一部分
   E. 疝囊体部
4. 绞窄性疝与嵌顿性疝的主要区别是　　　　　　　　　　　　　　（　　）
   A. 疝块的大小　　　　　　　　　　B. 疝内容物能否回纳
   C. 是否出现肠梗阻　　　　　　　　D. 疝块有无压痛
   E. 疝内容物有无血运障碍

【A2 型题】
5. 男性患者,78岁。站立或用力时腹股沟区突出肿块,卧位时或用手轻推肿块消失,推送时能听到咕噜声,诊断为腹股沟疝。区别其为斜疝或直疝最有意义的依据是　　（　　）
   A. 患者的年龄　　　　　　　　　　B. 回纳疝块压迫深环
   C. 疝块的大小　　　　　　　　　　D. 疝块的形状
   E. 嵌顿的机会

【A3/A4 型题】(6~8题共用题干)
男性患者,46岁。便秘多年,出现右侧腹股沟可复性肿块1年。10 h前,搬举重物时肿块突然增大,腹痛难忍,呕吐数次,伴发热、全身不适。查体:右腹股沟及阴囊肿块,张力高,明显触痛,皮肤红肿;血白细胞计数增多。入院后准备急症手术治疗。

6. 该患者的临床诊断应是　　　　　　　　　　　　　　　　　　　（　　）
   A. 腹外疝、难复性疝　　　　　　　B. 腹外疝、嵌顿性疝
   C. 腹股沟斜疝、绞窄性疝　　　　　D. 腹股沟直疝、绞窄性疝
   E. 股疝、难复性疝
7. 手术前护理措施哪项不正确　　　　　　　　　　　　　　　　　（　　）
   A. 禁饮食　　　　　　　　　　　　B. 备皮
   C. 排空膀胱　　　　　　　　　　　D. 灌肠
   E. 给镇痛药
8. 手术后护理措施应除外哪项　　　　　　　　　　　　　　　　　（　　）
   A. 仰卧位,腘部垫枕　　　　　　　B. 保持排便通畅
   C. 应用抗生素　　　　　　　　　　D. 托起阴囊,切口压沙袋
   E. 术后第2天鼓励下床活动

三、研考能力拓展
患者,男,64岁。2年前因剧烈咳嗽后自觉右腹股沟区有肿块突出,且久立时肿块突出,平卧后肿块消失。2年来逐渐增大伴胀痛不适。无嵌顿史,肿块突出时无恶心、呕吐,无停止排便排气。体检:腹平软,全腹无压痛、反跳痛,无腹肌紧张。腹股沟区可见5 cm×4 cm大小肿块,圆形,质软,无触痛,可回纳,咳嗽时指尖有冲击感。辅助检查:超声腹壁局部可见6 cm×5 cm缺损,疝内容物突出。请问:①请说出该患者的临床诊断? 其诊断依据是什么? ②该患者应采取何种首选治疗方法? 请简述该治疗方法? ③该患者如行手术治疗,术后应采取哪些护理措施?

第十八章 急性化脓性腹膜炎患者的护理

(一) 解剖位置

腹膜是很薄的浆膜,表面是一层排列规则的扁平间皮细胞,深面依次为基底膜、浆膜下层,浆膜下层含有丰富的血管、胶原、弹力纤维等。腹膜分为壁腹膜和脏腹膜两部分,两者相互延续而围成的潜在腔隙,称为腹膜腔。壁腹膜贴附于腹壁、膈脏面和盆腔内面;脏腹膜覆盖于内脏表面,形成网膜、系膜和韧带。腹膜腔是人体最大的浆膜腔,如果全部展开,其总面积与全身皮肤面积相等,为 $1.7 \sim 2.0 \text{ m}^2$。男性腹膜腔封闭,女性腹膜腔则经输卵管漏斗、子宫、阴道与体外相通。腹膜腔分为大腹膜腔和小腹膜腔两部分,经由网膜孔相通。小腹膜腔位于小网膜、胃后壁和胃结肠韧带的后方。剩余部分包括盆腔在内均称为大腹膜腔。从严格的解剖学意义上来讲,腹膜腔内并无脏器,但习惯上把腹膜脏层所覆盖的脏器,如胃、空回肠等,都称为腹腔内脏器;无腹膜覆盖的腹腔器官,称为腹腔外位器官;部分被腹膜覆盖的器官,称为腹腔间位器官。

(二) 神经及血管来源

壁腹膜的动脉来自肋间动脉,伴行静脉回流入下腔静脉。脏腹膜的动脉来自覆盖脏器动脉分支,静脉汇入门静脉。当门静脉和下腔静脉循环受阻时,腹腔内可积聚大量液体。壁腹膜由 6~12 肋间神经及第 1 腰神经的分支所支配,对痛觉敏感,定位准确。因此,当腹前壁壁腹膜受炎症等刺激后可引起局部疼痛、压痛及反射性腹肌紧张,膈肌中心部分的腹膜受刺激后,通过膈神经反射引起肩部放射性疼痛和呃逆。脏腹膜由交感神经及迷走神经分支支配,属于自主神经,对牵拉、胃肠内压力增高及炎症、压迫等刺激较为敏感,表现为钝痛,定位较差,多集中于脐部,严重刺激可引起心率减慢、血压下降和肠麻痹等。

(三) 生理功能

腹膜的生理功能是润滑、吸收和渗出,有防御和修复功能。

1. **润滑** 正常腹膜腔内只有少量液体,为 75~100 mL,呈草黄色清亮液体,胃肠道蠕动时能减少与其他脏器接触时的摩擦。

2. **吸收** 腹膜是双向的半透膜,不但可以渗出少量液体以润滑腹膜,而且具有强大的吸收能力,不但能将腹腔内积液、血液、空气、微小颗粒和细菌、电解质、尿素等很快吸收,也可吸收毒素以减轻对腹膜的刺激,但大量毒素被吸收时可导致中毒性休克。腹腔上部腹膜的吸收能力比盆腔腹膜的吸收能力强。故腹部炎症和手术后患者多取半卧位,以减轻腹膜对有害物质的吸收。

3. 渗出　在腹膜炎时,腹膜可渗出大量液体,内含蛋白质和电解质,起到稀释毒素和减少对腹膜刺激的作用,但渗出量过大时可引起水与电解质失调。胃肠道浸泡在脓液中,引起胃肠壁炎症反应、充血水肿,胃肠道功能减弱、膨胀、肠蠕动减弱或消失,形成麻痹性肠梗阻。膨胀的肠管使腹内压增加,膈肌升高,从而影响心、肺功能。最后可导致多器官功能障碍综合征。

4. 防御　腹膜渗出液中的淋巴细胞和吞噬细胞能吞噬细菌、异物和碎片组织,具有强大的防御能力,大网膜的防御作用尤为显著,可将感染局限,防止感染扩散。

5. 修复　炎性渗出液中的纤维蛋白可沉积在病变周围,包裹、填塞病灶,使炎症局限并修复受损组织,但亦可因此形成腹膜腔内广泛的纤维性粘连,造成脏器功能受损,如粘连性肠梗阻。

第一节　腹腔脓肿患者的护理

脓液在腹腔内积聚,由肠管、内脏、网膜或肠系膜等粘连包裹,与腹腔隔离,形成腹腔脓肿。腹腔脓肿可以是一个或数个,常继发于急性化脓性腹膜炎或腹腔内手术后,多位于原发病灶附近。可分为膈下脓肿、盆腔脓肿、肠间隙脓肿等,以膈下脓肿和盆腔脓肿多见。

一、膈下脓肿

脓液积聚在膈肌之下、横结肠及系膜以上的间隙内者,称膈下脓肿。膈下间隙分为肝上、肝下两大间隙,镰状韧带及肝圆韧带分别把肝上及肝下间隙再分为左右两侧共4个间隙。平卧位膈下部位最低,易形成脓肿,以右膈下脓肿多见。膈下脓肿全身感染中毒反应较严重,可经淋巴途径蔓延至胸腔引起胸膜炎、胸腔积液,形成脓胸、肺脓肿等。

【临床表现】

特点是全身感染中毒症状明显而局部症状隐匿。

1. 全身症状　发热、心悸、乏力、盗汗、消瘦、衰竭等症状。

2. 局部症状　脓肿部位可有持续钝痛,深呼吸时疼痛加重,脓肿位于肝下后方可有肾区痛,并可牵涉到颈、肩部;脓肿刺激膈肌可引起呃逆,感染波及胸膜腔可出现胸腔积液、气促、咳嗽和胸痛等症状;患侧下方呼吸音减弱或消失;膈下脓肿可使肝浊音界扩大;10%~25%的脓腔内含有气体。

【辅助检查】

1. 血常规检查　白细胞计数和中性粒细胞比例增加。

2. X射线检查　可见患侧膈肌抬高,活动受限,肋膈角模糊,胸腔积液,肺下叶部分不张,脓肿含气者可有液平面。

3. 超声或CT检查　对膈下脓肿的诊断价值较大,也可在超声引导下行诊断性穿刺。

【治疗原则】

小的膈下脓肿经非手术治疗可被吸收,较大的脓肿须穿刺或切开引流。术前及术后要补液、营养支持和应用抗生素。

1. 经皮穿刺引流术 其适应证:与体壁贴近的局限单房脓肿,据超声或CT显示的脓肿位置,确定穿刺部位、方向和深度,进行穿刺抽吸或置管引流,吸净脓液,并可用生理盐水或抗生素冲洗。

2. 切开引流术 常用以下两种方法:

(1)经前腹壁肋缘下切口 此途径最常用,适用于肝右叶上、下位置靠前及膈左下靠前的脓肿。

(2)经后腰部切口 适用于肝右叶上、下及膈左下靠后的脓肿。

无论何种入路切开脓肿,必须充分引流、放置引流管,并酌情进行脓腔冲洗。

二、盆腔脓肿

盆腔处于腹腔最低位,腹腔内的渗出物或脓液积聚于此形成盆腔液肿。盆腔腹膜面积小,吸收毒素能力低,全身中毒症状较轻。

【临床表现】

特点是局部症状明显而全身感染中毒症状较轻。

1. 多发生于急性腹膜炎治疗过程中,或阑尾穿孔、结直肠手术后。

2. 腹部手术后有体温下降后又升高、脉速、倦怠等表现,而腹部检查常无阳性发现。

3. 出现典型的直肠或膀胱刺激症状,如里急后重、排便次数增多而量少、黏液便或尿频、尿急、排尿困难等。

4. 直肠指检时直肠前窝饱满且有触痛,部分患者有压痛性包块及波动感。

【辅助检查】

超声及CT检查可帮助明确诊断,以确定脓肿的大小及位置、与周围组织的关系。

【治疗原则】

盆腔脓肿未形成时,多采用非手术治疗,包括应用抗生素、热水坐浴、温盐水保留灌肠及物理治疗等,多数患者的炎症能吸收消散。脓肿较大者可经直肠前壁切开排脓,已婚女性亦可经阴道后穹隆切开引流。

三、护理

【护理评估】

1. 健康史 了解患者有无胃十二指肠溃疡、阑尾炎、胆囊炎、胰腺炎等病史;有无腹部外伤或手术史。对于女性患者,还应了解有无生殖器官化脓性炎症史,有无停经史和妊娠反应,以排除输卵管妊娠破裂。对于儿童须了解有无呼吸道感染、泌尿道感染、营养不良或其他导致机体抵抗力降低的因素。

2. 身体状况 了解患者腹痛发生的诱因、时间、部位、性质、程度、范围,以及有无恶心、呕吐、发热、口渴等伴随症状。检查腹部有无压痛、腹肌紧张和反跳痛及其部位、程度和范围,肠鸣音有无减弱或消失,有无移动性浊音。测量生命体征,观察意识、皮肤黏膜的颜色和温度、口渴、尿量等,注意有无感染中毒症状及水、电解质、酸碱失衡或休克表现等。还应了解有无腹腔脓肿的症状和体征,直肠指检有无阳性体征。

3. 辅助检查　了解血常规、腹部X射线、超声、CT等检查结果,以及腹腔穿刺液检查结果,有利于对腹膜炎的病因和严重程度做出判断。

4. 心理社会状况　了解患者和家属对疾病的认识、程度和心理承受能力,了解患病后的心理反应,有无发病突然、疼痛剧烈、病情危重而造成的严重恐慌或焦虑等。

【护理诊断/问题】

1. 疼痛　腹痛与腹膜炎症刺激、手术创伤等有关。
2. 体温过高　与腹膜炎毒素吸收有关。
3. 体液不足　与腹腔内大量渗出、高热、禁食、呕吐等有关。
4. 营养失调　与禁食、感染后分解代谢增加有关。
5. 焦虑、恐惧　与病情严重、担心预后有关。
6. 潜在并发症　感染性休克、粘连性肠梗阻等。

【护理措施】

1. 非手术治疗患者的护理

(1) 心理护理　做好患者及家属的解释和安慰工作,稳定患者情绪,减轻焦虑和恐惧程度,使其能以积极、平静的心态配合治疗和护理。

(2) 体位与休息　无休克者安置半卧位,并尽量减少搬动和按压腹部,以减轻疼痛。指导患者活动双下肢,协助其变换体位,以预防下肢深静脉血栓形成和褥疮。有休克者取平卧位或仰卧中凹位。

(3) 禁食及胃肠减压　遵医嘱通知患者禁食、留置胃肠减压,并保持胃肠减压通畅。同时向患者说明留置胃管的重要性,使其配合胃肠减压治疗。待腹膜炎症状和体征消失、肠蠕动恢复、肛门排气后则拔除胃管,给予流质饮食,若无不适,逐渐过渡到半流质饮食和普食。禁食期间,应做好口腔护理。

(4) 输液与营养支持　应建立静脉通路,遵医嘱补充适当的晶体液和胶体液,安排好输液的速度和顺序,必要时输血或血浆,维持有效循环血容量,防止休克的发生;对实施肠外营养的患者,应按要求做好相关护理。

(5) 控制感染　遵医嘱给予抗生素,当多种药物联合应用时,应注意配伍禁忌,有过敏反应的抗生素,使用前必须按要求做皮肤过敏试验;注意观察药物的不良反应。

(6) 对症护理　如遵医嘱给高热患者降温、对疼痛患者使用止痛药物、为盆腔脓肿患者用温盐水灌肠等。

> 患者出现哪些情况提示腹膜炎病情加重?

(7) 观察病情　定时测量体温、脉搏、呼吸和血压,必要时监测尿量、中心静脉压、血清电解质及血气分析等指标,记录24 h出入液体量。观察腹部症状和体征的变化,并注意治疗前后对比和动态观察;观察腹腔脓肿的症状和体征有无加重或减轻。观察期间应尽量减少搬动患者,以免加重病情;诊断不明确者不予注射止痛剂,以免掩盖病情,禁用泻剂、灌肠,以防消化道穿孔或破裂时肠内容物进一步溢出而加重腹腔污染。

2. 手术治疗患者的护理　由于盆腔脓肿的患者大小便次数多,应协助患者在床上或床边排大小便。

(1) 术前护理 同非手术治疗患者的护理,同时做好手术前各项准备。
(2) 术后护理

1) 了解手术及麻醉情况:如麻醉方式、手术方式、手术经过和腹腔内炎症情况,重点了解各种引流管放置的部位及目的。

2) 体位与活动:全身麻醉未清醒者应去枕平卧,头偏向一侧,以免呕吐时误吸。全身麻醉已清醒者或硬膜外麻醉后,血压、脉搏平稳者,可改为半卧位,以利于腹腔引流,减轻腹胀。卧床期间指导患者深呼吸和有效咳嗽、加强翻身和活动肢体等,病情允许时应尽早下床活动,以促进肠蠕动、预防肠粘连、防止下肢静脉血栓。

3) 禁食、胃肠减压:术后继续禁食、胃肠减压,减轻胃肠道内积液、积气,有利于切口愈合及肠功能恢复,一般2~3 d肠蠕动功能恢复、肛门排气,便可拔除胃管,逐步恢复经口进食。胃肠道切除及吻合者,进食时间、性质和食量须严格控制。禁食期间应做好口腔护理。

4) 输液与营养支持:遵医嘱继续补充水、电解质,必要时输血浆、人体白蛋白或全血等,维持水、电解质及酸碱平衡和机体代谢的需要,以保证切口顺利愈合,预防术后并发症。

5) 观察病情变化:继续监测体温、脉搏、血压、呼吸、尿量、腹部症状及体征、白细胞计数等动态变化情况;注意手术后有无腹腔内出血、切口感染、腹腔脓肿、粘连性肠梗阻等近、远期各种并发症的发生。

6) 控制感染:遵医嘱应用有效抗生素,进一步控制腹腔内感染。

7) 切口护理:观察切口敷料有无渗血、渗液或其他污染,必要时应及时更换;注意切口愈合情况和有无感染征象,发现异常及早协助处理。对腹胀明显的患者可加用腹带,以使患者舒适及防止切口裂开。

8) 腹腔引流护理:妥善固定引流管,防止脱出或受压,观察并记录引流液的颜色、性状和量;对负压引流者应使其呈负压状态,维持有效引流;引流袋每天更换,当引流量减少、颜色变清、患者体温正常、血白细胞计数正常时可考虑拔除引流管,如引流液为脓性,应延长引流管放置时间,如为"烟卷"条引流,则应保持外层敷料干燥,每天换药时应同方向转动"烟卷"并拔出少许,剪除过长的尾端后用别针固定以防滑入腹腔,"烟卷"引流条一般在术后24~48 h拔除,对进行腹腔灌洗治疗者,应根据引流液情况调整灌入液量和灌入速度,并维持出入量相等。

9) 其他护理:如遵医嘱给予止痛剂减轻患者痛苦,保证有效休息,做好皮肤护理,预防褥疮。

3. 并发症的预防和护理
(1) 腹腔脓肿的预防和护理

1) 采取适当的卧位:术后患者血压平稳后取半卧位,有利于腹腔内渗液的引流,避免感染扩散,防止腹腔脓肿形成。

2) 保持引流通畅:固定引流管,防止受压、扭曲、堵塞等。

3) 控制感染:根据脓液或渗液细菌培养和药敏试验的结果,选用敏感的抗生素。

4) 及时处理腹腔脓肿:若形成腹腔脓肿,应及时穿刺抽脓、冲洗或置管引流,必要时做好手术切开引流的准备。

(2) 肠梗阻的预防和护理

1) 保持引流通畅:尽快引流清除腹腔内的脓液及渗出液,防止脓液在腹膜与肠间形成纤维粘连而引起肠粘连及肠梗阻。

2) 控制感染:遵医嘱应用有效的抗生素,促使腹腔内感染尽快吸收。

3) 早期活动:鼓励患者多翻身早期下床,促进术后恢复,预防肠粘连及肠梗阻。

(3) 切口感染的预防和护理

1) 切口护理:及时更换被污染的敷料,保持切口敷料清洁、干燥。

2) 控制感染:遵医嘱应用有效的抗生素。

3) 加强观察:定期换药,查看切口愈合情况及更换敷料。若术后2~3 d,患者出现切口疼痛加重、体温升高,查看切口出现红肿、压痛、波动感,应考虑切口感染。

4) 及时处理切口感染:应配合医生做好穿刺抽脓,或拆除缝线引流脓液等。

【健康教育】

1. 提供疾病护理、治疗的知识 向患者说明非手术期间禁食、胃肠减压、半卧位的重要性,教会患者注意腹部症状和体征的变化。

2. 饮食指导 向患者讲解术后恢复饮食的知识,鼓励其循序渐进、少量多餐,进食高蛋白质、高热量、高维生素、易消化的食物,以促进手术创伤的修复和切口的愈合。

3. 康复指导 鼓励患者卧床期间进行床上活动,术后早期下床走动,促进肠功能恢复,防止发生肠粘连。

4. 出院后注意休息,适当活动 加强自我监测,发生腹痛或不适应及时就诊。

第二节 急性腹膜炎患者的护理

急性腹膜炎是指由于细菌感染、腹部损伤、化学物质刺激(如胃液、胆汁、胰液、血液)等引起腹膜的急性炎症反应。根据病因分为细菌性(如化脓性、结核性)与非细菌性(如血性);根据发病机制分为原发性与继发性。临床上所称的急性腹膜炎多指急性继发性化脓性腹膜炎,是一种常见的外科急腹症。

【病因与发病机制】

1. 原发性腹膜炎 又称自发性腹膜炎,较少见,指在腹腔内无原发性病灶,细菌经血液循环、淋巴道、泌尿道或女性生殖道等途径播散到腹膜腔所引起的腹膜炎。婴儿和儿童较多见,也见于体质衰弱、肝硬化腹水、肾病、猩红热、营养不良等患者,或在抵抗力低下的情况下,或并发上呼吸道感染时均可致病。常见病原菌为溶血性链球菌、肺炎双球杆菌和大肠埃希菌。

2. 继发性腹膜炎(secondary peritonitis) 是临床上常见的急腹症,是指在腹腔内某些疾病或损伤的基础上发生的腹膜炎,约占腹膜炎的98%。继发于腹腔脏器穿孔、脏器的损伤破裂、炎症和手术污染等。病原菌多为肠道常驻菌群,其中以大肠埃希菌最常见,其次为厌氧拟杆菌、粪链球菌和变形杆菌等,大多为混合型感染,毒性剧烈。

(1) 腹内脏器穿孔、破裂 是急性继发性化脓性腹膜炎最常见的原因,常见的有急性阑尾炎穿孔、胃及十二指肠溃疡急性穿孔、急性胆囊炎、透壁性感染或穿孔、外伤性肠穿孔、伤寒肠穿孔等。

> 原发性腹膜炎和继发性腹膜炎的区别?

(2)腹内脏器绞窄及炎症扩散 也是急性继发性腹膜炎的常见原因。如绞窄性肠梗阻或肠系膜血管血栓形成引起肠坏死(细菌通过坏死的肠壁进入腹膜腔)、急性胰腺炎、回肠憩室炎、肝脓肿破裂、女性的产后感染、急性输卵管炎、输卵管妊娠破裂以及生殖器官化脓性感染等。

(3)其他 如腹部手术污染腹腔、胃肠道吻合口漏、腹前后壁的严重感染等,也可引起腹膜炎。

【病理生理】

1. 局部和全身反应 腹膜受细菌、胃内容物、血液、尿液、胆汁、胰液等刺激后,迅速产生炎症反应,出现充血、水肿、渗出。炎症初期渗出液为浆液性,数小时后因其中含有较多的巨噬细胞、中性粒细胞,加之坏死组织、细菌和渗出纤维蛋白的不断增多,可转变为混浊的脓性。继发性腹膜炎一般以大肠埃希菌为主的混合型感染,脓液多呈黄绿色、稠厚、有粪臭味。腹膜炎引起的大量渗液、呕吐、麻痹性肠梗阻等,导致水、电解质及酸碱平衡失调,血容量减少,甚至休克。细菌及毒素的作用,可引起高热、脉速、呼吸急促、大汗等感染中毒症状,甚至出现感染性休克和多器官功能障碍综合征等。此外,肠麻痹和腹胀,可使膈肌抬高,造成呼吸和循环功能障碍。

2. 腹膜炎的转归 急性腹膜炎的转归取决于污染致病菌的性质、数量、时间,以及人体全身与腹膜局部的防御能力,治疗与护理措施的及时性和有效性等多方面因素。

(1)炎症吸收或局限 若腹膜炎症较轻、人体抵抗力较强、治疗及时有效,炎症可以完全吸收,腹腔内可遗留不同程度的纤维性粘连。也可因肠管、其他脏器或大网膜等粘连,形成局限性腹膜炎,若局部有脓液积聚则形成腹腔脓肿,如膈下、肠间、盆腔脓肿等。

(2)炎症扩散 若腹膜炎较重、人体抵抗力较弱、治疗不及时,腹膜炎可加重并扩散,由于大量渗液和感染中毒,可引起脱水、电解质平衡紊乱、代谢性酸中毒、贫血、低蛋白血症,甚至发生低血容量性休克或感染性休克。

(3)肠粘连 腹膜炎治愈后腹腔内会遗留不同程度的纤维性粘连,膜状或片状粘连一般不影响肠管的通畅性,常无临床症状。若粘连带压迫肠管或粘连后使肠管形成锐角,过度扭曲等,则可引起机械性肠梗阻。

【临床表现】

由于致病原因的不同,腹膜炎可以是突然发生,也可能是逐渐发生。腹膜炎的不同阶段其临床表现亦有不同。急性化脓性腹膜炎主要临床表现早期为腹膜刺激表现(腹痛、压痛、反跳痛和腹肌紧张等),后期由于感染和毒素吸收,主要表现为全身感染中毒症状。

1. 腹痛 是腹膜炎最主要的症状。常起始于原发灶部位。疼痛的程度随炎症的发展而有不同,一般疼痛剧烈,难以忍受,呈持续性。深呼吸、咳嗽、转身时加剧疼痛,故患者不愿变动体位。

2. 恶心、呕吐 早期因腹膜受刺激引起反射性的恶心、呕吐,呕吐物多为胃内容物。腹膜炎如并发麻痹性肠梗阻时,呕吐物含黄绿色胆汁,甚至为棕褐色粪样肠内容物。

3. 体温、脉搏 其变化与炎症的轻重有关。开始时体温可以正常,随炎症发展之后逐渐升高。老年体弱患者,体温不一定随病情加重而升高;脉搏通常随体温升高而加快。如果脉搏增快、体温反而下降,多为病情恶化的征象。

4.感染中毒症状　随病情进一步发展,患者常出现高热、大汗、口干、脉快、呼吸浅促等全身中毒表现。后期由于大量毒素吸收,患者出现表情淡漠、面容憔悴、眼窝深陷、口唇发绀、肢体冰冷、呼吸急促、脉搏细弱、体温骤升或下降、血压下降等重度脱水,以及代谢性酸中毒和休克表现。

5.体征

(1)急性病容　常呈强迫体位,如弯腰捧腹或侧卧蜷曲。

(2)腹部体征

1)视诊:腹胀、腹式呼吸渐弱或消失,腹胀加重常是病情恶化的一个重要标志,麻痹性肠梗阻时全腹膨隆。

2)触诊:腹部压痛、反跳痛和腹肌紧张是腹膜炎的标志性体征,称为腹膜刺激征。弥漫性腹膜炎时,全腹肌紧张、压痛和反跳痛持续存在,但以原发病变部位最为明显。腹肌紧张程度随病因和患者全身状况的不同轻重不一。胃酸和胆汁的化学性刺激可引起剧烈的腹肌紧张,甚至呈"木板样"强直,临床上称为"板状腹"。而老年人、幼儿或极度虚弱患者,腹肌紧张可能不明显而被忽视。

3)叩诊:肠胀气时呈鼓音;胃肠道穿孔时肝浊音界缩小或消失,腹腔内积液多时可叩出移动性浊音。

4)听诊:肠鸣音减弱或消失。

(3)直肠指检　如直肠前窝饱满及触痛,则表示盆腔感染或脓肿形成。

【辅助检查】

1.血常规检查　可见白细胞计数及中性粒细胞比例升高,但病情险恶、老年人及免疫功能低下者,白细胞计数可不增多,仅有中性粒细胞比例升高,甚至出现中毒颗粒。

2.血生化检查　可发现水、电解质及酸碱平衡紊乱。

3.腹腔穿刺　可依据穿刺液体的颜色、混浊度、气味、涂片镜检判断原发病灶,以明确病因。如胃十二指肠溃疡穿孔时穿刺液呈黄色混浊,无臭味,有时可能抽出食物残渣;急性化脓性阑尾炎穿孔时呈稀脓性,有臭味;绞窄性肠梗阻可抽出血性脓液,臭味重;抽出血性渗出液且胰淀粉酶含量高,提示出血性坏死性胰腺炎的可能;抽出不凝固血液,说明腹腔内实质性脏器破裂。

4.腹部 X 射线检查　可见肠腔普遍胀气并有多个小气液面等肠麻痹征象,胃肠道穿孔时,立位透视可见膈下游离气体。

5.超声、CT 或 MRI 检查　对腹腔内实质性脏器病变(如急性胰腺炎)的诊断有帮助,也可显示腹腔内的积液位置、评估积液量。

【治疗原则】

1.非手术治疗　原发性腹膜炎、继发性腹膜炎病情较轻或病程已超过 24 h,且腹部体征已减轻或已有减轻的趋势者,或伴有严重心肺等脏器疾病不能耐受手术者,可行非手术治疗。

(1)半卧位　有利于腹腔炎性渗出液引流至盆腔和降低腹壁张力、减轻腹痛。

(2) 禁食、胃肠减压 胃肠道穿孔或破裂时减少消化液外溢,减少肠管内积气、积液,减轻腹胀,改善腹膜血液循环,促进炎症的吸收和局限。

(3) 补液 根据患者水、电解质及酸碱平衡失调的性质、程度拟订补液计划,纠正体液代谢失衡,维持内环境稳定。

(4) 营养支持 酌情给予肠外营养,必要时输注血浆、人体白蛋白、全血等以补充腹膜腔因渗出而丢失的血浆和蛋白质,纠正感染中毒造成的贫血,提高机体的抵抗力。

(5) 抗感染治疗 是治疗腹膜炎必不可少的措施,可选使用广谱抗生素和甲硝唑,再根据细菌培养和药物敏感试验结果调整抗生素的种类。

(6) 对症处理 对发热者给予降温;对疼痛者给予止痛,但诊断未明确之前禁止使用吗啡类止痛药物,以免掩盖病情。

2. 手术治疗 绝大多数急性继发性腹膜炎需手术治疗,手术目的是探查腹膜腔明确病因。适应证:①非手术治疗6~8 h后,腹膜炎症状不缓解或反而加重。②腹腔内原发病严重,如胃肠或胆囊穿孔、绞窄性肠梗阻、腹内脏器破裂等需要手术治疗。③腹膜炎较重,出现严重肠麻痹、感染中毒症状或合并休克等。④腹膜炎病因不明确,无局限趋势。

手术治疗方法包括:处理原发病灶、清理腹腔、充分引流等。

其他护理知识同本章第一节。

(陈传波)

病例摘要 患者,男性,35岁。原有上消化道溃疡病史1年,间断性用药治疗。1 h前餐后突然出现右上腹部激烈疼痛,呈刀割样,迅速蔓延至全腹部,急来院就诊。查体:患者呈前屈捧腹状,表情痛苦。全腹部压痛、反跳痛、板样腹,以右上腹部为重,叩诊移动性浊音(++),腹腔听诊肠鸣音消失。

讨论:①患者目前可能是何种疾病?为什么?②针对患者的病情,你首先应该怎样做?③患者面临的护理问题?如何解决?

一、护考测试

【A1型题】

1. 下列哪一项是诊断急性腹膜炎的可靠体征 (　　)
   A. 腹胀　　　　　　　　　　　　B. 肝浊音界缩小
   C. 压痛、反跳痛、腹肌紧张　　　D. 肠鸣音减弱
   E. 移动性浊音

2. 腹膜炎术后护理采用半卧位,其主要目的是 (　　)
   A. 可减少切口张力　　　　　　　B. 利于肺部气体交换
   C. 有利于血液循环　　　　　　　D. 有利于肠蠕动恢复
   E. 预防膈下感染

第十八章 急性化脓性腹膜炎患者的护理

3. 急性腹膜炎诊断未明确时不应该给予哪项处理 （　）
   A. 严密观察病情　　　　　　　　B. 无休克取半卧位
   C. 禁食水并胃肠减压　　　　　　D. 抗生素控制感染
   E. 可应用止痛剂

【A2 型题】

4. 男性患者,35 岁。因急性阑尾炎并弥漫性腹膜炎行阑尾切除术。手术后第 4 天体温再度升高,下腹胀痛,排黏液便,有里急后重感。最可能发生了 （　）
   A. 右髂窝脓肿　　　　　　　　　B. 痢疾
   C. 肠间隙脓肿　　　　　　　　　D. 盆腔脓肿
   E. 肠粘连

【A3/A4 型题】(5~7 题共用题干)

男性患者,转移性右下腹痛 2 d,伴呕吐。腹部检查全腹肌紧张、压痛、反跳痛,以右下腹为著,肠鸣音消失。

5. 该患者目前情况是 （　）
   A. 阑尾炎合并右下腹局限性腹膜炎　　B. 阑尾炎合并全腹弥漫性腹膜炎
   C. 胃穿孔合并右下腹局限性腹膜炎　　D. 胃穿孔合并全腹弥漫性腹膜炎
   E. 胆囊炎合并全腹弥漫性腹膜炎

6. 该患者目前最重要的护理是 （　）
   A. 急症手术前准备　　　　　　　B. 疼痛护理
   C. 安置半卧位　　　　　　　　　D. 输液
   E. 胃肠减压

7. 该患者目前最重要的护理诊断/护理问题应是 （　）
   A. 恐惧　　　　　　　　　　　　B. 不舒适:疼痛
   C. 体温过高　　　　　　　　　　D. 营养失调:低于机体需要量
   E. 潜在并发症:休克

二、简答题

1. 急性腹膜炎患者典型症状和体征是什么?
2. 手术前后护理措施有哪些?

三、研考能力拓展

患者,男,40 岁,主诉:剑突下及右下腹剧痛 18 h。现病史:患者入院前一天晚饱餐后 3~4 h,因剑突下及右下腹突发剧痛而醒,疼痛呈刀割样、持续性;伴恶心、呕吐数次,吐出物为食物和酸水,无咖啡色物和血液;腹痛很快扩展到全腹后略有缓解,但以剑突下最明显。发病后自觉畏寒发热,始终无肛门排气排便,小便无异常,18 h 后来我院就诊。既往史:反复发作的中上腹疼痛及呕酸、嗳气史 6 年,服"胃痛药"或少量食物能缓解,无黑便及呕血史。无右下腹疼痛病史。

体检:体温 38.5 ℃,脉搏 88/min,血压 120/80 mmHg。营养发育中等。急性病容,神志清楚,右侧卧位,双腿屈曲。皮肤巩膜无黄染,无出血点,全身表浅淋巴结无肿大,五官正常,颈软,心肺正常。腹部轻度膨隆,全腹肌紧张、拒按,有明显压痛及反跳痛,以剑突下为明显;肝浊音界消失,移动性浊音可疑。肾区及腰背部无叩击痛。未闻及肠鸣音。请问:①根据病例资料患者可能的诊断是什么?②急需手术治疗,请列出术前准备要点。

第十九章 腹部损伤患者的护理

第一节 常见腹部损伤患者的护理

腹部损伤是常见的外科急腹症,其发生率平时占各种损伤的0.4%~2.0%;战争年代高达50%左右。腹部损伤常伴有内脏损伤,若伴有腹腔实质性脏器或大血管损伤时,可因大出血而致死;空腔脏器受损破裂时,则可因并发严重的腹腔感染而威胁生命。腹部损伤的死亡率可高达10%,早期、准确的诊断和及时、合理的处理是降低腹部损伤患者死亡的关键。

【病因和分类】

根据腹壁是否有开放性伤口,可将腹部损伤分为开放性和闭合性两大类。开放性损伤多由利器或火器,如刀刺、枪弹等所引起,闭合性损伤多为钝性暴力,如高处坠落、碰撞、挤压、拳打脚踢等所致。此外。临床上行各种穿刺、内镜、灌肠、刮宫、腹部手术等诊治措施也能导致医源性腹部损伤。

1. 开放性损伤 腹壁伤口穿破腹膜者为穿透伤(多伴内脏损伤),无腹膜破损者为非穿透伤(偶伴内脏损伤)。开放性损伤者腹壁有伤口,多数需行剖腹手术,比较容易发现伴有的内脏损伤。

2. 闭合性损伤 闭合性损伤者,由于体表无伤口,确定是否伴有内脏损伤具有一定的难度,故闭合性腹部损伤确诊内脏损伤更具有临床意义。

无论是开放性或闭合性损伤,都有可能导致腹内脏器损伤,常见的受损内脏依次为脾、肾、肝、胃、结肠等;胰、十二指肠、膈、直肠等,由于其解剖位置较深,损伤发生率较低。

腹部损伤的范围及严重程度取决于暴力的程度、速度、着力部位、力的作用方向等因素,另外还受解剖特点、脏器的功能状态以及是否有病理情况等内在因素的影响。受到暴力打击后,肝、脾及肾的组织结构脆弱,血供丰富,位置比较固定,比其他脏器更容易破裂,上腹部受到碰撞、挤压时,胃窦、十二指肠水平部或胰腺可被压在脊柱上而断裂;肠道的固定部分(上端空肠、末端回肠)比活动部分更易受损,充盈脏器(饱餐后的胃、未排空的膀胱)比排空者更易破裂;病理状态的脏器(粘连的肠管)更易受损。

【临床表现】

因致伤原因、受伤器官及损伤的严重程度,以及是否伴有合并伤等而异。轻微的腹壁损伤,可无明显症状和体征,严重者则可出现休克甚至处于濒死状态。

1. 单纯腹壁损伤　临床症状和体征较轻,其范围和程度随时间推移逐渐减轻和缩小,表现为受伤部位疼痛、胀痛和压痛,也可有皮下瘀血,严重者出现腹直肌断裂。

2. 实质性脏器损伤　如肝、脾、胰、肾等或大血管损伤时,主要是腹腔内出血的临床表现。患者面色苍白、脉搏加快、细弱、脉压变小,严重时血压不稳甚至休克;腹痛呈持续性,一般不剧烈,腹肌紧张程度及压痛、反跳痛相对较轻,但可伴有明显腹胀和腹部移动性浊音。肝破裂伴有肝内、外胆管断裂或胰腺损伤伴有胰管断裂时,由于胆汁或胰液溢入腹腔而出现剧烈的腹痛和腹膜刺激征等近似空腔脏器破裂的表现。肝、脾破裂后刺激膈肌,可产生肩部放射痛;泌尿系统损伤时,可出现腰背痛、血尿等症状。

如何区别实质性脏器和空腔脏器损伤?

3. 空腔脏器损伤　如胃肠道、胆道等破裂时,主要表现为消化道症状(恶心、呕吐、呕血或便血等)、腹膜刺激征、腹腔内游离气体及之后出现的全身感染症状。上消化道破裂时表现为剧烈腹痛、腹肌紧张、压痛、反跳痛等典型的腹膜炎体征,是由于胃液、胆汁或胰液等强烈化学刺激引起,胃液、胆汁、胰液最强,肠液次之,血液最轻。下消化道破裂时早期表现为肠鸣音减弱或消失,然后因肠麻痹而出现的腹胀、细菌感染远较上消化道破裂时严重,可导致感染性休克,而腹膜炎体征出现较晚,程度也较轻。空腔脏器破裂后腹腔内游离气体可致肝浊音界缩小或消失 直肠破裂常出现鲜红色血便。如实质性脏器和空腔脏器两类器官同时损伤,则出血和腹膜炎两种临床表现可同时出现。

【辅助检查】

如腹内脏器损伤诊断已经确定,尤其是伴有休克者,应紧急处理,不能为了进行某种检查而搬动患者,以免加重病情,延误治疗。

1. 实验室检查　腹腔内实质性脏器破裂出血时,红细胞、血红蛋白、血细胞比容等数值明显下降,白细胞计数略有增高;空腔脏器破裂时,白细胞计数和中性粒细胞比例明显上升;胰腺、胃或十二指肠损伤时,血、尿淀粉酶值多见升高。尿常规检查若发现血尿,提示有泌尿系统损伤。

2. 影像学检查

(1) 超声检查　主要用于诊断肝、脾、肾等实质性脏器损伤,确诊率可达90%左右,可发现脏器内直径1～2 cm的血肿。若发现腹腔内积液和积气,则有助于空腔脏器破裂或穿孔的诊断。

(2) X射线检查　最常用的是胸片及立位腹部平片。可辨别有无气胸、膈下游离气体、腹腔内积液以及某些脏器的大小、形态和位置的改变;还可了解有无季肋部肋骨骨折、腹膜后积气或腰大肌阴影消失等。如腹腔游离气体可表现为膈下新月形阴影;腹内大量积血仰卧位时可使小肠浮动到腹部中央;腹膜后血肿时,腰大肌影消失;脾破裂时胃泡右移、横结肠下移、胃大弯有弧形压迹,肝破裂时可表现为右膈抬高,肝正常外形消失及右下胸肋骨骨折等。条件允许时,可行选择性动脉造影。

(3) CT检查　能清晰地显示肝、脾、肾等脏器的包膜是否完整、大小及形态结构是否正常、出血量多少,对显示胰腺损伤及腹膜后间隙的异常变化比超声更准确,但对肠管损伤的诊断价值有限。

3.诊断性腹腔穿刺术和腹腔灌洗术

（1）诊断性腹腔穿刺术　1880年Mikulicz首先将腹腔穿刺术应用于临床,本方法经济、安全,诊断阳性率高达90%以上。操作方法:患者向穿刺侧卧位5 min后,在局部麻醉下,选择脐和髂前上棘连线的中、外1/3交界处或经脐水平线与腋前线相交处作为穿刺点,缓慢进针,刺穿腹膜后有落空感,将有多个侧孔的细塑料管经针管送入腹腔深处,即可进行抽吸。

腹腔穿刺可在床旁进行,对伤情较重者尤为适用,亦可反复穿刺。根据穿刺抽得液体可判断受损脏器的性质。若为不凝固血液,提示为实质性脏器或大血管破裂所致的内出血,系因腹腔的脱纤维蛋白作用使血液失去凝固性,若抽得血液迅速凝固,多为误入血管或严重大出血所致。若抽出液为胃肠内容物、混浊腹水、胆汁或尿液等可依此判断哪类脏器受损。对伴有严重腹胀、妊娠、既往因手术或炎症可能形成广泛腹腔粘连的伤者,可在超声引导下进行,以提高穿刺的阳性率。

（2）诊断性腹腔灌洗术　1965年Root首先倡导使用腹腔灌洗术,适用于临床高度怀疑有腹腔内脏损伤而腹腔穿刺阴性者,并可做连续动态观察,另外对于腹腔内出血量较少者诊断可靠性较高,有利于早期诊断。此项检查敏感性高,假阴性率低,但操作较为烦琐,现临床上并不常用。

4.腹腔镜　在患者血流动力学稳定、可耐受全身麻醉,并且上述检查不能确诊且怀疑有内脏损伤时,可考虑进行腹腔镜检查,直接观察脏器损伤的部位、程度,阳性率90%以上,可避免不必要的剖腹探查。

【治疗原则】

1.救治原则　腹部损伤往往伴有腹部以外的合并伤,应全面衡量各种损伤的轻重缓急,优先处理对生命威胁最大的损伤,如心搏呼吸骤停、窒息、大出血、张力性气胸等。若腹部为开放性伤口,应采取措施及时止血,对已脱出的内脏处理切忌强行将其回纳腹腔,以免加重腹腔污染。在积极防止休克的前提下,尽早剖腹探查止血。

2.非手术治疗

（1）适应证　①暂时不能确定有无内脏器官损伤者。②诊断明确,已证实为轻度实质性脏器损伤,未发现其他内脏的合并伤,生命体征稳定者。

（2）处理方法　①不随意搬动伤者,以免加重伤情。②在未明确诊断前应禁食和胃肠减压。③维持水、电解质及酸碱平衡,给予静脉营养支持。④输血、输液、补充血容量,保持有效循环,防止休克,联合应用广谱抗生素,预防和治疗可能存在的腹腔内感染。⑤对已明确诊断、腹痛剧烈的患者,可酌情应用镇痛剂以减轻创伤所致的不良刺激,未明确诊断者,为防止掩盖症状和体征,禁止使用镇痛剂。⑥在非手术治疗期间,针对腹部损伤较重的患者还应做好手术前的准备工作。

3.手术治疗　已确诊为腹内脏器破裂者应及时手术治疗;此外,对非手术治疗者在观察期间,出现以下情况者,应终止观察,行剖腹探查术。

（1）出现明显腹膜刺激征或呈进行性加重、范围扩大。

（2）全身情况有恶化趋势,出现口渴、烦躁、脉率增快或体温升高,血压由稳定转为不稳定,甚至出现休克。

（3）膈下有游离气体或腹腔穿刺抽出不凝固血液、胆汁、胃内容物等。

(4)白细胞计数上升,红细胞计数进行性下降。
(5)肠鸣音逐渐减弱或消失,患者出现明显腹胀。
(6)胃肠道出血不易控制。

剖腹探查是治疗腹内脏器损伤的关键,手术本身包括全面探查、止血、修补、切除有关病灶、清除腹腔内残留液体,充分引流。

【护理评估】

1. 术前评估

(1)健康史　了解患者的年龄、性别、饮食习惯、既往史及家族史,包括受伤的时间、地点、致伤源及致伤条件、伤情、受伤至就诊之间的病情变化及就诊前的急救措施等。

(2)身体状况　患者生命体征的变化,有无腹痛、腹膜刺激征、休克、移动性浊音、肠鸣音消失等阳性体征,同时通过全面细致的体格检查判断有无合并胸部、颅脑、四肢及其他部位损伤。了解辅助检查结果,评估手术耐受性。

(3)心理社会状况　了解意外事件对患者的精神、心理刺激强度,了解患者和家属对损伤后的治疗和可能发生并发症的认知程度、焦虑和恐惧程度及家庭经济承受能力等。

2. 术后评估　评估患者实施的手术、麻醉方式、术中情况、术后放置引流种类及位置,患者术后恢复情况,并发症及预后情况。

【护理诊断/问题】

1. 疼痛　与腹部损伤、出血及破裂空腔脏器的内容物刺激腹膜、手术创伤等有关。
2. 体液不足　与损伤致腹腔内出血、渗出及呕吐有关。
3. 焦虑、恐惧　与意外创伤的刺激、出血及内脏脱出的视觉刺激有关。
4. 潜在并发症　失血性或感染性休克、腹腔脓肿、伤口感染等。

【护理措施】

1. 急救护理　以挽救生命为首要目的,先处理危及生命的创伤,如心搏骤停、窒息、张力性气胸和大出血等。对已发生休克者,应尽快建立静脉通路,输液、输血。对开放性腹部损伤者,应妥善处理伤口,及时止血和包扎固定。若有肠管脱出,可用消毒或清洁器皿覆盖后再包扎,以免肠管受压、缺血、坏死,切忌将脱出脏器现场还纳入腹腔,以免加重腹腔污染。

2. 非手术治疗的护理

(1)心理护理　做好患者及家属的解释安慰工作,稳定患者情绪,减轻焦虑,使其配合治疗。

(2)休息与体位　绝对卧床休息,不要随意搬动患者或让患者下床大、小便,以防肝、脾被膜下血肿等突然破裂发生大出血,若病情稳定,可取半卧位。

(3)禁食、胃肠减压　对疑有空腔脏器损伤的患者,应绝对禁食水,同时行胃肠减压,以减少胃内容物漏入腹腔,减轻疼痛。

(4)补液与营养支持　同急性腹膜炎。

(5)应用抗菌药物　遵医嘱应用广谱抗生素防治腹腔感染,开放性损伤还应同时注射破伤风抗毒素。

(6)镇静止痛 诊断不明确时,禁用镇痛剂,以免掩盖病情,延误治疗;诊断明确后,病情稳定,疼痛剧烈者可遵医嘱给予镇痛药物,同时应加强病情观察。

(7)病情观察

生命体征变化:每15~30 min测量1次脉搏、呼吸、血压。

腹部检查:每30 min进行1次腹部检查,注意腹膜刺激征的范围和程度变化,肝浊音界有无缩小或消失,有无移动性浊音。

血常规:怀疑有腹腔内出血者,每30~60 min复查1次血常规,以判断腹腔内有无活动性出血。

其他:必要时复查超声、诊断性腹腔穿刺术、血管造影术等;观察期间禁止使用泻剂、灌肠,以防肠损伤时肠内容物溢出而加重腹腔感染。

病情观察期间若出现下列情况之一,应高度警惕腹内脏器损伤存在,并及时通知医生,且做好急诊手术准备:①早期出现明显的失血性休克表现;②持续性剧烈腹痛呈进行性加重,伴恶心、呕吐等消化道症状;③明显的腹膜刺激征;④肝浊音界缩小或消失;⑤腹部明显胀气、肠蠕动减弱或消失;⑥腹部出现移动性浊音,有便血、呕血或尿血;⑦直肠指检示前壁有压痛或波动感,或指套染血。

(8)对症处理 同急性腹膜炎患者的护理。

【健康教育】

1. 加强宣传劳动保护、安全生产、安全行车、遵守交通规则,避免意外损伤的发生。

2. 普及各种急救知识,在发生意外事故时,能进行简单的急救或自救。

3. 一旦发生腹部损伤,无论轻重,都应请专业医务人员检查,以免延误治疗。

4. 对恢复期的患者,应指导其适当休息,加强锻炼,增加营养,促进康复,若有腹痛、腹胀、呕吐、肛门停止排气排便等,应警惕粘连性肠梗阻,及时到医院就诊。

第二节 常见实质性脏器损伤患者的护理

一、脾破裂患者的护理

脾是腹部最容易受损伤的器官,脾破裂发生率占各种腹部损伤的20%~40%,已有病理性改变的脾(如血吸虫感染、疟疾、门静脉高压、传染性单核细胞增多症、淋巴瘤等)更容易破裂。

根据脾破裂部位及范围可分为三种:①中央型破裂,为脾实质深部破裂;②被膜下破裂,为脾被膜下实质周边部分破裂;③真性破裂,为脾被膜和脾实质均破裂。一般以真性破裂多见,占85%,破裂部位多见于脾上极和膈面,有时在破裂对应部位有肋骨骨折。裂口靠近脾门时,有撕裂脾蒂的可能,可引起严重的失血性休克,甚至来不及抢救而死亡。中央型破裂和被膜下破裂者,因脾被膜完整、出血量受限,临床上无明显内出血征象,可形成血肿而被吸收,但血肿较大时,尤其是被膜下血肿,在某些微弱外力的作用下,可突然转为真性破裂。此种情况常发生在腹部外伤后1~2周,应予以警惕。少数中央型血肿可因并发感染而形成脓肿。

【临床表现】

主要表现为腹腔内出血和出血性休克。血性腹膜炎所致的腹膜刺激征多不明显。

【辅助检查】

超声或CT检查可显示脾被膜不连续,以及左上腹的血肿和积血,诊断即可确立。

【治疗原则】

除轻微的脾撕裂伤或小范围的脾被膜下血肿可采取非手术疗法,其他类型的脾损伤都需要紧急手术,基本手术方式是脾切除。近年来认识到脾是一重要的免疫功能器官,全脾切除,尤其在儿童脾切除后,可引起暴发性感染,所以有人提出除严重粉碎性破裂或伴有脾蒂损伤外,应采取保脾手术或行脾部分切除或半脾切除术。对损伤严重难以修补或保留的粉碎性脾破裂,将切除的脾切成小薄片移植人大网膜囊内,总量占原脾的1/3,以恢复脾功能。

二、肝破裂患者的护理

肝破裂在各种腹部损伤中占15%~20%,右肝破裂比左肝破裂为多见,原有肝硬化与慢性肝病时发病率更高。

肝破裂的致伤因素和病理类型都与脾破裂极为相似,分为真性破裂(包膜和实质均有裂伤)、被膜下破裂(实质裂伤但包膜完整)、中央型破裂(肝深部实质裂伤,可伴有或无包膜裂伤)三种。肝被膜下破裂可在伤后数小时、数天或更长时间突然转为真性破裂,引起迟发性腹腔内出血,中央型肝破裂易发展为继发性肝脓肿;较深的肝破裂常伴有大血管和胆管损伤,引起严重出血性和化学性腹膜炎,短期内引起休克。

【临床表现】

肝破裂的临床表现类似于脾破裂,主要是右上腹痛和内出血的表现,但有胆汁溢入腹腔者,腹痛和腹膜刺激征较脾破裂更为明显。肝破裂后的血液有时可通过胆管进入十二指肠而出现呕血或黑便。

超声或CT检查可发现肝裂伤及周围血肿,腹腔穿刺可抽到不凝血液。

【治疗原则】

以手术治疗为主。

1. 手术治疗　原则是彻底清创、止血,消除胆汁、积血和建立通畅的引流。对粉碎性肝破裂或严重肝挫伤者,可将损伤的肝组织做整块切除或肝叶切除术,但应尽量保留健康的肝组织。手术治疗指征:①失血量超过全身血容量的40%;②循环恢复后又继续出血;③伴有其他脏器损伤需手术治疗。

2. 非手术治疗

(1) 非手术治疗指征　①入院时伤者神志清楚,能正确对答问题和配合体格检查;②血流动力学稳定,收缩压在90 mmHg以上,脉率低于100次/min;③无腹膜炎体征;④超声或CT检查确定肝损伤为轻度;⑤未发现其他内脏合并伤。

(2) 非手术治疗过程中的注意事项　①持续血压、脉搏监测,观察输液、输血后患者的反应,经输液或输血300~500 mL后,血压和脉率是否很快恢复正常,并保持稳定;②反复检查患者的体征是否加重,重复超声检查观察腹腔内积血量是否增加。

三、胰腺损伤患者的护理

胰腺损伤占腹腔脏器损伤的1%~2%。损伤原因主要是上腹部受到强力挤压使暴力直接作用于脊柱所致,如车把、汽车方向盘等撞击上腹部所致。

胰腺损伤以胰的颈、体部多见。由于胰腺位于腹膜后,位置深,较隐蔽,损伤后不易发现;损伤后因造成胰瘘而并发弥漫性腹膜炎,因胰液侵蚀性极强,又影响消化功能,故胰腺损伤的死亡率高达10%~20%。部分患者可形成胰腺假性囊肿。

【临床表现】

主要为上腹部压痛和腹肌紧张,部分患者伴有肩部放射痛,系由胰腺损伤后,胰液经网膜孔进入腹腔,致弥漫性腹膜炎所致。若未及时发现并处理,瘘出的胰液被局限在网膜囊内,日久可形成具有纤维壁的胰腺假性囊肿。

腹腔液和血清淀粉酶升高对诊断有参考价值。超声或CT检查可发现胰腺周围积血、积液,胰腺轮廓是否完整,有助胰腺损伤的诊断。

【治疗原则】

手术治疗,原则是全面探查,彻底清创、止血,制止胰液外漏及处理合并伤。根据胰腺受损的部位和程度,选择不同的手术方式,包括胰腺修补术和部分切除术等。若发生胰瘘,除加强引流外,应禁食并给予肠外营养支持。应用生长抑素可明显减少胰液分泌量,有利于胰瘘的愈合。

脾破裂、肝破裂、胰腺损伤的其他护理知识见本章第一节。

第三节 常见空腔脏器损伤患者的护理

一、十二指肠损伤患者的护理

十二指肠损伤的发生率较低,占腹部外伤的3.7%~5%。

十二指肠损伤多发生于第二或第三部(3/4以上),由于其位置较深,大部分位于腹膜后,周围解剖关系复杂,一旦损伤,诊断和处理常较其他脏器损伤更为困难,死亡率和并发症发生率相当高。若同时伴有胰腺、大血管等相邻器官损伤,死亡率更高。

【临床表现】

十二指肠腹腔内部分损伤,消化液流入腹腔早期引起腹膜炎,症状明显,一般不致延误诊断和治疗。若损伤发生在腹膜后,早期常无明显症状和体征,以后可因十二指肠溢出的气体、胰液和胆汁在腹膜后疏松结缔组织内扩散而引起严重的腹膜后感染,临床逐渐出现持续且进行性的右上腹和腰背部疼痛,腹膜刺激征可以不典型,应提高警惕;部分患者可有血性呕吐物。

【辅助检查】

早期腹X射线平片可见膈下游离气体,有时可见腹膜后有气泡,右肾和腰大肌轮廓模糊,有时可见腹膜后呈花斑状改变(积气)并逐渐扩展,胃管内注入水溶性碘剂可见外溢,直肠指检有时可在骶前扪及捻发音。CT 检查阳性率较高,显示腹膜后及右肾前间隙有气泡。

【治疗原则】

及时剖腹探查。手术时应仔细探查十二指肠附近的组织,尤其是合并胰腺损伤者,应切开十二指肠外侧腹膜和横结肠系膜根部腹膜,探查十二指肠降部与横部及胰头。手术方式很多,主要取决于损伤部位,如单纯修补术、带蒂肠片修补术、损伤肠段切除吻合术、损伤修复加幽门旷置术等。治疗十二指肠破裂的任何手术方式,都应附加减压手术,以保证十二指肠创伤愈合,减少并发症。

二、小肠破裂患者的护理

小肠破裂占腹部闭合性损伤的 5% ~15%,肠壁和肠系膜损伤约占到腹部闭合性损伤的 1.3%。

小肠面积大,占据中、下腹部的大部分空间,故受伤概率较大。小肠破裂后可在早期即产生明显的腹膜炎,诊断一般并不困难。

【临床表现】

明显的腹膜炎体征是小肠破裂的早期表现。部分患者可无气腹征,小破裂口可被食物残渣、纤维蛋白或突出的黏膜所堵塞,可能无弥漫性腹膜炎表现。

【治疗原则】

小肠破裂诊断一旦确定,应立即手术治疗。手术方式以简单修补为主。有以下情况时,则应采取部分小肠切除吻合术。①裂口较大或裂口边缘部肠壁组织损伤严重者;②小段肠管有多处破裂者;③肠管大部或完全断裂者;④肠系膜损伤影响肠管血液循环者。

三、结肠破裂患者的护理

结肠破裂发生率较小肠低,常见于腹内多器官损伤时,且多为单发穿孔,损伤早期症状和体征常不明显,故易漏诊。

结肠肠壁薄、蠕动强、血运差、愈合力弱,并且肠内容物液体成分少而细菌含量多,因此腹膜炎出现晚,但严重且预后不良。

【临床表现】

表现为迟发且严重的腹膜炎。结肠损伤早期无明显症状和体征,低位损伤常伴有血便。部分结肠位于腹膜后,常导致严重的腹膜后感染。

【辅助检查】

由于结肠内气体多,位于腹腔内的结肠有较大的损伤,腹腔感染重,X 射线摄片易发现膈下游离气体,结合伤后有血便即可诊断。

【治疗原则】

对右半结肠破裂,损伤小、腹腔污染轻、全身状况良好的患者可行一期修补或一期切除吻合术,大部分患者均须先采用肠造口或肠外旷置术处理,待 3~6 个月后患者情况好转再关闭造口。

四、直肠破裂患者的护理

小肠破裂、结肠破裂、直肠破裂在临床表现和处理方法上有什么不同?

直肠破裂可由各种外科操作、直肠乙状结肠镜、异物嵌入以及会阴的钝性、贯通性损伤所致。

直肠上端在盆底腹膜反褶之上,损伤后的病理生理改变与结肠损伤基本相同;直肠下端则在反褶之下,损伤后可导致严重的直肠周围感染,但不引起腹膜炎。假如直肠破裂未治疗,为败血症留下隐患,其死亡率近100%。

【临床表现】

患者主诉直肠疼痛,疼痛延迟到直肠破裂后几小时到几天,直肠破裂后,直肠指诊可发现直肠内有出血,有时还可摸到直肠破裂口。

【辅助检查】

体格检查应包括直肠指诊和仔细的会阴触诊,女性患者应进行阴道检查;必要时可做直肠镜检查,但必须注意避免加重损伤;直肠灌肠有助于看清视野。

【治疗原则】

如怀疑直肠破裂,应尽早应用广谱抗生素,最好不超过伤后6 h,上段直肠破裂应剖腹进行修补,并实施乙状结肠双腔造口术,2~3个月后闭合造口,下段直肠破裂应充分引流直肠周围间隙,以防感染扩散,同时行乙状结肠造口术,使粪便改道直至切口愈合。

十二指肠损伤、小肠破裂、结肠破裂、直肠破裂的其他护理知识见本章第一节。

(陈传波)

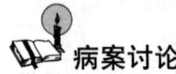 病案讨论

病例摘要 男性,46岁,车祸伤致右上腹部剧烈疼痛,呈持续性、刀割样,短时间内腹痛逐渐扩至全腹,并出现头晕、心悸,面色苍白,肢端发凉;恶心、呕吐2次,呕吐物为咖啡样液体,量不多,被急送到医院。体检:体温36.8 ℃,脉搏100次/min,血压100/75 mmHg,呼吸22次/min。腹略胀,腹式呼吸弱;全腹压痛,反跳痛,肌紧张;肝区叩击痛(+),移动性浊音(+),肠鸣音消失。腹部穿刺抽出不凝固血液并混有草绿色液体。诊断为肝破裂、失血性休克、急性弥漫性腹膜炎。

讨论:①患者目前出现何种问题?为什么?②如何评估患者的当前身体状况?③针对患者的病情,你首先应该怎样做?目前的急救护理措施有哪些?④怎样做好患者的健康教育工作?

 习题

一、护考测试

【A1型题】

1.下列哪项不是腹膜炎患者采用半卧位的目的 ( )

  A.利于渗液积聚于盆腔   B.利于腹肌松弛,以减轻疼痛

  C.防止下肢静脉血栓形成   D.利于炎症局限及引流

E. 利于呼吸及循环
2. 原发性腹膜炎与继发腹膜炎的主要区别是 （　）
   A. 有无全身感染　　　　　　　　　　B. 有无腹膜刺激征
   C. 腹胀的程度不一　　　　　　　　　D. 腹痛的性质不同
   E. 腹腔内有无原发病灶
3. 急性腹膜炎治疗后最常见的残余脓肿是 （　）
   A. 膈下脓肿　　　　　　　　　　　　B. 盆腔脓肿
   C. 肠间隙脓肿　　　　　　　　　　　D. 肝脓肿
   E. 脾周围脓肿
4. 有利于腹膜炎渗液流至盆腔，减少毒素吸收的护理措施是 （　）
   A. 禁食、禁饮　　　　　　　　　　　B. 胃肠减压
   C. 应用抗生素　　　　　　　　　　　D. 安置半卧位
   E. 保持腹腔引流通畅

【A2 型题】
5. 男性患者，24 岁。腹部开放性损伤，见少量肠管脱出。现场紧急处理措施是 （　）
   A. 用清洁碗覆盖后再包扎　　　　　　B. 用塑料袋覆盖后加压包扎
   C. 用清洁水冲洗后敷料包扎　　　　　D. 迅速还纳肠管入腹腔再包扎
   E. 用清洁毛巾遮盖并急送医院

【A3/A4 型题】（6～7 题共用题干）
男性患者，40 岁。因车祸撞伤腹部，患者诉腹痛难忍，伴恶心、呕吐。查体见全腹腹膜刺激征。X 射线检查见膈下游离气体。拟诊为"肠破裂"。
6. 以下哪项对明确伤情最有意义 （　）
   A. 腹膜刺激征　　　　　　　　　　　B. 肠鸣音消失
   C. 腹腔穿刺抽出混浊液体　　　　　　D. 血白细胞计数高
   E. 发热、脉快、口渴等
7. 以下护理措施错误的是 （　）
   A. 禁饮食，输液　　　　　　　　　　B. 插置胃管待术中术后胃肠减压
   C. 留置尿管　　　　　　　　　　　　D. 静脉滴注抗生素
   E. 给予哌替啶止痛

三、研考能力拓展

患者，男。高处坠落 2 h，坠落时碰撞伤左季肋部，当时神志清、四肢活动正常，自觉左侧腹痛来院急诊。查体：血压 180/50 mmHg，脉搏 110 次/min，体温 37 ℃。左上腹压痛(++)，全腹膨隆，神志清，反应迟钝，面色苍白，腹式呼吸减弱。辅助检查：血红蛋白 75 g/L，白细胞 12×10^9/L。X 射线检查：左上腹有明显积血，左侧第 9 肋骨骨折。请问：①目前对该患者的初步诊断是什么？②简述目前的急救措施及主要治疗要点。

第二十章 胃、十二指肠疾病患者的护理

(一)胃的解剖和生理

1. 胃的解剖　胃位于上腹部膈下,中等程度充盈时大部分位于左季肋区,为一弧形囊状器官,上连接食管,下连接十二指肠,入口为贲门,出口为幽门。胃的左侧成弧形突出为胃大弯,右侧与大弯相应处向内凹陷为胃小弯。将胃大弯和胃小弯各做三等分,再连接各对应点而将胃分为3个区域,上1/3为贲门胃底部U(upper)区,中1/3为胃体部M(middle)区,下1/3为幽门部L(lower)区。胃与周围器官有韧带相连,包括肝胃韧带、肝十二指肠韧带、胃结肠韧带、胃脾韧带、胃胰韧带和胃膈韧带,凭借韧带固定于上腹部。

胃壁从外向内分为浆膜层、肌层、黏膜下层和黏膜层。胃的浆膜层即是脏腹膜;胃壁肌层为发达的平滑肌层,在贲门和幽门处环形肌增厚,分别形成贲门和幽门括约肌,黏膜下层有丰富的血管、淋巴管及神经丛,胃的黏膜层含大量胃腺,分布在胃底和胃体。

胃的血液供应极为丰富,胃体有腹腔动脉发出分支,在胃小弯和胃大弯分别组成动脉弓供应;胃底部由胃短动脉供应;胃后动脉供应胃体上部与胃底后壁。上述动脉之间有丰富的吻合支,形成网状分布。胃的静脉与同名动脉伴行,彼此之间有丰富的交通支,分别注入脾静脉、肠系膜上静脉并汇集或直接注入门静脉。

胃黏膜下淋巴管非常丰富,胃壁各层中都分布着毛细淋巴管。胃周共有16组淋巴结,胃的淋巴液最后经腹主动脉周围淋巴管汇入胸导管。

胃的神经属于自主神经系统,包括交感神经和副交感神经。胃的交感神经主要抑制胃的分泌和运动并传出痛觉;胃的副交感神经来自左、右迷走神经,主要促进胃的分泌和运动。两种神经纤维在肌层和黏膜下组成神经网,以协调胃的分泌和运动功能。

2. 胃的生理

(1)胃的运动　胃通过运动完成胃内食物的混合、搅拌及有规律的排空。胃的蠕动波起自胃体通向幽门,后者发挥括约肌作用,调控食糜进入十二指肠。每次胃蠕动后食糜进入十二指肠的量取决于蠕动的强度与幽门的开闭状况。幽门关闭时食物在胃内往返运动;幽门开放时,每次胃的蠕动波将5~15 mL食糜送入十二指肠。混合性食物从进食至胃完全排空需4~6 h。

(2)胃的分泌　胃腺分泌胃液,正常成人每日分泌量为1 500~2 500 mL。胃液的主要成分为胃酸、胃酶、电解质、黏液和水分。胃液的分泌可分为基础分泌(消化间期

分泌)和餐后分泌(消化期分秘)。基础分泌是指不受食物刺激时的自然胃液分泌,其量较小。餐后分泌则可分为3个时相。①迷走相或称头相:食物经味觉、视觉、嗅觉等刺激,引起迷走神经兴奋,促使胃液分泌和蠕动。②胃相:食物进入胃内,主要通过食物成分刺激,产生促胃素,引起胃液大量分泌。③肠相:食糜进入小肠后引起的胃液分泌、量较小。消化期胃液分泌有着复杂而精确的调控机制,并维持胃液分泌的相对稳定。

(二)十二指肠的解剖和生理

1. 十二指肠的解剖　十二指肠位于幽门和空肠之间,长约25 cm,呈"C"形环绕胰腺头部,是小肠最粗和最固定的部分。按走行分为四个部分:

(1) 球部　长约5 cm,属腹膜间位器官,活动度大,黏膜平整光滑,是十二指肠溃疡及穿孔的好发部位。

(2) 降部　长为7~8 cm,与球部呈锐角下行,固定于后腹膜,内侧与胰头紧密相连,胆总管和胰管开口于此部中下1/3交界处内侧肠壁的十二指肠乳头。

(3) 水平部　自降部向左走行,长约10 cm,完全固定于腹后壁,其末端的前方有肠系膜上动、静脉跨越下行。

(4) 升部　先向上行,然后急转向下、向前,与空肠相接,形成十二指肠空肠曲。由十二指肠悬韧带(Treitz韧带)固定于后腹壁,此韧带是十二指肠与空肠分界的解剖标志。

十二指肠的血供来自胰十二指肠上、下动脉,两者分别起源于胃十二指肠动脉与肠系膜上动脉,两者的分支在胰腺前后吻合成动脉弓。

2. 十二指肠的生理　十二指肠是胃内排出食糜、胆汁和胰液的汇集处。十二指肠黏膜内有Brunner腺,分泌碱性的十二指肠液,含有多种消化酶如蛋白酶、脂肪酶、蔗糖酶、麦芽糖酶等。还可分泌胃泌素、抑胃肽、胆囊收缩素、促胰液素等肠道激素,对胃液、胆汁和胰液的分泌起调节作用。

第一节　胃癌患者的护理

胃癌是我国常见的恶性肿瘤之一,居消化道恶性肿瘤的首位,年死亡率为25.21人/10万人,发病年龄以40~60岁多见,男女比例约为3∶1。

【病因与发病机制】

1. 胃的慢性疾病　慢性胃溃疡恶变率约为5%,萎缩性胃炎恶变率约为10%,胃腺瘤性息肉恶变率约为10%,尤其是直径>2 cm者。以上胃的慢性疾病均被视为"癌前期病变"。

2. 胃幽门螺杆菌　胃幽门螺杆菌(helicobacter pylori,HP)是发生胃癌的重要因素之一。胃HP感染的人群中胃癌的发生率是胃HP感染阴性者的3~6倍。可能因为胃HP感染后产生的氨中和胃酸,有利于细菌生长,并促使硝酸盐降解为有明显致癌作用的亚硝酸盐及亚硝胺而致癌;胃HP的代谢产物,包括一些酶和毒素也有可能直接损害胃黏膜细胞的DNA而产生基因突变,从而导致癌的发生。

3. 饮食、环境因素 饮食与胃癌的发生有明显的相关性，长期进食熏烤、腌制、含亚硝酸盐以及添加防腐剂的食物，可能诱发胃癌。胃癌的发病率在不同国家之间或同一国家不同地区之间有明显的差异，这可能与环境及生活习惯有关，吸烟与胃癌也有一定的关系。

4. 遗传因素 胃癌常见于近亲中，A 型血的人胃癌发病率高于其他血型的人群，说明胃癌与遗传因素有关。许多证据表明，抑癌基因 $P53$、APC、DCC 杂合性丢失和突变与胃癌的发生有关，胃癌组织中 $P53$ 杂合性缺失高达 63%，而癌旁异型增生的黏膜中未见 $P53$ 缺失。分子生物学研究显示，胃癌组织中癌基因 C-met、K-ras 有明显扩增或过度表达，胃癌的侵袭性和转移则与 $CD44v$ 基因的异常表达有关。

【病理生理】

胃癌可发生于胃的任何部位，多见于胃窦部，约占 50%，其次为胃小弯和贲门部，其他部位较少见。

1. 大体分型 胃癌的大体形态随病期而不同，故将其分为早期胃癌和进展期胃癌。

（1）早期胃癌 指病变仅侵及黏膜和黏膜下层，不论病灶大小或是否有淋巴结转移。其中，局限在黏膜内的称为原位癌；癌灶直径为 0.6～1 cm 和 <0.5 cm 时分别称为小胃癌和微小胃癌；病灶更小，仅在胃镜黏膜活检时诊断为胃癌，但切除后的标本未见癌组织称"一点癌"。早期胃癌的肉眼形态分为三型：①隆起型（Ⅰ型），癌变突出黏膜约 0.5 cm 以上；②浅表型（Ⅱ型），癌变微隆或低陷 0.5 cm 以内，有浅表隆起型（Ⅱa）、浅表平坦型（Ⅱb）和浅表凹陷型（Ⅱc）三个亚型；③凹陷型（Ⅲ型），凹陷深度超过 0.5 cm。

早期胃癌的预后与浸润深度有关，黏膜内癌罕见胃周淋巴结转移，5 年生存率接近 100%；癌灶浸及黏膜下时 15%～20% 发生淋巴结转移，5 年生存率为 82%～95%。

（2）进展期胃癌 指病变超过黏膜或黏膜下层，又称中、晚期胃癌，临床上比较常见。按 Eorrmann 分型法将其分为四型。Ⅰ型：肿块型，为突入胃腔的息肉样或菜花样肿块，边界清楚；Ⅱ型：局限溃疡型，呈单个或多个溃疡，溃疡发生于突入胃腔的癌组织上；Ⅲ型：浸润溃疡型，癌中心有明显溃疡，癌组织向周围组织浸润，边界不清；Ⅳ型：弥漫浸润型，癌细胞弥漫浸润胃壁各层，可累及胃的大部或全部，使胃腔缩窄，胃壁僵硬而呈皮革状，称之为"皮革胃"，恶性程度高，发生淋巴转移早。

2. 组织学分型 按世界卫生组织 1979 年提出的分类法，将胃癌组织学分为普通型与少见型。普通型有乳头状腺癌、管状腺癌、低分化腺癌、黏液腺癌和印戒细胞癌。少见型有腺鳞癌、鳞状细胞癌、类癌、未分化癌。

3. 转移途径

（1）直接蔓延 癌细胞直接侵入胃邻近器官或组织。

（2）淋巴转移 是最主要的转移途径，发生较早。早期胃癌亦可发生淋巴转移，进展期胃癌淋巴转移率高达 70% 左右。淋巴结转移通常是循序逐步渐进方式，但也可以是跳跃式转移。恶性程度较高或较晚期的胃癌可经胸导管转移到左锁骨上淋巴结，或经肝圆韧带转移到脐周。

（3）血行转移 多发生在晚期，最常见的转移部位是肝和肺，其他依次为胰、肾上腺、骨、脑等处。

(4)腹腔种植　癌变浸润穿透浆膜层,随胃肠蠕动摩擦,癌细胞脱落而种植于腹膜、大网膜或盆腔脏器表面。癌细胞广泛播散时,可形成大量腹腔积液或血性腹水。

4.临床分期　国际抗癌联盟制定的TNM分期。T指癌变浸及深度,T_1表示浸润至黏膜或黏膜下;T_2浸润至肌层或浆膜层;T_3穿破浆膜;T_4侵及邻近结构或腹腔内扩展到食管、十二指肠。N表示淋巴结转移状况,N_0淋巴结无转移,N_1距原发灶边缘3 cm以内的淋巴结转移,为第一站转移;N_2距原发灶边缘3 cm以外的淋巴结转移,为第二站转移。M表示远处转移,M_0表示无远处转移,M_1表示有远处转移。

【临床表现】

1.症状　早期胃癌患者多无明显症状;少数患者有嗳气、反酸、食欲缺乏等类似溃疡病的上消化道症状,无特异性。随病情进展,症状日益加重,此时可出现上腹不适、进食后饱胀、食欲下降、消瘦、乏力、贫血及体重减轻。进展期胃癌最常见的症状就是疼痛和体重减轻。贲门胃底癌可有胸骨后疼痛、呃逆和进行性吞咽困难,近幽门胃癌可引起幽门梗阻而出现恶心、呕吐;肿瘤破坏血管后可有呕血、黑便,甚至上消化道大出血。晚期胃癌患者常出现发热、贫血、消瘦、营养不良甚至恶病质等表现。当胃癌转移至肝和腹膜时,可产生黄疸、腹水等;转移到肺或胸膜时,可有咳嗽和呼吸困难;当出现剧烈而持续性上腹痛并放射到肩背部时,提示肿瘤已浸及胰腺。胃癌穿孔后出现急性腹膜炎的表现。

2.体征　早期胃癌可无任何体征,进展期胃癌的常见体征是上腹压痛和腹部肿块。能否发现腹部肿块,与癌变的部位、大小及患者腹壁厚度等有关。胃窦部癌触及腹部肿块者较多。若出现肝等远处转移时,可有肝大、腹水、锁骨上淋巴结肿大,发生直肠前凹种植转移时,直肠指诊可摸到肿块,晚期表现为恶病质。

【辅助检查】

1.纤维胃镜　是诊断早期胃癌的有效方法,可直接观察病变部位。通过观察并活检,与细胞学、组织学检查联合应用,可以确定胃癌的类型、病灶浸润范围,诊断准确率达90%以上。超声胃镜能观察到胃黏膜以下各层和周围邻近脏器的图像,有助于胃癌的诊断和TNM分期。

2.X射线钡餐检查　有助于确定病变范围及浸润程度,并可了解胃壁形态变化。X射线钡餐双重对比造影法可清晰显示胃黏膜表面的细微结构,能发现1 cm以内的小胃癌,甚至5 mm以内的微小胃癌,是胃癌早期诊断的主要手段之一。此项检查无痛苦,易被患者接受,早期胃癌确诊率达85%。

3.超声检查　主要用于判定胃的邻近器官受浸润及淋巴转移的情况,有助于术前分期及预后判断。

4.螺旋CT与正电子发射断层成像检查　多排螺旋CT扫描结合三维立体重建和模拟内镜技术,是一种新型无创检查手段,有助于胃癌的诊断和术前临床分期。正电子发射断层成像技术可以判断淋巴结与远处转移情况,准确性较高。

5.实验室检查　粪潜血试验持续阳性,有助于胃癌的诊断,胃液游离酸测定显示游离酸缺乏或减少;癌基因研究表明,$CA50$、$CA199$、$P53$基因过度表达为早期胃癌的诊断和判断预后的参考指标。

6.胃液细胞学检查　在胃冲洗液中查到癌细胞即可诊断。

【治疗原则】

早期发现、早期诊断和早期治疗是提高胃癌疗效的关键。目前胃癌的治疗以手术为主,辅以化学治疗、中医中药、生物治疗等综合治疗来提高疗效。

1.手术治疗 只要患者全身情况允许,无明确的远处转移,均应实施手术探查,切除肿瘤。

(1)根治性切除术 按癌变部位完整地切除全胃或胃的大部,切除端应距癌变边缘5 cm以上;全部大、小网膜和局部淋巴结,按比尔罗特Ⅰ式或比尔罗特Ⅱ式并重建胃肠道。该术式是胃癌,特别是早期胃癌的有效治疗方法。

(2)姑息性切除术 适用于癌变广泛浸润并远处转移,无根治可能,但原发肿瘤尚可切除者。可行包括原发肿瘤在内的胃远端部分切除术。

(3)捷径吻合术 如肿瘤导致幽门梗阻又难以切除时,可行胃空肠吻合术、食管空肠吻合术等,以解决梗阻问题。可在术中安置动脉、静脉、腹腔等多途径的皮下区域灌注化疗装置,为术后综合治疗创造条件。

(4)微创手术 指在胃镜下行胃黏膜癌灶切除和腹腔镜下的胃楔形切除、胃部分切除甚至是全胃切除术。

2.化学治疗 是最主要的辅助治疗方法,以联合用药为主,目的是清除残留的癌灶或脱落的癌细胞。早期胃癌根治术后原则上不必辅助化学治疗,进展期胃癌根治术后、姑息手术后、根治术后复发者需化学治疗。可在术前、术中和术后用药。常用药物有5-氟尿嘧啶、丝裂霉素C、阿霉素(多柔比星)、呋喃氟尿嘧啶等。化学治疗方法包括全身化学治疗、腹腔灌注化学治疗、动脉介入化学治疗、口服化学治疗等,也可配合生物治疗、中医中药治疗等。

3.介入疗法 对不能手术切除的晚期胃癌患者,将导管经股动脉选择性插入胃左动脉或腹腔动脉有关分支,或经术中安置的区域化学治疗装置、化学治疗药物进行联合灌注,并可用明胶海绵、碘油等栓塞治疗。

4.免疫治疗 自20世纪80年代初期,随着细胞生物学、分子生物学及生物工程技术的迅速发展产生了生物治疗。但疗效仍难以确定,包括淋巴因子活化细胞等。

5.中药治疗 目前主要是配合手术及化学治疗,以及对不能切除的晚期胃癌进行综合治疗。

【护理评估】

1.术前评估

(1)健康评估 了解患者年龄、性别、饮食习惯、药物,特别是非甾体消炎药物和皮质类固醇用药史等,既往史(如患者有无长期溃疡病史或慢性萎缩性胃炎、胃肠息肉等),以及家族史等。

(2)身体状况 了解疾病的性质和严重程度,重要器官的功能状态及营养状况等,以及辅助检查的结果。

(3)心理社会状况 了解患者及家属对诊断、预后、术前检查、手术方式和术后康复的知晓程度,注意有无焦虑、恐惧等心理反应,了解家庭对患者手术及术后综合治疗的认识及经济承受能力。

2.术后评估

(1)手术情况 患者的麻醉方式、手术名称、术中补液、输血情况等。

(2)康复情况 生命体征、胃肠减压引流液的色、质、量,切口愈合、肠蠕动恢复情况,是否有并发症发生。

(3)心理和认知状况 患者和家属的心理状态,对术后护理的配合。饮食、活动及有关康复等知识的掌握程度。

【护理诊断/问题】

1. 恐惧/焦虑 与癌变对生命构成威胁、患者对疾病的发展及预后缺乏了解,恐惧手术、化学治疗等治疗,以及担心预后有关。

2. 营养失调:低于机体需要量 与肿瘤消耗、食欲缺乏、营养摄入不足、术后禁食、化学治疗后消化道反应等因素有关。

3. 疼痛 与癌细胞浸润和手术创伤有关

4. 知识缺乏 缺乏有关胃癌的医疗护理知识。

5. 潜在并发症 胃出血、急性穿孔、幽门梗阻、贲门梗阻,术后吻合口破裂、梗阻、倾倒综合征、腹泻等。

【护理措施】

1. 术前护理

(1)心理护理 关心、了解患者,告知有关疾病和手术的知识、术前和术后的配合;稳定患者情绪,提供医疗信息,增强患者及家属信心,使其积极配合治疗和护理。

(2)饮食和营养 择期手术患者饮食应少量多餐,给予高蛋白、高热量、富含维生素、易消化、无刺激的食物,纠正负氮平衡。提高患者对手术的耐受力和术后恢复的效果,不能进食或禁食的患者,应从静脉补给足够能量、氨基酸、电解质和维生素等营养物质。

(3)用药护理 按时给予减少胃酸分泌、解痉及抗酸的药物,并观察药物疗效。

(4)并发症的护理 合并急性穿孔的患者应严密观察生命体征、腹痛情况、腹膜刺激征、肠鸣音变化等。禁食、胃肠减压,维持水、电解质平衡。积极应用抗生素,预防及治疗休克。合并出血的患者应观察并记录呕血、便血情况,观察患者有无口渴、肢冷、尿少等循环血量不足的表现;输液、输血、镇静、止血,积极治疗休克和纠正贫血。合并幽门梗阻的患者应禁食,非完全梗阻者可给予无渣半流质饮食,输液、输血,纠正营养不良及低氯、低钾性碱中毒。并发症的患者应积极做好手术准备。

(5)胃肠道准备 术前1 d进半流质,术前晚或术晨清洁灌肠,术晨留置胃管吸净胃内容物。有幽门梗阻者,术前3 d开始每晚用温生理盐水洗胃,消除胃内潴留物,减轻胃黏膜水肿,便于术中操作,减少手术时对腹腔的污染,同时可以预防术后胃肠吻合口漏及切口感染。

2. 术后护理

(1)病情观察 密切监测生命体征、意识、面色、末梢循环、尿量,切口渗血、渗液等情况,注意有无内出血征象。

(2)体位与活动 术后取平卧位,血压平稳后改半卧位,以利于腹腔引流,减轻腹胀、腹部切口张力和疼痛,有利于呼吸和循环。术后鼓励患者早期活动,促进肠蠕动恢复,防止肠粘连。

(3)饮食与胃肠减压 术后禁食并留置胃管进行持续胃肠减压,观察胃肠引流液的性质和量,并妥善固定,做好口腔护理,定期更换固定胶布,保持胃肠减压的负压状态;根据患者胃肠道恢复情况,在拔除胃肠减压后逐步恢复饮食,由流质、半流质逐渐过渡到普食,一般需要7~10 d。

(4)静脉营养 在禁食期间应加强静脉营养支持,提供患者每日所需的水、电解质及其他营养物质,改善患者的营养状态,有利于切口和吻合口的愈合。

(5)镇痛 根据医嘱适当应用止痛药物,对于使用自控止痛泵者,应注意预防并处理可能发生的并发症,如尿潴留、恶心、呕吐等。

(6)预防感染 合理预防性应用抗生素。注意患者体温变化、腹部症状、体征及切口的观察。

(7)腹腔引流管护理 妥善固定引流管,防止脱出、扭曲或受压。记录引流液的色、质、量和性状,对负压引流者要及时调整负压,保持引流通畅。

(8)术后并发症的观察和护理

1)胃大部切除术后的并发症

术后胃出血:术后注意观察胃肠引流液的性质和量,一般为咖啡色,24 h量不超过300 mL,并逐渐减少。术后胃出血多可采取非手术疗法,包括禁食、应用止血药物和输血等。若非手术治疗不能达到止血效果或出血量>500 mL/d时,应手术止血。

十二指肠残端破裂:是比尔罗特Ⅱ式胃大部切除术后近期最严重并发症,一般发生于术后3~6 d。表现为突发右上腹剧痛和急性弥漫性腹膜炎症状。一旦发生应立即手术治疗,术后加强全身支持,完全胃肠外营养,同时控制感染,积极纠正水、电解质紊乱。

吻合口破裂或瘘:少见,多发生于术后5~7 d。多数因吻合口处张力过大、低蛋白血症、组织水肿等致组织愈合不良而发生。表现为腹部剧烈疼痛,伴腹膜炎及全身中毒症状,引流管引出混浊含肠内容物的液体。无弥漫性腹膜炎者,可行禁食、胃肠减压、充分引流,若经久不愈,则需再次手术。

术后梗阻:包括输入襻梗阻、吻合口梗阻和输出襻梗阻。主要表现为呕吐伴上腹部疼痛和压痛。一般输入襻梗阻时呕吐物少,不含胆汁,吻合口梗阻和输出襻梗阻时呕吐物含胆汁。可先行禁食、胃肠减压、营养支持等非手术治疗。若无好转,应手术解除梗阻。急性输入襻梗阻应急诊手术,以免发生十二指肠残端瘘。

残胃蠕动无力或胃排空延迟:发生于术后7~10 d,表现为拔除胃管进食后患者出现上腹部饱胀不适,呕吐,呕吐物含胆汁和所进食物,呕吐后上腹部不适缓解。一般无须手术,经过禁食、胃肠减压、肠外营养支持,维持水、电解质和酸碱平衡,应用促胃动力药物,轻者3~4 d自愈,严重者20~30 d一般也能经非手术治疗治愈。

倾倒综合征:①早期倾倒综合征,为高渗食物迅速进入小肠引起。多发生于餐后10~30 min内,表现为上腹饱胀不适、恶心、呕吐、肠鸣音频繁,可有绞痛,继而腹胀,并伴有全身无力、头昏、晕厥、面色潮红或苍白、大汗淋漓、心悸、乏力、心动过速等症状。症状持续60~90 min后自行缓解。可通过调整饮食,包括少食多餐,避免过甜、过咸、过浓的流质饮食,宜进食低糖类、高蛋白饮食,进餐时限饮水,餐后平卧10~20 min。多数患者在术后半年到1年内能逐渐自愈,极少数症状严重而持久的患者应考虑手术治疗。②晚期倾倒综合征又称低血糖综合征。食物快速进入小肠被吸收,引起高血糖,后者致使胰岛素大量释放,继而发生反应性低血糖。表现为餐后 2~4 h,患者出现心慌、无力、眩晕、出汗、手颤、嗜睡,也可导致虚脱。饮食中减少糖类含量,增加蛋白质比例,少量多餐可防止其发生。

2)迷走神经切断术后并发症

吞咽困难:多见于迷走神经干切断术后,因食管下段运动失调或食管炎所致。常出现于术后早期开始进食固体食物时,下咽时有胸骨后疼痛,X 射线钡餐见食管下段狭窄,贲门痉挛。多于术后 1~4 个月能自行缓解。

胃潴留:可发生于各类术后,但高选择性迷走神经切断术后较少见。表现为术后 3~4 d,拔出胃管后出现上腹不适、饱胀、呕吐胆汁和食物。X 射线钡餐造影见胃扩张、大量潴留、无排空。治疗包括禁食、持续胃肠减压、用温热高渗盐水一日多次洗胃,输血、输液,也可用新斯的明肌内注射。症状一般于术后 10~14 d 逐渐自行消失。

胃小弯坏死穿孔:见于高选择性迷走神经切断术后。穿孔后突然发生上腹部剧烈疼痛和急性弥漫性腹膜炎症状,须立刻进行手术修补。

腹泻:多因迷走神经切断术后肠道功能紊乱、胆道和胰腺功能失常。注意饮食或口服助消化的药物及收敛剂,多数患者于术后数月症状可逐渐减轻或消失。

3)远期并发症

碱性反流性胃炎:多发生于术后数月至数年,由于碱性十二指肠液、胆汁反流入胃,破坏了胃黏膜的屏障作用所致。表现为上腹部或胸骨后烧灼痛,伴体重减轻及贫血。症状轻者用 H_2 受体拮抗剂等治疗,严重者需手术治疗。

吻合口溃疡:多数发生在术后 2 年内,以选择性迷走神经切断术后溃疡复发率较高。主要症状为溃疡病症状重现,可有腹痛及消化道出血。纤维胃镜可明确诊断。可采用制酸剂、抗胃 HP 感染保守治疗,无效者可再次手术。

营养性并发症:由于胃肠道吸收功能紊乱或障碍所致,常见有营养不良、贫血、脂肪泻、骨病等。应注意调节饮食、补充缺乏的营养素,必要时可用药物预防和治疗。

残胃癌:指因良性疾病行胃大部切除术后 5 年以上,发生于残胃的原发癌。多发生于术后 20~25 年,与胃内低酸、胆汁反流及肠道细菌逆流入残胃引起慢性萎缩性胃炎有关。患者有胃癌的症状,纤维胃镜可明确诊断,须行手术治疗。

【健康教育】

1.向患者解释并强调疾病的治愈须靠术后长期的配合。

2.指导患者术后早期下床活动,促进肠功能恢复,防止肠粘连。

3.指导患者合理饮食,术后早期应少食多餐,多进蛋白、纤维素类食物,控制甜食,限制液体食物,餐后平卧 10~20 min,以预防倾倒综合征的发生;少食腌制食品,避免过冷、过硬、过辣、煎炸食物。

4.指导患者自我调节情绪,保持乐观积极的心态,术后 3 个月可恢复正常工作,避免过于劳累,不熬夜,饮食规律,注意劳逸结合;告知饮酒、吸烟对其疾病的危害性。

5.指导药物的服用时间、方式、剂量,说明药物不良反应。避免服用对胃黏膜有损害性的药物,如阿司匹林、吲哚类、皮质类固醇等。

6.讲解化学治疗的必要性,定期检查血常规、肝功能等,注意预防感染。

7.定期门诊随访,若有不适及时就诊。

第二节 胃、十二指肠溃疡及其并发症患者的护理

胃、十二指肠溃疡是一种常见的消化道疾病,因溃疡的形成与酸性胃液对黏膜的消化作用有关,故又称消化性溃疡;是指胃、十二指肠局限性圆形或椭圆形的全层黏膜缺损。主要表现为慢性病程和周期性发作的节律性疼痛。男性发病率高,男女比例为(5~6):1,以青壮年发病居多,秋冬和冬春之交为好发季节。其病因:①胃酸分泌过多,激活胃蛋白酶,使得十二指肠黏膜发生"自家消化";②某些药物、食物等使胃黏膜屏障受损;③幽门螺杆菌感染;④神经因素、遗传因素、应激性因素等其他因素。

胃、十二指肠溃疡者大多数经严格内科治疗可以痊愈,外科治疗主要指征包括急性穿孔、出血、瘢痕性幽门梗阻或药物治疗无效的溃疡病患者,以及胃溃疡恶性病变等情况。

一、胃、十二指肠溃疡急性穿孔患者的护理

急性穿孔是胃、十二指肠溃疡的严重并发症,以十二指肠溃疡多见。发病急、变化快,需要紧急处理,若诊治不及时可危及生命。

【病因与发病机制】

1. 病因　胃、十二指肠溃疡发病是多因素综合作用的结果,主要有胃酸过多、胃黏膜屏障损害、幽门螺杆菌等因素,另外还与遗传、吸烟、咖啡因、应激和心理压力等有关。

2. 发病机制　活动期的胃、十二指肠溃疡可以逐渐向深部侵蚀,穿破浆膜而形成穿孔。如溃疡穿透浆膜层而达游离腹腔,称为急性穿孔;如溃疡穿透并与邻近器官、组织粘连,则称为穿透性溃疡或溃疡慢性穿孔。十二指肠溃疡穿孔好发于十二指肠球部前壁,而胃溃疡穿孔好发于胃小弯,穿孔直径多在0.5~1.0 cm。急性穿孔时,有强烈刺激性的胃酸、胆汁、胰液等消化液和食物溢入腹腔,引起化学性腹膜炎,导致剧烈腹痛和大量腹腔渗液,6~8 h后细菌开始繁殖并逐渐转变为细菌性腹膜炎,病原菌以大肠埃希菌多见。因强烈的化学刺激、细胞外液的丢失及细菌毒素吸收等因素,可导致患者休克。

【临床表现】

多数患者既往有溃疡病史,穿孔前数日溃疡病症状加重。在情绪波动、过度疲劳、刺激性饮食或服用皮质激素类药物等诱因下突然发生。

1. 症状　多数发生于夜间空腹或进食后,表现为骤起上腹部刀割样剧痛,迅速扩散至全腹,疼痛难以忍受,常伴有面色苍白、出冷汗、脉搏细速、血压下降等表现。消化液可沿右侧结肠旁沟向下流至右下腹,出现右下腹痛。继发细菌感染后,腹痛加重。

2. 体征　患者表情痛苦、仰卧微屈膝、不愿移动、腹式呼吸减弱或消失。全腹有明显压痛、反跳痛,腹肌紧张可呈"板样"强直,以左上腹最为明显。叩诊肝浊音界缩小或消失,可有移动性浊音。肠鸣音减弱或消失。随着感染加重,患者可出现发热、脉快,甚至肠麻痹、感染性休克。

【辅助检查】

1. X射线检查　患者站立位X射线检查,80%可见膈下新月状游离气体影。
2. 血常规检查　白细胞计数及中性粒细胞比例增高。
3. 诊断性腹腔穿刺　抽出液可含有胆汁或食物残渣。

【治疗原则】

1. 非手术治疗　对症状轻、一般情况好的单纯性空腹小穿孔、腹膜炎较局限者,多采取非手术治疗。主要措施:①禁食、持续胃肠减压。②输液以维持水、电解质平衡,并给予营养支持。③全身应用抗生素控制感染。④经静脉给予H_2受体阻断剂或质子泵抑制剂等制酸药物。若治疗6~8 h后病情无明显缓解或继续加重,应立即行手术治疗。

2. 手术治疗　是胃、十二指肠溃疡急性穿孔的主要治疗方法,手术方式包括单纯穿孔缝合术和胃大部切除术。此外,近年来开展了电视腹腔镜手术,经电视腹腔镜行大网膜覆盖穿孔修补术或胃大部切除术;十二指肠单纯性穿孔修补术后服用抗溃疡药物多数可取得治愈效果。

(1) 胃大部切除术　是治疗胃、十二指肠溃疡的首选术式。胃大部切除术治疗溃疡的原理:①切除胃窦部,减少G细胞分泌的促胃液素所引起的体液性胃酸分泌;②切除大部分胃体,减少了分泌胃酸、胃蛋白酶的壁细胞和主细胞数量;③切除了溃疡本身即溃疡的好发部位。胃大部切除术的范围是胃远侧2/3~3/4,包括部分胃体、胃窦部、幽门和十二指肠球部的近侧部分。胃大部切除术后胃肠道重建的基本方式包括胃与十二指肠吻合和胃与空肠吻合。

1) 比尔罗特Ⅰ式胃大部切除术:即在胃大部切除后将残胃与十二指肠吻合,多适用于胃溃疡。优点是重建后的胃肠道接近正常解剖生理状态,胆汁、胰液反流入残胃少,不足之处是当十二指肠溃疡有炎症、瘢痕或粘连时,用这种术式技术上常有困难,有时为避免残胃与十二指肠吻合口的张力过大致使切除胃的范围不够,增加了术后溃疡复发的机会。

2) 比尔罗特Ⅱ式胃大部切除术:即胃大部切除后残胃与空肠吻合,十二指肠残端关闭。适用于各种胃、十二指肠溃疡,特别是十二指肠溃疡。该术式的优点是即使切除较多,胃空肠吻合口也不至于张力过大,术后溃疡复发率低,缺点是吻合方式改变了正常的解剖生理关系,术后发生胃肠道功能紊乱的可能性较比尔罗特Ⅰ式多。

比较各种胃大部切除术的优缺点?

3) 胃大部切除后胃空肠Roux-en-Y吻合术:即胃大部切除后关闭十二指肠残端,在距十二指肠悬韧带10~15 cm处切断空肠,将残胃断端和空肠断端吻合,距此吻合口以下45~60 cm处将空肠与近侧断端吻合。此法临床使用较少,但有防止术后胆、胰液逆流入残胃的优点。

(2) 胃迷走神经切除术　此手术方法目前临床已较少应用。迷走神经切除术治疗溃疡的原理:①阻断迷走神经对壁细胞的刺激,消除神经性胃酸分泌;②阻断迷走神经引起的促胃液素分泌,减少体液性胃酸分泌。可分为迷走神经干切除术、选择性迷走神经切断术、高选择性迷走神经切断术三种类型。

【护理评估】

1. 健康史　了解患者的年龄、性别、性格特征、职业、饮食习惯,有无非类固醇类消炎药或皮质类固醇用药史;有无节律性腹痛、反酸、嗳气等病史。

2. 身体状况　观察生命体征,对溃疡合并穿孔者,应观察腹痛的部位、性质、程度、范围,注意腹膜刺激征的变化及有无休克征象。对急性大出血者,应观察呕血和黑便的程度及伴随症状,有无失血性休克征象。对瘢痕性幽门梗阻者,应了解呕吐的严重程度,有无水、电解质和酸碱平衡失调、营养不良等表现。

3. 辅助检查　了解实验室检查、X射线检查、胃镜检查等结果,有利于对病情做出较准确的评估。

4. 心理社会状况　了解患者对疾病、术前检查、治疗、手术方式和术后康复知识的知晓程度,观察患者和家属对突发腹痛、呕血和便血有无恐慌、焦虑等心理反应;了解家庭对患者的支持程度及经济承受能力。

【护理诊断/问题】

1. 焦虑或恐惧　与突发腹痛、对疾病缺乏了解、担心预后有关。

2. 疼痛　与穿孔后胃、肠液对腹膜的刺激有关。

3. 体液不足　与急性穿孔后禁食、腹膜大量渗出液及胃肠减压消化液大量丢失有关。

4. 潜在并发症　①休克与穿孔后低血容量及感染中毒有关;②腹腔脓肿、切口感染与穿孔后胃肠内容物进入腹腔引起腹膜炎有关。

【护理措施】

1. 术前护理

(1)心理护理　向患者讲解有关疾病的知识和治疗方法。关心、安慰患者,消除其焦虑或恐惧心理,使其能够配合治疗和护理。

(2)病情观察　严密观察患者的生命体征、腹痛、腹膜刺激征、肠鸣音的变化。

(3)体位　伴有休克者应予休克体位,抗休克治疗改善后应改为半卧位。

(4)禁食、禁水、胃肠减压　减少胃肠内容物继续流入腹腔。

(5)其他　补液,维持水、电解质平衡,应用抗生素预防和治疗感染。

2. 术后护理　见本章第二节。

二、胃、十二指肠溃疡大出血患者的护理

胃、十二指肠溃疡出血是上消化道出血中最常见的原因,占上消化道出血病因的50%。5%~10%的患者需要外科手术治疗。

【病因与发病机制】

溃疡基底部的血管被侵蚀并导致破裂出血。胃溃疡大出血好发于胃小弯,出血源自胃左、右动脉及其分支,十二指肠溃病大出血好发于球后壁,出血源自胃十二指肠上动脉及其分支。大出血后血容量减少、血压降低、血流缓慢,可在血管破裂处形成凝血块而暂时止血,由于胃肠道蠕动和胃、十二指肠内容物与溃疡病灶的接触,暂时停止的出血可能再次出血。

【临床表现】

1. 呕血和黑便　溃疡大出血的临床表现主要取决于出血量和出血的速度,突然大

量呕血和柏油样便为主要症状。胃溃疡出血常表现为大呕血,而十二指肠溃疡出血以出现柏油样便为多。呕血前常有恶心,便血前后可有心悸、头晕、目眩,甚至晕厥。多数患者曾有典型的溃疡病史。

2. 休克 初始时可出现面色苍白、口渴、脉快有力、血压正常或稍高等休克代偿期的表现。在短期内失血量超过 800～1 000 mL 时,可出现休克表现,如出冷汗、脉搏细速、呼吸急促、血压下降、少尿或无尿等。

3. 其他症状 无明显腹痛,腹部体征也可不明显,腹部稍胀,上腹部可有轻度压痛,肠鸣音亢进。当伴有溃疡穿孔时出现严重腹痛及腹膜刺激征。

【辅助检查】

1. 胃镜检查 可明确出血的原因和部位,出血 24 h 内胃镜检查的阳性率可达 70%～80%。

2. 血管造影 选择性腹腔动脉或肠系膜上动脉造影可明确病因与出血部位,并可采取栓塞治疗或动脉注射垂体升压素等介入性止血措施。

3. 血常规检查 大量出血早期,由于血液浓缩,血常规变化不大,以后红细胞计数、血红蛋白、血细胞比容均呈进行性下降。

【治疗原则】

1. 非手术治疗 卧床休息、吸氧、适当使用镇静剂,积极补充血容量,应用 H_2 受体阻断剂如西咪替丁或质子泵抑制剂、生长抑素等,同时可经胃肠减压管注入去甲肾上腺素冰生理盐水,使血管收缩或急诊胃镜直视下向出血灶喷洒止血药物,并注射硬化剂或电凝、激光等止血治疗。

2. 手术治疗 手术应争取在出血 48 h 内进行,以免反复止血无效而延误病情,增加手术危险。

(1) 手术指征 ①出血量大,短期内出现休克;②6～8 h 内输血 600～800 mL 后病情不见好转或 24 h 需输血 1 000 mL 以上才能维持血压;③近期曾有过类似大出血史,或合并瘢痕性幽门梗阻,或并发急性穿孔者;④正规药物治疗溃疡期间发生大出血;⑤60 岁以上患有动脉硬化者;⑥疑有胃溃疡恶变者;⑦溃疡病史长、胃镜证实溃疡位于十二指肠球部后壁或胃小弯,并有多处溃疡者。

(2) 手术方式 包括胃大部切除术、贯穿缝扎术、在贯穿缝扎处理溃疡出血后做迷走神经干切断加胃窦切除或幽门成形术。

【护理评估】

参见胃、十二指肠溃疡急性穿孔。

【护理诊断/问题】

1. 恐惧或焦虑 与对疾病缺乏了解、突发大量呕血和(或)柏油样便的视觉刺激和担心预后有关。

2. 体液不足 与大量呕血和便血导致机体的血容量降低有关。

3. 潜在并发症 主要是休克,与大出血导致机体血容量降低有关。

【护理措施】

1. 术前护理

(1) 心理护理　关心、安慰患者，消除顾虑或恐惧心理，使其能够配合治疗和护理。过度紧张者可遵医嘱给予镇静剂。

(2) 病情观察　严密观察患者的神志、血压、脉搏、尿量等，监测中心静脉压。观察胃管引流液，判断有无搏动性出血，并及时报告医生。

(3) 止血　应用止血药物、冰生理盐水洗胃、内镜下止血等。

(4) 体位　应取平卧位，卧床休息。有呕吐者头偏向一侧，并及时为患者清理呕吐物。

(5) 抗休克治疗　建立多条静脉通路，快速补液、输血，维持体液平衡，应用血管活性药物。

(6) 其他　禁食水、胃肠减压，应用抗生素预防和治疗感染。

2. 术后护理　见本章第二节。

【健康教育】

见本章第二节。

三、胃、十二指肠溃疡瘢痕性幽门梗阻患者的护理

由于幽门部溃疡或十二指肠球部溃疡反复发作形成瘢痕性狭窄，合并幽门痉挛水肿时引起幽门梗阻，是胃、十二指肠溃疡常见的并发症，占2%~4%。

【病因与发病机制】

溃疡引起幽门梗阻的原因有痉挛、炎性水肿及瘢痕三种。①痉挛：幽门括约肌受炎性刺激反射性痉挛引起间歇性梗阻；②炎性水肿：溃疡附近炎性水肿，使幽门狭窄，但炎性水肿减轻后，梗阻缓解或消除；③瘢痕：幽门附近溃疡愈合后瘢痕所致梗阻，为持续性梗阻，须进行手术治疗。常见于十二指肠球部，也见于胃窦及幽门部。

梗阻初期，胃因排空受限，胃蠕动增强而使胃壁肌层代偿性增厚，胃轻度扩大。随着病情发展，胃代偿功能减退，失去张力，胃高度扩张，蠕动减弱或消失。胃内容物滞留而出现呕吐，引起水、电解质丢失，低氯低钾性碱中毒和贫血，以及营养不良等。

【临床表现】

1. 呕吐与腹痛　呕吐、腹痛及腹胀是幽门梗阻的主要表现。早期患者进食后上腹部呈不适饱胀感、阵发性胃收缩痛，进而出现嗳气、恶心、呕吐。呕吐多发生于下午或晚上，呕吐量大，一次可达1 000 mL以上，呕吐物为淤积食物，伴有腐败酸臭味，不含胆汁。呕吐后胃部饱胀感改善，患者常有贫血、营养不良性、消瘦等慢性消耗性表现。

2. 胃型及胃蠕动波　上腹部可见局部隆起，有时可见到胃蠕动波。

3. 震水音　胃扩张，胃内潴留物过多，叩击上腹时，可闻及震水音。

【辅助检查】

1. 胃镜检查　可见胃内有大量潴留的胃液和食物残渣。

2. X射线钡餐检查　可见胃高度扩张、蠕动弱、有大量空腹潴留液，钡剂下沉出现气、液、钡三层现象。24 h后仍有钡剂存留。完全性幽门梗阻者避免此检查，可口服泛影葡胺做X射线透视检查。

【治疗原则】

瘢痕性幽门梗阻是手术治疗绝对适应证。手术的目的是解除梗阻，使食物和胃液

能进入小肠,从而改善全身状况。术前需要充分准备,主要包括①禁食、胃肠减压、温生理盐水洗胃以减轻胃黏膜水肿;②输液、输血,纠正脱水、营养不良、低氯低钾性碱中毒。

手术以胃大部切除为主,也可考虑应用迷走神经切断加胃窦切除术。对胃酸低、溃疡已愈合的患者,特别是老年或全身情况差的患者,可仅做胃空肠吻合术解除梗阻或加做迷走神经切断术。

【护理评估】

参见胃十二指肠溃疡急性穿孔。

【护理诊断/问题】

1. 体液不足　与消化道梗阻大量呕吐或胃肠减压大量水、电解质丢失有关。
2. 营养失调:低于机体需要量　与消化道梗阻摄入不足或禁食有关。

【护理措施】

1. 术前护理

(1)维持水、电解质及酸碱平衡　记录24 h液体出入量,遵医嘱合理补液,纠正脱水及低钾低氯性碱中毒。

(2)纠正贫血及低蛋白血症　给予营养支持,完全梗阻者应禁食、禁水,行全胃肠外营养;不完全梗阻者可进食无渣半流质饮食。贫血者输血或其他血制品。

(3)手术前准备　术前3 d开始,每晚以300～500 mL温生理盐水洗胃,以减轻胃壁水肿和炎症,有利于胃肠吻合口愈合。

2. 术后护理　见本章第二节。

【健康教育】

见本章第二节。

（陈传波）

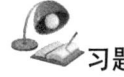习题

一、护考测试

1. 上消化道大出血最常见的原因是　　　　　　　　　　　　　　　　　（　　）
   A. 胃十二指肠溃疡　　　　　　　　　　B. 门静脉高压症
   C. 肝内局限性感染,肝脓肿及外伤　　　D. 出血性胃炎
   E. 胃癌

2. 下列哪项不符合胃溃疡癌变的特点　　　　　　　　　　　　　　　　（　　）
   A. 上腹痛的规律性消失　　　　　　　　B. 食欲缺乏
   C. 进行性贫血,消瘦　　　　　　　　　D. 粪潜血持续阳性
   E. 反酸、胃灼热加重

3. 提高胃癌治愈率的关键是　　　　　　　　　　　　　　　　　　　　（　　）
   A. 早期诊断　　　　　　　　　　　　　B. 根治性手术
   C. 早期应用抗癌药物　　　　　　　　　D. 术后放射治疗
   E. 综合治疗

【A2 型题】

4. 男性患者,比尔罗特Ⅱ式胃大部切除术后3周,进食后10~20 min 出现上腹饱胀、心悸、出汗、头晕、呕吐、腹泻。以下处理正确的是 ( )
   A. 禁食、输液 B. 胃肠减压
   C. 流质饮食 D. 餐后平卧 20~30 min
   E. 使用镇静剂

【A3/A4 型题】(5~6题共用题干)

女性患者,35岁,十二指肠溃疡病史8年。近2周出现上腹饱胀、恶心、呕吐,呕吐物为酸臭味宿食,不含胆汁。查体:可见上腹部膨隆、胃型及胃蠕动波,有震水音。

5. 该患者最可能发生的体液失衡是 ( )
   A. 低钠高钾性酸中毒 B. 低钠低钾性碱中毒
   C. 低钠高钾性碱中毒 D. 低氯低钾性碱中毒
   E. 低氯高钾性酸中毒

6. 该患者最佳的治疗方法是 ( )
   A. 非手术治疗 B. 比尔罗特Ⅰ式胃大部切除术
   C. 比尔罗特Ⅱ式胃大部切除术 D. 全胃切除术
   E. 肠切除术

二、研考能力拓展

患者,男,58岁。近3个月来进食后腹胀、呕吐,呕吐物为隔夜宿食,近半个月来只能进食流质,进行性消瘦。住院后患者亲属做病史补充:该患者有反复发作上腹部疼痛5年余,为空腹痛及夜间痛,常有反酸、嗳气,未能重视。患者性格内向,愁眉不展,寡言少语,并说"不想住院……"查体:上腹膨隆,可见胃型蠕动波,叩诊有震水音,肠鸣音3次/min,血红蛋白75 g/L。请问:①对该患者最可能的诊断是什么?依据是什么?②根据你对患者的诊断,目前应采取的主要护理措施是什么?

第二十一章 小肠疾病患者的护理

小肠始于幽门，下接盲肠，包括十二指肠、空肠及回肠。正常成年人小肠全长3～5.5 m。十二指肠呈 C 字形，长 25～30 cm，位置深且固定，与空肠的分界标志为十二指肠悬韧带（Treitz 韧带）。空、回肠间无明确界限，一般将空、回肠全长的上 2/5 段称为空肠，下 3/5 段称为回肠，空肠和回肠全部在腹腔内，活动性大，二者仅通过扇形的小肠系膜固定于腹后壁。小肠肠壁的组织结构由内而外分为黏膜、黏膜下层、肌层及浆膜四层。空肠黏膜有高而密的环状皱襞和绒毛，向远端皱襞逐渐稀少，至回肠远端常消失，故肠壁自上而下逐渐变薄；另外，肠管亦逐渐变细。

小肠的血液供应来自肠系膜上动脉。该动脉自腹主动脉分出，跨过十二指肠横部，进入小肠系膜根部，分出胰十二指肠下动脉、空回肠动脉、中结肠动脉、右结肠动脉及回结肠动脉，各分支相互吻合形成动脉弓，最后分出直支到达肠壁。小肠的静脉分布与动脉伴行，汇合成肠系膜上静脉，与脾静脉汇合成为门静脉干。

小肠淋巴管起始于肠黏膜绒毛中央的乳糜管，淋巴液汇集于肠系膜根部的淋巴结，再经肠系膜上动脉周围淋巴结、腹主动脉前的腹腔淋巴结至乳糜池。

小肠接受交感和副交感神经双重支配。交感神经兴奋使肠蠕动减弱、肠腺分泌减少及血管收缩，迷走神经兴奋则使肠蠕动和肠腺分泌增加。

小肠是食物消化和吸收的主要部位。小肠黏膜能分泌含有多种酶的碱性肠液，食糜在小肠内经过各种酶类消化，分解为葡萄糖、半乳糖、果糖、氨基酸、二肽、三肽及脂肪酸等，由小肠黏膜吸收。小肠还吸收水、电解质、微量元素等，以及胃肠道分泌液和脱落的胃肠道上皮细胞在内的大量内源性物质，这些内源性物质所构成的液体量在成人每天可达 8 000 mL，因此当小肠出现疾病如肠梗阻或肠瘘时，可在短时间内丧失大量液体，引起严重的水、电解质、酸碱平衡失调和营养障碍。

小肠还可分泌多种胃肠激素，如促胰泌素、肠高糖素、生长抑素、肠抑胃肽、胃动素、胆囊收缩素、胃泌素、血管活性肠多肽等。

肠道还有重要的免疫功能。在肠道抗原物质刺激下，肠淋巴小结可产生以抗体介导为主的免疫防御反应。肠固有层的浆细胞可分泌以 IgA 为主的多种免疫球蛋白。

第一节 肠梗阻患者的护理

肠梗阻是指肠内容物由于各种原因不能正常运行、顺利通过肠道,是常见的外科急腹症之一。

【病因与发病机制】

1. 根据肠梗阻发生的基本原因分类

(1) 机械性肠梗阻　为最常见的类型,是各种机械性因素导致肠腔缩窄、肠内容物通过障碍。主要原因包括:肠腔堵塞,如结石、粪块、寄生虫、异物等;肠管受压,如肠扭转、腹腔肿瘤压迫、腹外疝、腹内疝等;肠壁病变,如肠肿瘤、肠套叠、先天性肠道闭锁等。

(2) 动力性肠梗阻　较少见,肠壁本身无器质性病变,神经反射或腹腔内毒素刺激引起肠壁平滑肌功能紊乱,使肠内容物无法正常运行。可分为麻痹性肠梗阻及痉挛性肠梗阻两类。前者常见于急性弥漫性腹膜炎、低钾血症及某些腹部手术后等;后者较少见,可继发于尿毒症、重金属中毒和肠功能紊乱等。

(3) 血运性肠梗阻　是由于肠管局部血液循环障碍致肠道功能受损、肠内容物通过障碍,如肠系膜血栓形成、栓塞或血管受压等。

2. 根据肠壁有无血运障碍分类

(1) 单纯性肠梗阻　只是肠内容物通过受阻,而无肠管血运障碍。

(2) 绞窄性肠梗阻　伴有肠管血运障碍的肠梗阻。

3. 其他分类方法

(1) 按梗阻的部位　分为高位(空肠上段)和低位(回肠末段与结肠)梗阻。

(2) 按梗阻的程度　分为完全性和不完全性肠梗阻。

(3) 按发展过程的快慢　分为急性和慢性肠梗阻。

【病理生理】

1. 肠管局部的变化

(1) 肠蠕动增强　当肠管梗阻时,首先引起梗阻以上的肠段蠕动增强,以克服阻力推动肠内容物通过梗阻部位。

(2) 肠腔积气、积液、扩张　梗阻使肠腔内容物不断淤积于梗阻近端。积气主要来自吞咽下的气体,部分由肠道内容物细菌分解和发酵产生;积液主要来自胃肠道内分泌液,正常情况下,小肠分泌7~8 L肠液,大肠主要分泌黏液。大量的积气、积液引起近端肠管扩张、膨胀,因小肠较为狭窄,蠕动活跃,这一变化出现更早,小肠分泌大量的肠液,后果更为严重。

(3) 肠壁缺血、水肿、血运障碍　随着肠梗阻时间延长和加剧,肠腔内压力不断增加,压迫肠壁黏膜导致血运障碍,先是肠壁静脉回流受阻,肠壁瘀血、水肿,呈暗红色;如压力进一步增加而无法缓解,则肠壁动脉血流受阻,血栓形成,肠壁失去光泽,呈紫黑色,最后因缺血而坏死、穿孔。

2. 全身性改变

(1)水、电解质和酸碱平衡失调　大量的呕吐和肠液吸收障碍导致水、电解质丢失,高位肠梗阻患者因严重呕吐丢失大量胃酸和氯离子;低位肠梗阻患者钠、钾离子丢失更多。脱水、缺氧状态使酸性代谢产物剧增,患者出现严重的水、电解质紊乱和酸碱平衡失调。

(2)感染　肠腔内积气、积液,产生巨大的压力使肠道的吸收能力减弱,静脉回流减少,静脉充血,血管通透性增加,致使体液自肠壁渗透至肠腔和腹腔;同时,肠壁通透性增加,肠内细菌和毒素渗入腹腔,肠腔内容物潴留导致细菌繁殖并产生大量毒素,可引起腹膜炎、脓毒症,甚至全身感染。

(3)呼吸和循环功能障碍　肠腔膨胀使腹内压力增高,膈肌上升,腹式呼吸减弱,影响肺气体交换功能。同时下腔静脉回流受到阻碍,加剧循环功能障碍。

【临床表现】

1.症状　肠梗阻患者临床表现取决于受累肠管的部位和范围、梗阻对血运的影响、梗阻是否完全、造成梗阻的原因等多方面因素,主要表现为腹痛、呕吐、腹胀和停止排便排气等。

(1)腹痛　不同类型的肠梗阻表现不尽相同。单纯性机械性肠梗阻,尤其是小肠梗阻表现为典型反复发作、节律性、阵发性绞痛;疼痛的原因是肠管加强蠕动试图将肠内容物推过梗阻部位,不断加剧的腹胀也是疼痛的原因之一。当腹痛间歇不断缩短、程度不断加重,继而转为持续性腹痛时,可能发生绞窄性肠梗阻。麻痹性肠梗阻表现为持续性胀痛。

(2)呕吐　常为反射性,根据梗阻部位不同,呕吐出现的时间和性质各异。高位肠梗阻时,呕吐出现早且频繁,呕吐物主要为胃液、十二指肠液和胆汁;低位肠梗阻呕吐出现较晚,呕吐物常为带臭味的粪汁样物。若呕吐物为血性或棕褐色液体,常提示肠管有血运障碍。麻痹性肠梗阻时的呕吐呈溢出性。

(3)腹胀　一般出现较晚,其程度与梗阻部位有关。高位肠梗阻由于呕吐频繁,腹胀不明显;低位或麻痹性肠梗阻则腹胀明显,遍及全腹,主要因呕吐无法完全排出肠内容物,造成积气、积液,内容物积聚,肠腔扩大,腹胀明显。

(4)停止排便、排气　见于急性完全性肠梗阻。但梗阻早期,尤其是高位肠梗阻,因梗阻以下肠内残存的粪便和气体仍可排出,故早期有少量排便史,不能否定肠梗阻存在。绞窄性肠梗阻,可排出血性黏液样便。

2.体征

(1)全身　单纯性肠梗阻早期全身情况多无明显改变,晚期可有口唇干燥、眼窝内陷、皮肤弹性差、尿少等脱水体征。严重缺水或绞窄性肠梗阻时,可出现脉搏细速、血压下降、面色苍白、四肢发凉等休克征象。

(2)腹部　单纯性机械性肠梗阻常可出现腹胀、肠型和蠕动波,肠扭转时腹胀多不对称,麻痹性肠梗阻则腹胀均匀。单纯性肠梗阻可有轻度压痛但无腹膜刺激征,绞窄性肠梗阻时可有固定压痛和腹膜刺激征。绞窄性肠梗阻时腹腔有渗液,叩诊有移动性浊音。如闻及气过水声或金属音,且肠鸣音亢进,为机械性肠梗阻表现;麻痹性肠梗阻,则肠鸣音减弱或消失。

【辅助检查】

1.实验室检查　单纯性肠梗阻的早期,变化不明显。随着病情的发展,因缺水和血液浓缩而使血红蛋白值及血细胞比容升高。绞窄性肠梗阻时,可有明显的白细胞计数及中性粒细胞增加。水、电解质和酸碱失衡时可有血清钠、钾、氯及血气分析值的变化。

2. X射线检查　一般在肠梗阻发生4~6 h,X射线立位平片可见胀气的肠襻,以及多数阶梯状液平面;空肠梗阻可见"鱼肋骨刺"状的环形黏膜纹;绞窄性肠梗阻,X射线检查可见孤立、突出胀大的肠襻,不因时间而改变位置。

3. 直肠指检　若见指套染血,应考虑绞窄性肠梗阻;若触及肿块,可能为直肠肿瘤等。

【治疗原则】

解除梗阻和纠正因梗阻引起的全身性生理紊乱。

1. 非手术治疗

(1) 禁食、胃肠减压　是治疗肠梗阻的重要措施之一。通过胃肠减压,吸出胃肠道内的气体和液体,从而减轻腹胀、降低肠腔内压力,减少肠道内的细菌和毒素,改善肠壁血运。

(2) 纠正水、电解质和酸碱平衡失调　输液的量和种类根据呕吐及脱水情况、尿量,并结合血液浓度、血清电解质值及血气分析结果决定。肠梗阻已存在数日、高位肠梗阻及呕吐频繁者,应补充钾。必要时输血浆、全血或血浆代用品,以补偿已丧失的血浆和血液。

(3) 防治感染　使用针对肠道细菌的抗生素防治感染、减少毒素的产生。

2. 手术治疗　适用于绞窄性肠梗阻、肿瘤、先天性肠道畸形引起的肠梗阻,以及经非手术治疗无效的肠梗阻患者。原则是在最短时间内,以最简单的方法解除梗阻或恢复肠腔的通畅。方法包括粘连松解术、肠切开取出异物、肠切除吻合术、肠扭转或套叠复位术、短路手术和肠造口术等。

【护理评估】

1. 术前评估

(1) 健康史　患者的年龄,有无腹腔感染、饮食不当、多度劳累等诱因,既往有无腹部手术及外伤史、腹部疾病史。

(2) 身体状况　评估局部和全身各种体征出现的时间及动态变化的过程。

(3) 心理社会状况　了解患者和家属有无因肠梗阻的急性发生而引起的焦虑或恐惧、对疾病的了解程度,治疗费用的经济承受能力等。

2. 术后评估　评估患者术后恢复情况,有无发生腹腔内感染或肠瘘等并发症,腹腔引流管的引流情况等。

【护理诊断/问题】

1. 疼痛　与肠内容物不能正常运行或通过肠道障碍有关。
2. 舒适的改变　腹胀、呕吐,与肠梗阻致肠腔积液、积气有关。
3. 体液不足　与呕吐、禁食、肠腔积液、胃肠减压有关。
4. 潜在并发症　肠坏死、腹腔感染、休克。

【护理措施】

1. 非手术治疗和术前护理

(1) 饮食　肠梗阻患者应禁食,如梗阻缓解,患者排气、排便、腹痛、腹胀消失后可逐渐进流质饮食,忌吃易产气的甜食和牛奶等。

(2) 胃肠减压　胃肠减压可有效排出梗阻近端肠腔内积气、积液,减轻肠腔内压力,缓解病情。胃肠减压期间注意观察和记录引流液的颜色、性状和量,如发现有血性液,应考虑患有绞窄性肠梗阻的可能。

(3) 缓解疼痛　在确定无肠绞窄或肠麻痹后,可应用阿托品类抗胆碱药物,以解除胃肠道平滑肌痉挛,使患者腹痛得以缓解。但不可随意应用吗啡类止痛剂,以免影响观察病情。

(4) 呕吐的护理　呕吐时应坐起或头侧向一边,及时清除口腔内呕吐物,以免误吸引起吸入性肺炎或窒息;观察记录呕吐物的颜色、性状和量。呕吐后给予漱口,保持口腔清洁。

(5) 记录出入液量　准确记录输入的液体量,同时记录胃肠引流管的引流量、呕吐及排泄的量、尿量,并估计出汗及呼吸的排出量等,为临床治疗提供依据。

(6) 缓解腹胀　除行胃肠减压外,予以热敷或按摩腹部,并针灸双侧足三里穴;如无绞窄性肠梗阻,也可从胃管注入液状石蜡,每次20～30 mL,可促进肠蠕动。

(7) 输液护理　遵医嘱静脉输液,维持水、电解质和酸碱平衡;遵医嘱应用抗生素,防治感染,减少毒素产生。

(8) 严密观察病情变化　定时测量记录体温、脉搏、呼吸、血压;严密观察腹痛、腹胀、呕吐及腹部体征情况。若患者症状与体征不见好转或反而有加重,应考虑有肠绞窄的可能。绞窄性肠梗阻可能发生严重的后果,必须及时发现,尽早处理。如出现以下情况应考虑绞窄性肠梗阻,及时报告医生。①腹痛发作急骤,起始即为持续性剧烈疼痛,或在阵发性加重之间仍有持续性剧烈疼痛,肠鸣音可不亢进,呕吐出现早、剧烈而频繁。②病情发展迅速,早期出现休克,抗休克治疗后改善不显著。③有明显腹膜刺激征,体温升高,脉率增快,白细胞计数增高。④腹胀小肿块,腹部有局部隆起或触及有压痛的肿块。⑤呕吐物、胃肠减压抽出液、肛门排出物为血性,或腹腔穿刺抽出血性液体。⑥经积极非手术治疗而症状体征无明显改善。⑦腹部X射线,符合绞窄性肠梗阻的特点。

(9) 术前准备　除常规术前准备外,酌情备血。

2. 术后护理

(1) 观察病情变化　观察生命体征变化。观察有无腹痛、腹胀、呕吐及排气等。如有腹腔引流时,应观察记录引流液颜色、性质及量。

(2) 体位　血压平稳后给予半卧位。鼓励患者早期下床活动,促进肠蠕动恢复,防止粘连性肠梗阻发生。

(3) 饮食　术后禁食、胃肠减压,禁食期间应给予补液。肠蠕动恢复并有排气后,可开始少量饮水,无不适可进食流质,全量流质,逐步过渡至普食。肠吻合术后的进食时间应适当推迟。饮食原则是少量多餐,禁食油腻,逐渐过渡。

(4) 术后并发症的观察与护理　术后尤其是绞窄性肠梗阻后,如出现腹部胀痛、持续发热、白细胞计数增高,腹部切口处红肿,或腹腔引流管周围流出较多带有粪臭味液体,应警惕腹腔内感染及肠瘘的可能,并积极处理。

【健康教育】

1. 告知患者注意饮食卫生,不吃不洁的食物,避免暴饮暴食。

2. 嘱患者出院后进易消化食物,少食刺激性食物,避免腹部受凉和饭后剧烈活动,保持大便的通畅。

3. 老年便秘者应及时服用缓泻剂,以保持大便通畅。

4. 出院后若有腹痛、腹胀,停止排气、排便等不适,应及时就诊。

第二节　肠瘘患者的护理

肠瘘是指肠管与其他空腔脏器、体腔或体表之间存在异常的通道,肠内容物经此通道进入其他脏器、体腔或至体外。肠瘘在腹部外科临床工作上并不少见。由于外科技术的进步使手术范围不断扩大,且对同一患者常应用手术治疗、化学疗法、放射治疗等多种疗法,均使肠瘘的发生率有所增高。

【病因与发病机制】

按肠瘘发生的原因、是否与其他器官或体表相通、肠道的连续性及所在部位有不同的分类。

1. 按肠瘘发生的原因

(1)先天性　与胚胎发育异常有关,如先天性异常脐肠瘘可造成先天性脐部肠瘘。

(2)后天性　占肠瘘发生率的95%以上,与多种因素有关:①腹腔或肠道感染,如憩室炎、腹腔脓肿、克罗恩(Crohn)病、溃疡性结肠炎等;②肠道缺血性疾病;③腹腔内脏器或肠道的恶性病变,如肠道恶性肿瘤;④腹部手术或创伤,绝大多数肠瘘都是由手术或创伤引起,如腹部损伤导致的肠管损伤或手术时误伤、吻合口愈合不良等。

(3)治疗性　是指根据治疗需要而施行的人工肠造瘘,如回肠造瘘等。

2. 按肠腔是否与体表相通

(1)肠外瘘　指肠腔通过瘘管与体表相通。肠外瘘又可根据瘘口的形态分为管状瘘及唇状瘘。前者是肠外瘘中较常见的类型,是指肠壁瘘口与腹壁外口之间存在一瘘管;后者为肠壁直接与皮肤黏着,瘘口处肠黏膜外翻成唇状。

(2)肠内瘘　指肠腔通过瘘管与腹内其他脏器或肠管相通,如胆囊横结肠瘘、直肠膀胱瘘、直肠阴道瘘和空肠结肠瘘等。

3. 按肠道连续性是否存在

(1)侧瘘　肠壁瘘口小,仅有部分肠壁缺损,肠腔仍保持连续性。

(2)端瘘　肠腔连续性完全中断,其近侧端与体表相通,肠内容物经此全部流出体外,亦称为完全瘘。此类型很少见,多为治疗性瘘。

4. 按瘘管所在的部位

(1)高位瘘　指距离十二指肠及屈氏韧带下方100 cm范围内的肠瘘,如胃十二指肠瘘、十二指肠空肠瘘。

(2)低位瘘　指距离十二指肠及屈氏韧带下方100 cm范围外的肠瘘,如空肠下段瘘、回肠瘘和结肠瘘。

5. 按肠瘘的日排出量

(1) 高流量瘘　指每天排出的消化液在 500 mL 以上。

(2) 中流量瘘　指每天排出的消化液在 200～500 mL。

(3) 低流量瘘　指每天排出的消化液在 200 mL 以内。

【病理生理】

肠瘘引起的病理生理改变于瘘的部位、大小、数目等相关。一般而言，高位肠瘘以水、电解质紊乱及营养素丢失较为严重，低位肠瘘则以继发性感染更为明显。大致有下述病理生理改变。

1. 水和电解质、酸碱平衡的紊乱　成年人每日胃肠道分泌液量估计为 7 000～8 000 mL，大部分在回肠和近段结肠重吸收。发生肠瘘时，这些消化液可经瘘管排至体外、其他器官或间隙，或因消化道短路，过早地进入低位消化道，导致重吸收率大大降低和大量消化液丢失。伴随消化液的流失，可有相应电解质的丧失，出现低氯低钾性碱中毒，或代谢性酸中毒，低钠、低钾血症等。

2. 营养不良　随着肠液的丢失尚有大量消化酶和蛋白质的丧失，消化吸收功能受到损害，于是造成负氮平衡、维生素缺乏、贫血、低蛋白血症，患者体重急剧减轻，甚至形成恶病质而死亡。

3. 消化液腐蚀及感染　由于排出的消化液中含有大量消化酶，消化酶对瘘口周围的组织、皮肤产生腐蚀、消化作用而引起局部糜烂、出血等，并继发感染。消化液若流入腹膜腔或其他器官内，还可引起弥漫性腹膜炎、腹腔内器官感染、腹腔脓肿等。

【临床表现】

肠瘘的临床表现因不同部位、不同病因而异，而且肠瘘形成的不同时期亦有不同的表现。

1. 腹膜炎期　多发生于腹部手术后 3～5 d。

(1) 局部　患者可有腹痛、腹胀、恶心、呕吐、乏力、大便次数增多或由于麻痹性肠梗阻而停止排便排气。肠外瘘者，可于体表找到瘘口，并见消化液、肠内容物及气体排出，周围皮肤被腐蚀，出现红肿、糜烂、剧痛，甚至继发感染、破溃出血。

(2) 全身　继发感染的患者有体温升高，达 38 ℃ 以上。患者可出现严重的水、电解质及酸碱平衡失调等全身症状，严重脱水者可出现低容量性休克现象，表现为脸色苍白、皮肤湿冷和血压下降。患者若未得到及时、有效处理，则有可能出现脓毒血症、多器官功能障碍或衰竭，甚至死亡。

2. 腹腔内脓肿期　多发生于瘘发生后 7～10 d，肠内容物漏入腹腔后引起纤维素性渗出等反应，若瘘出物和渗出液得以局限，则形成腹腔内脓肿。患者除了继续表现为发热外，尚可因脓肿所在部位而有不同的临床表现，如恶心、呕吐、腹痛、腹胀或里急后重等，部分患者可触及压痛性包块。若腹腔冲洗和引流通畅，患者的全身症状可逐渐减轻。

肠瘘临床分哪几期？各期临床表现有何特点？

3. 瘘管形成期　肠瘘发生后 1～2 个月，在引流通畅的情况下，腹腔脓肿逐渐缩小，沿肠内容物排出的途径形成瘘管。此时患者感染已基本控制，营养状况逐渐恢复，全身症状减轻甚至消失，仅留有瘘口局部刺激症状或肠粘连表现。

4. 瘘管闭合期　瘘管炎症反应消失、愈合,患者临床症状消失。

【辅助检查】

1. 实验室检查

(1) 血常规　可出现血红蛋白值、血细胞比容下降;白细胞计数及中性粒细胞比例升高,血小板计数下降等。

(2) 血生化检查　可有低钾、低钠等血清电解质紊乱的表现,血清清蛋白、运铁蛋白、前清蛋白水平和总淋巴细胞计数下降,谷丙转氨酶、谷草转氨酶等及胆红素增多。

2. 特殊检查

(1) 口服染料或药用炭　是最简便、实用的检查手段。通过口服或瘘管内注入亚甲蓝(美蓝)或骨炭末等,观察和初步判断瘘的部位和瘘口大小。

(2) 瘘管组织活检及病理学检查　可明确是否存在结核、肿瘤等病变。

3. 影像学检查

(1) 超声及CT检查　有助于发现腹腔深部脓肿、积液及其与胃肠道的关系等。

(2) 瘘管造影　适用于确诊肠瘘或瘘管已形成者。有助于明确瘘及瘘口部位,瘘管长度、走向、大小、脓腔范围及引流通畅程度,同时还可了解其周围肠管或与其相通肠管的情况。

【治疗原则】

肠瘘的治疗因不同病期而异。

1. 腹膜炎期及腹腔内脓肿期

(1) 纠正低血容量和水、电解质紊乱,维持内环境平衡。

(2) 控制感染　根据肠瘘的部位及常见菌群或药敏试验结果合理应用抗生素。

(3) 有效冲洗和引流　于腹膜炎期在瘘口旁置双腔套管行负压引流及腹腔灌洗术。已形成脓肿者,可在超声定位引导下穿刺或手术引流,以消除感染灶、促进组织修复和瘘管愈合。

(4) 营养支持　早期应禁食,予以完全胃肠外营养。待腹膜炎控制、肠蠕动恢复、瘘口流出量明显减少且肛门恢复排便后,即可逐渐改为肠内营养和饮食。

(5) 控制肠道分泌　采用抑制消化液分泌的制剂,以抑制胃酸、胃蛋白酶、胃泌素、胰腺外分泌的分泌,抑制胃肠蠕动,达到降低瘘的排出量、减少体液丢失的目的。

(6) 回输引流的消化液　将引流出的肠液收集在无菌容器内,经处理后再经空肠造瘘管回输入患者肠道,以恢复消化液的胃肠循环及胆盐的肝肠循环,从而减少水、电解质和消化酶的丢失、紊乱及并发症的发生。

2. 瘘管形成期　除了以上治疗外,重点为纠正营养摄入不足、提高机体抵抗力,促进瘘口愈合,无法愈合者则为进一步手术治疗创造有利条件。

(1) 加强营养　包括胃肠外营养、肠内营养和经口饮食。

(2) 堵塞瘘管　部分患者在内环境稳定、营养状态改善后,瘘口可自行愈合。无法愈合者,可在控制感染后,采用瘘管内放置硅胶或乳胶片堵塞瘘管的方法,阻止肠液外流,以促进瘘口自行愈合。

3. 手术治疗　在瘘发生2～3个月后,经以上非手术治疗瘘口仍不能自行闭合时,应考虑手术修复。手术方式的选择应根据肠瘘位置及病变情况而定。具体术式有肠段部分切除吻合术、肠瘘局部楔形切除缝合术、肠瘘旷置术、小肠浆膜补片覆盖修补术等。

【护理评估】

1. 术前评估

(1) 健康史和相关因素　患者有无腹部外伤或手术史、治疗经过、并发症等。

(2) 身体状况　评估局部和全身各种体征出现的时间及动态变化的过程。

(3) 心理社会状况　了解患者的心理状况、家庭的经济支持情况和对疾病的了解程度等。

2. 术后评估　患者有无发生堵片移位或松脱、肝肾功能障碍、胃肠道或瘘口出血、腹腔感染、粘连性肠梗阻等并发症。

【护理诊断/问题】

1. 营养失调:低于机体需要量　与禁食、肠液大量丢失、炎症和创伤引起的机体高消耗有关。

2. 体液不足　与禁食、肠液大量外漏及胃肠减压有关。

3. 皮肤完整性受损　与瘘口周围皮肤被消化液腐蚀有关。

4. 潜在并发症　堵片移位或松脱、肝肾功能障碍、胃肠道或瘘口出血、腹腔感染、粘连性肠梗阻等。

【护理措施】

1. 非手术治疗护理

(1) 一般护理　做好心理护理,取低半卧位,加强营养支持。

(2) 负压引流护理　在瘘口内放置持续负压吸引管和滴液管,位置正确,调节负压 30~50 mmHg,每天等渗盐水冲洗液量 3 000~5 000 mL,肠液黏稠,则加快冲洗速度,保持引流通畅,若双套管有堵塞,可取出内管清洗或转动外管。

(3) 堵瘘的护理　注意外堵物是否合适,及时清除溢出的肠液,并及时更换敷料,瘘口周围涂氧化锌软膏保护皮肤。对于内堵片,护理应观察有无因堵片损伤周围组织而致炎症,注意堵片位置。

2. 手术治疗的护理

(1) 术前护理　术前 3~5 d 禁食,并口服肠道不吸收抗生素。术日晨从肛门及瘘管行清洁灌肠。

(2) 术后护理

1) 观察生命体征、伤口渗血、腹腔引流管内液体量和性质,以及腹腔内感染或再次发生瘘的表现。

2) 营养支持:行全胃肠外营养直至肠功能恢复,应注意输液的速度和中心静脉导管的护理,避免导管性感染。

3) 做好引流管的护理:如肠排列管、肠造口管、腔负压引流管、胃肠减压管、导尿管等。

4) 术后并发症的预防与护理

预防堵片移位或松脱:若发现异常,应及时通知医生。

肝、肾功能障碍:及时纠正水、电解质和酸碱失衡,有效控制感染;加强监测,定期复查肝、肾功能合理补充热量,尽早恢复经口饮食。

胃肠道或瘘口出血:严密监测生命体征的变化,观察伤口渗血、渗液情况,以及引流液的性状、颜色和量;保持有效吸引,根据引流情况及时调整负压吸引压力,保持引流通畅。根据医嘱应用止血药物并观察用药效果。必要时做好手术准备。

腹腔感染:加强引流管护理,遵医嘱应用抗菌药物,严密观察患者腹部体征、伤口情况,及早发现感染征象。

粘连性肠梗阻:指导患者在术后早期进行床上活动。监测患者有无腹痛、腹胀、恶心、呕吐、停止排便排气等肠梗阻症状。若发生,应及时汇报医生并协助处理,做好手术治疗的准备。

指导患者早期活动:活动在瘘口封闭后进行,先开始肢体被动活动、深呼吸,随着体质增强,指导患者自行床上活动。当瘘口愈合,可指导患者早期离床活动。

【健康教育】

1. 告诫患者出院后切忌暴饮暴食,早期应以低脂肪、适量蛋白质、高糖类、清淡低渣饮食为宜;随着肠道功能的恢复,可逐步增加蛋白质及脂肪含量。

2. 保持心情舒畅,坚持每天进行适量户外锻炼。

3. 定期门诊随访,若发现腹痛、腹胀、排便不畅等现象应及时就医。

（陈传波）

病案讨论

病例摘要　患者,男,48岁。1年前因急性化脓性阑尾炎行手术治疗,术后经常出现餐后腹部不适,隐痛,每次持续10～30 min后自行缓解。1 d前饱餐后出现腹痛,反复发作、节律性、阵发性绞痛,伴有恶心、呕吐,呕吐物为胃内容物,肛门停止排便、排气。在当地给予静脉输液治疗无缓解,腹痛发作逐渐频繁且加重,来院就诊收入院。体检:患者一般情况良好,测体温37.5 ℃,脉搏96次/min,呼吸20次/min,血压130/82 mmHg。患者神志清,精神差,口唇干燥、眼窝内陷,皮肤弹性差。腹胀明显,腹式呼吸减弱,无腹壁静脉曲张。中腹部轻度压痛,无反跳痛,无腹肌紧张;叩诊鼓音,无移动性浊音;听诊肠鸣音亢进,可闻及高调肠鸣音和气过水音。

讨论:①患者目前出现何种问题? 为什么? ②如何评估患者当前的身体状况? ③针对患者的病情,你首先应该怎样做? ④怎样做好患者的健康教育工作?

习题

一、名词解释

1. 肠梗阻　2. 肠瘘

二、护考测试

【A1型题】

1. 单纯性机械性肠梗阻最早的临床表现是　　　　　　　　　　　　　　　　　　　（　　）

　　A. 腹胀明显　　　　　　　　　　　　　　B. 腹膜刺激征

　　C. 可见肠型和蠕动波　　　　　　　　　　D. 阵发性腹部绞痛伴肠鸣音亢进

　　E. 持续性腹痛阵发性加剧

2. 关于麻痹性肠梗阻,错误的是 （ ）
　　A. 全腹持续性胀痛　　　　　　　　B. 溢出性呕吐
　　C. 腹部不对称局限性隆起　　　　　D. 多继发于急性腹膜炎
　　E. 肠鸣音减弱或消失
3. 肠梗阻患者,胃肠减压引流出血性液体应警惕 （ ）
　　A. 胃出血　　　　　　　　　　　　B. 食管出血
　　C. 咽部出血　　　　　　　　　　　D. 鼻出血
　　E. 绞窄性肠梗阻

【A2型题】

4. 男性,70岁,间断性便秘15年,时有腹部胀痛,便后缓解。1 d前用力排便时突发腹部剧痛,腹胀、恶心,未呕吐,停止排便排气。全腹膨胀,以左侧为明显;全腹压痛,以左下腹为重,伴肌紧张,反跳痛,移动性浊音阳性,肠鸣音消失。对该患者应首先考虑 （ ）
　　A. 急性胰腺炎　　　　　　　　　　B. 粪块堵塞引起肠梗阻
　　C. 空腔脏器破裂　　　　　　　　　D. 乙状结肠扭转
　　E. 肠套叠

【A3/A4型题】(5～6题共用题干)

男性,45岁,暴饮暴食后出现上腹阵发性疼痛,并伴有腹胀、恶心、呕吐,呕吐物为宿食,停止肛门排气,患者半年前曾做阑尾切除术,体检:腹胀,见肠型。

5. 下列检查最有意义的是 （ ）
　　A. 腹部CT　　　　　　　　　　　　B. 腹部穿刺
　　C. 钡剂灌肠　　　　　　　　　　　D. 腹部X射线平片
　　E. 纤维结肠镜检查
6. 下列哪项护理措施是错误的 （ ）
　　A. 取半卧位　　　　　　　　　　　B. 胃肠减压
　　C. 禁饮食　　　　　　　　　　　　D. 可给吗啡止痛
　　E. 防治感染和中毒

三、研考能力拓展

患者,男,68岁。主诉:上腹部阵发性疼痛2 h。现病史:入院前2 h突感上腹部阵发性绞痛,伴呕吐2次,呕吐物为胃肠内容物,量约500 mL。发病以来未排大便,半年来经常发生便秘,无腹部外伤、手术及溃疡病史。体征:呈急性病容,精神差;体温37.6 ℃,脉搏90次/min,呼吸18次/min,血压正常;腹部胀,右下腹有压痛,但无腹肌紧张,肠鸣音亢进;实验室检查:红细胞计数$4.3×10^{12}$/L,白细胞计数$9.0×10^9$/L,中性粒细胞0.70;尿常规检查阴性。请问:①患者可能的诊断是什么?②列出主要护理问题。③若采取非手术治疗,请写出护理措施。

第二十二章 阑尾炎患者的护理

阑尾位于右髂窝部，起于盲肠根部后内侧，形如蚯蚓状，长5~10 cm，外径0.5~0.7 cm，内径0.3~0.4 cm。其根部体表投影约在脐与右髂前上棘连线中外1/3交界处，称为麦氏点（McBurney点），是阑尾手术切口的标记点。绝大多数阑尾属腹膜内器官。由于阑尾基底部与盲肠的关系相对恒定，因此阑尾的位置随盲肠位置改变而多变。阑尾一般位于右下腹，但可高至肝下，低至盆腔内，也有越过中线至左侧或位于腹膜后间隙内。阑尾尖端游离，可指向任何方向，按其所指方向分为①回肠前位，尖端指向左上方；②盆位，尖端指向盆腔；③盲肠后位，位于腹膜后，在盲肠后方、髂肌前，尖端向上；④盲肠下位，尖端指向右下方；⑤盲肠外侧位，位于腹腔内、盲肠外侧；⑥回肠后位，在回肠后方。

阑尾远端为一盲端，其系膜为两层腹膜包裹阑尾形成的一个三角形皱襞，短于阑尾本身，使阑尾呈卷曲状。阑尾系膜内含有血管、淋巴管和神经。阑尾动脉是回结肠动脉终末分支，无侧支循环，当血液循环障碍时，易导致阑尾缺血坏死。阑尾静脉与动脉伴行，回流入门静脉。阑尾的淋巴管与血管伴行，引流至回结肠淋巴结。阑尾的神经由交感神经腹腔丛和内脏小神经传入，其传入的脊髓节段在第10、11胸节，所以当急性阑尾炎发病早期，常表现为该脊神经所分布的脐周牵涉痛。

阑尾的组织结构与结肠相似，阑尾黏膜有结肠上皮构成。阑尾属淋巴器官，参与B淋巴细胞的产生和成熟。其黏膜和黏膜下层含有丰富的淋巴组织（感染后易扩散），尤其是12~20岁时达高峰，有200多个淋巴滤泡，以后逐渐减少，30岁后滤泡明显减少，60岁后完全消失。故切除成人阑尾，无损于机体的免疫功能。阑尾黏膜深部有嗜银细胞，是发生阑尾类癌的组织学基础。

第一节 急性阑尾炎患者的护理

急性阑尾炎是指阑尾发生的急性炎症反应，是常见外科急腹症之一，发生于青壮年，男性发病率高于女性。

【病因与发病机制】

1. 阑尾管腔阻塞　是急性阑尾炎最常见的病因，造成阻塞的最常见原因是淋巴组织明显增生，约占60%，多见于青年人。粪石也是阻塞的原因之一，约占35%。较少见的是由异物、炎性狭窄、食物残渣、蛔虫、肿瘤等引起的。

2. 细菌入侵　阑尾管腔阻塞后,内容物排出受阻,腔内细菌繁殖并分泌内、外毒素,黏膜上皮受损并形成溃疡,细菌穿透溃疡进入肌层。阑尾壁间质压力升高,动脉血流受阻,导致阑尾缺血,最终造成梗死和坏疽。致病菌多为肠道内的各种革兰氏阴性杆菌和厌氧菌。

3. 其他　胃肠道疾病,如急性肠炎直接蔓延至阑尾;饮食因素,如经常进食高脂肪、高糖和缺乏纤维的食物者可因肠蠕动减弱、菌群改变、粪便黏稠而易形成粪石。

【病理生理】

1. 根据急性阑尾炎的病理生理变化及临床过程分类

(1) 急性单纯性阑尾炎　为病变早期。炎症多局限于黏膜和黏膜下层,外观轻度肿胀,浆膜充血并失去光泽,表面有少量纤维素性渗出物。临床症状和体征较轻。

(2) 急性化脓性阑尾炎　亦称急性蜂窝织炎性阑尾炎。常由急性单纯性阑尾炎发展而来。阑尾肿胀明显,浆膜高度充血,表面覆有脓性渗出物。阑尾周围的腹腔内有稀薄脓液,形成局限性腹膜炎。临床症状和体征较重。

(3) 坏疽性及穿孔性阑尾炎　炎症进一步加剧,管腔严重阻塞,压力升高,管壁血运障碍,阑尾管壁坏死,呈暗紫色或黑色,严重者可发生穿孔。穿孔多发生在阑尾根部或近端,如未被包裹,感染继续扩散,可引起急性弥漫性腹膜炎。

(4) 阑尾周围脓肿　急性化脓性阑尾炎、坏疽或穿孔时,大网膜可移至右下腹,包裹阑尾形成局部炎性肿块或阑尾周围脓肿。

2. 转归　①炎症消退;②炎症局限化;③炎症扩散。

【临床表现】

1. 常见症状和体征

(1) 症状

转移性右下腹痛:腹痛常始于上腹部或脐周,位置不固定,数小时(6~8 h)后转移并固定于右下腹,70%~80%的急性阑尾炎患者具有这种典型症状。部分病例发病开始即表现为右下腹痛。腹痛特点可因阑尾位置及阑尾炎的不同类型而有所差异;单纯性阑尾炎表现为轻度隐痛,化脓性阑尾炎呈阵发性胀痛和剧痛;坏疽性阑尾炎则表现为持续性剧烈疼痛;穿孔性阑尾炎因阑尾腔内压力骤降,胀痛可暂时减轻,但出现腹膜炎后,腹痛又会持续加剧。不同位置的阑尾炎,其腹痛部位也稍有区别。

胃肠道反应:早期可有厌食、恶心和呕吐,部分患者还可发生腹泻或便秘。弥漫性腹膜炎时可引起麻痹性肠梗阻,表现为腹胀、排便排气减少等症状。

全身表现:多数患者早期仅有乏力、低热。炎症加重可出现全身中毒症状,如寒战、高热、脉速、烦躁不安等。阑尾穿孔引起腹膜炎时,可有心、肺、肾等器官功能不全的表现,若发生门静脉炎可出现轻度黄疸。

(2) 体征

右下腹固定压痛:是急性阑尾炎最常见的重要体征。压痛点常位于脐与右髂前上棘连线中外1/3交界处,即麦氏点,亦可随阑尾位置变异而改变,但始终表现为一个固定位置的压痛。

腹膜刺激征:包括腹肌紧张、压痛、反跳痛、肠鸣音减弱或消失等。这是由于壁层腹膜受炎症刺激出现的防卫反应,提示阑尾炎症加重,出现化脓、坏疽或穿孔等病理变化。

右下腹包块:部分阑尾炎形成阑尾包块和(或)脓肿的患者,在其右下腹可扪及位置固定、边界不清的压痛性包块。

其他:结肠充气试验、腰大肌试验、闭孔肌试验及肛门直肠指检等可作为辅助诊断依据。

【辅助检查】

1. 实验室检查 多数患者的血常规检查可见白细胞计数和中性粒细胞比例升高。白细胞计数可高达$(10\sim20)\times10^9/L$,可发生核左移现象。尿液检查一般无阳性表现。

2. 影像学检查 腹部X射线平片可见盲肠扩张和液气平面。超声有时可发现肿大的阑尾或脓肿。CT扫描可获得与超声相似的效果,尤其有助于阑尾周围脓肿的诊断。但这些特殊检查只在诊断不肯定时才选择应用。

【治疗原则】

阑尾炎患者确诊后为什么应及早手术治疗?

1. 手术治疗 绝大多数急性阑尾炎一经确诊,应早期行阑尾切除术。阑尾切除术可用传统的开腹方法,亦可采用腹腔镜做阑尾切除。应根据阑尾炎不同病理类型选择不同手术方式。如阑尾穿孔已被包裹,阑尾周围脓肿形成,全身应用抗菌药治疗或同时联合局部外敷药物,促进脓肿吸收消退,待肿块缩小局限、体温正常3个月后再手术切除阑尾;若脓肿无局限趋势,则应行脓肿切开引流手术,待3个月后再做Ⅱ期阑尾切除术,术后应用有效抗菌药。

2. 非手术治疗 适用于诊断不甚明确、症状比较轻者。主要治疗措施包括应用抗菌药控制感染、禁食、补液或中药治疗等。在非手术治疗期间,应密切观察病情,若病情有发展趋势,应及时行手术治疗。

【护理评估】

1. 术前评估

(1)健康史 了解患者一般情况、既往病史,发病前是否有剧烈活动、不洁饮食等诱因。

(2)身体状况 了解患者腹痛的特点、全身情况、辅助检查结果等。

(3)心理、社会状况 了解患者和家属对急性腹痛及阑尾炎的认知、心理承受能力及对手术的认知、经济承受能力等。

2. 术后评估 了解手术类型和术中情况,切口愈合情况、并发症及术后康复知识的掌握程度等。

【护理诊断/问题】

1. 疼痛 与阑尾炎症刺激腹膜有关。

2. 体温过高 与急性阑尾炎有关。

3. 焦虑 与突然发病、缺乏术前准备及术后康复等相关知识有关。

4. 知识缺乏 与缺乏疾病和手术的相关知识有关。

5. 潜在并发症 出血、切口感染、腹腔脓肿等。

【护理措施】

1. 术前护理

(1) 病情观察:密切观察患者的腹部症状和体征变化,尤其加强对非手术治疗患者的观察和随访,为治疗提供依据。

(2) 对症处理:疾病观察期间,患者禁食;遵医嘱静脉输液,保持水、电解质平衡,应用抗生素控制感染。协助患者采取半卧位或斜坡卧位,以减轻腹壁张力,有助于缓解疼痛。禁服泻药及灌肠,以免肠蠕动加快,增高肠内压力,导致阑尾穿孔或扩散。对诊断明确的剧烈疼痛患者,可遵医嘱给予解痉或止痛药,以缓解疼痛。

(3) 术前常规准备。

(4) 心理护理。

2. 术后护理

(1) 一般护理 术后患者血压平稳后,给予半卧位,以利于腹腔内渗液积聚于盆腔或引流。鼓励患者术后在床上翻身、活动肢体,术后 24 h 可起床活动,促进肠蠕动恢复,防止粘连。

(2) 病情观察 密切观察生命体征及腹部体征的变化。若术后 5~7 d 患者体温下降后又升高,且伴腹痛、腹胀、腹肌紧张或腹部包块等,常提示腹腔感染或脓肿。

(3) 切口及引流管的护理 保持切口敷料清洁、干燥,及时更换敷料。保持引流管通畅,确保有效引流,防止因引流不畅而致积液或脓肿等。

(4) 用药护理 遵医嘱正确应用有效抗生素控制感染。术后 3~5 d 禁用强泻剂和刺激性强的肥皂水灌肠,以免增加肠蠕动,而使阑尾残端结扎线脱离或缝合切口裂开,如术后便秘可行灌肠。

(5) 并发症的预防和护理 ①切口感染:是阑尾术后最常见的并发症。多见于化脓或穿孔性急性阑尾炎,表现为术后 2~3 d 体温升高,切口胀痛或跳痛,局部红肿、压痛等,可先试行穿刺抽出脓液,或于波动处拆除缝线,排出脓液,放置引流,定期换药。手术中加强切口保护、彻底止血、消灭无效腔等措施可预防切口感染。②腹腔脓肿:给予半坐卧位,保持引流管通畅,控制感染,加强观察。一经确诊,应配合医生做好超声引导下穿刺抽脓、冲洗或置管引流,必要时遵医嘱做好手术切开引流的准备。③粘连性肠梗阻:病情重者需手术治疗。早期手术、早期离床活动可适当预防此并发症。

【健康教育】

1. 保持良好的饮食、卫生及生活习惯,餐后不做剧烈运动,尤其是跳跃、奔跑等。
2. 及时治疗胃肠道炎症或其他疾病,预防慢性阑尾炎急性发作。
3. 术后早期下床活动,防止发生肠粘连甚至粘连性肠梗阻。
4. 阑尾周围脓肿者,出院时应告知患者 3 个月后再次住院行阑尾切除术。
5. 发生腹痛或腹胀等不适,及时就诊。

第二节 慢性阑尾炎患者的护理

慢性阑尾炎是发生在阑尾的慢性炎症变化。多数由急性阑尾炎转变而来,少部分开始即为慢性过程。部分可因阑尾腔内粪石等异物阻塞或阑尾扭曲、粘连,淋巴滤泡过度增生等导致阑尾管腔变窄而发生慢性炎症变化。主要病理改变是阑尾壁不同程度的纤维化和慢性炎性细胞浸润。

【临床表现】

1. 症状 多不典型。右下腹经常性疼痛,部分患者仅有隐痛或不适,在剧烈运动或不洁饮食后可诱发急性疼痛。部分患者有反复急性炎症发作史。

2. 体征 可有右下腹局限性、固定的轻度深压痛。部分患者左侧卧位时可在右下腹扪及阑尾条索。

【辅助检查】

1. 钡剂灌肠 可见阑尾不充盈或充盈不全,阑尾腔不规则、阶段性狭窄,72 h后复查阑尾腔内仍有钡剂残留。

2. 纤维结肠镜检查 直接观察阑尾的开口及其周围黏膜的变化和活检,也可对阑尾腔造影,观察阑尾形态。

【治疗原则】

手术治疗是唯一有效的方法。对可疑或有重要器官功能不全的高龄患者,应暂行非手术治疗,注意观察。

术前、术后护理同急性阑尾炎。

第三节 其他类型阑尾炎患者的护理

其他类型阑尾炎是指特殊年龄阶段和特殊情况下,阑尾炎发生后的临床表现不典型,容易误诊、误治的急性阑尾炎。其护理措施同一般急性阑尾炎。较常见的有以下几种:

1. 小儿急性阑尾炎 小儿急性阑尾炎主要指2~6岁儿童的急性阑尾炎,病情较成人严重。小儿病史叙述不清,检查不合作;阑尾壁薄,管腔小,一旦发生梗阻,血液循环很快发生障碍,容易发生坏疽穿孔;大网膜发育不完全,炎症不易局限;病情发展快,全身中毒表现重,早期均有明显的高热、呕吐、腹泻症状;腹壁薄软使体征不典型。

故小儿急性阑尾炎应及早手术为易。但术前应注意纠正脱水、酸中毒。术后也应加强护理,避免并发症的发生。

2. 老年人急性阑尾炎 60岁以上的老年人发生阑尾炎的较少,但由于老年人身体反应差,全身症状及腹痛轻而阑尾病理改变已很严重;因腹壁肌萎缩,腹肌紧张多不明显,容易延误。老年人多有血管硬化,阑尾坏疽穿孔率较高;加之大网膜萎缩,穿孔后易扩散为弥漫性腹膜炎;若阑尾脓肿形成,时间长、压痛轻,常被误诊为盲肠癌。

老年人因其特殊的生理及病理特点,发生急性阑尾炎应及早期手术治疗。但老年人常合并高血压、冠心病、糖尿病等,使病情更趋复杂、严重,对手术耐受性较差,手术前后应做好各项准备和护理工作。

3. 妊娠期急性阑尾炎 妊娠早期的急性阑尾炎与一般急性阑尾炎临床表现和治疗原则相同。妊娠中后期,随着子宫增大,盲肠和阑尾位置被推向外上方,阑尾炎的腹痛和压痛部位提高;子宫将腹壁推向前方,腹肌紧张可不明显;阑尾穿孔后炎症还可刺激子宫收缩,使感染不易局限并可危及孕妇和胎儿的生命。

已临产者的急性单纯性阑尾炎可试行非手术治疗,如不见好转,即应手术治疗;妊娠中后期的急性阑尾炎,由于炎症难以局限,一旦穿孔对母婴威胁较大,应紧急手术。手术前后应常规应用黄体酮10～20 mg肌内注射以保胎,每日1次,连用2～3周。

(陈传波)

病案讨论

病例摘要 患者,男,25岁。1 d前无明显诱因出现腹部不适,隐痛,本人未加注意及治疗。4 h前腹部疼痛明显加重,自脐周逐渐转移至右下腹部,伴有恶心、呕吐,来院就诊收入院。查体:右下腹部局限性压痛、反跳痛,轻度腹肌紧张,叩诊鼓音,无移动性浊音;肠鸣音减弱。血常规:白细胞$10.0×10^9$/L,中性粒细胞0.90。

讨论:①患者目前出现何种问题?为什么?②如何评估患者当前的身体状况?③针对患者的病情,你首先应该怎样做?④怎样做好患者的健康教育工作?

习题

一、名词解释

1. 麦氏点　2. 结肠充气试验

二、护考测试

【A1型题】

1. 急性阑尾炎最常见、最早出现的症状是　　　　　　　　　　　　　　　　　　　　(　　)
   A. 恶心、呕吐　　　　　　　　　　　B. 腹泻或便秘
   C. 发热　　　　　　　　　　　　　　D. 食欲缺乏
   E. 腹痛

2. 急性阑尾炎最重要的体征是　　　　　　　　　　　　　　　　　　　　　　　　　(　　)
   A. 右下腹固定压痛点　　　　　　　　B. 结肠充气试验阳性
   C. 腰大肌试验阳性　　　　　　　　　D. 闭孔肌试验阳性
   E. 直肠右前方触痛

3. 急性阑尾炎非手术治疗期间应　　　　　　　　　　　　　　　　　　　　　　　　(　　)
   A. 取平卧位　　　　　　　　　　　　B. 观察腹痛情况
   C. 禁用止痛药　　　　　　　　　　　D. 普通饮食
   E. 灌肠

【A2型题】

4. 急性化脓性阑尾炎手术后4 d,患者出现体温升高,大便次数增多,伴里急后重,黏液样便。应首先考虑　　　　　　　　　　　　　　　　　　　　　　　　　　　　　　　　　　　(　　)
   A. 膈下脓肿　　　　　　　　　　　　B. 盆腔脓肿
   C. 阑尾周围脓肿　　　　　　　　　　D. 肠间脓肿
   E. 肠瘘

5. 女性患者,25岁。昨日以"右下腹痛2 d",拟诊为急性单纯性阑尾炎给予抗生素等非手术治疗。今晨(3 h前)腹痛逐渐加重,现急诊住院。查体见体温39.5 ℃,右下腹明显腹膜刺激征。试估计该患者是　　　　　　　　　　　　　　　　　　　　　　　　　　　　　　(　　)
   A. 急性阑尾炎合并局限性腹膜炎　　　B. 急性阑尾炎合并弥漫性腹膜炎
   C. 化脓性门静脉炎　　　　　　　　　D. 盆腔脓肿

E. 阑尾周围脓肿

6. 男性患者,50岁,因急性阑尾炎在腰麻下行阑尾切除术。术后8 h患者诉头晕、眼前发黑,检查见面色苍白,脉搏100次/min,血压70/50 mmHg。下列护理措施哪项不妥 （   ）

A. 加快静脉输液　　　　　　　　B. 紧急报告医生
C. 急配血　　　　　　　　　　　D. 安置半卧位
E. 进行术前准备

三、简答题

1. 简述急性阑尾炎的典型症状和体征。
2. 阑尾炎术后常见哪些并发症?

四、研考能力拓展

患者,男,30岁,劳累后转移性右下腹疼痛1 d,伴恶心。体温37.3 ℃,脉搏90次/min,呼吸20次/min,血压120/75 mmHg,心肺无异常,右下腹压痛反跳痛,轻度肌紧张。血常规:白细胞15×10^9/L,血红蛋白125 g/L。请问:①最可能的诊断是什么?②其处理原则是什么?③如何进行术后护理?

第二十三章 结肠、直肠和肛管疾病患者的护理

(一)结肠的解剖和生理功能

1. **结肠的解剖** 结肠介于小肠和直肠之间,包括盲肠、升结肠、横结肠、降结肠和乙状结肠。正常成人的结肠全长约150 cm,有结肠袋、结肠带及肠脂垂三个解剖标志。结肠的肠壁组织由内而外分黏膜、黏膜下层、肌层和浆膜四层。在盲肠入口处,肠壁的环形肌增厚并与其表面的黏膜共同形成单向开放的回盲瓣,可防止大肠内容物反流入小肠,并阻止食物残渣过快进入大肠,保证食物在小肠内充分消化吸收;回盲瓣的存在也使结肠梗阻容易发展为闭袢性肠梗阻。

血液供应和回流:左、右结肠各不相同。右半结肠的血液右肠系膜上动脉的分支:回结肠动脉、结肠右动脉和结肠中动脉供应;左半结肠的血液供应则源自肠系膜下动脉分支处的结肠动脉和数支乙状结肠动脉。结肠的静脉与动脉相伴行,分别经肠系膜上、下静脉汇入肝门静脉。

淋巴回流:结肠的淋巴管穿出肠壁后与血管伴行,沿途分四组淋巴结:结肠上淋巴结、结肠旁淋巴结、中间淋巴结和、中央淋巴结。右、左半结肠的淋巴分别汇入位于肠系膜上下动脉周围的中央淋巴结后,再引流至腹主动脉周围的腹腔淋巴结。

神经支配:结肠接受交感和副交感神经双重支配,左、右半结肠有所不同。右半结肠的神经支配来自迷走神经,左半结肠则由盆腔神经支配。交感神经分别来自肠系膜上下神经丛。

2. **结肠的生理** 结肠的主要生理是吸收水分及部分电解质和葡萄糖等,并为食物残渣提供暂时的储存和转运场所。吸收部位主要在结肠上段。结肠黏膜表面的柱状上皮细胞及杯状细胞还能分泌碱性的黏液以保护黏膜并润滑粪便。结肠腔内的大量细菌能分解和发酵食物残渣和膳食纤维,并利用肠内物质合成人体所需的维生素K、B族维生素和产生短链脂肪酸等,供人体代谢利用。

(二)直肠肛管的解剖和生理功能

1. **直肠** 位于盆腔的后下部,上续乙状结肠,沿骶、尾骨腹膜下行至尾骨平面与肛管相连,形成90°的弯曲,全长12～15 cm。直肠上端与结肠相似,下部则扩大形成直肠壶腹,是粪便排出前暂存的部位。直肠以腹膜返折为界,分上、下两段。上段直肠的前面有腹膜覆盖,前面腹膜返折成直肠膀胱陷凹或直肠子宫陷凹,为腹腔膜的最低位;下段直肠完全位于腹膜外,使直肠在腹腔内外各占一半。直肠肌层分为外层纵肌和内

层纵肌两层。环肌层在直肠下端增厚成为肛管内括约肌，属不随意肌，可协助排便，但无括约肛门的功能。纵肌层下端与肛提肌和内、外括约肌相连。直肠壶腹内面有直肠黏膜和环行构成的上、中、下三个横形皱襞，称直肠瓣，有阻止粪便排出的作用。

直肠下端由于与口径较小的肛管相接，在括约肌收缩状态下，起黏膜出现8~10个隆起的纵形皱襞，称为肛柱。相邻两个肛柱基底之间有半月形皱襞相连，称肛瓣。每一肛瓣与起相邻两肛柱之间的直肠黏膜形成开口向上的袋状小窝，称为肛窦（或称隐窝），深3~5cm，肛腺开口于其底部，肛窦易因粪屑积堵而发生感染。在肛管与肛柱连接的部位，有三角形乳头状隆起，称为肛乳头。在直肠与肛管交界处有一条锯齿形的环形线，称齿状线；位于齿状线上、下的组织结构、血管、神经及淋巴来源各异，表现的症状及体征也有所不同（表23-1）。

表23-1　肛管齿状线上、下部的比较

比较项目	齿状线以上	齿状线以下
覆盖上皮	单层立方上皮	复层扁平上皮
动脉来源	直肠上下动脉及骶正中动脉	肛管动脉
静脉回流	直肠上静脉→肠系膜下静脉→脾静脉→肝门静脉	直肠下静脉及肛管静脉→阴部内→髂总静脉→下腔静脉
淋巴引流	向上：直肠上动脉→肠系膜下动脉旁淋巴结→腹主动脉旁淋巴 两侧：直肠下动脉旁淋巴结→髂内淋巴结 向下：坐骨肛管间隙淋巴结→髂内淋巴结	向下：会阴及大腿皮下→腹股沟淋巴结→髂外淋巴结 周围：坐骨直肠间隙→经闭孔动脉旁→髂内淋巴结
神经支配	自主神经、无痛觉	阴部内神经、痛觉敏感

2. 肛管　肛管上起齿状线，下终于肛缘，长3~4cm。肛管周围有肛管内、外括约肌环绕。肛管内括约肌属不随意肌，为直肠下端延伸增厚的环肌。肛管外括约肌属随意肌，是围绕内括约肌外下方的环形横纹肌，可分为下部、浅部和深部三部分。位于直肠周围的肛提肌于尾骨肌共同形成一宽薄的盆膈层，并分为耻骨直肠肌、耻骨尾骨肌及髂骨尾骨肌。肛管外括约肌深部、耻骨直肠肌、肛管内括约肌和直肠纵肌纤维共同组成肛管直肠环，发挥肛管括约肌功能，若手术过程中不慎完全切断，可致大便失禁。

3. 直肠肛管周围间隙　在直肠与肛管周围有数个充满脂肪结缔组织的间隙，包括：

（1）骨盆直肠间隙　位于肛提肌以上、盆腔腹膜以下，直肠两侧各一。

（2）直肠后间隙　位于肛提肌以上，直肠与骶骨之间。

（3）坐骨肛管间隙（亦称坐骨直肠间隙）　位于肛提肌以下、坐骨肛管横膈之上的肛管两侧，彼此经肛管后相通。

（4）肛门周围间隙　位于坐骨肛管横膈及肛周皮肤之间，两侧也与肛管后相通。这些间隙极易发生感染，形成脓肿。

第一节 直肠、肛管良性疾病患者的护理

一、直肠肛管周围脓肿

直肠肛管周围脓肿是指直肠肛管周围软组织内或其周围间隙发生的急性化脓性感染,并形成脓肿。脓肿破溃或切开后常形成肛瘘。

绝大部分直肠肛管周围脓肿由肛窦炎、肛腺感染引起,也可继发于肛周皮肤感染、损伤、肛裂等。

【临床表现】

由于脓肿部位不同表现亦有所不同。

1. 肛门周围脓肿 以肛周皮下脓肿最常见。主要症状为肛周持续性跳动性痛,行动不便,坐卧不安,全身感染症状不明显。病变处明显红肿、压痛,可有波动感,穿刺可抽出脓液。

2. 坐骨肛管间隙脓肿 又称坐骨直肠窝脓肿,比较常见。由于坐骨直肠间隙较大,形成脓肿亦较大而深,发病时寒战、高热等全身感染症状明显。局部由持续性胀痛而逐渐发展为明显跳痛,患者坐卧不安。早期局部体征不明显,以后出现肛门患侧红肿,触诊或肛门指检时有深压痛,甚至有波动感。

思考:
　如何区别三种常见的直肠肛管周围脓肿?

3. 骨盆直肠间隙脓肿 又称骨盆直肠窝脓肿,较为少见。因位置深、空隙大,全身中毒症状明显,严重时有败血症表现,而局部仅有坠胀、里急后重、排尿困难等症状。会阴部检查多无异常,直肠指检可在直肠壁上触及肿块隆起,有压痛和波动感。穿刺可抽出脓液。

【处理原则】

1. 非手术治疗 采用联合应用抗生素、温水坐浴、局部理疗、口服缓泻剂以减轻排便时疼痛等。

2. 手术疗法 一旦明确诊断,即应手术切开引流。

二、肛瘘

肛瘘是肛管或直肠下端与肛门周围皮肤间的感染性管道。多由直肠肛管周围脓肿破溃或切开引流后形成。肛瘘有内口、外口,内口多位于齿线附近,外口位于肛周皮肤上,可有多个外口。

【分类】

分类方法很多,按瘘管位置的高位分为低位肛瘘(瘘管位于肛管直肠环以下)和高位肛瘘(瘘管位于肛管直肠环以上);按瘘管外口所在的位置分为外瘘(瘘外口在肛周皮肤上)和内瘘(瘘的两个出口均在直肠肛管内);按瘘管数目分为单纯性瘘(仅有一个内口和一个外口)和复杂性瘘(一个内口、多个外口)。

【临床表现】

肛瘘实为肛管直肠周围脓肿的慢性期,常为脓肿破溃或切开引流后形成外口。瘘

管常有少量稀薄脓液流出,刺激肛周皮肤,有瘙痒感,有时外口闭合,再次形成脓肿。体检时在肛周皮肤上可见单个或多个外口,呈红色乳头状隆起,挤压时有脓液或脓血性分泌物排出。

【处理原则】

可根据不同情况采用瘘管切开术、挂线疗法和肛瘘切除术。

三、肛裂

肛裂是齿状线下肛管皮肤全层裂伤后形成的小溃疡。绝大多数肛裂位于后正中线。

【病因及病理】

长期便秘,粪便干结引起的排便时机械性损伤是大多数肛裂的直接原因。肛窦炎与肛腺感染致肛管皮下脓肿破溃,也形成肛裂。肛裂常和"前哨痔"、肛乳头肥大同时存在,称为"肛裂三联征"。

【临床表现】

疼痛、便秘和出血是典型的临床表现。疼痛多剧烈,有典型周期性,即排便时疼痛,便后数分钟可缓解,随后再次因括约肌痉挛而剧痛。患者因疼痛而害怕排便,久而久之引起便秘,加重肛裂,形成恶性循环。排便时常在粪便表面或便纸上见到少量血迹。

【处理原则】

1. 非手术治疗　原则是解除括约肌痉挛,止痛,帮助排便,中断恶性循环。可用便后坐浴、口服缓泻剂、局部麻醉后扩肛等措施。

2. 手术治疗　可采用肛裂切除术、肛管内括约肌切断术。

四、痔

痔是直肠下段黏膜下或肛管皮肤下静脉丛扩张、屈曲、瘀血所形成的静脉团块。直肠下段黏膜下或肛管皮下静脉丛的解剖学特点和长期的腹内压升高是痔发生的主要原因。

【病理和分类】

1. 内痔　最多见,位于齿线上方,表面覆盖直肠黏膜。以截石位3、7、11点处最易见痔下垂突出。可分为四期。第一期:痔块不脱出于肛门外。第二期:排便时痔块脱出肛门外,排便后自行还纳。第三期:痔脱出于肛门外需用手辅助才可还纳。第四期:痔长期在肛门外,不能还纳或还纳后又立即脱出。

2. 外痔　由直肠下静脉丛形成,位于齿线下方,表面覆盖肛管皮肤。静脉丛内可形成血栓,称血栓性外痔。

3. 混合痔　由于直肠上、下静脉丛相互吻合,上、下静脉丛均发生曲张,形成混合痔,位于齿线上下。三、四期内痔时多形成混合痔。痔脱出时可被嵌顿而发生绞窄。

【临床表现】

1. 便血　无痛性间歇性便后出鲜血是早期的常见表现,可呈喷射状出血,自行停止。

2. 痔块脱出　轻者排便时脱出，便后自行回复，或用手辅助还纳。严重者在咳嗽、活动时都可脱出，甚至持续脱出于肛门外。

3. 疼痛　单纯内痔无疼痛，可有坠胀感。当合并有血栓形成、嵌顿、感染时才感觉疼痛。血栓性外痔或内痔和混合痔脱出嵌顿时疼痛剧烈。

4. 瘙痒　痔脱出时分泌物刺激肛门皮肤，引起瘙痒。

【处理原则】

1. 一般治疗　早期痔只需要增加纤维性食物，改变不良大便习惯，保持大便通畅，无须特殊治疗。热水坐浴、肛管内注入油剂或栓剂可以采用。血栓性外痔可局部热敷、外用消炎止痛药物，疼痛可缓解而无须手术。

2. 注射疗法　可用于治疗一、二期出血性内痔。

3. 胶圈套扎疗法　可用于治疗一、二、三期内痔。

4. 手术疗法　可采用痔单纯切除术、痔环形切除术、血栓性外痔剥离术等。

五、护理

【护理评估】

1. 术前评估

（1）健康史　是否常吃辛辣刺激食物或饮酒；有无长期站立、坐位或腹内压增高等因素；治疗史；有无其他伴随疾病，如心血管疾病、糖尿病等。

（2）身体状况　了解疾病情况及对手术的耐受程度。①局部症状：直肠肛管周围红、肿、热、疼痛情况，有无脓肿形成；②排便情况：有无排便困难、便血、排便时剧痛；③检查结果：肛门镜检查及有关手术耐受性指标的检查结果。

（3）心理状况　患者对疾病及治疗方法的认识，对手术前配合、手术后康复知识的了解程度。

2. 术后评估

（1）康复状况　术后生命体征及出血情况。

（2）术后不适　疼痛及尿潴留发生情况。

3. 并发症　有无肛门失禁、肛门狭窄或感染等。

【护理诊断/问题】

1. 疼痛　与肛周疾病或手术有关。

2. 便秘　与肛周疼痛惧怕解大便有关。

3. 潜在并发症　尿潴留、肛门失禁、肛门狭窄、感染。

4. 知识缺乏　缺少有关疾病治疗的知识及术后预防复发的康复知识。

【护理措施】

1. 术前护理

（1）调节饮食　多吃新鲜蔬菜、水果及多饮水，少吃辛辣食物，避免饮酒。

（2）保持大便通畅　养成定时排便习惯。有便秘者，可服用缓泻剂，如蓖麻油、液状石蜡等。

(3)热水坐浴 可用1∶5 000高锰酸钾溶液坐浴,温度为40～46 ℃,2～3次/d,包括便后坐浴,20～30 min/次。坐浴盆应大而深,能盛放3 000 mL溶液。

(4)纠正贫血 因痔而长期、反复便血会导致贫血,严重贫血者需予输血。患者排便或坐浴时应有人陪伴,以免因贫血头晕而跌倒受伤。

(5)肠道准备 术前3 d进少渣饮食,并口服缓泻剂或肠道杀菌剂,以预防感染。术前1 d进全流质饮食,术前晚清洁灌肠。

(6)皮肤准备 做好手术野皮肤准备,保持肛门皮肤干净,女性已婚患者术前冲洗阴道。

2. 术后护理

(1)病情观察 术后由于创面容易渗血或因结扎线脱落造成出血,须定时观察血压、脉搏、呼吸及伤口渗血情况,警惕内出血的发生。

(2)疼痛护理 手术后常因肛管括约肌痉挛或肛管内填塞敷料过紧而引起剧烈疼痛,可适当应用止痛剂,必要时放松填塞物,并注意防止伤口受压。

(3)尿潴留处理 肛管手术后,局部因手术、麻醉刺激、疼痛和肛管内填塞敷料等原因可造成尿潴留。可通过诱导排尿、针刺或导尿等方法处理。

(4)饮食管理 术后2～3 d内进流质饮食,然后改无渣或少渣饮食。

(5)控制排便 术后48 h内服用阿片酊可减少肠蠕动,有控制排便的作用。尽量避免术后3 d内解大便,有利于手术切口愈合。若有便秘,可口服液状石蜡或其他缓泻剂,但禁忌灌肠。

(6)温水坐浴 术后每次排便后或更换敷料前用1∶5 000高锰酸钾温水坐浴。

(7)预防并发症 注意患者有无排便困难、大便变细或大便失禁等现象。为防止肛门狭窄,术后5～10 d内可用示指扩肛,1次/d。并鼓励患者有便意时即排便。肛门括约肌松弛者,手术3 d后可做肛门收缩舒张运动。

【健康教育】

1. 防止便秘,注意饮食调节,多饮水,多吃蔬菜、水果,禁忌辛辣、刺激性食物和饮酒。

2. 参加适量体育锻炼,避免久站、久坐、久蹲。

3. 出院后,注意保持肛门周围皮肤清洁,创面未完全愈合,每次排便后须坐浴。

4. 若出现排便困难,应及时去医院就诊,有肛门狭窄者行肛门扩张。

第二节 结肠、直肠癌患者的护理

一、结肠癌

结肠癌是消化道常见恶性肿瘤,好发年龄41～50岁。近年来,我国(尤其是大都市)发病率明显上升,且有超过直肠癌的趋势。

【病理与分期】

1. 根据病理大体形态分类

(1)肿块型 呈菜花状,向肠腔内突出生长,表面可破溃产生溃疡。恶性程度低,转移较晚,向周围浸润少,预后较好。好发于右侧结肠,尤其是回盲部。

(2)溃疡型 多见,占50%以上,向肠壁深层生长并向周围浸润,早期可有溃疡,易出血、感染或穿孔,转移较早,恶性程度高。

(3)狭窄型 亦称浸润型癌或硬癌,沿肠壁浸润生长,易致肠腔狭窄或梗阻,分化程度低,转移早,预后差。好发于左侧结肠,特别是乙状结肠。

结肠癌在组织学上可分为腺癌、黏液癌和未分化癌,其中:腺癌最常见,黏液癌次之,未分化癌预后最差。

2.临床病理分期 临床常用Dukes分期。

A期:癌肿浸润深度限于肠壁内,且无淋巴结转移。

B期:癌肿穿透肠壁,且无淋巴结转移。

C期:浸润穿透肠壁,有淋巴结转移。

D期:有远处转移或广泛侵及邻近器官无法切除。

3.扩散和转移方式 结肠癌主要经淋巴管转移到相应部位淋巴结。经血行转移至肝、肺、骨。癌肿还可直接侵犯周围脏器而发生腹膜种植转移。

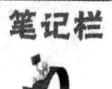
左半结肠癌和右半结肠癌在病理和临床表现上的什么区别?

【临床表现】

结肠癌早期多无明显症状,随着病程的发展可出现一系列症状:

1.排便习惯和性状改变 常是最早出现的症状。多表现为排便次数增多、腹泻、便秘,便中带血、脓、黏液等。

2.腹痛 也是早期症状之一,多为持续性定位不清隐痛。随着病程发展,出现肠梗阻时则出现腹痛加重或为阵发性绞痛。

3.腹部肿块 多为肿瘤生长形成;也可能为梗阻近侧肠腔内的积粪。肿块多坚硬,呈结节状,可伴压痛。

4.肠梗阻 一般属结肠癌晚期症状,多为慢性不全性肠梗阻,主要表现为腹胀和便秘,若发生完全性肠梗阻,症状加重。

5.全身表现 由于慢性失血、肿瘤溃烂、感染、毒素吸收,患者可出现贫血、消瘦、乏力、低热等。晚期会出现癌转移表现,如肝大、腹水等。左、右半结肠癌临床表现也常有区别,一般右侧结肠癌以全身症状、贫血、腹部肿块为主要表现,左侧结肠癌则以肠梗阻、便秘、腹泻、便血等症状为明显。

【辅助检查】

1.大便潜血试验 结肠癌早期可有少量出血,故潜血试验持续阳性有助于早期发现。

2.内镜检查 乙状结肠镜和纤维结肠镜检查可直视病灶并取活组织行病理检查,是诊断结肠癌最有效、可靠的方法。

3.影像学检查

(1)X射线钡剂灌肠或气钡双重对比造影检查 可观察结肠运动和显示结肠内的异常形态。

(2)B型超声、CT 可提示腹部肿块、腹腔内肿大淋巴结及有无肝内转移等。

4.癌胚抗原测定 特异性不高,主要用于判断结肠癌的预后、疗效和复发。

【治疗原则】

以手术切除为主的综合治疗,包括放射治疗、化学和免疫治疗等。

1. 结肠癌手术治疗

(1)根治性手术 根据肿瘤的位置,可行右半结肠切除术、横结肠切除术、左半结肠切除术等。

(2)并发急性肠梗阻 可行右半结肠癌根治手术一期吻合术,左半结肠癌行根治术并肠造口,二期吻合。若病情不允许根治术,可先行造口术,再二期根治性切除。

(3)姑息性手术 包括肠造口术等,适合癌肿晚期。

2. 化学治疗 是根治性手术的辅助治疗方法,能提高患者的5年生存率。目前,常采用以氟尿嘧啶为基础的联合化学治疗方案。

二、直肠癌

直肠癌是乙状结肠直肠交界处至齿状线之间的恶性肿瘤,是消化道常见的恶性肿瘤之一。直肠癌仅次于胃癌,好发于45岁左右中年人,且青年人发病率有上升趋势。

【病理】

1. 大体分型 根据大体形态可分为:

(1)肿块型 呈菜花状,向肠腔内突出生长,浸润浅表面局限,预后较好。

(2)溃疡型 多见,占50%以上,向肠壁深层生长并向周围浸润,易出血、感染或穿孔,转移较早。

(3)浸润型 亦称癌狭窄型或硬癌,沿肠壁环状浸润生长,使肠腔狭窄,易致肠腔狭窄或梗阻,分化程度低,转移早,预后差。

2. 组织学分类 直肠癌在组织学上的分类:

(1)腺癌 最常见,占75%~85%。

(2)黏液癌 占10%~20%,预后较差。

(3)未分化癌 易侵入小血管和淋巴管,预后最差。其他还有鳞状细胞、印戒细胞癌等。

3. 临床病理分期 临床也常用Dukes分期。

4. 扩散和转移方式 以淋巴管转移为主要途径,还包括直接浸润和血行转移。

【临床表现】

直肠癌早期多无明显症状,易被忽视。随着病程的发展,肿瘤增大,发生溃疡或感染才出现明显症状。

1. 直肠刺激症状 频繁便意,排便习惯改变;常有肛门下坠感、里急后重、排便不尽感,晚期有下腹痛。

2. 肠腔狭窄或梗阻 癌症侵犯致肠腔狭窄,大便变形、变细。或出现腹痛、腹胀、肠鸣音亢进等不完全性肠梗阻症状。

3. 血便 较常见,多为肿瘤生长破溃继发感染所致,表现为大便表面带血及黏液,甚至脓血便。

4. 其他症状 肿瘤侵犯前列腺、膀胱,可出现尿频、尿痛、血尿。肿瘤侵及骶前神经,可发生骶尾部持续性剧烈疼痛。晚期出现肝转移时,可出现腹水、肝大、黄疸、贫血、消瘦、水肿、恶病质等症状。

【辅助检查】

1. 大便潜血试验 可普查或对高危人群进行初筛,阳性者再做进一步检查。

2. 直肠指诊 是诊断直肠癌最重要的方法。凡遇患者有便血,排便习惯及性状改变,均应做直肠指诊。直肠指诊可检查癌肿的部位,距肛缘的距离及癌肿的大小、范围、活动度等。

3. 内镜检查 包括直肠镜、乙状结肠镜和纤维结肠镜检查可直视下取活组织行病理检查,是诊断直肠癌最有效、可靠的方法。

4. 影像学检查

(1) X射线钡剂灌肠或气钡双重对比造影检查 主要排除结、直肠癌和息肉病。

(2) 腔内B型超声 探查有无侵犯邻近器官。

(3) CT 可了解直肠癌盆腔内扩散情况,有无侵犯膀胱、子宫及盆壁。腹部CT可确定有无肝转移癌。

5. 癌胚抗原测定 主要用于判断结肠癌的预后、疗效和复发。

6. 其他检查 如低位直肠癌伴腹股沟淋巴结肿大可做淋巴结活检。肿瘤位于直肠前壁的女性患者,应做阴道检查及双合诊检查。男性患者有泌尿系统症状时,应做膀胱镜的检查。

【治疗原则】

诊断明确,也应以手术切除为主的综合治疗。

1. 直肠癌根治性手术 凡能切除的直肠癌,又无手术禁忌证,均应及早施行直肠癌根治术。

(1) 局部切除术 适应于早期瘤体小,局限于黏膜层或黏膜下层者,应严格掌握适应证。

(2) 腹会阴联合切除术(Miles术) 适应于中低位腹膜返折以下的直肠癌。优点是手术彻底,缺点是须做腹壁人工肛门。

(3) 各种类型的保留肛门手术 随着对直肠癌生物学特征的研究深入及消化道吻合器的应用改进,加之患者对术后高生活质量的要求,近年来临床应用渐增多。但应遵循根治肿瘤第一、保留肛门第二的原则。常用的手术方式有直肠前切除术(Dixon手术)、改良Parks术、改良Bacon术等。

(4) 经腹直肠癌切除,近端造口,远端封闭手术(Hartmann术) 适应于全身情况差不能耐受Miles术或急性梗阻不宜行Dixon术者。

2. 姑息性手术 晚期直肠癌患者若排便困难或发生肠梗阻,可行乙状结肠双腔造口。

3. 非手术治疗

(1) 化学治疗 是根治性手术的辅助治疗方法,能提高患者的5年生存率。

(2) 放射治疗 术前辅助行放射治疗,再行根治性手术;术后放射治疗仅适用于不能手术的晚期患者、手术未达到根治或局部复发的患者。

(3) 局部治疗 低位直肠癌造成肠腔狭窄且不能手术的患者可采用电灼、液氮冷冻及激光烧灼等方法治疗,以改善症状。

(4)其他治疗 中医中药治疗、基因治疗、导向治疗及免疫治疗等方法。

三、护理

【护理评估】

1. 术前评估

(1)健康史 年龄、性别、饮食习惯等。有无家族性息肉,家族中有无大肠癌或其他肿瘤患者。既往是否患过结、直肠慢性炎性疾病,结、直肠腺瘤,以及手术治疗史。

(2)身体状况 了解疾病性质和手术耐受力情况。①患者大便习惯改变,腹泻、便秘、大便带血、黏液和脓液的情况;有无腹痛、腹胀、肠鸣音亢进等症状;腹部有无肿块、肿块大小、活动度及压痛程度。②检查结果,如大便潜血试验、直肠指检、内镜检查、影像学检查及癌胚抗原测定等,了解重要脏器功能及肿瘤转移的情况。③患者全身营养状况,患者有无贫血、消瘦、乏力、低热、恶病质等症状;有无腹水、肝大、黄疸等肝转移的症状。

(3)心理社会状况 患者和家属对疾病的认识,对手术治疗的接受程度,对结肠造口知识及手术前配合知识的了解和掌握程度。患者对接受手术及手术可能导致的并发症、结肠造口带来的自我形象紊乱和生理功能改变的恐惧、焦虑程度和心理承受力。家庭对患者手术及进一步治疗的经济承受能力。

2. 术后评估 评估患者实施手术方式、麻醉方式、术中情况、术后恢复情况、并发症及预后的情况。

【护理诊断/问题】

1. 焦虑 与恐惧癌症、手术及担心造口影响生活、工作等有关。
2. 知识缺乏 与缺乏疾病和手术的相关知识有关。
3. 自理能力缺陷综合征 与手术创伤、术后引流及结肠造口有关。
4. 自我形象紊乱 与结肠造口的建立和排便方式改变有关。
5. 潜在并发症 出血、感染、吻合口瘘、造口缺血坏死或狭窄及造口周围皮炎等并发症。

【护理措施】

1. 术前护理

(1)一般护理 患者术前应补充高蛋白、高热量、丰富维生素、易消化的少渣饮食。对于贫血、低蛋白血症的患者,应给予少量多次输血。对于脱水明显的患者,应注意纠正水、电解质及酸碱平衡的紊乱,以提高患者对手术的耐受力。

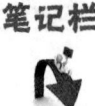
直肠癌的肠道准备和一般疾病的肠道准备有什么不同?

(2)肠道准备 目的是避免术中污染、术后腹胀和切口感染等。

1)传统肠道准备法:①控制饮食,术前3 d进少渣半流质饮食,术前2 d起进流质饮食。②清洁肠道,术前3 d番泻叶6 g泡茶饮用或术前2 d口服泻剂硫酸镁15~20 g或蓖麻油30 mL,每日上午服用。术前2 d每晚用1%~2%肥皂水灌肠1次,术前1 d晚清洁灌肠。③口服肠道制菌药物,如卡那霉素1 g,2次/d,甲硝唑0.4 g,4次/d。④因控制饮食及服用肠道杀菌剂,使维生素K的合成及吸收减少,故患者术前应补充维生素K。

2)全肠道灌洗法 患者手术前12~14 h开始服用37 ℃左右等渗平衡电解质液

（由氯化钠、氯化钾、碳酸氢钠配制），造成容量性腹泻，以达到清洁肠道目的。一般3～4 h完成灌洗全过程，灌洗液量不少于6 000 mL。可根据情况，在灌洗液中加入抗菌药物。对于年老体弱、心肾等器官功能障碍和肠梗阻者，不宜使用。

3）口服甘露醇肠道准备法：患者术前1 d午餐后0.5～2 h内口服20%的甘露醇250 mL，半小时后口服5%葡萄糖盐溶液1 000～1 500 mL/h。高渗性甘露醇，口服后可吸收肠壁水分，促进肠蠕动，起到有效腹泻而达到清洁肠道的效果。此方法可不改变患者饮食或术前2 d进少渣半流质饮食。另外，甘露醇在肠道内被细菌酵解，因此术中使用电刀，能产生易引起爆炸的气体。对于年老体弱，心、肾功能不全者禁用。

（3）术日晨放置胃管和留置导尿管　若患者有梗阻症状，应早期放置胃管，减轻腹胀。如癌肿已侵及女患者的阴道后壁，患者术前3 d每晚应行冲洗阴道。

（4）心理护理　护理人员应了解患者的心理状况，根据患者具体情况做好安慰解释工作，真实而技巧性地回答患者的问题，解释治疗过程，给予必要的健康教育，尤其是结肠造口的患者。同时，帮助患者寻求可能的社会支持，以帮助其增强战胜疾病的信心。

2. 术后护理

（1）一般护理

1）体位：病情平稳者取半卧位，以利于呼吸和腹腔引流。

2）饮食：患者术后禁食水、胃肠减压，由静脉补充水和电解质。2～3 d后肛门排气或造口开放后即可拔除胃肠减压，进流质饮食。若无不良反应，进半流质饮食，1周后改进少渣饮食，2周左右可进普食。食物应以高热量、高蛋白、丰富维生素、少渣为主。

3）病情观察：30 min监测血压、脉搏、呼吸1次，病情平稳后延长间隔时间；观察腹部及会阴部切口敷料，若渗血较多，应估计量，做好记录，并通知医生给予处理。

4）引流管的护理：保持腹腔及骶前引流管通畅，妥善固定，避免扭曲、受压、堵塞及脱落；观察记录引流液的颜色、质、量；及时更换引流管周围渗湿和污染的敷料。骶前引流管一般保持5～7 d，待引流液量减少、色变淡，方考虑拔除。

（2）结肠造口的护理　结肠造口又称人工肛门，是近端结肠固定于腹壁外而形成的粪便排出通道。

1）造口开放前应外敷凡士林或生理盐水纱布，及时更换外层渗湿敷料，防止感染。并观察有无肠段回缩、出血、坏死等现象。

2）造口一般于术后2～3 d，肠蠕动恢复后开放。观察有无肠黏膜颜色变暗、发紫、发黑等异常，防止造口肠管坏死、感染。

3）造口开放，患者应取造口侧卧位，防止造口流出物污染腹部切口敷料。用塑料薄膜隔开造口与腹壁切口，保护腹壁切口。

4）造口开放初期，保持造口周围皮肤清洁、干燥，及时用中性皂液或0.5%氯己定（洗必泰）溶液清洁造口周围皮肤，再涂上氧化锌软膏；观察造口周围皮肤有无红、肿、破溃等现象。每次造口排便，以凡士林纱布覆盖外翻的肠黏膜，外盖厚敷料，起到保护作用。

5）正确使用人工肛门袋：①选择袋口合适的造口袋；②及时更换造口袋，造口袋内充满1/3排泄物，应更换造口袋；③除使用一次性造口袋外，患者可备3～4个造口袋用于更换。

6)注意饮食卫生,避免进食胀气性、刺激性气味、腐败及易引起便秘的食物。

7)造口并发症的观察与预防:①造口狭窄,造口处拆线愈合后,每日扩肛1次,指套涂石蜡油,沿肠腔方向逐渐深入,动作轻柔,避免暴力,以免损伤造口或肠管。②肠梗阻,观察患者有无恶心、呕吐、腹痛、腹胀、停止排气排便等症状。③便秘,患者术后1周后,应下床活动,锻炼定时排便习惯。若进食后3~4 d未排便或因粪块堵塞发生便秘,可将粗导尿管插入造口,一般深度不超过10 cm灌肠,常用液状石蜡或肥皂水,但注意压力不能过大,以防肠道穿孔。

8)帮助患者接受造口现实,提高自护能力:①帮助患者及家属逐渐接受造口,并参与造口护理;②鼓励患者逐渐适应造口,恢复正常生活,参加适量的运动和社交活动;③护理过程中保护患者的隐私和自尊;④指导患者自我护理的步骤。

(3)并发症的预防和护理

1)切口感染:①监测体温变化及局部切口情况;②及时应用抗生素;③保持切口周围清洁、干燥,尤其会阴部切口;④会阴部切口可于术后4~7 d用1:5 000高锰酸钾温水坐浴,2次/d。

2)吻合口瘘:①观察有无吻合口瘘;②术后7~10 d不能灌肠,以免影响吻合口的愈合;③一旦发生吻合口瘘,应行盆腔持续滴注、吸引,同时患者禁食,胃肠减压,给予肠外营养支持。

【健康教育】

1. 积极预防和治疗结直肠癌的癌前期病变,如结直肠息肉、腺瘤、溃疡性结肠炎、结肠克罗恩病等;避免高脂肪、低纤维饮食;预防和治疗血吸虫病。

2. 定期检查,对疑有结直肠癌或有家族史及癌前病变者,应行筛选性及诊断性检查,如大便隐血试验、钡剂灌肠X射线检查、肿瘤标记物或内镜检查等。

3. 指导患者做好结肠造口的护理,出院后可每1~2周扩张造口1次,持续2~3个月。若发现造口狭窄、排便困难应及时到医院检查、处理。

4. 合理安排饮食,参加适量活动,保持心情舒畅。平时可融入正常人的生活和社交。建议患者出院后加入造口患者协会,学习交流彼此的经验和体会,学习新的控制排便方式,获得自信。

5. 向患者介绍结肠造口护理方法和护理用品自然排便法,目前所采用的造口袋可以分为一件式或两件式。一件式造口袋的背面有胶质贴面,直接贴在皮肤上。优点是用法简单,缺点是容易刺激皮肤。可使用造口护养胶片保护皮肤。两件式造口袋是在护养胶片上配有凸面胶环,与便袋上的凹面小胶环吻合。不漏气,不漏液,容易更换。此外,防漏药膏,防臭粉等配件可提高防漏、防臭效果。

结肠造口灌洗法:用适量温水(500~1 000 mL)经集水袋和导管灌入造口内,以期在较短时间内彻底地排泄肠内容物,使2次灌洗之间无粪便排出,从而达到人为地控制排便。定时结肠灌洗可以训练有规则的肠道蠕动,达到相似于正常人习惯性的排便行为。

6. 定期随访,一般3~6个月复查1次。化学治疗的患者,要定期检查血常规,尤其白细胞和血小板计数。

(陈传波)

第二十三章 结肠、直肠和肛管疾病患者的护理

病案讨论

病例摘要一 患者,男,33岁。2 d前无明显诱因出现肛周不适,隐痛,寒战、发热,应用抗生素治疗后寒战缓解,体温38.7 ℃,肛门部疼痛加重,坐卧不安。查体:膝胸位肛门2~3点处局部隆起,轻度红肿、压痛。血常规白细胞$9.0×10^9$/L,中性粒细胞0.89。

讨论:①患者目前出现何种问题?为什么?②如何评估患者当前的身体状况?③针对患者的病情,你首先应该怎样做?④怎样做好患者的健康教育工作?

病例摘要二 患者,男,45岁。近期出现排便次数增多,腹泻与便秘交替,并有排便前腹部隐痛,今来院就诊收入院。查体:右侧腹部局限性轻压痛,似可触及不具体肿块,肠鸣音正常。大便潜血试验阳性;结肠镜检查发现升结肠明显突向肠腔肿块,表面糜烂、充血,触之易出血。

讨论:①患者目前出现何种问题?为什么?②如何评估患者当前的身体状况?③针对患者的病情,你首先应该怎样做?④怎样做好患者的健康教育工作?

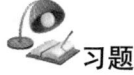 习题

一、名词解释
1. 肛裂及肛裂"三联征" 2. 肛瘘 3. 痔

二、护考测试

【A1型题】

1. 一般不做直肠指诊的疾病是 （   ）
   A. 内痔　　　　　　　　　　　B. 直肠息肉
   C. 直肠肛管周围脓肿　　　　　D. 肛裂
   E. 直肠癌

2. 直肠癌早期的症状是 （   ）
   A. 无明显症状　　　　　　　　B. 排便习惯和性状改变
   C. 腹痛、腹部肿块　　　　　　D. 肠梗阻症状
   E. 贫血、消瘦、乏力、低热等全身表现

【A2型题】

3. 患者女性,28岁,产后月余,每排便时有肿物自肛门脱出,便后可还纳,时有大便表面带血,无痛,该肿物最可能是 （   ）
   A. 内痔　　　　　　　　　　　B. 外痔
   C. 直肠息肉　　　　　　　　　D. 直肠癌
   E. 直肠肛周脓肿

【A3/A4型题】(4~6题共用题干)

患者男性,80岁,诊断为直肠癌,行直肠癌根治术。

4. 直肠癌最重要而又简单的检查方法是 （   ）
   A. 直肠指检　　　　　　　　　B. 直肠镜
   C. 乙状结肠镜　　　　　　　　D. X射线钡剂灌肠
   E. 影像学检查

5. 结肠癌最早出现的症状是 （   ）
   A. 排便习惯和粪便性状改变　　B. 腹痛
   C. 腹部包块　　　　　　　　　D. 肠梗阻症状

E. 全身中毒症状

6. 术后第3天结肠造瘘开放,为防止结肠造瘘分泌物污染切口,患者应采取的卧位是（　　）

A. 仰卧位　　　　　　　　　　B. 俯卧位
C. 右侧卧位　　　　　　　　　D. 左侧卧位
E. 头低足高位

三、简答题

1. 简述肛门坐浴的作用和注意点。
2. 简述人工肛门的护理要点。

四、研考能力拓展

患者,男,60岁,平时有便秘习惯,喜吃辛辣食物;近3个月自感肛门部坠胀不适伴疼痛,大便表现带血,以内痔行痔切除术6 h出现肛门疼痛,大汗,尿潴留。请问:①患者出现肛门疼痛、尿潴留的原因是什么?如何处理?②对该患者的出院健康教育应包括哪些内容?

第二十四章 门静脉高压症患者的护理

正常人全肝的血流量每分钟约为 1 500 mL,其中门静脉血流量每分钟为 1 100 mL,平均占肝血流量的 75%。肝动脉血流量平均占全肝血流量的 25%,350 mL/min。由于肝动脉的压力大、血含氧量高,故门静脉和肝动脉对肝的供氧比例几乎相等。

门静脉主干由肠系膜上、下静脉和脾静脉汇合而成,其中 20% 的血液来自脾。门静脉在肝门处分为左、右两支,分别入左、右半肝并逐渐分支,其小分支和肝动脉小分支的血流汇合于肝小叶的肝窦,然后汇入肝小叶的中央静脉,再汇入小叶下静脉、肝静脉,最后汇入下腔静脉。所以,门静脉系位于两个毛细血管网之间,一端是胃、肠、脾、胰的毛细血管网;另一端是肝小叶的肝窦(肝的毛细血管网)。

门静脉的正常压力为 13~24 cmH_2O,平均为 18 cmH_2O 左右。门静脉高压症时,压力可升高至 30~50 cmH_2O。

门静脉和腔静脉之间存在四组交通支。

1. 胃底、食管下段交通支 门静脉血流经胃冠状静脉、胃短静脉,通过食管胃底静脉与奇静脉、半静脉的分支吻合,流入上腔静脉。

2. 直肠下端、肛管交通支 门静脉血流经肠系膜下静脉、直肠上静脉与直肠下静脉、肛管静脉吻合,流入下腔静脉。

3. 前腹壁交通支 门静脉左支的血流经脐旁静脉与腹上深静脉、腹下深静脉吻合,分别流入上腔静脉、下腔静脉。

4. 腹膜后交通支 肠系膜上静脉、肠系膜下静脉在腹膜后有许多分支与下腔静脉分支相互吻合。

在四组交通支中,最主要的是胃底、食管下段交通支;这些交通支在正常情况下都很细小,血流量很小。当门静脉血流受阻,压力升高后血流量增加,吻合支血管扩张甚至迂曲,在胃酸作用下易发生破裂,造成消化道大出血。

门静脉高压症是指门静脉血流受阻、血流瘀滞、门静脉系统压力增高,继而引起脾大及脾功能亢进;门静脉与体循环之间吻合支血管扩张,特别是食管和胃底黏膜下静脉曲张及破裂出血;腹水等一系列症状的临床病症。

【病因和分类】

根据门静脉血流受阻所在部位,门静脉高压症可以分为肝前型、肝内型和肝后型三大类。

1. 肝前型　指发生于门静脉主干及其主要属支血流受阻。感染、创伤可引起门静脉主干内血栓形成。在儿童,多见门静脉主干的先天性畸形。此外,上腹部肿瘤或转移淋巴结对门静脉或脾静脉的浸润、压迫也可引起门静脉高压症。

2. 肝内型　我国最常见,占95%以上。根据血流受阻的部位可分为窦前型、窦型和窦后型。我国窦前型门静脉高压症主要以血吸虫病肝硬化为代表,在南方地区较常见。窦型和窦后型是最常见因素,在我国常为肝炎后肝硬化所引起。慢性酒精中毒所致的肝硬化在西方国家常见,在我国则较少。某些非肝硬化性肝病也能引起门静脉高压症,如儿童先天性肝纤维化,各种肝病如脂肪肝,急性肝炎、慢性肝炎,急性重型肝炎及重症肝炎等,均可引起肝细胞坏死、肿胀、脂肪变性等压迫肝窦,引起门静脉压力增高。

3. 肝后型　主要发生于肝静脉流出道的阻塞,包括肝静脉、下腔静脉甚至右心阻塞,如肝静脉阻塞综合征、缩窄性心包炎、严重右心衰竭等。

【病理生理】

1. 肝炎后肝硬化　引起的门静脉高压症有两方面的病理生理改变。

(1)肝小叶内纤维组织增生和肝细胞再生,继而挤压肝小叶内的肝窦,使其变窄或闭塞。这种肝窦和窦后阻塞使门静脉的血流受阻,门静脉压力增高。

(2)位于肝小叶间汇管区的肝动脉小分支和门静脉小分支之间有许多动静脉交通支,平时不开放,在肝窦受压和阻塞时即大量开放,以致压力高8~10倍的动脉血直接反注入门静脉小分支,使门静脉压力更增加。

2. 血吸虫性肝硬化　为血吸虫在门静脉系统内发育成熟并产卵形成虫卵栓子,顺门静脉血流到达肝小叶间汇管区的门静脉小分支,造成门静脉肝内小分支阻塞,使管腔变窄、周围发生肉芽肿性反应,致血流受阻,门静脉压力随之增加。门静脉高压症形成之后,可发生以下病理变化:

(1)脾大、脾功能亢进　这是首先出现的病理变化。门静脉高压症形成之后,脾充血肿大,脾窦长期充血发生纤维组织和脾髓细胞增生,脾功能亢进,使血液中红细胞、血小板均减少。

(2)静脉交通支的扩张　由于正常的门静脉通路受阻,门静脉又无静脉瓣,门静脉高压时,门静脉系和腔静脉系之间的交通支逐渐扩张,形成静脉曲张。其中,食管、胃底黏膜下静脉距离门静脉主干最近,离腔静脉亦近,故压力差最大,易发生静脉曲张、破裂和上消化道急性大出血。出血的常见诱因:①酸性胃液反流入食管,腐蚀食管黏膜形成溃疡。②进食质地较硬的粗糙食物,划破食管曲张静脉。③剧烈咳嗽、呕吐、打喷嚏或用力排便时,由于腹腔内压力骤然升高,致使门静脉压力突然大幅度上升而致曲张静脉破裂。④进食刺激性较强的食物或饮料使食管黏膜充血而易于破裂。

直肠下端和肛管处的静脉丛曲张则可形成痔。

3. 腹水　腹水的形成与下列因素有关:

(1)门静脉压力升高使门静脉系毛细血管床的滤过压增加,以致大量淋巴液自肝表面漏入腹腔、组织液回吸收减少而引起腹水。

(2)肝硬化后肝功能减退,血浆清蛋白的合成障碍,且水平降低,引起血浆胶体渗透压降低。

(3)肝功能不全时,肾上腺皮质的醛固酮和神经垂体的血管升压素继发性增多,促进肾小管对钠和水再吸收,引起钠和水的潴留。

(4)肾的因素　肝功能损害发展到一定程度,有效循环血容量与肾血流量降低,使肾小球滤过率下降,近端肾小管钠重吸收增加。

【临床表现】

1. 脾大及脾功能亢进　正常情况下触摸不到脾。脾大后,则在左肋缘下可触及;程度不一,大者可达脐下。巨型脾肿大在血吸虫病性肝硬化患者中多见。早期,肿大的脾质软、活动;晚期,由于脾内纤维组织增生粘连而活动度减少,脾较硬。脾肿大均伴发程度不同的脾功能亢进,患者表现为容易发生感染,感染后较难控制,黏膜及皮下出血,逐渐出现贫血。

2. 呕血和黑便　食管、胃底曲张静脉破裂出血是门静脉高压症患者常见危及生命的并发症,一次出血量可达1 000～2 000 mL,出血部位多在食管下1/3和胃底。患者发生急性出血时,呕吐鲜红色血液,血液在胃肠内经胃酸及其他消化液的作用,随粪便排出时呈柏油样黑便。由于肝功能损害使凝血酶原合成发生障碍和脾功能亢进使血小板减少,一旦发生出血,难以自止。约50%患者在第一次大出血时可直接因失血引起严重休克或肝组织严重缺血缺氧而引起肝衰竭死亡。在第一次出血后1～2年,又有相当一部分患者再次出血。

议一议：
　　门静脉高压症患者引起呕血和黑便、腹水的原因是什么？

3. 腹水　腹水是肝功能损害的表现,约1/3患者有腹水。大出血后常引起或加剧腹水的形成。有些顽固性腹水甚难消退。腹水患者常伴腹胀、气急、食欲缺乏。

4. 其他　门静脉高压症患者由于门静脉压力增高使消化道处于充血状态,又由于营养不良使胃肠道的消化、吸收及蠕动发生障碍,患者常出现食欲缺乏、恶心、呕吐。此外,患者还可有腹泻、便秘、消瘦、虚弱无力等。

患者多显示营养不良,部分出现黄疸、贫血或面色灰暗,颈胸有蜘蛛痣,有肝掌,男性有乳腺增生;重者腹部膨隆,腹壁静脉怒张,脾大,腹部叩诊可有移动性浊音,下肢因低蛋白血症而有凹陷性水肿。

【辅助检查】

1. 实验室检查

(1)血常规　脾功能亢进者白细胞计数降至$3×10^9/L$以下,血小板计数减少至$(70～80)×10^9/L$以下,血红蛋白和血细胞比容下降。

(2)肝功能检查　有不同程度的损害和酶谱变化,血清胆红素增高、低蛋白血症、白/球蛋白倒置、凝血酶原时间延长。肝功能检查并分级可评价肝硬化的程度和肝储备功能(表24-1)。

表24-1　肝功能 Child-Pugh 分级标准

项目	A	B	C
总胆红素(mmol/L)	<34	34～51	>51
白蛋白(g/L)	>35	30～35	<30
腹水	无	控制	未控制
中枢神经症状	无	轻度	重度
营养状况	佳	良好	差
手术风险(死亡率)	低(<10%)	中等(30%)	高(>40%)

2.影像学检查

(1)X射线检查 钡餐检查可知有无食管静脉曲张以及曲张的范围和程度。70%~80%的患者可显示明显的静脉曲张。在食管为钡剂充盈时,曲张的静脉使食管黏膜呈虫蚀状改变,排空时,曲张的静脉表现为蚯蚓样或串珠状负影。静脉肾盂造影可了解双肾情况,为脾、肾分流做准备。

(2)超声检查 有助于了解有无肝硬化、腹水、脾大小,还可以测定脾、门静脉的直径与走向。脾门部静脉直径>1.0 cm者可肯定诊断。

3.内镜检查 是诊断食管胃底静脉曲张的重要手段,可以直接观察食管、胃底部有无静脉曲张,阳性率高于上消化道钡餐检查。急诊内镜检查有助于明确呕血者的出血部位及鉴别出血原因。

4.静脉压力测定 主要用于预测食管静脉曲张出血,以及估计药物治疗和硬化剂治疗的反应。有以下几种方法:术中测压、脐静脉插管测压、经皮肝穿刺门静脉测压、食管曲张静脉测压。

【治疗原则】

预防和控制急性食管、胃底曲张静脉破裂引起的上消化道出血,解除或改善脾大、脾功能亢进,治疗顽固性腹水。

1.食管胃底曲张-静脉破裂出血的处理

(1)非手术治疗 对于并发急性上消化道出血的患者,原则上首先采取非手术治疗制止出血。主要包括输液、输血,补充血容量;给予止血和保肝药;应用三腔二囊管压迫止血;局部硬化剂注射治疗;以及经颈静脉肝内门体分流术。

1)补充血容量:尽快恢复有效循环血量,立即输血、输液,最好用新鲜血,若估计失血量已达800 mL以上,即应快速输血。输液应先输电解质溶液,以平衡液为佳,防治休克。

2)应用止血和保肝药物

垂体后叶素:是垂体产生的9-肽氨基酸,通过使血管收缩、减少门静脉的回流量、降低门静脉压力而产生止血作用。该药可减少门静脉向肝灌注量而加重肝损害,不易多用,对高血压和冠心病患者禁用。

三甘氨酰胺酸加压素:是人工合成的血管升压素衍生物,能更长时间维持平滑肌收缩,因而能更有效地控制出血。每6 h给药2 mg止血率可达70%,而且对心脏的影响较轻。

β-肾上腺素受体阻断剂:普萘洛尔是治疗门静脉高压药物中研究最广泛的一种,可使肝血流量明显降低,故对食管静脉曲张出血有治疗和预防作用。

应用维生素K、6-氨基酸、酚磺乙胺、对羧基苄胺、B族维生素、维生素C等药物可增强凝血和改善肝功能。

门静脉高压症引起上消化道出血时如何进行有效止血?

3)三腔二囊管压迫止血:通过充气囊机械性压迫胃贲门及食管下端静脉曲张起止血作用。该管是治疗门静脉高压所致上消化道出血的简单有效的方法,内有三腔,一通圆形气囊,可充水150~200 mL后压迫胃底;另一通长椭圆形气囊,可注水100~150 mL后压迫食管下段;再一通胃腔,经此腔可行吸引、冲洗和注入药物。牵引重量约为0.5 kg。此方法止血成功率在44%~90%,但再出血率约50%,故已不常用,仅作为一种暂时性措施,为准备其他急救止血方法赢得时间。

4) 硬化剂注射治疗:利用纤维内镜将硬化剂直接注入曲张静脉内,以引起血栓形成并止血,还可注射至曲张静脉旁引起黏膜下水肿和纤维化。对曲张严重者行结扎,起到治疗和预防作用。

5) 经颈静脉肝内门体分流术:经颈静脉肝内门体分流术(transjugular intrahepatic portosystemic shunt, TIPS)是一种治疗门静脉高压症的新技术,属于介入治疗。其方法是经颈内静脉、肝静脉插管,穿刺肝内门静脉分支,扩张肝实质内通道并以支架支控,从而形成肝内门腔静脉分流。TIPS 可明显降低门静脉压力,一般可降低至原来压力的一半,对控制出血,特别对腹水的消失有较好的效果。其主要问题是支撑管可进行性狭窄和并发肝衰竭(5%~10%)、肝性脑病(20%~40%),适用于肝功能及一般情况较差的患者。

(2) 手术治疗 可急症或择期手术。积极采取手术止血,不但可以防止再出血,而且是预防发生肝性脑病的有效措施。常用手术方式有门体分流术和断流术。分流术仅适用于无活动性肝病变及肝功能代偿良好者。

1) 门体分流术:即通过手术将门静脉和腔静脉连接起来,使压力较高的门静脉系血液直接分流到腔静脉中去;手术可分为非选择性分流术和选择性分流术(包括限制性分流术)两类。

非选择性分流术:门体分流术控制出血的近期及远期效果满意,控制出血率可达85%~100%,且可缓解胃黏膜病变。门体分流术存在的主要问题是致门静脉向肝血流减少,甚至形成离肝血流。术后患者肝功能受不同程度的影响,肠道内产生的氨被吸收后不再经肝解毒而直接进入腔静脉和全身循环,致肝性脑病的发生率较高。

选择性分流术:远端脾-肾静脉分流或称选择性分流,是选择性地引流脾胃区及食管下段血流至肾静脉,而保存向肝血流的手术。选择性分流术后早期肝性脑病的发生率较典型的门体静脉分流术者低。

限制性门腔侧分流术,利用限制分流口径的方法以维持门静脉系统内的轻度高压和门静脉向肝的血液灌流,手术后肝性脑病的发生率低于典型的门腔侧分流术。

2) 断流术 通过阻断门-奇静脉间反常血流达到止血目的。最有效的手术方式是脾切除加贲门周围血管离断术,贲门周围血管包括冠状、胃短、胃后和左膈下四组静脉,彻底切断上述静脉,同时结扎、切断伴行的同名动脉,从而彻底阻断门-奇静脉间的反常血流。

断流术阻断了门-奇静脉间的反常血流,从而防止曲张食管胃底静脉破裂出血,又能保持门静脉向肝血流,有利于维护术后肝功能。断流术的不足之处在于食管、胃底静脉易再次扩张,术后再出血率明显高于分流手术后;对于伴有腹水的患者,术后腹水往往加重且难以控制,患者术后胃黏膜病变发生率高,这可能是导致断流术后再出血的重要原因之一。

3) 分流加断流的联合术式:常见的术式包括门腔静脉侧分流加肝动脉强化灌注、贲门周围血管离断加肠腔静脉侧侧分流术、脾次全切除腹膜后移位加断流术等。初步试验研究和临床观察显示,联合术式既能保持一定的门静脉压力及门静脉向肝血供,又能疏通门静脉系统的高血流状态,是一种较理想的治疗门静脉高压症的手术方法。

2. 脾大合并脾功能亢进的处理 对严重脾肿大合并脾功能亢进者应做脾切除。对于肝功能较好的晚期血吸虫性肝硬化患者疗效较好。

> 门体分流术和断流术分别有何优缺点?

3. 顽固性腹水的处理　可采用腹腔-颈静脉转流术,即将具有活瓣作用的微型转流装置置于腹膜外肌层下,一端接多孔硅胶管通腹腔,另一端接硅胶导水管经胸壁皮下隧道插入右颈内静脉而达上腔静脉,利用腹腔内压力差,使腹水随呼吸运动节律性地流入上腔静脉。

对于终末期肝硬化门静脉高压的患者,肝移植是唯一有效的治疗手段,既替换了病肝,又使门静脉系统血流动力学恢复正常。

【护理评估】

1. 健康史及相关因素　包括患者的年龄、性别、婚姻和职业。有无慢性肝炎、血吸虫病,有无大量饮酒史,有无黄疸、腹水、呕血、黑便、肝性脑病史。发病与饮食的关系,如是否进食粗硬、刺激性食物,是否有腹腔内压力骤然升高的因素,如剧烈咳嗽、呕吐、打喷嚏或用力排便等。有无食管下段曲张静脉出血情况。

2. 门静脉高压的症状　①脾功能亢进的程度:是否容易发生感染,是否常有黏膜及皮下出血,是否贫血。②呕血和黑便的特点:有无呕血或黑便,出血的缓急,呕吐物及排泄物性状、量及次数。食管胃底静脉曲张破裂出血常有肝硬化病史,出血常突然发生,以呕血为主,鲜红色,量多,常呈喷射状呕出,不易止血,继后黑便。

3. 身体状况　①局部:有无腹部膨隆、腹壁静脉怒张,肝大、脾大的程度和质地,有无腹水及其程度,腹围大小,有无移动性浊音。②全身评估患者的生命体征、意识、面色、皮肤温度、弹性及色泽、尿量变化,有无出血性休克表现,有无肝性脑病及肝性脑病先兆症状。有无黄疸、肝掌、蜘蛛痣及皮下出血点,下肢有无水肿等。

4. 辅助检查　了解血常规、肝功能和影像学等检查结果。根据血白细胞、血小板、红细胞计数可了解有否脾功能亢进及其程度,红细胞数、血红蛋白水平、血细胞比容可动态了解患者出血情况,肝功能状况有助于判断患者对手术的耐受程度及预后,X射线钡餐、纤维胃镜检查和静脉压力测定对判断患者胃底、食管下段静脉曲张的程度及出血部位有重要意义。

5. 心理社会状况　患者对突然大量出血是否感到紧张、恐惧。有否因长时间、反复发病,工作和生活受到影响而感到焦虑不安和悲观失望。家庭成员能否提供足够的心理和经济支持。患者及家属对门静脉高压症的治疗和预防再出血的知识的了解程度。

【护理诊断/问题】

1. 恐惧　与突然大量呕血、便血、病情危重有关。
2. 有体液不足的危险　与食管胃底曲张静脉破裂出血有关。
3. 潜在并发症　出血、肝性脑病、感染和静脉血栓。
4. 体液过多　腹水与肝功能损害致低蛋白血症、血浆胶体渗透压降低及醛固酮分泌增加有关。
5. 知识缺乏　与缺乏预防上消化道出血的相关知识有关。

【护理措施】

1. 术前护理

(1) 一般护理　改善营养状况,给予高能量、适量蛋白、丰富维生素饮食。可输全血或白蛋白,纠正贫血和低蛋白血症。

(2)肠道准备 分流术前2 d口服肠道杀菌剂,术前晚灌肠,防止术后肝性脑病。
(3)心理准备 减轻恐惧,稳定情绪,帮助患者树立战胜疾病的信心。

2. 术后护理

(1)一般护理 ①体位:病情稳定者可取半卧位,以利于呼吸和腹腔引流。同时对预防膈下感染有重要意义。②饮食:患者术后禁食,胃肠减压,由静脉补充水和电解质。术后24~48 h肠蠕动恢复后可进流质,以后逐步改为半流质及软食。

(2)病情观察 密切观察生命体征,定时测定肝功能并监测血氨浓度,观察黄疸有无出现或加深,有无发热、厌食等肝衰竭的表现。

(3)预防和控制感染 保持各引流管引流的通畅、无菌,观察和记录引流液的性状和量。引流量应逐日减少,色逐日清淡,若有异常,及时汇报医生。其次应加强基础护理,卧床期间防止褥疮的发生;禁食期间注意口腔护理,鼓励深呼吸、咳嗽、咳痰,给予超声雾化吸入,防止肺部并发症。

(4)预防和处理静脉栓塞 脾切除术后2周内应隔日检查血小板,术后血小板常迅速上升,可达1 000×10^9/L,注意观察有无腹痛、腹胀和便血。

【健康教育】

1. 饮食 进食高热量、丰富维生素的饮食,维持足够的能量摄入,肝功能损害较轻者,可酌情摄取优质高蛋白饮食(50~70 g/d);肝功能严重受损及分流术后患者,限制蛋白质的摄入;有腹水患者限制水和钠的摄入。少量多餐,养成规律进食习惯。进食无渣软食,避免粗糙、干硬及刺激性食物,以免诱发大出血。指导患者制订戒烟、酒计划。

2. 活动 避免劳累和过度活动,保证充分休息。一旦出现头晕、心慌、出汗等症状,应卧床休息,逐步增加活动量。

3. 避免引起腹内压增高的因素 如咳嗽、打喷嚏、用力大便、提举重物等,以免诱发曲张静脉破裂出血。

4. 情绪 保持乐观、稳定的心理状态,避免精神紧张、抑郁等不良情绪。

5. 注意自身防护 用软毛牙刷刷牙,避免牙龈出血,防止外伤。

6. 定时复诊 指导患者及家属掌握出血先兆、基本观察方法和主要急救措施,列举出急救电话号码、紧急就诊的途径和方法。

(陈传波)

病案讨论

病例摘要 男,46岁。餐后突然呕血和黑便2 h。患者于2 h前晚餐后感上腹部不适,随即呕吐鲜红血水约"半盆",其后腹部不适有所好转。呕血后约1 h感腹部阵发性绞痛,排黑便2次,量约"半痰盂",同时感心慌、四肢无力,出冷汗,未排尿。既往有"乙肝"病史10年。无血吸虫疫水接触史,无烟酒嗜好。

查体:体温36.8 ℃,脉搏130次/min,呼吸24次/min,血压80/60 mmHg。神志清楚,表情淡漠,自主体位。面色苍白,四肢湿冷。皮肤巩膜无黄染,浅表淋巴结未触及肿大。双肺呼吸音清,未闻及明显干、湿啰音。心率130次/min,律齐,未闻及明显病理性杂音。腹平软,未见明显腹壁静脉曲张。

上中腹部有轻压痛,无明显反跳痛及肌紧张。肝右肋下未触及,脾肋下4 cm,未触及明显腹部肿块。肝区叩痛(-),移动性浊音(-),肠鸣音活跃。

辅助检查:红细胞$3.1×10^{12}/L$,血红蛋白92 g/L,白细胞$3.6×10^9/L$,中性粒细胞65%,淋巴细胞35%,血小板$70×10^9/L$。尿常规未见明显异常。总胆红素19 μmol/L,间接胆红素1.7 μmol/L,谷丙转氨酶56 U/L,谷草转氨酶67 U/L,谷氨酰转肽酶60 U/L,总蛋白64 g/L,白蛋白30 g/L,球蛋白32 g/L,白蛋白/球蛋白0.94。肾功能、血脂、血糖均在正常范围。

讨论:①患者目前医疗诊断是什么?列出诊断依据?②如何评估患者当前的身体状况?③针对患者的病情,你首先应该怎样做?

习题

一、名词解释
1. 门静脉高压症　2. 分流术

二、护考测试

【A1型题】

1. 引起门静脉高压症的最常见原因是　　　　　　　　　　　　　　　　　　　　　　　　(　)
   A. 肝炎后肝硬化　　　　　　　　　　　B. 血吸虫性肝硬化
   C. 胆汁性肝硬化　　　　　　　　　　　D. 先天性门静脉狭窄
   E. 肝包虫病

2. 门静脉高压症分流术后护理,下列措施中错误的是　　　　　　　　　　　　　　　(　)
   A. 术后取平卧位,活动要少　　　　　　B. 注意观察意识变化
   C. 保持大便通畅　　　　　　　　　　　D. 给予高热量、高蛋白饮食
   E. 观察有无腹痛、腹胀、血便

3. 门静脉高压症的主要临床表现为　　　　　　　　　　　　　　　　　　　　　　　　(　)
   A. 腹胀、食欲缺乏　　　　　　　　　　B. 呕血和黑便
   C. 白细胞、血小板计数减少　　　　　　D. 肝大
   E. 肝功能障碍

4. 门静脉高压症合并食管、胃底静脉曲张手术治疗最主要的目的是　　　　　　(　)
   A. 预防肝癌　　　　　　　　　　　　　B. 预防上消化道出血
   C. 防止肝功能衰竭　　　　　　　　　　D. 减少腹水
   E. 预防脾大

【A2型题】

5. 男性,45岁,10年前有乙型肝炎病史,因呕血、黑便,伴头晕出冷汗而入院,经治疗后出血停止,但出现低蛋白血症和腹水,经常SGPT升高,择期手术治疗的最主要目的是　(　)
   A. 减轻肝性脑病　　　　　　　　　　　B. 纠正血小板减少
   C. 预防腹水并发感染　　　　　　　　　D. 防治食管胃底静脉破裂出血
   E. 治疗顽固性腹水

【A3/A4型题】(6~7题共用题干)

男性患者,48岁,继往有乙型肝炎病史,此次因食管静脉曲张、上消化道出血入院。检查发现其肝功能轻度损害。

6. 对该患者的护理措施中,错误的是　　　　　　　　　　　　　　　　　　　　　　　(　)
   A. 吸氧　　　　　　　　　　　　　　　B. 应用三腔管压迫止血
   C. 应用硫酸镁溶液导泻　　　　　　　　D. 补钾、控制钠的摄入量
   E. 温生理盐水洗胃

7. 有关门脉高压症、脾切除术后患者护理,下列措施中错误的是 ( )
   A. 饮食要注意控制蛋白质摄入量
   B. 有腹水者也要大量补充水和钠盐,以防水、电解质紊乱
   C. 应按重症手术后护理,注意血压、脉搏、呼吸的变化
   D. 手术后应严密观察患者意识变化,以防肝昏迷的发生
   E. 血压平稳后取半卧位

三、简答题
门静脉高压症患者出现急性大出血时的护理措施有哪些?

四、研考能力拓展
患者,男,42岁。肝硬化病史4年,近6个月来常感全身乏力、食欲缺乏、右上腹部不适。2周前因劳累又出现腹胀,食欲更差。今上午突然呕鲜血200 mL,排柏油样大便350 mL,出冷汗、头昏,来院急诊。体格检查:体温37 ℃,脉搏118次/min,血压80/60 mmHg,神志清楚,消瘦,面色苍白,巩膜轻度黄染,心肺听诊正常,腹平软,脾前下2 cm,质中等,无压痛,移动性浊音阳性,肠鸣音亢进。请问:①该患者病情发生了什么变化?②列出该患者目前主要的护理问题及相应的护理措施?③如何配合医生进行急救?

第二十五章 肝脏疾病患者的护理

第一节 原发性肝癌患者的护理

原发性肝癌是指源于肝细胞和肝内胆管上皮细胞的恶性肿瘤,是我国和某些亚非地区常见的恶性肿瘤之一。我国好发于东南沿海地区。肝癌可发生于任何年龄段,我国以40~50岁最为多见,男女性比例为(2~3):1。近年来发病率有增高趋势,年死亡率位居我国恶性肿瘤的第二位。

【病因病理】

1. 病理分型 按大体病理形态分结节型、块状型、弥漫型和小肝癌型;按组织学类型分肝细胞癌(最常见,我国约占91.5%)、肝内胆管细胞癌、和两者同时出现的混合型。

2. 转移途径 原发性肝癌预后远较其他癌差,早期转移是其重要原因。一般来说,先有肝内播散,后有肝外转移。通过门静脉系统的肝内血行转移最常见,可引发门静脉高压症;肝外血行转移最多见于肺部,其次为骨、脑等;淋巴转移以肝门淋巴结转移最多见,其次是胰周、腹膜后、主动脉旁、左锁骨上淋巴结;此外,直接浸润转移和腹腔种植性转移也不少见。

> 思考:
> 肝癌患者为什么多以肝区疼痛为首发症状?

【临床表现】

1. 肝区疼痛 为最常见、最主要的症状,半数以上的患者以此为首发症状,呈间歇性或持续性钝痛、刺痛或胀痛。疼痛部位与病变的位置密切联系,可引发右肩背部疼痛、胃痛。癌结节坏死、破裂后如引起腹腔出血可出现右上腹剧痛、压痛、腹膜刺激征等。

2. 全身和消化道症状 早期因症状不明显而易被忽视,主要表现为恶心、呕吐、乏力、消瘦、食欲缺乏等症状,晚期可出现贫血、出血、黄疸、腹水、发热等。

3. 肝大 肝进行性肿大、质地坚硬、边缘不规则、表面凹凸不平呈大小结节或巨块,是中晚期肝癌最常见、最主要的体征。

4. 伴癌综合征 少见,由于癌组织代谢异常或者癌肿引起的内分泌或代谢紊乱的综合征,包括低血糖、红细胞增多症、高胆固醇血症、高钙血症。

5.并发症　主要有上消化道出血、肝性脑病、癌肿破裂出血、肝肾综合征、继发性感染等。

【辅助检查】

1.甲胎蛋白(alpha-fetoprotein,AFP)的测定　AFP是原发性肝癌诊断最常用、最具价值的特异性指标。如AFP≥400 μg/L且持续4周或AFP≥200 μg/L持续8周，并能排除妊娠、活动性肝炎、生殖胚胎源性肿瘤等，可考虑肝癌的诊断。

2.影像学检查

(1)B型超声　是诊断肝癌最常用的方法，可显示肿瘤的大小、形态、部位以及肝静脉或门静脉有无癌栓等，诊断正确率可达90%，能发现直径为1~3 cm的病变，目前用于高发人群的普查和术中病灶定位。

(2)CT和MRI　通过横断面、冠状面、矢状面图像明确肿瘤的位置、大小、数量及其与周围器官和重要血管的关系。

(3)肝血管造影　属于侵入性检查手段，对肿瘤的定位诊断准确率最高，能显示直径1~2 cm及以上的癌结节及其血供情况。

(4)正电子发射计算机断层扫描　可进行局部扫描和全身扫描，主要用于早期诊断、治疗前后了解肿瘤的大小和代谢变化。

(5)其他　发射单光子计算机断层扫描和X射线检查。

3.肝穿刺活组织检查　因其可获得病理学诊断依据，被称为肝癌确诊的"金标准"，但有导致出血、肿瘤破裂和肿瘤沿针道转移等危险。

【治疗原则】

1.手术治疗　早期手术切除是目前肝癌治疗最有效的方法。主要手术方式有肝切除术，适应于全身状况良好，心、肺、肾等内脏器官功能无严重障碍，肝功能代偿良好，肿瘤局限，无严重肝硬化等患者。其他还有手术探查不能切除肝癌的手术、根治性手术后复发肝癌的手术、肝移植等。

2.局部消融治疗　适于瘤体小而无法或不宜手术切除者，包括射频消融、冷冻治疗、微波消融、无水乙醇注射治疗等，可多次施行，创伤小、较安全。

3.肝动脉栓塞化学治疗(transcatheter arterial chemoembolization,TACE)　经肝动脉插管注入栓塞剂或抗癌药物，适于不能手术切除或者能手术切除但不愿手术的患者，是肝癌非手术疗法中的首选方法。

4.其他治疗　如放射治疗、生物治疗、中医中药治疗等。

> 肝癌歌诀
> 五十岁,好发病,
> 病理标本分三型。
> 肝内转移肝区疼,
> 肝大乏力伴消瘦。
> 甲胎蛋白常阳性,
> 术前保肝防脑病。

【护理评估】

1.健康史

(1)详细询问患者年龄、饮食习惯、营养状况、居住地、有无吸烟酗酒等不良嗜好。

(2)了解有病毒性肝炎、肝硬化等病史，有无手术史、过敏史。

(3)询问有无肝癌或其他癌症家族史。

2.身体状况

(1)有无肝大、肝区疼痛、腹痛、腹水、脾大、腹膜刺激征、上腹部肿块等。肿块的部位、大小、质地。

(2)有无贫血、水肿、黄疸等体征，有无消瘦、乏力、呕吐、食欲缺乏等。

(3) 了解 AFP 水平、肝炎标志物、血常规、大便常规、生化、B 型超声、MRI 等检查结果。

3. 心理社会状况　评估患者和家属对原发性肝癌本身、治疗方案、预后等相关知识的了解程度；患者和家属的心理状态；患者的社会支持状况。

【护理诊断/问题】

1. 悲伤　与担忧手术效果、疾病预后和生存期限有关。
2. 急性疼痛　与肿瘤迅速生长或脓肿导致肝包膜张力增加及放射治疗、介入治疗、放射治疗、化学治疗后的不适有关。晚期疼痛与全身广泛转移、侵犯后腹膜或癌肿破裂出血有关。
3. 营养失调：低于机体需要量　与食欲缺乏、化学治疗的胃肠道反应及肿瘤消耗有关。
4. 潜在并发症　肝性脑病、上消化道或腹腔出血、感染等。

【护理措施】

1. 术前护理

(1) 心理护理　鼓励患者主动倾诉内心的不良情绪，根据患者的心理需求给予疏导和鼓励。安慰和关心家属，调动患者的社会支持系统，使患者积极配合治疗和护理。

(2) 病情观察　严密观察病情的变化，警惕肝癌破裂出血、肝性脑病、上消化道出血等并发症的发生。

(3) 改善全身营养状况　为患者创造舒适、安静的进食环境，增进食欲。给予高热量、高蛋白、高维生素、易消化的饮食，少食多餐。有低蛋白血症、贫血者应给予肠内外营养支持，补充维生素 K 和凝血因子等。对肝功能不良伴腹水者，严格控制水和钠盐的摄入量，准确记录 24 h 出入量，每日观察、记录体重及腹围变化。

(4) 疼痛护理　评估疼痛原因、部位、时间、程度等，有无伴随嗳气、腹胀等消化道症状。按照三级止痛原则，遵医嘱给予镇痛药物，并观察用药效果和不良反应。协助采取舒适卧位，分散注意力，放松身心。

(5) 改善凝血功能　术前 3 d 起补充维生 K_1，适当补充血浆和凝血因子，改善凝血功能，预防术中、术后出血。告诫患者尽量避免剧烈咳嗽、用力排便等诱发腹内压骤升，防止肿瘤破裂出血的动作。

(6) 术前准备　除常规术前准备外，术前 3 d 应进行必要的肠道准备，给予 0.9% 的氯化钠溶液灌肠，以减血氨生成，避免诱发肝性脑病，同时还可减轻术后腹胀。根据手术大小备足充足的血和血浆。

2. 术后护理

(1) 休息与活动　术后血压平稳后可取半卧位。为防止术后肝断面出血，1~2 d 内应卧床休息，避免剧烈咳嗽和打喷嚏等，一般不鼓励患者早期活动。

(2) 严密观察病情　观察并记录生命体征、神志、面色、尿量、引流液等状况，警惕术后出血、膈下积液及脓肿、肝性脑病的前驱症状；同时，注意患者有无腹痛、腹胀和腹膜刺激征，切口有无胆汁渗出和(或)引流液中有无胆汁，以判断有无胆汁漏发生。

(3) 营养支持　术后早期禁食，胃肠减压，给予肠外营养支持。术后肠蠕动恢复后进食流质，后逐步改成半流质和软食。

(4)用药护理 遵医嘱用药,防治肝性脑病、各种术后感染。

(5)肝动脉栓塞化学治疗患者的护理 ①向患者及家属解释肝动脉插管化学治疗的目的、方法及注意事项,消除患者及家属紧张、恐惧的心理。②妥善固定和维护导管,严格遵守无菌操作原则。每次注药前消毒导管,注药后用无菌纱布包扎,防止发生逆行感染。③保持导管通畅,每次注药后用肝素稀释液 2~3 mL(25 U/mL)冲洗导管,防止导管堵塞。④治疗期间应注意观察有无发热、肝区疼痛、恶心、呕吐、心悸及白细胞计数下降等栓塞后综合征表现。⑤拔管后,穿刺部位压迫止血 15 min 再加压包扎,沙袋压迫 6 h,保持穿刺侧肢体伸直 24 h,防止局部形成血肿。

【健康教育】

1. 自我观察和定期复查:若出现水肿、体重减轻、出血倾向、黄疸和乏力等症状应及时就诊。有肝炎、肝硬化病史者和肝癌高发区人群应定期体格检查,做 AFP 测定、B 型超声检查,以早期发现,及时诊断。

2. 饮食指导:纠正不良饮食习惯,不吃霉变食物,多吃高热量、优质蛋白、富含维生素和纤维素清淡、易消化的食物。

3. 保持大便通畅,防止便秘,可适当应用缓泻剂,预防血氨升高。

4. 注意休息,在病情和体力允许时可适当活动。

第二节 肝脓肿患者的护理

肝脓肿是指肝受感染后形成的脓肿,可分为细菌性肝脓肿和阿米巴肝脓肿,临床上以前者最常见。

【病因病理】

最常见致病菌为大肠埃希菌和金黄色葡萄球菌,其次为链球菌、类杆菌属等。病原菌入侵肝的途径最常见的是经胆道系统,其次可经肝动脉、门静脉系统、淋巴系统、肝开放性损伤等,抗生素的广泛应用和耐药可引发隐匿性肝脓肿。

致病菌侵入肝后引发炎症反应,可形成小脓肿,经合理治疗后小脓肿可吸收机化。但当机体抵抗力低下或治疗不得当可出现肝组织的感染和破坏,形成单发或多发脓肿。由于肝血供丰富,脓肿形成后,大量毒素被吸收入血,可出现毒血症。若肝脓肿未能得到有效控制,感染进一步扩散可引发严重并发症。

【临床表现】

1. 全身症状 起病急,全身感染症状明显,寒战和高热是最常见的早期症状。发热多为弛张热,伴多汗,脉率增快,乏力等。

2. 肝区疼痛 为持续胀痛或钝痛,可伴有右肩牵涉痛。

3. 胃肠道症状 常伴食欲缺乏、恶心、呕吐,甚至出现腹胀、腹泻、呃逆等症状。

4. 体征 最常见为肝区压痛和肝大,并发胆道梗阻可出现黄疸。

【辅助检查】

1. 实验室检查 血常规白细胞计数会明显升高,常大于 $20×10^9$/L,中性粒细胞可高达90%以上,有核左移现象和中毒颗粒。血清转氨酶升高。

2. 影像学检查　B型超声为首选方法,除此之外还有X射线、放射性核素扫描等。

【治疗原则】

早期诊断,积极治疗。

1. 非手术治疗　适用于急性期局限性炎症、脓肿未形成或多发性小脓肿、较大脓肿的基础治疗。包括:全身支持治疗、应用抗生素、脓肿穿刺引流、中医中药治疗。

2. 手术治疗　主要手术方式有脓肿切开引流术、肝叶切除术等。

【护理评估】

1. 健康史

(1)详细询问患者年龄、营养状况、有无吸烟酗酒等不良嗜好。

(2)了解有病毒性肝炎、肝硬化等病史,有无手术史、过敏史。

2. 身体状况

(1)有无肝大、肝区疼痛、腹膜刺激征等。

(2)有无贫血、水肿、黄疸等体征,有无消瘦、乏力、呕吐、食欲缺乏、发热等。

3. 心理社会状况　评估患者和家属对肝脓肿治疗的认知程度,患者的心理状态。

【护理诊断/问题】

1. 体温过高　与肝脓肿及其产生的毒素吸收有关。

2. 急性疼痛　与肝脓肿致肝包膜张力增高有关。

3. 营养失调:低于机体需要量　与进食减少、感染引起分解代谢增加有关。

4. 潜在并发症　腹膜炎、膈下脓肿、腹腔内感染、休克。

【护理措施】

1. 非手术治疗护理、术前护理

(1)高热护理　保持病室内温度和湿度适宜;给予患者清洁舒适护理,高热时给予物理降温或遵医嘱予以药物降温,促进患者舒适;增加摄水量,保持体液平衡。

(2)用药护理　遵医嘱尽早合理使用抗生素,必要时遵医嘱给予镇痛药物,用药后观察用药效果及不良反应。

(3)改善全身营养状况　给予高热量、高蛋白、富含维生素和膳食纤维、易消化的饮食,少食多餐。有低蛋白血症、贫血者应给予肠内外营养支持。

(4)病情观察　严密观察生命体征的变化和腹部、胸部的症状与体征,警惕腹膜炎、膈下脓肿、腹腔内感染、感染性休克等并发症的发生。

2. 术后护理

(1)体位:病情平稳后取半卧位。

(2)病情观察、营养支持、高热护理见术前护理。

(3)引流管护理:妥善固定,保持引流通畅,观察并记录引流液的色、量、质,严格遵守无菌操作原则,防止逆行感染。

【健康教育】

1. 多饮水,多进食高热量、优质蛋白、富含维生素和纤维素清淡、易消化的食物。

2. 自我观察、定期随访：若出现发热、肝区疼痛等症状，及时就诊。

(张 婷)

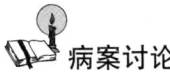 病案讨论

病例摘要 患者，男性，56岁，因右上腹肝区隐痛伴食欲下降、消瘦、乏力3个月余入院就诊，既往有慢性肝炎史10年。体格检查：贫血貌，肝右肋下缘可触及，质硬，轻度压痛，移动性浊音（−）；实验室检查：AFP 650 μg/L；B型超声和CT检查示肝右叶6 cm×7 cm大小占位，肺、脑CT未见异常，肝肾功能基本正常。

讨论：①患者可能的临床诊断？②如何评估患者的当前的身体状况？③患者拟行手术，手术前后的护理措施有哪些？

 习题

一、护考测试

【A1型题】

1. 肝癌术前护理错误的是 （ ）
   A. 术前2 d口服肠道消炎药　　　　B. 术前晚及术日晨清洁灌肠
   C. 适量输血　　　　　　　　　　　D. 高蛋白、高脂肪、高维生素饮食
   E. 配血

2. 细菌性肝脓肿最多见的致病菌是 （ ）
   A. 溶血性链球菌　　　　　　　　　B. 铜绿假单胞菌
   C. 金黄色葡萄球菌　　　　　　　　D. 大肠埃希菌
   E. 脆弱拟杆菌

【A2型题】

3. 患者，女性，50岁。肝区胀痛，可触及肝大，超声检查肝内占位性病变。下列最有意义的检查是 （ ）
   A. AFP　　　　　　　　　　　　　B. MRI
   C. CT　　　　　　　　　　　　　 D. 癌胚抗原
   E. 谷丙转氨酶

二、研考能力拓展

患者，男，36岁，因急性阑尾炎入院，入院后拒绝手术，予以抗感染治疗后，出现寒战、高热，右上腹痛。体格检查：急性面容，巩膜黄染，右上腹压痛，肝大，肝区叩击痛明显。实验室检查：白细胞数 $20×10^9/L$，中性粒细胞比例0.90。B型超声检查示肝占位性病变。请问：①该患者可能的医疗诊断是什么？②提出患者存在的护理诊断/问题。③应给予哪些护理措施？

第二十六章 胆道疾病患者的护理

第一节 胆道疾病的特殊检查与护理

目前临床常用的胆道疾病特殊检查可分为超声检查和放射学检查。

1. 超声检查

（1）B型超声　用于胆囊结石、胆囊炎、胆道肿瘤、胆道蛔虫、胆道畸形等胆道系统疾病的诊断。可了解肝内、外胆管及胆囊病变部位和大小；判断胆道梗阻部位及原因；引导肝胆管穿刺、引流、取石。此方法经济、安全、无创、简便、诊断率高，是诊断胆道疾病首选的检查方法。

注意事项：①检查前准备，胆囊检查前3d禁食牛奶、豆制品、糖类等易发酵产气的食物；检查前一天晚清淡饮食；检查当日空腹，禁饮水。肠道气体过多或便秘者可事先口服缓泻剂或灌肠，以减少气体干扰。②检查中护理，多取仰卧位、左侧卧位有利于显示胆囊颈及肝外胆管病变；胆囊位置较高者可取坐位或站位。

（2）超声内镜　将超声探头和内镜技术结合，通过内镜观察黏膜表面病变，同时进行实时超声扫描，是一种直视性的腔内超声技术，提高了内镜和超声的诊断水平。可了解胆总管病变部位和大小；判断胆道梗阻部位及原因，用于胆总管结石、胆总管中下段肿瘤、胆囊微小结石等胆道系统疾病的诊断。

注意事项：①检查前准备，检查前4~6h禁食，取下活动性义齿。②检查中护理，取左侧屈膝卧位，检查的过程中观察患者的呼吸和面色，保持呼吸道通畅，防止误吸或窒息。③检查后护理，检查后禁食2h，行穿刺活检者需禁食4~6h，同时密切观察生命体征、腹部体征和有无出血等情况。

2. 放射学检查　目前临床诊断胆道疾病常用的放射学检查有经内镜逆行胰胆管造影（endoscopic retrograde cholangiopancreatography，ERCP）、经皮肝穿刺胆管造影（percutaneous transhepatic cholangiography，PTC）、磁共振胰胆管造影（magnetic resonance cholangiopancreatography，MRCP）。

（1）ERCP　是在纤维十二指肠镜直视下，通过十二指肠乳头将导管插入胆管或胰管内进行造影的方法，更适用于低位胆管梗阻的诊断。可直接观察十二指肠及乳头的病变，可对病变部位取材做活检；收集十二指肠液、胆汁及胰液进行理化及细胞学检查;通过造影显示和诊断胆道系统和胰管梗阻的部位及原因;可行鼻胆管引流、Oddi括约肌狭窄切开术、胆总管下端取石及蛔虫等。适用于胆道疾病伴黄疸、疑为胆源性胰腺炎、胆胰或壶腹部肿瘤、先天性胆胰异常。急性胰腺炎、碘过敏者禁忌做此项检查。

注意事项:①检查前准备,评估患者心肺功能、凝血酶原时间、血小板计数等;检查前4~8 h禁食;检查前15~20 min常规注射地西泮5~10 mg、东莨菪碱10 mg及哌替啶50 mg,口服咽部局部麻醉药。②检查中护理,插内镜时指导患者放松并进行深呼吸,造影过程中若出现呛咳、呕吐、躁动、呼吸抑制、血压下降等特殊情况,应及时终止操作并做相应处理。③检查后护理,密切观察生命体征、腹部体征、有无出血、引流液等情况。胰管未显影者造影后2 h禁食,显影者术后暂禁食,待血清淀粉酶水平正常后进食低脂半流质饮食;遵医嘱预防性应用抗生素。

(2) PTC 是在X射线透视或B型超声引导下,用穿刺针经皮肤穿入肝胆管,再注入造影剂使肝内外胆管迅速显影的检查方法。可了解肝内外胆管的情况、病变部位、范围、程度和性质,必要时可置管引流胆汁。用于原因不明的梗阻性黄疸行ERCP失败者、术后疑有残余结石或胆管狭窄者、B型超声提示肝内胆管扩张者。心肺功能不全、凝血时间异常、急性胆道感染及碘过敏者禁忌做此项检查。此方法为有创检查,可发生胆漏、出血、胆道感染等并发症,近年来已不常使用。

注意事项:①检查前准备,检测凝血酶原时间及血小板计数。有出血倾向者,予以止血治疗,待出血倾向纠正后再行检查;遵医嘱预防性使用抗生素;碘过敏试验;术前一天晚口服缓泻剂或灌肠,检查前4~8 h禁食。②检查中护理,经肋间穿刺时患者取仰卧位,经腹膜穿刺时取俯卧位;指导患者保持平稳呼吸,避免屏气或做深呼吸;造影过程中若发现特殊情况应及时终止操作并做相应处理。③检查后护理,禁食2 h;术后平卧4~6 h,卧床休息24 h;严密观察生命体征、腹部体征、穿刺点有无出血等;置管引流者保持引流通畅,注意观察引流液的量、颜色及性质;遵医嘱应用抗生素及止血药。

(3) MRCP 此方法无创、胆道成像完整,对先天性胆管囊状扩张症及梗阻性黄疸的诊断有重要价值。可了解肝、胆、胰的形态结构及其内部的结石、肿瘤、梗阻、扩张等情况。主要用于B型超声诊断不清、疑有肿瘤及指导术中定位。置有心脏起搏器、神经刺激器、人工心脏瓣膜、心脏血管支架、眼球异物、动脉瘤夹及金属节育环等的患者禁忌做此项检查。

注意事项:①检查前准备,嘱咐患者取下义齿、发夹、戒指、耳环、手表等一切金属物品;手机、磁卡不可带入检查室;告知患者检查中梯度场启动可有噪声,以取得配合;幼儿、恐惧症患者检查前可给予镇静剂。②检查中护理,指导患者取平卧位、采取正确呼吸方法即吸气—呼气—闭气配合检查。

第二节 胆石症患者的护理

胆石症指在胆囊和胆管发生的结石,是胆道系统的常见病与多发病,我国目前发病以胆囊的胆固醇结石为主,女性的发病率比男性高2~3倍。

【分类】

1. 按结石分布部位分类　主要分为①胆囊内的结石,即胆囊结石;②左右肝管汇合部以下的结石,即肝外胆管结石;③左右肝管汇合部以上的结石,即肝内胆管结石。

2. 按结石的化学成分分类　主要分为①胆固醇结石,多位于胆囊内,组成成分以胆固醇为主,呈白黄、灰黄色或黄色,形状和大小不一,质硬,呈多面形、圆形或椭圆形,X射线检查多不显影。②胆色素结石,组成成分以胆色素为主,形状和大小不一。可根据有无胆汁酸、细菌、质地进一步分成黑色胆色素结石(无胆汁酸、无细菌、质地偏硬,多位于胆囊内)和棕色胆色素结石(有胆汁酸、有细菌、质地偏碎,多位于肝内、外胆管内)。③混合型结石,成分、颜色、形状多样化。

一、胆囊结石

胆囊结石是指在胆囊内发生的结石,胆固醇结石和以胆固醇为主的混合性结石较常见,常和急性胆囊炎并存。

【病因】

病因复杂,是多种因素综合作用的结果,主要与脂类代谢和胆囊功能异常有关。这些因素引发胆汁的成分和理化性质发生变化,胆汁中的胆固醇呈过饱和状态,沉淀、析出、结晶而形成结石。此外,胆汁中可能存在的促成核因子及黏液糖蛋白促使胆固醇成核过程异常也可促进结石的发生。

【病理生理】

饱餐、进食油腻食物后胆囊收缩,或睡眠时体位改变致结石移位并嵌顿于胆囊颈部,导致胆汁排出受阻,胆囊强烈收缩而发生胆绞痛。较大的结石长时间持续嵌顿和压迫胆囊壶腹部或颈部,或排入并嵌顿于胆总管,可引起胆囊炎、胆管炎或梗阻性黄疸。小结石可经过胆囊管排入胆总管,形成继发性胆管结石,结石通过胆总管下端时损伤Oddi括约肌或嵌顿于壶腹部引起胆源性胰腺炎。此外,结石及炎症反复刺激胆囊黏膜可诱发胆囊癌。

【临床表现】

1. 症状

(1)腹痛　常发生于饱餐、进食油腻食物或睡眠时改变体位后,出现突发的右上腹阵发性疼痛,或持续性疼痛阵发性加剧,可向右肩部、肩胛部或背部放射。

(2)消化道症状　多数患者仅有呃逆、嗳气、饱胀不适、腹部隐痛等非特异性的消化道症状,易误诊为"胃病"。

(3)胆囊积液　结石嵌顿或阻塞胆囊管但未合并感染时,胆汁淤积,胆汁中的胆色素被胆囊黏膜吸收,并分泌黏液性物质平衡胆内压,形成胆囊积液,由于积液透明无色,被称为"白胆汁"。

2. 体征

(1)腹部体征　有时可在右上腹部触及肿大的胆囊。若继发感染发展为急性胆囊炎,右上腹部可有明显压痛、反跳痛或肌紧张,即墨菲(Murphy)征阳性。

(2)黄疸　多见于胆囊炎反复发作合并Mirizzi综合征的患者,与特殊的解剖因素有关,患者的胆囊管与肝总管伴行过长或者胆囊管与肝总管汇合位置过低,持续嵌顿于胆囊颈和较大的胆囊结石压迫肝总管,导致肝总管狭窄,反复的炎症发作更易导致胆囊肝总管瘘、胆囊管消失、结石部分或全部堵塞肝总管,导致胆囊炎及胆管炎反复发作,梗阻性黄疸明显。

【辅助检查】

B型超声检查是首选方法,正确诊断率接近100%,CT、MRI不作为常规检查。

【处理原则】

1. 非手术治疗　对于无症状的小结石或合并严重心血管疾病不能耐受手术的老年患者,可尝试溶石或排石治疗。

2. 手术治疗　胆囊切除术是治疗胆囊结石的首选方法,常采用的手术方法有腹腔镜胆囊切除术、开腹胆囊切除术、小切口胆囊切除术,首选腹腔镜胆囊切除术治疗。

二、胆管结石

胆管结石是指在肝内外胆管发生的结石,根据结石所在的部位,胆管结石可分为肝外胆管结石和肝内胆管结石;结石发生的原因可将肝外胆管结石分为原发性胆管结石和继发性胆管结石。

【病因】

胆管结石的病因和胆囊结石的病因类似,主要原因包括胆汁淤滞、胆道细菌感染、胆道异物、胆道解剖异常。继发性胆管结石主要由于胆囊结石或肝内结石排入胆总管引起。

【病理生理】

胆管结石可引起胆管不同程度的梗阻,梗阻可使近端胆管出现不同程度扩张、管壁增厚、胆汁滞留,出现黄疸。长期梗阻导致梗阻以上的肝段或肝叶纤维化和萎缩,出现胆汁性肝硬化和门静脉高压症;胆管的梗阻可继发化脓性感染,引起急性梗阻性化脓性胆管炎、肝脓肿,细菌和毒素随胆汁逆流入血,引起脓毒血症;当结石嵌顿在胆总管壶腹部时可造成胰液排除不畅而引起胆源性急、慢性胰腺炎;肝胆管长期受结石、炎症及胆汁中致癌物质的刺激,可发生癌变。

【临床表现】

1. 肝外胆管结石　取决于胆道有无梗阻、感染及其程度,当结石阻塞胆管并继发感染时,出现典型的Charcot三联征,即腹痛、寒战、高热和黄疸。

(1) 腹痛　出现剑突下或右上腹部阵发性绞痛,或呈持续性疼痛阵发性加剧,疼痛可向右肩背部放射,伴恶心、呕吐。

(2) 寒战、高热　胆管梗阻并继发感染后可引起的全身性中毒症状,出现寒战、高热,体温可达39~40℃。

(3) 黄疸　因胆管梗阻后胆红素逆流入血所致。黄疸的程度和持续的时间取决于梗阻的程度及是否继发感染。部分梗阻时黄疸程度轻,完全性梗阻时黄疸较重;并发感染时,胆管黏膜与结石的间隙随炎症的发作及控制而变化,黄疸呈间歇性和波动性。出现黄疸时患者常有尿色变深、粪色变浅、皮肤瘙痒等症状。

2.肝内胆管结石　可多年无症状或仅有上腹部和胸背部持续性胀痛不适。绝大多数患者因寒战、高热和腹痛就诊。梗阻和感染仅发生在某肝叶、肝段胆管时,患者可无黄疸;结石位于肝管汇合处时可出现黄疸;体格检查可见肝呈不对称性肿大,肝区有压痛和叩痛等体征。

【辅助检查】

1.实验室检查　血常规检查可见白细胞计数及中性粒细胞比例明显升高,血清胆红素、氨基转移酶和碱性磷酸酶升高。尿液检查示尿胆红素升高,尿胆原降低甚至消失,粪便检查显示粪中尿胆原减少。

2.影像学检查　B型超声为首选的检查方法,可显示胆管内结石的大小、位置。CT、MRI、MRCP能清晰显示肝、胆的形态和结构,并能发现胆管癌。PTC、ERCP为有创检查,用于诊断困难及准备手术的患者。

【处理原则】

以手术治疗为主,原则为取尽结石、解除梗阻、去除感染病灶、通畅引流、预防结石复发。

1.肝外胆管结石

(1)胆总管切开取石、T管引流术　为首选的治疗方法,可保留正常的Oddi括约肌功能,可采取开腹或腹腔镜手术,术中取尽结石,取石后,肝总管下端通畅者在胆总管切开处放置T管引流,一端通向肝管,一端通向十二指肠,下端穿出体外接引流袋。

(2)胆肠吻合术　亦称胆肠内引流术,常用的术式有胆总管空肠Roux-en-Y吻合术、旷置空肠胆管十二指肠吻合术等。

(3)Oddi括约肌切开成形术　适用于胆总管结石合并胆总管下端短段(<1.5 cm)狭窄或胆总管下端嵌顿结石的患者。

(4)微创外科治疗　ERCP检查的同时行内镜括约肌切开,然后向胆总管送入取石篮取石。

2.肝内胆管结石　宜采取以手术治疗为主的综合治疗。

(1)肝切除术　最常用、最有效的手术治疗方法,主要手术切除结石所在位置、狭窄和远端扩张的胆管。

(2)胆管切开取石术　使用该种方法单纯取石难以取尽结石,因此仅对肝内胆管无扩张、未合并狭窄、结石在较大胆管或并发急性胆管炎时采用。

(3)胆肠吻合术　多行肝管空肠Roux-en-Y吻合,是治疗肝内胆管结石合并胆管狭窄、恢复胆汁通畅的有效方法。

(4)肝移植术　适用于肝功能损害严重且全肝胆管充满结石无法取尽时。

三、护理

【护理评估】

1.术前评估

(1)健康史　①详细询问患者年龄、饮食习惯、营养状况、居住地、劳动强度等;②了解既往有无反酸、嗳气等消化道症状,有无呕吐,有无蛔虫或粪便排出蛔虫史,有无胆囊结石、胆囊炎和黄疸病史,有无药物过敏及其他腹部手术史。

(2)身体状况 ①腹痛部位、性质、腹部形态、腹膜刺激程度,有无肝大、肝区压痛等,胆囊有无肿大;②有无消瘦、乏力、恶心、呕吐、食欲缺乏、贫血、黄疸、寒战、高热等。③了解白细胞计数及中性粒细胞比例、肝功能、凝血酶原时间、B型超声等检查结果。

(3)心理社会状况 评估患者和家属对疾病相关知识的了解程度、心理状态,患者的社会支持状况。

2.术后评估

(1)手术情况 麻醉、手术方式,术中取石、引流情况,引流管数量、名称、放置位置灯。

(2)身体情况 生命体征、引流液状况、手术切口愈合情况、有无并发症。

(3)心理社会状况 评估患者及家属对于术后康复知识的掌握程度,心理状态。

【护理诊断/问题】

1.急性疼痛 与结石嵌顿致胆道梗阻、感染及Oddi括约肌痉挛有关。

2.体温过高 与胆管结石梗阻导致急性胆管炎有关。

3.营养失调:低于机体需要量 与食欲缺乏、疾病消耗及摄入不足有关。

4.有皮肤完整性受损的危险 与胆管梗阻、胆盐沉积致皮肤黄疸、瘙痒及术后胆汁渗漏有关。

5.潜在并发症 出血、胆瘘、感染等。

【护理措施】

1.术前护理

(1)疼痛护理 嘱患者卧床休息,观察疼痛的部位、性质、发作时间、诱因等;对诊断明确的剧烈疼痛患者,可遵医嘱通过口服、注射等方式给予消炎利胆、解痉或止痛药。禁用吗啡,以免引发Oddi括约肌痉挛。

(2)降低体温 观察生命体征情况,针对性采取物理降温和(或)药物降温的方法尽快降低患者的体温;遵医嘱应用抗生素,控制感染。

(3)营养支持 鼓励患者进食低脂、高蛋白、高糖类、高维生素的普通饮食或半流质饮食。禁食、不能经口进食者,通过肠外营养途径补充足够的热量、氨基酸、维生素、水、电解质等,以维持良好的营养状态。

(4)皮肤护理 应告知患者修剪指甲,不可用手抓挠,防止抓破皮肤;保持皮肤清洁,可用温水擦洗皮肤,减轻瘙痒。瘙痒剧烈者,可遵医嘱应用外用药物和(或)其他药物治疗。

(5)腹腔镜手术术前准备 ①皮肤准备:嘱患者用肥皂水清洗脐部,保持脐部附近皮肤清洁;②呼吸道准备:进行呼吸功能锻炼,避免感冒,戒烟,减少呼吸道分泌物。

2.术后护理

(1)病情观察 严密观察生命体征、腹部体征、引流液、切口敷料状况,防止术后出血和胆汁渗漏。

(2)营养支持 禁食、胃肠减压期间,通过肠外营养途径补充热量、营养物质;胃管拔除后根据患者的胃肠功能恢复情况,由无脂流质逐渐过渡至低脂饮食。

(3)T管引流护理

妥善固定:将T管妥善固定于腹壁外,不可固定于床单上,防止因翻身、活动、搬动时牵拉脱出。对躁动不安的患者应由专人看护或适当约束,避免将T管拔出。

保持有效引流:T管不可受压、扭曲、折叠,应经常由近端向远端方向挤捏管道,防止引流液中的血凝块、絮状物、泥沙样结石堵塞管道,保持引流通畅。必要时用生理盐水低压冲洗或用50 mL注射器负压抽吸。

加强观察:观察并记录引流液的颜色、量和性状,术后24 h内胆汁引流量300～500 mL,恢复饮食后可增至每日600～700 mL,之后逐渐减少至每日200 mL左右。

预防感染:长期带T管者,每周更换无菌引流袋,更换时严格无菌操作。引流管周围皮肤垫无菌纱布,保持局部干燥,防止胆汁浸润皮肤引起炎症。平卧时引流管的远端不可高于腋中线,坐位、站立或行走时不可高于腹部手术切口,防止胆汁逆流引发感染。

拔管:术后2周,引流出的胆汁色泽正常,引流量逐渐减少,可先试行夹管1～2 d;如夹管期间,患者无腹痛、发热、黄疸等症状,经T管做胆道造影,造影后持续引流24 h以上。如胆道通畅无结石或其他疾病,再夹管24～48 h,患者无不适可予以拔管。拔管时应注意用手下压腹壁,轻轻拔除,防止暴力,以免将T管窦道撕裂,造成胆汁性腹膜炎。拔出后残留窦道用凡士林纱布填塞,1～2 d可自行闭合。

(4)并发症的预防与护理

出血:术后应加强观察生命体征与腹部体征,若腹腔引流管引流出血性液增多,每小时超过100 mL,持续3 h以上,或患者出现面色苍白、脉搏细速、血压下降等表现时,提示腹腔内出血;若T管内引流出血性胆汁或鲜血,排柏油样便,伴心率增快、血压下降等,提示胆管内出血,应立即报告医生,并配合医生进行相应的急救和护理。改善和纠正凝血功能,遵医嘱予以维生素 K_1 10 mg肌内注射,每天2次。

胆瘘:患者术后若出现发热、腹胀和腹痛等腹膜炎的表现,或患者腹腔引流液呈黄绿色胆汁样,常提示患者发生胆瘘。应及时与医生联系,并配合进行相应的处理。术后应注意保持T管有效引流,保持水、电解质平衡,观察并及时更换引流管周围的敷料,保持局部皮肤的清洁、干燥,防止胆汁刺激和损伤皮肤,以预防胆瘘的发生。

【健康教育】

1.饮食指导　控制脂肪的摄入量,保证机体足够热量,提高饮食中蛋白质比例和维生素的种类,忌食用刺激性食物和酒类。

2.定期复诊　出现腹痛、黄疸、发热等症状及时就医。

第三节　胆道感染患者的护理

胆道感染是指胆囊壁和(或)胆管壁受到致病菌的侵袭后发生的炎症反应。胆道感染与胆石症常互为因果关系,胆石症可引起胆道梗阻,梗阻可造成胆汁淤积,细菌繁殖而致胆道感染;而胆道反复感染又是促使结石形成的重要因素之一。

一、急性胆囊炎

胆囊炎是指发生于胆囊的炎症反应。根据发病的缓急和病程长短,分为急性胆囊炎和慢性胆囊炎；根据胆囊内有无结石，分为结石性胆囊炎和非结石性胆囊炎。

【病因】

1. 急性结石性胆囊炎　由于结石阻塞或嵌顿于胆囊管或胆囊颈，导致胆汁排出受阻、胆汁淤积，胆汁中的胆汁酸刺激胆囊黏膜而引起水肿、炎症甚至坏死；同时，由于胆汁淤积，经胆道逆行的致病菌直接蔓延或经血液循环和淋巴途径入侵胆囊。

2. 急性非结石性胆囊炎　目前病因不明，可能与胆汁淤积、缺血有关。

【病理生理】

结石导致胆囊管梗阻，胆管扩张，管壁黏膜充血、渗出增多，形成急性单纯性胆囊炎。若疾病未能得以控制，胆囊内压力不断升高，炎症进一步发展，胆管腔内充满脓液或脓性胆汁，形成急性化脓性胆囊炎。若胆囊内压力未解除，压力持续升高，导致胆囊壁血液循环障碍，导致胆囊壁组织坏疽，形成急性坏疽性胆囊炎，其后，易并发胆囊穿孔。炎症可进一步浸润周围器官，也可穿破至十二指肠、结肠等形成胆囊胃肠道内瘘。急性非结石性胆囊炎更易出现胆囊坏疽、穿孔。

胆道结石和炎症的关系是什么？

【临床表现】

1. 症状

（1）腹痛　常发生于饱餐、进食油腻食物后，出现右上腹阵发性绞痛或胀痛，可向右肩、肩胛或背部放射。

（2）消化道症状　多数患者反复出现恶心、呕吐、厌食、腹胀等消化道症状。

（3）发热　根据炎症反应的程度，患者可出现轻度至中度的发热。

2. 体征　右上腹部可有明显压痛、叩痛、反跳痛和肌紧张。典型体征是将左手压于右上肋缘下，嘱患者腹式呼吸，如出现突然吸气暂停，即 Murphy 征阳性。

【辅助检查】

1. 实验室检查　血常规检查可见白细胞计数及中性粒细胞比例明显升高，血清胆红素、氨基酸转移酶或淀粉酶升高。

2. 影像学检查　B 型超声可示胆囊增大，胆囊壁增厚，并可探及胆囊内结石影。CT、MRI 均可诊断。

【处理原则】

1. 非手术治疗　可作为术前准备，包括禁食、解痉、输液、抗感染、营养支持等。如非手术治疗病情未缓解，或发展为急性化脓性坏疽穿孔性胆囊炎，须尽早手术治疗。

2. 手术治疗　为治疗的主要方式，包括胆囊切除术包括腹腔镜胆囊切除术和开腹手术、胆囊造口术以及超声或 CT 引导下的经皮经肝胆囊穿刺引流术。

二、急性梗阻性化脓性胆管炎

急性梗阻性化脓性胆管炎（acute obstructive suppurative cholangitis，AOSC）又称急性重症胆管炎，是急性胆管炎的严重阶段。急性胆管炎和急性梗阻性化脓性胆管炎是同一疾病的不同发展阶段和程度。

【病因】

1. 胆道梗阻　最常见的原因为胆总管结石，胆道蛔虫、胆管狭窄、恶性肿瘤等亦可造成胆道梗阻。梗阻时,胆盐不能进入肠道,易造成细菌移位,引发急性梗阻性化脓性胆管炎。

2. 细菌感染　常见的致病菌以大肠埃希菌、变形杆菌、克雷伯杆菌、铜绿假单胞菌等革兰氏阴性杆菌多见。感染途径可经十二指肠逆行进入胆管,或经门静脉系统入肝到达胆管引起感染。

【病理生理】

急性梗阻性化脓性胆管炎的基本病理改变是胆管完全性梗阻和胆管内化脓性感染。胆管梗阻及合并胆管感染造成梗阻以上胆管扩张、胆管壁黏膜肿胀,由此导致胆管完全性梗阻,胆管内压力进一步升高,胆管壁充血、水肿、炎性细胞浸润及溃疡形成,管腔内逐渐充满脓性胆汁或脓液,继而使胆管内压力升高,胆汁停止分泌,胆管内脓性胆汁及细菌逆流,引起肝内胆管及肝细胞化脓性感染;严重的感染可使肝细胞发生大片坏死;肝内胆管溃破后形成胆管与肝动脉或门静脉瘘,可在肝内形成多发性脓肿及胆管出血;大量细菌和毒素还可经肝静脉进入体循环引起全身化脓性感染和多器官功能损害,甚至引起全身脓毒血症或感染性休克,严重者可导致 MODS。

【临床表现】

1. 症状

(1) 腹痛　为突发的剑突下或右上腹持续性疼痛,可阵发性加重,并向右肩胛下及腰背部放射。腹痛程度因梗阻部位的不同而异,肝外梗阻时腹痛较重,而肝内梗阻者腹痛较轻或无腹痛。

(2) 寒战、高热　体温呈持续升高达 39~40 ℃ 或更高,呈弛张热型。

(3) 黄疸　可出现不同程度的黄疸,肝内梗阻者黄疸较轻,肝外梗阻者黄疸较明显。

(4) 神志改变　神情淡漠、烦躁、谵妄或嗜睡,甚至昏迷。

(5) 休克　感染性休克表现,呼吸浅快、出冷汗、脉搏快而弱,血压在短时间内迅速下降,口唇发绀,指甲床青紫,全身皮肤可出现出血点或皮下瘀斑。

(6) 消化道症状　多数患者伴有恶心、呕吐、厌食、腹胀、腹部不适等消化道症状。

2. 体征　剑突下或右上腹部可有不同程度压痛或腹膜刺激征,肝大伴肝区压痛或叩痛,可触及肿大的胆囊。

【辅助检查】

1. 实验室检查　血常规检查可见白细胞计数及中性粒细胞比例明显升高;细胞质内可出现中毒颗粒。凝血酶原时间延长,肝功能有不同程度受损、尿素氮增高等;血气分析检查可提示 PaO_2、SaO_2 降低,代谢性酸中毒的表现。

2. 影像学检查　如病情允许,可行 B 型超声检查,必要时可行 CT 或 MRCP 检查。

【处理原则】

1. 非手术治疗　既是治疗手段,又可作为术前准备,包括抗休克治疗、抗感染治疗,纠正水、电解质及酸碱平衡,对症治疗、禁食、胃肠减压。

2. 手术治疗　原则是解除梗阻、降低胆道压力、挽救患者生命。多采用胆总管切开减压、T 管引流术。在病情允许的情况下,也可采用经皮肝穿刺胆道引流(percutaneous liver puncture biliary drainage,PTBD)治疗或经内镜鼻胆管引流术等。

三、护理

【护理诊断/问题】

1. 体液不足　与呕吐、禁食、胃肠减压和感染性休克有关。
2. 体温过高　与胆管感染、炎症反应有关。
3. 低效型呼吸形态　与感染中毒有关。
4. 潜在并发症　休克、胆管出血、多器官功能障碍、胆瘘等。

【护理措施】

1. 术前护理

(1) 严密观察病情　监护生命体征、神志、腹部症状体征、皮肤黏膜情况、血常规、电解质、血气分析等检查结果。若患者出现神志淡漠、黄疸加深、少尿或无尿、肝功能异常、PaO_2 降低、代谢性酸中毒及凝血酶原时间延长等,提示发生 MODS,及时报告医师,协助处理。

(2) 纠正水、电解质、酸碱平衡紊乱　严密观察病情、中心静脉压、电解质、酸碱平衡、胃肠减压及每小时尿量等情况,建立静脉通道,遵医嘱用药,合理安排输液的顺序和速度。

(3) 维持正常体温　根据患者体温升高的程度,采用物理或药物降温,遵医嘱联合使用足量的抗生素控制感染,恢复正常体温。

(4) 维持有效气体交换　密切观察呼吸频率、节律和幅度和血气分析结果,了解患者的呼吸功能状况,若患者出现呼吸急促,PaO_2、SaO_2 降低,提示呼吸功能受损;非休克患者采取半卧位,休克患者取仰卧中凹位,根据呼吸形态及血气分析结果选择恰当的给氧方式和氧气流量,改善缺氧症状。

2. 术后护理及健康教育　参见胆管结石患者的术后护理及健康教育。

第四节　胆道蛔虫症患者的护理

胆道蛔虫症指肠道蛔虫上行钻入胆道所引起的一系列临床症状,是常见的外科急腹症之一,多见于青少年和儿童。随着生活环境、卫生条件改善和防治工作的开展,本病的发生率已明显下降。

【病因及病理生理】

蛔虫寄生于小肠中下段,有钻孔的习性,喜碱性环境,当寄生环境发生改变时,如胃肠道功能紊乱、饥饿、发热、驱虫不当、妊娠,蛔虫可钻至十二指肠;Oddi 括约肌功能失调时,蛔虫即可上行钻入胆道,机械性刺激可引起 Oddi 括约肌痉挛,诱发绞痛和急性胰腺炎。肠道细菌由蛔虫带入胆道致胆道感染,可引起急性梗阻性化脓性胆管炎或肝脓肿。蛔虫进入胆囊,可引起胆囊穿孔。蛔虫在胆道内死亡后,其残骸和虫卵在胆道内沉积,成为结石的诱发因素。

【临床表现】

表现为突发性剑突下或上腹部钻顶样剧烈疼痛,可向右肩或左肩背部放射,疼痛

笔记栏

重症胆管炎歌诀

起病突然症状重,
发展迅速愈后凶。
腹部绞痛伴黄疸,
血压下降神不清。

胆囊炎胆石症歌诀

胆囊炎,胆石症,
互为因果两个病。
右上绞痛肩放射,
墨菲氏征常阳性。
多数不伴有黄疸,
油脂饱餐后发病。

时常伴恶心、呕吐,甚至呕出蛔虫,剑突下方可有深压痛,少数患者可出现轻微的黄疸。当虫体静止或完全进入胆道后,绞痛可缓解甚至完全消失。合并感染时,可出现寒战、高热的临床表现。

【辅助检查】

1. 实验室检查　血常规检查可见白细胞计数及嗜酸性粒细胞比例升高。

2. 影像学检查　首选 B 型超声检查,ERCP 可作为检查手段,亦可在 ERCP 下取出虫体而作为治疗的手段。

【处理原则】

1. 非手术治疗　疼痛发作时,可遵医嘱注射阿托品、山莨菪碱等,必要时可应用哌替啶,将食醋、33%硫酸镁或氧气经胃管注入进行驱虫;遵医嘱应用抗生素,预防和控制感染;在内镜 ERCP 直视下用取出虫体,达到诊断和治疗的效果。

2. 手术治疗　多采用胆总管切开探查术、T 管引流术,术后继续驱虫治疗。

【护理诊断/问题】

1. 急性疼痛　与蛔虫刺激导致 Oddi 括约肌痉挛有关。

2. 知识缺乏　缺乏饮食卫生保健知识。

【护理措施】

1. 术前、术后护理　参见胆管结石患者的术前、术后护理。

2. 健康教育

(1) 养成良好的饮食及卫生习惯　不喝生水,蔬菜要洗净煮熟,水果应洗净或削皮后吃,饭前便后要洗手。

(2) 正确服用驱虫药　应于清晨空腹或晚上临睡前服用,服药后注意观察大便中是否有虫体排出。

第五节　胆道肿瘤患者的护理

一、胆囊息肉样病变

胆囊息肉样病变是来源于胆囊壁并向胆囊腔内突出或隆起的局限性息肉样病变的总称。以良性多见,形状多样。

【病理】

胆囊息肉样病变可分为肿瘤性息肉和非肿瘤性息肉,其中,肿瘤性息肉样包括腺瘤、腺癌、血管瘤、脂肪瘤、平滑肌瘤等;非肿瘤性息肉包括胆固醇息肉、炎性息肉、腺肌性增生等。

【临床表现】

1. 症状　常无特殊表现,部分患者有右上腹部疼痛或不适,偶尔有恶心、呕吐、食欲缺乏等消化道症状。体格检查可有右上腹部深压痛。极个别患者可出现梗阻性黄疸、无结石性胆囊炎、胆道出血等。

2. 体征 可有右上腹深部压痛,若胆囊管梗阻,则可触及肿大的胆囊。

【辅助检查】

B 型超声为首选的检查方法。

【处理原则】

1. 非手术治疗 良性病变者,每 6 个月定期复查 B 型超声 1 次,根据病情的状况选择相应的治疗方法。

2. 手术治疗 对症状明显的患者,在排除胃、十二指肠及其他胆道疾病后,宜手术治疗;无症状者,如有胆囊多发息肉样变、胆囊颈部息肉、合并胆囊结石,以及直径超过 1 cm 的单发病变、年龄≥60 岁、短期内病变迅速增大等情况须考虑手术治疗。

二、胆囊癌

胆囊癌是指发生于胆囊的癌性病变,好发于胆囊体部和底部,较少见,但在胆道系统恶性肿瘤中却是较常见的一种。

【病理】

胆囊癌多发生在胆囊体部和底部。病理上分为肿块型和浸润型,组织上分为腺癌、未分化癌、鳞状细胞癌、腺鳞癌等,转移方式主要为直接浸润和淋巴结转移。

【临床表现】

部分患者合并结石或慢性胆囊炎,早期表现为胆石症或胆囊炎的症状;当肿瘤侵犯到浆膜层或胆囊床时,可有右上腹痛、发热、黄疸等;胆囊管梗阻时可触及肿大的胆囊;晚期的患者,在右上腹可触及肿块,出现腹胀、腹痛、黄疸、体重减轻、全身衰竭等表现;当肿瘤穿透浆膜时,可出现胆囊急性穿孔、急性腹膜炎、胆道出血等。

【辅助检查】

1. 实验室检查 肿瘤标记物 CEA、CA19-9、CA125 等可升高或正常。

2. 影像学检查 B 型超声、CT 检查可见胆囊壁呈不同程度增厚或显示胆囊内新生物,以及肝内转移灶或肿大的淋巴结;增强 CT、MRI 检查可示胆道梗阻的部位及肿瘤大小等;B 型超声引导下细针穿刺抽吸活检,可明确诊断。

【处理原则】

首选手术治疗,包括单纯胆囊切除术、胆囊癌根治性切除术、胆囊癌扩大根治术、姑息性手术。

三、胆管癌

胆管癌指发生于肝外胆管包括左、右肝管至胆总管下端的癌性病变,包括肝内胆管细胞癌、肝门胆管癌、胆总管癌。

【病理】

大多数为腺癌,少数为未分化癌、乳头状癌、鳞癌。可沿肝十二指肠韧带内神经鞘浸润,也可沿肝内外胆管及淋巴结分布和流向转移。

【临床表现】

1. 症状 患者可有上腹部饱胀不适、隐痛、胀痛或绞痛,也可出现恶心、厌食、消瘦、乏力等,合并感染时可出现急性胆管炎的表现。

2. 体征 可有进行性无痛性黄疸,胆囊肿大,部分患者出现肝大,有叩击痛或触痛,晚期可在上腹部触及肿块,可伴有腹水和下肢水肿。

【辅助检查】

1. 实验室检查 血生化检查示血清总胆红素、直接胆红素、碱性磷酸酶(alkaline phosphatase,AKP)、ALP 显著升高,肿瘤标记物 CA19-9 可升高。

2. 影像学检查 B 型超声为首选的检查方法,可见肝内、外胆管扩张或胆管肿瘤;MRCP 可显示肝内、外胆管的影像。

【处理原则】

首选手术治疗。中、上段胆管癌在切除肿瘤后行胆管-空肠吻合术;下段胆管多需行胰十二指肠切除术;肿瘤晚期无法手术切除者,可选择做胆管-空肠吻合术、"U"形管引流术、PTBD 或 ERCP 放置内支架引流等。

四、护理

【护理诊断/问题】

1. 焦虑 与担心肿瘤预后及病后家庭、社会地位改变有关。
2. 急性疼痛 与肿瘤浸润、局部压迫及手术创伤有关。
3. 营养失调:低于机体需要量 与肿瘤所致的高代谢状态、摄入减少及吸收障碍有关。

【护理措施】

1. 术前护理

(1)缓解焦虑 积极主动关心患者,鼓励患者表达内心的感受,让患者产生信赖感;说明手术的意义、重要性及手术方案,使患者积极配合检查、手术及护理;及时为患者提供有利于治疗及康复的信息,增强战胜疾病的信心。

(2)疼痛护理 根据患者疼痛的实际情况,给予非药物或遵医嘱给予药物镇痛。

(3)营养支持 根据患者的病情,给予肠内营养或肠外营养支持。

2. 术后护理 参见胆管结石患者的术后护理。

3. 健康教育

(1)养成良好的作息习惯 劳逸结合,避免过度劳累。

(2)补充营养 多吃能量高、蛋白质和维生素丰富、清淡、易消化的食物。

(张 婷)

病案讨论

病例摘要 患者,女,53 岁,2 年来进食油腻食物后出现右上腹间断性疼痛,向右肩背部放射,

疼痛发作伴发热、呕吐,上述症状反复发作,自服药物后好转,未进一步诊治。1 d前,患者进食油腻食物后疼痛难忍来院就诊。体格检查:体温38.9 ℃,呼吸22次/min,脉搏102次/min,血压100/60 mmHg,急性病容,右上腹明显疼痛,畏寒。

讨论:①患者目前出现何种问题?为什么?②如何评估者的当前的身体状况?③如患者需要手术,手术前后的护理措施有哪些?④怎样做好患者的健康教育工作?

习题

一、护考测试

【A1型题】

1. 治疗急性化脓性梗阻性胆管炎最关键的措施是 ( )
   A. 纠正水、电解质紊乱　　　　　　　B. 有效的抗生素
   C. 使用皮质激素　　　　　　　　　　D. 解除胆道梗阻
   E. 使用维生素

2. 胆石症患者出现胆绞痛禁用 ( )
   A. 山莨菪碱　　　　　　　　　　　　B. 阿托品
   C. 吗啡　　　　　　　　　　　　　　D. 硝酸甘油
   E. 亚硝酸异戊酯

【A2型题】

3. 患者,男性,52岁,右上腹绞痛4 h,寒战、高热伴黄疸,既往有类似发作史,查体:神志淡漠,体温39.8 ℃,血压80/60 mmHg,脉搏130次/min,剑突下压痛,白细胞20×10^9/L,中性粒细胞90%,肝区叩击痛,该患者最可能的诊断是 ( )
   A. 胆道蛔虫症　　　　　　　　　　　B. 急性胆囊炎
   C. 急性化脓性梗阻性胆管炎　　　　　D. 溃疡病穿孔
   E. 急性胰腺炎

【A3/A4型题】(4·5题共用题干)

患者,女性,54岁,患胆石症6年,2 d前突发剑突下绞痛,继而寒战、高热、恶心、呕吐并出现黄疸。查体:患者神志不清,体温39.7 ℃,血压80/50 mmHg。

4. 该患者的诊断应首先考虑 ( )
   A. 急性重症胆管炎　　　　　　　　　B. 胆道蛔虫伴感染
   C. 慢性胆囊炎急性发作　　　　　　　D. 胆囊穿孔并腹膜炎
   E. 急性胰腺炎

5. 该患者的首要护理诊断是 ( )
   A. 潜在并发症:感染性休克　　　　　B. 疼痛
   C. 有体液不足的危险　　　　　　　　D. 体温过高
   E. 营养失调:低于机体需要量

二、研考能力拓展

1. 刘女士,64岁,患胆石症多年,3 d前因腹痛、寒战、高热和黄疸发作,经抗生素治疗无效,今日入院寻求进一步治疗。体格检查:神志不清,体温39.3 ℃,血压80/50 mmHg,脉搏128次/min,血常规检查示:白细胞计数为12.4×10^9/L,核左移。请问:①该患者可能的临床诊断是什么?②提出患者当前主要的护理诊断/问题。③简述患者术前、术后的护理要点。

2. 王先生,56岁,因右上腹疼痛伴恶心、呕吐6 h入院。患者于入院前晚进油腻食物,饮酒数杯,后于午夜突感右上腹阵发性剧烈绞痛,疼痛向右肩背放射,伴恶心、呕吐。患者平时喜饮酒、食油腻食物。查体:体温38.7 ℃,脉搏93次/min,血压130/85 mmHg,急性面容,神志清楚,右上腹压痛

(+),轻度肌紧张,Murphy征(+),肝脾肋下未及。B型超声示胆囊增大,壁厚,胆囊内结石。请问:①如何针对该患者做好围术期的护理评估?②提出患者当前主要的护理诊断/问题。③简述患者当前应采取的护理措施。

第二十七章 胰腺疾病患者的护理

第一节 急性胰腺炎患者的护理

急性胰腺炎(acute pancreatitis,AP)指胰腺分泌的胰酶在胰腺内被异常激活,对胰腺自身及其周围脏器产生消化作用而引起的炎症性疾病,是一种常见的外科急腹症。急性胰腺炎分为急性轻型胰腺炎(水肿型)和重型胰腺炎(出血坏死型)两种类型,轻型最常见,易于治疗,预后好;重型病情发展快,并发症多,病死率高。

【病因】

急性胰腺炎的病因比较复杂,与多种危险因素有关。

1. 胆道疾病 是国内胰腺炎最常见的病因,占急性胰腺炎发病原因的50%以上,这种病因引起的胰腺炎称为胆源性胰腺炎。从解剖学上来看,主胰管与胆总管下端共同开口于十二指肠乳头,当胆总管下端发生结石嵌顿、胆道蛔虫、Oddi 括约肌水肿和痉挛、壶腹部狭窄时,可使胆汁逆流入胰管,引起胰腺组织不同程度的损害。

2. 过量饮酒和暴饮暴食 是西方国家最主要的病因。乙醇能直接损伤胰腺组织,还可刺激胰液分泌、引起 Oddi 括约肌痉挛,导致胰管内压力增高,甚至细小胰管破裂,胰液进入胰腺组织间隙而引起一系列的酶性损害及胰腺自我消化。过量摄入高蛋白或高脂肪食物、暴饮暴食也可促进胰液过量分泌,如遇胰管梗阻,更容易引发急性胰腺炎。

> 急性胰腺炎为什么又称为"节日病"?

3. 十二指肠液反流 十二指肠内压力升高时,十二指肠液可反流入胰管激活蛋白水解酶及磷脂酶 A,导致胰腺组织自身消化,引发急性胰腺炎。

4. 创伤 上腹部钝器伤、穿通伤或手术都可能直接或间接损伤胰腺组织。

5. 其他 ①感染因素:如流行性腮腺炎、败血症等;②内分泌和代谢因素:如妊娠、高钙血症等;③药物因素:如皮质激素及避孕药;④高脂血症:发病原因不明者称为特异性胰腺炎。

【病理】

急性胰腺炎的基本病理改变是胰腺出现不同程度的水肿、充血、出血和坏死,急性水肿性胰腺炎和急性出血性胰腺炎的病理变化不能截然分开,后者是前者的发展。一一般来说,胰液中的酶原不具有活性,仅在十二指肠内被激活后才有消化功能。当胆汁、胰液排除受阻,以及反流和胰管内压增高引起胰腺导管破裂、上皮受损,胰液中的大量胰酶被激活而消化胰腺组织时,胰腺发生充血、水肿及急性炎症反应,称为水肿性胰腺炎。肉眼可见胰腺水肿,镜下可见腺泡及间质性水肿,炎性细胞浸润,偶有轻度出血或局灶性坏死。若病变进一步发展,或发病初期即有胰腺细胞的大量破坏,胰蛋白酶原及其他多种酶原被激活,导致胰腺及其周围组织的广泛出血和坏死,则形成出血性坏死性胰腺炎。此时胰腺除有水肿外,被膜下有出血斑甚或血肿;腹膜后和腹膜腔形成血性腹水;大小网膜、肠系膜、腹膜后脂肪组织发生坏死溶解、与钙离子结合形成皂化斑;浆膜下多处出血或血肿形成;甚至胃肠道也有水肿、出血等改变。大量胰酶被腹膜吸收入血液,使血淀粉酶和脂肪酶升高,并可通过激活体内多种活性物质的作用,导致多器官功能受损。

【临床表现】

1. 症状

(1)腹痛 最早出现的症状,位于上腹正中或偏左,突然发作,持续性进行性加重似刀割样,向背部、肋部放射。往往在饱餐和饮酒后,或极度疲劳之后发生。胆源性急性胰腺炎的腹痛始于右上腹,逐渐向左侧转移,并向左肩、左腰背部放射。

(2)腹胀 与腹痛同时发生,初期为反射性肠麻痹,严重时因肠管浸泡在含有大量胰液、坏死组织和毒素的血性腹水中发生麻痹或梗阻所致,一般较严重。

(3)恶心、呕吐 发作早且频繁,呕吐物为胃、十二指肠内容物,起初为胆汁样物,病情进行性加重后可为粪样,呕吐后腹痛不缓解。

(4)发热 早期为中度发热;胰腺坏死伴感染时,高热为主要症状之一;合并胆管感染时常伴寒战、高热。

(5)休克和脏器功能障碍 重症急性胰腺炎休克早期以低血容量性休克为主,后期可合并感染性休克。伴急性肺衰竭时可有呼吸困难和发绀;有胰性脑病者可引起中枢神经系统症状。

(6)其他 胃肠出血时可有呕血和便血;血钙降低时,可出现手足抽搐;严重者可有 DIC 表现及中枢神经系统症状,如感觉迟钝、意识模糊乃至昏迷;应激反应和胰岛细胞破坏可导致血糖升高。

2. 体征

(1)腹膜炎体征 轻型急性胰腺炎压痛多局限于中上腹部,常无明显肌紧张。重症急性胰腺炎压痛明显,并有肌紧张和反跳痛;移动性浊音阳性;肠鸣音减弱或消失。

(2)皮下出血 腰部、季肋部和下腹部皮肤出现大片青紫色瘀斑,称 Grey-Turner 征;脐周皮肤出现蓝色改变,称 Cullen 征。见于少数严重急性坏死性胰腺炎,主要因胰液外溢至皮下组织间隙,溶解皮下脂肪,使毛细血管破裂出血所致。

(3)黄疸 急性水肿性胰腺炎出现的较少,而在急性出血性胰腺炎则出现的较多。主要由于结石嵌顿,胆总管开口水肿、痉挛,肿大的胰头压迫胆总管下端所致。

【辅助检查】

1. 实验室检查

(1)血、尿淀粉酶测定 血清淀粉酶在发病 2 h 后开始升高,24~48 h 达高峰,持续4～5 d后逐渐降至正常;尿淀粉酶在发病24 h后开始升高,48 h达高峰,下降较缓慢,持续1～2周。一般认为血清淀粉酶超过500 U/dL(正常值40～180 U/dL,Somogyi法)或尿淀粉酶(正常值80～300 U/dL,Somogyi法)超过正常上限3倍才具有诊断价值,淀粉酶值越高诊断正确率越大,但淀粉酶升高的幅度和病变严重程度不一定成正比。

(2)血脂肪酶测定　急性胰腺炎发病后,血清脂肪酶和淀粉酶平行升高,两者联合测定可增加诊断的准确性。

(3)血钙、血糖测定　血钙降低,血糖升高。

(4)其他　白细胞计数升高、肝功能异常、血气分析指标异常等。诊断性腹腔穿刺若抽出血性渗出液,所含淀粉酶值高,对诊断很有帮助。

患者出现哪些征象提示重症胰腺炎?

2. 影像学检查　腹部B型超声可发现胰腺肿大和胰周液体积聚,也可发现胆道结石和胆道扩张以诊断胆源性胰腺炎。CT最具诊断价值,可诊断胰腺炎,并可鉴别是否合并胰腺组织坏死,对胰腺脓肿和假性囊肿也有诊断价值。

【处理原则】

1. 非手术治疗　目的是减少胰腺分泌,防止感染及MODS的发生。主要包括:禁食与胃肠减压、纠正体液失衡和微循环障碍、防治休克、营养支持、镇痛和解痉、抑制胰腺分泌及抗胰酶疗法、预防感染、中药治疗等。

2. 手术治疗　手术适应证:胰腺和胰周坏死组织继发感染,伴胆总管下端梗阻或胆道感染,合并肠穿孔、大出血或胰腺假性囊肿,急性腹膜炎不能排除其他急腹症。手术方法包括:坏死组织清除加引流术最常用,可酌情选用开放手术或使用内镜;若为胆源性胰腺炎,则应取出胆道结石、解除胆道梗阻、畅通引流;若继发肠瘘,可将瘘口外置或行近端肠管造口术。形成假性囊肿者,行内、外引流术。

【护理评估】

1. 术前评估

(1)健康史　①详细询问患者年龄、饮食习惯、营养状况、居住地等;②了解既往有无有无胆道疾病、酗酒、饮食不当、腹部手术、胰腺外伤、感染等诱发因素,有无药物过敏及其他腹部手术史。

(2)身体状况　①腹痛的性质、程度、时间及部位;呕吐物色、质、量;腹胀程度,有无腹膜刺激征、移动性浊音及肠鸣音变化。②生命体征,注意有无呼吸增快、呼吸音减弱、发绀等征象,皮肤黏膜色泽、皮肤温度、尿量等休克征象。③了解血、尿淀粉酶值有无异常,有无水、电解质失衡及凝血功能障碍。

(3)心理社会状况　评估患者和家属对疾病相关知识的了解程度、心理状态;患者的社会支持状况。

2. 术后评估

(1)手术情况　麻醉、手术方式,引流管数量、名称、放置位置等。

(2)身体情况　生命体征、引流液状况、手术切口愈合情况、有无并发症。

(3)认知心理状况　评估患者及家属对于术后康复知识的掌握程度,心理状态。

【护理诊断/问题】

1. 急性疼痛　与胰腺及其周围组织炎症、胆道梗阻有关。

2. 有体液不足的危险　与渗出、出血、呕吐、禁食等有关。
3. 营养失调:低于机体需要量　与呕吐、禁食、胃肠减压和大量消耗有关。
4. 体温过高　与胰腺坏死、继发感染或并发胰腺脓肿有关。
5. 潜在并发症　出血、胰瘘或肠瘘、休克、感染、MODS等。

【护理措施】

1. 非手术治疗护理/术前护理

（1）疼痛护理　禁食、持续胃肠减压,遵医嘱使用抑制胰液分泌及抗胰酶药物,减少胰液分泌,减轻对胰腺和周围组织的刺激;疼痛剧烈时,遵医嘱给予解痉、镇痛药物;协助患者屈膝,靠近胸部以缓解疼痛;按摩背部,增加舒适感。

（2）防止休克,维持水、电解质平衡　严密监测患者的生命体征、意识状态,皮肤黏膜温度、色泽,水、电解质失衡状况,准确记录24 h出入量,留置中心静脉导管,监测中心静脉压的变化;若患者突然出现烦躁不安、面色苍白、四肢湿冷、脉搏细弱、血压下降等休克征象,应迅速建立静脉输液通路,补液扩容,尽快恢复有效循环血量。

（3）营养支持　禁食期间给予肠外营养支持。轻型急性胰腺炎待病情好转后可开始进食无脂低蛋白流质饮食,并逐渐过渡至低脂半流质和普通饮食,少量多餐,避免进食甜食和油腻食物。重症急性胰腺炎待病情稳定、淀粉酶恢复正常、肠麻痹消失后可通过空肠造瘘管给予肠内营养支持,并逐步过渡至全肠内营养及经口进食。

（4）降低体温　给予物理降温,必要时给予药物降温,严密监测生命体征变化和用药效果;遵医嘱使用敏感、能通过血胰屏障的抗生素控制感染。

（5）心理护理　为患者提供安全舒适的环境,耐心倾听,了解其感受,适当予以安慰鼓励并讲解治疗和康复知识,使其以良好心态接受治疗。

2. 术后护理

（1）引流管护理　术后放置的引流管包括胃管、腹腔双套管、胰周引流管、空肠造瘘管、胃造瘘管及尿管等。

1）腹腔双套管灌洗引流的护理:①持续腹腔灌洗,进水管接生理盐水,可加抗生素,现用现配,以20~30滴/min的冲洗速度持续灌洗。②保持引流通畅,出水管持续低负压吸引,负压不宜过大,如遇管腔堵塞,可用生理盐水缓慢冲洗。③观察引流液颜色、量和性状,引流液开始呈暗红色、混浊,2~3 d后颜色变淡、清亮。若呈血性,伴有低血容量休克的征象,警惕出血发生,及时通知医师,进行抢救。④保护皮肤,出水管周围皮肤可用凡士林纱布覆盖或涂抹氧化锌软膏加以保护。⑤拔管护理,体温维持正常10 d左右,白细胞计数正常,腹腔引流液少于5 mL/d,引流液的淀粉酶测定值正常,可考虑拔管。拔管后保持局部敷料的清洁、干燥。

2）空肠造瘘管护理:①妥善固定,将管道固定于腹壁,告之患者翻身、活动、更换衣服时避免牵拉,防止管道脱出。②保持管道通畅,营养液滴注前后使用生理盐水或温开水冲洗管道,持续滴注时每4 h冲洗管道1次;出现滴注不畅或管道堵塞时,可用生理盐水或温水行"压力冲洗"或负压抽吸。③营养液滴注注意事项,营养液现用现配,使用时间不超过24 h;注意输注速度、浓度和温度;观察有无腹胀、腹泻等并发症。

（2）并发症的观察与护理

1）出血:①密切观察生命体征,特别是血压、脉搏的变化;②观察有无血性液体从胃管、腹腔引流管或手术切口流出,患者有无呕血、黑粪或便血;③保持引流通畅,准确记录引流液的颜色、量和性状的变化;④监测凝血功能,及时纠正凝血功能紊乱;⑤遵医嘱使用止血和抑酸药物;⑥应激性溃疡出血应采用冰盐水加去甲肾上腺素胃内灌洗。

2)胰瘘、肠瘘和胆瘘:如患者出现腹痛、持续腹胀、发热、腹腔引流管或伤口流出无色清亮液体时,警惕发生胰瘘;出现明显腹膜刺激征,引流出黄绿色混浊液、粪便样液体或输入的肠内营养液时,应考虑肠瘘;若引流出胆汁样液体时应考虑为胆瘘。护理措施如下。①取半卧位,保持引流通畅;②根据病情,采取禁食、胃肠减压、静脉泵入生长抑素等措施;③严密观察引流液颜色、量和性状,准确记录;④必要时做腹腔灌洗引流,防止胰液积聚侵蚀内脏、继发感染或腐蚀大血管;⑤纠正水、电解质紊乱,加强营养支持;⑥保护腹壁瘘口周围皮肤,用凡士林纱布覆盖或氧化锌软膏涂抹。

【健康教育】

1. 预防为主　帮助患者及家属正确认识胰腺炎,强调预防的重要性,避免情绪激动、戒酒、劳逸结合;合理饮食,进食低脂饮食,忌食刺激、辛辣及油腻食物;监测血糖及血脂,必要时使用药物控制;保持良好心态,避免劳累和情绪激动。

2. 定期复查　遵医嘱服药,出现胰腺假性囊肿、胰腺脓肿、胰瘘等并发症及时就诊。

第二节　胰腺肿瘤和壶腹部癌患者的护理

胰腺癌是恶性程度很高的一种消化道肿瘤,发病率有明显增加趋势,多发于胰头部,约占75%,常浸润或累及胰周围器官或组织,早期即可发生淋巴转移,其次为胰体尾部,全胰癌少见。壶腹部癌是发生于胆总管末端、Vater壶腹部及十二指肠乳头的恶性肿瘤,临床表现、治疗与护理与胰头癌有很多共同之处,故统称为壶腹周围癌。壶腹部癌的临床症状出现较早,较易于发现和早期诊断,恶性程度低于胰头癌,若及早诊断和治疗,预后较胰头癌好。

【病理】

以导管细胞腺癌最多见,其次为腺泡细胞癌、黏液性囊腺癌和胰母细胞癌。胰腺癌可直接浸润邻近脏器,经淋巴转移至腹主动脉旁淋巴结和锁骨上淋巴结,也可经血液转移至肝、肺、骨、脑等处。壶腹癌组织类型以腺癌最多见,其次为乳头状癌、黏液癌等,淋巴转移较胰头癌出现晚,远处转移多至肝。

【临床表现】

1. 症状

(1) 上腹痛和上腹饱胀不适　是最早出现的症状。呈上腹隐痛、钝痛、胀痛,可向肩背部或腰部放射。胰体尾部癌的腹痛部位在左上腹或脐部,出现疼痛时多属晚期。晚期因癌肿侵及腹膜后神经组织,出现持续性剧烈疼痛,向腰背部放射。

(2) 消化道症状　早期上腹饱胀、食欲缺乏、消化不良,可出现腹泻。腹泻后上腹饱胀不适并不消失,后期无食欲,癌肿浸润或压迫十二指肠,出现恶心、呕吐、呕血或黑便。后期随着病情进展,患者消瘦乏力、体重减轻严重,可伴有贫血、低蛋白血症等。

(3) 其他　患者可出现发热、胰腺炎发作、糖尿病、脾功能亢进等其他症状。

2.体征

(1) 黄疸　是胰头癌患者最常见的体征,其特点为无痛性进行性加重,伴皮肤瘙痒,尿茶色,陶土色大便。壶腹部癌因肿瘤阻塞胆管开口,早期可出现黄疸,且黄疸深浅呈波浪式变化。

(2) 其他　肝大、胆囊肿大、胰腺肿块,可在左上腹或脐周闻及血管杂音。晚期可出现腹水或扪及左锁骨上淋巴结肿大。

【辅助检查】

1.实验室检查　血清胆红素升高,碱性磷酸酶和转氨酶升高;空腹或餐后血糖升高及糖耐量异常;血、尿淀粉酶一过性升高;除此之外,糖链抗原(CA19-9)、癌胚抗原(CEA)和胰胚抗原升高,其中 CA19-9 对胰腺癌敏感性和特异性较好。

2.影像学检查

(1) B 型超声　首选的检查方法,可发现直径≥2.0 cm 的胰腺癌。

(2) 内镜超声　可发现直径≤1.0 cm 的小胰癌。

(3) CT　是诊断胰腺癌的常用手段,能显示胰腺形态、肿瘤部位、肿瘤与邻近血管的关系及后腹膜淋巴结转移情况。

(4) ERCP　显示胆管或胰管狭窄或扩张,进行活检,还可经内镜放置鼻胆管或内支架引流,减轻胆道压力黄疸。

(5) PTC 和 PTCD　用于深度黄疸且肝内胆管扩张者。

(6) MRI 和 MRCP　MRI 诊断胰腺癌的敏感性和特异性较高;MRCP 可显示胰胆管扩张、梗阻情况,具有重要诊断意义。

【处理原则】

1.非手术治疗　包括辅助治疗、化学治疗、放射治疗、基因治疗、免疫治疗等。

2.手术治疗　尚无远处转移的胰头癌可采用手术切除。

(1) 根治性手术　①胰十二指肠切除术(Whipple 术):手术切除范围包括胰头、胆囊和胆总管、远端胃、十二指肠及空肠上段,同时清除周围淋巴结,再做胰、胆和胃肠吻合,重建消化道;②保留幽门的胰头十二指肠切除术:保留全胃、幽门和十二指肠球部,其他切除范围与经典十二指肠切除术相同;③胰体尾部切除术:适用于胰体尾部癌,切除率很低。

壶腹部癌的手术方法同胰头癌,行 Whipple 术或胰头十二指肠切除术,远期效果好。

(2) 姑息性手术　胆-肠内引流术、经内镜安置内支架以解除黄疸,胃-空肠吻合术以解除十二指肠梗阻,对不能切除者还可做区域性介入治疗。

【护理评估】

1.术前评估

(1) 健康史　①详细询问患者年龄、饮食习惯、营养状况、居住地、吸烟史等。②了解既往有无有无糖尿病、慢性胰腺炎等,有无胰腺肿瘤或其他肿瘤家族史。

(2) 身体状况　①腹痛的性质、程度、时间及部位,有无恶心、呕吐、腹胀,是否可以触及重大的胆囊和肝,有无移动性浊音及肠鸣音变化。②有无恶心、呕吐、食欲缺乏等消化道症状、大便次数、颜色、性状;有无黄疸及黄疸出现的时间、程度,是否伴有皮肤瘙痒。③了解各项检查结果。

(3)心理社会状况　评估患者和家属对疾病相关知识的了解程度、心理状态,患者的社会支持状况。

2. 术后评估

(1)手术情况　麻醉、手术方式、范围,引流管数量、名称、放置位置等。

(2)身体情况　生命体征、引流液状况、手术切口愈合情况、有无并发症。

(3)认知心理状况　评估患者及家属对于术后康复知识的掌握程度,心理状态。

【护理诊断/问题】

1. 焦虑　与对癌症的诊断、手术治疗缺乏信心及担心预后有关。
2. 急性疼痛　与胰管梗阻、癌肿侵犯腹膜后神经丛及手术创伤有关。
3. 营养失调:低于机体需要量　与食欲下降、呕吐及肿瘤消耗有关。
4. 潜在并发症　出血、胰瘘、胆瘘、感染、血糖异常等。

【护理措施】

1. 术前护理

(1)心理护理　为患者提供安全舒适的环境,耐心倾听,了解其感受,适当予以安慰鼓励并讲解治疗和康复知识,使其能够积极配合治疗,促进康复。

(2)疼痛护理　评估患者疼痛程度,遵医嘱使用镇痛药,并评估镇痛药效果,保证患者良好睡眠和休息。

(3)营养支持　鼓励患者进食高热量、高蛋白、高维生素、低脂饮食。必要时给予肠内营养或肠外营养。

(4)肠道准备　术前3 d开始口服抗生素抑制肠道细菌,预防术后感染;术前2 d给予流质饮食;术前晚清洁灌肠,减少术后腹胀和并发症的发生。

(5)其他　预防感染、控制血糖、改善肝功能等。

2. 术后护理

(1)病情观察　密切观察生命体征、腹部体征、伤口和引流情况,准确记录24 h出入量,必要时监测中心静脉压及每小时尿量。若腹腔引流管引流出大量的血性液体,并伴有血压下降、脉搏细速、面色苍白等休克表现,考虑出现内出血;若切口或引流管口处有无色透明液体渗出,且渗出液中淀粉酶含量高,考虑有胰瘘;若出现腹膜刺激征,切口处红肿、疼痛,漏出液为肠液、粪样物等,考虑肠瘘。发现上述异常时,应立即报告医生进行处理。

(2)并发症的观察与护理

感染:术后严密观察患者有无高热、腹痛和腹胀、白细胞计数升高等,遵医嘱合理使用抗生素,加强全身支持治疗。严格无菌操作,做好基础护理。

血糖异常:动态监测血糖水平,对合并高血糖者,调节饮食并遵医嘱应用胰岛素,将血糖控制在适当水平,发现异常及时通知医师给予处理。

胰瘘:是胰十二指肠切除术后最常见的并发症和死亡的主要原因。胰瘘和出血的观察及护理参见"急性胰腺炎患者的护理",胆瘘的观察及护理参见"胆管疾病患者的护理"。

【健康教育】

1. 早发现、早诊断　年龄在40岁以上,近期出现持续性上腹部疼痛、腹胀、黄疸、食欲缺乏、消瘦等症状时,应及时就医。

2. 合理饮食　忌烟酒、少食多餐,均衡饮食。

3. 定期复查　遵医嘱服药,出现贫血、发热、黄疸等症状,应及时就诊。

(张　婷)

病案讨论

病例摘要一　患者,男,52岁,因上腹部持续性疼痛,呈阵发性加重1 d来院就诊。体格检查:体温38.6 ℃,呼吸28次/min,脉搏150次/min,血压120/60 mmHg,意识清楚,痛苦面容,屈膝卧位。实验室检查:白细胞14.5×10^9/L,血淀粉酶1 020 U/L,尿淀粉酶921 U/L,血钙1.90 mmol/L,动脉血气分析提示低氧血症;心电图检查示窦性心动过速;腹部CT提示:急性胰腺炎伴周围渗出,少量腹水,胆总管扩张。

讨论:①如何评估患者的当前的身体状况?②如患者需要手术,手术前后的护理措施有哪些?③怎样做好患者的健康教育工作?

病例摘要二　患者,女,54岁,患者于半个月前无明显诱因下出现右上腹疼痛,呈持续性,无阵发性加重,无明显放射痛,休息可有所缓解,近1个月体重减轻约2 kg,在当地医院行B型超声检查后诊断为"胰头区实性站位性病变",为进一步诊治,遂来医院就诊。体格检查:体温36.6 ℃,脉搏80次/min,呼吸20次/min,血压150/75 mmHg,神志清楚,腹平坦,未见胃肠型及蠕动波,腹软,腹部无压痛,无反跳痛,未扪及肿块,肝脾肋下未触及。

讨论:①患者目前还需完善哪些检查?可能的临床诊断?②如何评估患者当前的身体状况?③如患者需要手术,手术前后的护理措施有哪些?④怎样做好患者的健康教育工作?

习题

一、护考测试

【A1型题】

1. 在我国引起急性胰腺炎的最常见病因为　　　　　　　　　　　　　　　　　　(　　)
   A. 大量饮酒和暴饮暴食　　　　　　　　B. 手术创伤
   C. 胆道疾病　　　　　　　　　　　　　D. 并发于流行性腮腺炎
   E. 高钙血症

2. 急性胰腺炎患者禁食、胃肠减压主要目的是　　　　　　　　　　　　　　　　(　　)
   A. 防止感染扩散　　　　　　　　　　　B. 减少胃酸分泌
   C. 减少胰液分泌　　　　　　　　　　　D. 避免胃扩张
   E. 减轻腹痛

3. 胰头癌最重要的症状和体征是　　　　　　　　　　　　　　　　　　　　　　(　　)
   A. 上腹部疼痛　　　　　　　　　　　　B. 恶心、呕吐
   C. 黄疸进行性加重　　　　　　　　　　D. 消瘦和乏力
   E. 腹部肿块

【A2 型题】

4. 患者,女,因慢性胰腺炎入院,经非手术治疗好转,拟于第 2 天出院,作为责任护士,给患者建议的出院后的饮食为 （　　）
   A. 普通饮食、无禁忌
   B. 普通饮食、禁饮酒
   C. 低脂饮食、少量饮酒
   D. 低脂肪、热量充足、禁饮酒
   E. 高脂肪饮食、禁饮酒

5. 患者,女,因急性胰腺炎入院,经手术治疗,术后腹腔放置双套管灌洗引流,以下有关腹腔双套管引流的护理措施中,哪项不正确 （　　）
   A. 妥善固定,防止脱出、扭曲、折叠
   B. 低负压吸引
   C. 保护引流管周围皮肤
   D. 如有管腔堵塞,用生理盐水 20 mL 缓慢冲洗
   E. 冲洗液常用生理盐水加抗生素,快速冲洗,滴速为 100 滴/min 左右

【A3/A4 型题】(6~7 题共用题干)

患者,男,40 岁,于饱餐、饮酒后突然发生中上腹持久剧烈疼痛,伴有反复恶心,呕吐出胆汁。护理体检:上腹部压痛,腹壁轻度紧张。测血清淀粉酶明显增高。

6. 对赵先生的首选处理措施是 （　　）
   A. 禁食、胃肠减压
   B. 适当补钾、补钙
   C. 外科手术准备
   D. 屈膝侧卧位
   E. 应用抗生素

7. 若考虑为单纯水肿型胰腺炎不应有的表现是 （　　）
   A. 腹痛
   B. 腹胀
   C. 休克
   D. 呕吐
   E. 发热

二、研考能力拓展

患者,男,54 岁,患胆道疾病史 6 年,餐后突发上腹部疼痛,向腰背部放射伴恶心、呕吐 3 h,呕吐后疼痛不见缓解,急诊入院。查体:腹部体征明显,腹部深压痛、反跳痛和腹肌紧张。血压 80/60 mmHg,脉搏 120 次/min。诊断性腹腔穿刺抽出少量淡粉色液体。实验室检查:白细胞计数 $17×10^9$/L,血清淀粉酶 210 U/dL。请问:①该患者可能的临床诊断是什么?依据是什么?②提出患者当前主要的护理诊断/问题。③简述患者围术期的护理要点。

第二十八章 急腹症患者的护理

急腹症是指腹腔内、盆腔内和腹膜后组织或脏器发生了急剧性生理变化,而产生的以腹部症状、体征为主,同时伴有全身反应的临床表现。具有起病急、进展快、病情重、变化多,有一定的危险性,需要紧急处置和给予足够重视的特点。

【病理生理】

引起急腹症的病因繁杂,大致可归纳为:感染性疾病、出血性疾病、空腔脏器梗阻、缺血性疾病等内科、外科、妇产科疾病。

急腹症除原发疾病相关的病理生理变化外,主要涉及腹痛所致的病理生理变化,主要与神经因素有关,可因急腹症的病因、部位和缓急程度不同而表现不一。

1. 内脏痛　特点:①疼痛感觉特殊;②痛感弥散,定位不准确;③常伴新消化道症状,如发射性的恶心、呕吐。

2. 躯体痛　其特点是感觉敏锐,定位准确。

3. 牵涉痛　指在急腹症发生内脏痛的同时,体表的某一部位也出现疼痛感觉。

【临床表现】

腹痛是急腹症的主要临床表现,常伴有发热,恶心、呕吐、腹胀等消化道症状。

讨论:
内外科急腹症临床表现有什么区别?

1. 外科急腹症　①腹内脏器炎症病变。②腹内脏器破裂或穿孔。③腹内空腔脏器梗阻,先有腹痛后有发热,如胃十二指肠穿孔、胆石症、急性胰腺炎、急性阑尾炎、内脏破裂出血、泌尿系统结石等。

2. 妇产科急腹症　突发性下腹部撕裂样疼痛,向会阴部放射,伴恶心、呕吐、肛门坠胀感、阴道不规则流血等,如异位妊娠、巧克力囊肿破裂等。

3. 内科急腹症　先有发热后有腹痛,腹痛多无固定部位,如急性胃肠炎、心肌梗死、大叶性肺炎等。

【辅助检查】

1. 实验室检查　包括血常规、血生化、血气分析、尿液和粪便检查及穿刺液检查等。

2. 影像学检查　包括 X 射线、B 型超声、CT 和 MRI 检查等。

3. 内镜检查　包括胃镜、肠镜、腹腔镜等。

4. 诊断性穿刺　包括腹腔穿刺、阴道后穹隆穿刺。

【处理原则】
1. 非手术治疗 包括病情观察、禁食、胃肠减压、营养支持、补液、对症治疗等。
2. 手术治疗 诊断明确者、诊断不明而腹痛和腹膜刺激征加重或有进行性出血征象者应积极完善术前准备，尽早行手术治疗。手术方式是剖腹探查术。

【护理评估】
1. 术前评估
(1) 健康史 ①详细询问患者年龄、饮食习惯、营养状况、居住地等；②了解既往有无腹部外伤、酗酒、饮食不洁、情绪波动、剧烈活动、接触变应原等诱发因素。
(2) 身体状况 ①腹痛的原因或诱因、部位、性质、程度、时间及缓急，腹痛的伴随症状，腹部形态，腹胀程度，有无腹膜刺激征、移动性浊音及肠鸣音减弱或消失等；②生命体征，呕吐物色、质、量，有无寒战、高热、黄疸等；③了解实验室检查、影像学检查、内镜检查及腹腔穿刺检查等结果。
(3) 心理社会状况 评估患者和家属对疾病相关知识的了解程度、心理状态，患者的社会支持状况。
2. 术后评估
(1) 手术情况 麻醉、手术方式，引流管数量、名称、放置位置等。
(2) 身体情况 生命体征、引流液状况、手术切口愈合情况，有无出血、腹腔残余脓肿、瘘等并发症。
(3) 认知心理状况 评估患者及家属对于术后康复知识的掌握程度，心理状态。

【护理诊断/问题】
1. 急性疼痛 与腹腔内脏器官炎症、扭转、破裂、出血、损伤和手术有关。
2. 有体液不足的危险 与腹腔内脏破裂出血、腹膜炎症导致的腹腔内液体渗出、呕吐或禁食、胃肠减压等所致的液体丢失有关。
3. 恐惧与焦虑 与发病急、发展快、病情危重有关。
4. 知识缺乏 缺乏相关的应对知识和方法。
5. 潜在并发症 腹腔内残余脓肿、瘘和出血等。

【护理措施】
1. 疼痛护理 密切观察腹痛的部位、性质、程度等，禁食和胃肠减压，病情允许者，可协助患者取半卧位，减轻腹壁张力，缓解疼痛；可采取按摩、听音乐、分散注意力等非药物镇痛法，必要时遵医嘱予止痛剂，密切观察止痛效果和不良反应。
2. 维持体液平衡 针对病因治疗，从根本上控制体液的进一步丢失，建立静脉通道，遵医嘱正确补液，密切观察患者的生命体征，引流液的颜色、量，是否出现便血、黑便等，如患者出现上述征象，并伴血压下降、脉搏细速、面色苍白等休克表现，则立即通知医生，协助处理。
3. 心理护理 术前应主动关心患者，热情接待，做好病情和手术解释、情绪安抚工作；术后加强相应的疾病健康知识宣教和康复指导，缓解患者的不良情绪。
4. 并发症的护理 参见急性胰腺炎患者的术后并发症护理。
5. 预防感染 密切监测患者的生命体征、血常规检查结果，遵医嘱合理使用抗生素，各项操作严格遵守无菌操作原则，保持各导管引流通畅，观察引流液色、质、量，如有异常及时通知医生,协助处理。

【健康教育】

1. 养成良好的饮食和卫生习惯。
2. 保持清洁和易消化的均衡膳食。
3. 积极控制诱发急腹症的因素。
4. 行手术治疗者,术后应早期开始活动,以预防粘连性肠梗阻。

（张　婷）

病案讨论

病例摘要　患者,男,32岁,因"突发性上腹部持续性疼痛,蔓延至全腹 6 h"急诊入院。体格检查:体温 37.9 ℃,呼吸 27 次/min,脉搏 125 次/min,血压 120/60 mmHg,意识清楚,痛苦面容,腹部呈板样,全腹有明显压痛及反跳痛,肝浊音界缩小,移动性浊音(−),肠鸣音消失,实验室检查:血常规示白细胞 18×10^9/L,中性粒细胞 0.90。既往有十二指肠球部溃疡史。

讨论:①患者目前出现何种问题? 为什么? ②如何评估患者当前的身体状况? ③如患者需要手术,手术前后的护理措施有哪些? ④怎样做好患者的健康教育工作?

习题

一、护考测试

【A1 型题】

1. 外科急腹症的特点是　　　　　　　　　　　　　　　　　　　　　　　　　（　）
   A. 有停经和阴道流血史　　　　　　　B. 卧位休息后腹痛好转
   C. 腹痛在前,发热、呕吐在后　　　　D. 以呕吐、心悸为主要症状
   E. 腹部压痛一般不明显

2. 对急腹症患者最应重视的护理问题是　　　　　　　　　　　　　　　　　　（　）
   A. 体温过高　　　　　　　　　　　　B. 营养失调
   C. 潜在并发症:休克　　　　　　　　D. 潜在的口腔黏膜损伤
   E. 焦虑

3. 急腹症观察时最重要的局部体征是　　　　　　　　　　　　　　　　　　　（　）
   A. 肠鸣音变化　　　　　　　　　　　B. 腹膜刺激征
   C. 腹部包块　　　　　　　　　　　　D. 腹腔移动性浊音变化
   E. 肠鸣音变化

【A2 型题】

4. 患者,男性,因慢性阑尾炎住院,护士按护理程序为其实施整体护理,其护理特点是　（　）
   A. 以疾病为中心　　　　　　　　　　B. 以教育为中心
   C. 以治疗为中心　　　　　　　　　　D. 以患者为中心
   E. 以人的健康为中心

5. 患者,男性,25岁,右上腹损伤 2 h,上腹痛和压痛,黑便,脉搏 120 次/min,血压 90/70 mmHg,X 射线检查肝阴影扩大,右膈升高。应考虑为　　　　　　　　　　　　　　（　）
   A. 横结肠穿孔　　　　　　　　　　　B. 胃及十二指肠破裂大出血

C.肝破裂 D.脾破裂
E.胰腺破裂

【A3/A4型题】(6~7题共用题干)

患者,男性,19岁,左季肋部外伤,左上腹部痛4 h,体温37.4 ℃,血压:120/70 mmHg,脉搏80次/min,深吸气时左肩疼痛,胃空泡区缩小,左上腹压痛,无反跳痛和肌紧张。

6.对该患者应诊断为 ( )
  A.左肾损伤   B.脾包膜下血肿
  C.左第11肋骨骨折   D.胰腺损伤
  E.左半结肠损伤

7.对该患者的最佳治疗方法是 ( )
  A.镇痛   B.补充血容量
  C.禁食、胃肠减压   D.局部热敷
  E.手术探查

二、研考能力拓展

患者,男,42岁,因晚宴后突发上腹部持续剧烈疼痛2 h,并伴恶心来院就诊。体格检查:体温38.5 ℃,脉搏102次/min,呼吸24次/min,血压80/50 mmHg,上腹部压痛及反跳痛,肠鸣音消失。实验室检查:血淀粉酶增高,血白细胞$15×10^9$/L,中性粒细胞0.90。请问:①该患者可能的临床诊断是什么?依据是什么?②提出患者当前主要的护理诊断/问题。③简述患者术前、术后的护理要点。

第二十九章 周围血管疾病患者的护理

第一节 原发性下肢静脉曲张患者的护理

原发性下肢静脉曲张是指下肢表浅静脉因瓣膜关闭不全,使得血流倒流,远端静脉淤滞而引起的静脉壁扩张、变性、迂曲。多见于从事持久站立工作、体力劳动强度大或久坐少动的人群。

【病因】

讨论:
哪些人易患下肢静脉曲张?

1. 原发性因素 先天性静脉壁薄弱和静脉瓣膜缺陷,属于全身结缔组织薄弱的一种表现,与遗传因素有关。

2. 继发性因素 下肢静脉瓣膜的压力和循环血量超负荷是造成下肢静脉曲张的继发性因素,如从事负重性工作或长期站立、慢性咳嗽、妊娠、习惯性便秘等。

【病理生理】

下肢静脉曲张的主要血流动力学改变是主干静脉和皮肤毛细血管压力升高。前者导致浅静脉扩张,皮肤毛细血管压力升高,使皮肤微循环障碍、毛细血管周围炎和通透性增加,血液中的大分子物质渗入组织间隙并积聚、沉积在毛细血管周围,形成阻碍皮肤和皮下组织细胞摄取氧气和营养的屏障,造成局部代谢障碍,出现皮肤色素沉着、纤维化、皮下脂质硬化和皮肤萎缩,最后形成溃疡。由于血清蛋白渗出,毛细血管周围纤维组织沉淀,引起再吸收障碍、淋巴超负荷,导致下肢水肿。

【临床表现】

原发性下肢静脉曲张以大隐静脉曲张为主,左下肢多见。

1. 症状 站立过久后感下肢酸胀、沉重、乏力。

2. 体征 下肢浅静脉迂曲、扩张、隆起,似蚯蚓状。后期可出现足靴区皮肤萎缩、毛发脱落、瘙痒、脱屑、色素沉着、湿疹、溃疡等。

【辅助检查】

1. 特殊检查

(1) 深静脉通畅试验检查时,患者站立,于腹股沟下方绑扎止血带以阻断下肢浅静脉,待静脉充盈后,嘱患者用力踢腿或屈下蹲十余次,若曲张静脉空虚萎陷或充盈度减轻或消失,则表示深静脉通畅;若静脉充盈不减轻,甚至加重,或伴有患肢酸胀不适,表示深静脉不通畅,可能有深静脉阻塞(图29-1)。

(2)大隐静脉瓣膜功能试验 检查静脉瓣膜功能。检查时,嘱患者仰卧位,抬高患肢待曲张静脉消失,于腹股沟下方扎止血带以阻断大隐静脉。患者站立,10 s内放松止血带,若曲张静脉自上而下逆向充盈,为大隐静脉瓣膜功能不全(图29-2)。

(3)交通静脉瓣膜功能试验 检查时,患者仰卧位,抬高下肢,在大腿根部扎上止血带,然后从足趾向上至腘窝缠第1根弹力绷带,再自止血带处向下缠第2根弹力绷带,再让患者站立,一边向下解开第1根弹力绷带,一边向下继续缠第2根弹力绷带,若在第2根绷带之间的间隙内出现曲张静脉,则表明该处有功能不全的交通静脉(图29-3)。

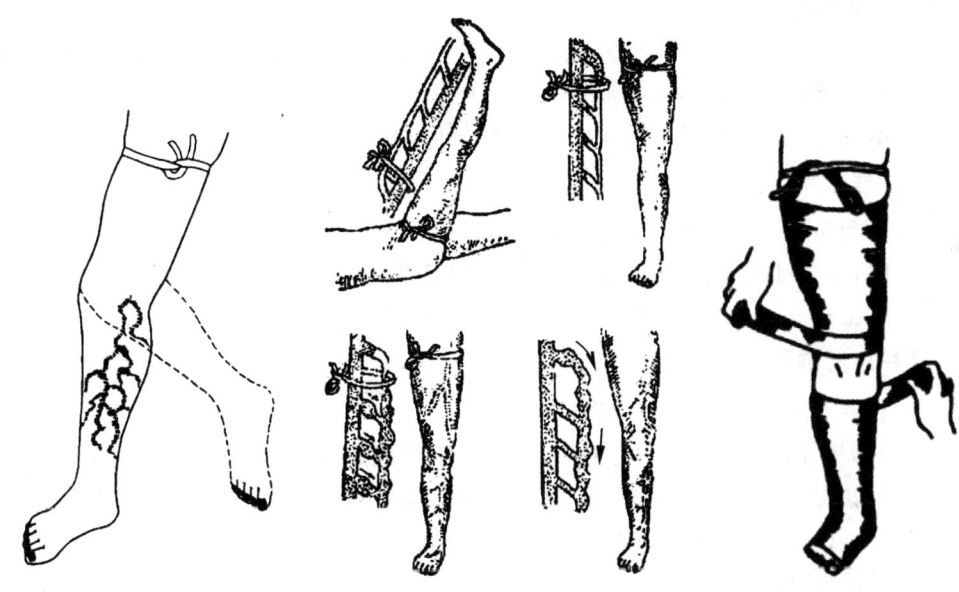

图29-1 深静脉通畅试验　　图29-2 大隐静脉瓣膜功能试验　　图29-3 交通静脉瓣膜功能试验

2.影像学检查　下肢静脉造影检查、血管超声检查等,可判断病变的部位、性质、范围和程度。

【治疗原则】

1.非手术疗法/术前护理　适用于病变局限,症状较轻者;或妊娠期间发病及症状虽然明显,但不能耐受手术者。

(1)促进下肢静脉回流　避免久坐和久立,间歇抬高患肢,穿弹力袜或用弹力绷带等,适用于大多数患者,可改善症状。

(2)硬化剂注射疗法　将硬化剂注入曲张的静脉后引起炎症反应使之闭塞,适用于轻度或手术后残留的静脉曲张。常用5%鱼肝油酸钠。

(3)药物治疗　用于缓解下肢酸胀和水肿的症状,如黄酮类、七叶皂苷类药物。

(4)并发症的对症治疗　血栓性静脉炎者,给予抗生素及局部热敷治疗;湿疹或溃疡者,抬高患肢并给予创面湿敷。曲张静脉破裂出血者,经抬高患肢和局部加压包扎止血,必要时缝扎止血。

2.手术治疗　凡深静脉通畅,无手术禁忌证者,均可手术治疗。常用术式:高位结扎大隐静脉主干及其属支、剥脱大隐静脉主干及曲张静脉、结扎功能不全的交通支静脉。

【护理评估】

1.术前评估

(1)健康史　①详细询问患者年龄、性别、职业及工作性质,有无长时间站立或重体力劳动;②了解有无习惯性便秘、慢性咳嗽等病史。

(2)身体状况　①曲张静脉的程度与范围;②是否伴局部肿胀、皮肤色素沉着、慢性溃疡等,是否出现血栓性浅静脉炎、湿疹和溃疡、曲张静脉破裂出血等并发症;③了解特殊检查和影像学检查结果。

(3)心理社会状况　评估患者有无因静脉曲张及其并发症影响正常工作和生活,了解患者和家属对下肢静脉曲张相关知识的了解程度。

2.术后评估　主要包括患肢血液循环和切口评估。

【护理诊断/问题】

1.活动无耐力　与下肢静脉回流障碍有关。

2.皮肤完整性受损　与皮肤营养障碍、慢性溃疡有关。

3.潜在并发症　深静脉血栓形成、小腿曲张静脉破裂出血。

【护理措施】

1.非手术治疗护理/术前护理

(1)指导使用弹力绷带、弹力袜　使用前应抬高患肢,排空曲张静脉内的血液后,由足背至大腿缚扎弹力绷带或穿上弹力袜以促进静脉回流。弹力绷带应自下而上包扎,保持合适的松紧度,以能扪及足背动脉搏动和保持足部正常皮肤温度为宜。弹力袜必须符合患者腿部的尺寸,并注意弹力袜的薄厚、压力情况。

(2)维持良好姿势　避免坐位时双膝交叉过久;休息或卧床时抬高患肢30°~40°,以利于静脉淋巴回流,减轻患肢水肿。

(3)避免腹内压、静脉压增高的因素　如便秘、长时间站立等。

(4)预防感染　观察患肢远端皮肤的温度、颜色,是否有肿胀、渗出,局部有无红、肿、热等感染征象,遵医嘱使用恰当的抗生素,按时换药,严格遵守无菌操作原则,促进创面愈合。

2.术后护理

(1)观察患肢情况　观察切口敷料和血运情况,发现异常及时通知医生,协助处理。

(2)活动指导　术后平卧6 h后改为半卧位,患肢垫软枕抬高30°,以促进静脉回流,预防患肢肿胀;卧床期间指导患者做足背伸屈和旋转运动;术后24 h鼓励患者下床活动,促进下肢静脉血液回流,避免深静脉血栓形成。

(3)保护患肢　活动时避免外伤引起曲张静脉破裂出血。

【健康教育】

1.平时应保持良好的姿势,避免站立过久、外伤,防止便秘,控制体重。

2.抬高患肢,指导患者进行适当的体育锻炼,增强血管壁弹性。

3. 非手术患者应长期坚持使用弹力袜或弹力绷带,术后继续应用弹性绷带或弹力袜1~3个月。

第二节 血栓闭塞性脉管炎患者的护理

血栓闭塞性脉管炎(thromboangiitis obliterans,TAO)又称Buerger病,是一种进行缓慢的累及四肢远端中、小动脉、静脉的炎症和闭塞性疾病,具有慢性、节段性、周期性发作的特点。好发于男性青壮年。

【病理生理】

病变主要累及四肢的中、小动脉和静脉,常起始于动脉,后累及静脉,由远端向近端发展,病变呈节段性,两段之间血管比较正常。活动期为受累动脉管壁非化脓性炎症、血管内皮细胞和成纤维细胞增生、淋巴细胞浸润、管腔狭窄和血栓形成;后期炎症消退、血栓机化、新生毛细血管形成。动脉周围有广泛纤维组织形成,常包埋静脉和神经。虽有侧支循环逐渐建立,但不足以代偿,闭塞血管远端的组织可出现缺血性改变,甚至坏死。静脉受累时的病理改变与病变动脉相似,表现为复发性游走性静脉炎。

【临床表现】

按病变发展程度,临床上可分为三期:

1. 局部缺血期 患肢怕冷、酸胀乏力,皮肤温度降低、苍白、感觉障碍。典型表现为间歇性跛行,随病程进展,跛行距离逐渐缩短,休息时间延长。患者还可伴有反复发作的游走性浅静脉炎。

2. 营养障碍期 主要症状是静息痛,足与小腿皮温下降,肢端苍白、潮红、肌肉萎缩,趾甲增厚,足背及胫后动脉搏动消失,尚未出现溃疡或坏疽。

3. 组织坏死期 患肢动脉完全闭塞,出现干性坏疽、发黑、干瘪等。坏死组织脱落,在残端留下经久不愈的溃疡创面。当继发细菌感染时,可转为湿性坏疽,伴全身感染中毒。

鉴别:
血栓闭塞性脉管炎三期的临床特点?

【辅助检查】

超声多普勒检查、肢体血流图和动脉造影等检查,可以确定动脉阻塞的部位、范围、侧支循环等情况。患肢中、小动脉多节段狭窄或闭塞是本病典型的X射线征象。

【治疗原则】

1. 非手术治疗

(1)一般疗法 戒烟,防止受潮、受冷、外伤感染,肢体保暖但不做热疗。疼痛严重者,选择有效的止痛方法,慎用易成瘾药物,指导早期患者进行患肢适度锻炼,以促进侧支循环的建立。

(2)药物治疗 使用血管扩张剂、改善微循环、抗血小板药物等。

(3)高压氧疗法 提高血氧含量,改善组织缺氧。

2. 手术治疗 目的是重建动脉血流通道,增加肢体血液供应,改善因缺血引起的后果。手术方法主要有动脉重建术、腰交感神经切除术、动静脉转流术、大网膜移植术及截肢术。

【护理评估】

1. 术前评估

(1) 健康史 ①详细询问患者年龄、性别,有无吸烟、饮酒等不良生活嗜好;②了解有无长期在潮湿、寒冷环境中生活、工作史及外伤史。

(2) 身体状况 ①肢端的颜色、温度、感觉、足背动脉搏动等;②是否伴肢体疼痛,疼痛的性质、时间、程度等;③了解超声多普勒检查、肢体血流图和动脉造影等检查结果。

(3) 心理社会状况 因患者青壮年患者居多,应注意评估患者有无因疼痛及肢端坏疽影响正常工作和生活、需截肢时对生活丧失信心、需要戒烟的理解和决心,评估患者和家属对下肢静脉曲张相关知识的了解程度。

2. 术后评估 主要包括患肢远端皮肤的温度、颜色、感觉和足背动脉搏动,局部切口状况。

【护理诊断/问题】

1. 慢性疼痛 与患肢缺血、组织坏死有关。

2. 组织完整性受损 与肢端坏疽、脱落有关。

3. 潜在并发症 出血、栓塞。

【护理措施】

1. 非手术治疗护理/术前护理

(1) 患肢护理 指导患者加强患侧肢体运动和行走锻炼。保护患肢,保持患肢清洁,有足癣者及时给予治疗,发生坏疽应保持干燥,感染的部位用抗生素湿敷。注意保暖,但不能局部加温。注意营养,提高机体修复能力。

(2) 疼痛的护理 为患者创造安静、舒适的住院环境,早期患者可遵医嘱给予血管扩张药物及中医中药治疗;中晚期患者疼痛剧烈,常需使用麻醉性镇痛药物,应注意成瘾性。疼痛难以解除者可实施患者自控镇痛技术。

(3) 体位 卧床休息时取头高脚低位,促进下肢血流灌注。告知患者避免长时间保持同一姿势(久站或久卧)不变、坐位时双膝交叉等不良行为,以免影响血液循环。

2. 术后护理

(1) 体位 动脉疾病术后患肢平放、制动 2 周,静脉术后需抬高患肢 30°、制动 1 周。制动期间指导患者做足背伸屈和旋转运动,促进血液循环。

(2) 病情观察 密切观察生命体征及切口渗血情况,观察患肢远端皮肤的温度、色泽、感觉和足背动脉搏动情况来判断血管是否通畅。

(3) 预防感染 观察患肢远端皮肤的温度、颜色,是否有肿胀、渗出,局部有无红、肿、热等感染征象,遵医嘱使用恰当的抗生素,按时换药,严格遵守无菌操作原则,促进创面愈合。

(4) 并发症的观察与护理 观察切口处是否出现渗血、血肿等出血征象;观察动脉搏动是否消失、皮肤温度是否降低、颜色是否苍白、感觉有无障碍等动脉栓塞征象,出现异常及时通知医生,协助处理。

【健康教育】

1. 告诫绝对戒烟,避免滥用易成瘾性的止痛药。

2. 注意保护下肢,避免受寒,预防感染和组织受损。
3. 指导患者适当活动。
4. 定期复诊。

第三节 深静脉血栓形成患者的护理

深静脉血栓形成是指血液在深静脉内不正常地凝结,阻塞管腔,导致静脉血液回流障碍。全身主干静脉均可发病,以左下肢多见。在急性阶段由于血栓脱落引发肺梗死是临床猝死的常见原因之一。

【病因】

静脉壁损伤、血流缓慢和血液高凝状态是导致深静脉血栓形成的三大因素,其中血液高凝状态是最重要的因素。

【病理生理】

血栓形成后可向主干静脉近端和远端滋长蔓延,其后可在纤溶酶的作用下溶解消散,或血栓与静脉壁粘连并逐渐机化;最终形成边缘毛糙、管径粗细不一的再通静脉。同时,因静脉瓣膜的破坏,造成继发性深静脉瓣膜功能不全。

【临床表现】

按病变发展程度,临床上可分为三期:

1. 患肢肿胀 最常见,急性期组织张力增高,呈非凹陷性水肿,严重时,皮肤可出现水疱。

2. 疼痛、压痛、发热 由于血栓静脉内引起炎症反应,可使局部产生持续性疼痛;当血栓堵塞静脉,下肢静脉回流受阻,患肢胀痛,直立时加重。股静脉或小腿处会有压痛。急性期因局部炎症反应和血栓吸收可出现低热。

3. 浅静脉曲张 主要由于主干静脉堵塞,下肢静脉血通过浅静脉回流,造成浅静脉代偿性曲张。

4. 股青肿 最严重,患肢疼痛剧烈,皮肤发亮,伴有水疱或血疱,皮色呈青紫色,皮肤温度偏低,足背动脉搏动不可扪及,全身反应强烈,患者可出现高热、休克表现。

【辅助检查】

彩色多普勒超声检查、下肢静脉造影,可以显示静脉血栓的部位、形态、范围、侧支循环等情况;放射性核素检查可筛查有无肺栓塞的发生;血液检查可查出 D-二聚体浓度上升。

【治疗原则】

1. 非手术治疗

(1)一般疗法 卧床休息,抬高患肢。下床活动时,应穿弹力袜或用弹力绷带。

(2)药物治疗 使用抗凝、溶栓等药物。

2. 手术治疗 髂-股静脉血栓形成早期,3~5 d 内可做导管取栓术;对已出现股青肿征象应行手术取栓。经导管直接溶栓术适用于中央型和混合型血栓形成。

【护理评估】

1. 术前评估

(1) 健康史 ①详细询问患者年龄、性别、婚育史等;②了解患者有无外伤、手术、妊娠分娩、感染史,有无长期卧床、输液史,有无出血性疾病。

(2) 身体状况 ①下肢发生胀痛的时间、部位;下肢肿胀和浅静脉扩张的程度。足背动脉搏动有无减弱或消失,小腿皮肤温度和色泽有无改变。②全身非手术治疗期间有无出血倾向及治疗效果。③了解彩色多普勒超声检查、下肢静脉造影、放射性核素检查和血液检查结果。

(3) 心理社会状况 评估患者和家属对疾病相关知识的了解程度。

2. 术后评估 主要包括患肢远端皮肤的温度、颜色、感觉和足背动脉搏动,局部切口状况,术后活动状况。

【护理诊断/问题】

1. 急性疼痛 与深静脉回流障碍或手术创伤有关。

2. 自理缺陷 与急性期需绝对卧床休息有关。

3. 潜在并发症 出血、肺动脉栓塞。

【护理措施】

1. 非手术治疗护理/术前护理

(1) 疼痛的护理 急性期嘱患者绝对卧床休息,禁止热敷和按摩患肢,防止血栓脱落。为患者创造安静、舒适的住院环境,必要时遵医嘱使用镇痛剂,注意观察用药效果和不良反应。

(2) 病情观察 密切观察并记录患肢疼痛的时间、部位、程度、皮肤温度、色泽、感觉和足背动脉搏动情况。

(3) 饮食护理。

2. 术后护理

(1) 体位 抬高患肢,使之高于心脏 20～30 cm,可做足背伸屈运动,恢复期患者逐渐增加活动量,如增加行走距离和锻炼下肢肌肉,以促进下肢深静脉再通和侧支循环的建立。

(2) 病情观察 密切观察生命体征及切口渗血情况,观察患肢远端皮肤的温度、色泽、感觉和足背动脉搏动情况来判断血管是否通畅。

(3) 用药护理 遵医嘱严格用药,观察用药不良反应,特别是有无出血倾向。

(4) 并发症的观察与护理 观察创口处是否出现渗血、血肿,有无牙龈或消化道出血征象,发现异常及时通知医师,并遵医嘱给予治疗;观察患者有无胸痛、呼吸困难、血压下降等疑似肺动脉栓塞的情况,出现异常立即嘱患者平卧,避免深呼吸、咳嗽和剧烈运动,给予高浓度氧气吸入,及时通知医生,协助处理。

讨论:
手术后如何预防深静脉血栓的形成?

【健康教育】

1. 鼓励患者进食低脂、高纤维素饮食,保持大便通畅、戒烟。

2. 注意保护下肢,避免久坐及长距离行走,正确使用弹力袜。

3. 指导患者加强锻炼,以促进静脉回流,预防静脉血栓形成。

4. 3～6个月后注意门诊复诊。若出现下肢肿胀疼痛,平卧或抬高患肢仍不能缓解,也应及时就诊。

（张 婷）

病案讨论

病例摘要 患者,女性,35岁,理发师。站立工作1 d后自觉双下肢酸胀、沉重感3年,近半年踝关节及足背出现肿胀,伴有酸胀感。体格检查:左侧大腿中部内侧站立式可见扩张迂曲的曲张静脉,双侧小腿见浅静脉隆起、蜿蜒迂曲、扩张,站立时更明显,触诊曲张静脉质硬、弹性差,踝关节周围肿胀,手指按压后有凹陷征。临床初步诊断下肢静脉曲张,拟手术治疗。

讨论:①如何评估患者当前的身体状况?②若需手术,术前必须做何检查?手术前后的护理措施有哪些?③怎样做好患者的健康教育工作?

习题

一、护考测试

【A1型题】

1. 下面哪项不是原发性下肢静脉曲张的病因　　　　　　　　　　　　　　　　（　）
   A. 先天性静脉壁薄弱　　　　　　B. 静脉瓣膜损坏
   C. 经常参加游泳训练　　　　　　D. 长期从事负重劳动
   E. 长期站立工作

2. 以下有关血栓闭塞性脉管炎的发病特点的描述正确的是　　　　　　　　　　（　）
   A. 多发于女性　　　　　　　　　B. 主要侵袭四肢大静脉
   C. 多为老年人　　　　　　　　　D. 病程短、不易复发
   E. 发病者多有吸烟史

3. 下列关于下肢深静脉血栓形成的叙述错误的是　　　　　　　　　　　　　　（　）
   A. 下肢肿胀　　　　　　　　　　B. 好发于右侧
   C. 浅静脉扩张　　　　　　　　　D. 患肢疼痛
   E. 静脉回流障碍

【A2型题】

4. 患者,女,50岁,做静脉瓣膜功能试验,先平卧,抬高患肢,待曲张静脉瘀血排空后,在大腿根部扎止血带,然后让患者站立,若曲张静脉迅速充盈,说明　　　　　　　　　　（　）
   A. 交通支静脉瓣膜功能不全　　　B. 小隐静脉瓣膜功能不全
   C. 深静脉瓣膜功能不全　　　　　D. 大隐静脉瓣膜功能不全
   E. 血管内膜增生

5. 患者,男,56岁,诊断为左下肢血栓闭塞性脉管炎,近来发现,左足趾端逐渐发黑,疼痛难忍。应考虑患者为哪一期　　　　　　　　　　　　　　　　　　　　　　　　　　（　）
   A. 局部缺血期　　　　　　　　　B. 营养障碍期
   C. 坏疽期　　　　　　　　　　　D. 溃疡期
   E. 坏死期

【A3/A4型题】(6~7题共用题干)

患者,男性,44岁,以下肢深静脉血栓形成入院,采取溶栓治疗,溶栓过程中患者突发胸痛、呼吸困难,血压下降。

6. 依据该患者目前的情况,最可能发生了 ( )
   A. 冠心病　　　　　　　　　　B. ARDS
   C. 大叶性肺炎　　　　　　　　D. 肺栓塞
   E. 气胸

7. 应立即采取的护理措施是 ( )
   A. 深呼吸　　　　　　　　　　B. 端坐
   C. 监测血压　　　　　　　　　D. 高浓度给氧
   E. 监测体温

二、研考能力拓展

患者,男,32岁,农民。间歇性跛行1年,左足疼痛破溃4个月余。于1年前发现双足发凉怕冷,间歇性跛行,跛行距离100 m左右,左足大趾疼痛、青紫、遇冷苍白。4个月前左足大趾红肿破溃,疼痛加剧,昼夜不眠,纳呆,行路困难。患者有10年烟龄,每日20支。体格检查:体温36.4 ℃,脉搏78次/min,呼吸18次/min,血压140/100 mmHg。左足触之冰凉,皮色紫暗、肿胀,左足大趾破溃腐烂,脓稠量少,稍有臭味。左足背动脉、胫后动脉搏动消失,右足背动脉、胫后动脉搏动微弱。辅助检查:下肢血流图显示"双下肢波幅低平,以左侧更甚"。请问:①该患者可能的临床诊断是什么?依据是什么?②提出患者当前主要的护理诊断/问题。③简述患者围术期的护理要点。

第三十章 颅内压增高患者的护理

颅腔是由颅骨围成的半封闭的体腔,其内有脑组织、脑脊液和血液。颅内的内容物的总体积与颅腔容积相适应,使颅内保持着稳定的压力。颅内压是指颅腔内容物对颅腔壁所产生的压力。通常以侧卧位腰椎穿刺(简称腰穿)测得的脑脊液压力来代表,成人正常值为 70~200 mmH$_2$O,儿童为 50~100 mmH$_2$O。当颅内压持续高于正常范围时,称为颅内压增高。

【病因】

引起颅内压增高的原因可归纳为三类:

1. *颅内正常内容物体积的增加* 如脑水肿、脑积水、脑血流增加等。
2. *颅腔占位性病变* 如颅内血肿、脑肿瘤、脑脓肿等。
3. *颅腔容积的缩小* 如狭颅症、颅底陷入症等。

【临床表现】

1. *颅内压增高"三主征"* 头痛、呕吐、视神经盘水肿。

(1)头痛 是最常见的症状,多位于前额和颞部,尤以晚间、清晨较重。

(2)呕吐 呈喷射性,常与剧烈头痛相伴发。

(3)视神经盘水肿 是颅内压增高的重要客观体征。急性期视力无明显下降,慢性期可因视神经萎缩而致失明。

2. *意识障碍* 是急性颅内压增高的重要临床表现之一。可表现为意识障碍甚至昏迷。慢性颅内压增高的患者不一定出现昏迷,随着病情的发展,可出现表情淡漠、反应迟钝。

3. *生命体征变化* 典型的变化表现为 Cushing 综合征,即"两慢一高":血压升高,尤以收缩压增高明显,脉压增大;脉搏缓慢,宏大有力;呼吸深慢等。

4. *并发症* 脑疝:颅腔被大脑镰和小脑幕分割成压力均匀、彼此相通的各分腔。小脑幕以上称幕上腔,又分为左右两分腔,容纳左右大脑半球;小脑幕以下称为幕下腔,容纳小脑、脑桥和延脑。当某种原因引起某一分腔的压力增高时,脑组织即可从高压力区通过解剖间隙或孔道向低压力区移位,引起的临床综合征,称为脑疝(图30-1)。

(1)小脑幕切迹疝 幕上组织(颞叶海马回、沟回)通过小脑幕切迹被挤向幕下,称为小脑幕切迹疝。在颅内压增高的基础上出现进行性意识障碍,患侧瞳孔先短暂缩小、继之进行性散大、对光反射迟钝或消失,病变对侧肢体中枢性瘫痪,晚期出现生命体征严重紊乱,最后呼吸、心搏停止。

(2)枕骨大孔疝　幕下小脑扁桃体及延髓,经枕骨大孔被挤向椎管内,称枕骨大孔疝。表现剧烈头痛,频繁呕吐,颈项强直和生命体征改变。意识障碍和瞳孔变化出现较晚而以呼吸改变明显和呼吸骤停发生较早为特点。

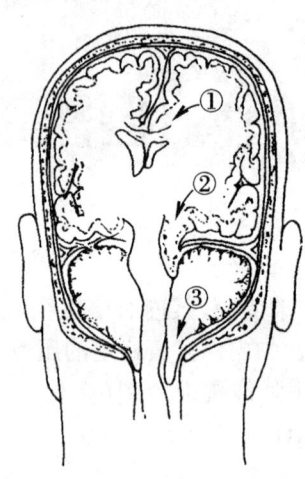

图30-1　脑疝
①大脑镰下疝　②小脑幕切迹疝　③枕骨大孔疝

【辅助检查】

腰椎穿刺、X射线、CT、MRI、脑血管造影。当颅内压明显增高时应禁忌腰穿,以避免出现脑疝。

【治疗原则】

首先去除颅内压增高的病因;颅内压增高造成急性脑疝时,应紧急手术处理。

1.非手术治疗　脱水治疗、激素治疗、过度换气、冬眠低温治疗、抗感染等。

2.手术治疗　手术去除占位性病变。有脑积水者,行脑脊液分流术或脑室穿刺外引流术。

【护理评估】

1.健康史　①患者是否有颅脑损伤、脑肿瘤、颅内感染、高血压等病史。②有无用力咳嗽、便秘等引起颅内压增高的诱因。③询问病情变化经过。

2.身体状况　①有无头痛及其部位、程度与发生的时间、诱因;是否伴呕吐、呕吐的性质和量。②有无意识、精神、视力的障碍。③有无生命体征和瞳孔的改变。④有无肢体神经系统的症状和体征、神经反射是否正常。⑤了解血常规、大便常规及培养和血液生化等化验结果。⑥颅内压动态监测结果,观察并发症的发生及时评价治疗效果。

3.心理社会状况　颅内压增高是临床危急重症,患者多伴烦躁、焦虑、紧张等心理反应。注意了解患者对疾病的认识程度,家属的心理变化,对患者的关心程度。

【护理诊断/问题】

1.脑组织灌注异常　与颅内压增高有关。

2. 清理呼吸道无效　与意识障碍有关。
3. 有发生中枢性高热的危险　与体温调节中枢功能失调有关。
4. 潜在并发症　与颅内压骤然增高有关。

【护理措施】

1. 病情观察和记录

(1) 意识状态　是最重要的病情观察指标,可通过对语言刺激反应、疼痛刺激反应、生理反射、大小便控制和配合检查五个方面的反应,或通过格拉斯格昏迷评分法:睁眼、语言和运动三个方面的反应来判断患者的意识状态(表30-1)。意识障碍的程度可作为脑损伤轻重的判断论据;意识障碍出现的早晚和有无持续加重,可作为区别原发性和继发性脑损伤的重要依据。

表30-1　格拉斯哥昏迷评分表

睁眼反应(E)	得分	语言反应(V)	得分	运动反应(M)	得分
正常睁眼	4	回答正确	5	按吩咐动作	6
呼唤睁眼	3	回答错乱	4	刺痛能定位	5
刺痛睁眼	2	语句不清	3	刺痛时躲避	4
无反应	1	只能发声	2	刺痛后屈曲	3
		无反应	1	刺痛后过伸	2
				无反应	1

(2) 生命体征　伤后可出现持续的生命体征紊乱。①体温:伤后初期可有中度发热,为吸收热,体温过低或中枢性高热为间脑或脑干损伤。②呼吸:注意呼吸节律、深浅,有无呼吸缓慢、叹息样呼吸、呼吸困难或呼吸停止。③脉搏:注意速率、节律,有无缓慢、增快、洪大有力或细弱不整。④血压:注意血压波动和脉压变化。单项指标的变化应查找原因,几项指标同时变化应警惕继发血肿导致的颅内压增高。

2. 一般护理

(1) 患者取床头抬高15°~30°卧位,有利于脑静脉血液回流,减轻脑水肿。

(2) 持续给氧,改善脑组织缺氧状态。

(3) 意识清醒者,给予普通饮食,但适当减少盐的摄入;不能进食者,给予静脉补液,但成人日补液量限制在2 000 mL以内(其中含盐溶液不超过500 mL),输液速度不超过15~20滴/min,保证尿量24 h不少于600 mL即可。

3. 神经系统体征　具有定位意义。在伤后一段时间出现一侧肢体瘫痪,且进行性加重,应考虑幕上血肿引起小脑幕切迹疝。

4. 瞳孔的观察　伤后一侧瞳孔先有缩小,继之散大,伴意识障碍加重,为小脑幕切迹疝征象。

5. 症状护理　①高热者,采取降温措施;②躁动者,不可强行约束,应查找原因对因处理,必要时给予镇静剂;③呕吐者,立即清除呕吐物,防止误吸,并在呕吐后给予清洁护理;④视力障碍或肢体活动障碍者,提供生活护理,以防意外受伤;⑤头痛严重者,

临床上降低颅内压的方法有哪些?

给予镇静止痛剂;⑥意识不清者,定时翻身、拍背和口腔护理,防止肺部并发症。

6. 防止颅内压突然增高

(1)保持呼吸道通畅　及时清除呼吸道分泌物和呕吐物,防止误吸;安置合适卧位,防止颈部过屈或过伸;有舌后坠者,及时安置口咽通气道;不能有效排痰者,协助医生行气管切开。

(2)防止用力、剧咳和便秘　告知患者勿突然用力提取重物;进食时防止呛咳,并注意保暖,防止受凉;鼓励摄入粗纤维类食物,如2 d内不排大便应给予缓泻剂,已出现便秘者应先手法掏出干硬粪便,再给予缓泻剂或低压、小量灌肠。

(3)控制癫痫发作　遵医嘱给予抗癫痫药物,癫痫发作过或给予脱水药物。

7. 减低颅内压的护理

(1)脱水治疗　是降低颅内压的主要方法。急性颅内压增高,常用20%甘露醇,成人125～250 mL快速静脉滴注(15～30 min内滴完),2～4次/d;呋塞米20～40 mg静脉注射,2～4次/d。慢性颅内压增高者,可口服呋塞米20～40 mg,3次/d。进行脱水治疗时,应严格按时定量给药,记录出入量,观察颅内压增高症状的改善情况,注意药物的不良反应,如电解质紊乱。

(2)糖皮质激素治疗　急性颅内压增高者,常用地塞米松5～10 mg或氢化可的松100 mg静脉注射,1～2次/d。慢性者,可口服地塞米松0.75 mg或泼尼松5～10 mg,1～3次/d。糖皮质激素治疗期间应注意观察药物的不良反应,如消化道出血;也会使感染机会增加,故应采取预防措施,如必要的隔离、保持皮肤清洁等。

(3)辅助过度换气　遵医嘱给予肌肉松弛药,调节呼吸机的各种参数,定时抽血做血气分析,维持动脉血氧分压在90～98 mmHg,动脉二氧化碳分压在25～30 mmHg为宜。

8. 冬眠低温疗法

(1)做好房间和物品准备,测量和记录生命体征、意识状况、瞳孔和神经系统体征。

(2)遵医嘱给予冬眠药物,待患者镇静后施行物理降温,如头部戴冰帽、体表大血管走行处置冰袋,有条件时安置患者卧冰毯。降温速度以每小时1 ℃为宜,维持肛温在34～33 ℃,腋温33～31 ℃。一般持续3～5 d。

(3)低温冬眠期间,应注意:①观察和记录体温、脉搏、呼吸、血压,当脉搏超过100次/min、收缩压低于100 mmHg,呼吸低于10次/min或不规则时,应报告医生。②观察受冷处皮肤和肢体末端血液循环情况,定时按摩,防止冻伤。③调整和控制冬眠药物的静脉滴注速度,防止体温波动过大。④定期翻身、拍背,防止肺部并发症,并注意动作要轻、缓、稳,以防体位性低血压。⑤适用鼻饲者,食物温度应当与当时体温一致。⑥观察冬眠疗法的并发症,如胃潴留、腹胀、便秘、胃出血、肺炎、褥疮等。

(4)停止冬眠疗法时,先分批停用物理降温,再停用冬眠药物,并加盖毛毯,待体温自然回升。

9. 昏迷护理　①保持呼吸道通畅。②保持正确体位。③加强营养。④预防并发症:褥疮、泌尿系及肺部感染、暴露性角膜炎、关节挛缩、肌萎缩。

颅内压增高特征

颅高压,三主征,
头痛呕吐视盘肿。
脱水首选甘露醇,
激素冬眠颅压减。

【健康教育】

1. 鼓励患者尽早自理生活。
2. 外伤性癫痫患者,按时服药。
3. 制订康复计划,进行废损功能训练,培养良好的饮食习惯。
4. 加强安全意识教育,定期复查。

（陈海燕）

病案讨论

病例摘要 男性,35岁,头痛6个月,用力排便时加重,多见于清晨及晚间,常伴有恶心,有时呕吐。经CT检查诊断为颅内占位性病变,为行手术治疗入院。入院后第2天,因便秘、用力排便,突然出现剧烈头痛、呕吐,右侧肢体瘫痪,随即意识丧失。体检:血压150/90 mmHg,呼吸12次/min,脉搏56次/min。左侧瞳孔散大,对光反射消失。

讨论:①如何评估患者当前的身体状况?②针对患者的病情,你首先应该怎样做?目前的急救护理措施有哪些?③怎样做好患者的健康教育工作?应如何解决此类患者便秘问题?

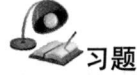

习题

一、护考测试

【A1型题】

1. 脑外伤患者抬高床头15°~30°的目的是　　　　　　　　　　　　　　　　（　）
   A. 减轻脑水肿　　　　　　　　　　B. 预防肺部并发症
   C. 防止呕吐误吸,利于进食　　　　D. 改善呼吸状态
   E. 减轻头痛

2. 颅内压增高最客观的依据是　　　　　　　　　　　　　　　　　　　　　（　）
   A. 头痛　　　　　　　　　　　　　B. 视神经盘水肿
   C. 呕吐　　　　　　　　　　　　　D. 血压升高
   E. 心搏缓慢

3. 关于小脑幕切迹疝的表现,不正确的是　　　　　　　　　　　　　　　　（　）
   A. 颅内压增高症状进行性加重　　　B. 意识障碍进行性加重
   C. 患侧瞳孔先缩小再散大　　　　　D. 患侧肢体中枢性瘫痪
   E. 晚期双侧瞳孔散大

【A2型题】

4. 男,30岁,因汽车撞伤头部发生颅前窝骨折,其护理下列哪一项错误　　　（　）
   A. 床头抬高15°~30°　　　　　　　B. 抗生素溶液冲洗鼻腔
   C. 禁忌堵塞鼻腔　　　　　　　　　D. 禁止腰椎穿刺
   E. 枕部垫无菌巾

5. 女性,43岁,被汽车撞倒,头部受伤,唤之睁眼,回答问题错误,检查时躲避刺痛,其格拉斯哥昏迷评分为　　　　　　　　　　　　　　　　　　　　　　　　　　　　　　　　（　）
   A. 15分　　　　　　　　　　　　　B. 12分
   C. 11分　　　　　　　　　　　　　D. 8分

E. 5分

【A3/A4型题】(6~8题共用题干)

刘先生,45岁,3 d前因车祸伤及头部,头痛、呕吐逐渐加重。用力咳嗽后突然不省人事,体检:患者呈昏迷状态,左侧瞳孔散大,对光反应消失,眼底视盘水肿,右侧肢体瘫痪,呼吸血压不稳。

6. 患者最可能出现了 ( )
   A. 枕骨大孔疝　　　　　　　　B. 右侧小脑幕切迹疝
   C. 左侧小脑幕切迹疝　　　　　D. 大脑镰下疝
   E. 原发性脑干损伤

7. 应立即采取的急救措施为 ( )
   A. 立即开颅减压　　　　　　　B. 立即行脑脊液体外引流
   C. 冬眠低温疗法　　　　　　　D. 脑脊液分流术
   E. 静脉输注高渗性利尿剂

8. 禁忌的治疗措施是 ( )
   A. 腰椎穿刺,降低颅内压　　　B. 开颅探查
   C. 应用激素　　　　　　　　　D. 大剂量20%甘露醇静脉滴注
   E. 脑室体外引流,降低颅内压

二、研考能力拓展

患儿,女,9岁,因反复头痛呕吐1年,加重伴视力下降3个月来诊。患儿2年前出现额颞部头痛,持续伴阵发性加剧,以清晨和晚间明显,咳嗽时加重,头痛剧烈时伴呕吐。近3个月来患者出现双眼势力下降,由正常视力到模糊。到眼科医院就诊发现双侧视盘继发水肿,行头颅CT发现松果体区占位病变并梗阻性脑积水,为手术治疗收入院。发病以来,无多次多尿,体重无明显增减,无性早熟征。体检神清,双侧眼球上视略差,双侧眼底视盘模糊,A:V=1:3,眼底有渗出。双侧鼻唇沟对称,颈软,头围基本正常。四肢肌力及肌张力均可。头颅CT"松果体区占位病变2.8 cm×2.5 cm并梗阻性脑积水"。请问:①患者目前出现何种问题?为什么?②该患者的主要临床表现有哪些?③目前的主要护理措施有哪些?

颅内压增高
患者的护理

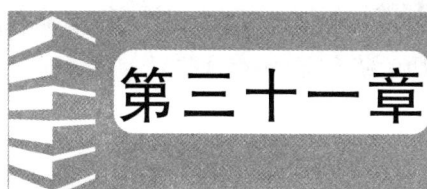

第三十一章 颅脑损伤患者的护理

第一节 颅脑疾病概述

一、头皮损伤

头皮损伤系钝性暴力,锐器切、砍或由于发辫受机械力牵扯所致。

【临床特点】

1. 头皮血肿 依血肿出现在头皮的解剖层次,分为皮下血肿、帽状腱膜下血肿和骨膜下血肿。

2. 头皮裂伤 出血较多,不易自止。

3. 头皮撕脱伤 大块头皮自帽状腱膜下层或连同颅骨骨膜一并被撕脱,因大量失血和剧烈疼痛可导致休克。

【治疗原则】

1. 头皮血肿 较小者,1~2周可自行吸收,无须特殊处理;较大者,可在48 h后穿刺抽吸加压包扎。

2. 头皮裂伤 现场立即加压包扎止血,进一步清创缝合,在24 h内都可以一期清创缝合(因头皮血运丰富)。必要时使用抗生素和破伤风抗毒素(tetanus antitoxin,TAT)预防感染。

3. 头皮撕脱伤 应在压迫止血、预防休克和彻底清创的前提下行头皮再植;若不能再植,应彻底清创后,行颅骨外板多处钻孔,深达板障,待骨孔中长出肉芽后,再行二期植皮术;常规使用抗生素和TAT预防感染。

> **头皮损伤特征**
> 皮下血肿张力高,
> 触痛明显肿局限。
> 帽下血肿跨颅缝,
> 触之可有波动感。
> 骨膜下面有血肿,
> 肿胀从来不越边。

二、颅骨骨折

颅骨骨折为受直接或间接暴力所致。

【临床特点】

1. 颅盖骨骨折 线形骨折最常见,伤处可有压痛、肿胀,主要依靠X射线摄片确诊。凹陷性骨折,局部可扪及下陷区,可有偏瘫、失语、癫痫等症状,X射线摄片或CT检查能明确诊断。

2. 颅底骨骨折　颅前窝骨折,眼眶周围及球结膜下瘀斑,脑脊液鼻漏,可合并Ⅰ、Ⅱ对脑神经损伤。颅中窝骨折,乳突皮下瘀斑,脑脊液鼻漏或耳漏,常合并Ⅶ、Ⅷ对脑神经损伤。颅后窝骨折,乳突皮下、枕后区皮下或咽后壁瘀斑,偶有合并Ⅵ～Ⅻ对脑神经损伤。颅底骨折主要依据临床表现做出诊断,X射线摄片不易显示骨折线,CT检查有重要的诊断价值。

【辅助检查】

头颅X射线或CT检查,可明确骨折的部位和性质。

【治疗原则】

1. 颅底骨折合并脑脊液外漏的治疗原则

（1）促进硬脑膜破裂口愈合　安置床头抬高15°～30°,患侧卧位,借重力作用使脑组织移向颅底贴附于硬脑膜,逐渐粘连而封闭硬脑膜破口,待脑脊液漏停止3 d后,可改其他卧位。

（2）预防颅内感染　①每日2次清洁、消毒鼻前庭、外耳道。②在鼻前庭、外耳道口放置干棉球吸附漏出的脑脊液。棉球浸湿后,随时更换,并由此估计漏出量的变化。③禁止患侧鼻腔、外耳道填塞、冲洗和滴药。④脑脊液鼻漏者,禁止经鼻腔置胃管、吸痰和鼻导管给氧。⑤告知患者勿挖耳、抠鼻,避免连续咳嗽、打喷嚏、擤鼻涕、屏气等可引起颅内压突然升降的动作。⑥遵医嘱给予抗生素和TAT。

2. 手术指征　①合并脑损伤或大面积骨折片陷入颅腔,导致颅内压升高。②骨折片压迫脑重要部位,引起神经功能障碍。③非功能区部位的小面积凹陷骨折,无颅内压增高,但深度超过1 cm者可考虑择期手术。④开放性、粉碎性、凹陷性骨折。

三、脑损伤

【病因和分类】

1. 根据脑损伤病理改变分类

（1）原发性脑损伤　暴力作用于头部后立即发生的脑损伤（脑震荡、脑挫裂伤）。

（2）继发性脑损伤　头部受伤一段时间后出现的脑受损（脑水肿、颅内血肿）。

2. 根据脑组织是否与外界相通分类

（1）开放性脑损伤　硬脑膜破裂,脑组织与外界相通。

（2）闭合性脑损伤　硬脑膜完整,脑组织不与外界相通。

【临床表现】

1. 脑震荡　头部受暴力作用后,立即出现短暂的大脑功能障碍,而无器质性的脑组织损害者称为脑震荡,是脑损伤中最轻的一种。其临床特点有:

（1）伤后立即出现意识障碍,不超过30 min;同时伴有面色苍白、出汗、血压下降、肌张力减低等,但随意识的恢复很快趋于正常。

（2）清醒后,对受伤经过及伤前近期事物不能记忆,称逆行性遗忘;常伴头痛、头晕、呕吐等症状,短期内可好转。

(3)神经系统检查、脑脊液检查均无异常。

2.脑挫裂伤 是指头部受到暴力作用后引起大脑的器质性损害。临床表现与脑损伤的部位、范围、程度及有无继发性脑损伤有关。其临床特点有：

(1)意识障碍 伤后多立即出现，一般在30 min以上，可数小时到数月不等。

(2)生命体征的改变 由于脑水肿或颅内血肿，早期可出现血压升高、脉搏缓慢、呼吸深慢，严重者呼吸循环衰竭。

(3)神经系统体征 伤后立即出现局灶症状和体征("哑区"除外)，如脑皮质功能区受损，出现偏瘫、抽搐、失语等。

(4)脑膜刺激征 合并有蛛网膜下腔出血时，患者有剧烈头痛、颈项强直、病理反射阳性，脑脊液检查有红细胞。

3.颅内血肿 不论那一种外伤性急性颅内血肿，都有着大致相同的病理过程和临床表现，即先有头部受伤和原发性脑损伤症状，继而颅内出血和血肿形成，持续脑受压和局部激惹症状，最后发生脑疝，但各个部位血肿又有各自特点。

(1)急性硬脑膜外血肿 急性幕上血肿最见，临床特点表现为以下几点。①意识障碍有中间清醒期：因脑实质损伤较轻，故多数原发性昏迷时间很短，在血肿形成以前意识恢复清醒或好转，一段时间后血肿形成并逐渐扩大，引起颅内压增高并导致脑疝，患者再度持续昏迷，两次昏迷之间有明显的"中间清醒期"，这是硬膜外血肿典型的意识变化。②生命体征改变：如血压升高、脉搏缓慢、呼吸深慢等急性颅内压增高的生命体征改变。③小脑幕切迹疝：患侧瞳孔变化和对侧肢体瘫痪等。

(2)急性硬脑膜下血肿 脑实质损伤较重，原发性昏迷时间长，中间清醒期不明显。较早出现颅内压增高和脑疝症状。

(3)急性脑内血肿 脑实质损伤重，昏迷呈进行性加重。病情变化快，容易引起脑疝。如血肿累及重要功能区，神经系统体征明显。

【辅助检查】

脑震荡神经系统无阳性体征，脑脊液中无红细胞，CT检查无阳性发现，可根据临床表现诊断。CT能显示脑挫裂伤和颅内血肿的部位、范围和程度。

【治疗原则】

1.脑震荡无须特殊治疗，一般卧床休息1~2周，可完全恢复。

2.脑挫裂伤：①一般处理，保持呼吸道通畅，吸氧，对症支持治疗；②防止脑水肿；③手术治疗，脑减压术或局部病灶清除术。

3.颅内血肿一经确诊，原则上手术治疗，手术清除血肿，并彻底止血。

第二节 神经外科专科护理

一、入院护理

1.准备工作：接到入院通知后，立即准备床单位，备好氧气、输液装置、监护仪器、气管切开包、无菌导尿包。

常见脑损伤患者意识障碍的特点？

2. 接待安置：协助患者至病床,采取舒适的卧位。

3. 发放入科告知书,入院宣教。

4. 介绍病房环境,主管医生、护士及护士长。示范病房基本设施的使用方法,如床档、摇床、呼叫器等。

5. 指导患者饮食,告知其目的。监测生命体征,协助医生查体,询问病史,观察患者一般情况。

【护理评估】

1. 询问患者起病情况和病情变化经过,询问有关家族史、遗传病史和过敏史。

2. 观察意识状态、瞳孔和表情,肢体运动情况,营养状况、代谢状况。查看生命体征和监测结果,查看各项辅助检查报告单。若患者病情尚稳定,须保守治疗,按非手术治疗程序护理。若病情不稳定,一般情况差,需急诊手术,应立即执行手术前医嘱,按急诊手术护理。

3. 了解患者、家属的心理社会状况。

【护理诊断/问题】

1. 突发性意识模糊　与脑损伤、颅内压增高有关。

2. 清理呼吸道无效　与意识障碍有关。

3. 有感染的危险　与开放性损伤、脑有脊液漏关。

4. 营养失调　与频繁呕吐、长期不能进食等有关。

5. 潜在并发症　颅内压增高、脑疝等。

二、住院护理

【急救护理】

1. **防治窒息**　尽快清理口腔和咽部的血块及呕吐物,置患者于侧卧位,头后仰托起下颌;有舌后坠者,放置口咽通气管;必要时行气管切开。

2. **妥善处理伤口**　头皮裂伤和撕脱伤者,立即加压包扎止血;开放性颅脑损伤者,在外露的脑组织周围置纱布卷,再覆盖干纱布适当包扎;遵医嘱尽早使用抗生素和TAT预防感染。

3. **抗休克**　一般闭合性颅脑损伤(除小儿外)不致有严重的休克。一旦出现休克征象,应考虑合并其他部位损伤,如多发性骨折、内脏破裂等。立即置患者于平卧位,保暖、补充血容量,并协助查找原因。

4. **做好护理记录**　记录受伤经过、检查所见、急救处理经过以及患者的意识、瞳孔、生命体征、肢体活动等演变过程,供进一步处理时参考。

【手术前护理】

1. **体位**　抬高床头15°~30°。

2. **维持营养**　不能进食者可经静脉补液,维持水、电解质平衡,维持患者的营养。

3. **治疗配合**　①减轻脑水肿,降低颅内压,按时使用脱水剂、利尿剂、糖皮质激素。②预防并发症,禁用吗啡止痛。

4. **手术前护理**　手术前2 h剃净头发,清洁头皮,涂擦75%乙醇并用无菌巾包扎。

做好备血、药敏试验、胃肠道准备等。

【手术后护理】

1. 病情观察

(1) 定时测量生命体征、瞳孔、意识、肢体活动、呼吸道通畅等情况。

(2) 妥善连接颅外引流管,观察引流液颜色、量和性质;必要时连接颅内压监护仪和血氧饱和度测试仪,监测颅内压和血氧饱和度。

(3) 记录出入量。对观察结果进行比较,发现异常及时报告医生。

2. 卧位 安置或变动体位时,应专人托扶头部,保证头颈与躯干在同一轴线上,无扭曲和震动。手术后卧位应根据:

(1) 意识情况 全身麻醉清醒前,宜取侧卧位,以便于呼吸道管理;意识清醒、血压平稳后,床头抬高15°～30°卧位,以利于颅内静脉回流。

(2) 手术情况 幕上开颅术后,应取健侧卧位,防止切口受压;幕下开颅术后,早期宜去枕侧卧或侧俯卧位,若后组脑神经受损,只能取侧卧位,防止口咽分泌误入气管;较大肿瘤切除术后,24 h内应保持手术区在高位,勿翻动患者,以避免脑和脑干移位,引起大脑上静脉撕裂、硬脑膜下出血或脑干衰竭。

3. 营养与补液 一般手术,术后第1天可进流质,第2～3天给半流质,逐步过渡到普通饮食;较大手术或全身麻醉术后,应禁食1～2 d,待病情稳定后逐步进食,禁食期间给予静脉补液;后颅窝或听神经瘤术后,如出现吞咽困难、饮水呛咳,应严格禁食禁饮,采取鼻饲供给营养,待吞咽功能恢复后,再逐步练习进食;术后长期昏迷者,可采用鼻饲及静脉营养支持。脑手术后均有脑水肿反应,故应限制输液量,成人每日1 500～2 000 mL为宜,其中含盐液体500 mL;术后还需使用脱水剂,可能有气管切开、脑室引流、呕吐、高热等,故应注意维持水、电解质平衡。

4. 止痛与镇静 术后头痛和躁动是脑外科患者的常见问题,应分析原因,给予对症处理。

(1) 切口疼痛,多数发生在术后24 h内,给予一般镇痛剂即可。

(2) 颅内压增高引起的头痛,多发生在术后2～4 d,应给予脱水剂和糖皮质激素治疗。

(3) 血性脑脊液刺激而引起的头痛,应在术后早期做腰穿引流血性脑脊液,直至转清为止。无论何种原因的头痛,均不可轻易使用吗啡或哌替啶,因这类药物能抑制呼吸,影响气体交换,还可使瞳孔缩小,影响临床观察。对躁动者,在排除颅内压增高、膀胱充盈等原因后,遵医嘱给予氯丙嗪、异丙嗪、地西泮、10%水合氯醛等。

5. 各种引流管的护理

(1) 脑室引流的护理(图31-1) ①妥善固定:在无菌条件下接引流袋,并将其悬挂于床头,引流管口应高出脑室平面10～15 cm;适当限制患者头部的活动范围,护理操作时,应避免牵拉引流管。②控制引流速度:脑室引流早期要特别注意引流速度,切忌过多过快。引流量应控制在每日500 mL以内,若有引起脑脊液分泌增多的因素(如颅内感染),引流量可适当增加,同时注意预防水、电解质失衡。③观察引流液的性状:正常脑脊液无色透明,无沉淀。术后1～2 d引流液可略为血性,以后转为橙黄色。若引流液中有大量鲜血或血性颜色逐渐加深,常提示脑室出血;若引流液混浊,呈毛玻璃状或有絮状物,表示存在颅内感染,应及时报告医生。④保持引流通畅:避免引流管受压、扭曲、成角、折叠,如无脑脊液流出,应查明原因,给予处理。⑤定时更换引流袋,记录引流量:每日定时按无菌原则更换引流袋,并记录引流量。⑥按期拔管:开颅术后一般引流3~4 d,不宜超过5~7 d,因引流时间过长,可能发生颅内感染。拔管前1 d,应试行抬高引流袋或夹闭引流管,若患者无头痛、呕吐等症状,即可拔管,否则,重新放开引流。拔管后,应观察切口处有无脑脊液漏出。

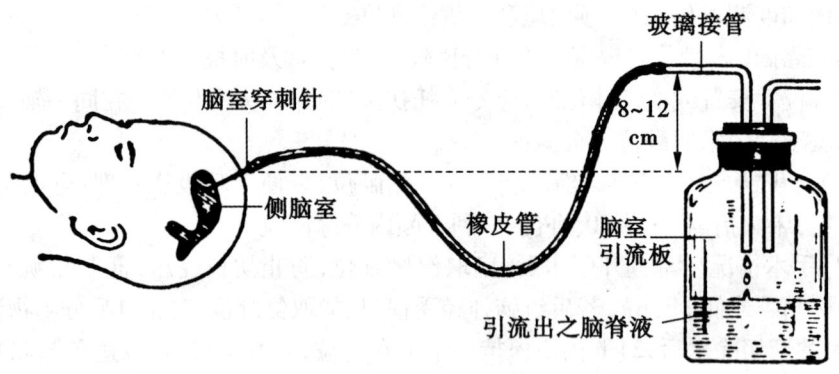

图31-1 脑室引流装置

(2)创腔引流 颅内占位性病变,如颅内肿瘤手术切除后,在残留的创腔内放置引流物称为创腔引流。目的是引流手术残腔内的血性液体和气体,使残腔逐步闭合,减少局部积液或形成假性囊肿的机会。护理中应注意引流瓶(袋)的位置、引流的速度及量。

(3)脓腔引流 引流瓶应至少低于脓腔30 cm,患者应取利于引流的体位。

(4)硬脑膜下引流 术后患者取平卧位或头低足高患侧卧位,注意体位引流。引流瓶须低于创腔30 cm。

6.术后并发症的护理

(1)出血 是最危险的并发症,多发生在术后24~48 h。大脑半球手术后出血可有幕上血肿或小脑幕切迹疝表现;颅后窝手术后出血,可有枕骨大孔疝表现;脑室内手术后出血,可有高热、抽搐、昏迷及显著生命体征紊乱。术后须消除一切可导致颅内压增高的因素,以预防出血。

(2)感染 ①切口感染:多发生在术后3~5 d。切口疼痛、肿胀、压痛、皮下积液;头皮淋巴结肿大、压痛;严重者引起颅骨骨膜炎。②脑膜脑炎:常继发于开放性颅脑损伤、切口感染或脑脊液漏。术后3~4 d体温降至正常后又升高,或术后体温一直升高,伴有头痛、呕吐、意识障碍、脑膜刺激征等;脑脊液白细胞增高,严重者可查见脓细胞。③肺部感染:多发生在1周左右。常见于意识障碍和全身情况较差者。须采取隔离、降温、保持呼吸道通畅、营养支持和加强基础护理等措施。

(3)中枢性高热 常见于下丘脑、脑干或上段颈髓病变者,因体温中枢功能紊乱所致。多发生于术后48 h内,常伴有意识障碍、瞳孔缩小、脉搏增快、呼吸急促等自主神经功能紊乱症状。一般的降温措施效果较差,须给予冬眠低温疗法。

(4)尿崩 主要发生在鞍区肿瘤(如垂体腺瘤、颅咽管瘤)手术后。表现为多尿,每日数千毫升以上、尿比重低(低于1.005)、多饮、口渴。应遵医嘱给予垂体后叶素皮下注射;准确记录出入量、测定血清电解质,为调节用药剂量提供依据。

(5)消化道出血 主要见于下丘脑、脑干、第三脑室前部、第四脑室等手术后。

(6)顽固性呃逆 常见于第三脑室、第四脑室、脑干等手术后。对有胃胀气或胃潴留者,可插胃管抽尽胃内容物;也可试行压迫眼球、压迫眶上神经、捏鼻、刺激咳嗽等方法,但对颅内压增高者慎用;必要时,遵医嘱给予氯丙嗪、异丙嗪等。

(7)癫痫发作 多由于脑积水、脑组织缺氧、皮质运动区受激惹等引起。对皮质运动区及其附近的手术,术后常规给予抗癫痫药物。有癫痫发作史者,应卧床休息,避免情绪激动,保证充足的睡眠,给抗癫痫药物预防发作。发作时,应给氧、保护患者防止受伤,遵医嘱静脉给地西泮、20%甘露醇等。观察并记录发作情况。

三、出院护理

【健康教育】
1. 培养良好的生活和饮食习惯。
2. 外伤性癫痫患者,按时服药。
3. 制订康复计划,积极功能训练,恢复自理能力。
4. 加强安全意识教育,定期复查。

【评价方法】
书写实训报告,总结护理程序。结合模拟"患者"和"护士"的表现,评价本次课程教学目标达成度。

(陈海燕)

习题

一、护考测试

【A1 型题】

1. 诊断颅底骨折的主要依据是   ( )
   A. 眼睑青紫   B. 球结膜下出血
   C. 脑脊液漏   D. 耳后皮下瘀斑
   E. 脑神经损伤的症状

2. 明显颅内压增高患者,下列哪项处置是错误的   ( )
   A. 脑室穿刺   B. 腰穿
   C. 静脉滴注 20% 甘露醇 250 mL   D. 吸氧
   E. 抬高床头 15°～30°

【A2 型题】

3. 男,30 岁。因汽车撞伤头部发生颅前窝骨折,其护理下列哪一项错误   ( )
   A. 床头抬高 15°～30°   B. 抗生素溶液冲洗鼻腔
   C. 禁忌堵塞鼻腔   D. 禁止腰椎穿刺
   E. 枕部垫无菌巾

4. 女,25 岁。因交通事故受伤,伤后立即昏迷,20 min 后清醒,6 h 后又再次昏迷。患者左侧瞳

孔散大,右侧肢体病理征阳性。下列病变的临床表现与该患者相符的是　　　(　)
　A. 脑内血肿　　　　　　　　　B. 右侧硬脑膜下血肿
　C. 左侧硬脑膜外血肿　　　　　D. 脑挫裂伤
　E. 脑震荡

【A3/A4 型题】(5~6 题共用题干)
5. 急性颅内压增高时患者早期生命体征改变为　　　　　　　　　　　(　)
　A. 血压升高,脉搏变缓,脉压变小　　B. 血压升高,脉搏增快,脉压增大
　C. 血压降低,脉搏变缓,脉压变小　　D. 血压降低,脉搏增快,脉压变小
　E. 血压升高,脉搏变缓,脉压增大
6. 出现颅内高压危象,首选的紧急处理是　　　　　　　　　　　　　(　)
　A. 甘露醇快速滴入　　　　　　B. 呋塞米
　C. 肾上腺皮质激素　　　　　　D. 细胞活化剂 ATP
　E. 血浆或白蛋白

二、简答题
1. 硬脑膜外血肿患者的临床表现有哪些?
2. 颅脑损伤患者病情观察的主要指标及其临床意义是什么?

三、研考能力拓展
　　患者,男,40 岁,头部受棒击,昏迷不醒 8 h,偶尔能睁眼。体检:脉搏 88 次/min,呼吸 20 次/min,血压 130/85 mmHg,体温 37.0 ℃。右侧瞳孔散大,对光反应消失,右眼眶周围肿胀,皮下有瘀血。左上肢不能活动,左侧巴氏征(+)。腰椎穿刺:脑脊液压力 180 mmHg,呈均匀血性脑脊液。X 射线颅骨平片:右眼眶骨折。CT 扫描:右额颞部有低密度区。请问:①简述此患者可能的临床诊断及目前的治疗原则。②病情观察的要点有哪些?③此患者应采取的护理措施有哪些?

第三十二章 常见颅脑疾病患者的护理

第一节 脑血管性疾病患者的护理

脑血管性疾病是指由各种脑血管病变引起脑功能障碍的一组疾病的总称。其发病率和死亡率都较高,存活者中50%~70%遗留残疾,严重威胁人类健康,与恶性肿瘤、冠心病构成人类死亡的三大疾病。

一、颅内动脉瘤

颅内动脉瘤是颅内动脉壁的囊性膨出,是造成蛛网膜下腔出血的首要病因。本病好发于40~60岁中年人,在脑血管意外的发病率中,仅次于脑血栓形成和高血压脑出血。

【临床特点】

1. 动脉瘤破裂出血症状　表现为严重的蛛网膜下腔出血,发病急,头痛剧烈,频繁呕吐,颈强直,克氏征阳性,也可出现意识障碍、昏迷。严重者可因急性颅内压增高而引发枕骨大孔疝,导致呼吸骤停。

2. 局灶症状　动眼神经麻痹,如单侧眼睑下垂,瞳孔散大,内收、上视、下视不能,直间接反射消失;有时局灶症状出血在蛛网膜下腔出血之前,被视为动脉瘤出血的前兆症状:轻微偏头痛,眼眶痛,继之出现动眼神经麻痹。

【辅助检查】

数字减影脑血管造影确诊颅内动脉瘤的检查方法,可判断颅内动脉瘤的位置、数目、形态、内径、有无血管痉挛。头颅CT检查或MRI扫描也有助于诊断。

【治疗原则】

1. 非手术治疗　主要是防止出血或再出血,控制动脉痉挛。卧床休息,控制血压,降低颅内压。合并脑血管痉挛时,早期可试用钙离子拮抗剂等扩血管治疗。使用氨基己酸,抑制纤溶酶形成,预防再出血,但肾功能障碍者慎用,副作用有血栓形成可能。

2. 手术治疗　首先开颅夹闭动脉瘤蒂,也可采取动脉瘤介入栓塞治疗。

二、颅内动静脉畸形

颅内动静脉畸形(intracranial arteriovenous malformation, AVM)是一团发育异常的病理脑血管,其体积可随人体发育而生长。由一支或几支弯曲扩张的动脉供血和静脉引流而形成的一个血管团。畸形血管团内有脑组织,其周围脑组织因缺血而萎缩。以20~40岁青壮年人发病率最高,男性稍多于女性。

【病因和病理生理】

先天性发育异常,是胚胎发育过程中脑血管发生变异形成。病变可发生于脑的任何部位,但以顶叶最多,其次为额叶及颞叶。畸形血管团大多呈圆锥形,基部宽广,面向脑皮层,尖端指向白质深部,接近侧脑室壁。

【临床特点】

1. 出血 畸形血管破裂可导致脑内、脑室内和蛛网膜下腔出血,出现意识障碍、头痛、呕吐等症状。但小的出血临床症状不明显。

2. 抽搐 成人21%~67%以抽搐为首发症状,一半以上发生在30岁前,多见于额、颞部AVM。

3. 头痛 一半AVM患者曾有头痛史。头痛可呈单侧局部,也可全头痛,间断性或迁移性。

4. 进行性神经功能障碍 未破裂出血的AVM中,有4%~12%为急性或进行性神经功能障碍。脑内出血可致急性神经功能障碍。

【辅助检查】

1. 头颅CT 经加强扫描AVM表现为混杂密度区,大脑半球中线结构无移位。在急性出血期,CT可以确定出血的部位及程度。

2. 头颅MRI 因病变内高速血流表现为流空现象,另外,MRI能显示良好的病变与脑解剖关系,为切除AVM选择手术入路提供依据。

3. 脑血管造影 是确诊本病的必须手段。

【治疗原则】

1. 非手术治疗 对位于脑深部重要功能区如脑干、间脑等部位的AVM,不适宜手术切除。手术切除后残存的AVM,直径小于3 cm,可考虑γ-刀或χ-刀治疗,使畸形血管内皮缓慢增生,血管壁增厚,形成血栓而闭塞。但在治疗期间,仍有出血可能。

2. 手术治疗 手术切除为治疗颅内AVM的最根本方法,不仅能杜绝病变再出血,还能阻止畸形血管盗血现象,从而改善脑血流。只要病变位于手术可切除部位均应进行开颅切除。应用显微手术技术,颅内AVM手术切除效果满意。血管内介入栓塞加手术切除联合应用在当前开展最广泛。

三、脑卒中

脑卒中是各种原因引起的脑血管疾病急性发作,又叫脑血管意外。造成脑内动脉狭窄,闭塞或破裂,而引起急性脑血液循环障碍,临床上表现为一过性或永久性脑功能障碍的症状和体征。脑卒中分为缺血性脑卒中和出血性脑卒中。

【病因和病理生理】

1. 缺血性脑卒中　占所有脑卒中的60%~70%,多见于40岁以上者。颈内动脉或椎动脉狭窄和闭塞的主要原因是动脉粥样硬化。某些使血流缓慢和血压下降的因素是本病的诱因,故患者常在睡眠中发病。主要是由于供应脑部血液的动脉出现粥样硬化和血栓形成,使管腔狭窄甚至闭塞,导致局灶性急性脑供血不足而发病;另外,结缔组织疾病或动脉炎引起的动脉内膜增生和肥厚、颈动脉外伤等,均可引起颈内动脉狭窄和闭塞,导致缺血性脑卒中。

2. 出血性脑卒中　多见于50岁以上的高血压动脉硬化患者,男性多见,是高血压病死亡的主要原因,常因剧烈活动或情绪激动使血压突然骤升而诱发。出血量决定了脑卒中的严重程度。出血性脑卒中的死亡率远高于缺血性脑卒中。

【临床特点】

1. 缺血性脑卒中　根据脑动脉狭窄和闭塞后,神经功能障碍的轻重和症状持续时间,分三种类型:

(1)短暂性脑缺血发作(transient ischemic attack,TIA)　神经功能障碍持续时间不超过24 h,颈内动脉缺血表现为,突然单侧肢体运动和感觉障碍、失语,单眼短暂失明等,少有意识障碍。椎动脉缺血表现为,眩晕、耳鸣、听力障碍、复视、步态不稳和吞咽困难等。症状反复发作,可自行缓解,不留后遗症。脑内无明显梗死灶。

(2)可逆性缺血性神经功能障碍　与TIA基本相同,但神经功能障碍持续时间超过24 h,有的患者可达数天或数十天,最后逐渐完全恢复。脑部可有小的梗死灶,大部分为可逆性病变。

(3)完全性卒中　症状较前两种严重,不断恶化,常有意识障碍。脑部出现明显的梗死灶,神经功能障碍长期不能恢复。

2. 出血性脑卒中　突然出现意识障碍和偏瘫,重症者可出现昏迷、完全性瘫痪、去皮质强直、生命体征紊乱。

【辅助检查】

主要为影像学检查。脑血管造影显示不同部位脑动脉狭窄、闭塞或扭曲;头部CT和MRI急性脑缺血性发作24~48 h后,CT可显示缺血病灶。磁共振血管造影提示动脉系统的狭窄和闭塞;颈动脉B型超声检查和经颅多普勒超声探测,可作为诊断颈内动脉起始段和颅内动脉狭窄、闭塞的筛选手段。对于急性脑出血首选CT检查。

【治疗原则】

1. 缺血性脑卒中　一般先行非手术治疗,包括卧床休息、扩血管、抗凝、血液稀释疗法及扩容治疗等。脑血管完全堵塞者,在24 h内行外科手术治疗,可行颈动脉内膜切除术、颅外-颅内动脉吻合术等,以改善病变区的血供情况。

2. 出血性脑卒中　经绝对卧床休息、控制血压、止血、脱水降颅压等非手术治疗,病情仍继续加重时应考虑手术治疗。可选开颅血肿清除术或经颅穿刺血肿抽吸加尿激酶溶解引流术。对出血破入脑室及内侧型脑内血肿患者,手术效果欠佳,若病情加重如深昏迷、双侧瞳孔散大或年龄过大、伴重要脏器功能不全者,不宜手术治疗。

四、护理

【护理评估】

1. 术前评估

(1) 健康史 患者的年龄、性格和职业。本次发病的特点和经过。有无高血压、颅内动静脉畸形、颅内动脉瘤、动脉粥样硬化、创伤等病史。

(2) 身体状况 评估患者生命体征、意识状态、瞳孔、肌力及肌张力、感觉功能、深浅反射及病理反射等。有无进行性颅内压增高及脑疝症状;有无神经系统功能障碍,生活处理能力;有无意外伤害的危险;有无体液平衡失调,营养状况及重要脏器功能。

(3) 辅助检查 了解脑血管造影、CT及MRI检查的结果。

(4) 心理社会状况 了解患者及家属有无焦虑、恐惧等情绪;评估患者及家属对手术治疗有无思想准备;对手术治疗的方法和预后有无充分的了解。

2. 术后评估 评估手术、麻醉方式及术中情况;了解术后引流管放置的位置、目的及引流情况;观察有无并发症的发生。

【护理诊断/问题】

1. 躯体移动障碍 与脑组织缺血或脑出血有关。
2. 急性疼痛 与颅脑手术有关。
3. 潜在并发症 脑脊液漏、颅内压增高及脑疝、颅内出血、感染、中枢性高热、癫痫发作等。

【护理措施】

1. 术前护理 手术前除了常规护理外,还应采取控制血压、减轻脑水肿、降低颅内压、促进脑功能恢复的措施;在溶栓、抗凝期间,注意观察药物疗效及不良反应。

2. 术后护理

(1) 严密观察生命体征、意识、瞳孔及肢体活动的情况 有无剧烈头痛、烦躁不安及双侧肢体活动异常情况,尤其是血压的观察及控制至关重要。发生异常情况立即报告医生。准确记录24 h出入量。

(2) 去枕平卧6 h,头略偏向一边,保持呼吸道通畅,6 h后抬高床头15°~30°。予以2 L/min氧气持续吸入。

(3) 保持颅内引流管在位通畅 ①妥善固定;②保持通畅;③严格无菌操作;④观察记录引流液的颜色和量。

(4) 疼痛护理 ①切口疼痛多发生在术后24 h内,给予一般止痛剂可缓解;②颅内压增高引起的疼痛,多发生于2~4 d脑水肿高峰期,需予以脱水、激素治疗降低颅内压;③给患者提供一个安静舒适的环境。

(5) 潜在并发症的观察与护理

颅内压增高及脑疝:提供良好的休息环境,安心休养,避免情绪激动;保持呼吸道通畅,避免剧烈咳嗽;遵医嘱按时使用脱水剂和激素;维持水、电解质的平衡;保持大便通畅,避免用力排便。

颅内出血:是术后最危险的并发症,多发生在术后24~48 h。主要原因是术中止血不彻底或电凝止血痂脱落;颅内压增高也可引起术后出血。患者往往先有意识改变,表现为意识清楚后又逐渐嗜睡、反应迟钝甚至低迷。一旦发现患者有颅内出血征象,应及时报告医师,并做好再次手术止血的准备。

癫痫发作:多发生在术后2~4 d脑水肿高峰期,多因术后脑组织缺氧及皮质运动区受激惹所致。癫痫发作时,应及时给予抗癫痫药物治疗;患者卧床休息、给氧、注意避免意外伤害。

【健康教育】

1. 合理营养,保持大便通畅;饮食宜清淡、易消化、富含粗纤维,以防止便秘。
2. 充分休息,适当运动,保持情绪乐观,心情舒畅。
3. 患者出院后,一定要遵医嘱按时服药,不要随意减量和停药。
4. 定期返院进行全面复查,以免延误病情。
5. 如有不适,应立即与医院咨询部或主治医师取得联系,以便及时纠正。

第二节　脑脓肿患者的护理

脑脓肿是细菌侵入脑组织引起化脓性炎症,并形成局限性脓肿。以儿童及中青年多见。脑脓肿多单发,可发生在脑内任何部位。

【病因】

1. 耳源性脑脓肿　最多见,约占脑脓肿48%,多继发于慢性化脓性中耳炎或乳突炎;常见部位:颞叶(2/3)、小脑(1/3)、顶叶、枕叶甚至对侧少见;多为单发脓肿。

2. 血源性脑脓肿　脓毒血症或身体其他部位的化脓性感染灶,致病菌经血液循环进入脑组织,约占脑脓肿30%,常为多发性;致病菌多为金黄色葡萄球菌。

3. 其他　外伤性、鼻源性或原因不明的隐源性脑脓肿。

免疫抑制状态下者容易产生脑脓肿,如慢性消耗性疾病、糖尿病、化学治疗、器官移植后行免疫抑制治疗、长期使用激素、艾滋病患者等。

【临床特点】

1. 急性感染症状,发热、头痛、呕吐、乏力及颈项强直。
2. 脓肿形成期即开始有颅内压增高症状,头痛、视盘水肿,严重者可形成脑疝。邻近脑室和脑浅表处的脑脓肿,可突然破入同侧脑室或蛛网膜下隙,形成急性化脓性脑室炎或脑膜炎,患者突然高热、昏迷、抽搐,死亡率极高。
3. 脑局灶性症状,与部位有关,如偏盲、失语等。

【辅助检查】

1. 实验室检查　血常规检查示白细胞计数及中性粒细胞比例增高。疾病早期,脑脊液检查示白细胞数明显增多,糖及氯化物含量可在正常范围或降低;脓肿形成后,脑脊液压力显著增高,白细胞数可正常或略增高,糖及氯化物含量正常,蛋白含量增高;若脓肿溃破,脑脊液白细胞数增多,甚至呈脓性。

2. CT扫描　是最准确、快速的检查方法,既可显示脓肿的大小、部位,又能看到脓肿的多少、有无分隔、积气及其与周围重要结构的关系。

【治疗原则】

1. 非手术治疗 急性期脓肿未完全局限时,采用抗生素治疗为主,选用易透过血脑屏障的强力杀菌类药物,病灶<2 cm 并处在脑炎期者效果最佳。脑水肿患者脱水降颅压。

2. 穿刺或穿刺置管引流术 脓肿位于功能区,脓肿较深,在手术全切难度大或儿童、老人及难以承受较大手术者。

3. 手术治疗 能耐受手术、脓肿位于非功能区、包膜形成好,位置表浅、壁厚多房、穿刺排脓不理想,或多次穿刺引流复发患者。

【护理措施】

1. 一般护理 加强营养增强抵抗力;协助患者做好各项检查,做好术前准备;保持呼吸道通畅,防止肺部感染。

2. 观察病情 密切观察神志、瞳孔、生命体征,发现异常及时通知医生。

3. 控制感染 遵医嘱使用抗生素。若出现高热,及时给予药物或物理降温。

4. 防止颅内压增高 遵医嘱采取降低颅内压的措施。

5. 脓腔引流护理 引流管置于脓肿中心,引流袋(瓶)至少低于脓腔 30 cm;保持引流管牢固和通畅;每日更换引流袋,严格无菌操作;术后 24 h,创口周围已初步形成粘连,方可进行囊内冲洗;脓腔闭合后及时拔管。

第三节 颅内及椎管内肿瘤患者的护理

一、颅内肿瘤患者的护理

颅内肿瘤包括原发性和继发性两大类。原发性起源于脑、脑血管、垂体、松果体、脑神经和脑膜等组织。继发性颅内肿瘤则来源于身体其他部位的恶性肿瘤转移或邻近组织肿瘤的侵入。发病部位以大脑半球最多,其次为鞍区、脑桥小脑角、小脑、脑室及脑干。常见类型为神经胶质瘤、脑膜瘤、垂体腺瘤、听神经瘤、颅咽管瘤及转移性肿瘤。

【临床特点】

1. 颅内压增高症状 90% 以上的患者可出现颅内压增高的症状和体征,通常呈慢性、进行性加重的过程,若未得到及时治疗,轻者可发生视神经萎缩,约 80% 患者引发视力减退,重者可引起脑疝。

2. 局灶症状与体征 取决于颅内肿瘤的部位。常见的局灶性症状有运动及感觉功能障碍,表现为肢体的乏力、瘫痪及麻木,抽搐或癫痫发作,视力障碍、视野缺损,嗅觉障碍,神经性耳聋,语言障碍,平衡失调,智能衰退,精神症状及内分泌失调、发育异常等,常组成不同的综合征。

【辅助检查】

CT 或 MRI 是诊断颅内肿瘤的首选方法,不仅能确定诊断,而且能确定肿瘤的位置、大小及瘤周组织情况。若CT或MRI发现垂体腺瘤,还须做血清内分泌激素测定以确诊。

【治疗原则】

1. 降低颅内压　措施同颅内压增高的治疗。
2. 手术治疗　可手术切除肿瘤病灶。
3. 放射治疗　颅内小肿瘤和功能性疾病可用头部γ-刀治疗。将多个钴源安装在一个球形头盔内,使之聚焦于颅内的某一点,形成一窄束边缘锐利的γ-射线。在治疗时将窄束射线汇聚于病灶形成局限的高剂量区来摧毁病灶。
4. 化学治疗　逐渐成为重要的综合治疗手段之一。

【护理措施】

1. 术前护理　①床头抬高15~30°,以利颅内静脉回流,减轻脑水肿。②持呼吸道通畅。③病情观察:严密观察病情变化,当患者出现意识障碍,瞳孔不等大、缓脉、血压升高等症状时,提示有发生脑疝可能,应立即报告医生。④注意保护患者:对出现神经系统症状的患者应视具体情况加以保护。⑤做好术前特殊检查及手术准备。⑥营养支持,加强生活护理。⑦心理护理。

2. 术后护理

(1)卧位　一般患者清醒后抬高床头15°~30°,以利于静脉回流,减轻脑水肿,降低颅内压;幕上开颅术后应卧向健侧,避免切口受压;幕下开颅术后早期宜去枕侧卧或侧俯卧位;体积较大肿瘤切除后因颅腔内留有较大的空隙,24h内手术区应保持高位。

(2)严密观察生命体征及肢体活动　特别是意识及瞳孔的变化。术后24h内易出现颅内出血及脑水肿引起脑疝等并发症,表现为患者意识由清醒转为嗜睡或躁动不安,瞳孔逐渐散大且不等大,对光反应迟钝或消失,伴对侧肢体活动障碍加重,同时出现脉缓、血压升高,应及时报告医生。

(3)保持出入量平衡　注意补液速度,注意应控制液体的入量在1 000~2 000 mL;合理应用脱水剂,可用甘露醇、呋塞米、高渗葡萄糖、激素等脱水降颅压。

(4)脑室引流的护理　观察引流管是否牢固和有效,观察引流液的颜色和性状及量。

(5)并发症的预防和护理

1)术后患者常出现偏瘫失语,应加强肢体功能锻炼和语言训练。协助患者进行肢体的被动活动,进行肌肉按摩,防止肌肉萎缩和关节畸形。

2)脑脊液鼻腔或外耳道漏的护理:①心理护理。由于患者缺乏相关知识,会出现紧张、恐惧、无助心理,应耐心向患者介绍相关疾病知识、成功治愈的病例,安慰、开导患者,使其树立战胜疾病的信心。②常规护理。嘱咐患者绝对卧床休息,禁坐起,枕上铺垫无菌巾,如有污染及时更换;禁止手掏鼻腔及耳道,严禁从鼻腔吸痰、插胃管;告之患者避免打喷嚏、擤鼻、剧烈咳嗽、屏气或用力排便等动作,待耳鼻漏停止后2~3 d方可坐起;同时遵医嘱全身应用抗生素药物,以预防颅内感染。

3)颅内积液或假性囊肿:保持创腔引流通畅,使残腔逐步闭合,减少局部积液或形成假性囊肿的机会。

4)尿崩症:给予神经垂体后叶素治疗时,应准确记录出入液量,根据尿量的增减和血清电解质含量调节用药剂量。

二、椎管内肿瘤患者的护理

椎管内肿瘤也称脊髓肿瘤,包括发生于椎管内各种组织,如神经根、硬脊髓、血管、脊髓及脂肪组织的原发和继发性肿瘤。发病年龄高峰20~50岁。根据肿瘤生长部位及与脊髓的关系,可将脊髓肿瘤分为髓外硬脊膜下、硬脊膜外和髓内肿瘤。以髓外硬脊膜下肿瘤最常见,占椎管内肿瘤的65%~70%,多为良性;髓内肿瘤占肿瘤20%左右。肿瘤发生于自颈髓到马尾的任何节段,以胸段者最多,颈、腰段次之。

【临床特点】

由于肿瘤进行性压迫而损害脊髓和神经根,其临床表现可分为三期:

1. 刺激期 此期肿瘤较小,主要表现为神经根痛,沿根性分布区扩展,随着牵张或压迫的加重,疼痛可逐渐加剧。当咳嗽、用力、屏气、大便时加重。疼痛的区域固定,部分患者可能出现"夜间疼痛"或"平卧痛",此为椎管内肿瘤特征性表现之一。

2. 脊髓部分受压期 随着肿瘤生长,体积增大,脊髓受到挤压而逐渐出现脊髓传导束受压的症状。表现为受压平面以下肢体的运动和感觉障碍。

3. 脊髓瘫痪期 脊髓功能因肿瘤长期压迫,在肿瘤平面以下深浅感觉和括约肌功能完全丧失,最终至完全性瘫痪。并可出现皮肤营养不良征象。

【辅助检查】

1. 实验室检查 脑脊液检查示蛋白质含量增加,在5 g/L以上,但白细胞数正常,称蛋白细胞分离现象,是诊断椎管内肿瘤的重要依据。

2. 影像学检查 脊髓MRI检查是诊断椎管内肿瘤的最有价值的辅助检查方法。X射线脊柱平片、脊髓造影、CT检查等也可协助诊断。

【治疗原则】

椎管内肿瘤目前唯一有效的治疗手段是手术切除。鉴于椎管内肿瘤的3/4为良性,一般全部切除肿瘤后,预后良好。恶性肿瘤可经手术行肿瘤大部切除并做外减压,术后辅以放射治疗,能使病情得到一定程度的缓解。

【护理措施】

1. 卧硬板床,保持床垫的清洁、干燥、平整。对大便失禁的患者保持局部干燥、清洁。

2. 高位颈髓肿瘤患者严密观察呼吸改变,保持呼吸道通畅,防止肺部感染。

3. 每2 h翻身一次,翻身时头、颈、脊柱呈一条直线,采用轴式翻身法,如有褥疮按褥疮护理常规。

4. 严密观察病情变化,麻醉清醒后如患者出现背部及四肢疼痛难忍,感觉障碍平面上升,四肢肌力下降等,提示有可能出现术后血肿及水肿。

第四节 先天性脑积水患者的护理

先天性脑积水又称婴儿脑积水,是指婴幼儿时期脑室系统或蛛网膜下隙积聚大量脑脊液,导致脑室或蛛网膜下隙异常扩大,并出现颅内压增高和脑功能障碍。是最常见的先天性神经系统畸形疾病之一。多见于2岁以内的婴幼儿。

【病因】
1. 产伤引起的颅内出血和各种感染所致的脑膜炎,造成蛛网膜、第四脑室开口等间隙粘连,导致脑脊液流通障碍。
2. 先天性畸形造成的脑积水,约占25%。
3. 肿瘤引起脑积水。
4. 少见的原因有脑脊液分泌过度、上矢状窦阻塞。

【病理生理】
1. 脑脊液循环途径中的任何部位发生阻塞,皆可引起其上方的脑室扩大和颅内压增高。若脑室系统内有梗阻,使脑脊液循环通道阻塞,称为非交通性脑积水;在脑脊液流出脑室后的远端发生梗阻,称为交通性脑积水。
2. 脑组织受压萎缩、变薄,脑回扁平和脑沟变浅。

【临床特点】
1. 进行性头围增大,前额前突,头皮变薄,头皮静脉怒张。
2. 前囟和后囟增宽、隆起且张力增高,颅骨变薄。
3. 头颅叩诊呈破罐音,眼球受压下旋,呈落日状。
4. 病情重时生长发育障碍、智力差、视力减退,偶有癫痫,肢体瘫痪。

【辅助检查】
1. X射线颅骨摄片 可示颅腔扩大、颅骨变薄、囟门增大和骨缝分离。
2. CT检查所示 脑室扩大程度和脑皮质厚度。
3. MRI检查 能准确显示狭窄部位,有助于判断脑积水的原因。

【治疗原则】
1. 解除梗阻的手术 如切除肿瘤、清除脓肿。
2. 建立旁路引流术 如侧脑室-枕大池引流术。
3. 分流术 是通过特制的脑室分流导管,改变脑脊液的循环途径。

【护理措施】
1. 手术后要保持呼吸道通畅,加强营养支持和抗感染治疗,预防并发症的发生。
2. 严密观察病情,采取预防和减轻脑水肿措施。
3. 判断分流术的效果:术后早期应注意囟门张力的大小,以估计分流管的流量是否合适。若分流过度,患者可出现体位性头痛,即立位时加重卧位时缓解。若分流不足,患者术后症状不缓解。
4. 并发症的观察和护理:①分流系统堵塞,是最常见的并发症。可出现在术后任何时间段,最常见于术后6个月。原因是脑脊液蛋白含量过高、脑室内出血以及周围组织粘连包裹或挤入引流管等。一旦发生阻塞,患者的脑积水症状、体征会复发。若术后CT检查缩小的脑室再次扩大,应分析原因,协助医师给予相应的处理。②感染,多发生在分流术后2个月内。可有伤口感染、脑膜炎、腹膜炎、分流管感染等。一旦出现分流管感染,单纯依靠抗菌药通常无效,应协助医师取出分流管,才能控制感染。

【健康教育】

1. 心理指导　护理人员应做到亲切、热情、耐心地照顾病员,详细了解病员的病情、家庭、社会环境,帮助病员及家属树立起战胜疾病的信心,积极配合治疗。

2. 健康指导

(1) 患儿由于终生体内带管,须让家长学会引流管的自我护理　坚持每日早晚按压分流阀,保持引流通畅;强调进行脑功能、语言功能训练的必要性,以促进患儿的智能、行为的发展。并指导家长出院后如何观察颅内压增高的症状。

(2) 伤口护理　保持伤口的清洁干燥,忌用手抓,以防破损、感染。

3. 出院指导　定时来院复查。如出现剧烈头痛、频繁呕吐、腹痛、腹胀、意识障碍等情况须及时来院就诊。

4. 健康促进　根据患者情况做好运动障碍、语言障碍、记忆障碍、心理障碍的康复训练。

(陈海燕)

病例摘要　患者,男,5岁,因头痛、呕吐、视物模糊半年,加重2周入院。查体:神志清楚,四肢肌力、肌张力正常。眼底检查示视神经盘水肿。MRI示颅后窝肿瘤,梗阻性脑积水。拟次日手术。入院当晚突然出现呼吸节律不整,意识障碍。急诊行脑室外引流术后转危为安。次日手术切除肿瘤,10 d后康复出院。

讨论:①我们作为护士去护理患者时最需要了解的问题是什么?②该患者应从哪几方面进行观察,如何观察?③如出现哪些表现提示发生脑疝?

 习题

一、护考测试

【A1型题】

1. 按组织来源不同,颅内肿瘤发生率最高的是　　　　　　　　　　　　　　　　　( )
   A. 胶质瘤　　　　　　　　　　　　B. 脑膜瘤
   C. 血管瘤　　　　　　　　　　　　D. 转移瘤
   E. 垂体腺瘤

2. 按肿瘤发生的部位不同,颅内肿瘤发生率最高的是　　　　　　　　　　　　　　( )
   A. 大脑半球肿瘤　　　　　　　　　B. 鞍区肿瘤
   C. 小脑肿瘤　　　　　　　　　　　D. 脑室肿瘤
   E. 脑干肿瘤

3. 脑瘤手术后最危险的并发症是颅内出血,大多发生在术后的 （　）
   A. 12 h 内　　　　　　　　　　　　B. 12～24 h
   C. 24～48 h　　　　　　　　　　　 D. 48～72 h
   E. 72 h 以后

【A2 型题】

4. 女性,50 岁,发热、头痛、呕吐 18 d,左侧肢体无力 6 d,发病初有皮肤感染史。实验室检查:血白细胞 $12.7×10^9$/L,中性粒细胞比例 76%。为明确诊断必做的检查是 （　）
   A. 头颅 X 射线平片　　　　　　　　B. 头颅 MRI
   C. 头颅 CT　　　　　　　　　　　 D. 脑血管造影
   E. 脑脊液检查

5. 女性,32 岁,头痛 1 年半,近 2 个月头痛加重,伴有喷射样呕吐。烦躁后出现意识障碍,右侧瞳孔缩小,后又散大,光反应迟钝,左侧肢体运动障碍。呼吸加快。CT 示左顶叶肿瘤。首先采取的急救措施应是 （　）
   A. 立即开颅切除肿瘤　　　　　　　B. 20% 甘露醇静脉注射
   C. 脑脊液体外引流　　　　　　　　D. 去骨瓣减压
   E. 气管插管,保持呼吸道通畅

二、研考能力拓展

患者,女,28 岁,月经不规律 3 年,闭经 10 个月,发现溢乳 6 个月,头痛 2 个月,曾经按"子宫发育不全"治疗无效,妇科检查子宫及附件未见异常。体检:肥胖体型,眼底视神经乳头未见异常,其他神经系统检查也未见异常。双乳房发育中等。乳晕色浅,触压有稀薄乳汁溢出。CT 示鞍内有一 2 cm×1.5 cm 低密度区,增强扫描有轻度强化,鞍膈膨隆。诊断为催乳素腺瘤。拟行鞍区肿瘤切除术。请问:患者及家属对疾病的预后表示担心,希望护士介绍手术前后的注意事项及术后常见并发症,作为其责任护士,如何回答?

第三十三章 胸部损伤患者的护理

胸部由胸壁、胸膜及胸腔内脏器组成。胸壁由软组织和骨骼构成。胸膜腔为潜在的密封腔隙,其内有少量浆液起润滑作用。腔内保持 $-8\sim-10\ cmH_2O$ 的压力,吸气时负压增大,呼气时减小;稳定的负压对维持正常的呼吸至关重要,且能防止肺萎缩。两侧胸膜腔负压的平衡是维持纵隔位置恒定居中的保证。若一侧胸腔积液或积气会挤压伤侧肺,甚至影响腔静脉回流。

胸部损伤根据是否穿破壁层胸膜、胸膜腔是否与外界相通分为闭合性损伤和开放性损伤两类。胸部损伤同时合并腹部脏器损伤,称为胸腹联合伤。胸部损伤轻者仅有软组织挫伤、单纯性肋骨骨折;重者出现气胸、血胸,甚至心脏、大血管、气管、食管等重要器官损伤及呼吸、循环功能衰竭。胸部损伤无论在战时还是平时都极为常见,常见的胸部损伤包括肋骨骨折、气胸和血胸。

第一节 肋骨骨折患者的护理

肋骨骨折是指暴力直接或间接作用于肋骨,使肋骨的完整性和连续性中断,是最常见的胸部损伤。第1~3肋骨较短,且有锁骨、肩胛骨和肌肉的保护,较少发生骨折;第4~7肋骨长而薄,最易折断;第8~10肋骨虽较长,但前段与胸骨连成肋弓,弹性较大,不易折断;第11~12肋骨前端游离、不固定,较少发生骨折。

【病理生理】

1. 单根或数根肋骨单处骨折　因骨折附近有完整的肋骨支撑胸廓,对呼吸影响不大。主要表现为骨折部位疼痛,在深呼吸、咳嗽或变换体位时加重;局部有肿痛、压痛、畸形,有时可触及骨擦感,患者呈被动体位,呼吸浅快,咳嗽无力。若骨折断端刺破壁胸膜和肺组织,可产生气胸、血胸、皮下气肿或引起血痰、咯血等;若刺破肋间血管,可引起出血。

2. 多根多处肋骨骨折　胸壁损伤区域因失去完整肋骨支撑而形成胸壁软化区,吸气时软化区胸壁内陷、呼气时向外鼓出,这种现象称为反常呼吸运动(图33-1),可严重影响气体交换,造成机体缺氧和二氧化碳潴留。若软化区范围较大,呼吸时两侧胸膜腔压力不平衡,可形成纵隔摆动,将进一步影响肺通气和静脉血液回流,严重者可导致呼吸和循环衰竭。

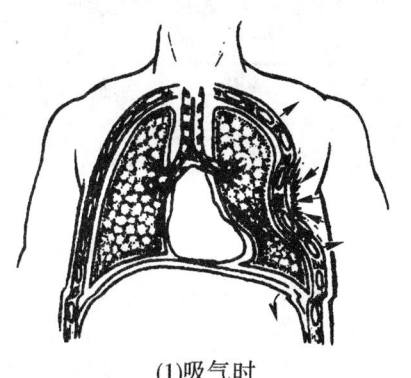 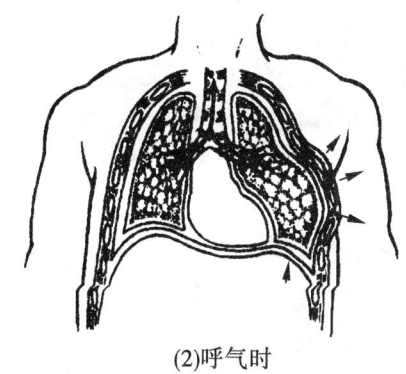

(1)吸气时　　　　　　　　　　(2)呼气时

图 33-1　反常呼吸运动

【临床表现】

1. 症状　肋骨骨折时局部疼痛,尤其是深呼吸、咳嗽或变动体位时疼痛。根据伤情的轻重可以出现不同程度的呼吸困难。

2. 体征　受伤的胸壁局部有时有肿胀,按之有压痛,也可出现骨摩擦感。用手挤压前后胸廓,可使局部疼痛加重甚至产生骨摩擦音,可帮助判断肋骨骨折,从而与软组织挫伤相鉴别。多根多处肋骨骨折,伤侧胸壁可以有反常呼吸运动。

【辅助检查】

1. 胸部 X 射线检查　可清晰显示肋骨骨折。

2. 血常规检查　肋骨骨折伴血管损伤时,可出现血红蛋白和血细胞比容下降。

【治疗原则】

治疗原则为镇痛、清理呼吸道分泌物、固定胸廓、恢复胸壁功能和防治并发症。

1. 单处闭合性肋骨骨折的治疗　单纯性肋骨骨折的治疗原则是止痛、固定和预防肺部感染。骨折两端因有上下肋骨和肋间肌支撑,多能自动愈合。固定胸廓主要目的是减少骨折端活动和减轻疼痛,方法:宽胶条固定、多带条胸布固定或弹力胸带固定。可口服或必要时肌内注射止痛剂。

2. 连枷胸的治疗　纠正反常呼吸运动,抗休克、防治感染和处理合并损伤。当胸壁软化范围小或位于背部时,反常呼吸运动可不明显或不严重,可采用局部夹垫加压包扎。但当浮动幅度达 3 cm 以上时可引起严重的呼吸与循环功能紊乱,当超过 5 cm 或为双侧连枷胸时,可迅速导致死亡,必须进行紧急处理。

3. 开放性骨折的治疗　应及早彻底清创治疗。清除碎骨片及无生机的组织,绞平骨折断端,以免刺伤周围组织。如有肋间血管破损者,应分别缝扎破裂血管远近端。剪除一段肋间神经,有利于减轻术后疼痛。胸膜破损者按开放性气胸处理。术后常规注射破伤风抗毒血清和给予抗生素防治感染。

【护理评估】

1. 健康史　患者有胸部受伤史。暴力或钝力直接作用于胸部可致胸壁、肋骨、胸膜及肺损伤,出现肋骨骨折、损伤性气胸及血胸。

2.身体状况 评估受伤部位及性质,有无开放性伤口,有无活动性出血,伤后是否肿胀;是否有肋骨骨折、反常呼吸运动或呼吸时气体进出伤口的吸吮样音,气管位置是否偏移;有无皮下气肿。有无呼吸困难,有无休克或意识障碍;有无咯血,咯血次数和量等。患者手术及术后并发症的情况。

3.心理社会状况 损伤后患者的心理反应是复杂的,既可因为呼吸和循环系统症状而表现为极度焦虑、恐惧,也可因担心预后而产生不良心理反应。

【护理诊断/问题】

1.疼痛 与骨折有关。

2.低效型呼吸形态 与损伤及疼痛有关。

3.焦虑 与担心预后、环境陌生、意外创伤有关。

4.潜在并发症 肺不张、肺部感染、休克。

【护理措施】

1.紧急救护 保持呼吸道通畅,及时清除呼吸道内血液、呕吐物、异物,必要时做气管插管、气管切开。对于多根处肋骨骨折,有效控制反常呼吸运动,应用包扎(小范围)、牵引(大范围)和内固定法(骨折错位较大)固定软化的胸壁。

2.一般护理 协助鼓励患者进行深呼吸和有效咳嗽,每1~2 h改变体位;鼓励和协助患者翻身,早期下床活动,防止褥疮及下肢深静脉血栓形成;加强营养,增加机体抗感染能力及组织的修复能力,鼓励患者进食高热量、高蛋白质、高维生素、易消化饮食。

3.减轻疼痛 疼痛可影响肋骨骨折患者的肺部扩张及咳嗽,所以止痛是治疗和护理的关键步骤。闭合性单根单处肋骨骨折多可自行愈合,可发用宽胶布条、多带条胸部或弹性胸带固定胸廓,以减少肋骨断端的活动,减轻疼痛。闭合性多根多处肋骨骨折患者可采用肋间神经阻滞的方法止痛。同时给予安静环境,舒适体位,给予精神支持,以转移其对疼痛的注意力。

4.预防感染 及时清除呼吸道分泌物,鼓励深呼吸和有效咳嗽,遵医嘱给予抗菌药物。开放性肋骨骨折,应遵医嘱及时注射TAT,更换伤口敷料。观察有无发热、咳嗽、胸痛、发绀、呼吸困难等肺部和胸膜腔感染征象,一旦发现异常,及时报告医生并协助处理。

5.病情观察 密切观察患者的生命体征,注意神志、胸部、腹部和肢体活动等情况,疑有复合伤时应立即报告医师;注意呼吸频率、节律、幅度及缺氧症状;有无气管移位,皮下气肿等。

【健康教育】

1.指导患者止痛的方法及如何预防并发症。

2.告诉患者深呼吸和有效咳嗽的重要性。

3.对住院治疗的患者,护士应告知治疗的主要方法及目的,取得患者及家属的配合,并说明治疗时间一般不超过3周。

第二节 气胸患者的护理

胸膜腔内积气称为气胸。在脑部损伤中,气胸的发生率仅次于肋骨骨折。气胸是因利器或肋骨断端刺破胸膜、肺及气管后,空气进入胸膜腔所致;或因胸壁伤口穿破胸膜,外界空气进入胸膜腔所致。气胸一般分为闭合性、开放性和张力性三类。

【病因与病理生理】

1. 闭合性气胸　闭合性气胸多为肋骨骨折的并发症,因肋骨断端刺破肺表面,空气漏入胸膜腔所致。空气经肺或胸壁的伤口进入胸膜腔,伤口立即闭合,不再有气体进入胸膜腔,此类气胸抵消胸膜腔内负压,但胸膜腔内压仍低于大气压,使伤侧肺部分萎陷、有效气体交换面积减少,影响肺的通气和换气功能,纵隔向健侧移位。

2. 开放性气胸　开放性气胸是由刀刃锐器或弹片,火器造成胸部穿透伤,胸膜腔经胸壁伤口与外界大气相通,以致空气可自由出入胸膜腔,伤侧胸膜腔负压消失,肺萎缩,两侧胸膜腔压力不等使纵隔移位,健侧肺受压。吸气时,健侧胸膜腔负压升高,与伤侧压力差增大,纵隔向健侧进一步移位;呼气时,两侧胸膜腔压力差减小,纵隔移向伤侧移动,导致纵隔位置随呼吸运动而左右摆动,称为纵隔扑动(图33-2)。纵隔扑动影响静脉回流,导致循环功能严重障碍;同时,含氧低的气体在两侧肺内重复交换造成严重缺氧。

> 三种气胸的发病机制有什么不同?

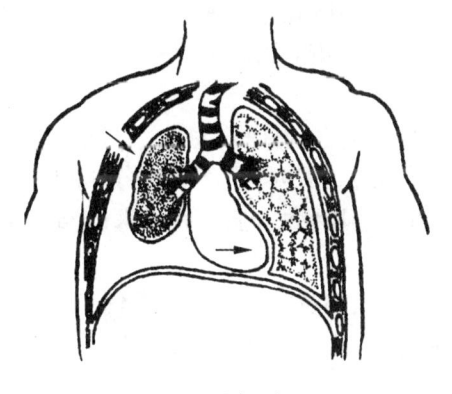 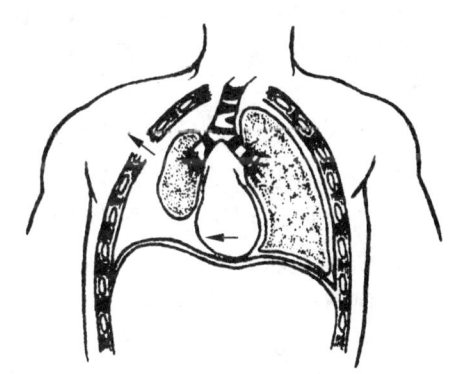

(1)吸气时　　　　　　　　　(2)呼气时

图33-2　纵隔扑动

3. 张力性气胸　张力性气胸又称高压性气胸,常见于较大肺泡破裂或较大较深的肺裂伤或支气管破裂,其裂口与胸膜腔相通,且形成活瓣,导致吸气时空气从裂口进入胸膜腔内,呼气时活瓣关闭,空气只能进入而不能排出,使胸膜腔内积气不断增多,压力不断升高。胸膜腔内的高压使伤侧肺不断萎缩,并将纵隔推向健侧,挤压健侧肺,导致呼吸和循环功能严重障碍。由于胸膜腔内压高于大气压,使气体经支气管、气管周围疏松结缔组织或壁层胸膜裂口处进入纵隔或胸壁软组织,并向皮下扩散,形成纵隔气肿或颈、面、胸部等处的皮下气肿。

【临床表现】

1. 闭合性气胸　轻者胸闷、胸痛,重者出现呼吸困难,主要取决于胸膜腔内积气的量及肺萎陷的程度。肺萎陷30%以下者为小量气胸,多无明显症状;肺萎陷在30%~50%者为中量气胸;肺萎陷在50%以上者为大量气胸,可出现胸闷、胸痛和气促等,气管及纵隔向健侧移位,伤侧胸部叩诊呈鼓音,听诊呼吸音减弱或消失。

2. 开放性气胸　患者有明显的呼吸困难、口唇发绀,重者伴有休克症状。胸部伤口处能听到空气出入胸膜腔的吹风声。胸部及颈部皮下可触及捻发音,伤侧胸部叩诊呈鼓音,听诊呼吸音减弱或消失,纵隔向健侧移位。

3. 张力性气胸　患者主要表现为极度呼吸困难、大汗淋漓、烦躁、意识障碍、发绀、休克,甚至窒息。患侧胸部饱满,叩诊呈鼓音;呼吸幅度减小,听诊呼吸音消失;气管明显移向健侧,颈静脉怒张,多有皮下气肿。

【辅助检查】

1. 影像学检查　胸部X射线检查是诊断气胸的简单有效的方法。胸片可显示胸膜腔内积气的量及肺萎陷的程度,并可见纵隔向健侧移位。

2. 诊断性穿刺　胸腔穿刺既能明确有无气胸存在,又能抽出气体降低胸腔内压,缓解症状。张力性气胸者胸腔穿刺有高压气体向外冲出。

【处理原则】

1. 闭合性气胸

(1)小量闭合性气胸　可自行吸收,无须特别处理。

(2)中、大量闭合性气胸　肺萎陷在30%以上须做胸腔穿刺抽气,必要时须行全身麻醉或需用机械通气等,均应放置胸腔闭式引流并使用抗生素预防感染。

2. 开放性气胸

(1)紧急处理　将开放性气胸立即变为闭合性气胸,赢得挽救生命的时间。

(2)进一步处理　①给氧,补充血容量,纠正休克;②清创、缝合胸壁伤口;③做闭式胸腔引流;④怀疑有胸腔内脏器损伤或进行性出血,则须做开胸探查手术;⑤给予抗生素,鼓励患者咳嗽排痰,早期活动,预防感染。

(3)现场急救　可用多层清洁布块或厚纱布垫,在伤员深呼气末敷盖创口并包扎固定,如有大块凡士林纱布或无菌塑料布则更为合用,然后穿刺胸膜腔,抽气减压,暂时缓解呼吸困难。

3. 张力性气胸　①立即排气减压:在危急状况下可用一粗针头在伤侧第2肋间锁骨中点连线处刺入。②胸膜腔排气,以降低胸膜腔内压力。③胸膜腔闭式引流术:在积气最高部位放置胸腔引流管(通常在第2肋间锁骨中线处),连接水封瓶。一般肺裂口多在3~7 d闭合,待漏气停止24 h,经X射线检查证实肺已膨胀后拔除引流管。④剖胸探查:若胸腔闭式引流管内不断有大量气体溢出、呼吸困难未见好转,提示可能有肺及支气管严重损伤,应行剖胸探查并修补裂口。⑤应用抗生素,预防感染。

【护理评估】

1. 健康史　详细询问患者有无胸部外伤情况、受伤的经过、暴力大小、受伤部位与时间;既往有无肺部疾病。

2. 身体状况　观察生命体征是否平稳,有无面色苍白、呼吸困难、口唇发绀、心率

各类气胸主要特点
闭合气胸一次成,
开放纵隔有摆动,
张力气胸像打气,
越集越多压力升。

增快、血压下降、意识障碍等。检查疼痛的部位和性质,有无开放性伤口、胸壁出血、气管移位、呼吸音减低、皮下气肿等。有无咳嗽、咳痰、痰中带血、咯血等肺或支气管损伤的表现。手术及术后并发的情况。

3.心理社会状况 气胸患者可因突发持续剧烈的疼痛和呼吸困难,活动能力受到限制,担心疾病的迁延不愈,急迫切希望得到及时诊治和治疗而感到恐惧或烦躁不安。

【护理诊断/问题】

1.气体交换受损 与胸膜腔负压破坏及肺萎陷有关。

2.急性疼痛 与胸部组织损伤有关。

3.心排血量减少 与纵隔移位、心脏受压、静脉血回流减少有关。

4.潜在并发症 肺不张和肺炎、胸膜腔感染等。

【护理措施】

1.紧急救护

(1)闭合性气胸 少量积气无须特殊处理;大量气胸应行胸膜腔穿刺抽气,或行胸腔闭式引流术,排出积气,促使肺尽早复张,应用抗生素防治感染。

(2)开放性气胸 立即变开放性气胸为闭合性气胸,赢得抢救生命的时间。使用无菌敷料如凡士林纱布加棉垫封闭胸壁伤口,随后行胸膜腔穿刺,减轻肺受压,暂时解除呼吸困难。送至医院后应给予补充血容量纠正休克、给氧、清创、缝合伤口,并进行胸腔闭式引流。

(3)张力性气胸 由于病情危急,必须紧急进行减压处理,以免发生窒息。在危机状况下可用一粗针头在伤侧第2肋间锁骨中点连线处刺入胸膜腔排气,以降低胸膜腔压力。为了有效持续排气,一般须进行胸腔闭式引流。

2.病情观察 密切观察患者病情变化,如胸痛的程度,有无寒战、高热,呼吸频率和节律,有无休克症状等。

3.镇静止痛 遵医嘱给予镇静止痛药物,告知患者咳嗽、改变体位时用手按扶伤口或引流管口处,以减轻疼痛。

4.胸腔闭式引流

(1)目的 是引流胸膜腔内积气、血液和渗液;重建胸膜腔负压,保持纵隔的正常位置;促进肺复张。

(2)适应证 中量、大量闭合性气胸,开放性气胸,张力性气胸;胸膜腔穿刺术治疗下肺无法复张者;剖胸手术后引流。

(3)置管和置管位置 可根据临床诊断和胸部X射线检查结果决定置管位置。由于积气多向上聚集,因此气胸引流一般在前胸壁锁骨中线第2肋间隙;胸腔积液则在腋中线与腋后线间第6或第7肋间隙插管引流;通常选择脓液聚积的最低位置进行置管。

(4)胸管种类 用于排气:宜选择质地较软,既能引流又可减少局部刺激和疼痛、管径为1 cm的塑胶管;用于排液:引流管宜选择质地较硬、不易打折和堵塞且利于通常引流、管径为1.5~2 cm的橡皮管。

(5)胸膜腔引流的装置 传统的闭式胸腔引流装置有单瓶、双瓶和三瓶3种。

单瓶水封闭式引流:集液瓶的橡胶瓶塞上有两个孔,分别插入长、短玻璃管。瓶中盛约500 mL无菌生理盐水,短玻璃管下口远离液面,使瓶内空气与外界大气相通,而长玻璃管短下口插至液面下 3~4 cm。使用时,长玻璃管上短橡皮管与患者的胸膜腔引流管连接,接通后即可见长管内水柱升高至液平面以上 8~10 cm,并随着患者呼吸上下波动;若无波动,则提示引流管道不通畅(图33-3)。

双瓶水封闭式引流:包括与上述相同的集液瓶和1个水封瓶(即吸引瓶),在引流液体时,水封下的密闭系统不会受到引流量的影响。

三瓶水封闭式引流:在双瓶式基础上增加量一个施加抽吸力的控制瓶。通常,抽吸力取决于通气管没入液面的深度。若通气管没入 15~20 cm,则对该患者所施加对负压抽吸力即为 15~20 cmH$_2$O。若抽吸力超过没入压力时,就会将外界空气吸入此系统中。因此,压力控制瓶中必须始终有水泡产生方表示其具有功能。

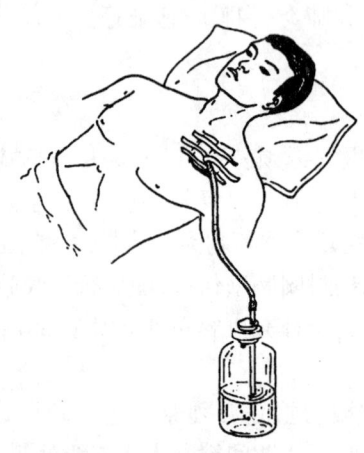

图33-3 单瓶水封闭式引流

(6)护理措施

1)保持管道对密闭性:①引流管周围应用油纱布严密包盖;随时检查引流装置是否密闭及引流管有无脱落;若引流管从胸腔滑脱,立即用手捏闭伤口处皮肤,消毒处理后,以凡士林纱布封闭伤口,并协助医师进一步处理;若引流瓶损坏或引流管连接处脱落,立即用双钳夹闭胸壁引流导管,并更换引流装置。②水封瓶长玻璃管没入水中 3~4 cm,并始终保持直立。③更换引流瓶或搬动患者时,先用止血钳双向夹闭引流管,防止空气进入;松开止血钳时,先将引流瓶安置低于胸壁引流平面的位置。

2)严格无菌技术操作,防止逆行感染:①保持引流装置无菌状态,定时更换引流装置,并严格遵守无菌技术操作原则。胸壁引流口处敷料清洁、干燥,一旦渗湿,及时更换。②引流瓶低于胸壁引流口平面 60~100 cm,防止逆行感染。

3)严密观察,保持管道通畅:①观察并准确记录引流液的量、颜色和性质,定时挤压引流管,防止受压、扭曲和阻塞。②密切注意水封瓶长玻璃管中水柱波动的情况,以判断引流管是否通畅。水柱波动的幅度范围反映无效腔的大小及胸膜腔内负压的情况,一般水柱上下波动的范围为 4~6 cm。若水柱波动幅度过大,提示可能存在肺不张;若水柱无波动,提示引流管不通畅或肺已经完全扩张;若患者出现气促、胸闷、气管向健侧偏移等肺受压症状,提示引流管堵塞,应积极采取措施,通过捏挤或使用负压间断抽吸引流瓶中的短玻璃管,促使其通畅,并立即通知医师处理。③患者可采取半坐卧位,鼓励患者咳嗽和深呼吸,以利胸腔内液体和气体短排出,促进肺复张;经常改变体位,有助于引流。

4)拔管:①拔管指针,一般置管48~72 h后,临床观察引流瓶中无气体溢出且引流液颜色变浅,24 h引流量<50 mL、脓液<10 mL、胸部X射线显示肺复张良好、无漏气、患者无呼吸困难或气促,即可考虑拔管。②拔管,协助医师拔管,嘱患者先深吸一口气,在吸气末迅速拔管,并立即用凡士林纱布和厚敷料封闭胸壁伤口,包扎固定。③观察,拔管后24 h内,应注意观察患者是否有胸闷、呼吸困难、发绀、切口漏气、渗液、出血和皮下气肿等,如发现异常及时通知医师处理。

5. 并发症的观察与护理

(1)切口感染　保持切口敷料完整、清洁、干燥并及时更换,同时观察切口有无红、肿、热、痛等炎症表现,如有异常,及时报告医师采取抗感染措施。

(2)肺部感染和胸腔内感染　监测体温,因开放性损伤易导致胸腔或肺部感染,应密切观察体温变化及痰液性质,如患者出现畏寒、高热或脓痰等感染征象,及时通知医师并配合处理。

【健康教育】

1. 建议气胸患者戒烟,避免参加不适当的体育运动,在气胸痊愈的1个月内,不宜参加剧烈的体育活动,如打球、跑步、抬举重物等,告诉患者应逐渐增加体育活动和运动的水平。

2. 定期复诊,发现异常及时治疗。

第三节　血胸患者的护理

胸部损伤引起胸膜腔内积血成为血胸。血胸可与气胸同时存在,称为血气胸。体循环动脉、心脏或肺门部大血管损伤可导致大量血胸。胸膜腔积血来自肺组织裂伤出血,肋间血管或胸廓内血管破裂出血,心脏出血、大血管破裂出血。

【病理生理】

胸膜腔积血后,随胸膜腔内血液积聚和压力增高,患侧肺受压萎陷,纵隔被推向健侧,致健侧肺也受压,阻碍腔静脉血液回流,严重影响患者呼吸和循环。胸膜腔积血可使患侧萎缩,并将纵隔推向健侧,影响呼吸和循环功能。由于心、肺和膈肌的运动有去纤维蛋白的作用,故胸膜腔内的积血不易凝固。但若短时间内大量积血,去纤维蛋白作用不完善,即可凝固成血块。血块机化后形成纤维组织,束缚肺和胸廓,限制呼吸运动和影响呼吸功能。血液是良好的培养基,细菌经伤口或肺破裂口侵入后,会在血液中迅速滋生繁殖,形成感染性血胸,最终导致脓血胸。

【临床表现】

根据出血速度、出血量和患者体质不同,而有不同的临床表现。

1. 少量出血(成人0.5 L以下)　可无明显症状。

2. 中量(0.5~1 L)和大量(1 L以上)出血　尤其急性失血时,可出现面色苍白、脉搏细速、血压下降、四肢湿冷等低血容量性休克症状,同时伴有呼吸急促等胸腔积液征象,如肋间隙饱满,气管向健侧移位,伤侧胸部叩诊浊音,呼吸音减弱或消失。血胸患者多并发感染,表现为高热、寒战、出汗和疲乏等全身表现。

【辅助检查】

1. 实验室检查　血常规检查显示血红蛋白和血细胞比容下降。继发感染者,血白细胞计数和中性粒细胞比例增高,积血涂片和细菌培养可发现致病菌。

2. 影像学检查　①胸部 X 射线:少量血胸者,胸部 X 射线检查仅显示肋膈角消失。大量血胸时,显示胸膜腔有大片阴影,纵隔移向健侧;合并气胸者可见液平面。②胸部 B 型超声:可明确胸腔积液位置和量。

3. 胸膜腔穿刺　抽到血性液体即可确诊。

【处理原则】

1. 非进行性血胸　行胸膜腔穿刺抽血或胸腔闭式引流,并给予抗生素预防感染。

2. 进行性血胸　须在抗休克的同时,行剖胸探查止血。

3. 凝固性血胸　应在出血停止数日内清除血块,拔除胸膜表面凝血块机化形成的包膜。

4. 已感染的血胸　应及时行胸膜腔闭式引流,尽快排出感染性积血和脓液。

【护理诊断/问题】

1. 气体交换受损　与胸膜腔负压消失,肺萎缩有关。

2. 体液不足的危险　与大量失血有关。

3. 潜在并发症　感染。

【护理措施】

1. 现场急救　胸部有较大异物者,不宜立即拔除,以免出血不止。

2. 病情观察　如患者出血量较少,严密观察生命体征变化。对于出血量多的休克患者,应密切观察生命体征及缺氧症状,必要时吸氧。观察胸腔引流液的量、色、质和性状。若每小时引流量超过 200 mL 并持续 3 h 以上、引流出的血液很快凝固,持续脉搏加快,血压降低,补充血容量后血压仍不稳定,红细胞计数、血红蛋白及血细胞比容持续下降,胸部 X 射线显示胸腔大片阴影,则提示有活动性出血的可能,应积极做好开胸手术前的术前准备。

> 患者出现哪些征象提示胸腔内有活动性出血?

3. 维持有效循环血容量和组织灌注量　建立静脉通路,积极补充血容量和抗休克;遵医嘱合理安排输注晶体和胶体溶液,根据血压和心肺功能状态等控制补液速度。

4. 预防并发症　遵医嘱合理使用抗生素;密切观察体温、局部伤口和全身情况的变化。鼓励患者咳嗽、咳痰,保持呼吸道通畅,预防肺部并发症的发生;在进行胸腔闭式引流护理过程中,严格遵守无菌操作原则,保持引流通畅,以防胸部继发感染。

【健康教育】

1. 告知患者放置胸腔闭式引流管的作用和重要性。

2. 指导患者合理休息,加强营养,提高机体免疫力。

3. 定期复诊,出现呼吸困难、高热等不适时随时就诊。

(刘宽浩)

病案讨论

病例摘要 患者,男,28岁。因车祸后致右侧第4~7肋骨骨折合并气胸。查体:患者极度呼吸困难、发绀,右侧胸廓饱满,叩诊呈鼓音,颈部皮下触及气肿。

讨论:①患者目前出现何种问题?为什么?②如何评估患者的当前的身体状况?③如患者需要手术,手术前后的护理措施有哪些?

习题

一、护考测试

【A1型题】

1. 开放性气胸患者出现纵隔扑动时,首要的急救措施是　　　　　　　　　　　　　(　)
   A. 封闭伤口、固定胸壁　　　　　　B. 清创
   C. 穿刺排气　　　　　　　　　　　D. 放置胸腔闭式引流管
   E. 吸氧

2. 张力性气胸患者的主要致死原因为　　　　　　　　　　　　　　　　　　　　(　)
   A. 气管移位　　　　　　　　　　　B. 纵隔扑动
   C. 反常呼吸　　　　　　　　　　　D. 严重缺氧
   E. 皮下气肿

【A3/A4型题】(3~5题共用题干)

男性,40岁,外伤后出现呼吸困难、发绀、冷汗。体检:心率112次/min,血压70/45 mmHg,气管向左偏移,颈部广泛皮下气肿,右侧胸廓饱满,叩诊鼓音,右肺呼吸音消失。

3. 最可能的诊断是　　　　　　　　　　　　　　　　　　　　　　　　　　　　(　)
   A. 血胸　　　　　　　　　　　　　B. 肺挫裂伤
   C. 肋骨骨折　　　　　　　　　　　D. 张力性气胸
   E. 创伤性窒息

4. 此时,首选的治疗措施是　　　　　　　　　　　　　　　　　　　　　　　　(　)
   A. 气管切开　　　　　　　　　　　B. 剖胸探查
   C. 胸腔穿刺抽气减压　　　　　　　D. 补液、输血抗休克
   E. 镇静、止痛

5. 若对该患者实施胸腔闭式引流,以排气为主要目的的胸腔引流管安放的位置是　　(　)
   A. 锁骨中线第2肋间　　　　　　　B. 锁骨中线第4肋间
   C. 锁骨中线第6肋间　　　　　　　D. 腋中线第5、6肋间
   E. 腋中线第7、8肋间

二、简答题

简述开放性气胸和张力性气胸和临床表现及急救措施有哪些?

三、研考能力拓展

患者,男,34岁,20 min前因车祸伤及胸部,出现胸痛、胸闷、呼吸极度困难,查体:右侧肋间隙饱满,第5、6肋骨腋后线上明显压痛,叩诊呈高度鼓音,右颈部、上胸部有明显皮下气肿。请问:①该患者诊断和诊断依据是什么?②如何对该患者进行现场急救?③放置胸膜腔闭式引流的护理措施有哪些?

第三十四章 脓胸患者的护理

脓胸是指脓性渗出液积聚于胸膜腔内的化脓性感染。根据感染波及的范围,脓胸可分为局限性脓胸和全脓胸;按引起感染的致病菌可分为化脓性、结核性和特异病原性脓胸;按病理发展过程可分为急性脓胸和慢性脓胸。

【病因】

1. 急性感染 多为继发性感染,主要致病菌为金黄色葡萄球菌,其次是肺炎球菌、链球菌、大肠杆菌、真菌等。致病菌侵入胸膜腔并引起感染的途径:①直接由化脓病灶侵入胸膜腔,或因外伤、手术污染胸膜腔。②经淋巴途径,如膈下脓肿、肝脓肿、化脓性心包炎等,通过淋巴管侵犯胸膜腔;③血源性播散,在全身败血症或脓毒血症时,致病菌可经血液循环进入胸膜腔。

2. 慢性感染 主要原因:①急性脓胸未及时治疗;②急性脓胸处理不当,如引流太迟、引流管过细、引流位置不当等致排脓不畅;③脓腔内有异物存在导致感染难以控制;④合并支气管炎或食管瘘而未及时处理;⑤与胸膜腔邻近的慢性病灶,如膈下脓肿、肝脓肿等感染的反复传入。

【病理】

在临床的急性期,胸膜腔内有大量渗出。早期脓液稀薄,含有白细胞和纤维蛋白,呈浆液性,胸腔积液压迫肺,纵隔移向健侧。随着病程进展,脓细胞和纤维蛋白增多,渗出液逐渐由浆液性转为脓液,纤维蛋白沉积于脏、壁层胸膜表面。以后随着纤维层的不断增厚,韧性增强而易于粘连,并有使脓液局限化的倾向,使肺膨胀受到限制。在临床的慢性期,在壁、脏层胸膜上纤维蛋白沉着机化,形成韧厚致密的纤维板,构成脓腔壁。纤维板固定紧束肺组织,牵拉胸廓向内凹陷,纵隔向患侧移位,并限制胸廓的活动,从而减低呼吸功能。

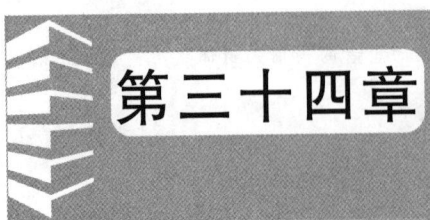
急性脓胸和慢性脓胸临床表现有何区别?

【临床表现】

1. 急性脓胸 患者常有高热、脉快、胸痛、咳嗽、咳痰(合并支气管胸膜瘘者咳脓痰)、呼吸急促、食欲缺乏、全身乏力,严重者可出现呼吸困难、发绀,甚至休克等。查体可见患侧肋间饱满,呼吸运动减弱,气管和纵隔移位,叩诊浊音,呼吸音减弱或消失。

2. 慢性脓胸 患者常有长期低热、慢性咳嗽、脓痰、胸闷不适、消瘦、贫血、低蛋白血症等,查体可见患者胸壁塌陷,呼吸活动受限制,叩诊浊音,听诊呼吸音减弱或消失,气管向患侧移位。

【辅助检查】

1. 实验室检查　急性期患者血白细胞计数和中性粒细胞升高,慢性期患者红细胞、血细胞比容和血清蛋白水平降低。

2. 胸膜腔穿刺　可抽得脓液,化验培养脓液,明确致病菌种类。

3. 胸部X射线检查　急性期可显示胸腔积液;慢性期示胸壁及肺表面均有增厚阴影或钙化,也可见气液平面或气管移向患侧。

【处理原则】

1. 急性脓胸

(1)依据致病菌对药物的敏感性,选用有效抗生素,足量使用,至体温正常后2周以上。

(2)控制原发感染,全身支持治疗,给予高热量、高蛋白及富含维生素的饮食,注意水和电解质的平衡、矫正贫血等。

(3)彻底排净脓液,使肺早日复张。排净脓液的方法有:①反复胸腔穿刺,并向胸膜腔内注入抗生素。②胸膜腔闭式引流术,若脓液稠厚不易抽出,或经过治疗脓量不见减少,患者症状无明显改善,或发现有大量气体,疑伴有气管、食管瘘或腐败性脓胸等,均宜及早施行。

2. 慢性脓胸

(1)改善引流　消除引流不畅的原因,如引流管过细、引流位置不在脓腔最低位等。

(2)消除脓腔,促使肺早日复张。①胸膜纤维板剥除术,剥除壁、脏胸膜上的纤维板,使肺得以复张,消灭脓腔,改善肺功能和胸廓呼吸运动,是较为理想的手术。②胸廓成形术,目的是切除胸廓局部的肋骨等坚硬组织,使胸壁内陷,以消灭两层胸膜间的无效腔。③胸膜肺切除术,慢性脓胸合并肺内严重病变,如支气管扩张或结核性空洞或伴有不易修补成功的支气管胸膜瘘,可将纤维板剥除加病肺切除一次完成。

(3)全身支持治疗　如补充营养和维生素,注意水和电解质平衡,纠正贫血等。

【护理评估】

1. 健康史　应详细询问患者的胸部外伤史或手术史,身体其他部位的感染病史,以便了解胸膜腔细菌感染的来源和途径。

2. 身体状况　患者有无胸痛、呼吸急促;有无咳嗽,并评估咳痰、痰量、颜色及性状;胸部有无塌陷、畸形;肋间隙是饱满还是狭窄;气管位置是否居中;纵隔有无移位;呼吸音是否减弱或消失;患侧胸部叩诊有无浊音;是否有杵状指(趾)等。患者有无发热、发绀;有无水、电解质失衡;有无乏力、食欲缺乏、消瘦、贫血、低蛋白血症等慢性中毒症状等。

3. 心理社会状况　脓胸一般病程较长,患者常常出现情绪抑郁状态,表现为悲观、失望、急躁、焦虑等。

【护理诊断/问题】

1. 体温过高　与感染有关。

2. 气体交换受损　与脓肿压迫肺组织,纵隔移位,通气换气不足有关。

3. 疼痛　与炎症刺激有关。

4.营养不足:低于机体需要量 与长期感染发热、摄入营养不足有关。

【护理措施】

1.改善呼吸功能

(1)体位 取半坐卧位,以利呼吸和引流,有支气管胸膜瘘者取患侧卧位,以免脓液流向健侧或发生窒息。

(2)保持呼吸道通畅 痰液较多者协助排痰或体位引流,遵医嘱应用抗生素。

(3)酌情给氧。

(4)协助医师进行治疗

急性脓胸:尽早行胸腔穿刺抽脓。可每日或隔日1次。抽脓后,胸腔内注射抗生素。脓液多时,应分次抽吸,每次抽脓量不超过1 000 mL,穿刺过程中及穿刺后应注意观察患者有无不良反应。脓液黏稠、抽吸困难或伴有支气管胸膜瘘者应行胸腔闭式引流。

慢性脓胸:①行胸部成形术后,应采取术侧向下卧位,用厚棉垫、胸带加压包扎,并根据肋骨切除范围,在胸廓下垫一硬枕或加沙袋1~3 kg压迫,以控制反常呼吸。包扎松紧适宜,随时调整。②行胸膜纤维板剥脱术后易发生大量渗血,应严密观察生命体征及引流液的性状和量。若血压下降、脉搏增快、尿量减少、烦躁不安且呈贫血貌,或胸腔闭式引流术后3~5 h每小时引流量为150~200 mL且呈鲜红色,应立即快速输血,酌情给予止血药,必要时准备再次开胸止血。

2.呼吸功能训练 鼓励患者有效地咳嗽、排痰、吹气球、呼吸功能训练,促使肺充分膨胀,增加通气容量。

3.减轻疼痛 指导患者做腹式深呼吸,减少胸廓运动,减轻疼痛,必要时行镇静、镇痛处理。

4.降温 高热者给予冷敷、乙醇擦浴等物理降温措施,鼓励患者多饮水,必要时应用药物降温。

5.加强营养 鼓励患者多进食高蛋白、高热量和富含维生素的食物。根据患者口味合理调配饮食,保证营养素的供给。必要时给予少量多次输血或肠内、外营养支持,以纠正贫血、低蛋白血症和营养不良。

6.保持皮肤清洁 协助患者定时翻身和肢体活动,按时擦洗身体,按摩背部及骶尾部皮肤,以改善局部血液循环、增加机体抵抗力。及时更换汗湿的衣被,保持床单平整干净,减少摩擦,避免汗液、尿液对皮肤的不良刺激,预防褥疮的发生。

7.保持胸腔引流管通畅,维持有效引流 急性脓胸患者如能及时彻底排除脓液,使肺逐渐膨胀,脓腔闭合,一般可治愈。对慢性脓胸患者应注意引流管不能过细。引流位置适当,勿插入太深,以免影响脓液排出。若脓腔明显缩小,脓液不多,纵隔已固定,可将闭式引流改为开放式引流。开放式引流应保持局部清洁,按时更换敷料,妥善固定引流管,防止滑脱。引流口皮肤涂氧化锌软膏,防止发生皮炎。

【健康教育】

1.积极有效地治疗急性脓胸。

2.康复训练 胸廓成形术后患者,由于手术所需切断某些肌群,特别是肋间肌,使之功能受损,易引起脊柱侧弯和术侧肩关节的运动障碍,故患者需采取正确姿势,坚持练习头部前后左右回转运动,练习上半身的前屈运动及左右弯曲运动。自手术后第1天起即开始上肢运动,如:上肢屈伸、抬高上举、旋转等,使之尽可能恢复到健康时的活动水平。

(刘宽浩)

病例摘要 男,22岁,半月前因受凉出现发热、咳嗽,间断咳痰,热型为稽留热,于10 d前住院,诊断为肺炎。给予静脉滴注头孢类抗生素及激素治疗8 d,仍持续高热,咳嗽转为干咳。体检:体温39.1 ℃,脉搏118次/min,呼吸36次/min,发育正常,胸廓对称无畸形,触诊语颤减弱,叩诊浊音,未闻及呼吸音。实验室检查:血白细胞 $17.2×10^9$/L,中性粒细胞比率0.64,淋巴细胞比率0.30。胸部CT检查示:左侧胸腔 12 cm×6.5 cm 阴影。左侧胸膜腔穿刺,抽出少许稀薄脓性液体。临床诊断:急性脓胸。

讨论:①导致急性脓胸最常见的原因是什么?②该患者的护理诊断有哪些?③应采取哪些针对性护理措施?

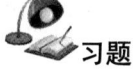

一、护考测试

【A1型题】

1. 脓胸的致病菌多来自 （　　）
   A. 胸腔手术污染　　　　　　　　　　B. 肺内的感染灶
   C. 胸腔内其他脏器的感染灶　　　　D. 纵隔内脏器的感染灶
   E. 身体其他部位的感染灶

2. 对急性脓胸具有确诊意义的表现是 （　　）
   A. 胸痛、气促　　　　　　　　　　　B. 肋间饱满
   C. 呼吸音减弱　　　　　　　　　　　D. 胸部X射线片大片浓密阴影
   E. 胸穿抽出脓液

【A2型题】

3. 男,30岁,入院诊断为急性脓胸,行胸膜腔穿刺抽脓时,发现脓液较稠,抽出困难,进一步处理首选 （　　）
   A. 雾化吸入　　　　　　　　　　　　B. 加大抗生素用量
   C. 剖胸清除脓胸纤维素　　　　　　　D. 换粗针头胸膜腔穿刺
   E. 胸膜腔闭式引流

二、简答题

急性脓胸的临床表现和护理措施有哪些?

第三十五章 肺部疾病患者的护理

第一节 支气管扩张患者的护理

支气管扩张是指支气管持久性扩张并伴有支气管壁的破坏,呈持久不可逆的扩张变形,同时伴有周围肺组织的慢性炎症。

【病因和病理】

支气管扩张可分为先天性与继发性两种。先天性较少见,是由于先天性支气管发育不良,存在先天性缺陷或遗传性疾病,使肺的外周不能进一步发育,导致已发育支气管扩张。继发性支气管扩张的主要发病因素是支气管和肺的反复感染、支气管阻塞以及支气管受到牵连,三种因素相互影响。儿童时期麻疹、百日咳、流行性感冒(某些腺病毒感染)或严重的肺部感染等均易诱发支气管扩张。

【临床表现】

1. 症状 其典型症状为慢性咳嗽伴大量脓痰和反复咯血。慢性咳嗽伴大量脓性痰,痰量与体位改变有关,如晨起或入夜卧床时咳嗽痰量增多,呼吸道感染急性发作时黄绿色脓痰明显增加,一日数百毫升,若有厌氧菌混合感染则有臭味。咯血可反复发生,程度不等,从小量痰血至大量咯血。

2. 体征 一般在扩张部可听到大小不等的湿啰音,其特点是持久存在。在慢性病程的支气管扩张患者,可见杵状指(趾)及全身营养较差的情况。

【辅助检查】

1. 实验室检查 感染明显时血白细胞升高,核左移。典型的痰液在放置数小时后,可分为3层:上层为泡沫,中层为黏液,下层为黄绿脓性物和坏死组织,在有厌氧菌生长的,痰有恶臭,培养可见致病菌。

2. 影像学检查 可明确诊断支气管扩张的部位、范围和程度。支气管造影是特异性诊断方法之一,但目前已很少使用。高分辨率、薄层CT及支气管影像重建有很高的诊断价值。

【处理原则】

手术是治疗的主要手段,目的是切除病变组织、保存正常肺组织、避免感染和其他并发症。一般可做肺叶或肺段切除,少数患者须做全肺切除。

【护理诊断/问题】

1. 清理呼吸道无效　与肺部感染、肺组织破坏有关。

2. 营养不足:低于机体需要量　与代谢增高、摄入营养不足有关。

3. 潜在并发症　窒息、肺部或胸腔感染。

【护理措施】

1. 术前护理

(1)控制感染,维持呼吸道通畅　指导患者进行有效咳嗽和排痰;遵医嘱使用抗生素,尽可能将痰液量控制在 50 mL/d 以下;行体位引流及超声雾化吸入,以提高排痰效果,必要时遵医嘱吸氧。

(2)改善营养状况　给予高蛋白、高热量、高维生素饮食,纠正营养不良和贫血,避免进食生冷食物。注意食物品种与营养成分的调配,保证食物的色、香、味。

(3)完善术前检查与准备　协助做好术前常规检查、痰细菌培养和药物敏感试验等,以指导手术和用药;行支气管造影术者,造影术后嘱患者多咳嗽,加快造影剂的排出。

2. 术后护理

(1)病情观察　密切观察生命体征,详细记录胸腔引流量,维持胸腔引流管的通畅,若胸腔引流血性液体持续超过 100 mL/h,提示胸腔内有活动性出血,立即通知医师。

(2)维持呼吸道通畅　常规吸氧;协助患者改变体位,鼓励咳嗽、咳痰;早期超声雾化促进痰液排出,必要时吸痰或做气管切开吸痰,以防肺不张;严重呼吸功能不全者,行呼吸机辅助呼吸。

(3)并发症的观察与护理　①窒息:对焦虑、恐惧的患者,应设法协助患者保持安静,避免因咯血致患者紧张而加重出血;必要时遵医嘱使用镇静剂,剧烈咳嗽着适当镇咳,但禁用吗啡;维持呼吸道通畅。②预防肺部及胸腔感染:协助做好药物敏感试验,遵医嘱合理使用抗生素。

第二节　原发性支气管肺癌患者的护理

肺癌多数起源于支气管黏膜上皮,亦称支气管肺癌。近 50 多年来,世界各国特别是工业发达国家,肺癌的发病率和病死率均迅速上升,目前肺癌是全世界癌症死因的第一名。肺癌患者多数是男性,男女之比为(3~5):1,但近年来,女性肺癌的发病率也明显增加。发病年龄大多在 40 岁以上。

【病理和分类】

肺癌的分布以右肺多于左肺,上叶多于下叶。起源于主支气管、肺叶支气管的肿瘤,位置靠近肺门者称为中心型肺癌。起源于肺段支气管以下的肿瘤,位置在肺的周围者称周围型肺癌。

1. 分类　按细胞类型将肺癌分为以下四种类型:

（1）鳞状细胞癌（鳞癌） 在肺癌中最为常见，约占50%。50岁以上的男性占大多数。鳞癌大多起源于较大的支气管，常为中心型；生长速度缓慢，病程较长，对放射和化学药物治疗较敏感，通常先经淋巴转移，血行转移发生较晚。

（2）小细胞癌 发病率比鳞癌低，发病年龄较轻，多见于男性。一般起源于较大支气管，多为中心型；恶性程度高，生长快，较早出现淋巴和血行转移，对放射和化学药物治疗虽较敏感，但在各型肺癌中预后最差。

（3）腺癌 发病率年龄较小，女性相对多见。多数起源于较小的支气管上皮，多为周围型，少数起源于大支气管。一般生长较慢，但少数在早期即发生血行转移，淋巴转移则较晚发生。

（4）大细胞癌 较少见，多为中心型；癌细胞分化程度低，常在发生脑转移后才被发现，预后很差。

2. 转移途径

（1）直接转移 癌肿沿支气管壁并向支气管内生长，可以造成支气管腔部分或全部阻塞。癌肿亦可直接侵入邻近肺组织，并穿越肺叶间裂侵入相邻的其他肺叶。肺癌侵犯胸膜，造成胸膜转移及胸膜腔播散也较为常见。此外，还可侵犯胸壁、胸内其他组织和器官。

（2）淋巴转移 是常见的扩散途径。癌细胞经支气管和肺血管周围的淋巴管，先侵入邻近的肺段或肺叶支气管周围的淋巴结，然后到达肺门或气管隆凸下淋巴结，或侵入纵隔和气管旁淋巴结，最后累及锁骨上前斜肌淋巴结和颈部淋巴结。纵隔和气管旁以及颈部淋巴结转移一般发生在肺癌同侧，但也可以在对侧。肺癌侵入胸壁或膈肌后，可自腋下或主动脉旁淋巴结转移。

（3）血行转移 多发生在肺癌晚期，通常癌细胞直接侵入肺静脉，然后经左心随大循环血流转移到其他器官和组织，常见的有肝、骨骼、脑、肾上腺等。

【临床表现】

肺癌的临床表现与肿瘤的部位、大小、是否压迫和侵犯邻近器官以及有无转移等密切相关。

1. 早期 多数患者无典型症状，尤其是周围型肺癌往往无任何症状，大多在胸部X射线检查时发现。癌肿增大后，常出现刺激性咳嗽，痰中带血丝、血点或持续地少量咯血；大量咯血则很少见。少数患者由于肿瘤造成较大的支气管不同程度的阻塞，可出现胸闷、哮鸣、气促、发热和胸痛等症状。

2. 晚期 癌肿压迫侵犯邻近器官、组织或发生远处转移时，可产生以下征象：

（1）压迫或侵犯膈神经 同侧膈肌麻痹。

（2）压迫或侵犯喉返神经 声带麻痹，声音嘶哑。

（3）压迫上腔静脉 肿瘤压迫或侵犯上腔静脉，静脉回流受阻，产生头面、颈、上肢水肿，上腔静脉压升高。

（4）侵犯胸膜 胸膜腔积液，常为血性；大量积液可引起气促。

（5）侵犯纵隔，压迫食管，引起吞咽困难。

（6）上叶顶部肺癌 亦称Pancoast肿瘤。可侵入纵隔和压迫位于胸廓上口的器官或组织，如第1肋间、锁骨下动静脉、臂丛神经、颈交感神经等而产生剧烈胸肩痛、上肢水肿、臂痛、上腔静脉怒张和运动障碍，同侧上眼睑下垂、瞳孔缩小、眼球内陷、面部无汗等颈交感神经综合征(Horner征)等。肺癌血行转移后,侵入不同的器官而产生不同症状。

少数患者可出现非转移性的全身症状:如骨关节病综合征[杵状指(趾)、骨关节痛、骨膜增生等]、Cushing综合征、重症肌无力、男性乳腺增大、多发性肌肉神经痛等。

【辅助检查】

1. X射线检查 这是诊断肺癌的一个重要手段。大多数肺癌可以经胸部X射线和CT检查获得临床诊断。在肺部可见块状阴影,边缘不清或呈分叶状,周围有毛刺。若有支气管梗阻,可见肺不张;若肿瘤坏死液化可见空洞。晚期病例还可看到胸腔积液或肋骨破坏。

2. 痰细胞学检查 尤其是较大支气管的中央型肺癌,表面脱落的癌细胞随痰咳出,痰细胞学检查,找到癌细胞,可以明确诊断,多数病例还可判别肺癌的病理类型。

3. 支气管镜检查 诊断中心型肺癌的阳性率较高,可直接观察到肿瘤大小、部位及范围,并可取穿刺组织做病理学检查,亦可经支气管取肿瘤表面组织或取支气管内分泌物进行细胞性检查。

4. 其他 纵隔镜检查、正电子发射断层扫描、经胸壁穿刺活组织检查、转移病灶活组织检查、胸水检查、剖胸检查等。

如何提高早期肺癌的诊断率?

【处理原则】

应根据患者的机体状况,肿瘤的病理类型,侵犯的范围和进展合理选用个体化的综合治疗。非小细胞癌以手术治疗为主,辅以化学治疗和放射治疗,小细胞癌则以化学治疗和放射治疗为主。基本的手术方式为肺切除术加淋巴结清扫,肺切除的范围取决于病变的部位和大小。

【护理评估】

1. 健康史 重点询问患者有无导致肺癌发生的危险因素,包括患者的吸烟史,应包括吸烟时间、吸烟量及有无戒烟;环境中是否存在职业性危险因素;患者是否患有肺部疾病。

2. 身体状况 ①有无咯血或痰中带血的情况。②有无声音嘶哑、头面颈及上肢水肿气促的表现等。③了解X射线、痰细胞学及支气管镜等检查结果。④术后注意观察并发症的发生及时评价治疗效果。

【护理诊断问题】

1. 气体交换受损 与癌组织病变、手术、麻醉等因素有关。
2. 低效型呼吸形态 与肿瘤阻塞支气管、肺膨胀不全、呼吸道分泌物过多等有关。
3. 营养失调:低于机体需要量 与肿瘤导致代谢增加有关。
4. 焦虑/恐惧 与担心手术、疾病的预后等因素有关。
5. 疼痛 与肿瘤侵犯周围结构、手术所致组织损伤有关。
6. 潜在并发症 出血、感染、肺不张、急性肺水肿、心律不齐、成人呼吸窘迫综合征。

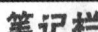

【护理措施】

1. 术前护理

(1) 减轻患者焦虑　患者往往在手术前会担心手术是否成功,担心并发症的产生及预后,护士此时要发动家属对患者做好充足的心理准备,给予患者情绪支持,关心、同情、体贴患者,最大限度地减轻患者焦虑不安的不良心理反应。

(2) 改善呼吸功能、预防术后感染

戒烟:劝解患者戒烟,告诉患者吸烟的危害性,吸烟会刺激肺、气管及支气管分泌物增加,妨碍纤毛的活动和清洁功能,导致肺部感染。

保持呼吸道通畅:若有大量支气管分泌物者应先行体位引流。若痰液黏稠不易咳出,可行超声雾化。同时,注意观察痰液的量、颜色、黏稠度及气味;遵医嘱给予支气管扩张剂、祛痰剂等药物改善呼吸状况。注意口腔卫生,若有龋齿或上呼吸道感染应先治疗,以免术后并发肺部感染等并发症。

指导患者练习腹式呼吸、有效咳嗽和翻身,可促使肺扩张。指导患者练习使用深呼吸训练器,以配合术后康复。

(3) 给予营养支持　肺癌患者往往存在不同程度的营养不良,导致患者对于手术及麻醉的耐受性下降,术后发生并发症的概率增加,影响手术切口的愈合及机体的恢复。因此,要鼓励患者摄取足够的营养及水分,家属要为患者提供色香味俱全的均衡饮食以促进患者的食欲。严重营养不良患者还须进行肠外营养支持。

2. 术后护理

(1) 维持呼吸道通畅　①患者麻醉清醒后采取半坐卧位,有利于肺的扩张和通气。②鼓励患者深呼吸、有效咳嗽、咳痰,必要时进行吸痰。③观察患者呼吸频率、幅度、节律及双肺呼吸音;观察患者有无缺氧征象,若有异常及时报告医师予以处理。④吸氧:由于手术后患者肺通气量及气体交换面积的减少,患者会出现不同程度的缺氧。术后给患者吸氧并注意监测患者血氧饱和度的变化。⑤稀释痰液:若患者呼吸道分泌物黏稠,可使用药物进行超声雾化吸入,以达到稀释痰液、消炎、解痉、抗感染的目的。

(2) 监测生命体征　术后 2~3 h,每 15 min 监测生命体征一次,脉搏和血压平稳后改为 30 min~1 h 一次;注意观察有无呼吸窘迫的现象;若血压有波动,需严密观察有无异常现象。

(3) 安置合理体位　患者意识未恢复前取平卧位,头偏向一侧,以免呕吐物、分泌物吸入而致窒息或并发吸入性肺炎。血压稳定后,取半坐卧位。肺叶切除者,可采取平卧或侧卧位。肺节切除术者,应避免手术侧卧位,选择健侧卧位,以促进患侧肺组织扩张。全肺切除术者,应避免过度侧卧,宜采用 1/4 侧卧位,以防纵隔移位和压迫健侧肺而导致呼吸循环功能障碍。若有血痰或支气管瘘管,应采取患侧卧位并通知医师。

(4) 有效减轻疼痛,增进舒适　开胸手术创伤较大,以及留置胸腔闭式引流管等诸多原因导致患者术后疼痛剧烈。术后疼痛会导致患者出现神经性低血压,并使患者无法进行咳嗽、深呼吸、翻身及下床活动等。护士应评估患者疼痛的原因及程度,从而采取正确的止痛方法,并教会患者尽量使用非药物止痛方法。使用止痛剂的患者,护士要观察药物治疗的效果,及时调整药物治疗方案。告诉家属在患者翻身、深呼吸、咳嗽时帮助保护伤口;妥善固定胸腔闭式引流管,防止因胸管移位造成的不适。

(5) 鼓励患者早期活动　鼓励患者在术后尽早活动有助于预防肺不张,改善呼吸循环功能,促进食欲,有利于手术切口的愈合及机体的恢复。术后 24 h 内可协助患者在床上进行一些力所能及的被动运动;术后 1~2 d 协助患者床旁站立或行走;术后 3 d 可进行室内活动,逐渐增加运动量及运动时间。鼓励患者进行手臂和肩膀的运动,预防术侧肩关节强直及失用性萎缩。患者在运动过程中护士应密切观察患者有无不适,若出现心动过速、气急、出汗等症状应立即停止活动。告诫患者及家属在运动过程中要注意胸腔闭式引流管的护理,防止出现意外。

(6) 胸腔闭式引流管的护理　①按胸腔闭式引流常规进行护理。②密切观察引流液的量、色、性状,当引流出大量血性液体时,尤其每小时超过 100 mL 时,应考虑有活动性出血,须立即通知医师。③对全肺切除术的患者,由于术后患侧胸膜腔成为空腔,纵隔可因两侧胸膜腔压力不等而移位。明显的纵隔移位会导致胸腔内大血管移位,心搏出量减少,影响肺的通气和换气功能,重者导致呼吸、循环衰竭。所以,全肺切除术后胸腔引流管一般呈钳闭状态,酌情放出适量的气体或引流液,以维持气管、纵隔处于中间位置。每次放液量不宜超过 100 mL,速度宜慢,避免快速多量放液引起纵隔突然移位,导致心脏骤停。

(7) 维持体液平衡和补充营养　①严格控制输液的量和速度,防止前负荷过重而导致急性肺水肿的发生。全肺切除术后患者应控制钠盐摄入量,一般 24 h 补液量宜控制在 2 000 mL 内,速度以 20~40 滴/min 为宜。②术后患者的饮食宜为高蛋白、高热量、高维生素、易消化饮食,以保证营养,提高机体抵抗力,促进伤口愈合。

(8) 术后并发症的观察与护理

1) 胸腔内活动性出血:多发生在术后 24 h 内,应注意观察患者术后生命体征和胸腔闭式引流的情况,如有异常及时通知医师。

2) 肺部并发症:常见有肺不张、肺炎、呼吸衰竭等,表现为发热、气促、呼吸困难、呼吸道分泌物多且黏稠、发绀、脉速等。

3) 支气管胸膜瘘:多出现在术后 1~2 周内,表现为持续高热,患侧胸痛,呼吸困难,刺激性咳嗽,咳脓血性痰。患侧呼吸音低,气管向健侧移位。胸腔穿刺可抽出脓液。如胸膜腔内注入亚甲蓝,患者咳出的痰呈蓝染。一旦确诊支气管胸膜瘘,护士应协助患者患侧卧位,协助医师进行胸腔闭式引流。

【健康教育】

1. 早期诊断　40 岁以上者应定期进行胸部 X 射线检查,中年以上,久咳不愈或出现痰中带血时应高度警惕,并做进一步检查。

2. 使患者了解吸烟的危害,建议戒烟。

3. 指导患者进行康复锻炼

(1) 练习腹式呼吸及有效咳嗽,可减轻切口疼痛,促进肺扩张。

(2) 练习使用深呼吸训练器,吹气球等促使肺膨胀。

(3) 进行一些力所能及的体育运动增强抵抗力。

4. 出院前指导

(1) 告诉患者出院返家后数星期内仍应坚持进行呼吸运动及有效咳嗽。

(2) 保持良好的口腔卫生,避免出入公共场所或与上呼吸道感染者接近,避免居住或工作在布满灰尘、烟雾及化学刺激物品的环境。

(3)保持良好的营养状况、充足的休息和活动。

(4)若有伤口疼痛,剧烈咳嗽及咯血等症状,应返院复诊。

(5)化学治疗患者在治疗过程中应注意血象的变化,定期复查血细胞和肝功能等。

(刘宽浩)

病例摘要一 患者,男性,40岁。反复咳嗽、咯脓痰伴咯血8年,胸部高分辨率CT示双肺下叶柱状支气管扩张。近3 d上述症状加重,每天咯血100 mL。查体:血压130/80 mmHg,轻度贫血貌,双下肺可闻及湿啰音,各瓣膜听诊区未闻及病理性杂音,腹部未见异常,双下肢无水肿。

讨论:①支气管扩张典型临床表现有哪些?②该患者的护理诊断有哪些?③应采取哪些针对性护理措施?

病例摘要二 钱先生,52岁,化工企业职工。因刺激性干咳、痰中带血丝2个月余来院求治。近2个月来,常在无诱因情况下出现刺激性干咳,并伴有声音嘶哑,无呛咳、发热及胸痛。发病后,体重减轻6 kg。既往吸烟30年,每日1包。入院查体:体温、脉搏、呼吸、血压均正常。神志清楚,胸廓无畸形,胸壁无肿块,叩诊清音,两肺未闻及干湿啰音。胸片X射线检查左肺门处有一圆形阴影,怀疑肺癌。

讨论:①该患者主要的护理诊断是什么?②针对以上护理诊断,护士应采取的主要护理措施是什么?

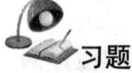

一、护考测试

【A1型题】

1.肺癌患者的术前护理指导中错误的是 ( )

  A.术前2周戒烟   B.练习腹式深呼吸

  C.保持口腔清洁   D.有龋齿不影响手术,可不处理

  E.进食高热量、高蛋白、高维生素饮食

2.肺段切除术后患者最适宜的体位是 ( )

  A.俯卧位   B.健侧卧位

  C.患侧卧位   D.1/4侧卧位

  E.头低足高仰卧位

3.全肺切除术后患者胸腔引流的护理措施错误的是 ( )

  A.保持引流管呈持续钳闭状态

  B.保持患侧胸腔内有一定的渗液,减轻或纠正明显的纵隔移位

  C.若发现气管向健侧移位,可酌情放出适量的引流液

  D.每次放液量不宜超过100 mL

  E.放液速度要快

【A3/A4型题】(4~5题共用题干)

刘先生,56岁。每日吸烟1包,近2个月出现咳嗽、咳痰、痰中带血,疑为上呼吸道感染,但经抗感染治疗后效果不佳。后行X射线检查发现右肺上叶有一孤立性的球形阴影,直径1.5 cm,经支气

管镜诊断为肺癌。患者已在全身麻醉下行右肺上叶切除术。

4. 术后早期协助患者进行深呼吸、有效咳嗽、排痰及床上活动,其目的是预防 （　　）
   A. 支气管胸膜瘘　　　　　　　　　B. 心律失常
   C. 急性肺水肿　　　　　　　　　　D. 切口感染
   E. 肺不张和肺部感染

5. 术后第2日指导患者进行活动,正确的是 （　　）
   A. 床上肢体主动或被动运动　　　　B. 床旁站立移步
   C. 病室内行走3～5 min　　　　　 D. 出现头晕、心悸、气促等情况时,仍应坚持活动
   E. 可自由活动

二、研考能力拓展

蒋先生,62岁。于3个月前无明显诱因出现刺激性干咳,偶有痰中带血,无胸痛、发热、盗汗。既往体健,无"结核、肝炎"等传染病史。吸烟40年,每日1包。经X射线检查发现在靠右肺门处有一孤立性的球形阴影,直径2.5 cm,初步诊断为右肺中央型肺癌。患者已在全身麻醉下行右肺叶全切除加淋巴结清扫术,术后带胸腔引流管返回病房。请问:①该患者术后最可能出现哪些并发症?②如何对该患者进行胸腔引流管道的护理?

第三十六章 食管癌患者的护理

食管癌是较常见的消化道恶性肿瘤,发病率仅次于胃癌。发病年龄多在40岁以上,男性多于女性。

【病因病理】

食管癌好发于食管胸部中段,下段次之,上端少见。食管癌多起源于食管黏膜上皮,肿块逐渐增大侵犯食管肌层,并沿食管上下、周围、管腔内外发展,导致不同程度的食管阻塞。晚期癌肿突破食管壁,可侵犯纵隔或心包等。

食管癌按病理形态可分为髓质型、蕈伞型、溃疡型、缩窄型四种,其中以髓质型多见;按组织学分型,可分为鳞状细胞癌、腺癌、未分化癌三型,其中以鳞状细胞癌多见。

食管癌的转移途径有淋巴转移、直接浸润、血行转移,其中以淋巴转移为主,晚期可经血行转移至肝、肺、骨骼等器官。

【临床表现】

1. 早期 症状多不明显,偶有异常感觉。如吞咽食物哽咽感、停滞感、异物感,胸骨后闷胀不适或灼烧样、针刺样疼痛,时轻时重,常被忽略。

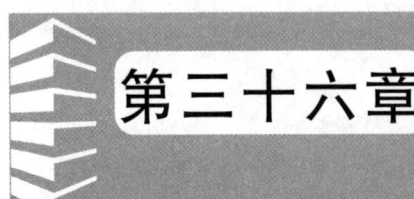
食管癌临床表现的主要特点是什么?

2. 中期 典型症状是进行性吞咽困难。先是难咽下干硬食物,继而半流质及流质食物也难以下咽。患者逐渐出现消瘦、乏力、营养不良等症状。

3. 晚期 主要是恶病质和侵犯或转移症状。患者体重明显减轻,贫血,表现恶病质状态。癌肿侵犯喉返神经,患者声音嘶哑;侵犯颈交感神经节,引起霍纳综合征;侵犯气管,引起食管气管瘘;侵犯主动脉,引起大量呕血。波及锁骨上淋巴结,引起淋巴结肿大;远处转移可引起胸水、腹水等症状。食管癌手术后可出现吻合口瘘、乳糜胸、脓胸、肺炎等并发症。

【辅助检查】

1. 食管吞钡X射线检查 食管癌早期可发现局部黏膜破坏,小的龛影,局限性管壁僵硬;中晚期有明显的充盈缺损,食管狭窄和阻塞等表现。

2. 食管纤维镜检查 可以直接观察病变部位,也可取活组织做病理组织学检查,是诊断食管癌最可靠的方法。

3. 食管黏膜脱落细胞学检查(食管拉网) 是我国首创的一种简便易行的普查筛选方法。

4. CT检查 对决定外科手术方式具有重要价值。

【治疗原则】

1. 手术切除是治疗本病的首选方法　食管癌的部位越低,手术切除率越高,疗效越好。早期患者做根治性切除术,切除癌肿及上下 5 cm 的食管和所属区域淋巴结,以胃、结肠或空肠做食管重建术;晚期患者可行姑息性手术,如食管腔内置管术、胃造瘘术等。

2. 放射性治疗　适用于食管上段癌肿或晚期癌肿,也可用于手术前后,增加手术切除率,提高远期生存率。

3. 化学药物治疗　作为术后辅助治疗。

【护理评估】

1. 健康史　①是否有慢性食管病变的病史。②了解患者生活地区及有无吸烟、嗜酒等不良生活习惯。③询问病情变化经过。

2. 身体状况　①有无进食时异样感及吞咽困难等。局部淋巴结是否肿大。②了解血常规、食管吞钡 X 射线检查、食管纤维镜检查、胸部 CT 等检查结果。

3. 心理社会状况　食管癌是胸部常见肿瘤,患者多因治疗效果不佳,易伴烦躁、焦虑、对生活失去信心等心理反应。当需手术时,更易产生恐惧,评估对本次损伤相关的知识的了解程度。

食管癌术前和术后饮食护理有什么特殊要求?

【护理诊断/问题】

1. 焦虑和恐惧　与对癌症的恐惧,担心手术效果及预后有关。
2. 营养失调　与摄入不足,消耗增加有关。
3. 体液不足　与吞咽困难、摄入不足、术后禁食禁饮有关。
4. 潜在并发症　吻合口瘘、乳糜胸、肺炎等。

【护理措施】

1. 术前护理

(1)术前常规护理　完善术前各种常规护理,口腔护理,心理护理。指导患者深呼吸,有效咳嗽、排痰、床上大小便训练。

(2)营养支持　能进食者,提供高热量、高蛋白、高维生素的流质或半流质饮食;不能进食者,可行肠内营养或胸外营养;必要时输血输液,维持水、电解质和酸碱平衡。

(3)胃肠道准备　是食管癌患者术前护理的重点。①术前 3 d 改流质饮食,餐后温开水漱口,术前 1 d 禁食;②对进食后有滞留或反流的患者,术前 3 d 每晚用生理盐水 100 mL 加抗生素经鼻胃管冲洗食管,减轻局部充血水肿,预防吻合口瘘;③拟行结肠代食管手术者,术前做好肠道准备(见结肠癌患者护理);④手术日晨常规放置胃管和十二指肠营养管。

2. 术后护理

(1)术后常规护理　完善术后各种常规护理。如病情观察、呼吸道护理、胸膜腔闭式引流的护理、胃肠减压护理、切口护理、放射治疗护理、化学治疗护理等。

(2)饮食护理　是食管癌患者术后护理的重点。因食管血供差,缺乏浆膜层,其愈合缓慢,要严格遵守循序渐进的进食原则。①术后严格禁食禁饮 3~4 d,行胃肠减压、静脉输液,并避免咽下唾液;②术后 3~4 d 肛门排气后拔除胃管,拔管 24 h 后先试饮少量温水,若无不适,可给全清流质,每 2 h 给 100 mL,每天 6 次,术后 10 d 可给半流质饮食,术后3周给患者进普食;③指导患者进食易消化、少油、少胀气、少维生素的食物,做到少量多餐,细嚼慢咽,进食速度不宜过快,量不宜过大,注意饮食卫生,避免食用生、冷、硬、烫食物;④放置十二指肠营养管的患者,当胃肠蠕动恢复后,经管滴入40 ℃左右营养液,减少输液量,术后10 d无异常可拔除十二指肠营养管;⑤术后有胃液反流至食管的患者,进食后2 h内不可平卧,睡眠时将床头抬高;⑥胃代食管患者,进食后可压迫肺,有明显的呼吸困难,可少吃多餐,1~2个月后,症状可缓解;⑦结肠代食管患者,常嗅到粪便气味,要向患者说明原因,约经半年后逐步缓解。

(3)并发症的护理 ①吻合口瘘:是术后最严重并发症。多发生于术后5~10 d,患者表现为持续高热、呼吸困难、胸痛、胸腔积液、全身中毒症状,甚至休克。护理要点:立即禁食禁饮,胸膜腔闭式引流,胃肠减压,使用有效抗生素,加强营养,密切观察病情变化,必要时做好手术准备。②乳糜胸:因手术过程中伤及胸导管所致,是比较严重的并发症。多发生于术后2~10 d,患者出现胸闷、气短、心慌、血压下降,严重者引起全身消耗、衰竭而死亡。护理要点包括:严密观察病情变化,立即进行胸膜腔闭式引流,加强肠外营养支持,做好手术准备。

【健康教育】

1. 指导患者自我心理调节,增强战胜疾病信心。
2. 保证充分睡眠,劳逸结合,逐渐增加活动量。
3. 指导患者严格遵守循序渐进的进食原则,少食多餐,由稀到干,细嚼慢咽。避免生、冷、硬、烫、刺激性食物。坚硬的药品研碎后服用。术后进食2 h内避免平卧,睡眠时床头抬高。
4. 告知胃代食管患者,术后须经1~2个月适应,进食后胸闷或呼吸困难症状才能缓解;结肠代食管患者,术后须经半年才能缓解口腔异味。
5. 定期复查,坚持后续放射治疗、化学治疗。

(辛长海)

 **病案讨论**

病例摘要 患者,男,50岁,进食时胸骨后疼痛并有哽咽感2个月余。患者2个月来吃饭时自觉咽下食物通过缓慢,伴刺痛、停滞感。既往体健,平时多食腌菜和剩饭。体格检查:脉搏80次/min,呼吸18次/min,体温36.5 ℃,血压110/60 mmHg,发育正常,营养中等,全身浅表淋巴结无肿大,心、肺、肝、肾检查无异常。食管吞钡X射线检查显示,食管中段有约2 cm的黏膜皱襞增粗,钡剂尚能通过。

讨论:①患者目前出现何种问题?为什么?②如何评估患者的当前的身体状况?③如何对患者实施护理?④怎样做好患者的健康教育工作?

第三十六章 食管癌患者的护理

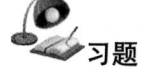习题

一、护考测试

【A1 型题】

1. 常用于食管癌普查的检查方法是 （ ）
   A. CT
   B. MRI
   C. 食管镜
   D. 脱落细胞学检查
   E. X 射线钡餐检查

2. 食管癌患者典型的临床表现是 （ ）
   A. 进食哽咽感
   B. 胸痛、声音嘶哑
   C. 进行性吞咽困难
   D. 恶病质
   E. 胸部后针刺样疼痛

【A2 型题】

3. 女性,60 岁,因进食后胸部疼痛不适 2 个月入院,怀疑为食管癌,如需确诊首先的检查方法是 （ ）
   A. 超声检查
   B. CT 检查
   C. 食管脱落细胞检查
   D. 纤维食管镜检查及活检
   E. 食管吞钡 X 射线检查

4. 患者男性,50 岁,因进行性吞咽困难 3 个月入院,诊断为食管癌,行食管癌根治术,术后护士在护理该患者时,应特别注意的问题是（ ） （ ）
   A. 维持体液平衡
   B. 保持大小便通畅
   C. 鼓励早期活动
   D. 做好心理护理
   E. 严格控制进食时间

【A3/A4 型题】（5~6 题共用题干）

女性,60 岁,进食后胸骨后刺痛,伴哽咽感 1 个月余。食管吞钡 X 射线检查显示食管中段有一约 20 cm 黏膜皱襞增粗断裂。

5. 该患者首选考虑什么疾病 （ ）
   A. 慢性食管炎
   B. 早期食管癌
   C. 中期食管癌
   D. 晚期食管癌
   E. 贲门失弛缓症

6. 进一步确诊的检查方法是 （ ）
   A. X 射线检查
   B. MRI
   C. B 型超声检查
   D. 纤维食管镜检查
   E. CT 检查

二、研考能力拓展

刘先生,60 岁,因进行性吞咽困难 1 年,以食管癌收住入院,经充分的术前准备,拟在全身麻醉下行食管癌根治术,术后留置胃肠减压。请问:①患者的术前护理诊断有哪些?②术后留置胃肠减压的目的是什么?③如何做好术后患者的饮食指导?④痊愈出院时,应做哪些健康指导内容?

第三十七章 心脏疾病患者的护理

心脏是一个中空的近似圆锥体的肌性纤维性器官,位于胸腔前下部,中纵隔内。2/3 位于正中线的左侧,1/3 位于正中线的右侧。心脏前方紧靠胸骨体和第 2~6 肋软骨,后方平对第 5~8 胸椎。心脏的前面大部分被肺和胸膜所遮盖。上方与上腔静脉、升主动脉和肺动脉干相连。心脏两侧与膈神经、心包膈血管、纵隔胸腺和肺相邻。

心脏由左右两个心泵组成,右心将血液泵入肺循环,左心将血液泵入体循环。从而供应全身组织代谢所需的氧和营养素。

1. 基本结构 心脏被心包覆盖,分脏、壁两层。两层间的间隙称为心包腔,内有 10~20 mL 浆液。

2. 心脏 心脏的内部结构由房间隔、室间隔和左右房室口将心脏分隔成四个心腔,分别是右心房、右心室、左心房和左心室。房与室之间有房室口相通,但左右心房之间、左右心室之间正常时互不相通。

3. 瓣膜 心脏有四个瓣膜:房室瓣,右侧为三尖瓣,左侧为二尖瓣,半月瓣隔离肺动脉、主动脉与各自相应的心室。

4. 血管 供给心脏血液的是冠状动脉分为起自升主动脉根部左侧的左冠状动脉,起始部称主干,向左下方分出前降支到心尖部,回旋支到左心后面。左冠状动脉血供至室间隔前部、左心室大部、右心室的前部及左心房。另一是起自升主动脉右侧的右冠状动脉,供血至心室间隔后部、右心房及右心室。心脏的静脉伴随动脉,左右心的静脉汇合成心大静脉,在心脏后面注入冠状静脉窦,回流至右心房。

5. 神经支配 交感和副交感神经,但不代替传导系统。

6. 传导系统 心脏的传导系统由窦房结开始,以 60~100 次/min 的电流冲动引起心房收缩,再依次传至房室结、房室束、左右束支及普肯耶纤维,调节心脏收缩与舒张。

7. 心音 正常心脏搏动时产生 4 个心音。

第一心音是二尖瓣和三尖瓣关闭时产生,标志心室收缩开始,为浊音,音调低钝,心尖部听诊最清楚。

第二心音是主动脉瓣与肺动脉关闭时产生,标志心室舒张开始,音调清脆,心底部听诊最清楚。

正常情况下第三、四心音均听不到。

杂音是由血流加速形成旋涡、心壁或血管产生震动所致。

第一节 体外循环患者的护理

体外循环指将回心的上、下腔静脉血和右心房静脉血引出体外，经人工心肺机进行气体交换，氧合并排除二氧化碳后，经过调节温度和过滤后，再由人工心泵输回体内动脉继续血液循环的生命支持技术。可使心内操作时间大为延长。使一些复杂的心脏畸形的手术成为可能，但是必须具备一套性能良好、安全可靠的人工心肺装置。

体外循环应用于人体，是20世纪50年代初才发展起来的，国内在20世纪60年代初开始试制人工心肺机，体外循环现在国内心脏专科医院及大中城市综合医院心脏外科已普遍应用。

(一)人工心肺机的构成

1. 人工心脏(泵)　它的构造与一般泵相同，用以代替心脏的机械功能，使血液克服阻力，单向流动、输入体内。泵的种类很多，目前应用很广的为转压式泵，是通过两个转动的转子滚压塑料管子，使血液单向行进，不致回流。

2. 人工肺(氧合器)　它的主要功能是进行气体交换，使血液氧合，同时排除二氧化碳。由于大量血液须在极短时间内氧合，因此须使血液与氧气接触面积(包括直接接触与通过半透膜接触)尽量大，才能使血细胞获得充分的氧合。目前常用氧合器有两种：鼓泡式和膜式氧合器。

3. 过滤器　可滤过回吸血液中的小凝块，亦可作为气泡去除器，过滤器还附有血温测定装置，便于观察血液温度的变化。

4. 心内血液吸引器　用以吸引手术时心内渗出血液，因为此血液为经肝素抗凝的血液，使之回流入氧合器内，不致损失。

5. 塑料管　是血液流动的主要通道。采用的塑料管一般为内径0.8~1.0 cm，壁厚0.2 cm的透明聚氯乙烯软管。

6. 动脉管、静脉管　为聚氯乙烯管，包括动脉管(插于升主动脉前壁和静脉管)，上腔静脉管、下腔静脉管。

(二)体外循环的建立

1. 插管

(1)静脉插管　多数直视下从右心房分别插入上、下腔静脉(个别也有从颈外静脉大隐静脉分别插入上、下腔静脉管)。通过重力引流，使静脉血进入氧合器，可通过液体控制器控制静脉血的回流量。

(2)动脉插管　多数采用直视下升主动脉插管，也可采用股动脉插管。

2. 抗凝措施　为使血液在体外不凝固须用抗凝剂，常用肝素，剂量是2~3 mg/kg，插管前于静脉内注入，同时转流前机内预充液加入肝素，剂量为每100 mL预充液加入3 mg肝素。监测活化凝血酶时间，使其延长到480~600 s以上，开动心肺机转流，建立体外循环(图37-1)。

3. 灌注血流量　一般为70~120 mL/(kg·min)，转流时输入及流出的血量严格控制，保持平衡。

4. 心肌保护　一般采用局部深低温法,即表面冷却和冠状动脉灌注冷却法。用冻结后击碎的灭菌生理盐水的冰屑袋置于心脏表面,用 0～4 ℃ 的心肌保护液自主动脉根部快速注入,液体进入冠状动脉内,使心脏停搏,降低心肌细胞的代谢和耗氧量,达到心肌保护作用。心肌保护液一般均含有不同成分的葡萄糖、钾、钠、镁、氯等。

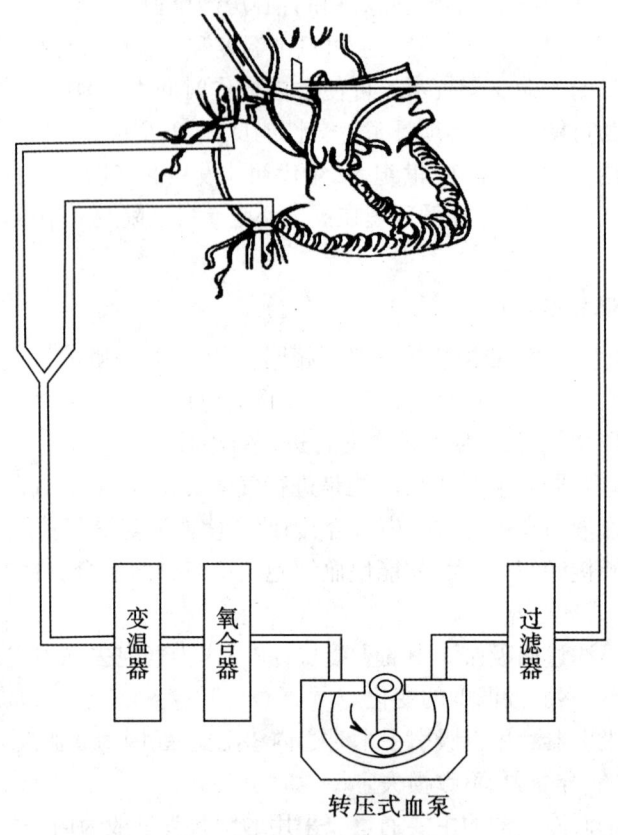

图 37-1　体外循环装置示意

(三)体外循环后的病理生理变化

1. 代谢与电解质变化　主要为代谢性酸中毒和呼吸性碱中毒,前者由于低灌注流量、低血压、低血容量等引起组织缺氧;后者常因过度换气所致。体外循环后血清钾减少,有时可导致代谢性碱血症和心律失常,或利尿后低血钾,应给予补钾。

2. 凝血机制紊乱　各种机械因素可使红细胞破坏、血红蛋白下降、溶酶激活、纤维蛋白原和血小板减少等。引起凝血机制紊乱,导致术后大量渗血。

3. 重要脏器功能减退　体外循环时,可对心肌细胞产生损害;长时间血压过低,缺氧、酸血症等都可使脑功能受抑制和脑循环障碍;如术中低血压将影响肾脏功能,低温、低灌注量、酸血症和红细胞破坏过多均可导致肾功能衰竭;术中灌注时间过长,灌注量不足使红细胞破坏可导肺部并发症,称为"灌注肺",表现为肺间质出血、水肿和片状肺不张,导致呼吸功能不全,甚至呼吸功能衰竭。

【处理原则】

维持血流动力学稳定,保持血容量平衡;应用呼吸机辅助呼吸,促进有效通气;及时纠正水、电解质和酸碱失衡;应用抗生素预防感染。

【护理诊断/问题】

1. 焦虑与恐惧　与心脏疾病和体外循环手术有关。

2. 低效型呼吸形态　与手术、麻醉、人工辅助呼吸、体外循环和术后伤口疼痛有关。

3. 心排出量减少　与心脏疾病、心功能减退、血容量不足、心律失常、水和电解质失衡有关。

4. 潜在并发症　急性心脏压塞、肾功能不全、感染、脑功能障碍等。

【护理措施】

1. 一般护理　患者安置于监护室,固定各种引流管;术后呼吸循环稳定,给予半卧位,引流管拔除后,可根据病情鼓励患者尽早离床活动,以增强心肺代偿能力。

2. 加强呼吸系统管理,维持有效通气

(1)妥善固定气管插管,定时测量气管插管外长度,对烦躁不安者适当使用镇静剂,防止气管插管脱出或移位。

(2)15～30 min 观察呼吸音1次,注意有无干湿啰音、哮鸣音,呼吸是否清晰对称。

(3)观察呼吸频率、节律、深浅度,呼吸机是否与患者呼吸同步。

(4)注意有无发绀、鼻翼扇动、张口呼吸及神志情况,发现异常及时协助处理。

(5)随时监测血气变化,并调整呼吸机参数。

(6)机械通气时,气管插管气囊充气应适度,以不漏气为原则,长期使用者每4～6 h 在严密监测下放松气囊1次,以免气管黏膜长期压迫致坏死。

(7)分泌物黏稠者,经气管内滴入α-糜蛋白酶稀释痰液后再行吸痰,吸痰前后充分吸氧并严密监测心电、血氧饱和度,若有异常立即停止。

(8)频繁呕吐和腹涨给予胃肠减压。

(9)拔除气管插管后,协助患者咳嗽、咳痰、深呼吸,给予雾化吸入,持续吸氧2～3 L/min。

3. 监测心功能,维持有效循环　①密切观察患者血压计中心静脉压的变化。②连续监测心率、心律及末梢氧饱和度,若发现异常及时协助处理。③密切观察四肢末梢的颜色、温度、动脉搏动和毛细血管充盈度的变化。

4. 并发症观察及护理

(1)急性心脏压塞　表现为静脉压升高,心音遥远、心波微弱、脉压小、动脉压降低的贝克三体征。主要护理措施:观察生命体征,心包、纵隔引流量和性状;监测中心静脉压,使其维持在5～12 cmH$_2$O;做好引流管的护理,保持引流管通畅,观察并记录引流液的量及性状;如引流量突然增多、引流颜色加深,及时通知医生,协助处理。

(2)感染　表现为术后体温上升至38 ℃以上,且持续不退,伤口局部红肿、触痛明显,甚至脓肿形成。主要护理措施:监测体温;严格无菌操作;保持手术切口干燥,定期换药;各种管道在病情平稳后及时撤除;合理应用抗生素;加强营养支持;若发现纵隔炎或心内膜炎表现,及时通知医生。

(3 肾功能不全　表现为术后少尿、无尿、高血钾、尿素氮和肌酐升高,因此应严密监测肾功能。主要护理措施:术后留置无菌导尿管,每小时测尿量1次,每4h测尿pH值和比重;观察患者尿量和监测肾功能和离子水平;尿量减少时应及时找出原因;停用肾毒性药物;怀疑肾衰竭者应限制水和电解质的摄入;若确诊为急性肾衰竭,应考虑做透析治疗。

(4)脑功能障碍 表现为术后清醒延迟、昏迷、躁动、癫痫发作、偏瘫、失语等症状。主要护理措施:严密观察意识、瞳孔、肢体活动情况;若患者再现头痛、呕吐、躁动、嗜睡等异常表现及神经系统的阳性体征,应及时通知医师,协助处理。

第二节 先天性心脏病患者的护理

先天性心脏病(congenital heart disease,CHD)简称先心病,是胎儿心脏及大血管在母体内发育异常造成的先天畸形,是小儿先天性畸形中最常见的一类。轻者无症状,查体时发现,重者可有活动后呼吸困难、发绀、晕厥等,年长儿可有生长发育迟缓。症状有无与表现还与疾病类型和有无并发症有关。

根据血流动力学结合病理生理变化,可发为三类:

1. 无分流型(无青紫型) 心脏左、右两侧或动、静脉之间无异常分流,无发绀,如肺动脉口狭窄,主动脉缩窄,原发性肺动脉高压或右位心等。

2. 左至右分流型(潜伏青紫型) 在左、右心腔或主、肺动脉间有异常通道,正常情况下体循环高于肺循环,平时血液从左向右分流而不出现青紫,如心房间隔缺损、心室间隔缺损、动脉导管未闭等。一般无发绀,若在晚期发生肺动脉高压,有双向或右到左分流时,则出现发绀,又叫晚期发绀型。

3. 右至左分流型(青紫型)。右心腔或肺动脉内压力异常增高,血流通过异常通道流入左心腔或主动脉。一般出生后不久即有发绀,如法洛四联症、法洛三联症、三尖瓣闭锁、大血管转位等。

一、动脉导管未闭患者的护理

动脉导管未闭(patent ductus arteriosus,PDA)较多见,占先天性心脏病发病率的12%~15%,女婴多见。动脉导管是胎儿血液经肺动脉流至主动脉间的通道,出生后若未闭锁,则为动脉导管未闭。婴儿出生后10~20 h,动脉导管即开始功能性闭合。85%的足月产婴儿在出生后2个月内动脉导管闭合,2个月后仍未闭合者即为动脉导管未闭。

【病因】

1. 胎儿发育的宫内环境因素:宫内感染,病毒感染,如风疹、流行性感冒、流行性腮腺炎和柯萨奇病毒感染等。

2. 孕母缺乏叶酸、接触放射线、服用药物(抗癌药、抗癫痫药等)、代谢性疾病(糖尿病、高钙血症、苯丙酮尿症等)。

3. 宫内缺氧等。

4. 遗传因素。

【病理生理】

出生后由于肺循环的肺血管阻力和肺动脉压力下降,而体循环血管阻力则因脐动脉闭锁反而上升,因此未闭合的动脉导管血流发生逆转,由压力高的主动脉流向压力较低的肺动脉,即所谓自左向右分流。分流量的多少,与动脉导管口径的粗细和两侧动脉压力的阶差有密切关系。导管口径越粗,压力阶差越大,分流量就越大;反之,分流量越小。

【临床表现】

1. 症状　导管细、分流量小者,可无自觉症状,反之由于肺部充血,易患感冒或呼吸道感染,甚至可出现左心衰竭。早产婴儿易引起呼吸窘迫症。

2. 体征

(1)胸骨左缘第2肋间听到响亮粗糙连续性机器样杂音,向左锁骨下窝或颈部传导,局部触及震颤。

(2)周围血管体征　脉压增宽,颈部血管搏动增强,四肢动脉可触到水冲脉,听到枪击音。

【辅助检查】

1. X射线　轻型可正常。分流量大者,肺血管影增粗,肺动脉干凸起,搏动增强。左心房、左心室、右心室肥大。

2. 心电图　中度分流者有左心室肥厚,较大分流者有左、右心室肥厚,左心房肥大。

3. 超声心动图　左心房、左心室增大,主动脉增宽,并可显示未闭动脉导管管径与长度。多普勒超声可于主、肺动脉远端测出收缩与舒张期湍流频谱。

【治疗原则】

以手术治疗为主,手术最适年龄为学龄前(2~6岁),自然寿命不超过50岁。

1. 手术适应证　早产儿、婴幼儿反复发生肺炎、呼吸窘迫、呼吸衰竭、合并肺动脉高压者应及早手术;并发细菌性心内膜炎者,抗生素控制感染2个月后施行手术。

2. 手术禁忌证　出现艾森曼格(Eisenmenger)综合征(肺动脉压力超过主动脉压力,右向左分流,发绀等)禁忌手术。

【护理诊断/问题】

1. 有感染的危险　与心脏疾病引起肺充血和机体免疫力低下有关。

2. 低效型呼吸形态　与缺氧、手术、应用呼吸机、体外循环及切口疼痛有关。

3. 潜在并发症　高血压、喉返神经损伤等。

【护理措施】

1. 术前护理　主要是避免受凉感冒,促进排痰。

2. 术后护理

(1)监测心率、心律及血压,适当控制液体入量,遵医嘱予药物控制血压,适当镇静、镇痛。

(2)术后呼吸机辅助时间1~2 h,保持呼吸道通畅。待患者完全清醒后可拔除气管插管,改用面罩雾化氧吸氧。但合并肺动脉高压,且术后血压下降不满意时,要延长

(3)拔除气管插管的患者助其取半坐卧位,并定时拍背雾化吸入,每2 h给患者翻身,并配合有效的肺部体疗,鼓励深呼吸、咳痰,防止出现肺不张。对咳嗽无力的患者行负压吸痰。

(4)保持胸腔引流管的通畅,间断挤压引流管,注意观察引流液的性质及量(在挤压引流管的同时注意引流液的流出速度,引流液的颜色、温度等)。若引流速度过快,管壁发热,引流量若持续2 h、>4 mL/(kg·h),应及时报告医生,并积极准备二次开胸止血。

(5)术后出现声音嘶哑、咳嗽等喉返神经损伤症状时,遵医嘱用激素3 d,B族维生素等神经营养药1周,同时早期禁水、禁流质饮食以防止误吸。

(6)乳糜胸的观察:若术中损伤胸导管,术后2~3 d可出现乳糜胸。应安置胸腔引流管,禁食,补充葡萄糖液。引流液减少后可逐渐给予低脂肪、高蛋白饮食。如保守治疗无效,应手术结扎胸导管。

(7)血压升高:可能与以下因素有关。①动脉导管闭合后分流被阻断,左心室排血全部进入体循环,血容量突然增加,血压升高;②左向右分流被阻断后,神经体液调节暂时紊乱,致使体内儿茶酚胺增加,导致血压升高。严密监测血压的变化,遵医嘱用药。

【健康教育】

1. 注意防寒、保暖、预防感冒。
2. 半年内避免剧烈运动。
3. 有倦怠、发热等,随时就诊。
4. 遵医嘱按时服药,不要擅自停药或减药。

二、房间隔缺损患者的护理

房间隔缺损(atrial septal defect,ASD)是左、右心房之间的间隔发育不全,遗留缺损造成血流可相通的先天性畸形。房间隔缺损的发病率约为0.07%,占先天性心脏病的5%~10%,其中男女比例为1∶(2~3)。

与胎儿发育的宫内环境因素、母体情况和遗传基因有关。

房间隔缺损分为原发孔缺损和继发孔缺损。

1. 原发孔缺损 位于心房间隔下部,冠状静脉窦前下方,缺损下缘靠近二尖瓣瓣环,多伴有二尖瓣大瓣裂缺。

2. 继发孔缺损 是ASD中最常见的类型,位于冠状静脉窦后上方,占全部的80%~90%。绝大多数为单孔型,少数为多孔型,也有筛状缺损。根据缺损的解剖位置又分为中央型(卵圆孔型)、上腔型(静脉窦型)、下腔型和混合型。

【病理生理】

左心房压力高于右心房,随着年龄增长,房压差增大,左向右分流量大,右心负荷加重致肺动脉压力上升,最后导致梗阻性肺动脉高压。

【临床表现】

1. 症状 继发孔房间隔缺损分流量较小的患者,儿童期可无明显症状,一般到了青年期,才出现劳力性气促、乏力、心悸等症状,易出现呼吸道感染和右心衰竭。原发孔缺损伴有严重二尖瓣关闭不全者,早期可出现心力衰竭及肺动脉高压等症状,严重肺动脉高压者,可引起右向左分流,出现发绀或杵状指(趾)。

2.体征

(1)视诊 心脏明显增大,心前区隆起。可出现发绀、杵状指(趾)。

(2)触诊 心前区有抬举冲动感,少数可触及震颤。

(3)听诊 肺动脉瓣区可闻及Ⅱ～Ⅲ级吹风样收缩期杂音,伴第二心音亢进和固定分裂。

【辅助检查】

1.X射线 主要表现为右心房,右心室增大,肺纹理增多,肺动脉段突出,主动脉结缩小。

2.心电图 原发孔缺损显示电轴左偏,P-R间期延长,呈Ⅰ度房室传导阻滞;继发孔缺损显示电轴右偏,右心室肥大,不完全或完全性右束支传导阻滞。

3.超声心动图 右心房、右心室增大,二维彩色多普勒超声可明确显示缺损位置、大小、心房水平分流的血流信号,肺静脉的位置和右心大小,并有明确原发孔房间隔缺损患者大瓣裂和二尖瓣反流的程度。

【治疗原则】

以手术治疗为主:手术最适年龄为2～5岁。

手术适应证和禁忌证:原发孔房间隔缺损、继发孔房间隔缺损合并肺动脉高压者应尽早手术。艾森曼格综合征是手术禁忌证。

手术方法:手术切开直接缝合或修补缺损;近年来也可通过介入性心导管术,应用双面蘑菇伞关闭缺损,此方法具有创伤小、术后恢复快的特点,但费用较高。

【护理诊断/问题】

1.急性疼痛 与手术切口有关。

2.活动无耐力 与氧的供需失调有关。

3.潜在并发症 急性左心衰竭、心律失常。

【护理措施】

1.术前护理

(1)注意休息 嘱患者尽量减少活动量,密切观察有无心力衰竭、感冒或肺部感染等症状,出现异常及时通知医师,尽早处理。

(2)充分给氧 予以间断或持续吸氧,提高肺内氧分压,利于肺血管扩张,增加肺的弥散功能,纠正缺氧。

2.术后护理

(1)术后有效镇痛 根据情况可给予口服或肌内注射镇痛药物。

(2)并发症的预防和护理

急性左心衰竭:严格控制输液量及输液速度;术前可疑左心房高压(>20～25 mmHg)或左心功能不全者,需24 h监测左心房压,注意是否出现肺静脉高压;加强观察,出现呼吸困难、发绀、咳泡沫痰时,警惕急性肺水肿,立即通知医师协助处理。遵医嘱及时应用吗啡、强心剂、利尿剂、血管扩张剂,并及时清理气道内分泌物;应用呼吸机辅助呼吸者,采用呼气末正压呼吸。

心律失常:少数上腔型 ASD 右房切口太靠近窦房结或上腔静脉阻断带太靠近根部而损伤窦房结,都将导致窦性或交界性心动过缓。严密监测动态心电图;维持静脉输液通道,以便发现异常时能及时使用抗心律失常药物;安置心脏起搏器者按护理常规维护。

【健康教育】

1. 半年内避免剧烈运动。
2. 进食高蛋白、高纤维素饮食,增强抵抗力。
3. 保护手术切口,防止感染。
4. 遵医嘱按时服药,不要擅自停药或减药。定期随诊。

三、室间隔缺损患者的护理

室间隔缺损(ventricular septal defect,VSD)指室间隔在胎儿期发育不全,左右两室间出现的异常交通,在心室水平产生左向右的血液分流。室间隔缺损在所有先天性心脏病中发病率最高,占先天性心脏病的 20%~30%;大多数是单一畸形,也可为复合心脏畸形的一个组成部分,如见于法洛四联症、完全性房室通道等。

与胎儿发育的宫内环境因素、母体情况、遗传因素等有关。根据缺损解剖位置不同可分为膜部缺损、漏斗部缺损、肌部缺损 3 类。其中以膜部缺损最多,肌部缺损最少见。

【病理生理】

在心室水平产生左至右的分流,分流量多少取决于缺损大小。缺损大者,肺循环血流量明显增多,流入左心房、室后,在心室水平通过缺损口又流入右心室,进入肺循环,因而左心室、右心室负荷增加,左心室、右心室增大,肺循环血流量增多导致肺动脉压增加,右心室收缩期负荷也增加,最终进入阻塞性肺动脉高压期,可出现双向或右至左分流,导致艾森曼格综合征。

【临床表现】

1. 症状 缺损小,可无症状。缺损大、分流量大者在出生后即出现症状,婴儿期可表现为反复发生呼吸道感染、充血性心力衰竭、喂养困难和发育迟缓;能度过婴幼儿期的较大室间隔缺损则表现为活动耐力较同龄人差,有劳累后气促、心悸;发展为进行性梗阻性肺动脉高压者,逐渐出现发绀和右心衰竭。

2. 体征

(1)胸骨左缘 2~4 肋间闻及Ⅲ级以上粗糙响亮的全收缩期杂音,向四周广泛传导。

(2)分流量大者,心前区轻度隆起,收缩期杂音最响的部位可触及收缩期震颤,心尖部可闻及柔和的功能性舒张中期杂音。

【辅助检查】

1. X 射线 小口径缺损,左向右分流量较少者,常无明显的改变;口径较大的缺损,则示左心室和右心室扩大,肺动脉段明显膨大,肺纹理增多,肺充血,主动脉结缩小。

2. 心电图　缺损小者,心电图可正常或电轴左偏;较大的缺损,初期阶段示左心室高血压,左心室肥大;重度肺动脉高压时,逐步出现左、右心室合并肥大伴心肌劳损。

3. 超声心动图　左心房、左心室内径增大。二维超声可明确缺损部位及大小,多普勒超声可判断血流方向和分流量,并可了解肺动脉压力。

【治疗原则】

1. 非手术治疗　缺损小、无血流动力学改变者。

2. 手术治疗

(1)适应证和禁忌证　缺损大和分流量大或伴肺动脉高压的婴幼儿,应尽早手术;缺损较小,已有房室扩大者须在学龄前手术;合并心力衰竭或细菌性心内膜炎者须控制症状后方能手术。艾森曼格综合征者禁忌手术。

(2)手术方法　低温体外循环下行心内直视修补术,导管伞堵法。

【护理诊断/问题】

1. 生长发育迟缓　与先天性心脏病引起缺氧、疲乏、心功能减退、营养摄入不足有关。

2. 焦虑与恐惧　与陌生环境、心脏疾病、手术和使用呼吸机等仪器有关。

3. 心输出量减少　与心脏疾病、心功能减退、血容量不足、心律失常、水和电解质失衡等有关。

4. 气体交换障碍　与缺氧、手术、麻醉、应用呼吸机、体外循环、术后伤口疼痛等有关。

5. 潜在并发症　感染、心律失常、急性左心衰竭、急性心脏压塞、肾功能不全、脑功能障碍等。

【护理措施】

1. 术前护理　主要是避免受凉感冒,促进排痰。

(1)心理护理　在决定实施手术后,首先要做好患儿及家属的心理护理,使患儿及家属清楚手术治疗的必要性、手术的大致过程、术中及术后可能出现的并发症及注意事项,消除患儿及家属的恐惧心理,使患儿及家属能以良好的状态积极配合治疗。

(2)患者准备　术前对患儿的胸部、腋下应认真备皮,面积稍大,用肥皂水清洁后用清水擦干净,并保证皮肤的完整性,以免术后感染。教会患儿有效的咳痰方式,手术前夜开塞露通便,并禁食6 h,肌内注射术前针,建立静脉通路等。

2. 术后护理

(1)防寒、保暖,预防感染,防止呼吸道感染。

(2)按体外循环术后护理常规,重点是监测心律、心率及预防发生肺高压危象。

(3)听诊有无残余分流的心脏杂音,并观察是否有影响心脏功能或康复的病情表现。

(4)合并有肺高压的患者,预防发生肺高压危象。呼吸机辅助时间适当延长,合理镇静,集中操作,减少刺激。

(5)术后早期应控制输入晶体液,以2 mL/(kg·h)为宜,并保持左心房压不高于中心静脉压。

(6) 监测心律、心率的变化,及时处理心律失常。术中低温、缺氧、酸中毒,心传导系统局部组织水肿,心内膜下出血以及机械性损伤等,术后均可出现心动过缓、Ⅲ度房室传导阻滞。术后应注意:①密切观察患者的心律、心率的变化。定期或连续描记心电图。②出现房室传导阻滞或心率减慢时,常静脉输入异丙肾上腺素[0.01~0.2 μg/(kg·min)],同时给激素或极化液等心肌营养药物。如术中已安好临时起搏导线,应启动起搏器,并进行监护。③术后出现室性早搏>6次/min,应静脉给利多卡因[1 mg/(kg·次)],必要时可重复3次。然后用2∶1或3∶1的利多卡因维持静脉点滴。

(7) 室间隔缺损并发症护理注意 ①室缺合并动脉导管未闭的患者,应注意肺动脉高压的护理。②室缺合并二尖瓣关闭不全者,表现为二尖瓣反流、肺充血、肺瘀血,因此,术后左心功能维护更为突出。应严密观察左心房压、中心静脉压、心输出量、尿量等,使左房压、中心静脉压维持在保证有效心排出量的低水平。严格控制入量,加强利尿。准确地应用正性肌力药物。③室缺合并主动脉瓣关闭不全者,手术要进行瓣叶修复。术后应注意观察主动脉瓣功能情况,控制血压平稳,防止修补处瓣的撕裂。

【健康教育】

1. 注意防寒、保暖、预防感冒。
2. 半年内避免剧烈运动。
3. 有倦怠、发热等,随时就诊。
4. 遵医嘱按时服药,不要擅自停药或减药。

四、法洛四联症患者的护理

法洛四联症(tetralogy of Fallot,TOF)是右心室漏斗部或圆锥动脉干发育不全引起的一种心脏畸形,是最常见的发绀型先天性心脏病,占先天性心脏病的12%~14%。主要包括四种解剖畸形,即肺动脉狭窄、室间隔缺损、主动脉骑跨和右心室肥厚。其中以肺动脉狭窄为主要畸形。肺动脉狭窄使肺血减少,右心室收缩期压力增高,右心室血分流至左心室、主动脉,产生发绀。

近年来研究认为,法洛四联症与胎儿发育的宫内环境因素、母体情况和遗传因素有关。法洛四联症的病理生理改变取决于肺动脉狭窄的程度。肺动脉口狭窄使右心室排血受阻,压力上升,部分血流经室间隔缺损由右向左分流,导致动脉血氧饱和度下降、肺循环血流量减少。重度时患者发绀明显,行动受限,常有昏厥现象。

【临床表现】

1. **症状** 发绀、喜爱蹲踞和缺氧发作是法洛四联症的主要症状。

(1) 发绀 新生儿即发绀,多发生在出生后3~6个月出现,也有少数到儿童或成人期才出现。发绀在运动和哭闹时加重,平静时减轻。

(2) 蹲踞 为法洛四联症病儿临床上一种特征性姿态。蹲踞可缓解呼吸困难和发绀。

(3) 呼吸困难和缺氧性发作 多在生后6个月开始出现,由于组织缺氧,活动耐力较差,动则呼吸急促,严重者可出现缺氧性发作、意识丧失或抽搐。

2. **体征** 患儿生长发育迟缓,常有杵状指(趾),多在发绀出现数月或数年后发生。胸骨左缘第2~4肋间可听到粗糙的喷射样收缩期杂音,常伴收缩期细震颤。极严重的右心室流出道梗阻或肺动脉闭锁病例可无心脏杂音。肺动脉瓣第二心音明显减弱或消失。

【辅助检查】

1. 实验室检查　血液浓缩,红细胞增多,血红蛋白增至150~200 g/L及以上,动脉血氧饱和度下降至40%~90%。

2. 心电图检查　电轴右偏,右心室肥大。

3. X射线检查　心影正常或稍大,肺动脉段凹陷,心尖圆钝,可呈"木靴形",肺野清亮。

4. 超声心动图　室间隔连续中断,右心室增大,右心室流出道和(或)肺动脉主干狭窄。多普勒超声可见心室水平右向左分流的血流信号。

【治疗原则】

手术是唯一的治疗方法,包括姑息手术和矫治手术。绝大多数肺动脉及左、右分支发育正常者均应在1岁内行矫治手术;少数症状严重、婴幼儿严重缺氧、频发呼吸道感染和晕厥者,可先行姑息性分流术,待条件成熟后再行矫治性手术。

【护理诊断/问题】

1. 活动无耐力　与发绀和呼吸困难有关。

2. 低效型呼吸形态　与缺氧、手术、麻醉、体外循环及切口疼痛有关。

3. 潜在并发症　灌注肺、低心排出量综合征等。

【护理措施】

1. 术前护理

(1)注意休息　尽量减少活动量,减少不必要的刺激,以免加重心脏负担。

(2)合理饮食　提供合理的膳食结构,进食易消化、高蛋白、高热量、高维生素饮食。保证蛋白质、钾、铁、维生素、微量元素的摄入。

(3)避免感染　保持室内空气清新,温度、湿度适宜,注意保暖,防止感冒。

(4)纠正缺氧　吸氧,氧流量4~6 L/min,每日2~3次,每次20~30 min。改善微循环,纠正组织严重缺氧状态。

2. 术后护理

(1)监测心率、心律及血压　适当控制液体入量,遵医嘱给予药物控制血压,适当镇静、镇痛。

(2)维持循环功能稳定　重症法洛四联症跨环补片或心功能差者,常应用多巴胺或多巴酚丁胺。但在维护心功能的同时,注意调整血容量,使患者的动脉压、中心静脉压维持在最佳状态,并观察用药效果;定期测定血浆胶体渗透压,并维持在17~20 mmHg。

(3)低心排血量综合征护理　由于患者术前肺血减少,左心室发育不全,术后可能出现低心排血量综合征,表现为低血压、心率快、少尿、多汗、末梢循环差、四肢湿冷等。其主要护理措施包括:密切观察患者生命体征、外周循环及尿量等;遵医嘱给予强心、利尿等药物,并注意保暖。

(4)灌注肺护理　发生原因可能与肺动脉发育差、体-肺侧支多或术后液体输入过多有关。主要表现为急性进行性呼吸困难、发绀、血痰、难以纠正的低氧血症。其主要护理措施包括：用呼气末正压通气方式辅助呼吸；密切监测呼吸机的各项参数，特别注意气道压力的变化；及时清理呼吸道分泌物，促进有效气体交换；注意观察痰液的颜色、性质、量以及唇色、甲床颜色、血氧饱和度、心率、血压等；拔除气管插管后，延长吸氧时间3～5 d，并协助患者拍背排痰，必要时吸痰；严格限制入量，根据血浆胶体渗透压的变化，遵医嘱及时补充血浆和清蛋白。

【健康教育】

1. 注意防寒、保暖、预防感冒。
2. 半年内避免剧烈运动。
3. 有倦怠、发热等，随时就诊。
4. 遵医嘱按时服药，不要擅自停药或减药。

第三节　后天性心脏病患者的护理

后天性心脏病是指出生后由于各种原因导致的心脏疾病。后天性心脏瓣膜病是最常见的心脏病之一，约占我国心脏外科患者的30%。其最常见的原因是风湿热所致的瓣膜病。风湿性心脏瓣膜病中，最常累及二尖瓣，主动脉瓣次之，三尖瓣很少见，肺动脉瓣则极为罕见。风湿性病变可以单独损害一个瓣膜区，也可以同时累及几个瓣膜区，常见的是二尖瓣合并主动脉瓣病变。

一、二尖瓣狭窄患者的护理

二尖瓣狭窄指二尖瓣瓣膜受损，瓣膜结构和功能异常所致的瓣口狭窄。发病率女性较高。在儿童和青年期发作风湿热后，往往在20～30岁以后才出现临床症状。

【病因与分类】

主要由风湿热引起。二尖瓣两个瓣叶在交界处互相黏着融合，造成瓣口狭窄。瓣叶增厚、挛缩、变硬和钙化都进一步加重瓣口狭窄，并限制瓣叶活动。

风湿性二尖瓣狭窄可分为三种类型：

1. 隔膜型　瓣膜纤维增厚和粘连主要位于交界和边缘，瓣叶活动限制较少。
2. 隔膜漏斗型　瓣膜广泛受累，腱索粘连，瓣叶活动受到限制。
3. 漏斗型　瓣膜明显增厚、挛缩、钙化，腱索和乳头肌融合、痉挛，将瓣叶向下牵拉，瓣口狭窄呈漏斗状，常伴有关闭不全。

【病理生理】

早期产生血流动力学改变，血流障碍更趋严重可致左心房压力增高、左心房扩大，继之，肺静脉瘀血，影响肺泡换气功能，可产生急性肺水肿，最终发生右心力衰竭。

【临床表现】

1. 症状　取决于狭窄程度。轻者静息时无症状，重者可出现气促、咳嗽、咯血、发绀等症状。

2. 体征　二尖瓣面容,面颊和口唇轻度发绀。右心衰竭患者可见肝大、腹水、颈静脉怒张、双下肢水肿等。多数病例在心尖区能扪及舒张期震颤。心尖部第一心音亢进和舒张中期隆隆样杂音,这是风湿性二尖瓣狭窄的典型杂音。在胸骨左缘第3、4肋间可闻及二尖瓣开放拍击音。肺动脉高压和右心衰竭者,肺动脉瓣区第二音亢进,轻度分裂。

【辅助检查】

1. 心电图检查　轻度狭窄病例,心电图可以正常。中度以上狭窄可呈现电轴右偏、P波增宽,呈双峰或电压增高。肺动脉高压病例,可示右束支传导阻滞,或右心室肥大。病程长的病例,常示心房颤动。

2. X射线检查　轻度狭窄病例,X射线片可无明显异常。中度或重度狭窄,常见到左心房和右心室扩大,肺门区血管影纹增粗。肺间质性水肿的病例,在肺野下部可见横向线条状阴影,称为Kerley线。

3. 超声心动图检查　M型超声心动图显示前后瓣叶活动受限制,呈同向活动,形成城墙样的长方形波。二维或切面超声心动图可直接显现二尖瓣瓣叶增厚和变形、活动差、瓣口狭小,左心房、右心室、右心房扩大,而左心室正常。并可检查左心房内有无血栓。

【治疗原则】

外科治疗的目的是扩大二尖瓣瓣口,矫治瓣膜病变,解除左心房排血障碍,缓解症状,改善心功能。

1. 代偿期治疗　适当避免过度的体力劳动及剧烈运动,保护心功能;对风湿性心脏病患者应积极预防链球菌感染与风湿活动以及感染性心内膜炎。

2. 失代偿期治疗　出现临床症状者,宜口服利尿剂并限制钠盐摄入。右心衰竭明显或出现快速心房颤动时,用洋地黄类制剂可缓解症状,控制心室率。出现持续性心房颤动1年以内者,应考虑药物或电复律治疗。对长期心力衰竭伴心房颤动者可采用抗凝治疗,以预防血栓形成和动脉栓塞的发生。

常采用的手术方法有:①经皮穿刺球囊导管二尖瓣交界扩张分离术,适用于单纯隔膜型和隔膜增厚型二尖瓣狭窄,瓣叶活动好、无钙化、无房颤及左心房内无血栓者。②直视手术,在体外循环直视下行二尖瓣交界切开及瓣膜成形术,漏斗型者瓣膜重度纤维化、硬化、挛缩或钙化,已无法成形修复,须切除瓣膜行二尖瓣置换术。临床上使用的人工瓣膜有机械瓣膜和生物瓣膜两大类。

【护理诊断/问题】

1. 活动无耐力　与心输出量减少有关。
2. 低效型呼吸形态　与缺氧、麻醉、手术、应用呼吸机、体外循环、术后伤口疼痛有关。
3. 潜在并发症　出血、动脉栓塞等。

【护理措施】

1. 术前护理

(1)饮食应给予高蛋白、高维生素、低脂肪、易消化的食物,注意少食多餐,避免饱餐。

(2)改善循环功能,纠正心力衰竭。注意观察心率和血压情况;吸氧;限制液体摄

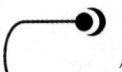

入;按医嘱应用强心、利尿、补钾药物。

(3)卧床休息,避免情绪激动;预防感冒;加强皮肤护理,尤其注意水肿部位的观察,建立翻身卡,严格交接班。

(4)心脏瓣膜病往往病程较长,病情多反复恶化,易出现心力衰竭、栓塞等严重并发症,治疗费用较大,患者多有悲观、厌世情绪,对治疗没有信心。针对此类患者的心理特点,护理人员应帮助患者恢复信心。对于极危重患者可根据治疗效果,分阶段性地讲解药物作用和治疗目的,消除悲观失望情绪,让患者配合治疗。

2.术后护理

(1)促进有效呼吸、加强呼吸道管理　保持呼吸道通畅,及时吸痰和湿化气道,气管插管拔除后定期协助患者翻身、拍背,指导其有效咳嗽咳痰。

(2)改善心功能和维持有效循环血容量　①密切观察体温、心率、心律、呼吸、血压、尿量、中心静脉压等变化,注意有无心力衰竭、栓塞、心房纤颤、亚急性细菌性心内膜炎等的发生或加重。②补充血容量:记录每小时尿量和24 h液体出入量;拔除肾功能影响,若尿量<1 mL/(kg·h),提示循环血容量不足,及时补液,必要时输血,但术后24 h出入量应基本呈负平衡,血红蛋白一般维持在100 g/L左右。

(3)抗凝治疗　机械瓣置换术后,必须终身服用抗凝治疗;置换生物瓣的患者,须抗凝3~6个月。行瓣膜置换术的患者,术后24~48 h即给予华法林抗凝治疗,根据凝血酶原时间和国际标准比值结果确定华法林的口服剂量,使国际标准比值保持在2.0~2.5之间,并注意有无皮肤黏膜的出血,肉眼或镜下血尿、便血、呕血、咯血等出血现象。

(4)并发症的观察、预防和护理

出血:可因抗凝治疗过量引起,常见的有黏膜下出血和泌尿生殖系出血,表现为牙龈出血、鼻出血、血尿等,重者可出现脑出血,密切观察患者出血征象,出现异常,及时通知医生处理。

动脉栓塞:术后因人工瓣膜本身的原因和抗凝治疗不当等易产生血栓,血栓脱落导致栓塞,常见的有脑栓塞或肢体栓塞,密切观察意识、瞳孔、肢体活动情况;出现异常,及时通知医生。

【健康教育】

1.疾病预防　注意个人卫生,避免受凉感冒,出现感染及时控制。

2.饮食指导　食用高蛋白、丰富纤维素、低脂肪的均衡饮食,少食多餐,避免过量进食加重心脏负担。少吃维生素K含量高的食物,如菠菜、白菜、菜花、胡萝卜、西红柿、蛋、猪肝等,以免降低抗凝药物的作用。

3.休息与活动　一般术后休息3~6个月,避免劳累,根据心功能情况,逐渐增加活动量,以不引起胸闷、气急为宜。

4.遵医嘱服药,并教会患者观察药物的疗效及副作用。

5.使用抗凝剂用药指导　介绍治疗意义;指导患者定期复查;了解药物反应:苯巴比妥类药物、阿司匹林、双嘧达莫(潘生丁)、吲哚美辛(消炎痛)等药物能增强抗凝作用;维生素K等止血药则降低抗凝作用;自我监测:如牙龈出血,口腔黏膜、鼻腔出血,皮肤青紫、瘀斑、出血和血尿等抗凝过量或出现下肢厥冷、疼痛、皮肤苍白等抗凝剂不足等表现及时咨询;若需要做其他手术,应咨询医师,术后36~72 h重新开始抗凝治疗。

6. **婚姻与妊娠** 女性患者婚后一般应避孕，如坚持生育，应详细咨询医师取得保健指导。

7. **自我保健** 定期复诊，患者若出现心悸、胸闷、呼吸困难、皮下出血等不适时应及时就诊。

二、其他瓣膜疾病患者的护理

(一)二尖瓣关闭不全患者的护理

二尖瓣关闭不全指二尖瓣瓣膜受损害、瓣膜结构和功能异常所导致的瓣口关闭不全。收缩期二尖瓣关闭依赖二尖瓣装置(瓣叶、瓣环、腱索、乳头肌)和左心室的结构和功能的完整性，其中任何部分的异常均可致二尖瓣关闭不全。半数以上的二尖瓣关闭不全患者常合并二尖瓣狭窄。

【病因与分类】

主要由风湿性炎症累及二尖瓣所致，细菌性心内膜炎造成二尖瓣叶赘生物或穿孔，其他原因所致二尖瓣脱垂等。

【病理生理】

单纯二尖瓣关闭不全于左心室收缩期，除大部分血液进入主动脉外，尚有部分血液反流到左心房，左心房充盈量和压力可增高，左心室逐渐产生代偿性肥厚及扩大。二尖瓣反流增加，使左心房压力进一步增高，导致肺淤血和急性肺水肿，从而发生右心室收缩期负荷过重而导致右心室肥厚和扩张，引起右心功能不全。左心功能长期负荷过重，最终导致左心衰竭。

【临床表现】

1. **症状** 病变轻无明显症状。病变重或病程长可出现乏力、心悸、劳累后气促。
2. **体征** 心尖区可听到全收缩期杂音，向左侧腋中线传导。肺动脉瓣区第二音亢进，第一音减弱或消失。晚期患者可出现心力衰竭等体征。

【辅助检查】

1. **心电图检查** 轻度二尖瓣关闭不全心电图可正常。中、重度者显示电轴左偏、二尖瓣型P波、左心房肥大和左心室肥厚、劳损。
2. **X射线检查** 肺淤血，左心房及左心室肥大，钡餐X射线检查可见食管受压向后移位。
3. **超声心动图检查** 左心房、左心室扩大，二尖瓣活动度大且关闭不全。

【治疗原则】

1. **非手术治疗** 主要为药物治疗，包括洋地黄制剂、血管扩张剂和利尿剂等，改善心功能和全身情况。
2. **手术治疗** 症状明显、心功能改变、心脏扩大者均应及时在体外循环下实施直视手术。常采用的手术方法有：

(1)二尖瓣修复成形术 适用于瓣膜病变轻，瓣叶无钙化，瓣环有扩大，但瓣下腱索无严重增厚者，可行瓣膜修复成形术。

(2)二尖瓣置换术 瓣叶钙化，瓣下结构病变严重，感染性心内膜炎或合并二尖瓣狭窄者必须置换人工瓣。

常见护理诊断/问题与护理措施见第一节中体外循环和本节二尖瓣狭窄的相关护理内容。

(二)主动脉瓣狭窄患者的护理

主动脉瓣狭窄是由于风湿热累及主动脉,导致瓣叶增厚、粘连和挛缩,使瓣口狭窄。单纯主动脉瓣狭窄较少见,常合并主动脉瓣关闭不全和二尖瓣病变等。

【病因与分类】

主要由风湿性热累及主动脉瓣所致,也可由于先天性狭窄或老年性主动脉瓣钙化引起。

【病理生理】

成人主动脉瓣口>3.0 cm^2,收缩期跨瓣压力阶差<5 mmHg。当瓣口面积减少一半时,收缩期仍无明显跨瓣压差。瓣口<1.0 cm^{2}时,左心室收缩压明显升高,跨瓣压差显著。主动脉瓣狭窄会增加左心室后负荷,并阻碍收缩期左心室排空,引起向心性左心肥厚。由于左心室肥厚和顺应性降低,心排血量减少,进入冠状动脉和脑的血流量减少,常出现心、脑供血不足的表现。

【临床表现】

1. 症状 出现较晚。呼吸困难、心绞痛和晕厥为典型主动脉瓣狭窄常见的三联征。

2. 体征 胸骨右缘第二肋间能扪及收缩期震颤。第一心音正常,主动脉瓣区可闻及收缩期喷射性杂音,向颈部传导。主动脉瓣区第二心音延迟并减弱。重度者血压偏低、脉压小和脉搏细弱。

【辅助检查】

1. 心电图检查 电轴左偏,左心室肥大伴劳损,T波倒置,部分患者出现左束支传导阻滞、房室传导阻滞和房颤。

2. X射线检查 心影正常或左心室轻度增大,左心房可能轻度增大,升主动脉根部常见狭窄后扩张。在侧位透视下有时可见主动脉瓣钙化。晚期可有肺瘀血征象。

3. 超声心动图检查 为明确诊断和判定狭窄程度的重要方法。M型诊断本病不敏感和缺乏特异性。二维超声心动图有助于显示瓣叶数目、大小、增厚、钙化、活动度、交界处融合、瓣口大小和形状及瓣环大小等瓣膜结构,有助于确定狭窄的病因。

【治疗原则】

1. 非手术治疗 主要目的为确定狭窄程度,观察狭窄进展情况,为有手术指征的患者选择合理手术时间及治疗措施。

2. 手术治疗 主动脉瓣膜置换术为治疗成人主动脉瓣狭窄的主要方法。通过手术可以消除主动脉瓣跨压力阶差,减轻左心室后负荷,缓解左心室肥厚。

(1)适应证 重度狭窄(平均跨瓣压差>50 mmHg)伴心绞痛、晕厥或心力衰竭症状为手术的主要指征。无症状的重度狭窄患者,如伴有进行性心脏增大和(或)明显左心室功能不全,也应考虑手术。

(2)手术方法 ①直视主动脉瓣切开术,适用于瓣膜柔软、弹性较好的患者;②主动脉瓣置换术,切除病变的瓣膜,进行人工瓣膜替换,适用于严重瓣膜病变或伴关闭不全的成年患者。

常见护理诊断/问题与护理措施见第一节中体外循环和本节二尖瓣狭窄的相关护理内容。

(三)主动脉瓣关闭不全患者的护理

主动脉瓣关闭不全指主动脉瓣膜受损害引起的瓣叶纤维化、增厚和缩短,影响舒张期瓣叶边缘对合和导致的瓣口关闭不全。常伴有不同程度的主动脉瓣狭窄。

【病因与分类】

主要由风湿热及老年主动脉瓣变性所致;此外,梅毒、细菌性心内膜炎、马凡(Marfan syndrome)综合征、先天性主动脉瓣畸形、主动脉夹层等也可引起。

【病理生理】

舒张期血流从主动脉反流入左心室,左心室同时接纳左心房充盈血流和从主动脉返回的血流,左心室容量负荷过重,致肌纤维伸长,收缩力增强,并逐渐扩大和肥厚。在心功能代偿期,左心室排血量可高于正常;当功能失代偿时,心排血量减少,左心房和肺动脉压力升高,出现左心衰竭。主动脉关闭不全引起动脉舒张压下降,冠状动脉灌注量降低,同时左心室高度肥厚时耗氧量增加,引起心肌供血不足。

【临床表现】

1. 症状 轻者可无症状,重者出现急性左心衰竭和低血压。

2. 体征 ①心脏体征:心界向左下方增大,心尖部可见抬举性搏动;胸骨左缘第3、4肋间和主动脉瓣区闻及叹息样舒张早、中期或全舒张期杂音,向心尖传导。②周围血管征:重度关闭不全者出现周围血管征,包括颈动脉搏动明显、水冲脉、股动脉枪击音、口唇、甲床毛细血管搏动等征象。

【辅助检查】

1. 心电图检查 电轴左偏,左心室肥大、劳损。

2. X射线检查 左心室明显增大,向左下方延长;主动脉结隆起,升主动脉和弓部增宽,左室和主动脉搏动幅度增大;左心衰竭可见肺瘀血征象。

3. 超声心动图检查 M型显示舒张期二尖瓣前叶或室间隔纤细扑动、为主动脉瓣关闭不全的可靠诊断征象,但敏感性低(43%)。彩色多普勒血流显像在主动脉瓣的心室侧可探及全舒张期涡流,为最敏感的确定主动脉瓣反流方法,并可通过计算反流血量与搏出血量的比例,判断其严重程度。二维超声可显示瓣膜和主动脉根部的形态改变,主动脉瓣叶在舒张期不能完全闭合。

【治疗原则】

手术治疗主要为主动脉瓣转换术。若患者出现以下临床征象,如心绞痛、左心力衰竭或心脏逐渐扩大,可在数年内死亡,故应尽早施行手术。

常见护理诊断/问题与护理措施见第一节中体外循环和本节二尖瓣狭窄的相关护理内容。

(辛长海)

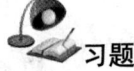习题

一、护考测试

【A1 型题】

1. 动脉导管未闭的手术禁忌为 ( )
   A. 严重肺动脉高压,以右向左分流为主 B. 学龄前患儿
   C. 导管细,分流量小者 D. 导管粗、分流量大者
   E. 心电图提示左心室肥大者

2. 心脏手术后患者的用药指导不正确的是 ( )
   A. 强心类药物应在医生指导下使用
   B. 长期服用抗凝药物者应定期测定凝血酶原时间
   C. 可长期使用阿司匹林类解热镇痛药
   D. 注意观察有无出血倾向
   E. 若须做其他外科手术应暂停抗凝药物

【A2 型题】

3. 男性,47 岁,体检发现心脏杂音 20 余年,近 2 年来有劳累后胸闷、心悸和气促。体检:心率 92 次/min,房颤,超声心动图提示先天性心脏病、继发孔房间隔缺损。若体检中发现发绀,其原因为 ( )
   A. 年龄较大 B. 缺损较大
   C. 肺动脉高压 D. 右向左分流
   E. 右心衰竭

二、研考能力拓展

患者,男,9 个月,发热、咳嗽和呼吸困难 2 d。体检:口唇发绀,体温 38.6 ℃,脉搏 185 次/min,呼吸 46 次/min,心前区轻度隆起,胸骨左缘第 3、4 肋间能扪及收缩期震颤,并可闻及Ⅳ级全收缩期杂音,双肺底闻及湿啰音,颈静脉怒张。请问:①该患儿的可能医疗诊断是什么?②此患者目前主要的护理措施是什么?③出院前对患者的健康教育有哪些?

第三十八章 泌尿、男性生殖系统疾病的主要症状和检查

第一节 泌尿、男性生殖系统疾病的主要症状

(一)排尿异常

1. **尿频** 排尿次数增多,但每次尿量减少。患者感到有尿意的次数明显增加,严重时几分钟排尿1次,每次尿量仅几毫升。主要见于泌尿或生殖道炎症、膀胱结石、前列腺增生等。

2. **尿急** 有尿意即迫不及待地要排尿且难以自控,尿量却很少,常与尿频同时存在。

3. **尿痛** 排尿感到疼痛,呈烧灼感。常见原因为膀胱炎、尿道炎、前列腺炎以及嵌顿性尿道结石等。尿频、尿急、尿痛经常同时出现,被称为膀胱刺激症状,提示泌尿系感染。

4. **排尿困难** 膀胱内尿液排出受阻引起的一系列症状,如排尿踌躇、排尿费力,尿线无力、变细或间断,射程变短、尿终滴沥等。常见于膀胱以下尿路梗阻。

5. **尿潴留** 膀胱内充满尿液而不能排出,分急性及慢性两类。急性尿潴留时膀胱内尿液突然完全不能解出,常伴有膀胱胀痛,见于膀胱出口以下尿路严重梗阻,如尿道狭窄和前列腺增生症,以及腹部或会阴手术后不敢用力排尿等情况;慢性尿潴留指膀胱内的尿液不能完全排空而有剩余尿存留于膀胱,发展较为缓慢,多由膀胱颈部以下尿路不完全梗阻或神经源性膀胱引起。

6. **尿失禁** 尿液不能控制而自行流出,称尿失禁,可分为四种类型。

(1) **真性尿失禁** 又称完全性尿失禁。膀胱失去控尿能力,患者站立时持续滴尿,平卧位后通常会减轻甚至消失,常见原因为外伤、手术或先天性疾病引起的膀胱颈和尿道括约肌受损。

(2) **充盈性尿失禁** 又称假性尿失禁,膀胱功能完全失代偿,过度充盈,压力增高,当膀胱内压超过尿道阻力时,引起尿液不断溢出。多见于前列腺增生症等引起的慢性尿潴留。

(3) **压力性尿失禁** 当腹腔内压力突然升高,如咳嗽、大笑、喷嚏等时,尿液不随意流出;多见于经产妇。

(4) 急迫性尿失禁　严重的尿频、尿急,且膀胱不受意识控制而发生的尿液排空,见于膀胱的严重感染。

(二) 尿液异常

1. 尿量异常　正常人24 h尿量1 000～2 000 mL,少于400 mL为少尿,少于100 mL为无尿,少尿或无尿主要由于肾排出量减少引起,原因可以是肾前性、肾性或肾后性。应排除输尿管、尿道梗阻及尿潴留。每24 h尿量大于2 500 mL为多尿,常见于尿崩症等。

2. 血尿　指尿中含有过多的红细胞,按程度分为镜下血尿和肉眼血尿。

(1) 镜下血尿　正常人尿镜检每高倍视野可见到1～2个红细胞,若新鲜尿离心后,尿沉渣每高倍视野红细胞超过3个,即有病理意义。常提示泌尿系慢性感染、结石、急性或慢性肾炎及肾下垂等。

议一议:
尿液检查的临床意义有哪些?

(2) 肉眼血尿　肉眼能见到尿中有血色或血块,1 000 mL尿中含1 mL血液即呈肉眼血尿,常为泌尿系肿瘤、急性膀胱炎、急性前列腺炎、膀胱结石或创伤等引起。根据出血部位与血尿出现阶段的不同,肉眼血尿的分类:①初始血尿,见于排尿初始阶段,提示病变在膀胱颈部或尿道;②终末血尿,提示病变在膀胱颈部、三角区或后尿道;③全程血尿,提示病变在膀胱或以上部位。

3. 脓尿　离心尿沉渣每高倍视野白细胞超过5个以上。见于泌尿系统感染。

4. 乳糜尿　尿液中含有乳糜或淋巴液,也可混有大量脂肪、蛋白质及凝血因子等。若同时含有血液,尿呈红褐色,为乳糜血尿,常见于丝虫病。

(三) 尿道分泌物

血性分泌物提示尿道癌。大量黄色、黏稠脓性分泌物多由淋菌性尿道炎引起。少量无色或白色稀薄分泌物多为支原体、衣原体所致的非淋菌性尿道炎。慢性前列腺炎患者常在清晨排尿前或大便时尿道口有少量白色黏稠分泌物。尿道留置导尿管时,可使尿道腺分泌增加,使尿道外口、导尿管周围出现少量黏稠分泌物。

(四) 疼痛

1. 肾疼痛　位于肋脊角、腰部或上腹部,可呈持续性钝痛或绞痛,运动或震动可使疼痛加剧。常见原因为肾结石、感染、积水、囊肿或肿瘤等。

2. 输尿管痛　位于输尿管走行区,呈钝痛或绞痛。钝痛常与缓慢发生的尿路梗阻有关;绞痛多见于输尿管结石,与结石在输尿管内移动有关。

3. 膀胱痛　急性尿潴留导致膀胱过度扩张时,疼痛常位于耻骨上区;慢性尿潴留时可无疼痛或仅略感不适;膀胱感染时,疼痛常呈锐痛、烧灼痛,男性可放射至尿道阴茎部的远端,女性可放射至整个尿道。

4. 前列腺痛　表现在会阴、直肠、腰骶部、耻骨上区、腹股沟区及睾丸的疼痛不适。最常见于前列腺炎。

5. 阴囊痛　阴囊内容物病变会引起疼痛,多见于睾丸或附睾外伤、附睾睾丸炎、精索扭转等。对青少年的突发性睾丸剧痛,应警惕精索扭转。对任何阴囊区疼痛,还要注意排除嵌顿性或绞窄性腹股沟斜疝。

第二节　泌尿、男性生殖系统疾病的常用检查及护理

（一）实验室检查

1. 尿液检查　尿液检查应收集新鲜中段尿液。男性包皮过长，应翻开包皮，清洁龟头后收集；女性月经期间不应收集尿液送检。尿培养时，女性应清洁外阴部，也可经导尿收集尿标本。由耻骨上膀胱穿刺收集的尿液是无污染的膀胱尿标本，新生儿和婴幼儿尿液收集采用无菌塑料袋。

（1）尿常规　是诊断泌尿系统疾病的基本项目。以新鲜晨尿为宜，收集尿标本的容器应清洁，尿标本须及时送检，久置后易生长细菌，使尿液呈碱性。正常尿液呈淡黄、透明，可呈弱酸性、中性或碱性，pH 值为 5～7，尿比重 1.005～1.030，尿糖阴性，含极微量蛋白。尿液蛋白含量每日超过 150 mg 为蛋白尿。

（2）尿沉渣　新鲜尿液离心沉淀后，取尿沉渣进行显微镜检查，观察有无红细胞、白细胞、脓细胞、细菌及管型。正常尿液中不含有管型，可偶见透明管型。

（3）尿三杯试验　以排尿最初 5～10 mL 为第一杯，排尿最后 10 mL 为第三杯，中间部分为第二杯，收集时尿液应连续不断。可初步判断镜下血尿或脓尿的来源和病变部位：若第一杯异常，提示病变在尿道；若第三杯异常，提示病变在后尿道、膀胱颈部或三角区；若三杯均异常提示病变在膀胱或以上部位。

（4）尿液生化检查　是检测肾功能的一种方法。须留取 24 h 尿液。测定成分主要包括钾、钠、钙、磷、尿素氮、肌酐、肌酸。

（5）尿细菌学检查　用于泌尿系感染的诊断和临床用药指导。革兰氏染色尿沉渣涂片检查可初步判断细菌种类。尿沉渣抗酸涂片检查或结核菌培养有助于确立肾结核诊断。清洁中段尿培养结果，若菌落数>10^5/mL，提示为尿路感染；有尿路感染症状的患者，致病菌菌落数>10^2/mL 就有意义。在尿细菌培养的同时一般应加做药物敏感试验，为针对性治疗提供依据。

（6）尿细胞检查　取新鲜尿沉渣涂片检查，阳性结果提示可能有泌尿系上皮移行细胞肿瘤。冲洗后收集尿液检查可提高阳性率。可用于肿瘤的筛查或术后的随访，膀胱原位癌阳性率高。

2. 肾功能检查　初步检查包括测定尿比重、尿渗透压，以及血尿素氮与肌酐的浓度。

（1）尿比重测定　反映肾浓缩功能和排泄废物功能，是判断肾功能最简便的方法，当尿比重固定或接近于 1.010，提示肾浓缩功能严重受损。

（2）血肌酐和血尿素氮测定　两者为蛋白质代谢产物，主要经肾小球滤过排出，其增高程度与肾实质损害程度成正比，可判断病情和预后。

（3）内生肌酐清除率　是测量肾小球滤过率的最佳指标。成人的内生肌酐清除率正常值为 90～110 mL/min，低于 90 mL/min 表示肾小球滤过功能下降。

3. 前列腺液检查　主要用于诊断细菌性与非细菌性前列腺炎。经直肠指检前列腺按摩，收集由尿道口滴出的前列腺液。前列腺液正常呈乳白色，较稀薄，涂片可见多量磷脂小体，每高倍镜视野白细胞<10 个。白细胞每高倍镜下>10 个提示前列腺有

议一议：
当肾功能异常时，可以做哪些检查？

炎症。

4. 前列腺特异性抗原(prostate-specific antigen,PSA) 可作为前列腺癌早期诊断的一个有效参考指标。PSA正常值为1～4 ng/mL,PSA>10 ng/mL时,应高度怀疑前列腺癌。前列腺指诊会导致PSA增高,一般在指诊后2周再进行检查。

5. 精液分析 用于评价男性生殖能力,是男性不育的常规检查。精液的收集采用手淫、性交体外排精或取精器等方法,检查前5 d避免性交或手淫。精液分析包括颜色、pH值、稠度、精子状况及精浆生化测定。

(二)器械检查

1. 导尿检查 用于收集尿培养标本,测定膀胱容量、压力、残余尿,注入造影剂确定有无膀胱损伤,探测尿道有无狭窄或梗阻等。

2. 尿道扩张术 用于探测尿道是否通畅,以及尿道狭窄的部位和程度,同时亦可用来扩张狭窄的尿道。

3. 尿道膀胱镜检查 是膀胱肿瘤和尿道肿瘤的确诊方法,可直接窥查尿道及膀胱内有无病变,通过膀胱镜可取活组织做病理检查,并钳取异物、破碎结石。

4. 输尿管肾镜检查 将硬性或软性输尿管肾镜经尿道、膀胱置入输尿管及肾盂,直视输尿管、肾盂内有无病变。可在直视下取石、碎石,切除或电灼肿瘤,取活体组织检查。

5. 尿流动力学测定 依据流体力学及电生理学方法研究和测定尿路输送、储存、排出尿液的功能,为分析排尿功能障碍原因、选择治疗方法及评定疗效提供依据。包括①尿流率,常用的参数有最大尿流率、平均尿流率、排尿量、排尿时间及最大尿流时间;②膀胱压力容积;③压力/流率同步检查;④尿道压力分布图;⑤尿道外括约肌肌电图。目前临床上,主要用于诊断和研究下尿路梗阻性疾病(如前列腺增生症)、神经源性排尿功能异常、尿失禁及遗尿症等。

(三)影像学检查

1. X射线检查

(1)泌尿系平片 能显示肾轮廓、大小、位置。腰大肌阴影,骨骼系统,不透光阴影。侧位片有助于判断结石的来源。为了清除肠道内的气体和粪便,确保平片的质量,摄片前必须做好肠道准备。

(2)静脉尿路造影(intravenous urography,IVU) 也叫排泄性尿路造影,静脉注射有机碘造影剂后,5 min、15 min、30 min、45 min分别摄片。肾功能良好者5 min即显影,10 min后显示双侧肾、输尿管和部分充盈的膀胱。IVU能显示尿路形态,有无扩张、推移、压迫和充盈缺损等,可同时了解双侧肾功能。妊娠及肾功能严重损害者禁做此项检查,注意事项包括以下几点。①肠道准备:造影前日口服泻剂排空肠道;②禁食禁饮:检查前禁食禁饮6～12 h,使尿液浓缩,增加尿路造影剂浓度,提高显影效果;③碘过敏试验:检查前做碘过敏试验,对离子型造影剂过敏时可用非离子型造影剂。

(3)逆行肾盂造影 用于禁忌做排泄性尿路造影或显影不清晰时。禁忌证为急性尿路感染及尿道狭窄。

(4)经皮肾穿刺顺行尿路造影 在B型超声引导下,用肾穿刺针经皮刺入肾盂后注射造影,以显示上尿路形态的检查方法。主要用于上述造影方法失败的上尿路梗阻。该检查的禁忌证是出血性疾病。

（5）膀胱造影　经导尿管将10%~15%有机碘造影剂150~200 mL注入膀胱，可显示膀胱形态及其病变，如损伤、畸形、瘘管、神经源性膀胱及膀胱肿瘤等。严重尿道狭窄不能留置导尿管者，可采用经耻骨膀胱穿刺注射造影剂的方法进行排泄性膀胱造影，以判断狭窄程度和长度。

（6）血管造影　主要方法有经皮动脉穿刺插管、选择性肾动脉造影、静脉造影，以及数字减影血管造影。适用于肾血管疾病、肾损伤、肾实质肿瘤等，也可对晚期肾肿瘤进行栓塞治疗。注意事项：①造影前须做碘过敏试验；②造影后穿刺点局部加压包扎，平卧24 h；③造影后注意观察足背动脉搏动、皮肤温度及颜色、感觉和运动情况；④造影后鼓励患者多饮水，必要时静脉输液500~1 000 mL以促进造影剂排泄。

2. B型超声　B型超声检查方便，无创伤，不需要造影剂，不影响肾功能，可用于肾功能衰竭的患者，以及禁忌做排泄性尿路造影或不宜接受X射线照射的患者。临床上可用于：①确定肾肿块性质，了解结石和肾积水情况；②测定残余尿、测量前列腺体积等；③检查阴囊肿块以判断肿块是囊性还是实质性；④明确睾丸和附睾的位置关系。经腔道（尿道或直肠）探头可用于膀胱肿瘤和前列腺癌的诊断及分期，B型超声还可引导穿刺针进行肾造口以及前列腺活检，此外，彩色多普勒超声仪可显示血管内血流动态情况，确定动静脉走向，诊断肾血管疾病、睾丸扭转、肾移植排异反应等。

3. CT扫描　CT侧重于显示肾实质病变，如肾肿瘤和囊肿等，也是肾外伤的首选检查。

4. MRI　MRI主要用于泌尿、男性生殖系统肿瘤的诊断和分期、区别囊性和实质性改变、肾上腺肿瘤的诊断等。磁共振尿路成像又称水成像，无须造影剂和插管即可显示肾和输尿管的结构、形态，是了解上尿路梗阻的无创性检查。MRI的缺点是价格昂贵、需要许多技术支持，因此通常不作为首选检查。

5. 放射性核素检查　①同位素肾图：属于功能性检查，可测定分肾功能、诊断尿路梗阻以及肾性高血压等。它的灵敏度高，但特异性与定量性差，故只作为诊断的一般性参考。②放射性核素骨扫描：是前列腺癌骨转移的重要检查手段，敏感性和准确性高于X射线检查。

（四）辅助检查的注意事项与护理

1. 心理护理　有创性操作检查前应做好解释工作，消除患者的顾虑与恐惧，使之更好地配合检查。

2. 严格无菌操作　各项侵入性检查可能把细菌带入体内引起感染，检查前洗患者会阴部，操作过程中严格遵守无菌原则，必要时遵医嘱预防性应用抗生素。

3. 膀胱准备　根据检查目的，嘱患者排空膀胱或憋尿充盈膀胱。

4. 确认导管位置　进行导尿操作时，必须确认导管尖端已进入膀胱、有尿液导出，否则须立即调整，才能进行气囊充气或充水，避免后尿道损伤出血。残余尿测定应在患者排尽尿后立即插入导尿管进行，正常时无残余尿。

5. 鼓励饮水　内镜检查和尿道探查后，患者大多有肉眼血尿，应鼓励患者多饮水，目的为增加尿量，起到冲洗作用，血尿一般3 d后可自愈。单纯尿流率检查时，应鼓励患者在检查前多饮水，以充盈膀胱。

6. 造影前后护理　按不同造影要求注意造影前嘱患者禁食、禁饮，说明泻药的服用方法,做好碘过敏试验,造影后嘱患者多饮水,注意观察并发症等。

7. 并发症的观察与处理 各项检查后应密切观察生命体征,注意有无发热、血尿及尿潴留等。必要时留院观察,遵医嘱输液及应用抗生素,或配合留置导尿及膀胱造瘘。

(史 岩)

 习题

一、护考测试

【A1 型题】

1. 膀胱刺激征是指 （ ）
   A. 尿痛、尿急   B. 尿失禁、尿多
   C. 排尿困难、尿滴沥   D. 尿频、尿急、尿痛
   E. 尿频、尿急、排尿困难

2. 泌尿外科疾病患者多饮水的作用是 （ ）
   A. 利于炎性物质排出,减轻尿频、尿痛   B. 利于排尿、减少结石形成
   C. 减少尿路感染机会   D. 溶解结石
   E. 利于结石变小

3. 由于膀胱或尿道括约肌失去收缩功能致尿液不随意流出膀胱空虚无尿,为 （ ）
   A. 真性尿失禁   B. 假性尿失禁
   C. 压力性尿失禁   D. 充盈性尿失禁
   E. 急性尿失禁

【A2 型题】

4. 女,50 岁,外科手术后持续保留导尿管,送检尿常规和尿培养的时间为 （ ）
   A. 每日 1 次   B. 每周 2 次
   C. 每周 1 次   D. 每 2 周 1 次
   E. 每 3 周 1 次

5. 男,60 岁,前列腺巨大增生,暂时不能解除梗阻,须长期留置耻骨上膀胱造瘘管,定期更换造瘘管的时间为 （ ）
   A. 每 1~2 周 1 次   B. 每 3~4 周 1 次
   C. 每 4~6 周 1 次   D. 每 6~7 周 1 次
   E. 不用更换

二、研考能力拓展

不同部位冲洗量正确的选择是 （ ）
   A. 膀胱部分切除术者每次冲洗量应少于 50 mL
   B. 一般膀胱冲洗每次不宜超过 100 mL
   C. 肾盂造瘘管每次冲洗不超过 5 mL
   D. 耻骨上膀胱造瘘冲洗量为 80 mL
   E. 膀胱镜检查冲洗量应小于 50 mL

第三十九章 泌尿系统损伤患者的护理

泌尿系统各器官因受到周围组织和脏器的保护,通常不易受到损伤。损伤以男性尿道损伤最多见,肾、膀胱次之,输尿管损伤最少见,且多为胸、腹、腰部或骨盆严重损伤时的合并伤。因此,出现上述严重损伤时,应注意有无合并泌尿系统损伤;泌尿系统损伤时也要注意有无合并其他脏器损伤。泌尿系统损伤主要表现为出血及尿外渗,并可出现休克、感染,甚至可导致脓毒症、肾周围脓肿或尿瘘。

第一节 肾损伤患者的护理

肾是腹膜后器官,受到肋骨、腰肌、脊椎和腹壁、腹腔内脏器、膈肌的保护,故不易受到损伤。但肾的质地脆弱,受暴力打击易引起损伤。肌肉强烈收缩或躯体受到强烈震动也可导致不正常的肾损伤。

【病因】

1. 开放性损伤 刀刃、枪弹、弹片等锐器所致致伤,常伴有其他脏器损伤,病情复杂而严重。

2. 闭合性损伤 临床上最多见。直接暴力,如腰腹部受撞击、挤压可使肾发生损伤,或肋骨、椎骨横突骨折片刺伤肾;间接暴力,如高处跌下时发生的对冲伤、突然暴力扭转也可致肾或肾蒂损伤。

【病理与分类】

肾闭合性损伤按照损伤的程度可以分为以下病理类型(图39-1):

1. 肾挫伤 损伤仅局限于部分肾实质,形成肾瘀斑和(或)包膜下血肿,肾包膜及肾盂黏膜均完整。一般症状轻微,可以自愈。大多数肾损伤属于此类。

2. 肾部分裂伤 肾实质部分裂伤伴有肾包膜破裂,可致肾周血肿。如肾盏黏膜破裂,可有明显血尿。

3. 肾全层裂伤 肾实质深度裂伤,外及肾包膜,内达肾盂肾盏黏膜,常引起广泛的肾周血肿、严重血尿和尿外渗。

4. 肾蒂损伤 较少见。肾蒂血管部分或全部撕裂时可引起大出血、休克,患者常来不及诊治就已死亡。突然减速运动,如车祸、从高处坠落,可引起肾急剧移位、肾动脉突然被牵拉,导致弹性差的内膜破裂,形成血栓,可致肾动脉闭塞、肾功能完全丧失。

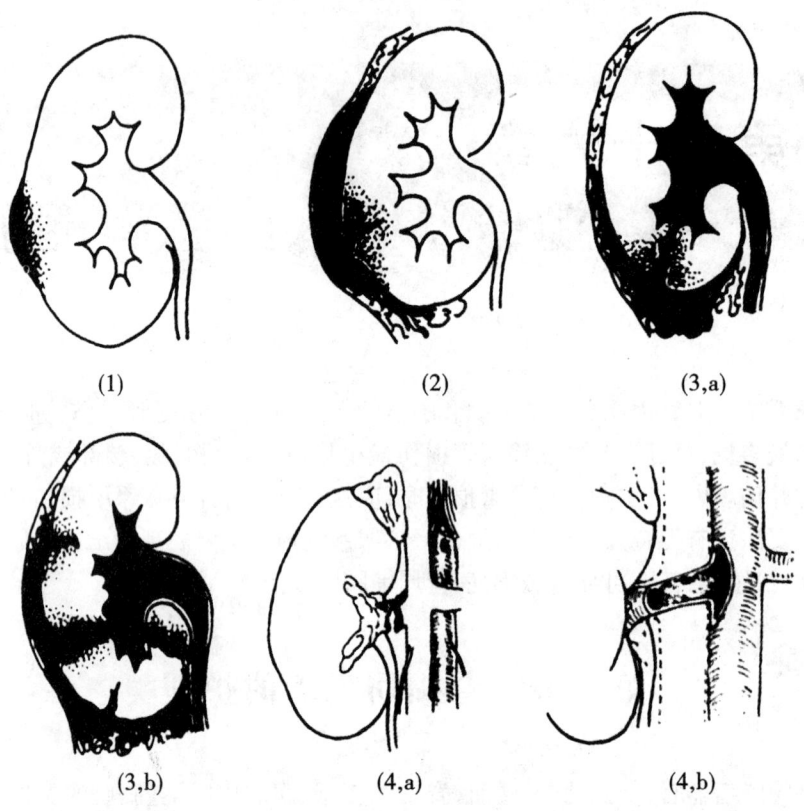

图 39-1 肾损伤的类型
(1)肾挫伤　(2)肾部分裂伤　(3)肾实质全层裂伤　(3,a)肾周血肿　(3,b)肾横断、肾碎裂　(4)肾蒂血管损伤　(4,a)肾蒂血管断裂　(4,b)肾动脉内膜断裂及血栓形成

【临床表现】

1. 血尿　出血是肾损伤的常见症状,但血尿与损伤程度并不一致。肾挫伤或轻微肾裂伤可引起明显肉眼血尿;严重的肾损伤如肾蒂血管断裂、肾动脉血栓形成、肾盂破裂、血凝块阻塞输尿管时,血尿反而轻微,甚至无血尿。

2. 疼痛　肾包膜下血肿、肾周围软组织损伤、出血或尿外渗等可引起患侧肾区或上腹部疼痛,常为钝痛。血块通过输尿管时可出现肾绞痛。尿液、血液渗入腹腔或合并腹部脏器损伤时,可出现腹膜刺激症状。

3. 腰腹部肿块和皮下瘀斑　损伤严重时血液和尿液外渗积存于肾周围,可形成肿块,有明显触痛和肌紧张。

4. 并发症　①休克:由于创伤和失血引起,多发生于重度肾损伤。②发热:血肿、尿外渗易继发感染而导致发热,但多为低热;若继发肾周脓肿或化脓性腹膜炎,可出现高热、寒战,甚至感染性休克。

【辅助检查】

1. 实验室检查　尿常规可见大量红细胞,血尿是诊断肾损伤的重要依据之一。血常规检查如有血红蛋白和血细胞比容的持续降低提示有活动性出血,白细胞增多则提示有感染。

2.影像学检查　CT检查可作为肾损伤的首选检查。根据病情轻重,还可选择B型超声检查、X射线平片、排泄性尿路造影、动脉造影、MRI等。

【治疗原则】

1.紧急处理　严重休克时应迅速输血和积极复苏处理。尽快进行必要的检查,以确定肾损伤的范围和程度,并确定是否合并其他脏器损伤,同时做好急诊手术的术前准备。

2.非手术治疗　对于肾挫伤、轻微肾裂伤及无其他脏器合并损伤的患者可以采取非手术治疗,包括:①绝对卧床休息2～4周;②早期合理应用抗生素;③补充血容量,给予输血、输液治疗;④应用止血、镇静、镇痛药物;⑤密切观察生命体征以及肿块的变化、血尿等情况。

3.手术治疗　手术适应证:①开放性肾损伤;②难以控制的出血;③肾粉碎伤;④肾盂破裂;⑤肾蒂伤;⑥合并腹腔脏器损伤;⑦严重尿外渗。非手术治疗患者若抗休克后生命体征无好转,腰、腹部肿块明显增大,血尿逐渐加重,也应及时手术治疗。

【护理评估】

1.术前评估

(1)健康史　①了解患者的年龄、性别、婚姻、职业等;②了解受伤史,包括受伤的原因、时间、地点、部位、姿势、暴力性质、强度和部位;③受伤后采取的急救措施及其效果,伤后是否发生腹痛或腰痛及其特点等。

(2)身体状况

局部:有无腰、腹部疼痛和包块,有无血尿,有无腹膜炎体征。

全身:血压、脉搏、呼吸、尿量及尿色变化情况,有无休克症状和体征。

辅助检查:血、尿常规变化情况,影像学检查有无异常发现。

(3)心理社会状况　了解患者对伤情和并发症产生的恐惧、焦虑情况,家属对伤情的认知程度和对治疗费用的承受能力。

2.术后评估　①伤口愈合情况,引流管是否通畅;②肾功能恢复情况;③有无出血、感染等并发症。

【护理诊断/问题】

1.恐惧与焦虑　与外伤打击、害怕手术和担心预后不良有关。
2.组织灌流量改变　与创伤、肾裂伤引起的大出血、尿外渗或腹膜炎有关。
3.潜在并发症　感染。

【护理措施】

1.减轻焦虑与恐惧　针对患者由于创伤产生焦虑、恐惧、情绪不稳定等心理反应,给予安慰和帮助,减轻患者的应激反应;向患者和家属解释治疗的主要方式及其必要性和重要性,介绍各项护理操作的目的,鼓励患者及家属积极配合治疗和护理工作。

2.维持体液平衡,保证组织有效灌流量

(1)密切观察病情　准确、定时测量血压、脉搏、心率及尿量并正确记录,随时注意观察患者病情变化。患者若出现少尿和无尿时及时通知医生进行处理。

(2) 维持水、电解质及血容量的平衡 建立静脉通道,遵医嘱及时输液,根据实验室检查结果,合理安排输液种类,以维持水、电解质及酸碱平衡。必要时输血,以维持有效循环血量。

3. 并发症的预防和护理

(1) 加强观察 定时测量体温;若患者体温升高、切口处疼痛,并伴有血白细胞计数和中性粒细胞比例升高,尿常规提示白细胞计数多则提示有感染,应及时通知医生处理,遵医嘱应用抗生素。

(2) 伤口及引流管的护理 保持切口清洁干燥,及时更换切口及引流管处敷料;观察引流物的量、色、性状及气味。引流管通畅,根据引流物的量及性状决定拔管时间。

(3) 注意休息 非手术治疗患者术后绝对卧床休息2~4周,肾部分切除患者术后绝对卧床休息1~2周,以防继发性出血。

【健康教育】

1. 非手术治疗、病情稳定后的患者,出院后3个月不宜从事体力劳动或剧烈运动。
2. 肾切除术后患者须注意保护健肾,防止外伤。
3. 注意不使用对肾功能有损害的药物,如氨基糖苷类抗菌药等。

第二节 膀胱损伤患者的护理

膀胱损伤是指膀胱壁在受到外力的作用时发生膀胱浆膜层、肌层、黏膜层的破裂,引起膀胱腔完整性破坏,血尿外渗。膀胱空虚时位于骨盆深处,受骨盆、耻骨联合、盆底筋膜和肌肉以及直肠保护。因此,除贯通伤或骨盆骨折外,很少因外界暴力损伤。但当膀胱充盈高出耻骨联合至下腹部时,则易遭受损伤。

【病因】

1. 开放性损伤 多由弹片、子弹、火器或锐器贯通所致膀胱损伤处与体表相通,常合并有其他脏器损伤。

2. 闭合性损伤 膀胱充盈时下腹部受到撞击、挤压或骨盆骨折片刺破膀胱壁所致。

3. 医源性损伤 膀胱镜检查和治疗、经尿道膀胱肿瘤电切术、前列腺电切术、膀胱碎石术都可造成膀胱损伤和穿孔。

【病理】

1. 膀胱挫伤 仅伤及膀胱黏膜或肌层,膀胱壁未穿破,可出现局部出血或形成血肿,无尿外渗,但可发生血尿。

2. 膀胱破裂 分为腹膜外型、腹膜内型两种。①腹膜外型:腹膜外膀胱破裂较多见,常发生于骨盆骨折时。尿液与血液混合集聚盆腔内。②腹膜内型:多发生于膀胱充盈时,膀胱壁破裂伴腹膜破裂,尿液流入腹腔,引起腹膜炎。

【临床表现】

1. 休克 骨盆骨折合并大出血,膀胱破裂致尿外渗或腹膜炎,常发生休克。

> 如何区别腹膜内和腹膜外型膀胱损伤?

2. 血尿和排尿困难　膀胱壁挫伤者有血尿;膀胱壁全层破裂者因尿液流入腹腔或膀胱周围,患者可有尿意,但不能排尿或仅能排出少量血尿。

3. 腹痛和腹膜刺激症状　腹膜外型损伤时,表现为下腹部疼痛,可有压痛及腹肌紧张,直肠指检有触痛及饱满感;腹膜内型损伤表现为急性腹膜炎症状,并有移动性浊音。

4. 并发症　膀胱破裂与体表、直肠或阴道相通时,引起伤口漏尿、膀胱直肠瘘、膀胱阴道瘘。闭合性损伤在尿外渗感染后破溃,也可形成尿瘘。

【辅助检查】

1. 导尿试验　经导尿管注入无菌生理盐水 200 mL 至膀胱,片刻后吸出。液体外漏时,吸出量少于注入量;腹腔液体回流时,吸出量多于注入量。若引流出的液体量明显少于或多于注入量,提示膀胱破裂。

2. X 射线检查　腹部 X 射线可发现骨盆骨折。膀胱造影是诊断膀胱破裂最可靠的方法,自导尿管注入造影剂时和排出造影剂后摄片,若造影剂有外漏,则提示膀胱破裂。

【治疗原则】

1. 紧急处理　应积极抗休克治疗,如输液、输血、镇静及止痛。应尽早用广谱抗生素预防感染。

2. 非手术治疗　膀胱轻度损伤者,应经尿道插入导尿管,持续引流尿液 7～10 d,同时使用抗生素预防感染。另外,密切观察有无盆腔血肿感染、持续出血和血块阻塞膀胱等现象。

3. 手术治疗　严重膀胱破裂伴出血、尿外渗等病情严重者,应尽早施行手术。若为腹膜内膀胱破裂,行剖腹探查,同时处理腹腔内其他脏器损伤,修补腹膜与膀胱壁,并做腹膜外耻骨上膀胱造瘘;腹膜外破裂手术时须清除外渗尿液,修补膀胱,并做耻骨上膀胱造瘘。

【护理诊断/问题】

1. 恐惧与焦虑　与外伤打击、害怕手术和担心预后不良有关。

2. 组织灌流量改变　与膀胱破裂、骨盆骨折损伤血管出血,尿外渗或腹膜炎有关。

3. 潜在并发症　感染。

【护理措施】

1. 心理护理　减轻焦虑与恐惧,关心患者,帮助其了解伤情,解释目前采用的治疗方法的可行性和必要性,消除患者及家属的顾虑,鼓励其积极配合治疗和护理。

2. 维持体液平衡、保持组织有效灌流量　①密切观察病情:定时测量呼吸、脉搏、血压,准确记录尿量。②输液护理:遵医嘱及时输液,必要时输血,维持有效循环血量,同时注意保持水、电解质及酸碱平衡,注意观察有无输液反应。

3. 并发症的观察与护理

(1) 病情观察　定时测量体温变化,及时了解血、尿常规检查结果。

(2) 伤口和引流管护理　保持伤口清洁、干燥,注意观察引流物的量、色、性状及气味;保持各引流管引流通畅。

(3) 遵医嘱应用抗生素　若发现患者体温升高、伤口疼痛、引流管内容物及伤口

> 前尿道和后尿道损伤的发病机制和临床表现有何区别?

渗出物为脓性、血白细胞计数和中性粒细胞比例上升,常提示有继发感染,应及时通知医生并遵医嘱应用抗菌类药物。

4. 尿管与膀胱造瘘管护理　患者因膀胱破裂行手术修补后1周内不能自行排尿,须留置导尿管或膀胱造瘘管。护理应注意定时观察,保持引流管通畅,防止逆行感染;定时清洁、消毒尿道外口和造瘘口;鼓励患者多饮水;每周行尿常规化验及尿培养1次;术后8~10 d可拔除导尿管。膀胱造瘘管一般10 d左右拔除,拔管前需要先夹闭此管,观察患者排尿情况良好后再行拔管,拔管后用纱布堵塞并覆盖造瘘口。

第三节　尿道损伤患者的护理

尿道损伤多发生于男性青壮年。以闭合性损伤常见,主要因外来暴力所致,多为挫伤或撕裂伤。会阴部骑跨伤可引起尿道球部损伤。骨盆骨折引起膜部尿道撕裂或撕断。经尿道器械操作不当可引起球膜部交界处尿道损伤。男性尿道损伤是泌尿外科常见的急症,早期处理不当,易产生尿道狭窄、尿瘘等并发症。

尿道损伤有以下三种病理类型:尿道挫伤、尿道裂伤、尿道断裂。

1. 尿道挫伤　尿道内层损伤,阴茎筋膜完整;仅有水肿和出血,可以自愈。

2. 尿道裂伤　尿道壁部分断裂,引起尿道周围血肿和尿外渗,愈合后可引起瘢痕性尿道狭窄。

3. 尿道断裂　尿道完全离断,断端退缩、分离、血肿和尿外渗明显,可发生尿潴留。不同断裂部位尿外渗的范围不同。①尿道球部断裂:血液和尿液会使会阴、阴茎、阴囊和下腹壁肿胀、瘀血,有时向上扩展至下腹壁。②致尿道膜部断裂:骨盆骨折和盆腔血管丛的损伤可引起大出血,在前列腺和膀胱周围形成大血肿。后尿道断裂可以使尿液外渗至耻骨后间隙和膀胱周围。

【临床表现】

1. 休克　骨盆骨折所致后尿道损伤,可引起损伤性或失血性休克。

2. 疼痛　尿道球部损伤时会阴部肿胀、疼痛,排尿时加重;后尿道损伤表现为下腹部疼痛,局部肌紧张、压痛;合并骨盆骨折者,移动时疼痛加剧。

3. 尿道出血　前尿道破裂时可见尿道外口流血,后尿道破裂时可无尿道口流血或仅少量血液流出。

4. 排尿困难　尿道挫裂伤后因局部水肿或疼痛性括约肌痉挛,发生排尿困难。尿道断裂时,则可发生尿潴留。

5. 血肿及尿外渗　尿道骑跨伤或后尿道损伤引起尿生殖膈撕裂时,会阴、阴囊部出现血肿及尿外渗,并发感染时则出现全身中毒症状。

【辅助检查】

1. 导尿　检查尿道是否连续、完整。若能顺利进入膀胱,说明尿道连续而完整。

2. X射线检查　骨盆前、后位片显示骨盆骨折。尿道造影可显示尿道损伤的部位及程度,尿道断裂时可有造影剂外渗。

【治疗原则】

1. 紧急处理　合并休克者应首先积极抗休克治疗,并同时做好术前准备;尿潴留不宜导尿或未能立即手术者,可紧急行耻骨上膀胱穿刺或造瘘术。

2. 早期处理

（1）插导尿管　对损伤轻、后尿道破口小或仅有部分破裂的患者可试插导尿管,如顺利进入膀胱,应留置导尿管2周左右。尿道不完全性撕裂一般会在3周内愈合,恢复排尿。对损伤较重者,一般不宜插入导尿管,避免加重局部损伤及血肿感染。

（2）膀胱造瘘　尿潴留者可行局部麻醉下耻骨上高位膀胱穿刺造瘘。经膀胱尿道造影明确尿道无狭窄及尿外渗后,才可拔除膀胱造瘘管。若不能恢复排尿,造瘘后3个月再行尿道瘢痕切除术及尿道端端吻合术。

（3）尿道会师复位术　为早期恢复尿道的连续性,避免尿道断端远离形成瘢痕假道,对部分病情不严重、骨盆环稳定的患者,可采用尿道会师复位术,并留置导尿管1～2周。主要是靠牵引力使已断裂的尿道复位对合。休克严重者在抢救期间不宜做此手术,只做膀胱造瘘。

3. 并发症处理　①后尿道损伤常并发尿道狭窄。狭窄轻者定期尿道扩张即可。尿道外口狭窄应行尿道外口切开术。如狭窄严重,引起排尿困难,可经内镜下尿道内冷刀切开,用激光治疗瘢痕严重者。狭窄严重引起尿道闭锁者,可经会阴切除狭窄段,行尿道端端吻合术。②尿外渗:应在尿外渗的部位做多处皮肤切开,切口应深达浅筋膜以下,置多孔引流管引流,必要时做耻骨上膀胱造瘘,3个月后再修补尿道。③尿瘘:如果尿外渗未及时得到引流,感染后可形成尿道周围脓肿,脓肿破溃可形成尿瘘。应在解除狭窄的同时切除或清理瘘管。

【护理诊断/问题】

1. 恐惧与焦虑　与创伤打击、害怕手术和担心预后不良有关。
2. 组织灌流量改变　与创伤、骨盆骨折引起大出血有关。
3. 潜在并发症　感染等。

【护理措施】

1. 心理护理　尿道损伤常合并骨盆骨折、大出血,且以男性青壮年为主,因此对患者及家属的打击较大,护理中应主动进行正确引导,安慰和关心患者,正确解释治疗措施的重要性以及各项护理操作的目的,鼓励患者和家属积极配合。

2. 维持体液平衡、保持组织有效灌流量　①病情观察:定时测量血压、脉搏、呼吸,准确记录尿量。②急救措施:及时正确地进行骨折复位固定,减少骨折断端的活动,防止进一步出血,引起失血性休克。③输血、输液护理:迅速建立2条静脉通路,遵医嘱及时输液,必要时输血,以维持体液、电解质及酸碱平衡。

3. 尿管和膀胱造瘘管护理　应注意妥善固定尿管和造瘘管,保持引流通畅,定期更换引流袋,防止感染。嘱患者多饮水,每日饮水2 000～3 000 mL,定时观察尿液颜色、性质、量。记录24 h尿量。对尿道完全断裂行尿道会师牵引术的患者,保持尿管处于持续牵引状态,持续1～2周。

4. 并发症的观察及护理　观察患者的体温及伤处的变化情况,尿道断裂后血、尿外渗容易导致感染,表现为伤处肿胀、搏动性疼痛、体温升高,如发现异常表现应立即通知医生处理,协助引流伤部,并选择有效抗菌药物和合理应用。

【健康教育】

1. 定期行尿道扩张术　尿道损伤经手术修复后患者尿道狭窄的发生率较高,患者需要定期进行尿道扩张,以避免尿道狭窄。须根据排尿困难的程度制订尿道扩张的间隔时间。由于尿道扩张有较重的疼痛,患者会产生恐惧心理,应向患者解释治疗的必要性。

2. 不适随诊　嘱患者如自己发现有排尿不畅、尿线变细、尿液混浊等现象,应怀疑尿道狭窄并及时就诊。

（史　岩）

病案讨论

病例摘要一　患者男性,30岁,以"被车撞后腹痛剧烈半小时"为主诉入院。患者半小时被汽车撞击左侧腰部,随即出现腰痛、腹痛,且逐渐加重,无恶心、呕吐等症状,遂急诊来医院。入院后查体:体温37.2 ℃,脉搏102 次/min,呼吸24 次/min,血压90/75 mmHg。急性痛苦面容,面色苍白,全腹部压痛、反跳痛,移动性浊音(+)。血常规:红细胞 $3.6×10^{12}/L$,血红蛋白90 g/L。入院后立即手术准备,半小时后剖腹探查,术后诊断:左肾裂伤。

讨论:①如何评估患者目前的身体状况?②患者术后主要的护理诊断有哪些?③患者手术前的护理措施有哪些?④术后主要的护理措施有哪些?

病例摘要二　患者,男性,36岁,因车祸导致骨盆骨折、大出血伴下腹部疼痛入院。入院查体:体温37.2 ℃,脉搏108 次/min,呼吸25 次/min,血压80/50 mmHg。面色苍白,下腹部局部肌紧张、压痛,可触及膀胱区肿胀和会阴部血肿。

讨论:①要明确诊断,需要做什么检查?②患者目前主要的护理诊断有哪些?③患者如需手术,术后主要护理措施有哪些?

习题

一、护考测试

【A1 型题】

1. 肾损伤保守治疗时,患者应绝对卧床至少　　　　　　　　　　　　　　　　（　）
   A. 1 周　　　　　　　　　　　　　　B. 2 周
   C. 3 周　　　　　　　　　　　　　　D. 4 周
   E. 6 周

2. 后尿道损伤最常见的原因是　　　　　　　　　　　　　　　　　　　　　　（　）
   A. 骑跨伤　　　　　　　　　　　　　B. 尿道探子检查
   C. 膀胱镜检查　　　　　　　　　　　D. 骨盆骨折
   E. 高空坠落

【A2 型题】

3. 患者,女性,25岁。因外伤致肾损伤住院治疗。应特别引起护士注意的信息是（　）
   A. 血尿颜色变浅　　　　　　　　　　B. 血色素增加
   C. 腹围增加　　　　　　　　　　　　D. 持续疼痛

E. 体温稍高患者

4. 患者男,17岁。不慎从高处跌下,诊断为尿道损伤,下列处理措施错误的是 （ ）
   A. 恢复尿道连续性　　　　　　　　B. 引流尿液,解除尿潴留
   C. 尿外渗部位做切开引流　　　　　D. 常规应用抗生素
   E. 用气囊导尿管压迫止血

5. 患者男,20岁。从3 m高处跌下,骑跨于木杆上。经检查阴茎、会阴和下腹壁青紫肿胀,排尿困难,尿道口滴血,应考虑为 （ ）
   A. 会阴部挫伤　　　　　　　　　　B. 下腹部挫伤
   C. 前尿道损伤　　　　　　　　　　D. 后尿道损伤
   E. 膀胱损伤

【A3/A4型题】(6~7题共用题干)

患者男,27岁。右腰部撞伤2 h,局部疼痛、肿胀,有淡红色血尿,诊断为右肾挫伤,采用手术治疗。

6. 下列能及时反映肾出血情况的是 （ ）
   A. 面色、意识　　　　　　　　　　B. 腰部疼痛
   C. 血压、脉搏　　　　　　　　　　D. 肢体温度
   E. 尿量、尿色

7. 该该者的护理错误的是 （ ）
   A. 绝对卧床休息　　　　　　　　　B. 输液,使用止血药
   C. 按时使用抗生素　　　　　　　　D. 血尿消失即可下床活动
   E. 做好术前准备

二、研考能力拓展

患者,女,35岁,因被汽车撞伤腰部而入院,查体:肾区有触痛,可触及包块,有肉眼血尿,腹部X射线平片,可见肾阴影增大。请问:①如何评估患者的病情?②可能的诊断是什么?③患者目前主要的护理问题有哪些?

第四十章 泌尿系统结石患者的护理

尿路结石又称为尿石症,是泌尿外科的常见病,包括上尿路结石即肾结石、输尿管结石和下尿路结石即膀胱结石、尿道结石。尿石症的人群发病率为2%~3%,尿石症的好发年龄在20~50岁,男女性之比约3∶1。高温作业、飞行员、海员、外科医师、办公室人员等发病率较高。

尿路结石由晶体和基质组成。在上尿路结石中,以草酸钙结石以及草酸钙与磷酸钙混合性结石最为多见。在下尿路结石中,磷酸铵镁和尿酸铵结石的比率更高。年龄、性别、种族、遗传、环境因素、饮食习惯和职业对结石的形成影响很大。身体的代谢异常、尿路的梗阻、感染、异物和药物的使用是结石形成的常见病因。重视和解决这些问题,能够减少结石的形成和复发。

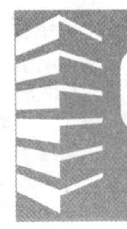
日常生活中如何预防泌尿系统结石的形成?

1. 代谢异常　以下代谢方面的因素均可导致结石的形成。①形成尿结石的物质排出增加:尿液中钙、草酸、尿酸或胱氨酸排出量增加。长期卧床、甲状旁腺功能亢进者尿钙增加;痛风患者尿酸排出增多;内源性合成草酸增加或肠道吸收草酸增加引起高草酸尿症;家族性胱氨酸尿症患者可出现胱氨酸排出量增加。②尿 pH 值改变:碱性尿中易形成磷酸镁铵及磷酸盐沉淀;酸性尿中易形成尿酸和胱氨酸结晶。③尿中抑制晶体形成和聚集的物质减少:如枸橼酸、焦磷酸盐、酸性黏多糖、镁等。④尿量减少:饮水过少、高热大汗等,可使尿中盐类和有机物质的浓度增高。

2. 局部病因　①尿路感染:尿路感染时,细菌、坏死组织、脓块等均可成为结石的核心,尤其与磷酸镁铵和磷酸钙结石的形成有关。②尿路瘀滞:尿路梗阻、尿动力学改变、肾下垂等原因引起的尿液瘀滞,可以促使结石的形成。③尿路异物:异物可以作为结石的核心诱发尿液中各种成石物质的沉淀和附着。

3. 药物相关因素　药物性结石非常少见,占1%~2%。相关的药物分两类:一类为尿液的浓度高而溶解度比较低的药物,如氨苯蝶啶、治疗 HIV 感染的药物(茚地那韦)、硅酸镁和磺胺类药物等,这些药物本身就是结石的成分。另一类为可以诱发结石形成的药物,如维生素 D、维生素 C、糖皮质激素和乙酰唑胺等,这些药物可在代谢过程中引起其他成分结石的形成。

尿路结石在肾或膀胱内形成,绝大多数输尿管和尿道结石是结石在排出过程中停留该处所致。结石直接刺激可致尿路黏膜充血、水肿、糜烂或脱落,甚至引起肾积水和肾功能损害,这些改变取决于结石的部位、大小、数量、炎症和梗阻程度。

肾结石常先发生在肾盏,可使肾盏颈部梗阻,继而引起肾盏积液或积脓,进一步导致肾实质萎缩、瘢痕形成,甚至发展为肾周围感染。如肾盏结石进入肾盂或输尿管,结石可自然排出或停留在尿路的任何部位。一旦结石堵塞肾盂输尿管连接处或输尿管,可引起尿路梗阻。梗阻及时解除后,不影响肾功能;慢性不完全性梗阻往往导致肾积水、肾实质受损及肾功能不全。如结石在肾盏慢慢长大,充满肾盂及部分或全部肾盏,可形成鹿角形结石。结石可合并感染,亦可无任何症状,少数继发恶变。

第一节　上尿路结石患者的护理

上尿路结石包括肾结石和输尿管结石。临床上肾结石约占上尿路结石的35%,输尿管结石约占65%。结石常停留或嵌顿在输尿管的三个生理狭窄处。上尿路结石的主要症状是疼痛和血尿,其程度和结石的部位、大小、活动与否以及造成有无损伤、感染、梗阻有关。

【临床表现】

1. 疼痛　肾结石可引起肾区疼痛伴肋脊角叩击痛。肾盂大结石及肾盏结石可无明显症状,活动后出现上腹或腰部钝痛。小结石在肾盂输尿管连接处梗阻而致肾绞痛。肾绞痛是一种突发性严重疼痛,剧烈难忍,多在深夜至凌晨发作,持续数分钟至数小时不等。疼痛先从腰部开始,沿输尿管向下放射到膀胱甚至睾丸,性质为刀割样阵发性绞痛,患者精神恐惧、坐卧不安、面色苍白、冷汗,可伴恶心、呕吐,发作结束时,疼痛可完全缓解。

2. 血尿　通常为镜下血尿,少数患者可见肉眼血尿。有时上尿路结石仅表现为活动后镜下血尿。

3. 膀胱刺激症状　结石并发感染或输尿管膀胱壁段结石时,可出现尿频、尿急、尿痛。

4. 并发症　少数结石可能并发尿路感染。患侧肾区可有轻度叩击痛,并发重度积水时可触及肿大的肾。

【辅助检查】

1. 实验室检查

(1)尿液检查　常见到肉眼或镜下血尿;伴感染时有脓尿;尿液分析还可测定尿液pH值、钙、磷、草酸、尿酸等,尿pH值常因结石成分不同而异。

(2)血液检查　检测血钙、白蛋白、肌酐、尿酸等,以了解代谢情况。

(3)结石成分分析　结石成分分析是确诊结石性质的方法,也是制订结石预防措施和选择溶石疗法的重要依据。

2. 影像学检查

(1)B型超声检查　能发现平片不能显示的小结石和X射线透光结石,也能显示结石梗阻引起的肾积水及肾实质萎缩。超声为无创检查,应作为首选影像学检查。

(2)泌尿系统平片　至少90%的肾结石属于X射线阳性结石,结石在泌尿系统平片中大多表现为高密度影。

(3)静脉尿路造影　可以评价结石所致的肾结构和功能改变,有无引起结石的尿路异常等。凡是上尿路结石,均应进行静脉尿路造影检查,确认结石是否位于尿路之中,全面了解肾功能状态、肾积水的程度。

(4)逆行或经皮肾穿刺造影　属有创检查,一般不作为初始诊断手段,往往在其他检查方法不能确定结石部位或结石以下尿路系统病情不明时采用。

(5)CT检查　能发现以上检查不能显示的或较小的输尿管中段、下段结石。有助于鉴别不透光的结石、肿瘤、凝血块等,了解有无肾畸形等。增强CT能够显示肾积水的程度和肾实质的厚度,从而反映了肾功能的改变情况。

(6)磁共振水成像　能够了解结石梗阻后肾输尿管积水的情况,而且不需要造影剂即可获得与静脉尿路造影相似的影像,不受肾功能改变的影响。因此,对于不适合做静脉尿路造影的患者,如造影剂过敏、严重肾功能损害、儿童和孕妇等可考虑采用。

(7)内镜检查　包括经皮肾镜、输尿管硬软镜和膀胱镜检查。适用于尿路平片未显示结石,静脉尿路造影有充盈缺损而不能确诊时。

(8)肾图　可判断泌尿系梗阻程度及双侧肾功能。

【治疗原则】

1. 药物治疗　结石<0.6 cm、表面光滑、结石以下尿路无梗阻时可采用药物排石治疗,通过结石成分分析确定药物治疗方案。肾绞痛患者应及时解痉止痛。

2. 体外冲击波碎石　大多数上尿路结石适用,特别是直径≤2 cm的肾结石及输尿管上段结石。禁忌证:结石远端尿路梗阻、妊娠、出血性疾病、严重心脑血管病、主动脉或肾动脉瘤、尚未控制的泌尿系感染。过于肥胖、肾位置过高、骨关节严重畸形、结石定位不清等不宜采用此法。碎石后多数患者会出现一过性肉眼血尿,一般不需要特殊处理。

3. 手术治疗

(1)非开放性手术　输尿管肾镜取石或碎石术、经皮肾镜取石或碎石术、腹腔镜输尿管取石。

(2)开放性手术　仅少数患者,如体外冲击波碎石和腔内碎石失败者、结石远端存在梗阻、部分泌尿系统畸形、结石嵌顿紧密及非手术治疗失败、肾积水严重或病肾无功能等,需要开放性手术治疗。主要的术式:肾盂切开取石术、肾实质切开取石术、输尿管切开取石术、肾部分切除术和肾切除术等。

【护理评估】

1. 术前评估

(1)健康史　①了解患者的年龄、职业、生活环境、饮食饮水习惯及特殊爱好。②询问患者既往有无泌尿系统梗阻、感染和异物史,有无甲状旁腺功能亢进、痛风、肾小管酸中毒、长期卧床病史。③了解止痛药物的应用情况。

(2)身体状况　①评估疼痛的部位和程度,有无缓解因素,有无血尿。②了解患者排尿情况和排出尿石的情况。③了解患者的营养状态,有无继发感染。④了解实验室和影像学检查结果。

(3)心理社会状况　结石复发率较高,肾、输尿管结石梗阻可引起肾功能进行性衰退,体外冲击波碎石治疗的周期较长等都可影响患者的心理,应了解患者及家属对相关知识的掌握程度和对治疗的期望,评估患者对于疾病预后是否担心,评估患者和家属是否了解治疗方式等。

2.术后评估

(1)了解患者结石排出、尿液引流和切口愈合情况,有无尿路感染。

(2)了解肾功能状态,包括尿路梗阻解除程度、肾积水和肾功能恢复情况、残余结石对泌尿系统功能的影响等。

【护理诊断/问题】

1.疼痛　与结石刺激引起的炎症、损伤及平滑肌痉挛有关。

2.知识缺乏　缺乏预防尿石症的知识。

3.潜在并发症　感染、"石街"形成。

【护理措施】

1.非手术治疗的护理

(1)缓解疼痛　密切观察患者疼痛的部位、性质、程度、伴随症状有无变化及与生命体征关系;发作期患者应卧床休息;指导患者采用分散注意力、深呼吸等方法缓解疼痛,不能缓解时遵医嘱应用镇痛药物。

(2)保持尿路通畅和促进正常排尿　鼓励患者大量饮水,在病情允许的情况下,适当做一些跳跃运动或经常改变体位,以促进结石排出。

(3)病情观察　观察尿液内是否有结石排出,每次排尿于玻璃瓶或金属盆内,可看到或听到结石的排出。做结石成分分析,以指导结石治疗与预防。

2.体外冲击波碎石的护理

(1)术前护理　向患者及家属解释体外冲击波碎石的方法、碎石效果及配合要求;术前 3 d 忌食产气食物,术前 1 d 口服缓泻药,术日晨禁食;嘱患者进行手术配合体位训练,以确保碎石定位的准确性;术日晨行泌尿系统 X 射线平片复查,了解结石是否移位或排出。

(2)术后护理

1)鼓励患者多饮水,增加尿量。

2)采取有效体位和运动:术后卧床休息 6 h;指导患者碎石后采用正确的排石体位。中肾盏、肾盂、输尿管上段者,取头高脚低位;肾下盏结石取头低位;肾结石取健侧卧位,同时叩击患侧肾区,利于碎石由肾盏排入肾盂、输尿管;巨大肾结石宜取患侧卧位,利于结石随尿液缓慢排出。可以活动后鼓励患者多进行跳跃运动,叩击腰背,促进排石。

3)观察碎石排出情况:用纱布或过滤网过滤尿液,收集结石碎渣。复查腹部平片,观察结石排出情况。

4)并发症的观察与护理:①血尿,碎石术后多数患者出现暂时性肉眼血尿,一般无须处理。②尿路感染,遵医嘱应用抗生素,高热者采用降温措施。③"石街",体外冲击波碎石后过多碎石积聚于输尿管内,可引起"石街";患者有腰痛或不适,可继发感染和脏器受损等,须立即经输尿管镜取石或碎石。

3.内镜碎石术的护理

(1)术前护理

1)心理护理:向患者及家属解释内镜碎石术的方法与优点,术中配合要求及注意事项。

2)术前准备:①体位训练,术中患者需取截石位或俯卧位。俯卧位时患者呼吸循环受到影响,可能引起不舒适。因此,术前指导患者做俯卧位练习,从俯卧 30 min 开始,逐渐延长至 2 h,以提高患者术中体位的耐受性。②术前 1 d 备皮、配血,术前晚行肠道清洁。

(2)术后护理

1)病情观察:观察生命体征,尿液颜色和性状。

2)引流管护理:①肾造瘘管,经皮肾镜取石术后常规留置肾造瘘管,目的是引流尿液及残余碎石渣。应妥善固定,防止造瘘管脱出,引流管的位置不得高于肾造瘘口,以防引流液逆流引起感染;保持引流管的通畅,肾造瘘管堵塞时,首先挤捏,若挤压无效可协助医师在无菌操作下做造瘘管冲洗;观察引流液的量、颜色和性状;术后 3~5 d,引流尿液转清、体温正常,可考虑拔管。拔管前先夹管,观察有无排尿困难、腰腹痛、发热等反应;拔管后应嘱患者每 2~4 h 排尿 1 次,以免膀胱过度充盈。②双"J"管,碎石术后于输尿管内放置双"J"管,可起到内引流、内支架的作用,还可扩张输尿管,有助于小结石的排出,防止"石街"形成。术后指导患者取半卧位,多饮水、勤排尿;鼓励患者早期下床活动,避免剧烈活动引起双"J"管移位或滑脱;双"J"管一般留置 4~6 周,经 B 型超声或腹部摄片复查确定无结石残留后,膀胱镜下取出双"J"管。

3)并发症的观察与护理:①出血,经皮肾镜取石术后早期,肾造瘘管引流液为血性,一般 1~3 d 内颜色转清,不需要处理。若术后短时间内造瘘管引出大量鲜红色血性液体,须警惕大出血。应及时报告医师处理,遵医嘱应用止血药,并可夹闭造瘘管 1~3 h,使肾盂内压力增高,达到压迫止血的目的。若出血停止,患者生命体征平稳,重新开放肾造瘘管。②感染,密切观察患者体温变化;遵医嘱应用抗生素,嘱患者多饮水;保持各引流管通畅;肾造瘘口应定时更换敷料,保持皮肤清洁、干燥。

【健康教育】

1. 尿石症预防

(1)大量饮水 以增加尿量,稀释尿液,可减少尿中晶体沉积。

(2)解除局部因素 尽早解除尿路梗阻、感染、异物等因素,可减少结石形成。

(3)饮食指导 根据所患结石成分调节饮食。含钙结石者应合理摄入钙量,限制含钙、草酸成分多的食物,如牛奶、奶制品、豆制品、巧克力、坚果等;草酸盐结石者,限制浓茶、菠菜、番茄、土豆、芦笋等食物;尿酸结石者,不宜使用含嘌呤高的食物,如动物内脏、豆制品、啤酒等,避免大量摄入动物蛋白、精制糖和动物脂肪。

(4)药物预防 根据结石成分,血、尿钙磷,尿酸,胱氨酸和尿 pH 值,应用药物降低有害成分、碱化或酸化尿液,预防结石复发。口服维生素 B_6 有助减少尿中草酸含量,口服氧化镁可增加尿中草酸溶解度。口服别嘌呤醇和碳酸氢钠可以抑制尿酸结石患者的结石形成。

(5)预防骨脱钙 伴甲状旁腺功能亢进者,必须手术摘除腺瘤或增生组织。鼓励长期卧床者功能锻炼,防止骨脱钙,减少尿钙含量。

2. 双"J"管的自我观察和护理 出院后出现排尿疼痛、尿频、血尿时,一般多饮水和对症处理后可缓解。患者出院 4 周后复查并拔除双"J"管。

3. 复查 定期行尿液、X 射线或 B 型超声检查,观察有无复发及残余结石情况。

若出现剧烈肾绞痛、恶心、呕吐、寒战、高热、血尿等症状,应及时就诊。

第二节 下尿路结石患者的护理

原发性膀胱结石多见于男孩,与营养不良和低蛋白饮食有关,发生率在我国已经明显降低;继发性膀胱结石较为多见,常见于良性前列腺增生、膀胱憩室、神经源性膀胱、异物或肾、输尿管结石排入膀胱。尿道结石见于男性,绝大多数来自肾和膀胱,也可由尿道狭窄、尿道憩室及异物存在等导致。多数尿道结石存在于前尿道。

【临床表现】

膀胱结石的典型症状是排尿突然中断,疼痛可放射至远端尿道及阴茎头部,并有排尿困难和膀胱刺激症状。尿道结石典型症状是排尿困难,点滴状排尿,伴尿痛,重者可发生急性尿潴留及会阴部剧痛。下尿路结石常伴血尿和感染。

泌尿系统结石以非手术治疗还是手术治疗为主?为什么?

【辅助检查】

1. 实验室检查 尿常规可见红细胞,如并发感染,可见白细胞。
2. B 型超声检查 可见膀胱及后尿道强光团及声影,其位置随体位而改变,可同时发现前列腺增生、膀胱憩室等。
3. X 射线检查 大部分膀胱结石不透 X 射线,在泌尿系平片片上可显示高密度影,必要时行静脉尿路造影。
4. 膀胱镜尿道检查 可直接观察结石的大小、数量和形状,并可发现膀胱及尿道病变。

【治疗原则】

1. 膀胱结石 需手术治疗,并同时治疗病因。若有排尿困难,应先留置导尿管,以引流尿液及控制感染。小儿及膀胱感染严重者,应做耻骨上膀胱造瘘,以加强尿液引流。

(1)经尿道膀胱镜取石或碎石 大多数结石应用碎石钳碎石,并将碎石取出,适用于结石<2~3 cm 的结石。较大的结石须采用超声、激光或气压弹道碎石。

(2)耻骨上膀胱切开取石术 为传统的开放手术。适用于直径>4 cm 或较硬结石,以及有膀胱镜检查禁忌证的患者,一般采用耻骨上膀胱切开取石术。

2. 尿道结石 治疗应根据结石的位置选择适当的方法,尽量不做尿道切开取石,以免尿道狭窄。①前尿道结石:在麻醉下压迫结石近端尿道,阻止结石后退,然后注入无菌液体石蜡,再轻轻地向尿道远端推挤,最后钩取或钳出。取出有困难者可选择输尿管镜下碎石后取出。②后尿道结石:用尿道探条将结石轻轻地推入膀胱,再按膀胱结石处理。

其他护理知识同本章第一节。

(史 岩)

 **病案讨论**

病例摘要 患者,男,42岁,以"小便后突发右上腹疼痛半小时"为主诉急诊入院。患者自诉半小时前小便后出现上腹部绞痛,并由上而下放射,最远至会阴部,疼痛剧烈时伴恶心、呕吐、大汗、面色苍白,大便正常。查体:体温37.0 ℃,脉搏80次/min,呼吸20次/min,血压110/80 mmHg。急性痛苦面容,心肺正常,腹平坦,未触及包块,无压痛和反跳痛,肝脾未触及,右肾区叩击痛,脊柱四肢正常。入院查体:尿常规红细胞(++),白细胞(+)。腹部X射线平片示:右侧肾盂结石,右侧输尿管结石。

讨论:①该患者目前的护理诊断有哪些?②若患者需要手术,其术前护理措施有哪些?③对该患者健康教育的主要内容有哪些?

 **习题**

一、护考测试

【A1型题】

1.肾盂切开取石术后,肾盂造口管护理不妥的是 ( )
  A.导管低压冲洗,每次5 mL   B.导管留置10 d以上
  C.拔管前做肾盂造影   D.拔管前1 d应夹管观察
  E.拔管后向患侧卧位

2.输尿管结石的临床特点是 ( )
  A.腹痛   B.绞痛
  C.持续性腹痛   D.阵发性腹痛
  E.胀痛

【A2型题】

3.患者男,32岁。右肾下极巨大结石行体外震波碎石,下列术后护理措施不正确的是 ( )
  A.多饮水   B.取患侧卧位
  C.指导患者早期行跳跃运动   D.观察疼痛和血尿情况
  E.观察排石情况

4.患者男,50岁。经常发生肾绞痛、血尿,疑为肾结石,须做静脉肾盂造影。造影前准备不正确的是 ( )
  A.常规肠道准备   B.当天禁止早餐
  C.鼓励饮水   D.检查前排尿
  E.须做碘过敏试验

【A3/A4型题】(5~7题共用题干)

患者男,35岁。骑自行车途中突发左腰部刀割样痛,向下腹部和外阴部放射,伴恶心、呕吐。查体:肾区有叩击痛,尿常规检查可见镜下血尿,疑有上尿路结石。

5.首选的检查是 ( )
  A.B型超声   B.尿路平片
  C.排泄性尿路造影   D.逆行肾盂造影
  E.膀胱镜检查

6.急诊处理时,应首先进行 ( )
  A.抗感染   B.应用止吐药

C. 静脉输液   D. 解痉、止痛

E. 急诊手术

7. 预防本病最主要的   ( )

A. 大量饮水   B. 少吃肉类

C. 保持排便通畅   D. 多运动

E. 定期复查

二、研考能力拓展

1. 患者,男,51岁,以"右上腹阵发性绞痛1周"为主诉急诊入院。患者1周前开始右上腹部绞痛,并由上而下放射,最远至会阴部,疼痛剧烈,伴恶心、呕吐。右肾区有叩击痛,入院查体:尿常规红细胞(++),白细胞(+)。腹部X射线平片示:右侧输尿管结石。请问:①如何评估当前患者的病情?②患者目前主要的护理诊断有哪些?③该如何处理?主要的护理有哪些?

2. 患者,男,53岁,2个月前出现排尿时突然中断的症状,近1个月出现排尿时疼痛,并可放射至远端尿道及阴茎头部,伴尿频、尿急。2 h前尿液突然不能排出。查体膀胱区可触及半球形膨隆。X射线检查示膀胱中见高密度影。请问:①急诊如何处理?②患者目前主要的护理诊断有哪些?③患者发病的原因是什么?该如何处理?

第四十一章 泌尿系统梗阻患者的护理

尿液在肾内形成后,经过肾盏、肾盂、输尿管、膀胱和尿道等管道排出体外,尿液的正常排出,有赖于尿路管腔通畅和排尿功能正常。泌尿系统梗阻又称尿路梗阻,由泌尿系统本身及其周围的许多疾病都引起,可导致尿液排出障碍以及梗阻近侧端尿路扩张积水。梗阻如不能及时解除,终将导致肾积水、肾功能损害,甚至肾衰竭。

第一节 肾积水患者的护理

尿液积聚在肾内成为肾积水。成人肾积水超过1 000 mL或者小儿超过24 h的尿液总量时,称为巨大肾积水。肾积水的原因分先天性与后天性两种,主要原因是上尿路梗阻。泌尿系外病因如女性生殖系统病变、盆腔的肿瘤、炎症,腹膜后纤维化、脓肿、出血、肿瘤等也可以导致肾积水。

【临床表现】

梗阻的病因、部位、程度和时间长短不同,肾积水的临床表现也不同,甚至可无症状。

1. 腰部隐痛不适和肿块　先天性肾盂输尿管连接处狭窄、肾下极异位血管或纤维束压迫输尿肾积水,由于发展常较缓慢,症状不明显或仅有腰部隐痛不适。

2. 腹部包块　肾积水达严重程度时,腹部可出现肿块。

3. 原发病变的症状和体征　泌尿系统各部位的结石、肿瘤、炎症或结核引起的继发性肾积水,多数表现为原发病症状,很少显现出肾积水的病象。上尿路急性梗阻如结石,可出现肾绞痛、恶心、呕吐、血尿及肾区压痛等;下尿路梗阻时,主要表现为排尿困难和膀胱不能排空,甚至出现尿潴留,而引起肾积水出现的症状常较晚。

4. 并发症　①感染:表现为急性肾盂肾炎症状,出现寒战、高热、腰痛及膀胱刺激症状等。如梗阻不解除,感染的肾积水很难治愈,或可发展成为脓肾,腹部有可能扪及肿块,患者常有低热及消瘦等。②肾衰竭:尿路梗阻长时间得不到解除,最终会导致肾功能减退甚至衰竭。

【辅助检查】

1.实验室检查

(1)尿液检查　通过尿常规、尿细菌培养、尿结核分枝杆菌及脱落细胞学检查发现积水的病因和是否伴有感染等。

(2)血常规　了解有无感染、氮质血症、酸中毒等。

2.影像学检查

(1)B型超声　简单易行无创伤,是肾积水首选的检查方法。可出现实质内大小不等液性暗区,确定肾积水程度和肾皮质萎缩情况。

(2)X射线　有重要诊断价值。X射线平片可以显示积水增大的轮廓以及尿路结石影。静脉尿路造影可以看到肾盏、肾盂扩张,肾盏杯口消失或呈囊状显影;显影不清时可行逆行肾盂造影。

(3)CT、MRI　CT能清晰地显示肾积水程度和肾实质萎缩的情况;MRI及尿路水成像结合有更直观、全面的效果,能为肾积水的诊断和术前评估提供可靠的依据,检查无创伤、可以替代肾盂造影和肾穿刺造影。

3.放射性核素检查　肾显像可以了解肾实质损害程度和分侧肾功能。肾图检查,特别是利尿肾图,对上尿路梗阻及其程度的诊断有一定帮助。

【治疗原则】

肾积水的治疗应根据梗阻病因、发病急缓、梗阻严重程度、有无并发症以及肾功能损害情况等综合考虑,及早去除病因,恢复肾功能。

1.原发病治疗　如先天性肾盂输尿管狭窄的离断成形术、尿路结石的体外冲击波碎石或者内镜下的碎石取石术。双侧上尿路梗阻导致氮质血症或尿毒症,如患者没有生命危险,应优先选择解除梗阻、引流尿液,不应先做血液透析;如引流尿液后肌酐不下降或有明显高钾血症等情况,则行血液透析。

2.肾造瘘术　对于梗阻造成严重肾积水,须先做造瘘引流,待肾功能恢复后择期解除病因;如果患者病情危重,不能耐受较大手术或梗阻暂时不能除去时,可在超声引导下经皮肾穿刺造瘘,将尿液引流出来,以控制感染和改善肾功能,待患者身体条件允许时,再解除病因;如梗阻病因不能除去,肾造瘘则作为永久性的治疗措施。

3.尿液引流　对于输尿管难以修复的炎性狭窄、晚期肿瘤压迫或侵犯等梗阻引起的肾积水,为了保护肾功能和改善生活质量,须经膀胱镜放置双J管长期内引流肾盂尿液。

4.肾切除术　重度肾积水,肾实质显著破坏、萎缩、引起肾性高血压或合并严重感染,肾功能严重丧失而对侧肾功能正常时可切除患肾。

如何减轻泌尿系统梗阻对肾功能的损害?

【护理评估】

1.术前评估

(1)健康史　①了解导致的梗阻或者肾积水的病因;②既往有无手术史及其他疾病。

(2)身体状况

1)症状:了解患者是否有腰部疼痛及疼痛的性;了解患者的原发病,评估是否有疼痛以及疼痛的部位和程度,是否伴有恶心、呕吐、血尿等症状。

2)体征:了解患者有无腹部包块以及腹部压痛的部位和程度。
3)辅助检查:通过检查了解肾积水部位和程度,了解原发病,判断肾功能情况。

(3)心理社会状况　了解患者是否出现焦虑、抑郁等表现,了解其家庭支持情况和经济情况,评估其对于疾病及治疗方式的了解程度。

2.术后评估　①评估患者的手术方式、麻醉方式,了解其原发病主要的处理方法;②是否放置引流管以及引流管放置的位置;③评估术后肾造瘘引流的情况,根据手术处理评估健侧和患侧肾功能情况。

【护理诊断/问题】

1.急性疼痛　与尿路梗阻有关。
2.排尿障碍　与尿液潴留于肾盂导致排尿减少或无尿有关。
3.潜在并发症　肾脓肿、肾衰竭等。

【护理措施】

1.缓解疼痛　观察疼痛部位、性质和程度等,遵医嘱予以解痉止痛。
2.排尿障碍的护理

(1)肾造瘘术后的护理　①根据造瘘口部位,取仰卧位或侧卧位,妥善固定好肾造瘘管,防止造瘘管在肾内移位、梗阻或引起出血。瘘管接引流袋,位置要低于造瘘口,以防止回流引起感染。②保持引流通畅,观察引流液的量、色、性质;记录每日引流量及尿量;定期监测血、尿生化及肾功能。若肾造瘘口出现引流不通畅时,可用生理盐水进行低压冲洗,冲洗时要缓慢,以免压力过高,导致吻合口瘘。③置管期间鼓励患者多饮水,以助冲洗尿路。④一般造瘘管留置2周左右,拔导尿管前应做夹管试验,观察患者能否自行排尿。如发现有排尿困难、腰痛、发热或切口处渗尿,应延迟拔管。⑤永久性造瘘应每隔2~3周在无菌条件下更换造瘘管1次。⑥保护造瘘口周围皮肤,每天更换伤口敷料,清洗造瘘管周围的分泌物,用氧化锌软膏保护皮肤。

(2)肾盂、输尿管成形术后护理　①术后放置双J管的作用:引流尿液,支撑输尿管;②保持双J管通畅,带管期间避免剧烈活动,以免双J管移位;③指导患者增加饮水量,增加排尿次数,达到内冲洗作用;④拔管:双J管一般于手术后1~3个月在膀胱镜下拔除。

(3)肾切除术后护理　①一般护理:密切观察生命体征,常规留置尿管,监测24 h尿量,来判断健侧肾功能。如术后6 h无尿或24 h尿量少,应首先检查尿管是否通畅,通畅则警惕健侧肾功能障碍。应遵医嘱及时药物治疗。②切口和引流管护理:观察伤口敷料渗出情况,按时换药;妥善固定引流管,保持通畅,密切观察引流的量、色和性质。

3.并发症的观察及护理

(1)肾衰竭　严密观察病情,及早发现肾衰竭的征象。严格限制入水量,量出为入,记录24 h出入量,给予低盐、低蛋白质、高热量饮食。

(2)感染　注意监测体温、肾功能、腹部肿块大小和膀胱刺激症状,及早发现并发感染的征象;注意切口护理,预防切口感染;遵医嘱合理应用抗生素;做好引流管护理。

4.健康教育　①饮食指导:嘱患者低盐、低蛋白、高热量饮食,忌食豆制品。②自我观察:嘱患者定期观察尿液的颜色及性质:正常尿色为淡黄色、澄清。如发现尿液混浊、有异味、发热或出现肾区疼痛、尿量减少、排尿困难等症状,应及时就诊。③长期置管、带管出院者,定期到医院换管或拔管。

第二节 良性前列腺增生患者的护理

良性前列腺增生症简称前列腺增生,病理学表现为细胞增生,是引起老年男性排尿障碍最常见的疾病。男性一般从 45 岁以后,前列腺均有不同程度的增生,多在 50 岁以后出现临床症状。受激素的调控,前列腺间质细胞和腺上皮细胞相互影响,各种生长因子的作用,随着年龄增大体内性激素平衡失调以及雌激素、雄激素的协同效应等,可能是前列腺增生的重要病因。

【临床表现】

前列腺增生的症状取决于梗阻程度、病变发展速度以及是否合并感染,症状可时轻时重。

1. 尿频　是最常见的早期症状,夜间更为明显。随着病情发展,梗阻越重,残余尿量增加,尿频越明显,也可出现急迫性尿失禁。合并感染时会出现膀胱刺激征。

2. 进行性排尿困难　是前列腺增生最重要的症状,发展缓慢。主要表现为排尿迟缓、断续、射程缩短、尿线细而无力、终末滴沥、排尿时间延长等。梗阻严重时,须用力排尿,并且排尿终末有尿不尽感。

3. 尿潴留　前列腺增生任何阶段可因受凉、便秘、劳累、饮酒、久坐等导致前列腺突然充血、水肿可引起急性尿潴留,进而出现充溢性尿失禁。梗阻严重者也可因膀胱逼尿肌收缩力减弱,残余尿量逐渐增加而出现慢性尿潴留。

4. 并发症　增生腺体表面黏膜较大的血管破裂时,可发生不同程度的无痛性肉眼血尿;若合并感染或结石时,可有尿频、尿急、尿痛症状;严重积水可引起肾功能不全表现;长期排尿困难导致腹压增大,还可并发痔、脱肛及疝。

【辅助检查】

1. 直肠指检　前列腺增生患者均须做此项检查,多数可触及增大的前列腺,表面光滑、质韧、有弹性、边缘清楚,中间沟变浅或者消失。还可评估前列腺是否有压痛和结节,检查膀胱括约肌收缩力张力是否正常。

2. B 型超声　可测量前列腺大小及膀胱残余尿量,可观察前列腺是否突入膀胱,还可以了解有膀胱有无结石和上尿路有无继发积水。

3. 尿流率检查　可初步判断前列腺增生患者排尿的梗阻程度。如最大尿流率<15 mL/s,说明排尿不畅;<10 mL/s,说明梗阻严重。

4. 血清前列腺特异抗原测定　在前列腺体积较大、有结节或较硬时测定,用以排除前列腺癌。

5. 膀胱镜检查　可以直接观察前列腺各叶的增生情况,并了解膀胱内有无其他病变,如结石、肿瘤等。

【治疗原则】

根据增生和梗阻程度采取不同治疗。

1. 观察等待　对于未引起明显梗阻、症状较轻、不影响生活与睡眠者,一般无须治疗,可观察等待,但须密切随访。一旦症状加重,应开始治疗。

2. 非手术治疗　梗阻较轻或不能耐受手术者可采用非手术治疗。包括药物治疗如α-肾上腺能受体阻滞剂(α-受体阻滞剂)、5α-还原酶抑制剂和植物类药。雌激素因对心血管系统副作用大,不宜常规应用。还有激光治疗、经尿道高温治疗等方法。

3. 手术治疗　适应证:排尿梗阻严重、残余尿量较多,或出现并发症如反复尿潴留、反复泌尿系感染、膀胱结石、继发上尿路积水,药物治疗疗效不佳且全身状况能够耐受手术。主要方式有:①经尿道前列腺切除术,适用于大多数良性前列腺增生患者,是目前最常用的手术方式;②开放手术,仅在巨大的前列腺或有合并膀胱结石者选用,可采用耻骨上经膀胱或耻骨后前列腺切除术。

【护理评估】

1. 术前评估

(1)健康史　①了解患者年龄、生活习惯、职业等;②排尿困难情况及治疗经过;③既往有无其他疾病。

(2)身心状况　①症状:评估患者排尿困难的程度,尿急、尿频的情况,有无血尿等症状;②体征:了解患者是否有肾积水和肾功能不全的体征;③辅助检查:通过检查评估患者的肾功能以及残余尿量、有无结石等。

(3)心理社会状况　了解患者是否因尿频、排尿困难等感到焦虑及生活不便,评估患者及其家属对病情、拟采取的治疗方法的了解程度。

2. 术后评估

(1)评估患者的手术方式、麻醉方式。

(2)膀胱引流管是否通畅,膀胱冲洗液的颜色和性质等是否正常。

(3)切口敷料情况,有无出现并发症。

【护理诊断/问题】

1. 焦虑　与长期排尿困难、尿潴留,担心手术预后有关。

2. 排尿障碍　与膀胱出口梗阻、逼尿肌损害、留置导管和手术刺激有关。

3. 潜在并发症　经尿道切除(transurethral resection,TUR)综合征、出血、感染、尿失禁。

【护理措施】

1. 非手术治疗和术前护理

(1)心理护理　向患者及家属解释治疗的必要性,术前、术后护理的内容和注意事项,应注意消除患者的焦虑和紧张情绪,争取其积极配合治疗和护理。

(2)用药护理　治疗期间观察用药效果及副作用。α-受体阻滞剂的副作用有头晕、直立性低血压等,应注意在睡前服用;5α-还原酶抑制剂起效缓慢,应告知患者坚持长期服药。

2. 术后护理

(1)一般护理　①体位:术后取平卧位,3 d后可改为半卧位。②饮食:术后禁食6 h后,如无恶心、呕吐,可进流质;1~2 d后,如无腹胀可恢复正常饮食,宜食易消化食物。③活动:手术1周后,逐渐离床活动,保持大便通畅,避免腹压增高及便秘。④加强基础护理:定时翻身防止褥疮发生,预防心肺并发症。定时清理尿道外口分泌物。

(2)病情观察　持续心电监护,严密观察患者意识状态及生命体征情况,特别注意体温及白细胞变化,预防感染发生。

(3)引流管护理　①导尿管:术后利用导尿管的水囊压迫前列腺窝与膀胱颈,起到局部压迫止血的目的。应注意观察尿液的量和颜色,保持引流通畅,防止尿管受压、扭曲、折叠。如无异常,一般7~10 d拔除导尿管。②膀胱冲洗:术后用生理盐水持续冲洗膀胱3~7 d,防止血凝块形成致尿管堵塞。冲洗液控制在25~30 ℃。冲洗速度根据尿色决定,色深快,色浅慢。注意观察引流液的色泽及混浊度,术后一般有肉眼血尿,随冲洗持续时间的延长,血尿颜色逐渐变浅,若加深应警惕活动性出血。冲洗至流出液澄清为止,并准确记录冲洗量和排出量。对冲洗引起的不适感要耐心解释,避免患者过多担心或不积极配合护理操作。③耻骨上膀胱造瘘管:妥善固定,防止扭曲、阻塞,保持引流通畅。术后10~14 d拔除,拔管后用凡士林油纱布填塞瘘口。

(4)膀胱痉挛的护理　手术创伤、血液在膀胱内凝聚成块、堵塞导尿管,尿管的水囊压迫膀胱颈部、三角区,冲洗液的刺激、尿管的刺激、患者过度紧张等都可以引起膀胱痉挛。患者可出现强烈尿意、肛门坠胀、下腹部痉挛、膀胱区腹痛难忍等症状。术后留置硬脊膜外麻醉导管者,须遵医嘱按需定时注射小剂量吗啡,效果良好。

3. 并发症的观察和护理

(1)TUR综合征　经尿道前列腺切除术(transurethral resection of prostate,TURP)中大量的尿道冲洗液被吸收可使患者血容量急剧增加,形成稀释性低钠血症,患者可在几小时内出现烦躁、恶心、呕吐、抽搐、昏迷等,甚至肺水肿、脑水肿和心力衰竭,即TUR综合征。术后应加强病情观察,一旦出现,应减慢输液速度,立即予以吸氧,及时向医生报告,遵医嘱给予利尿剂、脱水剂、强心苷等。

(2)尿失禁　如患者拔管后尿液不能随意流出,即可出现术后尿失禁。主要与尿道括约肌功能受损、膀胱逼尿肌不稳定等有关。多为暂时性,一般无须药物治疗,可做膀胱区及会阴部热敷、针灸等物理治疗。术后应指导患者训练提肛运动和膀胱功能,可预防尿失禁的发生。

(3)出血　术后定期监测生命体征,观察引流管引流液的量、色、性质,以及时发现出血表现。指导患者应逐渐活动,保持大便通畅,避免腹内压增高的因素,术后早期禁止灌肠或者肛管排气。

4. 健康教育

(1)生活指导　术后应注意避免诱发尿潴留和继发性出血的因素。1~2个月忌烟酒,避免久坐和剧烈活动(跑步、骑自行车、性生活等)。

(2)定期复查　定期检查尿常规、尿流动力学、前列腺B型超声及尿流率、残余尿量。

(3)康复指导　指导患者提肛训练,即吸气时缩肛,呼气时放松肛门括约肌,可增强盆底肌肉收缩功能,预防和改善溢尿。

第三节 尿潴留患者的护理

膀胱内积有大量尿液而不能排出,称为尿潴留,常由排尿困难发展而来。

【病因与分类】

引起尿潴留的原因很多,根据病因的不同一般分为机械性和动力性两类。

1. 机械性尿潴留　常见的病因有前列腺增生、尿道损伤、尿道狭窄、膀胱或尿道结石、异物和肿瘤等,这些疾病使膀胱颈或尿道阻塞而发生尿潴留。

2. 动力性尿潴留　膀胱出口和尿道无器质性梗阻病变,尿潴留是由神经或肌源性因素导致排尿功能障碍引起的。可发生在中枢或周围神经系统病变,如脑肿瘤、脑外伤、糖尿病等,手术和麻醉、松弛平滑肌的药物如阿托品、654-2 等,也可以引起排尿困难、尿潴留。也可见于高热、昏迷、不习惯卧床排尿的患者。

【临床表现】

根据病程不同,尿潴留可以分为急性和慢性两种。

1. 症状　①急性尿潴留:表现为急性发生的膀胱胀满而无法排尿,常伴随由于明显尿意而引起的胀痛和焦虑。②慢性尿潴留:表现为排尿不畅、尿频、尿不尽感、下腹胀满不适,可出现充溢性尿失禁。超声检查提示膀胱残余尿量增多。

2. 体征　查体可见耻骨上区可触及半球形膨胀的膀胱,用手按压有明显尿意,叩诊为浊音。

【治疗原则】

1. 急性尿潴留　治疗原则是解除病因,恢复排尿。

（1）病因治疗　急诊可解除的病因,如尿道结石或血块堵塞、包茎引起的尿道外口狭窄、包皮嵌顿等,应及时处理;如病因不明或梗阻一时难以解除,应先引流膀胱尿液解除病痛,然后做进一步检查明确病因并进行治疗。

（2）引流尿液　急诊处理可行导尿术,是解除急性尿潴留最简便常用的方法;尿潴留的病因短时间内不能解除者如良性前列增生,宜放置导尿管持续引流,1 周后拔除;如不能插入导尿管,可用粗针头耻骨上膀胱穿刺的方法吸出尿液,可暂时缓解患者的痛苦;也可在局部麻醉下行耻骨上膀胱穿刺造瘘,持续引流尿液或手术行耻骨上膀胱造瘘术;如梗阻病因不能解除,则需要永久引流尿液。

2. 慢性尿潴留　若为机械性病因,有上尿路扩张肾积水、肾功能损害者,应先行膀胱尿液引流,待病情缓解、病因明确后,再针对病因进行处理;动力性梗阻患者需间歇清洁自我导尿,自我导尿困难或上尿路积水严重时,可做耻骨上膀胱造瘘或其他尿流改道术。

【护理评估】

1. 健康史

（1）了解患者的生活习惯、职业等。

（2）既往有无良性前列腺增生、结石等疾病。

（3）有无出现尿潴留表现以及其他的排尿障碍,有无手术史。

2.身心状况

(1)症状 评估患者是机械性还是动力性的因素引起的尿潴留,以及尿潴留的程度,肾功能的情况,是否伴有其他并发症。

(2)体征 评估患者是否可触及膨胀的膀胱。

(3)辅助检查 通过检查了解尿潴留的病因以及肾功能的情况。

(4)术后注意观察并发症的发生及时评价治疗效果。

3.心理社会状况 患者是否因疾病有焦虑、抑郁等表现,家庭支持情况及经济情况如何。

【护理诊断/问题】

1.尿潴留 与尿路梗阻,膀胱无力有关。

2.潜在并发症 尿路感染。

【护理措施】

1.尿液引流的护理 导尿管或膀胱穿刺造瘘引流尿液时,应间歇缓慢地放出尿液,避免快速排空膀胱,内压骤然降低而引起膀胱内大量出血。

2.预防尿路感染 注意留置导尿管时无菌操作,做好导尿管和尿道口、膀胱造瘘管和造瘘口的护理。

(史 岩)

病案讨论

病例摘要一 患者,女,34岁,以"体检发现右肾积水"为主诉入院。患者在体检行B型超声检查发现右肾积水。自诉无腹部隐痛和肿块,无发热、尿频、尿急症状。入院查体:体温36.6℃,脉搏80次/min,呼吸20次/min,血压120/75 mmHg。双肾区无叩击痛,双侧输尿管走行区无压痛,膀胱区无压痛。彩色超声检查结果:双肾大小形态正常,薄膜光滑,未见异常回声。右肾集合系统分离12 mm,左肾集合系统无分离,血流灌注正常。双侧输尿管无明显扩张。提示右肾轻度积水。MRI检查示:右输尿管绕下腔静脉后方下行,右肾盂及输尿管上段积水。初步诊断为右腔静脉后输尿管并右肾积水。

讨论:①患者目前主要的护理诊断有哪些?②该如何评估患者的身体状况?③患者在全身麻醉下行腹腔镜右肾盂输尿管成形术,术中放置双J管。术后主要的护理措施有哪些?

病例摘要二 患者,男,60岁,以"不能排尿、腹痛3 h"为主诉入院。患者4 h前在同学聚会中饮酒较多,回家后即出现膀胱尿液不能排出,有尿意,膀胱区胀痛难忍。患者3年前体检查出有前列腺增生,未治疗。近3年来,有尿频症状,特别是夜间须排尿4~5次。无腰痛、尿痛,无发热。入院查体:体温37.0℃,脉搏100次/min,呼吸25次/min,血压140/80 mmHg。专科检查:耻骨上区可见到半球形膨隆,手按压后有明显尿意,叩诊为浊音。直肠指检:触及前列腺增大,表面光滑、质韧、有弹性、边缘清楚,中间沟消失。未触及压痛和结节。

讨论:①急诊应如何处理?②针对治疗主要护理措施有哪些?

 习题

一、护考测试

【A1 型题】

1. 前列腺增生症状最先出现的是 ( )
   A. 排尿困难　　　　　　　　B. 膀胱刺激症状
   C. 血尿　　　　　　　　　　D. 尿频
   E. 脱肛

2. 前列腺切除术后早期护理的重点应是 ( )
   A. 观察和防止出血　　　　　B. 防止感染
   C. 防止尿道狭窄　　　　　　D. 防止血栓形成
   E. 防止尿失禁

【A2 型题】

3. 患者男,62 岁。行前列腺切除术,术后第 5 天拔除尿管后,护士指导患者做肛提肌锻炼,目的是防止 ( )
   A. 膀胱痉挛　　　　　　　　B. 便秘
   C. 尿频、尿失禁　　　　　　D. 术后出血
   E. 大便失禁

【A3/A4 型题】(4~5 题共用题干)

患者,男,71 岁。6 年前患良性前列腺增生,进行性排尿困难 1 年余。明确诊断后行经尿道前列腺切除术后。

4. 如患者使用气囊导尿管压迫止血,护士进行膀胱冲洗时,错误的护理措施是 ( )
   A. 密闭式持续膀胱冲洗　　　B. 冲洗液用无菌生理盐水
   C. 每次冲洗量 200~300 mL　　D. 注入止血药后要夹管 30 min
   E. 记录冲洗和排出量

5. 如患者术后出现烦躁、恶心、呕吐、抽搐、昏迷,诊断为 TUR 综合征。以下处理错误的是 ( )
   A. 减慢输液速度　　　　　　B. 立即予以吸氧
   C. 遵医嘱给予利尿剂、脱水剂　D. 遵医嘱给予强心苷
   E. 注射小剂量吗啡

二、研考能力拓展

患者,男,70 岁。嗜酒,近半年感夜尿增多,5~6 次/夜,并有排尿费力,尿滴沥,昨晚大量饮酒后,尿不能自解,到医院急诊,医生诊断为"急性尿潴留"。请问:①患者可能的病因是什么?②该如何评估患者的病情?③急诊该如何处理?

第四十二章 泌尿、男性生殖系统肿瘤患者的护理

第一节 肾癌患者的护理

肾癌亦称肾细胞癌,是最常见的肾实质恶性肿瘤。肾癌的高发年龄为50~60岁,男女之比约为2∶1。肾细胞癌在泌尿系统肿瘤中的发病率在膀胱癌、前列腺癌之后。我国尚无肾细胞癌发病率的流行病学调查结果,临床上无明显症状,而在体检时偶然发现的肾癌日见增多。

【病理】

肾癌的确切病因尚不清楚。吸烟可能是肾癌发生的危险因素。此外,石棉、皮革等制品,也与肾细胞癌的发病有很大关系。肾癌亦有家族发病倾向,已发现有视网膜血管瘤家族性、肾癌染色体异常,尤其是第3、11染色体异常家族性肾癌。

肾癌常累及一侧肾,多为单发,双侧发病者仅占2%左右。肾癌发生于肾小管上皮细胞,外有假包膜。肾癌穿透假包膜后可经血液和淋巴途径转移。

1. 组织学类型 肾癌有三种基本细胞类型,即透明细胞、颗粒细胞和梭形细胞,均来源于肾小管上皮细胞,单个癌内可有多种细胞。临床以透明细胞癌最为多见,占60%~85%;梭形细胞较多的肾癌恶性程度高、预后差。

2. 转移途径 以直接侵犯肾周围脂肪组织的途径较常见,也可以通过肾静脉、下腔静脉形成癌栓,经血液或淋巴途径转移。最常见的转移部位是肺,其他为肝、骨髓、肾上腺、对侧肾及同侧邻近淋巴结。淋巴结转移最先到肾蒂淋巴结。

【临床表现】

1. 肾癌三联征 即血尿、腰痛、包块。间歇无痛性肉眼血尿和镜下血尿最常见,表明肿瘤已侵及肾盏、肾盂。腰痛是另一常见症状,常为腰部钝痛或隐痛,血块通过输尿管时可发生肾绞痛。肿瘤较大时在腹部及腰部易被触及。多数患者只出现上述症状的1项或2项,3项占全者仅占10%左右,而这些患者中一半以上都有肿瘤转移。

2. 其他临床表现 除以上症状外,尚可出现如下全身症状:①发热;②贫血;③红细胞增多症;④高血压;⑤肝功能异常;⑥高血钙;⑦红细胞沉降率(血沉)快;⑧精索静脉曲张。晚期肾癌可出现消瘦、贫血、虚弱等恶病质改变。

> 肾癌的典型临床表现有哪些?

3. 转移症状　临床有25%~30%的患者因转移症状就诊,如病理性骨折、咳嗽、咯血、神经麻痹。

【辅助检查】

1. B型超声检查　能查出肾内直径1 cm左右肿瘤,因此大多数无症状的肾癌由B型超声检查发现。它能准确地鉴别肾肿块是囊性还是实质性的,还可鉴别诊断肾癌和肾血管平滑肌脂肪瘤。

2. CT检查　可明确肿瘤部位、肾门情况、肾周围组织与肿瘤的关系、局部淋巴结等,有助于肿瘤的分期和手术方式的确定。CT检查对肾癌的确诊率高,是目前诊断肾癌最可靠的影像学方法。

3. 静脉尿路造影　能显示肾盂、肾盏受压的情况,并了解双侧肾功能,是患者能否接受手术的重要参考指标之一。

4. 肾动脉造影　对于体积较小、B型超声、CT不能确诊的肾癌可显示肿瘤新生血管、动-静脉瘘、包膜血管增多等,可同时进行肾动脉栓塞,能降低手术难度和减少术中出血。

5. MRI检查　作用与CT相近,但对血管,如下腔静脉等显像中,其作用明显优于CT检查。

【治疗原则】

主要以手术切除为主,手术方式分为单纯肾切除术和根治性肾切除术,后者应包括肾周筋膜、脂肪、肾和肾上腺、淋巴结清扫。如双侧肾癌或孤立肾肾癌可做保留肾组织的肾癌手术。肾细胞癌化学治疗效果较差,免疫治疗对治疗晚期肾癌均有一定疗效。肾细胞癌对放射治疗不敏感,但也可作为术前和术后的辅助治疗,尤其是对骨转移可进行姑息性放射治疗。

【护理评估】

1. 术前评估

(1)健康史及相关因素　包括家族中有无肾系列癌发病者,初步判定肾癌的发生时间、有无生活质量的影响、发病特点。①一般情况:患者的年龄、性别、婚姻和职业等。②发病特点:患者有无血尿、血尿程度、有无排尿形态改变和经常性腹部疼痛。本次发病是体检时无意发现有血尿、腰痛,或患者自己扪及包块而就医。其不适是否影响患者的生活质量。③相关因素:家族中有无肾系列癌发病者,男性患者是否吸烟,女性患者是否有饮咖啡的习惯等。

(2)身体状况　①局部肿块位置、大小及数量,肿块有无触痛、活动状况;②全身:重要脏器功能状况,有无转移灶的表现及恶病质;③辅助检查包括特殊检查及有关手术耐受性检查的结果。

2. 术后评估　是否有肾窝积液和腹腔内脏器损伤,以及继发出血、切口感染等并发症。

3. 心理社会状况　肿瘤患者情绪波动大,容易出现情绪低落、焦虑、敏感多疑等社交障碍。当需手术时,更易产生恐惧,甚至不合作、拒绝手术。

【护理诊断/问题】

1. 营养失调:低于机体需要量　与长期血尿、癌肿消耗、手术创伤有关。

2. 恐惧与焦虑　与对癌症和手术的恐惧有关。
3. 潜在并发症　出血、感染。

【护理措施】

1. 术前护理

（1）改善患者的营养状况　①饮食，指导胃肠道功能健全的患者选择营养丰富的食品，改善就餐环境和提供色、香、味较佳的饮食，以促进患者食欲。②营养支持，对胃肠功能障碍者，应在手术前后通过静脉途径给予营养，贫血者可予少量多次输血，以提高血红蛋白水平及患者抵抗力，保证术后顺利康复。

（2）减轻患者焦虑和恐惧　①对担心得不到及时有效的诊治而表现为恐惧、焦虑的患者，护理人员要主动关心患者，倾听患者诉说，适当解释病情，告知手术治疗的必要性和可行性，以稳定患者情绪，争取患者的积极配合。②对担心术后并发症及术后影响生活质量的患者应，加强术前各项护理措施的落实，让患者体会到手术前的充分准备。亦可通过已手术患者的现身说法，告知患者手术治疗的良好疗效，消除患者的恐惧心理。

2. 术后护理

（1）卧床与休息　术后生命体征平稳后取健侧卧位，避免过早下床。行肾全切术的患者术后一般需卧床3～5 d，行肾部分切除术者长需卧床1～2周。

（2）并发症的预防和护理

1）预防术后出血　①密切观察病情：定时测量血压、脉搏、呼吸和体温的变化。②观察引流管引流物状况：若患者术后引流量较多、色鲜红且很快凝固，同时伴血压下降、脉搏增快，常提示有出血，应立即通知医生处理。③止血和输血：根据医嘱，应用止血药物；对出血量大、血容量不足的患者给予输液和输血；对经处理出血未能停止者，积极做好手术止血的准备。

2）预防感染　①观察体温变化情况。②观察伤口及引流管内引流物的量及性状，保持各引流管引流通畅；加强术后护理，保持伤口干燥。③遵医嘱应用抗菌类药物，防止感染的发生。

【健康教育】

1. 鼓励患者适度身体锻炼及娱乐活动，避免重体力活动，戒烟。
2. 保持患者情绪稳定，心情愉快，维持充足睡眠。
3. 劳逸结合，合理膳食，加强营养，增强体质。
4. 指导患者术后用药，严格遵医嘱用药。在用药期间，患者若有低热、乏力等不良反应，应及时就医，并在医生的指导下用药。
5. 定期复查，本病的近、远期复发率均较高，患者须定期复查B型超声、CT、血尿常规，有利于及时发现复发或转移。
6. 定期随访。

第二节　膀胱癌患者的护理

膀胱癌是泌尿系统最常见的肿瘤，在我国泌尿生殖系统肿瘤中居第一位。高发病年龄为50~70岁,男女比例为4∶1。肿瘤绝大多数来自上皮组织,其中95%以上为移行上皮肿瘤,腺癌和鳞癌各占3%和2%。

【病因】

导致膀胱癌的因素很多。一般认为发病与下列危险因素有关。

1. 吸烟 是最常见的致癌因素,大约1/3的膀胱癌与吸烟有关。可能与香烟中的多种芳香胺的衍生致癌物有关。吸烟量越大、吸烟时间越长,发生膀胱肿瘤的危险性就越大。

2. 长期接触某些致癌物质 现已肯定的致癌物质有2-萘胺、联苯胺、4-氨基双联苯、4-硝基双联苯、2-氨基-1-萘酚等。

3. 膀胱慢性感染与异物长期刺激 膀胱结石、膀胱白斑、膀胱憩室、埃及血吸虫病膀胱炎等会增加发生膀胱癌的危险。

4. 其他 长期服用大量镇痛药非那西丁、内源性色氨酸的代谢异常等均可能成为膀胱癌的病因或诱因。

【病理及分型】

膀胱的尿路上皮是移行细胞上皮,最浅表层由大的扁平型细胞组成。膀胱原位癌是指在扁平、非乳头尿路上皮上有增厚而发育不良的细胞学改变。膀胱癌的生长方式:一种是向膀胱腔内生长,成为乳头状瘤或乳头状癌;另一种是在上皮呈浸润性生长,形成原位癌内翻性乳头状瘤或乳头状瘤。

1. 病理类型

(1) 大体类型 可分为乳头状及浸润性两类。

(2) 组织学类型 上皮细胞恶性肿瘤占绝大多数,其中以移行上皮细胞癌为主,鳞癌和腺癌较少。

2. 肿瘤分组

(1) Ⅰ级 细胞分化良好,属低度恶性。

(2) Ⅱ级 细胞分化程度已有明显异形性,属中等程度恶性。

(3) Ⅲ级 细胞分化程度极差,属高度恶性。

3. 转移途径 ①局部浸润:主要向深部浸润,直至膀胱外组织;②淋巴结转移:较常见;③血行转移:多在晚期,主要转移至肺、肝、肾及皮肤等处。

【临床表现】

最常见的症状为无痛性肉眼血尿,多为全程血尿,常间歇性发作,血尿严重时常有血块,或排出洗肉水样尿液及腐肉组织。其他症状包括尿频、尿急、尿痛等膀胱刺激症状,如肿瘤较大或堵塞膀胱出口时可发生排尿困难及尿滞留。晚期膀胱肿瘤可引起输尿管梗阻、腰痛、尿毒症、腹痛、严重贫血、消瘦等。

【辅助检查】

1. 实验室检查 尿常规和尿脱落细胞检查可作为血尿患者的初步筛选,尿脱落细胞检查是较好的诊断方法。

2. B型超声检查 可发现直径0.5~1 cm及以上的膀胱肿瘤,并可显示肿瘤浸润的深度,对肿瘤的临床分期有帮助。

3. X射线检查 可了解上尿路系统有无肿瘤及肿瘤对肾功能的影响。

4. CT、MRI 检查　除能观察到肿瘤大小、位置外,还能观察到肿瘤与膀胱壁的关系。

5. 膀胱镜检查　对膀胱肿瘤的诊断最为重要,可直接显示肿瘤的大小、数目、部位以及形态,并可在镜下取活检以明确诊断。

【治疗原则】

1. 手术治疗

(1) 经尿道膀胱肿瘤切除术(transurethral resection of bladder tumor TUR-BT)　是所有膀胱肿瘤治疗的首选方法。如果肿瘤为单发、分化较好,且属于非浸润型单纯采用 TUR-BT 治疗即可。

(2) 膀胱部分切除术　适用于肿瘤比较局限,呈浸润性生长,病灶位于膀胱侧后壁、顶部等,离膀胱三角区有一定的距离。切除范围包括距离肿瘤缘 2 cm 以内的全层膀胱壁,如肿瘤累及输尿管口、切除后需做输尿管膀胱吻合术。

(3) 根治性膀胱全切术　适用于反复复发、多发、侵犯膀胱颈、三角区的膀胱肿瘤。切除包括膀胱、前列腺和精囊。膀胱切除术后须行尿流改道和膀胱替代。

2. 放射治疗　在膀胱癌的治疗中作为辅助治疗,但其治疗方案和效果尚难定论。

3. 化学治疗　约 15% 的患者在就诊时已出现局部或远处转移的迹象。浸润性肿瘤即使接受根治性膀胱切除术,也有 30%~40% 的病例会出现远处转移。药物可选用甲氨蝶呤、长春新碱、环磷酰胺、5-氟尿嘧啶、顺铂等,多联合应用。

4. 膀胱灌注化学治疗　因绝大多数的膀胱肿瘤会复发,对保留膀胱的患者,术后应当经导尿管给予膀胱化疗药物灌注,以消灭残余的肿瘤细胞和降低术后复发的可能性。

【护理评估】

1. 术前评估

(1) 健康史及相关因素　了解患者的年龄、性别、吸烟史及是否有食用咖啡、腌制品等习惯,是否为橡胶、印刷、塑料、皮具、染料等行业的工作人员;既往是否有过血尿、膀胱炎、血吸虫病、宫颈癌等疾病;有无泌尿系统肿瘤的家族史。

(2) 身体状况　患者有无消瘦、贫血等营养不良的表现,重要脏器功能状况,有无转移的表现及恶病质;辅助检查膀胱镜、B 型超声所见肿瘤位置、大小、数量,组织病理学检查结果。

(3) 心理社会状况　患者及家属对病情、拟采取的手术方式、手术并发症、排尿形态改变的认知程度,心理和家庭经济承受能力。

2. 术后评估　评估手术的方式、过程、尿流改道的情况,术中是否进行膀胱灌注化学治疗、术后的治疗方案等,了解患者的生命体征,手术切口位置、切口敷料是否干燥、造瘘的情况;引流管的位置、种类、数量及标记是否清楚、通畅、固定良好,引流物的颜色和性状;有无发生出血、感染、尿瘘、灌注化学治疗副反应等并发症。

【护理诊断/问题】

1. 恐惧与焦虑　与对癌症的恐惧、害怕手术、担心疾病预后有关。

2. 自我形象紊乱　与膀胱全切除后尿流改道、造瘘口或引流装置的存在,以及排尿方式的改变有关。

3. 潜在并发症　出血、感染、尿瘘。

【护理措施】

1. 术前护理

（1）减轻恐惧与焦虑　解释手术、尿流改道术对疾病的重要性,告知患者术后尿流改道可自行护理且不影响日常生活,同时鼓励家属多关心支持患者,增强患者应对疾病的信心。

（2）饮食与营养　进高热量、高蛋白、高维生素及易消化的饮食,必要时通过静脉营养补充,纠正营养失调的状态。

（3）肠道准备　行肠道代膀胱术者,须做肠道准备。术前3 d进少渣伴流质饮食,术前1~2 d起进无渣流质饮食,口服肠道不吸收抗生素,术前1 d或术晨进行肠道清洁。

（4）其他　术前2周戒烟,积极处理呼吸系统疾病。对拟行造口的患者,协助医师/造口师选定好造口位置,并做好标记。

2. 术后护理

（1）病情观察与体位　密切观察生命体征、意识及尿量的变化。生命体征平稳后,患者取半卧位,以利于伤口引流及尿液引流。

（2）引流管的护理　术后留置的引流管较多,包括以下几种。①输尿管支架管:术后起支撑输尿管、引流尿液的作用。护理时应妥善固定,定时挤压代膀胱的引流管以保持引流通畅,引流管位置低于膀胱以防止尿液反流。观察引流液颜色、性质、量,发现异常立即通知医师处理。支架管一般于术后10~14 d拔除。②代膀胱造瘘管:主要起引流尿液及冲洗的作用。术后2~3周经造影新膀胱无尿瘘,吻合口无狭窄后可拔除。③导尿管:术后常规留置,目的包括引流尿液、代膀胱冲洗、训练新膀胱的容量;护理时经常挤压,避免血块及黏液堵塞。④盆腔引流管:起引流盆腔的积血积液,也是观察有无发生活动性出血或尿瘘的重要途径。一般术后3~5 d拔除。

（3）代膀胱冲洗　为预防代膀胱的肠道黏液过多引起管道堵塞,一般术后第3天开始行代膀胱冲洗,每日1~2次,肠道黏液多者可增加次数。

（4）造口护理　及时清理造瘘口及周围皮肤黏液,使尿液顺利排出,术后造口周围皮肤表面可有白色粉末状结晶物,系细菌分解尿酸而成。可先用白醋清洗,后用清水清洗。

（5）并发症的预防和护理

出血:膀胱全切手术创伤大,术后可发生出血。须密切观察血压、脉搏、引流物性状,若血压下降、脉搏加快、引流管内引出鲜血,每小时100 mL以上且易凝固,提示有出血,应及时通知医生处理。

预防感染:观察体温变化情况;加强基础护理,保持切口清洁,敷料渗湿时及时更换,保持引流管引流通畅及固定良好。更换引流袋时严格执行无菌技术。遵医嘱使用抗生素,如有体温升高、伤口处疼痛、引流液有脓性分泌物或恶臭,多提示有感染,应尽快通知医生处理。

尿瘘:一旦发生尿瘘,应嘱患者取半卧位,保持引流管通畅,盆腔引流管可做低负压吸引,遵医嘱使用抗生素。仍不能控制者,可行手术处理。

【健康教育】

1. 康复指导　适当锻炼,加强营养,增强体质。禁止吸烟,避免接触联苯胺类致癌物质。

2. 自我护理　尿流改道术后腹部佩戴接尿器者,应学会自我护理,避免接尿器的边缘压迫造瘘口。保持清洁,定期更换尿袋。可控膀胱术后,开始每2~3h导尿1次,逐渐延长间隔时间至3~4h 1次,导尿时要注意保持清洁,定期用生理盐水及开水冲洗集尿袋,清除黏液及沉淀物。

3. 定期复查　主要是全身系统检查,以便及时发现转移和复发征象。保留膀胱手术后,每3个月进行1次膀胱镜检,2年无复发者,改为每半年1次;根治性膀胱手术后,终身随访。

第三节　前列腺癌患者的护理

前列腺癌多发生于50岁以上的男性,发病率随年龄增加而增高,81~90岁为最高。欧美国家发病率极高,前列腺癌是目前美国男性因肿瘤死亡的最常见原因。在我国其发病率不断升高的趋势。

【病理】

前列腺癌常从腺体外周带发生,很少单纯发生于中心区域。约95%的前列腺癌为腺癌,其余的5%中90%是移行细胞癌,10%为神经内分泌癌和肉瘤。较常见的转移途径有血行、淋巴扩散或直接浸润3种方式,其中淋巴结转移及血行转移至骨髓最常见。

【临床表现】

早期无症状,常在直肠指诊、B型超声检查或前列腺增生手术标本中偶然发现。当前列腺癌增大阻塞尿道时可引起尿频、尿急、尿流中断、排尿不尽、排尿困难、尿潴留、尿失禁等。转移性病变时常有下肢水肿、淋巴结肿大、贫血、骨痛、病理性骨折、截瘫等。

【辅助检查】

直肠指诊、相关实验室检查和经直肠B型超声检查是诊断前列腺癌的主要方法。

1. 直肠指诊　对前列腺癌的诊断和分期有重要价值。触到硬节者应疑为癌,但也应与前列腺结石和前列腺结核鉴别。

2. 实验室检查　前列腺特异性抗原(prostate-specific antigen, PSA)作为前列腺癌的标记物在临床上有很重要的作用。可作为前列腺癌的筛选检查方法,正常男性的血清PSA浓度应<4 ng/mL。

3. 影像学检查　B型超声检查能够对前列腺癌进行较可靠的分期,有重要的诊断意义。另外还可为前列腺穿刺活检进行精确定位,同时也能观察到前列腺周围的肿瘤浸润情况。

4. 前列腺穿刺活检　六针法穿刺活检在临床的应用比较广泛。具体方法是在前列腺的两叶,从前列腺尖部、中部、基底部各穿1针,共6针。穿刺一般是在TRUS引

思考:

怎样鉴别前列腺癌和前列腺增生?

导下进行。

【治疗原则】

前列腺癌一般发展缓慢,对于偶然发现的小病灶且细胞分化好的Ⅰ期癌可观察等待不做处理。对于局限于前列腺内的Ⅱ期癌可行根治性前列腺切除术。第Ⅲ、Ⅳ期癌应行手术去势后内分泌治疗,可行睾丸切除术,必要时配合抗雄性激素制剂治疗。对于内分泌治疗无效者还可行放射治疗和化学治疗。

【护理评估】

1. 术前评估

(1) 健康史及相关因素　了解患者的年龄、性别、吸烟史以及饮食习惯等,是否为长期接触镉等化学物质、日光照射等;有无泌尿系统肿瘤的家族史。

(2) 身体状况　患者有无消瘦、贫血等营养不良的表现,重要脏器功能状况。有无转移的表现及恶病质;辅助检查所见肿瘤位置、大小、数量,组织病理学检查结果。

(3) 心理社会状况　患者及家属对病情、拟采取的手术方式、手术并发症、排尿形态改变的认知程度,心理和家庭经济承受能力。

2. 术后评估　评估手术的方式、过程等情况,术后的治疗方案等,了解患者的生命体征,手术切口位置、切口敷料是否干燥等情况。

【护理诊断/问题】

1. 营养失调:低于机体需要量　与癌肿消耗、手术创伤、早期骨转移等有关。

2. 恐惧与焦虑　与对癌症的恐惧、害怕手术等有关。

3. 潜在并发症　出血、感染等。

【护理措施】

1. 改善营养　前列腺癌早期无症状,患者有症状就医时多属中晚期,且多有不同程度的机体消耗。对这类患者在有效治疗疾病的同时,须给予营养支持,告知患者保持丰富的膳食营养,尤其多食富含多种维生素的食物,多饮绿茶。必要时给予肠内外营养支持。

2. 减轻焦虑和恐惧　多与患者沟通,解释病情,前列腺癌恶性程度属中等,经有效治疗后疗效尚可,5年生存率较高。让患者充分了解自己的病情,如手术创伤不大、恢复快等,从而减轻思想压力,稳定情绪,消除恐惧、焦虑心理。

3. 并发症的预防及护理

(1) 出血的护理　根治术后有继发出血的可能,若血压下降、脉搏增快、引流管内引出鲜血,立即凝固每小时量100 mL以上,提示继发出血,应立即通知医生处理。

(2) 预防感染的护理　加强各项基础护理措施,保持切口清洁,敷料棒湿润及时更换,保证引流管通畅且固定牢靠。应用广谱抗菌类药物预防感染。发现感染迹象则及时通知医生处理。

【健康教育】

1. 康复指导　适当锻炼,加强营养,增强体质。避免高脂肪饮食,特别是进食动物脂肪、红色肉类是前列腺癌的危险因素,豆类、谷物、蔬菜水果、绿茶对预防本病有一定作用。

第四十二章 泌尿、男性生殖系统肿瘤患者的护理

2. 用药指导 雌激素、雌二醇氮芥或拮抗剂去势、放射治疗对抑制前列腺癌的进展有作用,但也有较严重的心血管、肝、肾、肺的不良反应,故用药期间应严密观察。

3. 定期随访 定期检测前列腺特异性抗原可作为判断预后的重要指标。若有骨痛,应立即检查骨扫描,确定有骨转移者可加用放射治疗。

(汪文利)

病案讨论

病例摘要一 患者,男,52岁,B型超声时发现右肾占位性病变,进一步行CT检查,提示为肾癌。拟行腹腔镜肾癌切除术。患者情绪非常紧张和焦虑。

讨论:①患者目前出现何种问题?为什么?②如何评估患者当前的身体状况?③如患者需要手术,手术前后的护理措施有哪些?④怎样做好患者的健康教育工作?

病例摘要二 李先生,68岁。因"尿频、尿急1个月"入院。直肠指诊发现前列腺Ⅱ度肿大,中央沟消失,质地硬,表面不光滑。尿常规检查红细胞(+),B型超声检查前列腺增生,约4.8 cm×4.6 cm×4.2 cm,外周带可见约2.1 cm×2.3 cm低回声结节,边界欠清,欠规则。前列腺特异性抗原:45.3 ng/mL。门诊以"前列腺恶性肿瘤"收入院治疗。

讨论:①患者目前出现何种问题?为什么?②如何评估患者当前的身体状况?③如患者需要手术,手术前后的护理措施有哪些?④怎样做好患者的健康教育工作?

习题

一、护考测试

【A1型题】

1. 膀胱癌在病理上最重要的是 （ ）
   A. 组织类型　　　　　　　　B. 分化程度
   C. 病变部位　　　　　　　　D. 浸润深度
   E. 生长方式

2. 膀胱肿瘤行肠代膀胱术后,膀胱冲洗最重要的是 （ ）
   A. 严防引流管堵塞　　　　　B. 膀胱冲洗速度要快
   C. 膀胱冲洗速度要慢　　　　D. 冲洗中要时快时慢
   E. 冲洗管位置要固定

3. 关于前列腺癌的诊断,下列哪项最准确 （ ）
   A. 经直肠B型超声　　　　　B. MRI
   C. PSA　　　　　　　　　　D. 穿刺活检
   E. CT

【A2型题】

4. 患者男性,42岁,近1个月常感觉右侧腰部钝痛,偶尔有血尿,血压135/90 mmHg,确诊为肾肿瘤。其血尿特点为 （ ）
   A. 无痛　　　　　　　　　　B. 间歇性
   C. 全程血尿　　　　　　　　D. 伴有疼痛
   E. 先疼痛后滴血

5. 一患者要行膀胱镜检查,膀胱镜检查的目的是 （ ）

A. 确定血尿的出血部位及原因
B. 进行逆行造影
C. 确定膀胱肿瘤部位、大小、数量,取组织活检
D. 确认及去除膀胱异物
E. 取出膀胱结石

【A3/A4 型题】(6~7 题共用题干)

患者,男,55 岁。塑料厂上班,近 1 个月频繁出现无痛性血尿,偶有尿频、尿急现象。门诊检查确诊为膀胱癌收治入院,积极术前准备后接受膀胱癌根治术及不可控式回肠代膀胱术治疗。

6. 术后行膀胱冲洗,引流液颜色逐渐加深,下列哪项不属于立即处理措施　　　　(　　)
A. 加快冲洗速度　　　　　　　　B. 立即通知医师
C. 安慰患者,使其不要紧张　　　　D. 给予抗感染治疗
E. 开通静脉通路

7. 术后患者行灌注化学治疗药物时错误的是　　　　　　　　　　　　　　　　(　　)
A. 每次用药量大于 100 mL　　　　B. 严格无菌操作
C. 洗出的液体可回注　　　　　　　D. 注药前应先排尽尿液
E. 灌注后暂不排尿

(二)研考能力拓展

1. 患者,男,50 岁。因右侧腰部疼痛不适 3 个月伴间歇肉眼血尿 1 个月就诊。查体:血压 113/90 mmHg,心肺无异常,肝脾未触及。胸透示:心肺无异常。腹部 B 型超声示:右肾中上极可见一肿物 6 cm×5 cm,边界清楚,肿物虽低回声,肝脾无异常。双肾 CT 扫描:右肾区可见一实性肿块,6 cm×6 cm×7 cm 大小,边界清楚。腹膜后淋巴结;无增大。请问:①对该患者最可能的临床诊断是什么?②该患者若行手术,那么术后的护理措施有哪些?

2. 王先生,58 岁。塑料厂上班,近 1 个月频繁出现无痛性血尿,偶尔有尿频、尿急现象。门诊检查确诊为膀胱癌收治入院,积极术前准备后接受膀胱癌根治术及不可控式回肠代膀胱术治疗,现为术后第 3 天。请问:①如何做好患者引流管的护理?②提出患者术后主要的护理诊断/问题。③针对患者预防尿瘘的护理措施有哪些?

第四十三章 男性性功能障碍、节育患者的护理

第一节 男性性功能障碍患者的护理

男性性功能障碍是成年男子的常见病,包括性欲障碍(性欲亢进和低下)、勃起功能障碍、阴茎异常勃起、射精障碍(早泄、不射精和逆向射精)和性高潮障碍等。其中以勃起功能障碍和早泄较为常见。

一、勃起功能障碍患者的护理

勃起功能障碍(erection dysfunction,ED)指男子持续或反复发作性不能获得或维持充分的阴茎勃起以完成满意的性生活。一般认为病程在3个月以上的时间内才能诊断为ED。

【病因和分类】

勃起功能障碍的病因错综复杂,多数系综合因素,但可能以某一种病因主导。

1. 心理性　包括不良性经历、缺乏性知识、工作压力大、心理压抑、人格缺陷等原因。配偶关系不协调、性刺激不充分、压抑、焦虑等也是心理性勃起功能障碍的促进因素。

2. 器质性　高血压、血管病变、糖尿病、不良生活习惯(如吸烟、酗酒)均可引起外生殖器的器质性病变,从而导致勃起功能障碍。

3. 混合性　包括上述两个方面的因素。

【临床表现】

1. 阴茎完全不能勃起无法进行性生活。
2. 阴茎部分勃起,但不坚挺,可进行性生活,但不满意。

【辅助检查】

1. 实验室检查

(1) 血、尿常规,空腹血糖　糖化血红蛋白、血生化和血脂等检测。

(2) 下丘脑-垂体-性腺轴激素测定　包括黄体生成素、尿促卵泡素、泌乳素等检测,有助于了解勃起功能障碍的内分泌原因。

2.特殊检查

(1)国际勃起功能评分5项(international index of erectile funclion-5,IIEF-5) 包括阴茎勃起信心、勃起硬度、维持勃起能力和性交满意度等问题,总分25分,低于21分为异常。但该评分有时不能客观反映患者的真实感受。

(2)夜间阴茎勃起试验(nocturnal penile tumescence test,NPT) 常规的NPT包括持续测量阴茎周长和重复测量阴茎勃起达到或最大限度接近轴向硬度,在睡眠时进行。主要用于鉴别心理性与器质性勃起功能障碍。

(3)阴茎海绵体注射试验(intracavernous injection,ICI) 阴茎海绵体内注射血管活性药物后,记录阴茎勃起的起始时间、硬度和维持时间等参数。主要反映阴茎海绵体血管机制的功能状况,若延迟勃起可能系动脉供血不足,过早疲软反映海绵体平滑肌或静脉闭锁机制障碍。

(4)球海绵体肌反射潜伏时间(bulbocavernosus reflex latency,BCR) BCR主要反映勃起反射弧(躯体神经)解剖与功能的完整性。

【治疗原则】

勃起功能障碍者的年龄、伴发疾病、严重程度各不相同,治疗前尽可能的确定病因,去除或控制勃起功能障碍的危险因素,如治疗糖尿病、戒烟。任何单一疗法均不能解决所有问题。①改变不良习惯,去除危险因素。②性咨询与性教育:优点是无创性,可广泛应用;缺点是治疗效果差别大。③雄激素替代疗法:有口服剂、肌内注射剂和皮肤贴剂,适用于雄激素低下者主,要改善性欲和性唤起;长期应用对心血管和前列腺的影响尚未知。④口服药物治疗:西地那非(万艾可)是治疗勃起功能障碍的一线药物,常用剂量25~100 mg,疗效与剂量成正比,性交前1 h口服。该药是选择性抑制剂、勃起增效剂,属外周作用药物,西地那非适用于糖尿病、高血压、脊髓损伤、多发硬化前、列腺根治切除术后及抑郁症等导致的勃起功能障碍。

【护理诊断/问题】

1.性功能障碍 与心理和社会改变及身体结构或功能改变有关。
2.知识缺乏 与缺乏药物治疗相关知识有关。
3.焦虑 与功能障碍、担心预后有关。

【护理措施】

1.消除引发性功能障碍的因素,改善性功能

(1)心理护理:多与患者进行沟通,寻找性功能障碍的精神心理因素。取得患者配合,争取夫妻双方共同参与心理治疗。

(2)改变不良生活方式:避免过度劳累,缓解压力;适当运动,戒烟、限酒。

(3)积极配合医生治疗相关疾病,如高血压、糖尿病、前列腺炎等。指导患者改变引起性功能障碍的药物。

(4)遵医嘱使用改善性功能的药物。

2.用药指导 西地那非和硝酸酯类药物有协同降压作用,不可合用,以免发生严重低血压;红霉素、西咪替丁等可导致西地那非半衰期延长,应注意。西地那非有短暂的轻至中度的颜面潮红及头痛、消化不良等主要副作用。指导患者性交1 h前服用并告知可能发生的副反应。

二、早泄患者的护理

阴茎插入阴道后 1 min 内射精,或射精过快,其性伴侣至少有一半的时间不能满足者,称为早泄。早泄是最常见的男性性功能障碍,人群中的发生率为 30%。

【病因和分类】

早泄或射精过快的局部因素主要有包皮过长而龟头敏感,以及前列腺精囊及后尿道炎症刺激等;其他因素为中枢神经功能紊乱、大脑皮质或脊髓射精中枢兴奋性过高或心理因素等。早泄的分类比较复杂。

1. 按发生时间分类 ①原发性早泄:患者从未体验过正常射精;②继发性早泄:患者曾有过正常射精,由于不同原因引发患者出现持续性、间歇性或境遇性早泄。

2. 按发病原因不同分类 ①器质性早泄:由神经系统或躯体性疾病和(或)病变导致;②心理性早泄:由射精控制能力减退和局部感觉过敏或神经兴奋性增高所致。

【临床表现】

1. 阴茎在插入阴道前便发生射精。
2. 阴茎刚进入阴道即发生射精。

上述两种情况均导致夫妻双方无性生活满意感。

【治疗原则】

①消除心理障碍;②切除过长的包皮;③治疗前列腺、精囊和后尿道炎症;④性感集中训练;⑤龟头涂抹脱敏药物或用安全套。

【护理诊断/问题】

1. 性功能障碍 与包皮过长、前列腺炎等相关疾病及心理因素有关。
2. 知识缺乏 缺乏改善性功能的相关知识。

【护理措施】

1. 心理护理,消除心理障碍。
2. 治疗相关疾病。
3. 其他护理措施参见 ED 的护理。

三、阴茎异常勃起患者的护理

阴茎异常勃起是指与性活动无关,或射精后仍维持勃起,时间超过 6 h 者。有证据表明,阴茎持续勃起 6 h,海绵体组织会发生缺氧和酸中毒。

阴茎异常勃起的发生原因主要有血液成分异常、血液浓度高、血流动力学异常和使用某些血管活性药物等。年轻人的异常勃起多见于血液病(如镰状细胞贫血)、注射血管活性药物和肿瘤(如白血病和肿瘤转移),压迫阻碍静脉回流;年龄较大者则以血管活性药物注射和特发性多见。值得注意的是,西地那非超量使用也可导致异常勃起。

【临床表现和分类】

阴茎异常勃起根据其血流动力学变化分为两类。

1. 低流量型 为静脉系统回流障碍或海绵体平滑肌麻痹、血液黏度高、局部高凝状态使阴茎海绵体处于低灌流状态。因缺氧、酸中毒,患者阴茎局部疼痛明显,皮温凉。因海绵体内压高,阴茎勃起强直。该型异常勃起处理不及时或处理不当可导致海绵体纤维化和勃起功能障碍。

2. 高流量型 常由外伤致海绵体动脉破裂所致,由于该型异常勃起的海绵体组织血流超过正常,一般不会导致 ED。因无缺氧、酸中毒,局部疼痛不明显,皮温热,无回流障碍,海绵体内压不高,阴茎充盈或呈半勃起状态。

【辅助检查】

B 型超声检查可显示血流速度、血管阻力等。

【治疗原则】

阴茎异常勃起的治疗目标是恢复阴茎海绵体正常的血流动力学,解除海绵体组织缺氧,改善局部循环,避免或减少阴茎海绵体平滑肌纤维化和 ED 的发生。

1. 异常勃起的早期(12 h 以内) 局部应用间羟胺 2～10 mg 收缩海绵体平滑肌,同时轻柔按摩阴茎海绵体,助其收缩。对后期(12 h 以后)的异常勃起则以针头穿刺阴茎海绵体,放出积血,减压后局部应用间羟胺 2～10 mg 以收缩海绵体平滑肌,同时轻柔按摩阴茎海绵体,助其收缩。注意静脉回流开放瞬间,大剂量间羟胺进入体循环可引起血压骤升,患者可表现为突发剧烈头痛,面色苍白,四肢发凉,应在心电监测下,紧急降压、扩血管治疗。

2. 低流量型异常勃起 无论时间长短,多能以海绵体减压和海绵体注射法缓解;对高流量型异常勃起,目前主张在阴茎内动脉造影的同时,行破裂动脉的栓塞术,但费用较高,因此型不会造成海绵体组织缺氧和纤维化,也无明显疼痛表现,可以观察。

【护理诊断/问题】

1. 性功能障碍 与心理、身体结构或功能改变有关。
2. 潜在并发症 感染。

【护理措施】

1. 性功能障碍的护理 参见 ED 的护理。
2. 预防感染 术前做好会阴部备皮。术后保持会阴部清洁,做好伤口护理。遵医嘱应用抗菌药物。

第二节 男性不育症患者的护理

婚后同居 3 年以上,未采取任何避孕措施,女方经检查生殖系统无异常称为男性不育症。

【病因】

1. 生殖器发育异常 生殖器诸多部位的异常均可导致生精异常或精子输送障碍。
2. 内分泌异常 内分泌异常可导致生精障碍,发生少精症或无精症。常见低促性腺激素性睾丸功能不全、高促性腺激素性睾丸功能不全和高泌乳素血症。

3. **免疫功能异常**　血清、精浆、精子表面或宫颈黏液中有抗精子抗体形成,干扰精子的功能,其中以精子表面抗体对生育影响更大。

4. **染色体异常**　约6%不育男子存在染色体异常,发生率与精子数成反比,无精者高达10%～15%,少精者为4%～5%,而正常精子者仅有1%。常见的染色体异常有数目异常如克氏综合征(47XXY,48XXXY,46XY/47XXY)和Y染色体缺失。

5. **生殖道感染**　细菌(淋球菌及非特异性细菌)、病毒(腮腺炎病毒、HIV)、解脲支原体和沙眼衣原体感染可引起输精管道梗阻和精液理化指标改变。

6. **输精管道梗阻**　由先天性、感染性及外伤、手术等因素引起。

7. **性功能障碍**　勃起功能障碍及射精功能障碍(早泄、不射精及逆向射精),不能将精液射入女方生殖道。

8. **理化因素**　如放射线、重金属、化学治疗药物、乙醇及棉酚等可造成精子形态、密度、活动力及受精力异常。

9. **精索静脉曲张**　是男性不育的常见病因,但其病理生理学机制尚不清楚。

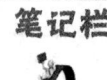
引起男性不育症的原因有哪些?

【辅助检查】

1. 实验室检查

(1) 精液检查　是判定生育能力的方法之一,检查内容包括精子数、活动力和形态等。手淫法收集标本,要求在检查前3～7 d无排精。正常精液为乳白色不透明液体,排出后很快凝固,而后在30 min内自行液化,射精后不凝固、不液化或液化延迟等均属异常。

(2) 内分泌检查　包括血清睾酮、黄体生成素、尿促卵泡素和催乳素等,可鉴别下丘脑-垂体-睾丸性腺轴的功能能异常。

(3) 微生物学检查　若精液白细胞超标,则应检测与不育相关感染的细菌、支原体和衣原体。

(4) 免疫学检查　对精子活动力低下或精子异常凝集者应做抗精子抗体检测。

2. 影像学检查

(1) 输精管精囊造影　穿刺造影和开放式造影,观察输精管道的发育状况和通畅性。

(2) B型超声检查　经阴囊检查睾丸、附睾及精索静脉,经腹及直肠检查前列腺、精囊等。

3. 病理学检查　睾丸活检(单侧,较大一侧)可观察生精细胞发育状况。睾丸开放式活检或穿刺活检所得精子可用作卵泡浆内单精子注射。

【治疗原则】

1. 预防性治疗生殖道感染和性传播疾病,治疗睾丸下降不全,去除环境不良影响,停用有毒药物,有内分泌因素者用药物治疗。

2. 手术可应用辅助生殖治疗。

【护理诊断/问题】

1. **生育功能障碍**　与引起生育能力损害的多种原因有关。

2. **潜在并发症**　感染。

【护理措施】

1. 针对生育功能碍的护理 ①病因预防:避免接触与不育相关的高危因素,如化学品、放射线、高温环境等。禁服影响生育的药物。遵医嘱治疗生殖道和性传播疾病以及其他影响生育能力的疾病。②用药指导:遵医嘱指导患者应用改善生精功能的药物,因此类药物起效慢,宜维持足够服药时间。若有效,应遵医嘱服药1年以上才有明显疗效。

2. 预防并发症 ①做好术前准备:备皮时避免损伤皮肤、组织保持手术部位清洁;②术后伤口护理:妥善固定切口敷料,保持清洁干燥,加强对手术切口的观察,如有感染征象应立即通知医生处理;③遵医嘱应用抗菌类药物以预防感染。

第三节 男性节育患者的护理

世界人口将达60亿,比30年前增加1倍,控制人口已经成为世界关注的问题之一。实行计划生育是我国的一项基本国策,并提出控制人口数量、提高人口素质,制定计划生育法。计划生育工作的实施包括提倡晚婚、婚后采用节育,有计划地控制生育。对男性而言具体措施最主要是输精管节育术。

【节育措施】

根据男性生殖生理的特点,采取措施阻断男性生殖过程的某个环节达到男性节育目的。

1. 输精管节育术 是一种常用的方法,也是一种永久的节育方法。此种方法对身体健康和性生活都无影响。但因属有创手术,存在有出血、感染、痛性结节及性功能障碍等并发症。

(1)适应证 凡是健康生殖年龄阶段的男性人群均可接受此手术。

(2)禁忌证 相对禁忌证有严重精索静脉曲张、淋巴水肿、丝虫病、隐睾症、腹股沟斜疝、阴囊内肿块、严重贫血、出血性疾病或抗凝治疗者。

2. 输精管注射节育法 在输精管内注入快速医用胶508或苯酚504混合液,短时间内药液凝固阻塞输精管达到节育的目的。由于效果欠佳,近年来应用较少。

3. 避孕套 方法简单,只要避孕套的质量好、不破损、效果可靠,该方法对男女双方身体无影响,同时还可以预防性传播疾病,目前应用非常广泛。

【护理评估】

1. 术前评估

(1)健康史及相关因素 节育者年龄、婚姻状况及职业,配偶的生殖情况等。平日健康状态、有无慢性病等。

(2)身体状况 局部:节育术部位有无皮肤破损、异常等状况。全身:有无全身性疾病,是否存在节育术禁忌。辅助检查:常规检查项目有无异常,重点是出、凝血时间,血常规化验是否正常。

2. 术后评估 有无继发血肿及感染。

【护理诊断/问题】

1. 恐惧与焦虑　与对绝育术不了解、害怕手术有关。

2. 潜在并发症　感染和出血。

3. 性功能障碍　与绝育术后精神压抑有关。

【护理措施】

1. 减轻焦虑与恐惧

（1）心理护理　宣传国家计划生育政策的重要性,解释男性节育手术的科学性、有效性及安全性,消除节育者的焦虑情绪。

（2）诊疗伴随疾病　指导和帮助有伴随疾病的绝育者诊疗其伴随疾病。

（3）做好节育者术前的准备　检查出、凝血时间,做好术区备皮准备,对于精神高度紧张者于手术前给予注射镇静剂。

2. 并发症的预防与护理

（1）严密观察　绝育手术后 2～3 h,重点观察有无切口处肿胀、阴囊皮肤青紫等,一旦发现有出血征象时立即通知医生及时处理止血。

（2）预防和控制感染　术后 2～3 d,若绝育者诉切口疼痛且伴体温升高时应考虑感染,并及时通知医生检查切口;若已发生感染则应及时抗感染处理,尽快控制感染,保证绝育者术后顺利康复,尽可能不留后遗症。

（3）性功能障碍的护理　对出现性功能障碍者要从心理上给予安抚,尽可能解释病情,取得节育者的理解,使其配合进行药物及其他治疗,使性功能障碍得以缓解。

【护理评价】

1. 节育者恐惧与焦虑是否减轻,情绪是否稳定。

2. 节育者术后有无体温升高、手术部位疼痛等征象,若发生,是否得到有效控制。

3. 节育者对性功能障碍的恢复是否满意。

【健康教育】

1. 心理安慰　节育手术后的患者可能会有思想负担,担心做节育手术会影响健康,对这类人群应尽量解释男性节育手术的科学性及安全性,以解除节育者的思想负担,促进康复。

2. 自我护理　注意保持切口清洁、干燥,预防感染,术后 1 周内不适合剧烈活动,尽可能制动休息。

3. 按时复查　术后 1 周到医院复查,确定有无并发症发生;术后 1 个月检查精液,以确定绝育术是否有效。

4. 其他　输精管结扎后精囊内存留的精子仍可导致再孕,术中若未用杀精药物灌注者,术后必须采取其他避孕措施 2 个月或排精 10 次以上,待精液检查无精子后,再停止避孕。

（汪文利）

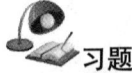

病案讨论

病例摘要 孙先生,男,35岁,阴茎勃起障碍6个月余,患者自诉近半年来工作压力大,经常酗酒,且与妻子关系较差,测血压158/96 mmHg。

讨论:①患者目前出现何种问题?②如何评估患者当前的身体状况?③患者主要的护理问题有哪些,如何应对?④怎样做好患者的健康教育工作?

习题

一、护考测试

【A1型题】

1. 关于男性性功能障碍,最常见的原因是 （　）
   A. 勃起功能障碍　　　　　　　　　B. 早泄
   C. 不射精　　　　　　　　　　　　D. 逆向射精
   E. 性欲减退

2. 不属于男性不育症病因的是 （　）
   A. 淋病　　　　　　　　　　　　　B. 输卵管堵塞
   C. 染色体异常　　　　　　　　　　D. 精索静脉曲张
   E. 服用化学治疗药物

3. 目前使用最广的男性节育措施是 （　）
   A. 输精管结扎术　　　　　　　　　B. 输精管黏堵术
   C. 避孕套　　　　　　　　　　　　D. 杀精子药物
   E. 宫内节育环

【A2/A3型题】(4~5题共用题干)

男性,55岁。前列腺癌根治术后3个月,出现勃起功能障碍。

4. 使用国际勃起功能评分进行评价,该评分系统内容不包括 （　）
   A. 阴茎勃起信心　　　　　　　　　B. 维持勃起能力
   C. 勃起硬度　　　　　　　　　　　D. 精子质量
   E. 性交满意度

5. 该患者使用西地那非治疗,对于药物指导不正确的是 （　）
   A. 不可与硝酸酯类药物合用　　　　B. 尽量避免与红霉素合用
   C. 尽量避免与西咪替丁使用　　　　D. 性交前1 h服用
   E. 为增强药效可以自行加大药量

二、简答题

对于勃起功能障碍的患者,主要护理措施包括哪些?

三、研考能力拓展

杨某,男,38岁,夫妻结婚5年余,期间同居未采取任何避孕措施,夫妻双方检查系男方因素造成女方未孕。请问:①患者目前出现何种问题?②患者的护理问题/诊断有哪些?③怎样做好患者的健康教育工作?

第四十四章 肾上腺疾病患者的护理

第一节 皮质醇症患者的护理

人体肾上腺是成对的器官,位于腹膜后,在双侧肾的内前上方、平第1腰椎,相当于第11肋水平,右侧比左侧稍高。肾上腺组织由外向内可分为皮质和髓质。

皮质醇症又称库欣综合征(Cushing syndrome),为机体长期处于过高糖皮质激素作用下出现的一系列临床症候群。发病年龄多在20~40岁,男女比例1:(2~8)。

【病因和分类】

1. 促肾上腺皮质激素(adrenocorticotropic hormone,ACTH)依赖性皮质醇增多症(下丘脑-垂体性皮质醇增多症)

(1)垂体性皮质醇增多症 专指垂体性双侧肾上腺皮质增生。主要由于垂体瘤或下丘脑功能紊乱分泌过量的促肾上腺皮质激素释放激素(corticotropin veleasing hormone,CRH)或促肾上腺皮质激素(ACTH)刺激肾上腺双侧皮质增生,产生过量糖皮质激素所致。

(2)异位ACTH综合征 指垂体以外的肿瘤组织分泌大量ACTH或ACTH类似物质刺激肾上腺皮质增生,使之分泌过量的糖皮质激素、盐皮质激素及性激素所引起的一系列症候群。能引起异位ACTH综合征的肿瘤最常见的是小细胞肺癌(约占50%),其次为胸腺瘤、胰岛细胞瘤、支气管肺癌、甲状腺髓样瘤、嗜铬细胞瘤等。

2. 非ACTH依赖性皮质醇增多症(肾上腺性皮质醇增多症)

(1)肾上腺皮质腺瘤或腺癌 其皮质醇分泌呈自主性,因而CRH和ACTH分泌处于抑制状态,由此导致肿瘤以外的同侧及对侧的肾上腺皮质处于萎缩状态。肾上腺皮质腺瘤体积较小,形态规则,外有包膜,很少有出血灶和坏死。肾上腺皮质腺癌体积较大,性状不规则,无完整包膜,瘤体中央常有出血和坏死灶,也可呈囊性变和钙化,早期就可出现周围淋巴转移和远处转移。

(2)原发性肾上腺皮质结节性增生 该类患者体内ACTH分泌受抑制,不能被大剂量地塞米松试验所抑制,自主性分泌。其发病机制不明。

【临床表现】

皮质醇增多症的典型表现主要由糖皮质激素分泌增多引起。

1. **向心性肥胖** 是本病的主要症状。在头面部、后颈、锁骨上窝及腹部有大量的脂肪堆积,形成特征性的满月脸、水牛背、罗汉腹等,但四肢并不见增粗。

2. **皮肤变化** 患者面部、腹部等部位的皮肤菲薄、温暖、潮湿、油腻、皮下血管明显,呈多血质面容,在下腹部两侧,大腿前、内侧,股部及臀部、腋窝处常出现粗大的紫红色条纹,称为紫纹。

3. **高血压和低血钾** 皮质醇(氢化可的松)有明显的储钠排钾作用,且部分患者伴有盐皮质激素的分泌增加,导致水钠潴留。

4. **糖尿病及糖耐量减低** 过多的糖皮质激素促进糖原异生,同时又抑制组织利用葡萄糖,导致血糖升高甚至糖尿病。

5. **骨质疏松和肌萎缩** 体内糖皮质激素的增高促使机体蛋白分解、抑制蛋白质合成,使机体处于负氮平衡;过多的糖皮质激素还抑制骨基质蛋白质的形成,促进骨内蛋白质分解、减少肠道钙的吸收和增加尿钙,从而造成骨质疏松和肌萎缩。

6. **性功能紊乱和副性征的变化** 高皮质醇血症不仅直接影响性腺功能,还可抑制下丘脑促性腺激素释放激素的分泌。多数女性表现为月经不调、不育、男性体征,如妇女长胡须、体毛浓密、面部痤疮、阴蒂增大等。成年男性表现为阳痿或性功能低下;少年儿童表现为腋毛和阴毛的提早出现。

7. **生长发育障碍** 过量皮质醇可抑制垂体生长激素的分泌,少儿期患者表现为生长停滞,青春期延迟。

8. **对造血系统和机体免疫力的影响** 雄激素水平升高可发生红细胞增多症,皮质醇本身也刺激骨髓造血,使红细胞和血红蛋白增多,表现为多血质。糖皮质激素抑制机体免疫系统对外来物、病菌产生抗体的能力,延迟免疫反应,使机体抵抗力下降,容易发生感染。

9. **精神症状** 多数患者有不同程度的精神症状,但一般比较轻微,表现为失眠、注意力不集中、记忆力减退、抑郁、欣快等严重者可表现为抑郁症、躁狂症和精神分裂症。

【辅助检查】

1. 实验室检查

(1)血浆皮质醇测定 皮质醇增多症患者于晨8时应质醇明显升高,昼夜节律消失,甚至下午或夜间水平高于上午正常值。

(2)24 h 尿游离皮质醇测定 皮质醇增多症者尿游离皮质醇常明显升高,且不被小剂量地塞米松所抑制。

(3)血浆 ACTH 测定 库欣综合征者 ACTH 轻至中度增高或在正常限值,昼夜节律消失;库欣综合征者 ACTH 减低或正常,昼夜节律消失;异位 ACTH 患者 ACTH 明显升高。

2. 影像学检查 ①B 型超声检查可发现肾上腺区肿瘤;②CT 及 MRI 检查可发现垂体肿瘤,也可发现肾上腺区肿瘤。

3. 特殊检查 用于疾病的定性判断。

(1)小剂量地塞米松试验 可以用于鉴别皮质醇症和单纯性肥胖症。

(2)大剂量地塞米松试验 用于判断皮质醇症的病因。

【治疗原则】

1. **皮质醇增多症** 既要去除病因、降低体内皮质醇水平,又要保证垂体、肾上腺的正常功能不受损害。

2. 垂体肿瘤 首选方法是垂体肿瘤切除术。对于经蝶窦手术失败或无手术指征的患者,建议做一侧肾上腺全切除和另侧肾上腺大部切除。最近,由于χ-刀和γ-刀的应用使颅内手术操作简便、快速、安全,且疗效显著。

3. 对于明确诊断为肾上腺腺癌的患者可行腹腔镜或经腰切口切除腺瘤。

【护理评估】

1. 术前评估

(1)健康史及相关因素 包括发病前身体情况,粗略估计发病时间、发病特点、发病后对生活质量的影响等。①一般情况:包括年龄、性别、婚姻、职业,女性患者有无月经异常等变化,男性患者有无性功能障碍。②发病特点:患者有无食欲、面容及体态的变化;有无性功能改变及记忆力减退等情况发生;少儿患者生长发育是否停滞;发病前身体是否健康,有无其他伴发病或抵抗力降低易患感冒等现象。患者自体态及面容变化明显至就医间隔有多久。发病后对日常生活质量的影响。③既往史:有无高血压、糖尿病、骨质疏松等,有无手术创伤史。

(2)身体状况 ①全身及局部表现,患者有无满月脸、面部痤疮、水牛背、色素沉着、皮肤紫纹、肥胖或肌肉萎缩。女性患者有无胡须、多毛现象。②辅助检查:了解血浆皮质醇、血糖,影像学检查结果,有无发现肾上腺区肿瘤或垂体肿瘤。

2. 术后评估 注意患者的血压和意识状况,监测血浆皮质醇水平;有无继发气胸、感染、邻近组织脏器的损伤和肾上腺功能不全等情况。

【护理诊断/问题】

1. 自我形象紊乱 与糖皮质激素分泌过多引起的肥胖有关。
2. 有受伤的危险 与肥胖、骨质疏松、高血压急性发作有关。
3. 潜在并发症 感染。

【护理措施】

1. 帮助患者接受自我形象的改变

(1)提供相关知识 针对患者体态和形象的紊乱,耐心解释病情,告知患者体内糖皮质激素过量的结果是人体肥胖,以及如满月脸、水牛背等形象改变,但只要积极配合治疗,根除疾病后,形象可以恢复。介绍其与已康复的同类疾病患者相识,用事实说明问题。

(2)去除病因治疗的护理 及时落实各项治疗和护理措施,促进患者康复和体形恢复。

2. 防止意外伤害发生

(1)按时用药、控制血压 告知患者高血压时,过度活动及情绪波动都可造成血压骤升、头晕,甚至有发生摔倒的危险;血压骤升亦可引发脑出血及左心衰竭。故应遵医嘱服用降压药控制血压,在患病期间尽可能避免情绪波动及过度活动。

(2)预防跌倒 告知患者患此病后骨质比正常人要疏松,不小心碰撞或摔倒易发生骨折,应尽可能小心,避免碰撞硬物及摔倒。

3. 感染的预防和护理

(1)加强术前准备 术前应做好各项准备,认真备皮,清理切口周围皮肤的污垢,剃净体毛,同时保持个人卫生,勤换内衣。

(2) 术后严密观察病情　加强对生命体征的观察,警惕有无感染发生的迹象。留置引流管者,须注意保持引流通畅。

(3) 预防感染　必要时,遵医嘱应用广谱抗菌药物预防感染。

4. 其他　密切观察患者有无嗜睡、出汗、头晕、食欲缺乏、腹泻等肾上腺皮质功能低下的表现,若有则应立即通知医生并协助处理,给予糖皮质激素补充治疗。

【健康教育】

1. 心理指导　向患者介绍皮质醇症是由于内分泌作用而引起的多系统病变,使患者认识本病的特点,保持稳定的情绪,配合治疗。

2. 自我护理　皮质醇症患者应防止外伤,注意个人卫生,防止感染。

3. 用药指导　一定要遵医嘱服用糖皮质激素药物,并逐渐减量。若有肾上腺皮质功能不足的表现时,应到医院就诊。

4. 定期复查　术后定期复查 B 型超声,检测血皮质醇,观察其变化情况。

第二节　原发性醛固酮增多症患者的护理

原发性醛固酮增多症(primary hyperaldosteronism,PHA),简称原醛症,是由于肾上腺皮质球状带发生病变,分泌过量醛固酮,临床表现为特征性高血压和低血钾的症候群。

【病因】

1. 产生醛固酮的肾上腺皮脂腺瘤　是发生于肾上腺皮质球状带并有合成和分泌醛固酮功能的良性肿瘤,占原醛症的 60% ~ 80%,以单一腺瘤多见。肿瘤直径平均 1.8 cm,常有完整的包膜。

2. 产生醛固酮的肾上腺皮质腺癌　少见,仅占 1%。该肿瘤除分泌大量醛固酮外,往往同时分泌糖皮质激素和性激素,并引起相应的生化改变和临床表现。该肿瘤早期即可发生血行转移,手术切除后易复发,预后差。

【临床表现】

1. 高血压症候群　高血压是原醛症最先表现的症状之一,随病程发展,血压逐渐升高,呈良性发展。原醛症高血压主要以水钠潴留导致的血容量增加及血管阻力增加两个因素所致;血管阻力的增加主要基于细胞外液中钠离子增加,使血管壁肿胀、管腔狭窄、外周阻力增大。

2. 低钾血症　早期,由于细胞内钾外移使血钾水平尚能维持在正常低限,随病程进展,出现不同程度的低血钾。常表现为四肢软弱无力或典型的周期性瘫痪,严重者可出现呼吸和吞咽困难、心律失常,如房室传导阻滞、期前收缩、室颤等,长期低钾血症可导致肾浓缩能减退,患者出现烦渴、多饮、多夜尿、尿多、尿比重低等;细胞内低钾可使胰岛释放胰岛素受抑制。

3. 酸碱平衡失调和低钙、低镁血症　细胞内钠、氢离子的增加会导致细胞内酸中毒和细胞外碱中毒。细胞外液碱中毒时,游离钙减少,导致低钙血症。由于醛固酮促进镁的排泄,致尿镁增多、血镁降低。低钙、低镁更易引起肢端麻木、手足抽搐和痛性肌痉挛。

【辅助检查】

1. 实验室检查　①低血钾、高血钠、碱中毒;②尿钾排出24 h超过25～30 mmol/L;③血、尿去醛固酮升高;④肾素活性降低,激发试验往往无反应。

2. 影像学检查

(1)肾上腺B型超声检查　如果皮质腺瘤>1 cm,B型超声检查可以清楚显示。

(2)CT和MRI检查　若发现肾上腺内实质性肿物,肾上腺腺瘤的诊断基本可确定。如果>3 cm,边缘不光滑,形态呈浸润状,结合病史须考虑皮质腺癌。MRI效果不如CT,但可用于孕妇肾上腺可疑病变的诊断。

(3)心电图检查　低血钾患者的Q-T间期延长,T波增宽、压低或倒置,U波明显。

【治疗原则】

1. 非手术治疗　药物治疗适用于术前准备和特发性肾上腺皮质增生(indiopathic adrenal cortex hyperplasia,IHA)的治疗。常用螺内酯(安体舒通)其与醛固酮拮抗起到排钠、潴钾和降压的作用,常用剂量为每日120～480 mg。IHA手术疗效欠佳,一般以药物治疗为主。

2. 手术治疗　其他原醛症以外科治疗为主,其中肾上腺皮质腺瘤应首选手术切除;原发性肾上腺皮质增生可做一侧(一般为右侧)肾上腺全切除和对侧肾上腺次全切除术,对于肾上腺皮质腺癌则须做肿瘤根治性切除,必要时行周围淋巴结清扫术。

【护理诊断/问题】

1. 体液过多　与肾上腺皮质球状带分泌的盐皮质激素醛固酮过量引起的水、钠潴留有关。

2. 体液不足　与手术后激素突然减少引起的血管扩张,水、电解质平衡紊乱有关。

3. 感知改变　与醛固酮潴钠排钾、低钾性肌麻痹引起软瘫有关。

【护理措施】

1. 非手术治疗护理/术前护理

(1)避免体液过多,纠正水、电解质及酸碱平衡　①限制水、钠的摄入:告知患者控制水和钠的摄入,增加钾的摄入。做菜时少放盐,指导进食低钠高钾食物。②促进水、钠排出:按医嘱应用排钠保钾药物降低和促使水、钠排出,提高血钾浓度。③监测钠、钾、pH值。

(2)预防跌倒　低钾性软瘫、降压治疗期间可引起体位性低血压,需要预防跌倒,向患者及家属做好解释,做好活动指导,加强防护。

(3)心理护理　告知患者及家属疾病相关知识;耐心解释疾病的治疗与护理方案,鼓励患者积极配合治疗;及时进行心理疏导,并给予患者生活上的关心与照顾。

2. 术后护理

(1)维持足够体液　手术切除原发性醛固酮瘤后,体内盐皮质激素突然减少,钠大量排出的同时也排出大量水,会出现体液相对不足的情况。此时应按医嘱给予患者补充液体,按病情计划输液顺序、补充不同种类的液体,以缓解体液不足。

(2) 密切观察患者血压、尿量及生化检查等结果　严格遵医嘱补充液体,纠正水、电解质及酸碱平衡。

(3) 合理用药,改善患者的感知　护理人员应严格遵循医嘱用药,观察用药后反应,对于患者症状的改善与缓解及时反馈。

【健康教育】

1. 自我护理　注意个人卫生,适当锻炼,饮食结构要合理。

2. 遵医嘱服药　若术后血压未降至正常水平,须继续遵医嘱服用降压药。

3. 定期复查　定期复查 B 型超声、血醛固酮、血钾,以判断疾病的治疗效果及康复情况。

第三节　儿茶酚胺症患者的护理

由肾上腺嗜铬细胞瘤、肾上腺外嗜铬细胞瘤及肾上腺髓质增生分泌过量儿茶酚胺,并由此产生相应的临床症状称为儿茶酚胺症。主要以高血压、高代谢、高血糖、眼底病变以及胃肠道症状为临床表现。

【病因】

1. 嗜铬细胞瘤　主要发生于肾上腺髓质,但交感神经系统及其他部位亦可发生,如颈动脉体、主动脉旁的交感神经节和嗜铬体以及膀胱等处。嗜铬细胞瘤多为良性肿瘤,恶性肿瘤发生率为 5% ~ 10%。

2. 肾上腺髓质增生　表现为肾上腺体积增大、增厚,有时可见肾上腺结节样改变。髓质体积增加 2 倍以上是诊断肾上腺髓质增生的病理依据。

【临床表现】

1. 阵发性或持续性高血压　为本病的典型症状,血压突然升高或在持续高血压基础上血压突然再升高,患者常表现为头痛、出汗、心动过速、紧张焦虑、面色苍白、四肢厥冷和恶心、呕吐、腹痛,以及呼吸难、头晕、视力模糊等,部分患者会出现心律失常、心肌缺血表现。体位突然变化、持重物、咳嗽、排便和腹压增加等均可成为诱因。发作时间常持续 15 ~ 30 min,亦有长达数小时不缓解者。有些患者会并发脑出血或肺水肿,甚至猝死。

2. 代谢紊乱　由于肝糖原分解加速抑制胰岛素分泌,患者可出现高血糖、糖尿及糖耐量试验呈糖尿病样改变;由于脂肪代谢加速可使血中胆固醇升高、体重下降,并可诱发血管硬化或合并视网膜血管出血等。

【辅助检查】

1. 实验室检查

(1) 血浆肾上腺素和去甲肾上腺素测定　测定前应停用所有降阻药物,患者应避免焦虑和紧张。嗜铬细胞瘤者血浆肾上腺素和去甲肾上腺素水平比正常人高 5 倍以上,但结果正常或轻度偏高者不能完全排除嗜铬细胞瘤的可能,腔静脉分段取血测定肾上腺素和去甲肾上腺素有助于诊断。

(2) 尿儿茶酚胺、香草扁桃酸测定　嗜铬细胞瘤患者尿儿茶酚胺和香草扁桃酸水平升高,单项升高的诊断率达70%。两者均升高诊断率可达80%~90%。注意收集尿标本前停止服用所用药物。

(3)酚妥拉明试验 酚妥拉明为α-受体阻滞剂,可使因儿茶酚胺水平升高引起的高血压迅速下降。

2.影像学检查

(1)B型超声检查 在肾上腺占位性病变中可作为初始检查手段,但对<1.0 cm的占位检出率低。

(2)CT和MRI检查 诊断准确率达90%以上,已成为诊断肾上腺疾病的首选方法,MRI诊断同CT。在肾上腺肿瘤较大与肾上极重叠,或对肿瘤的来源是肾上极还是肾上腺有怀疑时,MRI有独特的鉴别效果。

【治疗原则】

主要为手术治疗。肾上腺嗜铬细胞瘤和肾上腺髓质增生均可采用经腹腔镜肿瘤或肾上腺切除。单侧的肾上腺嗜铬细胞瘤可行肿瘤侧肾腺上腺切除术;双侧肾上腺嗜铬细胞瘤,可行双侧肾上腺肿瘤剜除术,或一侧肾上腺全切术,另一侧肿瘤较小的做次全切除术,肾上腺外的嗜铬细胞瘤可根据其生长的部位行探查和摘除术。肾上腺髓质增生属双侧性病变,国内外文献都主张行双侧肾上腺手术,一侧全切,另一侧部分切除。

【护理诊断/问题】

1.活动无耐力 与严重的高血压有关。

2.体液不足 与手术后激素突然减少引起的血管扩张,水、电解质紊乱有关。

3.潜在并发症 如出血、感染。

【护理措施】

1.控制高血压

(1)用药护理 按医嘱给予患者服用抑制儿茶酚胺作用机制的药物达到降低血压的效果。对一次性急性发作高血压者,遵医嘱静脉滴注对抗儿茶酚胺作用的药物,如酚妥拉明,可迅速降低血压防止并发症的发生。

(2)休息和活动 告知患者在血压较高时注意休息,避免情绪激动和过量活动。

2.体液不足的护理 护理人员要充分了解儿茶酚胺症患者术前血管收缩、术后儿茶酚胺急剧减少致外周血管扩张、血液重分布时,有效循环血量会急剧减少,导致体液不足。为预防起见,术前应遵医嘱进行扩容治疗,术后若出现顽固性低血压除按医嘱补充体液外,还需应用去甲肾上腺素增加血管壁张力以提升血压,同时应严密监测血压的变化。

3.潜在并发症的预防及护理

(1)预防术后出血 严密观察病情,准确测量血压、脉搏,观察引流物的性状及引流量,若患者出现血压下降、脉搏增快、引流管内引流物呈鲜红,且易凝固,每小时量超过100 mL时提示有出血,应立即通知医生处理。

(2)预防感染 加强各项基础护理,保持手术切口清洁、引流管通畅,预防性应用广谱抗生素,可以达到有效预防感染的目的。

【健康教育】

1. 心理指导 儿茶酚胺症是由于内分泌作用而引起多系统改变,应向患者介绍与本系统相关的知识,使患者认识到保持稳定的情绪、坚持长时间配合在治疗中的重要性。

2. 自我护理 肾上腺疾病者应防止外伤和感染,由儿茶酚胺增多引起阵发性高血压者应尽力避免诱发因素,如突然的体位变化、取重物、咳嗽、情绪激动、挤压腹部等,学会自我护理。

3. 用药指导

(1) 坚持服药 某些手术后需肾上腺皮质激素代替治疗者应坚持遵医嘱服药,在肾上腺功能恢复的基础上逐渐减量。切勿自行加减药量。

(2) 自我观察 少数患者术后血压仍高,其原因有可能是长期高血压使血管壁弹性减弱所致,要切实注意观察血压变化,血压不稳定时应及时到医院就诊,并根据医嘱服用扩张血管药物以调整血压。

4. 定期复查 术后定期到医院复查血儿茶酚胺等指标,了解病情变化。

(汪文利)

病案讨论

病例摘要 李女士,33岁,因面、腹部肥胖半年余入院。查体:血压 145/90 mmHg,身高 156 cm,体重 61 kg,患者呈满月脸、面部痤疮,背部及腹部肥胖,体毛较多。CT 显示"右肾上腺腺瘤"。

讨论:①患者目前出现何种问题?为什么?②如何评估患者当前的身体状况?③如患者需要手术,手术前后的护理措施有哪些?④怎样做好患者的健康教育工作?

习题

一、护考测试

【A1 型题】

1. 皮质醇增多症最常见的病因为 ( )
   A. 肾上腺皮质腺瘤　　　　　　　B. 双肾上腺皮质增生
   C. 肾上腺皮质腺癌　　　　　　　D. 异位 ACTH 综合征
   E. 医源性糖皮质激素过多

2. 血压增高,向心性肥胖,满月脸,皮肤紫纹,最可能的诊断是 ( )
   A. 肾动脉狭窄　　　　　　　　　B. 主动脉缩窄
   C. 嗜铬细胞瘤　　　　　　　　　D. 原发性醛固酮增多症
   E. 库欣综合征

【A2 型题】

3. 女性,26 岁,肥胖、头痛伴闭经 1 年半。查体:血压 180/110 mmHg,向心性肥胖,满月脸,皮肤薄,有痤疮,腹壁有宽大紫纹,下肢胫前可凹性水肿。为明确库欣综合征,拟检查 ( )
   A. 血浆皮质醇　　　　　　　　　B. 尿游离皮质醇
   C. 血皮质醇昼夜节律　　　　　　D. 小剂量地塞米松抑制试验

E. 大剂量地塞米松抑制试验

4. 女,45岁,肢体软弱无力、夜尿多2年余,今晨起双下肢不能活动。查体:血压170/100 mmHg,均匀性轻度肥胖,双下肢松弛性瘫痪,血钾2.4 mmol/L。最可能的诊断为 (　　)
A. 原发性高血压　　　　　　　　B. 嗜铬细胞瘤
C. 肾性高血压　　　　　　　　　D. 原发性醛固酮增多症
E. 库欣综合征

(二)研考能力拓展

患者,女性,39岁,头晕3年,加重7 d,患者3年前无诱因头晕,无头痛及肢体瘫痪,测血压160/90 mmHg。间断服用降压药,血压控制不详,现感有头晕,同时自觉乏力,无胸痛,无发热,无活动时气短,无呕吐及腹泻。查体:体温36.5 ℃,脉搏78次/min,呼吸18次/min,血压180/105 mmHg(左)、85/105 mmHg(右)。神志清,自主体位,双肺呼吸音清,心界不大,心率76次/min,心律不齐,偶可闻及期前收缩杂音。腹部查体无异常。辅助检查:心电图示窦性节律,偶发室性期前收缩。血常规、尿常规、肝功能、血糖、血脂正常。钾3.2 mmol/L、钠146 mmol/L、氯104 mmol/L、铬88 μmol/L。双肾及肾上腺彩超未见异常,心彩超室间隔13 mm,左心室后壁12 mm,左心室舒张内径50 mm。请问:①对该患者最有可能的诊断是什么？②如何进行健康教育？

第四十五章 骨科患者的一般护理

第一节 运动系统的常用检查

运动系统的常用检查主要包括理学检查、其他特殊检查、影像学检查等。因为运动系统的疾患直接影响患者的日常生活和劳动功能,这就要求护理人员要正确提出护理诊断,对运动系统疾病患者进行全面、准确的评估,所以既要对患者进行最基本的理学检查,又要结合病史进行影像学检查及其他特殊检查进行综合分析评价。

一、理学检查

理学检查又称体格检查,按医学理学检查进行,是临床上最基本、最主要的骨科检查方法。

(一)理学检查的原则

1. **检查用具** 除一般体格检查用具常用听诊器等,神经检查常用叩诊锤、棉签、大头针等,骨科常用检查用具还包括卷尺、各部位关节量角器、前臂旋转测量器、骨盆倾斜度测量计、足度量器、枕骨粗隆垂线等。

2. **检查体位** 根据患者的身体状况选择合适的体位,一般取卧位,上肢及颈部检查取坐位,下肢及腰背部检查取下蹲位,特殊检查采取特殊体位。

3. **暴露范围** 根据检查需要充分显露检查部位及可能有关的部位,同时显露健侧以作为对比,以免因衣服遮盖而遗漏重要体位。

4. **检查有序** 按照视诊、触诊、叩诊、动诊、测量和其他特殊检查的顺序进行。一般先查全身后查局部;先查健侧后查患侧;先查病变远处,后查病变近处;先主动检查,后被动检查;若遇危重患者应首先进行急救,避免因不必要的检查和处理而延误治疗。

5. **检查手法** 检查是动作规范、轻柔、切记粗暴,以免增加患者的痛苦或使病情加重。

6. **认真细致** 要仔细检查,有时需要反复检查,如实地反映客观情况,并做好记录。

(二)理学检查的方法及内容

骨科理学检查法一般包括视诊、触诊、叩诊、听诊、动诊、量诊及神经系统检查七项。

1. 视诊 观察患者姿势、步态及活动是否异常;脊柱是否侧凸、前后凸;肢体是否存在畸形;骨关节是否存在畸形、短缩,两侧是否对称;局部皮肤有无发红、创面、窦道、瘢痕、色素沉着或静脉怒张;有无软组织肿胀或肌萎缩,与健侧部位是否对称。

2. 触诊 检查病变局部有无压痛,压痛程度及性质;局部有无包块,包块的大小、硬度、活动度、有无波动感;皮肤感觉、温度、弹性、毛细血管充盈反应、压痛点及有无凹陷性水肿等;骨性标志是否异常,有无异常活动及骨擦音。

3. 叩诊 检查有无叩击痛,包括放射痛、轴向叩痛、棘突叩痛、脊柱间接叩痛等。

4. 听诊 检查有无骨擦音、弹响,是否伴有相应的临床症状;借助听诊器可检查骨传导音和肢体有无血流杂音。

5. 动诊 检查关节的活动度及肌肉的收缩力大小,包括观察患者的主动运动、检查时被动运动和异常活动情况。注意有无活动范围减小、超长及假关节活动。

6. 量诊 测量肢体的长度、周径、轴线,关节的主动和被动活动范围,肌力和深浅感觉障碍的程度。

(1) 肢体长度 将患肢和健肢放在对称位置,以骨性标志为基点,双侧对比测量。上肢测量肩峰至桡骨茎突(或中指尖),下肢测量髂前上棘至内踝下缘或大转子至外踝下缘的距离。

(2) 肢体周径 两侧肢体取相对性的同一水平测量比较,若有肌萎缩或肿胀,选取表面最明显的平面测量。

(3) 轴线测量 测量躯干、肢体轴线是否正常。正常人站立时背面相,枕骨粗隆垂线通过颈、胸、腰、骶椎棘突以及两下肢间;前臂旋前位伸肘时上肢呈一直线;下肢伸直时髂前上棘与第1、2趾间连线经过髌骨中心前方。

(4) 关节活动范围 可用量角器测量,以中立位为0°,测量关节各方向活动的角度。人体各主要关节正常活动的范围:①肩关节前曲70°～90°、后伸40°、外展80°～90°、内收20°～40°;②肘关节屈曲135°～150°、后伸10°;③髋关节屈曲130°～140°、后伸10°、外展30°～45°、内收20°～30°;④膝关节屈曲130°～140°、伸展5°～10°;⑤脊柱颈椎前屈、后伸均35°～45°,左、右侧屈45°。

7. 神经系统检查

(1) 肌力 是指肌或肌组主动收缩的力量、幅度和速度。临床通常分6级。

0级:无肌收缩,无关节活动(完全瘫痪,无任何活动)。

1级:有轻度肌收缩,但不能带动关节活动。

2级:有肌收缩,有关节活动,但不能对抗地心引力(肢体能在床上平移)。

3级:可对抗地心引力,但不能抗拒阻力(肢体能抬离床面)。

4级:可以对抗重度阻力,有完全关节活动,但和正常相比肌力较弱。

5级:肌力正常,活动自如。

(2) 感觉异常区的测定 仔细检查触觉和痛觉,必要时检查温觉、位置觉及两点辨别觉等,记录障碍边界,并用不同的标记描绘出人体感觉异常区域。以便了解病损部位及程度,观察疾病进展程度及治疗效果。

(3) 反射检查　应在患者肌肉和关节放松的情况下进行。检查内容包括生理反射及病理反射、深反射主要有膝腱反射、跟腱反射、肱二头肌反射、肱三头肌反射及桡骨骨膜反射等。常用的病理性反射检查有霍夫曼征、巴宾斯基征、髌阵挛和踝阵挛。

(4) 神经营养和括约肌功能检查　检查皮肤有出汗、萎缩，毛发和指甲情况。大小便有无失禁，肛门括约肌收缩力。

二、其他特殊检查

1. 压头试验　患者端坐，头后仰并偏向患侧，检查者用手掌在其头顶加压，出现颈痛并向患侧手臂放射可判定为阳性，常见于神经根型颈椎病（图45-1）。

2. 上肢牵拉试验　又称臂丛神经牵拉试验。患者取坐位，头偏向健侧，检查者一只手扶患侧头部、另一只手握患侧腕部，外展上肢，双手向相反方向牵引，因臂丛神经受牵拉、刺激受压的神经根出现放射痛与麻木感为阳性，常见于颈椎病（图45-2）。

3. 杜加征　又称搭肩试验。患者坐位或站立位，在正常情况下，将手搭在对侧肩上，其肘部可以紧贴胸壁。将患侧肘部紧贴胸壁，则手不能搭在对侧肩上；或手搭在对侧肩上时，肘部无法贴近胸部，称为杜加征阳性，提示可能有肩关节脱位。

4. 直腿抬高及加强试验　患者取仰卧位，伸直双下肢。检查者一手置于患者膝关节上，保持下肢伸直，一手托其足跟缓慢抬高下肢，正常情况下双腿抬高幅度相等大于70°。如果70°以内即出现放射痛则为直腿抬高试验阳性，系神经根受压或粘连使移动范围减小或消失、牵拉坐骨神经所致；缓慢放低患肢高度，至放射痛消失，再被动背屈踝关节以牵拉坐骨神经，如又出现疼痛，则为加强试验阳性。多见于坐骨神经痛、腰椎间盘突出、腰骶神经根炎等（图45-3）。

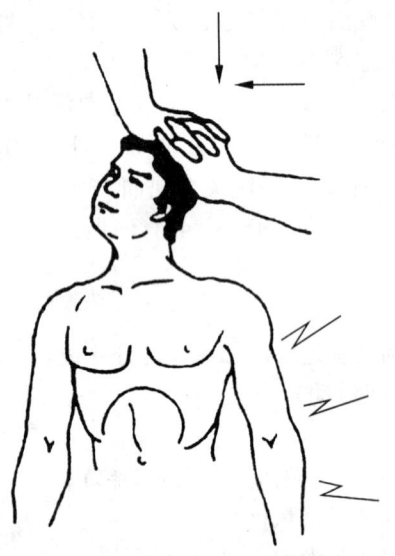

图45-1　压头试验

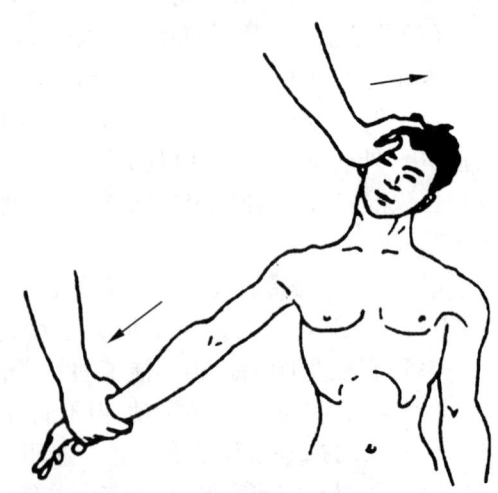

图45-2　上肢牵拉试验

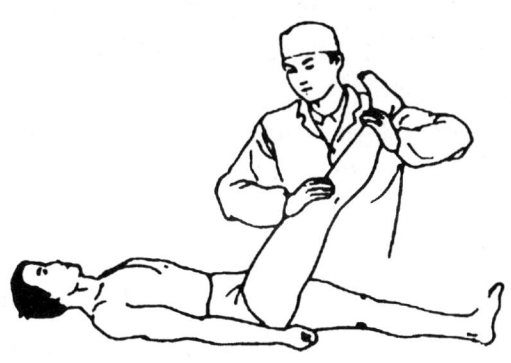

图 45-3 直腿抬高试验

5.骨盆挤压及分离试验　患者仰卧位，检查者双手从其双侧髂前上棘用力向中心相对挤压或向外后方分离，诱发疼痛者为阳性，常提示骨盆骨折。动作要轻柔，以免加重损伤（图 45-4）。

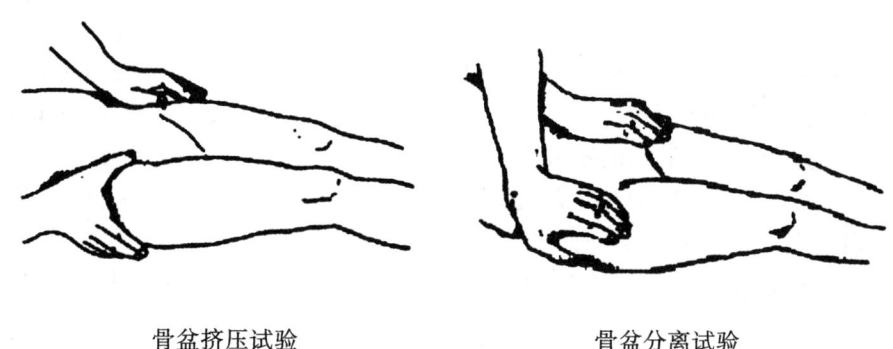

骨盆挤压试验　　　　　　　　　骨盆分离试验

图 45-4　骨盆挤压及分离试验

6.浮髌试验　患者仰卧、伸膝、放松股四头肌，检查者一只手置于髌上囊按压，将膝内关节液挤入髌骨下关节腔，另一只手指快速垂直下压髌骨后快速松开，若察觉到髌骨浮起或有撞击股骨髁的感觉，为浮髌试验阳性，常提示膝关节积液、积血。一般积液达到 50 mL 时，浮髌试验才呈阳性。

三、影像学检查

1.X 射线　对骨科疾病的诊断有十分重要的作用。部分病损的 X 射线征象的出现迟于临床症状，因而不能完全依赖该检查。摄片时应注意：①X 射线投照位置。常规位置包括正位和侧位；特殊位置包括轴位，如髌骨、跟骨及尺骨鹰嘴等；斜位，腕舟状骨，腕大多角骨及脊柱等；开口位，如寰枢关节。②四肢疾病摄片时需要两侧对比。③应包括附近的关节。④标出拍摄照投方向。

2.X 射线造影　造影检查分为气体和有机碘两种，常将碘造影剂注入组织间隙内，用以显示间隙的各种改变。骨科常用造影包括关节造影、椎管造影、动静脉造影及窦道造影等。特别注意造影前需要做碘过敏试验。

3. CT 已在骨科广泛应用,对疾病的诊断有重要的价值。适用于脊柱及四肢肿瘤、结核、炎症、脊柱骨折、脱位、骨坏死、先天畸形、腰椎间盘突出等,或普通X射线定位不明者的运动系统疾病的诊断。

4. MRI 可提供冠状面、矢状面、横断面等不同断面的图像,是目前检查软组织最重要的检查技术。在骨质疏松、肿瘤、感染、创面等检查方面有诊断价值,对脊柱、脊髓的诊断价值更高。对关节病变,如股骨头缺血坏死及膝关节韧带损伤等也有较好的诊断价值。

5. 核素骨扫描 检查前先要注射放射性药物,等骨骼充分吸收再做检查,利用其积聚于骨骼和关节部位的特点,使骨骼和关节显像。核素骨扫描既能显现骨关节形态,又可反映局部代谢和血供情况,明确病变部位,早期发现骨关节疾病。对骨转移瘤、急性血源性骨髓炎等有早期诊断价值。对骨肿瘤、骨坏死、骨代谢疾病、骨移植术后成活情况等,有重要的诊断价值。

第二节 牵引术患者的护理

牵引术是利用牵引力和反牵引力作用于骨折部,对抗软组织的紧张和回缩,达到脱位复位或使骨折复位固定的治疗方法。牵引方法包括皮牵引、骨牵引和兜带牵引。皮牵引是贴敷于患肢皮肤上的胶布或包捆于患肢皮肤上的牵引带,进而维持骨折的复位和稳定。利用其与皮肤的摩擦力,通过滑轮装置及肌肉在骨骼上的附着点,将牵引力传递到骨骼,又称间接牵引。骨牵引是将不锈钢针穿入骨骼的坚硬部位,通过牵引钢针直接牵引骨骼,又称直接牵引。兜带牵引是利用布袋或海绵兜带兜住身体突出部位施加牵引力。

【适应证】

牵引术的适应证包括:骨折、关节脱位的复位及维持复位后的稳定,挛缩畸形的矫正治疗和预防,炎症肢体的制动和抬高,骨和关节疾病治疗前准备,防治骨骼病变。

【禁忌证】

局部皮肤受损和对胶布或泡沫塑料过敏者、静脉曲张、血管栓塞、肢体慢性溃疡、婴幼儿及皮肤娇嫩者等禁用皮牵引。小儿及年迈体弱者、局部感染、肿瘤、血友病、局部骨折、骨质疏松等患者禁用骨牵引。

【护理诊断/问题】

1. 疼痛 与创伤、固定时组织受牵拉有关。
2. 躯体移动障碍 与骨牵引后肢体活动受限有关。
3. 有外周神经血管功能障碍的危险 与骨牵引时损伤神经、血管及皮牵引时包扎过紧等有关。
4. 有废用综合征的危险 与缺乏自我保护和功能锻炼有关。
5. 潜在并发症 牵引针、弓脱落,牵引针眼感染、关节僵硬等。

【护理措施】

1. 操作前

(1) 做好解释　向患者及家属解释牵引的意义、目的、步骤及注意事项,以便配合。

(2) 了解药物过敏史　骨牵引术前应询问患者药物过敏史,尤其是普鲁卡因过敏史,如过敏,可改用1%利多卡因。

(3) 局部准备　牵引肢体局部皮肤必须用肥皂水和清水擦洗干净,去除油污。必要时剃毛。行颅骨牵引时,剃除全部头发。

(4) 用物准备　皮牵引备胶布、纱布绷带、扩张板安息香酸酊或海绵牵引带;骨牵引备骨牵引器械包(内备骨圆针和克氏针、手摇钻、骨锤)、切开包、牵引弓等手术器械;另外还需准备牵引床、牵引架、牵引绳、重锤以及包扎平整的布朗架及托马斯架等。

皮牵引的胶布两头分叉劈开,易扩展其宽度。在胶布长度中点黏着面上放置比肢端稍宽的中央有孔的扩张板(图45-5)。

(5) 体位准备　牵引前摆好患者体位,协助医师进行牵引。

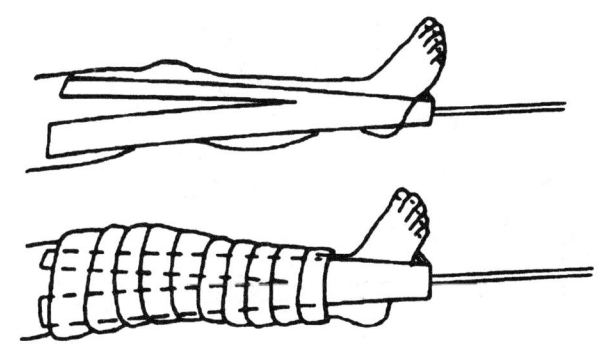

图45-5　下肢皮肤牵引的胶布贴及绷带包扎方法

2. 操作中

(1) 皮牵引　无创,简单易行,但牵引重量小一般不超过5 kg。多用于四肢牵引。行下肢牵引式。行下肢皮牵引时,牵引不能压迫腓骨头部,以免压迫腓总神经,导致肢体麻痹。

胶布牵引:多用于四肢。局部皮肤涂以安息香酸酊(婴幼儿除外),以增加黏合力及减少对胶布过敏。在骨隆突处加适当宽度的胶布,沿肢体纵轴粘贴胶布于肢体两侧并使之与皮肤紧贴,平整无皱褶。胶布外用绷带缠绕,防止松脱。借牵引绳通过滑轮进行皮牵引。

海绵带牵引:将海绵带平铺于床上,用大毛巾包裹需牵引的肢体,骨突出垫以棉花或纱布,将肢体包好,扣上尼龙搭扣,拴好牵引绳,进行牵引。

(2) 骨牵引　牵引力量大,持续时间长;因系有创牵引方式,所以可能发生感染。常应用于颈椎骨折、脱位、肢体开放性骨折及肌肉丰富处的骨折。

1) 进针:①四肢牵引,做皮肤小切口,协助医师用手摇钻将牵引针钻入骨质,并穿过骨质从对侧皮肤突出。针孔处皮肤用乙醇纱布覆盖,牵引针的两端套上软木塞或有胶皮盖的小瓶,以免刺伤皮肤或划破被褥(图45-6)。②颅骨牵引:用安全钻头钻穿骨外板,将牵引弓两侧的钉尖插入此孔,旋紧固定螺丝,扭紧固定,以防滑脱(图45-7)。

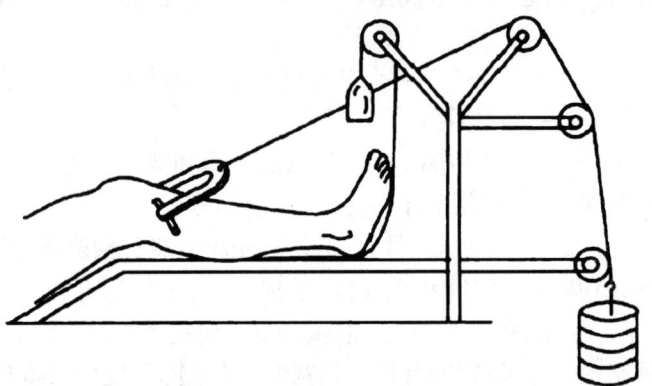

图45-6　胫骨结节牵引术

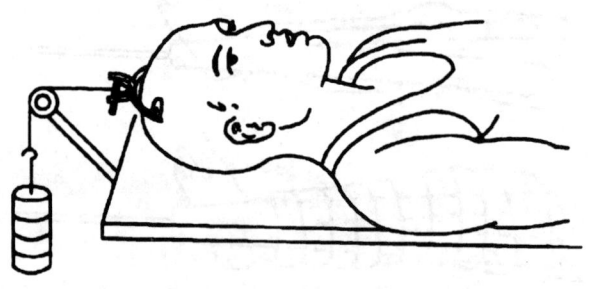

图45-7　颅骨牵引

2)牵引:系上牵引绳,通过滑车,加上所需重量进行牵引。牵引重量根据病情、部位和患者体重确定,下肢牵引质量一般是体重的1/10～1/7。颅骨牵引质量一般6～8 kg,一般不超过15 kg。

(3)兜带牵引

枕颌带牵引:常用于颈椎骨折、脱位、颈椎键盘突出及颈椎病。卧床持续牵引时,牵引质量一般为2.5～3 kg;坐位牵引时,牵引质量自6 kg开始,可逐渐增加至15 kg,每日1～2次,每次30 min。牵引时避免枕颌带压迫两耳及头面两侧(图45-8)。

骨盆水平牵引:将骨盆兜带包脱于骨盆,在骨盆兜带上加适当重量,可定时间歇牵引。也可将特制胸部兜带拴在床架上或将床尾抬高20～25 cm行反牵引。常用于腰椎间盘突出症的治疗(图45-9)。

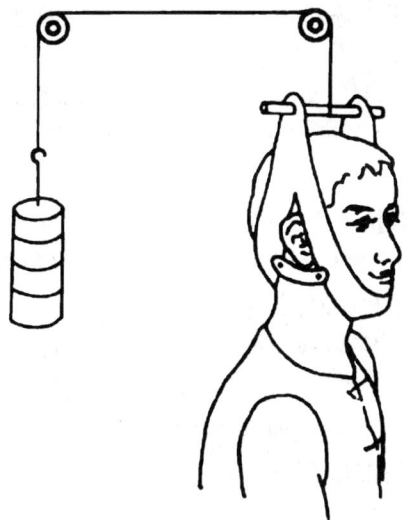

图 45-8　枕颌带牵引

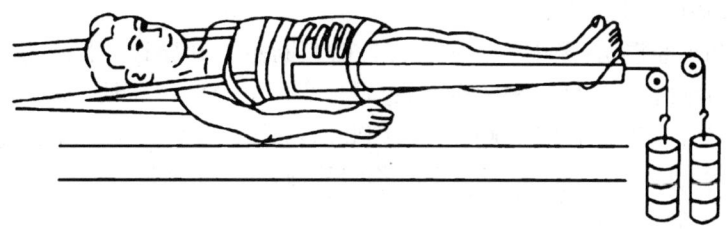

图 45-9　骨盆水平牵引

骨盆悬吊牵引：将兜带从后方包脱于骨盆，前方两侧各系牵引绳，交叉至对侧上方通过滑轮及牵引支架进行牵引。常用于骨盆骨折的复位与固定。牵引重量以将臀部抬离床面 2～3 cm 为准（图 45-10）。

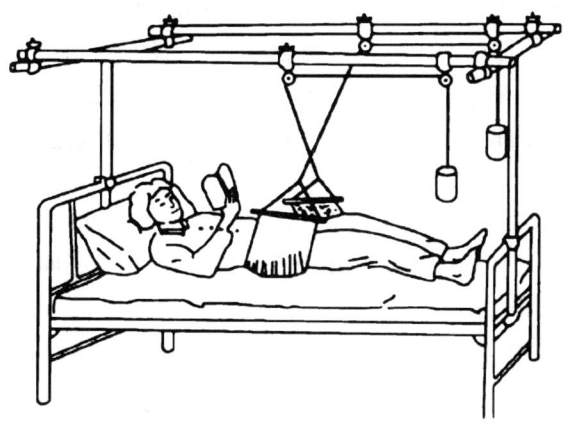

图 45-10　骨盆悬吊牵引

3. 操作后

(1) 生活护理 应协助患者满足正常生理需要,如协助洗头、擦浴,教会患者使用床上拉手、床上便盆等。

(2) 保持牵引的有效性 ①皮牵引时胶布绷带、海绵有无松脱,扩张板位置是否正确,若出现移位,及时调整;②颅骨牵引时,每班检查牵引弓并拧紧螺母,防止牵引弓脱落;③牵引重锤保持悬空,不可随意增减或移去牵引重量,不可随意放松牵引绳,以免影响骨折的愈合;④保持对抗牵引力:颅骨牵引时应抬高床头,下肢牵引时,抬高床尾15～30 cm,若身体移位,抵住床头或床尾,及时调整,以免失去反牵引作用;⑤告知患者及家属牵引期间牵引方向与肢体长轴应成直线,已达到有效牵引。

(3) 维持有效血液循环 密切观察患者患肢末梢血液循环情况。检查局部包扎是否过紧、牵引重量是否过大。若局部出现青紫、肿胀、发冷、麻木、疼痛、运动障碍及脉搏细弱时,详细检查、分析原因并及时报告医师。

(4) 皮肤护理 肩部牵引部位及长期卧床患者骨突部皮肤可出现水疱、溃疡及褥疮,注意观察胶布牵引患者胶布边缘皮肤有无水疱或皮炎。若有水疱,可用注射器抽吸并予换药;若水疱面积过大,立即去除胶布,暂停牵引或换其他牵引方法。在可能发生褥疮的部位放置棉圈、水垫、减压贴或应用气垫床,保持床单位清洁、干燥和平整,定时翻身,并观察受压部位情况。

(5) 并发症的观察与护理

1) 血管和神经损伤:多用于骨牵引穿针时判断不正确导致。骨牵引后密切观察创口敷料的渗血情况、肢体末梢的血运、患者生命体征及肢体运动情况。颅骨牵引者还可能因为牵引针钻太深引起颅内出血,因此术后应关注患者的意识、神经系统检查等;当颅骨牵引患者牵引过度时还可能损伤舌下神经、臂丛神经等,相应表现出现吞咽困难、伸舌时舌尖偏向患侧,一侧上肢麻木等。

2) 牵引针、弓的脱落:多系牵引针打入太浅,螺母未拧紧或术后未定期拧紧引起。

3) 牵引针眼感染:操作时未严格执行无菌操作技术、反复穿刺、未及时清楚针眼处积血及分泌物或牵引针滑动导致。骨牵引针两端套上软木塞或胶盖小瓶;针眼处每日滴75%乙醇2次;及时擦去针眼处分泌物或痂皮;牵引针若向一侧偏移,消毒后调整;发生感染者充分引流,严重时须拔去钢针,改变牵引位置。

4) 关节僵硬:最常见的是足下垂畸形,主要与腓神经受压及患肢缺乏功能锻炼有关。下肢水平牵引时,距小腿关节呈自然足下垂位,加之关节不活动,会发生跟腱挛缩和足下垂。因此,下肢水平牵引时,在膝外侧垫棉垫,防止压迫腓总神经;可用垂足板,将距小腿关节位置于功能位。如病情许可,定时做距小腿关节活动,预防足下垂。部分患者还可能出现膝关节屈曲畸形、髋关节屈曲畸形、肩内收畸形等,均与长期固定体位,缺乏功能锻炼有关。

5) 其他:由于长期卧床,患者还可能出现坠积性肺炎、便秘、下肢深静脉血栓形成等并发症,应注意预防,加强病情观察并及时处理;枕颌带牵引时应注意避免牵引带压迫气管导致呼吸困难、窒息。

第三节 石膏绷带固定术患者的护理

石膏绷带是常用的外固定材料之一,适用于骨关节损伤及术后的固定。石膏绷带卷是将熟石膏粉撒在上过浆的纱布绷带上用木板刮匀,石膏绷带经温水浸泡后,包在固定的肢体上,5~10 min 即可硬结成型,并逐渐干燥固定,对患肢起有效的固定作用。近年来,黏胶石膏绷带的使用较为广泛,是将胶质黏合剂与石膏粉完全混合后牢固地黏附在支持纱布上制成,使石膏绷带的处理更为清洁、舒适。

常用的石膏类型可分为石膏托、石膏夹板、石膏管型、躯体石膏及特殊类型石膏等(图 45-11)。

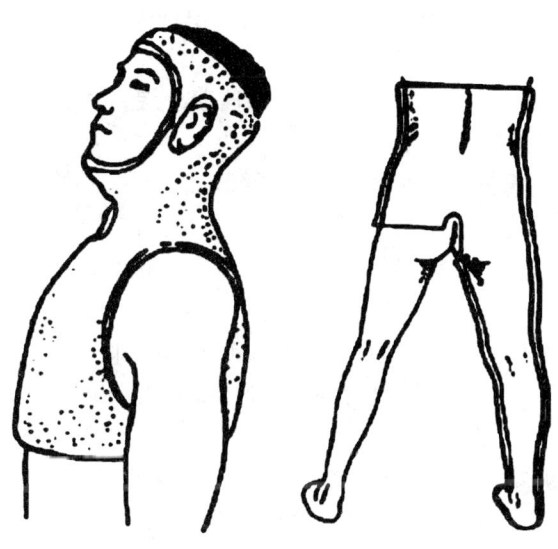

图 45-11 躯干石膏

【适应证】

石膏绷带固定术的适应证包括:骨折复位后的固定;关节损伤和关节脱位复位后的固定;周围神经、血管、肌腱断裂或损伤,皮肤缺损,手术修复后的制动;急慢性骨、关节炎症的局部制动;畸形矫正术后矫形位置的维持和固定。

【禁忌证】

石膏绷带固定术的禁忌证:全身情况差,如心功能、肺功能、肾功能不全,进行性腹水等;伤口发生或疑有厌氧菌感染;孕妇禁忌躯干部大型石膏固定;年龄过大、新生儿、婴幼儿及身体衰弱者不宜行大型石膏固定。

【护理诊断/问题】

1. 躯体活动障碍 与石膏固定后肢体活动受限有关。
2. 肢体肿胀疼痛 与石膏固定过紧有关。

3. 有失用综合征的危险　与固定肢体长期缺乏功能锻炼有关。
4. 潜在并发症　骨筋膜室综合征、石膏综合征、褥疮、出血等。

【护理措施】

1. 操作前

（1）做好解释　向患者及家属解释操作过程中石膏散热属正常现象，并告知患者肢体关节必须固定在功能位或所需的特殊位，中途不能随意变动，以取得患者配合。

（2）影像学检查　石膏固定前，固定后患处须定时做X射线检查，以备先后对照。

（3）用物准备　备齐石膏固定所需用物，如石膏绷带、内盛35～40℃温水的水桶或水盆、石膏刀、剪、衬垫、支撑木棍、卷尺和有色铅笔等。

（4）皮肤准备　用肥皂及清水清洁需石膏固定处的皮肤并擦干，有伤口者更换敷料，发现皮肤异常应记录并报告医师。

2. 操作中

（1）体位　将患者置于关节功能位，特殊情况根据需要摆放。由专人维持或置于石膏牵引架上，切不可中途变换体位。

（2）覆盖衬垫　在石膏固定处的皮肤表面覆盖一层衬垫，可用棉织筒套、棉垫或绵纸，以防局部受压形成褥疮。

（3）制作石膏条　根据肢体长度选择石膏绷带的型号，在平台上将石膏绷带来回折叠，通常上肢10～12层，下肢12～15层，而后从两头向中间折叠，平放入水内浸泡充分后，向中间轻挤，去除多余水分后，推模压平，置于患肢背面。

（4）石膏包扎

石膏托制作：若制作石膏托，则直接用普通绷带缠绕即可。

石膏管型制作：若制造石膏管型，则将石膏卷平放入水桶并完全浸没，至石膏卷停止冒气泡时双手持石膏卷两头取出，挤去多余水分。石膏卷贴着躯体从肢体近侧向远侧推动，使绷带粘贴缠绕，每一圈绷带覆盖上上一圈绷带的1/3。缠绕过程中用手掌均匀抚摸绷带，以使各层贴合紧密、平整无褶，曲线明显、粗细不匀处要用拉回打"褶裥"，不可包的过紧或过松；层次均匀，一般包5～7层，绷带边缘、关节部位及骨折部多包2～3层；石膏绷带的厚度上下一致，以不断裂为标准，不可任意加厚。

（5）捏塑　石膏未定型前，根据局部解剖特点适当捏塑及整理，使石膏在干固过程中固定牢稳而不移动位置，重点注意接各关节部位。在石膏表面涂上石膏糊，加以按摩，使表面光滑。四肢绷带应露出手指或脚趾，一边观察肢体末端血液循环、感觉和运动，同时可进行功能锻炼。

（6）包边　将衬边从内面向外拉出一些，包住石膏边缘，若无衬垫，可用一宽胶布沿石膏边包起。在石膏表面涂上石膏糊，可以使表面光滑。

（7）标记　用记号笔在石膏外标记固定日期及预订拆石膏日期。

（8）开窗　石膏未干前，为方便局部检查或伤口引流、更换敷料等，可在相应部位石膏上开窗。方法是确定开窗范围并标记，用石膏刀沿标记线向内侧斜切，边切边将切开的石膏向上拉直至完全切开。已开窗的石膏需用棉花填塞后包好，或将石膏盖复原后，用绷带加压包紧，以防软组织向外突出。

3. 操作后

(1) 石膏干固前

加快干固:石膏一般自然风干,从硬固到完全干固需24~72 h;创造条件加快干固,天气冷时可通过适当提高室温、用灯泡烤箱、红外线照射等烘干及热风机吹干等方法,但须注意石膏传热,温度不宜过高,且应经常移动仪器位置,以免灼伤。

搬运:搬运及翻身时,用手掌托平石膏固定的肢体,维持肢体的位置,避免石膏折断。

体位:潮湿的石膏容易折断、变形,故须维持石膏固定的位置直至石膏完全干固,患者须卧硬板床,用软枕妥善垫好石膏。术后8 h内患者勿翻身,8~10 h后协助翻身。四肢包扎石膏时抬高患肢,适当支托,以防肢体充血及出血。石膏背心及人字形石膏患者勿在头及肩下垫枕,避免胸腹部受压。下肢石膏应防足下垂及足外旋。

保暖:寒冷季节注意保温。未干固的石膏须覆盖毛毯时应用支架托起。

(2) 石膏干固后

1) 保持石膏清洁、干燥:髋人字形石膏及石膏背心固定者,尤其是婴幼儿患者,大小便后应及时清洁臀部及会阴,并注意勿污染及弄湿石膏。石膏污染后用布蘸少量洗涤剂擦拭,清洁后立即擦干。断裂、变形和严重污染的石膏应及时更换。

2) 保持有效固定:行石膏管型固定者,因肢体肿胀消退或肌萎缩可导致石膏失去固定作用,必要时应立即更换。

3) 并发症的观察及护理

骨筋膜室综合征:骨筋膜室是由骨、骨间膜、肌间隔和深筋膜形成的密闭腔隙。四肢骨折时,骨折部位骨筋膜室内的压力增高,导致肌肉和神经因急性缺血而产生一系列早期综合征,即为骨筋膜室综合征。骨筋膜室综合征好发于前臂掌侧和小腿。应密切观察石膏固定肢体的末梢血液循环。注意评估"5P"征:疼痛(pain)、苍白(pallor)、感觉异常(paresthesia)、麻痹(paralysis)及脉搏消失(pulseless)。若患者出现肢体血液循环受阻或神经受压的征象,应立即放平肢体,并通知医师全层剪开固定的石膏,严重者须拆除,甚至行肢体切开减压术。

褥疮:因行石膏固定术患者多需长期卧床,容易发生骨突部位的褥疮。应保持床单位的清洁、干燥,定时翻身,避免剪切力、摩擦力等损伤。

化脓性皮炎:多因石膏塑型不好,石膏未干固时搬运或放置不当等致石膏凹凸不平;部分患者可能将异物伸入石膏内搔抓石膏下皮肤,导致肢体局部皮肤受损。主要表现为局部持续性疼痛、形成溃疡、有恶臭及脓性分泌物流出或渗出石膏,应及时开窗检查及处理。

石膏综合征:部分行躯干石膏固定的患者可能出现反复呕吐、腹痛甚至呼吸窘迫、面色苍白、发绀、血压下降等表现,称为石膏综合征。常见原因:①石膏包裹过紧,影响患者呼吸及进食后胃扩张。②手术刺激神经及后腹膜致神经反射性急性胃扩张。③过度寒冷、潮湿等致胃肠功能紊乱。因此缠绕石膏绷带时不可过紧,且上腹部应充分开窗;调整室内温度在25 ℃左右、湿度为50%~60%;嘱患者少量多餐,避免过快过饱及进食产气多的食物等。发生轻度石膏综合征可通过调整饮食、充分开窗等处理;严重者应立即拆除石膏,予禁食、胃肠减压,静脉补液等处理。

失用综合征:由于肢体长期固定、缺乏功能锻炼,导致肌萎缩;同时大量钙盐逸出

议一议:
石膏固定期间出现石膏内疼痛怎么护理?

骨骼可致骨质疏松;关节内纤维粘连致关节僵硬。因此石膏固定期间,应加强肢体的功能锻炼。

出血:手术切口或创面时,血液或渗出液可能渗到石膏外,用记号笔标记出范围、日期,并详细记录。如血迹边界不断扩大须及时报告医师,必要时协助医师开窗以彻底检查。

其他:由于行石膏固定术后长期卧床,患者还可能出现坠积性肺炎、便秘、泌尿道感染等并发症,应加强观察并及时处理。

(3)石膏拆除　拆石膏前需向患者解释,使用石膏锯时可有振动、压迫及热感,但无痛感,不会切到皮肤。石膏拆除后,患者可能有肢体减负的感觉。石膏下的皮肤一般有一层黄褐色的痂皮或死皮、油脂等;其下的新生皮肤较为敏感,避免搔抓,可用温水清洗后,涂一些润肤霜保护皮肤,每日行局部按摩。由于长时间固定不动,开始活动时肢体可能产生关节僵硬感或肢体肿胀,应指导患者加强患肢功能锻炼,必要时用弹性绷带包扎患肢,并逐步放松,以缓解不适症状。

第四节　功能锻炼

功能锻炼是骨科治疗的重要组成部分,是促进肢体功能恢复、预防并发症的重要保证。康复训练应遵循循序渐进、动静结合、主动与被动运动相结合的原则。可应用图、表的方式,与患者共同讨论并制订个性化的功能锻炼方案,从而充分调动患者的主观能动性,争取早期、科学合理地进行康复训练。通常骨科患者的功能锻炼分3阶段。

1. 初期　术后1~2周,此期功能锻炼的主要目的是促进肢体血液循环,消除肿胀,防止失用综合征。此期病变部位可能由于疼痛、肿胀导致肢体活动受限,因此功能锻炼应以肌肉等长舒缩运动为主;而身体其他部位应加强各关节的主动活动。

2. 中期　术后2周,即手术切口愈合、拆线到解除牵引或外固定支具,此时病变部位肿胀已消退,局部疼痛减轻,应根据病情需要,在医护人员指导和健肢的帮助下,配合简单的器械或支架辅助锻炼,逐渐增加病变肢体的运动范围和运动强度。

3. 后期　此时病变部位已基本愈合,外固定支具拆除,应加强关节活动范围和肌力的锻炼,并配合理疗、按摩、针灸等物理治疗和外用药物熏洗,促进恢复。

此外,还应保持关节功能位置,但由于功能位是相对的,在临床实际应用中应视患者的年龄、性别、职业等综合因素确定。

实训(9)　骨折患者外固定与搬运的护理

一、骨折患者的外固定

【实训目的】

及时、正确的固定有利于减少疼痛,预防休克,避免神经、血管、骨骼与软组织的再损伤以利于伤员的搬动。

【实训要求】

根据患者不同的骨折部位采取正确的固定方法,减轻患者的疼痛,避免加重损伤,紧急情况下就地取材。

【实训准备】

1. 木制夹板、钢丝夹板、塑料夹板、充气夹板。

2. 其他材料,如特制的颈部固定器、股骨骨折的托马斯架。

3. 紧要时就地取材的木棍、树枝、竹棒等。

【操作步骤】

1. 先对患者进行护理评估

(1)了解患者病情、意识状态、肢体肌力、配合能力。

(2)对清醒的患者,解释操作目的,取得患者合作。

2. 操作过程

(1)患者准备:①告知患者操作目的、方法,取得配合;②指导患者与护士同时用力。

(2)护理人员洗手,戴口罩,检查用物。

(3)根据不同部位骨折正确的固定。

前臂骨折固定法:夹板放置骨折前臂外侧,骨折突出部分要加垫,然后固定腕肘两关节,用三角巾将前臂屈曲悬胸前,再用三角巾将上肢固定于伤员胸廓。

上臂骨折固定法:夹板放置骨折上臂外侧,骨折突出部分加垫,然后固定肘肩两关节,用三角巾将上臂屈曲悬胸前,再用三角巾将伤肢固定于伤员胸廓。

小腿骨折固定法:将夹板放置骨折大腿外侧,骨折突出部分要加垫,然后固定伤口上下两端,固定膝、踝两关节(8字固定踝关节),夹板顶端再固定。

大腿骨折固定法:将夹板放置骨折大腿外侧,骨折突出部分要加垫,然后固定伤口上下两端,固定踝、膝关节,最后固定腰、髂、腋部。

脊椎骨折固定法:伤员仰卧木板上,用绷带将伤员胸、腹、髂、膝、踝部固定于木板上。

颈椎骨折固定法:伤员仰卧木板上,颈下、肩部两侧腰加垫,头部两侧用棉垫固定防止左右摇晃,然后用绷带将额、颏、胸固定于木板上。

(4)整理用物洗手。

【注意事项】

1. 注重全身情况,如发生呼吸、心搏骤停,应立即抢救先进行呼吸、心搏复苏。

2. 如有伤口和出血,应先止血和清创包扎伤口,然后再固定骨折。

3. 在处理开放性骨折时,局部要做清洁消毒处理,用纱布将伤口包好,严禁把暴露在伤口外的骨折端断送回伤口内,以免造成伤口污染和再度刺伤血管和神经。

4. 上肢、下肢、脊柱骨折的患者一般应就地固定,不要随便移动伤者,不要盲目复位,以免加重损伤程度。

5. 同时固定骨折部位上方和下方两个部位的关节,以便骨折处更稳妥、牢固地固定。

6. 夹板或绷带的松紧要适宜。在夹板或就便器材与皮肤之间应填隔衬垫,使固定更加牢靠,可以避免皮肤损伤。

7. 上肢成屈肘位固定,下肢伸直固定。四肢骨折固定时应先捆绑骨折近段,随后捆绑其远端。固定四肢时,要将指(趾)端露出,以便随时观察肢体血液循环情况。如发现指(趾)苍白、发冷、麻木、疼痛、肿胀、甲床青紫时,说明固定、捆绑过紧,血液循环不畅,应立即松开,重新包扎固定。

8. 夏天防中暑,冬天注意保暖。

二、骨折患者的搬运

【实训目的】

及时、迅速、安全的转运伤员至安全地区防止再次受伤。

【实训要求】

常用的搬运有徒手搬运和担架搬运两种。可根据伤者的伤势轻重和运送的距离远近而选择合适的搬运方法。徒手搬运法适用于伤势较轻且运送距离较近的伤者,担架搬运适用于伤势较重,不宜徒手搬运,且需转运距离较远的伤者。

【实训准备】

平车(上置以被单和橡胶单包好的垫子和枕头),带套的毛毯或棉被,必要时备氧气袋、输液架、木板和中单。

【操作步骤】

1. 操作前先对患者进行护理评估

(1)了解患者病情、意识状态、肢体肌力、配合能力。

(2)了解患者有无约束、各种管路情况。

(3)对清醒的患者,解释操作目的,取得患者合作。

2. 操作过程

(1)患者准备:①告知患者操作目的、方法,取得其配合;②指导患者与护士同时用力。

(2)护理人员洗手,戴口罩,检查用物。

(3)固定床轮,松开盖被(必要时将盖被折叠至床尾或一侧),各种导管及输液装置安置妥当。

(4)视患者病情放于床头支架靠背架,将枕头横立于床头。

三、较轻微骨折搬运法

1. 徒手单人搬运

(1)扶持法 即让伤员一只手搭在你的脖子上,你牢牢抓住,另一只手扶着伤员前进。

(2)背负法 背负着伤员前进。

(3)抱持法 一只手托住伤员的腿,另一只手托住伤员的背,将伤员抱着前进。

2. 双人搬运

(1) 桥扛式 就是两个人一只手抓住自己的手臂,另一只手抓住对方的手臂,组成一个四方形,抬着伤员前进。

(2) 拉车式 前面一个人双手抓住伤员的腿,后面一个人则托住伤员的背前进。

(3) 平卧托运法 两个人各用一只手托住伤员的背部,然后一人另一只手托住伤员的腿,另外一个人扶住伤员的颈部。

(4) 椅式搬运 这个就要借助有靠背的椅子了,让伤员坐在椅子上,稍微倾斜45°角两个人借助椅子前进。

四、严重骨折搬运法

1. 挪动法 帮助患者移向床边;平车与床平行并紧靠床边,将盖被平铺于平车上;护士抵住平车,帮助患者按上身、臀部、下肢的顺序向平车挪动,为患者盖好被,使患者舒适。

2. 一人法

(1) 患者仰卧屈膝,双手握住床头栏杆,也可搭在护士肩部或抓住床沿。

(2) 护士一手托住患者肩部,另一手托住臀部让患者两臂用力,脚蹬床面,托住患者重心顺势向床头移动。

3. 二人法

(1) 患者仰卧屈膝。

(2) 两位护士分别站在床的两侧,交叉托住患者颈肩部和臀部,或一人托住肩及腰部,另一人托住臀部及腘窝部,两人同时抬起患者移向床头。

4. 三人法 将平车推至床尾,使平车头端与床尾成钝角,固定平车;松开盖被,协助患者穿衣,将盖被平铺于平车上;三人站于床同侧,将患者移至床边;一名护士托住患者头、肩胛部,另一名护士托住患者背部、臀部,第三名护士托住患者腘窝、小腿部,三人同时抬起,使患者身体稍向护士倾斜,同时移步转向平车,将患者轻放于平车上,为患者盖好被。

5. 四人法 移开床旁桌、椅,推平车与床平行并紧靠床边;在患者腰、臀下铺中单;一名护士站于床头,托住患者头及颈肩部,第二名护士站于床尾,托住患者两腿,第三名护士和第四名护士分别站于床及平车两侧,紧握中单四角,四人合力同时抬起患者,轻放于平车上,为患者盖好被。

五、注意事项

1. 移动伤者时,首先应检查伤者的头、颈、胸、腹和四肢是否有损伤,如果有损伤,应先做急救处理,再根据不同的伤势选择不同的搬运方法。

2. 病(伤)情严重、路途遥远的伤病员,要做好途中护理,密切注意伤者的神志、呼吸、脉搏以及病(伤)势的变化。

3. 上止血带的伤者,要记录上止血带和放松止血带的时间。

4. 搬运脊椎骨折的伤者,要保持伤者身体的固定。颈椎骨折的伤者除了身体固定外,还要有专人牵引固定头部,避免移动。

5.用担架搬运伤者时,一般头略高于脚,休克的伤者则脚略高于头。行进时伤者的脚在前,头在后,以便观察伤者情况。

6.用汽车、大车运送时,床位要固定,防止起动、刹车时晃动使伤者再度受伤。

(范炎峰)

病案讨论

病例摘要一 患者,女,67岁,因左腿外展型股骨颈骨折入院,拟行保守治疗。

讨论:①通常此类患者采用哪种保守方法？②如何对该患者护理？

病例摘要二 患者,女,54岁,因为头晕从楼梯上摔下来,清醒后站立起来感觉右小腿疼痛,向前走动几步疼痛剧烈难忍。查体:右小腿肿胀明显,皮肤有瘀斑,小面积擦伤,肢体畸形,压痛明显,活动受限。X射线检查显示右胫骨、腓骨中下段骨折。经过手术复位后,用管型石膏固定。

讨论:①石膏固定前的护理措施有哪些？②如何预防术后并发症？③怎样指导患者进行功能锻炼？

习题

一、护考测试

【A1型题】

1.下面哪项不是骨筋膜室综合征的症状 （　）
   A.疼痛　　　　　　　　　B.皮肤潮红
   C.感觉异常　　　　　　　D.麻痹
   E.脉搏消失

2.皮牵引的重量一般不超过 （　）
   A.2～3 kg　　　　　　　B.4～5 kg
   C.6～7 kg　　　　　　　D.8～9 kg
   E.10～11 kg

【A2型题】

3.患者,女,34岁,小腿石膏绷带包扎1 h后,出现脚趾剧痛,苍白发凉,足背动脉搏动减弱,首先应采取的措施是 （　）
   A.注意保暖　　　　　　　B.抬高患肢
   C.给予止痛药　　　　　　D.做下肢被动活动
   E.适当松解石膏绷带

4.患者,女,70岁,不慎摔倒致右股骨转子骨折,伴移位。因心功能不全不宜手术治疗,采用牵骨引术。应重点预防的并发症是 （　）
   A.骨筋膜室综合征　　　　B.脂肪栓塞
   C.坠积性肺炎　　　　　　D.肌肉痉挛
   E.创伤性关节炎

【A3/A4型题】(5～6题共用题干)

患者,男性,72岁,因左腿外展型股骨颈骨折入院,拟行保守治疗。

5.对该患者的护理措施中正确的是 （　）
   A.患肢应抵住床尾　　　　B.牵引绳不能脱离滑轮的滑槽

C. 患肢和牵引绳上可盖厚被子 D. 嘱患者若发生皮肤过敏,可自行将胶布撕下
E. 牵引物定时着地一段时间,以免过度牵引

6. 在牵引过程中,护士可以指导患者进行左侧患肢 （ ）

A. 膝关节伸屈活动 B. 髋关节伸屈活动
C. 股四头肌等长运动 D. 助力运动
E. 手法治疗

二、研考能力拓展

患者,男,45岁,车祸造成左胫骨骨折,手法复位行石膏固定术。请问:①护士应该怎样对患者进行功能锻炼?②该患者石膏固定后可能会出现的并发症有哪些?

第四十六章 骨与关节损伤患者的护理

第一节 骨折概述

骨折是指骨结构的连续性发生部分或完全中断。

骨折可由创伤和骨骼疾病所致。创伤性骨折多见,如交通事故、坠落或跌倒等。骨骼疾病可导致骨质破坏,如骨髓炎、骨肿瘤等。骨骼疾病在无外力或在轻微外力作用下即可发生的骨折,称为病理性骨折。本章重点介绍创伤性骨折。

1. 直接暴力　暴力直接作用于局部骨骼导致该部位发生骨折,常伴有不同程度的软组织损伤。如车轮撞击小腿,于撞击处发生胫腓骨骨干骨折。

2. 间接暴力　暴力通过纵向传导、杠杆、旋转和肌肉收缩等方式使受力点以外的骨骼部位发生骨折。如跌倒时以手掌撑地,由于上肢与地面的角度不同,暴力向上传导可致桡骨远端骨折或肱骨髁上骨折;从高处坠落足先着地,躯干因重力关系向前屈曲,胸腰脊柱交界处的椎体发生压缩性或爆裂骨折。

3. 积累性劳损　长期、反复、轻微的直接或间接劳损可致使肢体某一特定部位发生的骨折,又称为疲劳性骨折。如远距离行走易致第2、3跖骨及腓骨下1/3骨干骨折。

(一)骨折分类

1. 根据骨折的程度和形态的分类

(1)不完全骨折　骨的完整性和连续性部分中断。按其形态又可分为:裂缝骨折是指骨质发生裂隙,无移位,像瓷器上的裂纹,多见于颅骨、肩胛骨等;青枝骨折多见于儿童,主要表现为骨皮质劈裂,与青嫩树枝被折断时相似而得名。

(2)完全骨折　骨的完整性和连续性全部中断。按骨折线的方向及其形态可分为(图46-1)以下几种。①横形骨折:骨折线与骨干纵轴接近垂直;②斜形骨折:骨折线与骨干纵轴呈一定角度;③螺旋形骨折:骨折线呈螺旋状;④粉碎性骨折:骨质破裂成3块以上,骨折线呈"T"形或"Y"形骨折;⑤嵌插骨折:骨折片相互嵌插,多见于干骺端骨折,即骨干的密质骨嵌插入骨骺端的松质骨内;⑥压缩性骨折:骨质因压缩而变形,多见于松质骨,如脊椎骨和跟骨;⑦凹陷性骨折:骨折片局部下陷,多见于颅骨;⑧骨骺分离:经过骨骺的骨折,骨骺的断面可带有数量不等的骨组织。

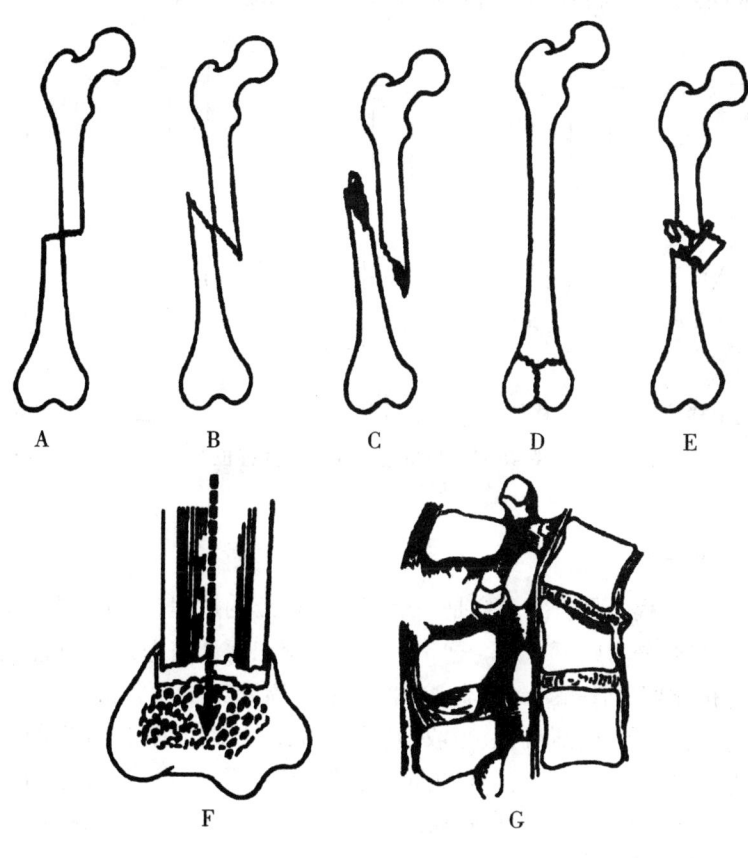

图46-1 完全骨折
A.横形骨折　B.斜形骨折　C.螺旋形骨折　D."T"形骨折　E.粉碎性骨折
F.嵌插骨折　G.压缩性骨折

2. 根据骨折处是否与外界相通分类

（1）开放性骨折　骨折处皮肤或黏膜破裂，骨折端直接或间接与外界相通，如耻骨骨折伴膀胱或尿道破裂，尾骨骨折致直肠破裂。

（2）闭合性骨折　骨折处皮肤或黏膜完整，骨折端不与外界相通。

3. 根据骨折端的稳定程度分类

（1）稳定性骨折　骨折端不易移位或复位后不易再发生移位的骨折，如裂缝骨折、青枝骨折、横形骨折、压缩性骨折、嵌插骨折等。

（2）不稳定性骨折　骨折端易移位或复位后易再移位的骨折，如斜形骨折、螺旋形骨折、粉碎性骨折等。

（二）骨折移位

由于暴力作用、肌肉牵拉、骨折远侧端肢体重量的牵拉及不恰当的搬运或治疗等原因，大多数骨折都有不同程度的移位。常见的移位有以下5种（图46-2），经常同时存在。①成角移位：两骨折断的纵轴线交叉成角，以其顶角的方向可分为向前、后、内或外成角；②侧方移位：以近侧骨折段为准，远侧骨折段向前、后、内、外的侧方移位；③缩短移位：两骨折段相互重叠或嵌插，使其缩短；④分离移位：两骨折段在纵轴上相互分离,形成间隙;⑤旋转移位:远侧骨折段围绕骨的纵轴旋转。

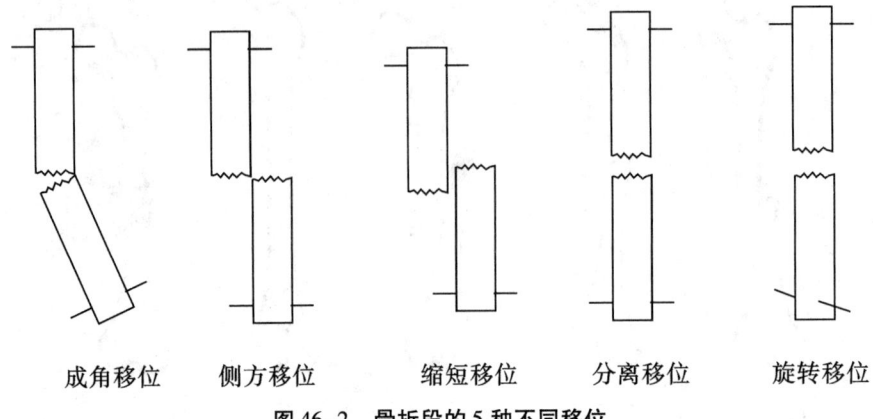

成角移位　侧方移位　缩短移位　分离移位　旋转移位

图46-2　骨折段的5种不同移位

(三)骨折愈合

1. 骨折愈合过程　骨折的愈合是一个复杂而连续的过程,根据组织学和细胞学的变化按理论上将其分为以下3期。这3期是相互交织逐渐演进,不可截然分开的。

(1)血肿机化期　骨折导致骨髓腔、骨膜下和周围组织血管破裂出血,在骨折断端及其周围形成血肿。逐渐机化、吸收,转变为纤维结缔组织,把骨折的两端连接起来,所以此期又称为纤维愈合期。与此同时近骨折端的骨外膜、骨内膜深层细胞增殖,形成骨样组织,从两侧逐渐向骨折间隙延伸,需要2~3周。此期临床无支架作用,骨折不稳定,易发生移位。

(2)原始骨痂形成期　骨折两端间的骨内膜、骨外膜形成骨样组织逐渐钙化,形成新骨,即膜内化骨。骨断端间和髓腔内的纤维组织逐渐转化为软骨组织,并进一步钙化形成环状骨痂和腔内骨痂,称软骨内化骨(原始骨痂或桥梁骨痂)。这些骨痂不断钙化加强,当其达到足以抵抗肌肉收缩及剪力和旋转外力时,则骨折达到临床愈合,一般需4~8周。此时可以除去外固定,逐渐恢复日常活动。但原始骨痂尚欠牢固,应防止外伤,以免发生再次骨折。X射线可见骨折处有梭形骨痂阴影,但骨折线仍隐约可见。

(3)骨痂改造塑形期　原始骨痂中新生骨小梁逐渐增粗,排列不规则,不牢固。随着肢体的活动和负重,在应力轴线上的骨痂不断改造、加强,而周围骨痂逐渐被清除吸收,最后形成适应生理需要的永久骨痂。此过程需8~12周。最终,髓腔重新沟通,骨折处恢复正常骨结构,在组织学和放射学上不留痕迹。

2. 临床愈合标准　其标准为:①局部无压痛及纵向叩击痛;②局部无反常活动;③X射线片显示骨折线模糊,有连续骨痂通过骨折线;④拆除外固定后伤肢能向前平举1 kg重物持续达1 min,下肢能不扶拐在平地连续步行3 min,且不少于30步;⑤连续观察2周骨折处不变形。以上5条都是必须达到。检查第2项和第4项时应慎重,不宜在去除固定后立即进行。可先练习数日后再测定,以不发生再次骨折为原则。达到临床愈合后,可拆除患者的外固定,通过功能锻炼逐渐恢复患肢功能。骨折经治疗后愈合较慢,超过一般愈合时间,但仍有继续愈合的能力和可能性,针对原因经过适当处理仍可达到骨折愈合,称骨折延迟愈合。骨折经过治疗,超过一般愈合时间,且经过延长治疗时间仍达不到骨性愈合,骨折处有反常活动,称骨折不愈合。骨折愈合的位置未达到功能复位的要求,存在超角、旋转或重叠,称为畸形愈合。

3. 影响愈合的因素

(1) 年龄　年龄越小骨折愈合的速度越快。

(2) 健康状况　营养不良、体弱多病或患有各种代谢障碍性疾病等健康不佳者愈合慢。

(3) 骨折部位的血液供应　血供不良的部位不易愈合。

(4) 感染　骨折处伤口感染不易愈合。

(5) 治疗和护理　如反复多次的手法复位、骨折固定不牢固、过早和不恰当的功能锻炼、治疗操作不当等都会影响骨折的愈合。

(6) 骨折、软组织损伤程度　损伤重、骨断端接触不佳、分离或有软组织嵌入则影响愈合。

(7) 骨折的类型和数量　骨折断面接触面越大愈合越快,骨折部位越多愈合越慢。

【临床表现】

1. 全身表现　大多数骨折只会引起局部症状,但严重骨折和多发性骨折可导致全身反应。

(1) 休克　多由于广泛的软组织损伤、大量出血、剧烈疼痛或并发重要内脏器官损伤等引起的。如骨盆骨折、股骨骨折、多发性骨折、严重的开放性骨折。

(2) 发热　骨折后一般体温正常。股骨骨折、骨盆骨折等骨折的出血量较大,血肿吸收时可出现低热,但一般不会超过38℃。开放性骨折出现高热时,应考虑感染的可能。

2. 局部表现

(1) 一般表现　①疼痛和压痛:骨折和合并伤处疼痛,移动患肢时疼痛加剧,伴明显压痛。由骨长轴远端向近端叩击和冲击时可诱发骨折部位疼痛。②肿胀和瘀斑:骨折处血管破裂出血形成血肿,软组织损伤导致水肿,都可使患肢严重肿胀,甚至出现张力性水疱和皮下瘀斑。由于血红蛋白的分解,可呈紫色、青色或黄色。③功能障碍:局部肿胀和疼痛使患肢活动受限。如为完全性骨折,可使受伤肢体完全丧失活动功能。

(2) 特有体征　①畸形:骨折段移位可使患肢外形改变,多表现为缩短、成角或旋转畸形;②反常活动:正常情况下肢体非关节部位出现类似于关节部位的活动;③骨擦音或骨擦感:两骨折端相互摩擦时,可产生骨擦音或骨擦感。具有以上三者之一即可诊断为骨折,但也有以上三者都不出现的骨折,如裂缝骨折、嵌插骨折等。

3. 并发症　骨折发生时常常会出现全身或局部的并发症,有时伴有致重要组织、器官的损伤比骨折本身更严重的并发症,甚至短时间内危及生命,必须紧急处理。

(1) 早期并发症

1) 休克:严重的创伤、剧烈的疼痛、大出血可致休克。

2) 脂肪栓塞综合征:多发生于成人粗大的骨干骨折,如股骨干骨折。骨折部位的骨髓组织被破坏,血肿张力过大,使脂肪滴经破裂的静脉窦进入血液循环可引起肺、脑、肾等部位发生脂肪栓塞。通常发生在骨折后48 h内,典型表现有进行性呼吸困

> 平常说"伤筋动骨一百天"有道理吗?

难、发绀,胸部摄片有广泛性肺实变。动脉低血氧可致烦躁不安、嗜睡,甚至昏迷和死亡。

3) 重要内脏器官损伤:骨折导致肝、脾、肺、膀胱、尿道和直肠等损伤,如脊柱骨折和脱位伴发脊髓损伤。

4) 重要周围组织损伤:骨折导致重要血管、周围神经、脊髓等损伤,如脊柱骨折和脱位伴发脊髓损伤、腓骨颈骨折易损伤腓神经。

5) 骨筋膜室综合征:是指四肢由骨、骨间膜、肌间隔和深筋膜组成的骨筋膜室内的肌肉和神经因急性缺血而产生的一系列早期症状和体征,是四肢骨损伤的严重并发症,最常发生在前臂和小腿,应引起临床足够重视。引起骨筋膜室压力增高的内部因素为骨折的血肿和组织水肿使室内内容物体积增加,外部因素为包扎过紧、局部压迫使室内容积减小。当压力达到一定程度(前臂 65 mmHg,小腿 55 mmHg),供应肌肉的小动脉关闭(图46-3),可形成缺血—水肿—缺血的恶性循环。根据缺血程度不同可导致不同结果。①濒临缺血性肌挛缩:缺血早期,若能及时恢复血液供应,可没有或仅有极小量肌肉坏死,可不影响肢体功能;②缺血性肌挛缩:较短时间或较重程度的不完全缺血,大部分肌肉坏死,因挛缩畸形而严重影响肢体功能;③坏疽:广泛、长时间完全缺血,大量肌肉坏疽,常需截肢。若大量毒素进入血液循环,可并发休克、感染或急性肾衰竭导致患者死亡。

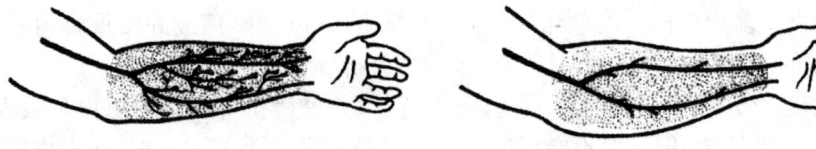

图46-3 前臂骨筋膜室综合征发展过程示意

A. 早期肌肉的毛细血管血液循环开始受压 B. 若骨筋膜室的张力继续增加,肌肉的血液供应可完全丧失,但远侧动脉搏动还可以存在,所以临床上不能以此作为安全指标

> 区分早期和晚期并发症的依据是什么?

(2) 中晚期并发症

1) 坠积性肺炎:主要发生于因骨折长期卧床不起的患者,以老年、体弱和伴有慢性病者多见,有时甚至危及患者生命。

2) 褥疮:骨突出受压时,局部血液循环障碍易形成褥疮。常见部位有骶尾部、髋部、足跟部等。截瘫患者由于肢体失去神经支配,局部缺乏感觉且血液循环较差,因此褥疮更易发生且更难治愈。

3) 下肢深静脉血栓形成:多见于骨盆骨折或下肢骨折患者。由于下肢长时间制动,静脉血液回流缓慢,以及创伤所致的血液高凝状态等,都容易导致下肢深静脉血栓形成。

4) 感染:开放性骨折时,由于骨折断端与外界相通,存在感染的风险,严重者可能发生化脓性骨髓炎。

5) 缺血性骨坏死：骨折段的血液供应被破坏、导致骨折段缺血坏死。常见的有腕舟状骨骨折后近侧骨折段缺血坏死，股骨颈骨折后股骨头缺血坏死。

6) 缺血性肌挛缩：是骨折最严重的并发症之一，是骨筋膜室综合征的严重后果。常见原因是骨折处理不当，特别是外固定过紧，也可有骨折和软组织损伤直接导致。一旦发生则难以治疗，可造成典型的爪形手或爪形足。

7) 急性骨萎缩：是损伤所致关节附近的痛性骨质疏松，又称反射性交感神经性骨营养不良。好发于手、足骨折后，典型症状是疼痛和血管舒缩紊乱。疼痛与损伤程度不一致，随邻近关节活动而加剧，局部有烧灼感，因关节周围保护性肌痉挛而致关节僵硬。由于血管舒缩紊乱，骨折早期皮温升高、水肿、汗毛和指甲生长加快，随之皮温低、多汗、皮肤光滑、汗毛脱落，导致手或足部肿胀、僵硬、寒冷、略呈青紫达数月。

8) 关节僵硬：是骨折和关节损伤最常见的并发症。由于患肢长时间固定导致静脉和淋巴回流不畅，关节周围组织中浆液纤维性渗出和纤维蛋白沉积，发生纤维粘连，并伴有关节囊和周围肌肉挛缩，致使关节活动障碍。

9) 损伤性骨化：又称骨化性肌炎。关节扭伤、脱位或关节附近骨折时，骨膜剥离形成骨膜下血肿，若血肿较大或处理不当使血肿扩大，血肿机化并在关节附近的软组织内广泛骨化，严重影响关节活动功能。特别多见于肘关节周围损伤，如肱骨髁上骨折反复暴力复位，或骨折后肘关节活动受限而进行的强力反复牵拉所致。

10) 创伤性关节炎：关节内骨折后若未能准确复位，骨折愈合后关节面不平整，长期磨损易引起活动时关节疼痛。多见于膝关节、踝关节等负重关节。

【辅助检查】

1. 实验室检查　①血常规检查：骨折致大量出血时可见血红蛋白和血细胞比容降低；②血钙、血磷检查：在骨折愈合阶段，血钙和血磷水平常常升高；③尿常规检查：脂肪栓塞综合征时尿液中可出现脂肪球。

2. 影像学检查

(1) X射线　凡疑为骨折者应常规进行X射线检查，可以显示临床上难以发现的骨折。即使临床上可以确诊骨折，X射线检查也有助于了解骨折的部位、类型和移位等，对于骨折的治疗具有重要指导意义。脂肪栓塞综合征时，胸部X射线可见多变的、进行性加重的肺部阴影。

(2) CT和MRI　可发现结构复杂的骨折和其他组织的损伤，如颈椎骨折、颅骨骨折。

(3) 骨扫描　有助于确定骨折的性质和并发症，如有无病理性骨折。

【处理原则】

1. 现场急救　在现场急救时不仅要处理骨折，更要注意全身情况的处理。骨折急救的目的是用最简单有效的方法抢救生命、保护患肢并迅速安全转运，以便尽快后续治疗。

2. 临床处理　骨折的治疗有3个原则：复位、固定和功能锻炼。

(1) 复位　是将移位的骨折端恢复正常或近乎正常的解剖关系，重建骨的支架作用，是骨折固定和康复治疗的基础。临床根据对位（两骨折端的接触面）和对线（两骨折段在纵轴上的关系）是否良好衡量复位程度。复位标准包括解剖复位和功能复位。

前者指骨折段恢复了正常的解剖关系,对位和对线完全良好。后者指骨折段虽未恢复正常的解剖关系,但骨折愈合后对肢体功能无明显影响。

复位方法包括手法复位(又称闭合复位)和切开复位。手法复位适用于大多数骨折,其步骤包括解除疼痛、松弛肌肉、对准方向和拔伸牵引。复位时应争取达到解剖复位或接近解剖复位,如不易达到,注意不能为了追求解剖复位而反复进行多次复位。切开复位适用于手法复位失败、关节内骨折经手法复位无法达到解剖复位、手法复位未能达到功能复位、骨折并发主要血管或神经损伤、多处骨折等情况。

(2)固定　将骨折维持在复位后的位置直至骨折愈合,是骨折愈合的关键。常用方法有外固定和内固定两类。

1)外固定:常用方法有小夹板、石膏绷带、外展架、持续牵引和外固定器等。

小夹板:利用有一定弹性的柳木板、竹板或塑料板制成的长、宽合适的小夹板,在适当部位加固定垫,用横带绑在骨折部肢体的外面,以固定骨折。此法主要适用于四肢管状骨骨折者。其优点是能有效地防止移位;外扎横带和固定垫的压力可进一步矫正骨折端侧方或成角移动;固定范围一般不包括骨折的上、下关节,便于及早进行功能锻炼,防止关节僵硬;治疗费用低。缺点是绑扎太松或太紧、固定垫应用不当都不利于骨折愈合,必须掌握正确的原则和方法。

石膏绷带:用熟石膏(无水硫酸钙)的细粉末撒在特制的稀孔纱布绷带上做成。近年来采用树脂绷带固定者日渐增多。石膏绷带可根据肢体形状塑型,固定可靠,可维持时间较长。缺点是无弹性,不能调节松紧度,固定范围一般须超过骨折部的上、下关节,无法进行关节活动,易引起关节僵硬。

外展架:用铅丝夹板、铝板或木板支撑固定,或可调节的外展架用石膏绷带或黏胶带固定于患者胸廓侧方,可将肩、肘、腕关节固定于功能位。外展架使患肢处于抬高位,有利于消肿、止痛,且可避免因肢体重量的牵拉导致骨折分离移位,如肱骨骨折。

持续牵引:既有复位作用,也是外固定。方法包括皮肤牵引、骨牵引和兜带牵引等。应根据患者的年龄,性别,肌肉发达程度,软组织损伤情况和骨折的部位来选择牵引的方法和牵引重量。

外固定器:骨折复位后将钢针穿过远离骨折处的骨骼,利用夹头在钢管上的移动和旋转矫正骨折移位,最后用金属外固定器固定(图46-4)。外固定器主要用于开放性骨折,或闭合性骨折伴有局部软组织损伤或感染灶等情况。它具有固定可靠、易于处理伤口、不限制关节活动、可早期功能锻炼等优点。

2)内固定:主要在切开复位后将骨折段固定在解剖复位的位置。内固定物包括钢针、螺钉接骨板、髓内钉、加压钢板、假体、自体或异体植骨片等。成功内固定后可早期活动,预防长期卧床引起的并发症,尤其适合老年患者。

(3)功能锻炼　是防止并发症和及早恢复患肢功能的重要保证。功能锻炼应遵循动静结合、主动与被动结合、循序渐进的原则。

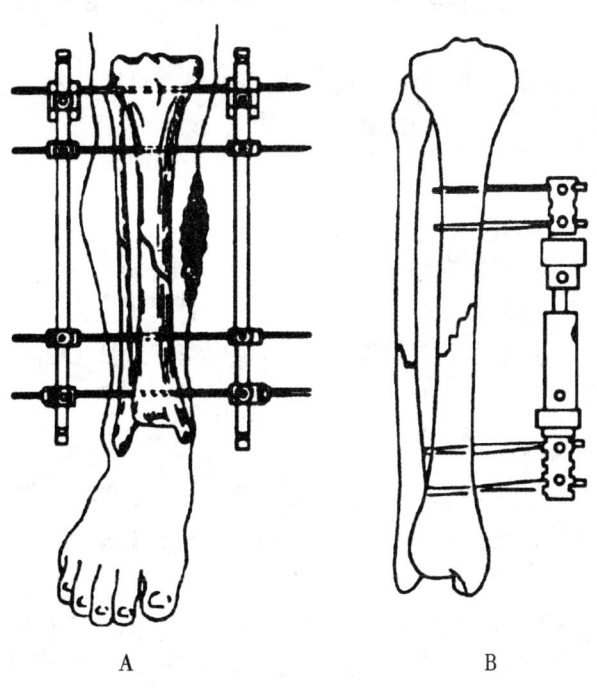

图46-4 骨外固定器
A.用于治疗开放性骨折　B.单边外固定

【护理评估】

1.术前评估

（1）健康史　①一般情况：了解患者的年龄、职业特点、运动爱好、日常饮食结构、有无酗酒等。②受伤情况：了解患者受伤的原因、部位和时间，受伤时的体位和环境，外力作用的方式、方向与性质，伤后患者功能障碍及伤情发展情况，急救处理经过等。③既往史：重点了解与骨折愈合有关的因素，如患者有无骨质疏松、骨折、骨肿瘤病史或手术史。

（2）身体状况　①全身：评估患者有无威胁生命的严重并发症；观察意识和生命体征；观察有无低血容量性休克的症状。②局部：评估患者骨折部位活动及关节活动范围，有无骨折局部特有特征和一般表现；皮肤是否完整，开放性损伤的范围、程度和污染情况；有无其他重要伴发伤，如局部神经、血管或脊髓损伤，又无骨折并发症；石膏固定、小夹板固定或牵引是否维持于有效状态。③辅助检查：评估患者的影像学和实验室检查结果，以帮助判断病情和预后。

（3）心理社会状况　患者的心理状态取决于损伤的范围和程度，多发性损伤患者多需住院和手术等治疗，由此形成的压力可影响患者与家庭成员的心理状态和相互关系。故应评估患者和家属的心理状态、家庭经济情况和社会支持系统。

2.术后评估

（1）固定状况　评估石膏固定、小夹板固定或牵引术是否维持于有效状态。

（2）并发症　评估术后是否出现骨折晚期并发症。

(3)康复程度 了解患者是否按计划进行功能锻炼,功能恢复情况及有无活动障碍引起的并发症。

(4)心理状态与认知程度 评估患者对康复训练和早期活动是否配合,对出院后的继续治疗是否了解。

【护理诊断/问题】

1. 疼痛 与骨折部位神经损伤、软组织损伤、肌肉痉挛和水肿有关。
2. 休克 与大出血、脏器损伤等有关。
3. 有外周神经血管功能障碍的危险 与骨和软骨组织损伤、外固定不当有关。
4. 潜在并发症 休克、脂肪栓塞综合征、骨筋膜室综合征、关节僵硬等。

【护理措施】

1. 现场急救

(1)抢救生命 骨折患者,尤其是严重骨折者,往往合并其他组织和器官的损伤。应检查患者全身情况,首先处理休克、昏迷、呼吸困难、窒息或大出血等可能威胁患者生命的紧急情况。

(2)包扎止血 绝大多数伤口出血可用加压包扎止血。大血管出血时可用止血带止血,最好使用充气止血带,并应记录所用压力和时间。止血带应每40~60 min放松一次,放松时间以局部血流恢复、组织略有新鲜渗血为宜。若骨折端已戳出伤口并已污染,又未压迫重要血管或神经,则不应现场复位,以免将污染物带到伤口深处。若在包扎时骨折端自行滑入伤口内,应做好记录,以便入院后清创时进一步处理。

骨折患者现场如何急救?如何搬运脊柱骨折患者?

(3)妥善固定 凡疑有骨折均应按骨折处理。对闭合性骨折而且患肢肿胀严重急救时应立即用剪刀将患肢衣袖和鞋袜剪开。骨折有明显畸形,并有穿破组织或损伤附近重要血管、神经的危险时,可适当牵引患肢,使之变直后再行固定。固定物可以为特制的夹板,或就地取材的木板、木棍或树枝等。如无任何可利用的材料,可将骨折的上肢固定于胸部,骨折的下肢与对侧健肢捆绑固定。对疑有脊柱骨折者应尽量避免移动,可采用3人平托法或滚动将患者移至硬担架、木板或门板。严禁1人抬头1人抬脚,或用搂抱的方法搬运,以免造成或加重脊髓损伤。颈椎损伤者需有专人托扶头部并沿纵轴向上略加牵引,搬运后用沙袋或折好的衣服放在颈两侧以固定头颈部。

(4)迅速转运 患者经初步处理后,应尽快转运至就近的医院进行治疗。

2. 非手术治疗护理/术前护理

(1)心理护理 向患者及其家属解释骨折的愈合是一个循序渐进的过程,充分固定能为骨折断端连接提供良好的条件,而正确的功能锻炼可以促进断端生长愈合和患肢功能恢复,因此若能在医务人员指导下有效锻炼,则可取得良好的治疗效果。对骨折后可能遗留残疾的患者,应鼓励其表达自己的思想,减轻患者及其家属的心理负担。

(2)疼痛护理 根据疼痛原因对症处理。创伤、骨折所致疼痛多在整复固定后逐渐减轻。若因创伤性骨折造成的疼痛,在现场急救中予以临时固定可缓解疼痛。若因伤口感染引起疼痛,应及时清创并应用抗生素等进行治疗。疼痛较轻时可鼓励患者听音乐或看电视以分散注意力,也可用局部冷敷或抬高患肢来减轻水肿以缓解疼痛,热疗和按摩可减轻肌肉痉挛引起的疼痛,疼痛严重时可遵医嘱给予止痛药。护理操作时动作应轻柔准确,严禁粗暴搬动骨折部位。

(3)患肢缺血的护理　骨折局部内出血、包扎过紧、不正确使用止血带或患肢严重肿胀等原因均可导致患肢血液循环障碍。应严密观察肢端有无剧痛、麻木、皮温降低、皮肤苍白或青紫、脉搏减弱或消失等血液灌注不足表现。一旦出现应对因对症处理,如调整外固定松紧度,定时放松止血带等。若出现骨筋膜室综合征及时切开减压,严禁局部按摩、热敷、理疗或使患肢高于心脏水平,以免加重组织缺血和损伤。

(4)并发症的观察和预防　观察患者意识和生命体征,患肢远端感觉、运动和末梢血液循环等,若发现骨折早期和晚期并发症应及时报告医师,采取相应处理措施。对长期卧床患者应定时翻身叩背,鼓励咳嗽咳痰,练习深呼吸,以防发生褥疮和坠积性肺炎等并发症。对开放性骨折患者应尽早清创,有效引流,严格按无菌技术清洁伤口和更换敷料,遵医嘱使用抗生素,以预防伤口感染。骨折后遵医嘱抬高患肢或采取相应体位、保证有效固定、积极进行功能锻炼等可以预防下肢深静脉血栓、急性骨萎缩和关节僵硬等并发症的发生。

(5)生活护理　指导患者在患肢固定制动期间进行力所能及的活动,为其提供必要的帮助,如协助进食、进水、排便和翻身等。

(6)加强营养　指导患者进食高蛋白、高维生素、高热量、高钙和高铁的食物,多饮水。增加晒太阳时间以增加骨中钙和磷的吸收,促进骨折修复。对不能到户外晒太阳的患者要注意补充鱼肝油滴剂、维生素 D 片、牛奶和酸奶等。

(7)外固定护理　对做石膏或牵引外固定的患者应行石膏或牵引的护理(参见第四十五章)。

3.术后护理　参见第四十五章骨科患者的一般护理。

【健康教育】

1.安全指导　指导患者及家属评估家庭环境的安全性,妥善放置影响患者活动的障碍物,如小块地毯、散放的家具等。指导患者安全使用步行辅助器械或轮椅。行走练习需要有人陪伴,以防摔倒。

2.功能锻炼　告知患者出院后坚持功能锻炼的意义和方法。指导家属如何协助患者完成各种活动。

3.复查　告知患者若骨折远端肢体肿胀或疼痛明显严重,肢体感觉麻木,肢端发凉,夹板、石膏或外固定器松动等,应立即到医院复查并评估功能恢复情况。

第二节　常见四肢骨折患者的护理

一、肱骨干骨折患者的护理

肱骨干骨折是发生在肱骨外科颈下 1~2 cm 至肱骨髁上 2 cm 段内的骨折。在肱骨干中下 1/3 段后外侧有桡神经沟,此处骨折容易发生桡神经损伤。

【病因】

肱骨干骨折可由直接暴力或间接暴力引起。直接暴力所致常发生在肱骨中、上段,致横形或粉碎性骨折。间接暴力所致常发生在肱骨干中下 1/3 骨折,由于手部或肘部着地,外力向上传导,加上身体倾倒所产生的剪式应力。也可因投掷运动或"掰腕"引起,多为斜形或螺旋形骨折。骨折端的移位取决于外力作用的大小、方向、骨折的部位和肌肉牵拉方向等。

【临床表现】

1. 症状　局部出现疼痛、肿胀、皮下瘀斑,上肢活动障碍。

2. 体征　患侧上臂可见畸形,反常活动,骨摩擦感/骨擦音。若合并桡神经损伤,可出现患侧垂腕畸形,各手指掌指关节不能背伸,拇指不能伸直,前臂旋后障碍,手背桡侧及虎口皮肤感觉减退或消失。

【辅助检查】

X射线拍片可确定骨折类型、移位方向。

【处理原则】

1. 手法复位外固定　在止痛、持续牵引和使肌肉放松的情况下复位,复位后可选择石膏或小夹板固定。桡神经贴附于肱骨干中、下1/3处,因此该处骨折手法复位时禁用反折手法,以免损伤桡神经。复位后比较稳定的骨折,可用"U"形石膏固定。中、下段长斜形或长螺旋形骨折因手法复位后不稳定,可采用上肢悬垂石膏固定,宜采用轻质石膏,以免因重量太大导致骨折端分离。选择小夹板固定者可在屈肘90°位用三角巾悬吊,成人固定6~8周,儿童固定4~6周(图46-5)。

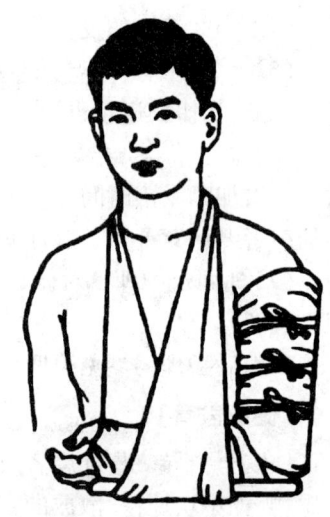

图46-5　上臂或超肩小夹板固定的外形

2. 切开复位内固定　切开直视下复位后用加压钢板螺钉内固定或带锁髓内针固定。近年来采用有限接触钢板固定治疗肱骨干下1/3骨折,因减少了对血供的影响而降低了骨折不愈合的发生率。内固定物可在半年以后取出,若无不适也可不取。

对于有桡神经损伤的患者,术中探查神经,若完全断裂,可一期修复桡神经。若为挫伤,神经连续性存在,则切开神经外膜,减轻神经继发性病理改变。

3. 康复治疗　无论是手法复位外固定,还是切开复位内固定,术后均应早期进行康复治疗。在锻炼过程中,要随时检查骨折对位、对线及愈合情况。在锻炼过程中,可配合理疗、中医、中药治疗等。

【护理诊断/问题】

1. 疼痛　与骨折、软组织损伤、肌痉挛和水肿有关。

2. 潜在并发症　肌萎缩、关节僵硬。

【护理措施】

1. 减轻疼痛　及时评估患者的疼痛程度。遵医嘱给予止痛药物,尽量减少搬动。

2. 体位　用吊带或三角巾将患肢托起,以促进静脉回流,减轻肢体肿胀疼痛。

3. 指导功能锻炼　复位固定后尽早开始手指屈伸活动,并进行上臂肌肉的主动舒缩运动,但禁止做上臂旋转运动。2~3周后,开始主动的腕、肘关节屈伸活动和肩关节旋转活动,以防肩关节僵硬或萎缩。

二、肱骨髁上骨折患者的护理

肱骨髁上骨折是指肱骨干与肱骨内、外髁交界处发生的骨折。多发生于10岁以下儿童,占小儿肘部骨折的30%~40%。有时会伤及肱动脉、正中神经、桡神经,易并发前臂缺血性肌挛缩,导致爪形手畸形,在儿童期,肱骨下端有骨骺,若骨折线穿过骺板,有可能影响骨骺发育,导致肘内翻或外翻畸形。

【病因与分类】

肱骨髁上骨折多为间接暴力引起。根据暴力类型和骨折移位方向,可分为伸直型和屈曲型(图46-6)。

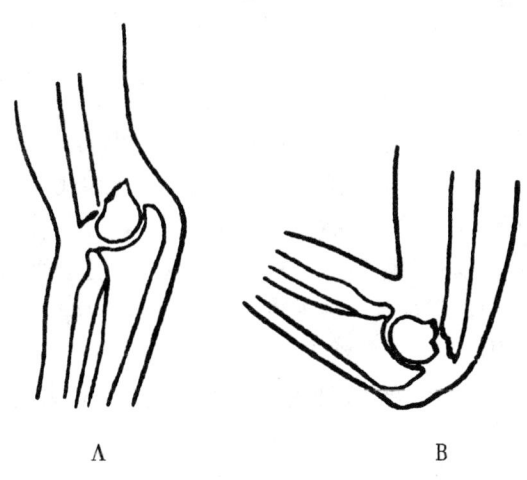

图46-6　肱骨髁上骨折
A.伸直型　B.屈曲型

1. 伸直型　较常见。跌倒时手掌着地,肘关节处于半屈曲或伸直位,暴力经前臂向上传递,同时身体前屈,由上向下产生剪式应力,造成肱骨干与肱骨髁交界处骨折。骨折近端向前下方移位,远端向后上方移位。

2. 屈曲型　跌倒时肘后方着地,肘关节处于屈曲位,暴力传导至肱骨下端导致骨折。骨折近端向后下方移位,远端向前上方移位。很少合并神经和血管损伤。

【临床表现】

1. 症状　患侧肘部出现疼痛、肿胀和功能障碍,肘后凸起,患肢处于半屈曲位,可有皮下瘀斑。

2. 体征　局部明显压痛和肿胀,有骨擦音及反常活动,肘部可扪到骨折断端,肘后三角关系正常。若正中神经、尺神经或桡神经受损,可有手臂感觉异常和运动功能障碍。若肱动脉挫伤或受压,可因前臂缺血而表现为局部肿胀、剧痛、皮肤苍白、发凉、麻木,桡动脉搏动减弱或消失,被动伸指疼痛等(图46-7)。由于肘后方软组织较少,骨折断端锐利,屈曲型骨折端可刺破皮肤形成开放骨折。

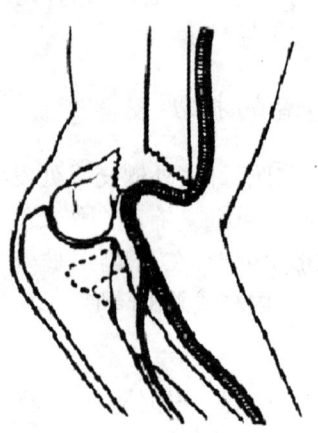

图46-7 肱骨髁上骨折损伤肱动脉

【辅助检查】

肘部正、侧位 X 射线拍片能够确定骨折的存在并判断骨折移位情况。

1. 手法复位外固定　对局部肿胀轻，没有神经和血管损伤者，可进行手法复位外固定。用对抗牵引矫正短缩及成角移位。在矫正侧方移位时，应特别注意使骨折远段稍偏向桡侧，以防止发生肘内翻畸形。复位后用石膏托固定。伸直型将肘关节固定于 90°～120°屈曲位，屈肘角度以能清晰地扪到桡动脉搏动为准。屈曲型将肘关节固定于屈曲 40°左右，4～6 周后开始功能锻炼。

2. 切开复位内固定　手法复位失败者或有神经血管损伤者，在切开直视下复位后用内固定。

3. 康复治疗　复位固定后应严密观察肢体血液循环及手的感觉、运动功能，同时进行功能锻炼。

伸直型肱骨髁上骨折由于近端向前下移位，极易压迫或刺破肱动脉，加上损伤后的组织反应使局部严重肿胀，均会影响远端肢体血液循环，导致前臂骨筋膜室综合征。因此在治疗过程中，一旦确定骨筋膜室高压存在，应紧急手术，切开前臂掌、背侧深筋膜，充分减压，配合脱水剂、扩张血管药等治疗，则可能预防前臂缺血性肌挛缩的发生。

若儿童骨折的桡侧或尺侧移位未被纠正，或合并了骨骺损伤，则骨折愈合后可出现肘内翻或外翻畸形。不严重的畸形可在儿童生长发育过程中逐渐得到纠正。若随着生长发育，畸形有加重的趋势且有功能障碍者，可在 12～14 岁时做肱骨下端截骨矫正术。

【护理诊断/问题】

1. 有神经、血管损伤的危险　与骨和软骨组织损伤、外固定不当有关。
2. 不依从行为　与患儿年龄小、缺乏对健康的正确认识有关。

【护理措施】

1. 观察病情　观察石膏绷带或夹板固定的松紧度，必要时及时调整，以免神经血管受压，影响有效组织灌注。观察前臂肿胀程度及手的感觉运动功能，如果出现高张力肿胀,手指发凉,感觉异常,手指主动活动障碍,被动伸直剧痛,桡动脉搏动减弱或消失,即应确定骨筋膜室高压的存在,须立即通知医师,并做好手术准备。如果已出现5P征,则即使手术也难以避免缺血性肌挛缩,从而遗留爪形手畸形。

2. 体位　用吊带或三角巾将患肢托起,以减轻肢体肿胀疼痛。

3. 指导功能锻炼　复位固定后尽早开始手指及腕关节屈伸活动,并进行上臂肌肉的主动舒缩运动,有利于减轻水肿。4~6周后外固定解除,开始肘关节屈伸活动。手术切开复位且内固定稳定的患者,术后2周即可开始肘关节活动。若患者为小儿,应耐心向患儿及其家属解释功能锻炼的重要性,指导锻炼的方法,使家属能协助进行功能锻炼。

三、前臂双骨折患者的护理

尺桡骨干双骨折较多见,占各类骨折的6%左右,以青少年多见。因骨折后常导致复杂的移位,使复位十分困难,易发生骨筋膜室综合征。

【病因与分类】

1. 直接暴力　多由于重物直接打击、挤压或刀砍引起。特点为两骨同一平面的横形或粉碎性骨折,多伴有不同程度的软组织损伤,包括肌肉、肌腱断裂、神经性血管损伤等,整复对位不稳定。

2. 间接暴力　常为跌倒时手掌着地,由于桡骨负重较多,暴力作用向上传导后首先使桡骨骨折,继而残余暴力通过骨间膜向内下方传导,引起低位尺骨斜形骨折。

3. 扭转暴力　跌倒时手掌着地,同时前臂发生旋转,导致不同平面的尺桡骨螺旋形骨折或斜形骨折、尺骨的骨折线多高于桡骨的骨折线。

【临床表现】

1. 症状　受伤后,患侧前臂出现疼痛、肿胀、畸形及功能障碍。

2. 体征　可发现畸形、反常活动、骨摩擦音或骨擦感。尺骨1/3骨干骨折可合并桡骨小头脱位,称为孟氏骨折。桡骨干下1/3骨折合并尺骨小头脱位,称为盖氏骨折。

【辅助检查】

X射线拍片检查应包括肘关节或腕关节,可发现骨折部位、类型、移位方向以及是否合并有桡骨头脱位或尺骨小头脱位。

【处理原则】

1. 手法复位外固定　除了要达到良好的对位、对线以外,特别注意防止畸形和旋转。

复位成功后可采用石膏固定,即用上肢前、后石膏夹板固定,待肿胀消退后改为上肢管型石膏固定,一般8~12周可达到骨性愈合,也可采用小夹板固定,即在前臂掌侧、背侧、尺侧和桡侧分别放四块小夹板并捆扎,将前臂放在防旋板上固定,再用三角巾悬吊患肢(图46-8)。

2. 局部制动　支持并保护患肢在复位后体位,防止腕关节旋前或旋后。

3. 指导功能锻炼　复位固定后应尽早开始手指伸曲和用力握拳活动,并进行上臂肌肉的主动舒缩运动。2周后局部肿胀消退,开始练习腕关节活动。4周以后开始练习肘关节和肩关节活动。8~10周后拍片证实骨折已愈合,才可进行前臂旋转活动。

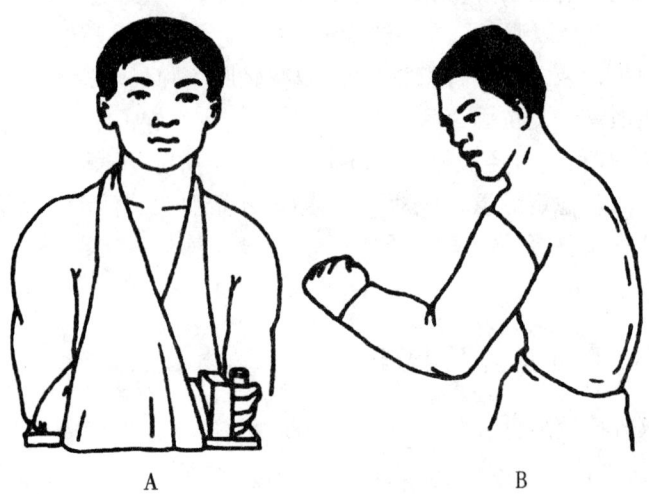

图46-8 前臂双骨折外固定
A.前臂放小夹板固定 B.上肢管型石膏固定

四、桡骨远端骨折患者的护理

桡骨远端骨折是指桡骨远端关节面3 cm以内的骨折,多见于有骨质疏松的中老年女性。

【病因与分类】

多为间接暴力引起。跌倒时,手部着地,暴力向上传导,发生桡骨远端骨折。根据受伤的机制不同,可发生伸直型骨折和屈曲型骨折。伸直型骨折多因跌倒后手掌着地、腕关节背伸,前臂旋转而受伤。屈曲型骨折常见于跌倒后手背着地、腕关节屈曲而受伤,也可由腕背部受到直接暴力打击发生,较伸直型骨折少见。

【临床表现】

1. 症状 伤后腕关节局部疼痛和皮下瘀斑、肿胀和功能障碍。
2. 体征 患侧腕部压痛明显,腕关节活动受限。伸直型骨折由于远折端向背侧移位,从侧面看腕关节呈"银叉"畸形;又由于其远折端向桡侧移位,从正面看呈"枪刺样"畸形(图46-9)。屈曲型骨折者受伤后腕部出现下垂畸形。

【辅助检查】

X射线拍片可见典型移位。伸直型骨折者可见骨折远端向背侧和桡侧移位;屈曲型骨折着可见骨折远端向掌侧和桡侧移位。由于屈曲型骨折与伸直型骨折移位方向相反,也称为反伸直型骨折。骨折还可合并下尺桡关节损伤、尺骨茎突骨折和三角纤维软骨损伤。

【处理原则】

1. 手法复位外固定 对伸直型骨折者,手法复位后在旋前、屈曲、尺偏位用超腕关节石膏绷带固定或小夹板固定2周。水肿消退后,在腕关节中立位改用前臂管型石膏或继续用小夹板固定。屈曲型骨折的处理原则基本相同,复位手法相反。

2. 切开复位内固定　严重粉碎性骨折移位明显、手法复位失败或复位后外固定不能维持复位者,可行切开复位,用松质骨螺钉、"T"形钢板或钢针固定。

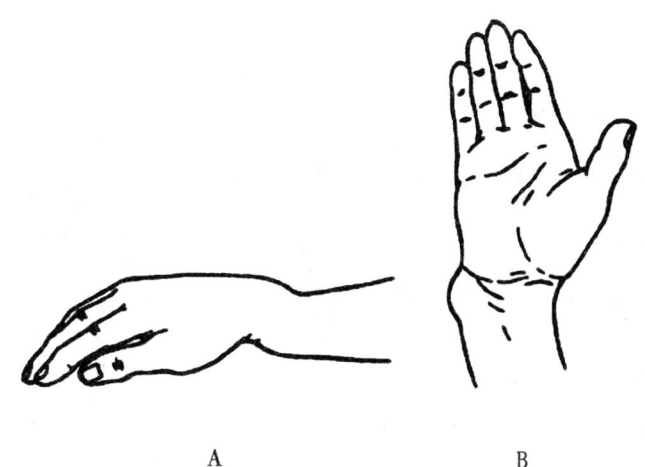

图46-9　伸直型桡骨下端骨折后典型畸形
A. "银叉"畸形　B. "枪刺样"畸形

【护理诊断/问题】
有外周神经血管功能障碍的危险　与骨和软组织损伤、外固定不当有关。

【护理措施】
1. 病情观察及体位　参见肱骨髁上骨折。
2. 局部制动　参见前臂双骨折。
3. 指导功能锻炼　复位固定后尽早开始手指伸屈和用力握拳活动,并进行前臂肌肉舒缩运动。4～6周后可去除外固定,逐渐开始腕关节活动。

五、股骨颈骨折患者的护理

股骨颈骨折多发生在中老年人,以女性多见。常出现骨折不愈合(约15%)和股骨头缺血性坏死(20%～30%)。

【病因与分类】

股骨颈骨折常与骨质疏松导致骨质量下降有关,使患者在遭受轻微扭转暴力时即发生骨折。患者多在走路时滑倒,身体发生扭转倒地,间接暴力传导致股骨颈发生骨折。青少年股骨颈骨折较少见,常需较大暴力才会引起,且多为不稳定型。

1. 按骨折线部位分类　按骨折线部位分类:①股骨头下骨折;②经股骨颈骨折;③股骨颈基底骨折(图46-10)。前两者属于关节囊内骨折,由于股骨头的血液供应大部分中断,因而骨折不易愈合和易造成股骨头缺血坏死。基底骨折由于两骨折端的血液循环良好而较易愈合。

> 老年女性患者为什么容易发生股骨颈骨折?

2. 按 X 射线表现分类

（1）内收骨折　远端骨折线与两侧髂嵴连线的夹角（Pauwel 角）大于 50°。由于骨折面接触较少，容易再移位，故属于不稳定性骨折（图 46-11）。

（2）外展骨折　远端骨折线与两侧髂嵴连线的夹角小于 30°。由于骨折面接触多，不容易再移位，故属于稳定性骨折（图 46-12）。

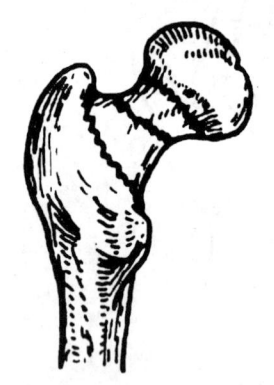
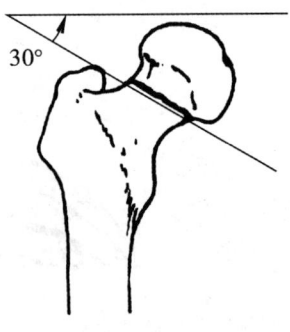

图 46-10　股骨颈基底骨折　　图 46-11　内收骨折　　图 46-12　外展骨折

3. 按移位程度分类　常采用移位程度分型（Garden 分型），可分为：①不完全骨折；②完全骨折但不移位；③完全骨折，部分移位且股骨头与股骨颈有接触；④完全移位的骨折。

【临床表现】

1. 症状　中老年人有摔倒受伤史，伤后感髋部疼痛，下肢活动受限，不能站立和行走。嵌插骨折患者受伤后仍能行走，但数日后髋部疼痛逐渐加重，活动后更痛，甚至完全不能行走，提示可能由受伤时的稳定骨折发展为不稳定性骨折。

2. 体征　患肢缩短，出现外旋畸形，一般在 45°～60°。患侧大转子突出，局部压痛和轴向叩击痛。患者较少出现髋部肿胀和瘀斑。

【辅助检查】

髋部正侧位 X 射线片可明确骨折的部位、类型、移位情况，是选择治疗方法的重要依据。

【处理原则】

1. 非手术治疗　无明显移位的骨折、外展型或嵌插型等稳定性骨折者，年龄过大、全身情况差，以及合并有严重心、肺、肾、肝等功能障碍者，可选择非手术治疗。患者可穿防旋鞋，下肢 30°外展中立位皮肤牵引，卧床 6～8 周。对全身情况差的高龄患者应以挽救生命和治疗并发症为主，骨折可不进行特殊治疗。尽管可能发生骨折不愈合，但患者仍能扶拐杖行走。

2. 手术治疗　对内收型骨折和有移位的骨折，65 岁以上老年人的股骨头下型骨折、青少年股骨颈骨折、股骨颈陈旧骨折不愈合以及影响功能的畸形愈合等，应采用手术治疗。①闭合复位内固定：对所有类型股骨颈骨折患者均可进行闭合复位内固定术。闭合复位成功后,在股骨外侧打入多根空心加压。②螺钉内固定或动力髋钉板固定。③切开复位内固定:对闭合复位困难或复位失败者可行切开复位内固定术。经切口在直视下复位,用加压螺钉。④人工关节置换术:对全身情况尚好的高龄患者股骨头下型骨折,已合并骨关节炎或股骨头坏死者,可选择单纯人工股骨头置换术或全髋关节置换术。

【护理诊断/问题】

1. 躯体活动障碍　与骨折、牵引或石膏固定有关。
2. 有失用综合征的危险　与骨折、软组织损伤或长期卧床有关。
3. 潜在并发症　下肢深静脉血栓、肺部感染、褥疮、股骨头缺血坏死、骨折不愈合、关节脱位、关节感染等。

【护理措施】

1. 护理

(1)搬运和移动　尽量避免搬运或移动患者。搬运时将髋关节与患肢整个托起,防止关节脱位或骨折断端移位造成新的损伤。在病情允许的情况下,指导患者借助吊架和床栏更换体位、坐起、转移到轮椅上以及使用助行器、拐杖行走的方法。

(2)并发症的预防与观察参见第四十五章骨科患者的一般护理。

2. 健康教育

(1)非手术治疗　卧床期间保持患肢外展中立位,即平卧时两腿分开30°,腿间放枕头,脚尖向上或穿"丁"字鞋。不可使患肢内收或外旋,坐起时不能交叉盘腿,以免发生骨折移位。翻身过程应由护士或家属协助,使患肢在上且始终保持外展中立位,然后在两大腿之间放1个枕头以防内收。指导患肢股四头肌等长收缩、踝关节和足趾屈伸旋转运动,在非睡眠状态下每小时练习1次,每次5～20 min,以防止下肢深静脉血栓、肌萎缩和关节僵硬。在锻炼患肢的同时,指导患者进行双上肢及健侧下肢全范围关节活动和功能锻炼。

一般8周后复查X射线片,若无异常可去除牵引后在床上坐起;3个月后骨折基本愈合,可先扶双拐患肢不负重活动,后逐渐换单拐部分负重活动;6个月后复查X射线检查显示骨折愈合牢固后,可完全负重行走。

(2)内固定治疗　卧床期间不可使患肢内收,坐起时不能交叉盘腿。若骨折复位良好,术后早期即可扶双拐下床活动,逐渐增加负重重量,X射线检查证实骨折愈合后可弃拐负重行走。

(3)人工关节置换术　卧床期间两腿间垫枕,保持患肢外展中立位,同时进行患肢股四头肌等长收缩、踝关节和足趾屈伸旋转运动。骨水泥型假体置换者术后第1天后,即可遵医嘱进行床旁坐、站及扶双拐行走练习。生物型假体置换者一般于术后1周开始逐步行走练习。根据患者个体情况不同,制订具体康复计划,如果活动后感到关节持续疼痛和肿胀,说明练习强度过大。

在手术后3个月内,关节周围软组织没有充分愈合,为避免关节脱位,应尽量避免屈髋大于90°和下肢内收超过身体中线。因此应避免下蹲、坐矮凳、坐沙发、跪姿、盘腿、过度内收或外旋、交叉腿站立、跷二郎腿或过度弯腰拾物等动作,侧卧时应健肢在下,患肢在上,两腿间夹枕头。此间排便时应使用坐便器,可以坐高椅、散步、骑车、跳舞和游泳等,上楼时健肢先上,下楼时患肢先下。另外,嘱患者尽量不做或少做有损人工关节的活动,如爬山、爬楼梯和跑步等。避免在负重状态下反复做髋关节伸屈动作,或做剧烈跳跃和急停急转运动。肥胖患者应控制体重,预防骨质疏松,避免过多负重。

若手术后关节持续肿胀疼痛,伤口有异常液体溢出,皮肤发红,局部皮温较高,应警惕是否为关节感染。关节感染虽然少见,但是最严重的并发症。若人工关节置换术多年后关节松动或磨损,可在活动时出现关节疼痛、跛行、髋关节功能减退。若患者摔倒或髋关节扭伤后髋部不能活动,伴有疼痛,双下肢不等长,可能是出现了关节脱位。嘱患者出现以上情况应尽快就诊。

如何指导股骨颈骨折患者功能锻炼?

六、股骨干骨折患者的护理

股骨干骨折是指股骨转子以下、股骨髁以上部位的骨折。约占全身各类骨折的6%,多见于青壮年。股骨干血运丰富,一旦骨折常有大量失血。骨折也对股部肌肉有所损伤,使肌肉功能发生障碍,从而导致膝关节屈伸活动受限。

【病因与分类】

股骨是人体最粗、最长、承受应力最大的管状骨,遭受强大暴力才能发生股骨干骨折,同时也使骨折后的愈合与重塑时间延长。直接暴力容易引起股骨干的横形或粉碎性骨折,同时有广泛软组织损伤;间接暴力常导致股骨干斜形或螺旋形骨折、周围软组织损伤较轻。

1. 股骨上 1/3 骨折　由于髂腰肌,臀中、小肌和外旋肌的牵拉,使近折端向前、外及外旋方向移位;远折端则由于内收肌的牵拉而向内、后方向移位;由于股四头肌、阔筋膜张肌及内收肌的共同作用而有缩短畸形。

2. 股骨中 1/3 骨折　由于内收肌群的牵拉,可使骨折向外成角。

3. 股骨下 1/3 骨折　远折端由于用腓肠肌的牵拉以及肢体的重力作用而向后方移位,压迫或损伤腘动脉、腘静脉、胫神经或腓总神经;又由于股前、外、内的肌肉牵拉的合力,使近折端向前上移位,形成短缩畸形。

股骨干骨折移位的方向除受肌肉牵拉影响外,还与暴力作用的方向和大小、肢体位置、急救搬运等多种因素有关。

【临床表现】

1. 症状　受伤后患肢疼痛、肿胀,远端肢体异常扭曲,不能站立和行走。

2. 体征　患肢明显畸形,可出现反常活动、骨擦音。单一股骨干骨折因失血量较多,可能出现休克前期表现;若合并多处骨折,或双侧股骨干骨折,发生休克的可能性很大,甚至可以出现休克表现。若骨折损伤腘动脉、腘静脉、胫神经或腓总神经,可出现远端肢体相应的血液循环、感觉和运动功能障碍。

【辅助检查】

X 射线正、侧位拍片可明确骨折的准确部位、类型和移位情况。

【处理原则】

1. 非手术治疗

(1)皮牵引　儿童股骨干骨折多采用手法复位、小夹板固定,皮肤牵引维持方法治疗。3岁以下儿童则采用垂直悬吊皮肤牵引,即将双下肢向上悬吊,牵引重量应使臀部离开床面有患儿一拳大小的距离。

(2)骨牵引　成人股骨干骨折闭合复位后,可采用布朗架固定持续牵引,或托马斯架平衡持续牵引,一般需持续牵引8～10周。近几年也有采用手法复位、外固定器固定方法治疗。

2.手术治疗　非手术疗法失败、多处骨折、合并神经血管损伤、老年人不宜长期卧床者、陈旧不愈合或有功能障碍的畸形愈合等患者,可行切开复位内固定。加压钢板螺钉内固定是较常用的方法,带锁髓内钉固定是近几年出现的固定新方法。

【护理诊断/问题】

1.躯体活动障碍　与骨折或牵引有关。

2.潜在并发症　低血容量性休克。

【护理措施】

1.病情观察　由于股骨干骨折失血量较大,应观察患者有无脉搏增快、皮肤湿冷、血压下降等低血容量性休克表现。因骨折可损伤下肢重要神经或血管,应观察患肢血液供应,如足背动脉搏动和毛细血管充盈情况,并与健肢比较,同时观察患肢是否出现感觉和运动功能障碍等。一旦出现异常,及时报告医师并协助处理。

2.牵引护理　参见第四十五章第二节。

3.指导功能锻炼　患肢复位固定后,可在维持牵引条件下做股四头肌等长舒缩运动,并活动足部、踝关节和小腿。在X射线摄片证实有牢固的骨折愈合后,才能取消牵引,进行较大范围的运动。有条件时,也可在牵引8～10周后,改用外固定架保护,早期不负重活动,以后逐渐增加负重。

七、胫腓骨干骨折患者的护理

胫腓骨干骨折指胫骨平台以下至踝以上部分发生的骨折。占全身各类骨折的13%～17%,是长骨骨折中最常见的一种,以青壮年和儿童居多。

【病因与分类】

1.病因

(1)直接暴力　多为重物撞击、车轮辗轧等直接暴力损伤,可引起胫腓骨同一平面的横形、短斜形或粉碎性骨折。

(2)间接暴力　多在高处坠落后足着地,身体发生扭转所致。可引起胫骨、腓骨螺旋形或斜形骨折,软组织损伤较小,腓骨的骨折线常高于胫骨骨折线。儿童胫腓骨干骨折常为青枝骨折。

2.分类　胫腓骨骨干骨折分类:①胫腓骨干双骨折;②单纯胫骨干骨折;③单纯腓骨骨折。前者最多见,由于所受暴力大,骨和软组织损伤重,并发症多,治疗较困难。后两者少见,常因直接暴力引起,移位少,预后较好。

【临床表现】

1.症状　患肢局部疼痛、肿胀,不敢站立和行走。

2.体征　患肢可有反常活动和明显畸形。由于胫腓骨表浅,骨折常合并软组织损伤,形成开放性骨折,可见骨折端外露。胫骨上1/3段骨折可致胫后动脉损伤,引起下肢严重缺血甚至坏死。胫骨中1/3段骨折可引起骨筋膜室压力升高,胫前区和腓肠肌区可有张力增加。胫骨下1/3段骨折由于血运差,软组织覆盖少,容易发生延迟愈合或不愈合。腓骨颈有移位的骨折可损伤腓总神经,可出现相应感觉和运动功能障碍。骨折后期,若骨折对位对线不良,使关节面失去平行,改变了关节的受力面,易发生创伤性关节炎。小儿青枝骨折表现为不敢负重和局部压痛。

【辅助检查】

X射线检查应包括膝关节和踝关节,可确定骨折的部位、类型和移位情况。

【处理原则】

目的是矫正畸形,恢复胫骨上、下关节面的平行关系,恢复肢体长度。

1. 非手术治疗

(1) 手法复位外固定　稳定的胫腓骨干横形骨折或短斜形骨折可在手法复位后用小夹板或石膏固定,6~8周可扶拐负重行走。单纯胫骨干骨折由于有完整腓骨的支撑,石膏固定6~8周后可下地活动。单纯腓骨干骨折若不伴有腓骨上、下关节分离,也无须特殊治疗。为了减少下地活动时疼痛,用石膏固定3~4周。

(2) 牵引复位　不稳定的胫腓骨干双骨折可采用跟骨结节牵引,纠正缩短畸形后行手法复位,小夹板固定。6周后去除牵引,改用小腿功能支架固定,或行长腿石膏固定,可下地负重行走。

2. 手术治疗　手法复位失败、损伤严重或开放性骨折者应切开复位,选择钢板螺钉或髓内针固定。若固定牢固,手术4~6周后可负重行走。

【护理诊断/问题】

1. 有外周神经血管功能障碍的危险　与骨和软组织损伤、外固定不当有关。
2. 潜在并发症　肌萎缩、关节僵硬。

【护理措施】

1. 病情观察　参见第四十五章骨科患者的一般护理。
2. 指导功能锻炼　复位固定后尽早开始趾间和足部关节的屈伸活动,做股四头肌等长舒缩运动以及髌骨的被动运动。有夹板外固定者可进行踝关节和膝关节活动,但禁止在膝关节伸直情况下旋转大腿,以防发生骨不连。去除牵引或外固定后遵医嘱进行踝关节和膝关节的屈伸练习和髋关节各种运动,逐渐下地行走。

第三节　脊柱骨折和脊髓损伤患者的护理

一、解剖生理概要

每块脊椎骨分为椎体与附件两部分。可以将整个脊柱分成前、中、后3柱。其中,中柱和后柱包裹了脊髓和马尾神经,此处损伤可以累及神经系统,特别是中柱的损伤,碎骨片和髓核组织可以突入椎管的前半部导致脊髓损伤,因此对每个脊柱骨折患者都必须了解有无中柱损伤。胸腰段脊柱($T_{10} \sim L_2$)处于两个生理弧度的交汇处,是应力集中部位,因此该处骨折十分常见。

二、脊柱骨折患者的护理

脊柱骨折占全身骨折的5%~6%,其中以胸腰段脊柱骨折最多见。脊柱骨折可以并发脊髓或马尾神经损伤,特别是颈椎骨折-脱位合并有脊髓损伤者,往往能严重致残甚至致命。

【病因与分类】

多数脊柱骨折因间接暴力引起,少数为直接暴力所致。间接暴力多见于从高处坠落后头、肩、臀或足部着地,由于地面对身体的阻挡,使暴力传导致脊柱造成骨折。直接暴力所致的脊柱骨折多见于战伤、爆炸伤、直接撞伤等。

1. 胸腰椎骨折的分类 胸腰椎骨折可以有6种类型的损伤(图46-13)。

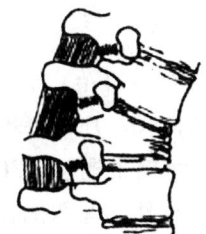
A.单纯性楔形压缩性骨折

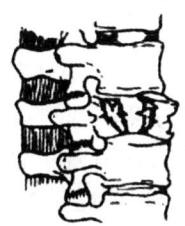
B.稳定性爆破型骨折

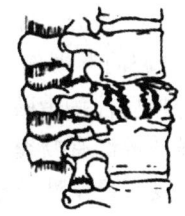
C.不稳定性爆破型骨折

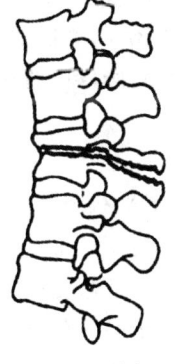
D.Chance骨折

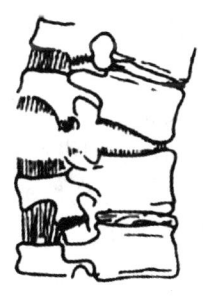
E.屈曲-牵拉型损伤

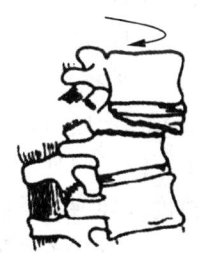
F.脊柱骨折-脱位

图46-13 胸腰椎骨折的分类

(1)单纯性楔形压缩性骨折 脊柱前柱损伤的结果。多因高处坠落时身体猛烈向前屈曲引起,椎体通常成楔形,后方的结构很少受影响,脊柱仍保持稳定。

(2)稳定性爆破型骨折 脊柱前柱和中柱损伤的结果。多因高空坠落时脊柱保持垂直,胸腰段脊柱的椎体受力最大,因挤压而破碎。由于后柱不受影响,脊柱稳定。但破碎的椎体与椎间盘可突出于椎管前方,损伤脊髓而产生神经症状。

(3)不稳定性爆破型骨折 前、中、后3柱同时损伤的结果。由于脊柱不稳定,会出现创伤后脊柱后突和进行性神经症状。

(4) Chance 骨折　为椎体水平状撕裂性损伤。这种骨折也是不稳定性骨折,临床上比较少见。

(5) 屈曲-牵拉型损伤　前柱部分因压缩力量而损伤,中、后柱则因牵拉的张力而损伤。中柱部分损伤形成后纵韧带断裂;后柱部分损伤表现为脊椎关节囊破裂、关节突脱位、半脱位或骨折。由于黄韧带、棘间韧带和棘上韧带都有撕裂,因此往往是潜在性不稳定性骨折。

(6) 脊柱骨折-脱位　又名移动性损伤。通常3个柱均毁于剪力。在强大暴力作用下,椎管的对线对位完全被破坏,脊椎在损伤平面横向移位,脱位程度重于骨折。当关节突完全脱位时,下关节突移至下一节脊椎骨的上关节突前方,互相阻挡,称关节突交锁。此类损伤极为严重,伴脊髓损伤,预后差。

还有一些单纯性附件骨折,因不会造成脊椎的不稳定,称为稳定性骨折,如椎板骨折和横突骨折。特别是横突骨折,往往是背部受到撞击后腰部肌肉猛烈收缩而产生的撕脱性骨折。

2. 颈椎骨折的分类

(1) 屈曲型损伤　前柱压缩、后柱牵张损伤的结果。①前方半脱位(过屈型扭伤):脊椎后柱韧带破裂的结果。完全性破裂者的棘上韧带、棘间韧带,甚至脊椎关节囊和横韧带都有撕裂,不完全性破裂者仅有棘上韧带和部分棘间韧带撕裂。30%~50%可发生迟发性脊椎畸形及四肢瘫痪,因此是一种隐匿型颈椎损伤。②双侧脊椎间关节脱位:因过度屈曲后中后柱韧带断裂,使脱位的脊椎关节突超越至下一个节段小关节的前方与上方,大都有脊髓损伤。③单纯性楔形(压缩性)骨折:较多见,尤其多见于骨质疏松者。除有椎体骨折外,还有不同程度的后方韧带结构破坏。

(2) 垂直压缩损伤　多见于高空坠落或高台跳水者。①第1颈椎双侧性前、后弓骨折;②爆破型骨折,为下颈椎椎体粉碎性骨折,多见于 C_5 和 C_6 椎体,破碎的骨折片不同程度凸向椎管内,因此瘫痪发生率可以高达80%。

(3) 过伸损伤　①过伸性脱位:最常发生于急刹车或撞车时,惯性迫使头部过度仰伸后又过度屈曲,使颈椎发生严重损伤。前纵韧带破裂,椎间盘水平状破裂,上一节椎体前下缘撕脱骨折和后纵韧带断裂。②损伤性枢椎椎弓骨折:来自于颏部的暴力使颈椎过度仰伸,在枢椎后半部形成强大的剪切力量,使枢椎的椎弓不堪忍受而发生垂直状骨折。以往多见于被缢死者,故又名缢死者骨折。目前多发生于高速公路上的交通事故。

(4) 齿状突骨折　受伤机制还不清楚,暴力可能来自水平方向,从前至后经颅骨而至齿状突。

【临床表现】

1. 症状

(1) 局部疼痛　颈椎骨折者可有头颈部疼痛,不能活动。胸腰椎损伤后,因腰背部肌肉痉挛、局部疼痛,患者无法站立,或站立时腰背部无力,疼痛加重。

(2) 腹痛、腹胀　腹膜后血肿刺激了腹腔神经节,使肠蠕动减慢,常出现腹痛、腹胀、肠蠕动减慢等症状。

2.体征

(1)局部压痛和肿胀　后柱损伤时中线部位有明显压痛,局部肿胀。

(2)活动受限和脊柱畸形　颈、胸、腰段骨折患者常有活动受限,胸腰段脊柱骨折时常可摸到后凸畸形。严重者常合并脊髓损伤,造成截瘫。

【辅助检查】

1. X射线　是首选的检查方法,有助于明确骨折的部位、类型和移位情况。

2. CT　凡有中柱损伤或有神经症状者均须做CT检查,可以显示出椎体的骨折情况、椎管内有无出血和碎骨片。

3. MRI　观察和确定脊髓损伤的程度和范围。

【处理原则】

1.急救搬运　脊柱损伤患者伴有颅脑、胸、腹腔脏器损伤或并发休克时首先处理紧急问题,抢救生命。

2.卧硬板床　胸腰椎单纯压缩骨折时,若椎体压缩不到1/5或患者年老体弱,可仰卧于硬板床上,骨折部位垫厚枕,使脊柱过伸。

3.复位固定　对颈椎半脱位者应予以石膏颈围固定3个月,以防迟发性并发症。稳定性的颈椎骨折,轻者可采用枕颌带卧位牵引复位,牵引重量3 kg;明显压缩移位者采用持续颅骨牵引复位,牵引重量3~5 kg,必要时可增加到6~10 kg。待X射线片证实已复位,改用头颈胸石膏固定约3个月,石膏干硬后即可起床活动。胸腰椎单纯压缩骨折时,椎体压缩高度超过1/5的青少年及中年患者可用两桌法或双踝悬吊法过仰复位(图46-14),复位后即包过伸位石膏背心。石膏干硬后,鼓励患者起床活动,固定约3个月。在此期间每日做腰背肌锻炼,并逐日增加锻炼时间。对有神经症状、骨折块挤入椎管内以及不稳定性骨折等损伤严重的患者,应行切开复位内固定。

4.腰背肌锻炼　单纯压缩骨折患者卧床3 d后开始腰背部肌肉锻炼,利用背伸肌的肌力和背伸姿势使脊柱过伸,借助椎体前方的前纵韧带和椎间盘纤维环的张力,使压缩的椎体自行复位,恢复原状。严重的胸腰椎骨折和骨折脱位者也应进行腰背肌功能锻炼。

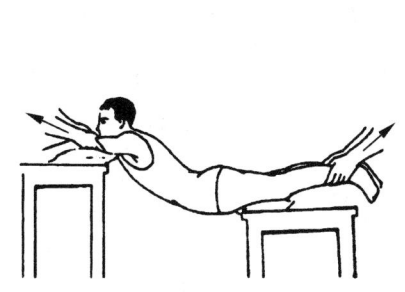
A.两桌法复位

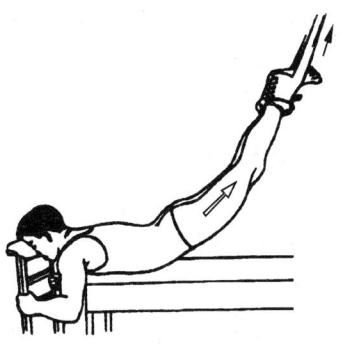
B.双踝悬吊法复位

图46-14　胸椎腰椎骨折的复位方法

【护理诊断/问题】

1. 有皮肤完整性受损的危险　与活动障碍和长期卧床有关。
2. 焦虑　与病程长,长期卧床不能正常活动有关。
3. 潜在并发症　脊髓损伤、反射性尿失禁。
4. 有失用综合征的危险　与脊柱骨折长期卧床有关。

【护理措施】

1. 预防褥疮

(1)定时翻身　间歇性解除压迫是有效预防褥疮的关键,故在卧床期间应每2～3 h翻身1次。翻身时采用轴线翻身法:胸腰段骨折者双臂交叉放于胸前,两护士分别托扶患者肩背部和腰腿部翻至侧卧位;颈段骨折者还需一人托扶头部,使其与肩部同时翻动。患者自行翻身时应先挺直腰背部再翻身,以利用绷紧的躯干肌肉形成天然内固定夹板。侧卧时,患者背后从肩到臀用枕头抵住以免胸腰部脊柱扭转,上腿屈髋屈膝而下腿伸直,两腿间垫枕以防髋内收。颈椎骨折患者不可随意低头、抬头或转动颈部,遵医嘱决定是否垫枕头及枕头放置位置。避免在床上拖拽患者,以减少局部皮肤损伤。

(2)合适的床铺　床单应清洁、平整、干燥和舒适,有条件时可使用气垫床,保持患者皮肤清洁干燥。

(3)增加营养　保证足够的营养摄入,提高机体抵抗力。

2. 脊髓损伤的观察和预防　观察患者肢体感觉、运动、反射和括约肌功能是否随着病情发展而变化,及时发现脊髓损伤征象,报告医师并协助处理。尽量减少搬动患者,搬运时保持患者的脊柱中立位,以免造成或加重脊髓损伤。

3. 指导功能锻炼　脊柱骨折后长期卧床可导致失用综合征,故应根据骨折部位、程度和康复治疗计划,指导和鼓励患者早期活动和功能锻炼。单纯性压缩骨折患者卧床3 d后开始腰背部肌肉锻炼,开始时臀部左右移动,然后要求做背伸动作,使臀部离开床面,随着腰背肌力量的增加,臀部离开床面的高度也逐渐增高。2个月后骨折基本愈合,第3个月可以下地少量活动,但仍以卧床休息为主。3个月后逐渐增加下地活动时间。除了腰背肌锻炼,还应定时进行全身各个关节的全范围被动或主动活动,每日数次,以促进血液循环,预防关节僵硬和肌萎缩。鼓励患者适当进行日常活动能力的训练,以满足其生活需要。

【健康教育】

1. 鼓励患者进行自我护理模式。
2. 合理膳食,加强营养。
3. 鼓励患者3个月后下床活动。
4. 定时随访。

三、脊髓损伤患者的护理

脊髓损伤是脊柱骨折的严重并发症,由于椎体的移位或碎骨片突出于椎管内,使脊髓或马尾神经产生不同程度的损伤,多发生于颈椎下部和胸腰段。

【病理】

根据脊髓损伤的部位和程度可出现不同病理变化。

1. 脊髓震荡　与脑震荡相似,脊髓震荡是最轻微的脊髓损伤。脊髓遭受强烈震荡后立即发生弛缓性瘫痪,损伤平面以下感觉,运动、反射及括约肌功能全部丧失。因在组织形态学上并无病理变化,只是暂时性功能抑制,在数分钟或数小时内即可完全恢复。

2. 脊髓挫伤　为脊髓的实质性破坏,外观虽完整,但脊髓内部可有出血、水肿、神经细胞破坏和神经传导纤维束的中断。脊髓挫伤的程度差别很大,轻者为少量水肿和点状出血,重者有成片挫伤和出血,预后差别很大。

3. 脊髓断裂　脊髓的连续性中断,可为完全性或不完全性。不完全性常伴有挫伤,又称挫裂伤。脊髓断裂后恢复无望,预后极差。

4. 脊髓受压　骨折移位,碎骨片与破碎的椎间盘挤入椎管内可以直接压迫脊髓,而皱褶的黄韧带与急速形成的血肿也可以压迫脊髓,产生一系列病理变化。及时去除压迫物后脊髓的功能可望部分或全部恢复;如果压迫时间过久,脊髓因血液循环障碍而发生软化、萎缩或瘢痕形成,则瘫痪难以恢复。

5. 马尾神经损伤　马尾神经起自第2腰椎的骶脊髓,一般终止于第1骶椎下缘。第2腰椎以下骨折脱位可产生马尾神经损伤,但马尾神经完全断裂者少见。

此外,各种较重的脊髓损伤后均可立即发生损伤平面以下弛缓性瘫痪,这是脊髓失去高级中枢控制的一种病理生理现象,称之为脊髓休克。2~4周后可根据脊髓实质性损害程度的不同而发生损伤平面以下不同程度的痉挛性瘫痪。因此,脊髓休克与脊髓震荡是两个完全不同的概念。

【临床表现】

脊髓损伤可因损伤部位和程度不同而表现不同。

1. 脊髓损伤　在脊髓休克期间表现为受伤平面以下弛缓性瘫痪,运动、反射及括约肌功能丧失,有感觉丧失平面及大小便不能控制。2~4周后逐渐演变成痉挛性瘫痪,表现为肌张力增高,腱反射亢进,并出现病理性锥体束征。胸腰段脊髓损伤使下肢的感觉与运动功能产生障碍,称为截瘫。颈段脊髓损伤后,双上肢也有神经功能障碍,为四肢瘫,简称"四瘫"。上颈椎损伤时四肢均为痉挛性瘫痪,下颈椎损伤时由于脊髓颈膨大部位和神经根的毁损,上肢表现为弛缓性瘫痪,下肢仍为痉挛性瘫痪。

脊髓半切征又名Brown-Sequard征,为脊髓的半横切损伤。损伤平面以下同侧肢体的运动及深感觉消失,对侧肢体痛觉和温觉消失。

2. 脊髓圆锥损伤　正常人脊髓终止于第1腰椎体下缘,因此第1腰椎骨折可发生脊髓圆锥损伤,表现为会阴部皮肤鞍状感觉缺失,括约肌功能丧失致大小便不能控制和性功能障碍,双下肢的感觉和运动仍保留正常。

3. 马尾神经损伤　表现为损伤平面以下弛缓性瘫痪,有感觉及运动功能障碍及括约肌功能丧失,肌张力降低,腱反射消失。

【辅助检查】

参见脊柱骨折部分相关内容。

【处理原则】

1.非手术治疗

(1)固定和制动 一般先采用枕颌带牵引或持续颅骨牵引,以防因损伤部位移位而产生脊髓再损伤。

(2)减轻脊髓水肿和继发性损害 ①激素治疗:地塞米松 10～20 mg 静脉滴注,连续应用 5～7 d 后,改为口服,3 次/d,0.75 mg/次,维持 2 周左右。②脱水:20% 甘露醇 250 mL 静脉滴注,2 次/d,连续 5～7 d。③甲泼尼龙冲击疗法:只适用于受伤 8 h 以内者。每千克体重 30 mg 剂量 1 次给药,15 min 静脉注射完毕,休息 45 min,在以后 23 h 内以 5.4 mg/(kg·h)剂量持续静脉滴注。④高压氧治疗:一般伤后 4～6 h 应用。

2.手术治疗 手术只能解除对脊髓的压迫和恢复脊柱的稳定性,目前还无法使损伤的脊髓恢复功能。一般而言,手术后截瘫指数可望至少提高 1 级,这对完全性瘫痪者而言作用有限,但却可能改善不完全性瘫痪者的生活质量。因此,对后者更应持积极态度。

手术的途径和方式视骨折的类型和致压物的部位而定。手术指征包括:①脊柱骨折-脱位有关节突交锁者;②脊柱骨折复位不满意,或仍有脊柱不稳定因素存在者;③影像学显示有碎骨片凸出至椎管内压迫脊髓者;④截瘫平面不断上升,提示椎管内有活动性出血者。

【护理评估】

1.术前评估

(1)健康史 ①受伤史:患者多有严重外伤史,如高空坠落、重物撞击腰背部、因塌方而被泥土、矿石掩埋等。应详细了解患者受伤的时间、原因和部位,受伤时的体位、症状和体征、搬运方式、现场及急诊室急救情况,有无昏迷史和其他部位复合伤等。②既往史与服药史:评估患者既往健康状况,有无管柱受伤或手术史,近期是否因其他疾病而服用激素类药物,以及应用的剂量、时间和疗程。

(2)身体状况

1)全身 ①生命体征与意识:评估患者的呼吸、血压、脉搏、体温和意识情况。②排尿和排便:了解有无尿潴留或充盈性尿失禁;尿液颜色、量和比重变化,有无便秘或大便失禁。

2)局部 ①皮肤组织损伤:受伤部位有无皮肤组织破损,肤色和皮温改变,活动性出血及其他复合型损伤的迹象。②腹部体征:有无腹胀和麻痹性肠梗阻征象。③神经系统功能:躯体痛觉、温度觉、触觉及位置觉的丧失平面及程度,肢体运动、反射和括约肌功能损伤情况。

脊髓功能丧失程度评估:可以用截瘫指数来表示。"0"代表功能完全正常或接近正常,"1"代表功能部分丧失,"2"代表功能完全丧失或接近完全丧失。一般记录肢体自主运动、感觉及两便的功能情况,相加后即为该患者的截瘫指数,范围在 0～6 之间。截瘫指数可以大致反映脊髓损伤的程度、发展情况,便于记录,还可比较治疗效果。

3)辅助检查 评估影像学检查和实验室检查结果有无异常,以帮助判断病情和预后。

(3)心理社会状况 评估患者和家属对疾病的心理承受能力,以及对相关康复知识的认知和需求程度。

2.术后评估

(1)患者躯体感觉、运动和各项生理功能恢复情况。

(2)患者有无呼吸系统或泌尿系统功能障碍、褥疮等并发症发生。

(3)患者是否按计划进行功能锻炼,有无活动障碍引起的并发症。

【护理诊断/问题】

1.低效型呼吸形态　与脊髓损伤、呼吸肌无力、呼吸道分泌物存留有关。

2.体温过高或体温过低　与脊髓损伤、自主神经系统功能紊乱有关。

3.尿潴留　与脊髓损伤、逼尿肌无力有关。

4.便秘　与脊髓神经损伤、液体摄入不足、饮食和活动受限有关。

5.有皮肤完整性受损的危险　与肢体感觉及活动障碍有关。

6.体象紊乱　与受伤后躯体运动障碍或肢体萎缩变形有关。

【护理措施】

1.非手术治疗护理/术前护理

(1)心理护理　帮助患者掌握正确的应对技巧,提高其自我护理能力,发挥其最大潜能。家庭成员和医务人员应相信并认真倾听患者的诉说。可让患者和家属参与制订护理计划,帮助患者建立有效的社会支持系统,包括家庭成员、亲属、朋友、医务人员和同事等。

(2)甲强龙冲击疗法的护理　行甲强龙冲击治疗时,应严格遵医嘱按要求输液,同时必须使用心电监护仪和输液泵,密切观察患者的生命体征变化,同时观察患者有无消化道出血、心律失常等并发症。

(3)并发症的预防与护理　脊髓损伤一般不直接危及生命,但它的并发症是导致患者死亡的主要原因。截瘫患者常见的并发症有呼吸衰竭与呼吸道感染、高热和低温、泌尿系统感染和结石、便秘和褥疮等。

1)呼吸衰竭与呼吸道感染:呼吸衰竭与呼吸道感染是颈脊髓损伤的严重并发症。颈脊髓损伤时,由于肋间神经支配的肋间肌完全身麻痹瘫,胸式呼吸消失,患者能否生存,很大程度上取决于腹式呼吸是否存在。支配膈肌的膈神经由 $C_{3\sim5}$ 节段组成,其中 C_4 是主要成分,因此损伤越接近 C_4,因膈神经麻痹引起膈肌运动障碍,从而导致呼吸衰竭的危险越大。另外,任何阻碍膈肌活动和呼吸道通畅的原因均可导致呼吸衰竭,如脊髓水肿继续上升至近 C_4 节段、痰液阻塞气管、肠胀气和便秘等。

呼吸道感染是晚期死亡常见原因。由于呼吸肌力量不足,或者患者因怕痛不敢深呼吸和咳嗽,使呼吸道的阻力增加,分泌物不易排出,久卧者容易产生坠积性肺炎。一般在1周内便可发生呼吸道感染,吸烟者更易发生。患者常因呼吸道感染难以控制或痰液堵塞气管窒息而死亡。

护理中应注意维持有效呼吸,防止呼吸道感染。

病情观察:观察患者的呼吸功能,如呼吸频率、节律、深浅,有无异常呼吸音,有无呼吸困难表现等。若患者呼吸>22 次/min、鼻翼扇动、摇头挣扎、嘴唇发绀等,则应立即吸氧,寻找和解除原因,必要时协助医师行气管插管、气管切开或呼吸机辅助呼吸等。

给氧:给予氧气吸入,根据血气分析结果调整给氧浓度、流量和持续时间,改善机体的缺氧状态。及时处理肠胀气、便秘,不用沉棉被压盖胸腹,以免影响患者呼吸。

减轻脊髓水肿:遵医嘱给予地塞米松、甘露醇、甲泼尼龙等治疗,以避免因进一步脊髓损伤而抑制呼吸功能。

保持呼吸道通畅:预防因气道分泌物阻塞而并发坠积性肺炎和肺不张。指导患者深呼吸和咳嗽咳痰,每 2 h 协助翻身叩背 1 次,遵医嘱给予雾化吸入,经常做深呼吸和上肢外展运动,以促进肺膨胀和有效排痰。对不能自行咳嗽咳痰或有肺不张者及时吸痰。对气管插管或气管切开者做好相应护理。

控制感染:已经发生肺部感染者应遵医嘱选用合适的抗生素,注意保暖。

2) 高热和低温:颈脊髓损伤后,自主神经系统功能紊乱,受伤平面以下毛细血管网舒张而无法收缩,皮肤不能出汗,对气温的变化丧失了调节和适应能力。室温 >32 ℃时,闭汗使患者容易出现高热(>40 ℃);若未有效保暖,大量散热也可使患者出现低温(<35 ℃),这些都是病情危险的征兆。

患者体温升高时,应以物理降温为主,如冰敷、乙醇或温水擦浴、冰盐水灌肠等,必要时给予输液和冬眠药物。夏季将患者安置在阴凉或有空调的房间。对低温患者应以物理复温为主,如使用电热毯、热水袋或电烤架等逐渐复温,但要防止烫伤,同时注意保暖。

3) 泌尿系感染和结石:排尿的脊髓反射中枢在 $S_{2\sim4}$,位于脊髓圆锥内。圆锥以上脊髓损伤者由于尿道外括约肌失去高级神经支配,不能自主放松,因而可出现尿潴留;圆锥损伤者则因尿道外括约肌放松,出现尿失禁。由于患者需长期留置导尿管,容易发生泌尿系统感染与结石,男患者还会发生附睾炎。

主要护理措施包括:

留置导尿或间歇导尿:在脊髓休克期应留置导尿,持续引流尿液并记录尿量,以防膀胱过度膨胀。2~3 周后改为每 4~6 h 开放 1 次尿管,或白天每 4 h 导尿 1 次,晚间 6 h 导尿 1 次,以防膀胱萎缩。

排尿训练:根据脊髓损伤部位和程度不同,3 周后部分患者排尿功能可逐渐恢复,但脊髓完全性损伤者则需要进行排尿功能训练。当膀胱胀满时,鼓励患者增加腹压,用右手由外向内按摩下腹部,待膀胱缩成球状,紧按膀胱底向前下方挤压,在膀胱排尿后用左手按在右手背上加压,待尿不再流出时,可松手再加压 1 次,将尿排尽,训练自主性膀胱排尿,争取早日拔去导尿管,这种方法对马尾神经损伤者特别有效。同时,根据患者病情训练膀胱的反射排尿功能。

预防感染:鼓励患者每日饮水量最好达 3 000 mL 以上,以稀释尿液;尽量排尽尿液,减少残余尿;每日清洁会阴部;根据需要更换尿袋及导尿管;必要时做膀胱冲洗,以冲出膀胱中积存的沉渣;定期检查残余尿量、尿常规和中段尿培养,及时发现泌尿系感染征象。一旦发生感染,应抬高床头,增加饮水或输液量,持续开放导尿管,遵医嘱使用广谱抗生素。需长期留置导尿管而又无法控制泌尿系统感染者,应教会患者遵循无菌操作法进行间歇导尿,也可做永久性耻骨上膀胱造瘘术。

4) 便秘:脊髓损伤后,肠道的神经功能和膀胱一样受到破坏而发生失调,一般结肠蠕动都大为减慢,而活动减少和饮水减少也是便秘的原因。脊髓损伤 72 h 内患者易发生麻痹性肠梗阻或腹胀。

护士应指导患者多食富含膳食纤维的食物、新鲜水果和蔬菜,30 min 做腹部按摩,从右到左,沿大肠行走的方向,以刺激肠蠕动多饮水。在餐后对顽固性便秘者可遵医嘱给予灌肠或缓泻剂。部分患者通过持续的训练可逐渐建立起反射性排便,方法为用手指按压肛门周围或者扩张肛门,刺激括约肌,反射性地引起肠蠕动。当反射建立后用手指按压肛门时即可有大便排出。

5)褥疮:截瘫患者长期卧床,皮肤知觉丧失,骨隆突部位的皮肤长时间受压于床褥与骨隆突之间而发生神经营养性改变,皮肤出现坏死,称为褥疮。褥疮最常发生的部位为骶尾部、股骨大转子、髂嵴和足跟等处。截瘫患者出现褥疮后极难愈合,褥疮每日渗出大量体液,消耗蛋白质,又是感染进入的门户,患者可因消耗衰竭或脓毒症而致死。对患者应加强皮肤护理,预防褥疮(参见脊柱骨折)。

2. 术后护理

(1)体位 瘫痪肢体保持关节于功能位,防止关节屈曲、过伸或过展。可用矫正鞋或支足板固定足部,以防足下垂。

(2)观察感觉与运动功能 脊髓受手术刺激易出现水肿反应,术后严密观察躯体及肢体感觉、运动情况,当出现瘫痪平面上升、肢体麻木、肌力减弱或不能活动时,应立即通知医师,及时处理。

(3)引流管护理 观察引流量与引流液颜色,保持引流通畅,以防积血压迫脊髓。

(4)活动 对于瘫痪肢体应每日做被动的全范围关节活动和肌肉按摩,以防止肌萎缩和关节僵硬,减少截瘫后并发症。对于未瘫痪部位,可以通过举哑铃和拉拉力器等方法增强上肢力量,通过挺胸和俯卧撑等增加背部力量,为今后的自理活动做准备,增强患者的信心和对生活的热爱。

(5)并发症的预防与护理 参见术前护理。

【健康教育】

1. 指导患者出院后继续康复锻炼,并预防并发症的发生。

2. 指导患者练习床上坐起,使用轮椅、拐杖或助行器等移动工具,练习上下床和行走方法。

3. 指导患者及家属应用清洁导尿术进行间歇导尿,预防长期留置导尿管而引起泌尿道感染。

4. 告知患者需定期返院检查,进行理疗有助于刺激肌肉收缩和功能恢复。

第四节 骨盆骨折患者的护理

在躯干骨损伤中,骨盆骨折的发生率仅次于脊柱损伤,常合并静脉丛和动脉大量出血,以及盆腔内脏器的损伤。

【病因】

骨盆骨折多由直接暴力挤压骨盆所致。年轻人骨盆骨折主要是由于交通事故和高处坠落引起,老年人最常见的原因是摔倒。

【分类】

1.按骨折位置与数量分类

(1)骨盆边缘撕脱性骨折 发生于肌肉猛烈收缩而造成骨盆边缘肌肉附着点撕脱性骨折,骨盆环不受影响。最常见的有髂前上棘撕脱骨折、髂前下棘撕脱骨折和坐骨结节撕脱骨折。

(2)骶尾骨骨折 包括骶骨骨折和尾骨骨折。后者通常于滑倒坐地时发生,一般移位不明显。

(3)骨盆环单处骨折 包括髂骨骨折、闭孔环处骨折、轻度耻骨联合分离和轻度骶髂关节分离。此类骨折不会引起骨盆环变形。

(4)骨盆环双处骨折伴骨盆变形 包括双侧耻骨上、下支骨折;耻骨上、下支骨折合并耻骨联合分离、合并骶髂关节脱位或合并骶髂骨折;髂骨骨折合并骶髂关节脱位;耻骨联合分离合并骶髂关节脱位等。产生这类骨折的暴力通常较大,往往并发症也较多。

2.按暴力的方向分类

(1)暴力来自侧方(LC骨折) 侧方的挤压力量可以使骨盆的前后部结构及骨盆底部韧带发生一系列损伤。

(2)暴力来自前方(APC骨折) 可分为3类。①APC-Ⅰ型:耻骨联合分离。②APC-Ⅱ型:耻骨联合分离,骶结节和骶棘韧带断裂,骶髂关节间隙增宽,轻度分离。③APC-Ⅲ型:耻骨联合分离,骶结节和骶棘韧带断裂,骶髂关节前、后方韧带都断裂,骶髂关节分离。

(3)暴力来自垂直方向的剪力(VS骨折) 通常暴力很大,在前方会发生耻骨联合分离或耻骨支垂直形骨折,骶结节和骶棘韧带都断裂,骶髂关节完全性脱位,一般还带骶骨或髂骨的骨折块,半个骨盆可以向前上方或后上方移位。

(4)暴力来自混合方向(CM骨折) 通常是混合性骨折。

上述骨折中以APC-Ⅲ型骨折与VS骨折最严重,并发症也多见,下面的内容主要讲述该两型骨折。

【临床表现】

1.症状 患者髋部肿胀、疼痛,不敢坐起或站立。有大出血或严重内脏损伤者可有面色苍白、出冷汗、脉搏细数、烦躁不安等低血压和休克早期表现。

2.体征

(1)骨盆分离试验与挤压试验阳性 检查者双手交叉撑开两髂嵴,此时两骶髂关节的关节面更紧贴,而骨折的骨盆前环产生分离,如出现疼痛即为骨盆分离试验阳性。检查者用双手挤压患者的两髂嵴,伤处出现疼痛为骨盆挤压试验阳性。在做上两项检查时偶尔会感到骨擦音。

(2)肢体长度不对称 用皮尺测量胸骨剑突与两髂前上棘之间的距离,骨盆骨折向上移位的一侧长度较短。也可测量脐孔与两侧内踝尖端的距离。

(3)会阴部瘀斑 是耻骨和坐骨骨折的特有体征。

【辅助检查】

X射线检查可显示骨折类型及骨折块移位情况,但骶髂关节情况以CT检查更为清晰。只要情况许可,骨盆骨折患者都应做 CT 检查。

【处理原则】

先处理休克和各种危及生命的并发症,再处理骨折。

1. 非手术治疗

(1) 卧床休息　骨盆边缘性骨折、骶尾骨骨折和骨盆环单处骨折时无移位,以卧床休息为主,卧床 3~4 周或至症状缓解即可。骨盆环单处骨折者用多头带做骨盆环形固定,可以减轻疼痛。

(2) 牵引　单纯性耻骨联合分离且较轻者可用骨盆兜带悬吊固定。但由于治疗时间较长,目前大都主张手术治疗。

2. 手术治疗　对骨盆环双处骨折伴骨盆变形者,多主张手术复位及内固定,再加上外固定支架。

【护理诊断/问题】

1. 组织灌注量不足　与骨盆损伤、出血有关。
2. 潜在并发症　出血性休克、膀胱损伤、尿道损伤、直肠损伤或神经损伤等。

【护理措施】

1. 急救处理　有危及生命的并发症时应先抢救生命,对休克患者进行抗休克治疗,然后处理骨折。

2. 并发症的观察和护理　骨盆骨折常伴有严重并发症,如腹膜后血肿、腹腔内脏损伤、膀胱或后尿道损伤、直肠损伤和神经损伤。这些并发症常较骨折本身更为严重,因此应进行重点观察和护理。

(1) 腹膜后血肿　骨盆各骨主要为松质骨,邻近又有许多动脉和静脉丛,血液循环丰富。骨折后巨大血肿可沿腹膜后疏松结缔组织间隙蔓延至肾区或膈下,患者可有腹痛、腹胀等腹膜刺激症状。大出血可造成出血性休克,甚至造成患者迅速死亡。护士应严密观察生命体征和意识变化,立即建立静脉输液通道,遵医嘱输血输液,纠正血容量不足。若经抗休克治疗仍不能维持血压,应配合医师及时做好手术准备。

(2) 腹腔内脏损伤　肝、肾、脾等实质脏器损伤可有腹痛与失血性休克;胃肠道的空腔脏器损伤可表现为急性弥漫性腹膜炎。护士应严密观察患者的意识和生命体征,观察有无腹痛、腹胀或腹膜刺激征等表现,及时发现和处理内脏损伤。

(3) 膀胱或后尿道损伤　尿道的损伤远比膀胱损伤多见。注意观察有无血尿、无尿或急性腹膜炎等表现,及时发现和处理并发症。尿道损伤时须行修补术,留置导尿管 2 周。注意保持引流管固定、通畅并记录引流液情况,每日用 0.2% 碘伏或生理盐水棉球擦洗尿道口,避免逆行感染,必要时行膀胱冲洗。

(4) 直肠损伤　较少见。直肠破裂如发生在腹膜反折以上可引起弥漫性腹膜炎;如在反折以下,则可发生直肠周围感染。应要求患者严格禁食,遵医嘱静脉补液,合理应用抗生素。由于行直肠修补术时还须做临时的结肠造瘘口,以利于直肠恢复,因此应做好造瘘口护理。

(5) 神经损伤　主要是腰骶神经丛与坐骨神经损伤。注意观察患者是否有括约肌功能障碍,下肢某些部位感觉减退或消失,肌萎缩无力或瘫痪等表现,发现异常及时报告医师。

3. 骨盆兜带悬吊牵引护理　骨盆兜带用厚帆布制成,其宽度上抵髂骨翼,下达股骨大转子,依靠骨盆挤压挤拢的力量,使耻骨联合分离复位。选择宽度适宜的骨盆兜带,悬吊重量以将臀部抬离床面为宜,不要随意移动,保持兜带平整,排便时尽量避免污染兜带。

4. 体位和活动　卧床休息期间,髂前上棘、下棘撕脱骨折可取髋、膝屈曲位;坐骨结节撕脱骨折者应取大腿伸直、外旋位,骶尾骨骨折者可在骶部垫气圈或软垫。帮助患者更换体位,骨折愈合后才可患侧卧位。行牵引者12周以后可负重。长期卧床者需练习深呼吸,进行肢体肌肉等长舒缩。允许下床后,可使用助行器或拐杖,以减轻骨盆负重。

【健康教育】

1. 鼓励患者使用助行器或拐杖下床活动。
2. 保持患者情绪稳定,心情愉快,维持充足的睡眠。
3. 鼓励患者家属协助患者变换体位,防止褥疮。
4. 指导患者注意防护并发症的发生。
5. 定期随访。

第五节　常见关节脱位患者的护理

一、关节脱位概述

关节脱位是指由于直接或间接暴力作用于关节,或关节有病理性改变,使骨与骨之间相对关节面失去正常的对合关系;失去部分正常对合关系的称半脱位。脱位多见于青壮年和儿童;四肢大关节中以肩关节和肘关节脱位最为常见,髋关节次之,膝、腕关节脱位则少见。

【病因】

1. 创伤性脱位　由外来暴力间接作用于正常关节引起的脱位,多发生于青壮年;是导致脱位最常见的原因。

2. 病理改变　关节结构发生病变,骨端遭到破坏,不能维持关节面正常的对合关系,如关节结核或类风湿关节炎所导致的脱位。

3. 先天性关节发育不良　胚胎发育异常导致关节先天性发育不良,出生后即发生脱位且逐渐加重,如由于髋臼和股骨头先天发育不良或异常引起的先天性髋关节脱位。

4. 习惯性脱位　创伤性脱位后,关节囊及韧带松弛或在骨附着处被撕脱,使关节结构不稳定,轻微外力即可导致再脱位;如此反复,形成习惯性脱位,如习惯性肩关节脱位、习惯性颞下颌关节脱位。

【分类与发病机制】

1. 按脱位程度分类　分为全脱位与半脱位。前者指关节面对合关系完全丧失,后者指关节面对合关系部分丧失。

2. 按脱位发生的时间分类　分为新鲜性脱位与陈旧性脱位。脱位时间未超过2周称新鲜性脱位,脱位时间超过2周称陈旧性脱位。

3. 按脱位后关节腔是否与外界相通分类　分为闭合性脱位与开放性脱位。闭合性脱位患者局部皮肤完好,脱位处不与外界相通;开放性脱位者脱位关节腔与外界相通。

此外,还可以按远侧骨端的移位方向进行分类,分为前脱位、后脱位、侧方脱位、中央脱位等。

【临床表现】

1. 症状　关节疼痛、肿胀、局部压痛,关节功能障碍。

2. 特有体征

(1) 畸形　关节脱位后肢体出现旋转、内收或外展、外观变长或缩短等畸形,与健侧不对称。关节的正常骨性标志发生改变。

(2) 弹性固定　关节脱位后,由于关节囊周围未撕裂肌肉和韧带的牵拉,使患肢固定在异常的位置,被动活动时感到弹性阻力。

(3) 关节盂空虚　脱位后可触到空虚的关节盂,移位的骨端可在邻近异常位置触及;但肿胀严重时常难以触知。

3. 并发症　早期全身可合并复合伤、休克等,局部可合并骨折和神经血管损伤。晚期可发生骨化性肌炎、骨缺血性坏死和创伤性关节炎等。

【辅助检查】

常用X射线检查。关节正侧位片可确定有无脱位以及脱位的类型、程度,有无合并骨折等,以防止漏诊或误诊。

【处理原则】

1. 复位　以手法复位为主,最好在脱位后3周内进行,因为早期复位容易成功,且功能恢复好。若脱位时间较长,关节周围组织发生粘连,空虚的关节腔被纤维组织充填,导致手法复位常难以成功。若发生以下情况,应考虑行手术切开复位:①合并关节内骨折;②经手法复位失败或手法难以复位;③有软组织嵌入;④陈旧性脱位经手法复位失败者。关节脱位复位成功的标志是被动活动恢复正常、骨性标志恢复、X射线检查提示已复位。

2. 固定　即将复位后的关节固定于适当位置,以修复损伤的关节囊、韧带、肌等软组织。固定的时间视脱位情况而定,一般为2~3周。陈旧性脱位经手法复位后,固定时间应适当延长。

3. 功能锻炼　鼓励早期活动,在固定期间要经常进行关节周围肌和患肢其他关节的主动活动,防止肌萎缩及关节僵硬。固定解除后,逐步扩大患部关节的活动范围,并辅以理疗、中药熏洗等手段,逐渐恢复关节功能。功能锻炼过程中切忌粗暴的被动活动,以免增加损伤。

【护理评估】

1. 健康史　①一般情况:如年龄、出生时的情况、对运动的喜好等;②外伤史:评估患者有无突发外伤史,受伤后的症状和疼痛的特点、受伤后的处理方法;③既往史:患者以前有无类似外伤病史、有无关节脱位习惯,既往脱位后的治疗及恢复情况等。

2. 身体状况　①局部情况:患肢疼痛程度、有无血管及神经受压的表现、皮肤有无受损;②全身情况:生命体征、躯体活动能力、生活自理能力等;③辅助检查:X射线检查有无阳性结果发现。

3. 心理社会状况　患者的心理状态,对本次治疗有无信心。患者所具有的疾病知识和对治疗、护理的期望。

【护理诊断/问题】

1. 疼痛　与关节脱位引起局部组织损伤及神经受压有关。
2. 躯体活动障碍　与关节脱位、疼痛、制动有关。
3. 潜在并发症　血管、神经受损。
4. 有皮肤完整性受损的危险　与外固定压迫局部皮肤有关。

【护理措施】

1. 体位　抬高患肢并保持患肢于关节的功能位,以利静脉回流,减轻肿胀。
2. 缓解疼痛

(1)局部冷热敷　受伤24 h内局部冷敷,达到消肿止痛目的;受伤24 h后,局部热敷以减轻肌肉痉挛引起的疼痛。

(2)避免加重疼痛的因素　进行护理操作或移动患者时,托住患肢,动作轻柔,避免不适活动加重疼痛。

(3)镇痛　应用心理暗示、转移注意力或松弛疗法等非药物镇痛方法缓解疼痛,必要时遵医嘱应用镇痛剂。

3. 病情观察　移位的骨端压迫邻近血管和神经,进而引起患肢缺血、感觉、运动障碍。定时观察患肢远端血运、皮肤颜色、温度、感觉和活动情况等;若发现患肢苍白、发冷、患处瘀肿、疼痛加剧、感觉麻木等,及时通知医师并配合处理。

4. 保持皮肤完整性　使用石膏固定或牵引的患者,避免因固定物压迫而损伤皮肤。此外,髋关节脱位固定后须长期卧床的患者,鼓励其经常更换体位保持床单位整洁等,预防褥疮产生。对于皮肤感觉功能障碍的肢体,防止烫伤和冻伤。

5. 心理护理　关节脱位多由意外事故造成,患者常焦虑、恐惧以及自信心不足等,在生活上给予帮助,加强沟通,耐心开导,使之心情舒畅,从而愉快地接受并配合治疗。

【健康教育】

1. 向患者及家属讲解关节脱位治疗和康复的知识。
2. 鼓励患者并指导其进行康复锻炼,切忌被动运动。
3. 让患者学会观察病情,防止关节粘连和肌肉萎缩。

二、肩关节脱位患者的护理

(一)成人肩关节脱位患者的护理

参与肩关节运动的包括肱盂关节、肩锁关节、胸锁关节及肩胸关节,以肱盂关节的活动最重要,故临床上习惯将肱盂关节脱位称为肩关节脱位。肱盂关节由肱骨头和肩胛盂构成,是全身活动范围最大的关节。由于肱骨头面大,肩胛盂浅而面小,肱骨头相对大而圆,关节囊和韧带松弛薄弱,这虽有利于肩关节活动,但亦使关节结构不稳定,容易发生脱位。

肩关节脱位多发生在青壮年,以男性居多,多由间接暴力引起。当身体侧位跌倒时,手掌或肘撑地,肩关节处于外展、外旋和后伸位,肱骨头在外力作用下突破关节囊前壁,滑出肩胛盂而致脱位;当肩关节极度外展、外旋和后伸时,肱骨颈或肱骨大结节抵触于肩峰时构成杠杆的支点,使肱骨头向盂下滑出发生脱位。若肩关节后方受到直接暴力的碰撞,可使肱骨头向前脱位。

关节脱位分为前脱位、后脱位、下脱位和上脱位。由于肩关节前下方组织薄弱,因此以前脱位多见。根据脱位的方向肩关节前脱位又可分为盂下脱位、喙突下脱位、锁骨下脱位及胸内脱位,其中以喙突下脱位最常见。肩关节脱位常合并肱骨大结节撕脱骨折和肩袖损伤。

1. 临床表现

(1) 症状　肩关节疼痛,周围软组织肿胀,活动受限。常用健侧手扶持患肢前臂,头倾向患肩。

(2) 体征　肩关节脱位后,关节盂空虚,肩峰突出,肩部失去正常饱满圆钝的外形,呈"方肩"畸形(图46-15);上臂保持轻度外展前屈位;关节盂空虚,在外可触及肱骨头;杜加斯(Dugas)征阳性,即患肢肘部贴近胸壁,患手掌不能触及对侧肩;反之,患手掌搭到对侧肩时,患肘不能贴近胸壁。

2. 辅助检查　X射线检查能帮助明确脱位的类型及发现是否合并有骨折。

3. 处理原则

(1) 复位　①手法复位:对于新鲜性肩关节脱位,在进行充分的临床评估后,手法复位多能获得成功。常用手牵足蹬法(Hippocrates法)(图46-16)和悬垂法(Stimson法)(图46-17)。②切开复位:当合并大结节骨折、肩胛盂骨折移位、软组织嵌入等时,应积极采取手术治疗。

(2) 固定　单纯肩关节脱位,复位后腋窝处垫棉垫,用三角巾悬吊上肢,保持肘关节屈曲90°;关节囊破损明显或仍有肩关节半脱位者,将患侧手置于对侧肩上,上肢以绷带与胸壁固定,腋下垫棉垫(图46-18)。一般情况下,固定3~4周;40岁以上的患者,固定时间可相应缩短,因为年长患者关节制动时间越长,生关节僵硬。有习惯性脱位病史的年轻患者适当延长固定期。

(3) 功能锻炼　固定期间须主动活动腕部与手指;疼痛肿胀缓解后,用健侧手缓慢推动患肢行外展与内收活动,活动范围以不引起患侧肩部疼痛为限。解除固定后,开始进行肩关节的活动锻炼;锻炼须循序渐进,主动进行肩关节各方向的活动,使其活动范围得到最大限度恢复,切忌操之过急。配合理疗、按摩,效果更好。

常见护理诊断/问题与护理措施参见本章第一节。

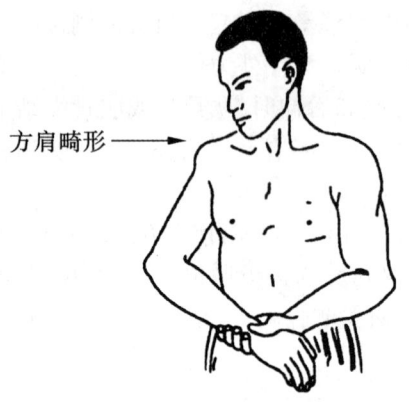

图 46-15　肩关节前脱位

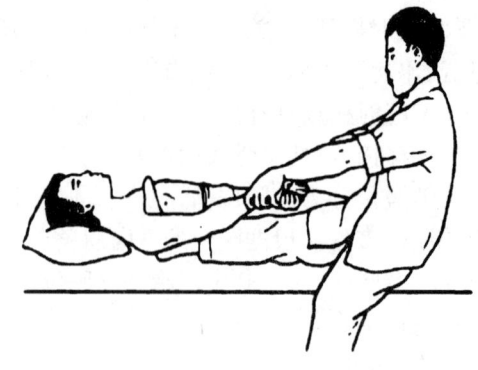

图 46-16　肩关节脱位手牵足蹬法

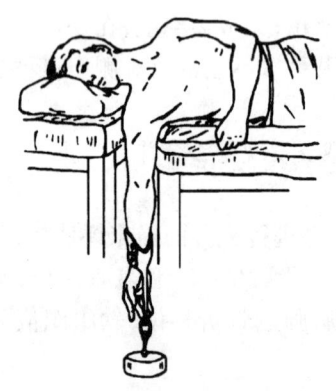

图 46-17　肩关节脱位悬垂法

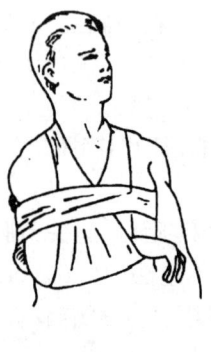

A.三角巾吊肘固定

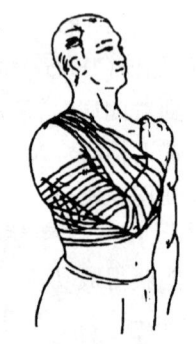

B.搭肩胸肱绷带固定

图 46-18　固定

(二)小儿肩关节脱位患者的护理

小儿肩关节脱位相对少见,据报道10岁以下小儿肩关节脱位发病率仅为1.6%,10~20岁之间发病率为10%,其中90%是前脱位。

1. 病因与分类

(1)前脱位　多因直接或间接创伤所致。①直接损伤:从肩关节后方向前撞击即可导致前脱位。②间接损伤:当肩关节处于外展、伸直和外旋位时,上肢受到创伤所致,这是导致前脱位最常见的原因。③非创伤性脱位:与先天性或获得性关节囊松弛有关,受到轻微外力就可导致前脱位。

(2)后脱位　仅占2%~4%。①直接原因:外力作用于肩关节前方,迫使肱骨头向后方脱位。②间接原因:是最常见的原因;当肩关节处于内收、屈曲、内旋位时,来自上肢轴向的外力可导致后脱位;惊厥或电休克也可导致后脱位,这与痉挛时肩关节周围内旋肌肉(背阔肌、胸大肌、肩胛下肌)的力量超过外旋肌肉(冈下肌、小圆肌)的力量有关。

小儿肩关节脱位的临床表现同成人肩关节脱位。

2. 处理原则

（1）复位　在进行充分临床评估的基础上，应用止痛药和镇静药后方可进行闭合复位。常用的方法包括牵引-反牵引法、悬垂法等。

（2）固定　不同类型的脱位，固定方法有区别。①急性肩关节前脱位：复位后，用吊带悬吊固定4周，随后开始逐步康复训练，加强肩袖的力量；②肩关节后脱位：用夹板或肩关节人字形石膏固定肩关节于中立位4周以上；③复发性肩关节脱位或合并关节盂边缘撕脱骨折的脱位：常需行手术治疗，术后至少固定4~6周；④非创伤性脱位：很少需要手法复位，通常可自行复位，待肩袖康复训练和三角肌力量训练成功后，考虑外科手术治疗。加强康复训练可使85%的患儿避免手术。

常见护理诊断/问题与护理措施参见本章第一节。

三、肘关节脱位患者的护理

肘关节脱位的发生率仅次于肩关节脱位，临床较常见。好发于10~20岁青少年，多为运动损伤。小儿肘关节脱位占肘关节损伤的3%~6%，发病高峰年龄在13~14岁，即骺板闭合后；脱位合并周围骨折和神经血管损伤的风险很大。

【病因与分类】

肘关节脱位多由间接暴力所致，根据脱位的方向可分为后脱位、侧方脱位及前脱位。

1. 后脱位　为最常见的肘关节脱位，小儿肘关节脱位以后外侧脱位为主。当肘关节处于伸直位，前臂旋后位跌倒时，手掌着地，暴力沿尺、桡骨上端向近端传导，在尺骨鹰嘴处产生杠杆作用，导致前方关节囊撕裂，使尺、桡骨近端同时向肱骨远端后方脱出，形成肘关节后脱位。

2. 侧方脱位　当肘关节处于内翻或外翻位时遭受暴力，可发生尺侧或桡侧侧方脱位。

3. 前脱位　当肘关节处于屈曲位时，肘后方受到直接暴力作用，可产生尺骨鹰嘴骨折和肘关节前脱位，此类相对较少见。

【临床表现】

1. 症状　肘关节局部疼痛、肿胀，不能活动。伤后的姿势是患者以健手支托患肢前臂，肘关节处于半屈曲位。

2. 体征　肘部变粗后突，前臂短缩，肘后三角关系失常。鹰嘴突高出内外髁，可触及肱骨下端。若局部明显肿胀，则可能出现正中神经或尺神经损伤，亦可出现动脉受压的临床表现。

【辅助检查】

X射线检查帮助明确脱位的类型、移位情况及有无合并骨折。对于陈旧性关节脱位，X射线检查有助于明确有无骨化性肌炎或缺血性骨坏死。

【处理原则】

1. 复位　一般情况下，通过闭合方法可完成脱位关节的复位。复位方法为：助手配合沿畸形关节方向行前臂和上臂牵引和反牵引，术者从肘后用双手握住肘关节，以指推压尺骨鹰嘴向前下,同时矫正侧方移位,助手在复位过程中维持牵引并逐渐屈肘,出现弹跳感表示复位成功。手法复位失败时,不可强行复位,应采取手术复位。合并有神经损伤者,手术时先探查神经,在保护神经的前提下进行手术复位。

小儿肘关节脱位须在镇静、止痛或甚至采用局部或全身麻醉后,才能进行闭合复位。8岁以下的患儿可取俯卧位,伤侧上肢自床边下垂,将鹰嘴向前推挤,以获得复位;8岁以上的患儿取仰卧位,在远侧牵引下,前臂旋后、肘关节屈曲可获得复位。

2. 固定　复位后,用超关节夹板或长臂石膏托固定于屈肘90°功能位,再用三角巾悬吊于胸前,3周后去除固定。

3. 功能锻炼　固定期间,可做伸掌、握拳、手指屈伸等活动,同时在外固定保护下活动肩、腕关节及手指。去除固定后,练习肘关节的屈伸、前臂旋转活动及锻炼肘关节周围肌力,通常需要3～6个月方可恢复。

常见护理诊断/问题与护理措施参见本章第一节。

四、髋关节脱位患者的护理

髋关节由股骨头和髋臼构成,是人体最大的杵臼关节,周围有强大韧带和肌肉附着,结构相当稳定,故往往只有强大暴力才能导致髋关节脱位;约50%髋关节脱位同时合并有骨折。

【病因与分类】

发生交通事故时,有间接暴力所致。患者处于坐位,膝、髋关节屈曲,暴力使大腿急剧内收、内旋,以致股骨颈前缘抵于髋臼前缘而形成一个支点,股骨头因受杠杆作用冲破后关节囊而向后方脱出。此外,窑洞倒塌时,若患者处于下蹲位,下肢强力外展、外旋时,大转子抵于髋臼缘上,形成杠杆的支点,股骨头向前滑出穿破关节囊,发生髋关节前脱位。

按股骨头的移位方向,可分为后脱位、前脱位和中心脱位(图46-19),其中以后脱位最常见,占全部髋关节脱位的85%～90%。脱位时常造成关节囊撕裂、髋臼后缘或股骨头骨折,有时合并坐骨神经挫伤或牵拉伤。

【临床表现】

1. 症状　患侧髋关节疼痛,主动活动功能丧失,被动活动时引起剧烈疼痛。

2. 体征　不同方向的脱位,其体征有所区别。

(1) 后脱位　髋关节后脱位时,患肢呈屈曲、内收、内旋及短缩畸形。臀部可触及向后上突出移位的股骨头。合并坐骨神经损伤时,表现为大腿后侧、小腿后侧及外侧和足部全部感觉消失,膝关节的屈肌,小腿和足部全部肌瘫痪,足部出现神经营养性改变。

(2) 前脱位　髋关节呈明显外旋、轻度屈曲和外展畸形,患肢很少短缩,合并周围骨折损伤也较少见。

【辅助检查】

X射线前、后、侧和斜位片可明确诊断,必要时行CT检查髋臼后缘及关节内骨折情况。

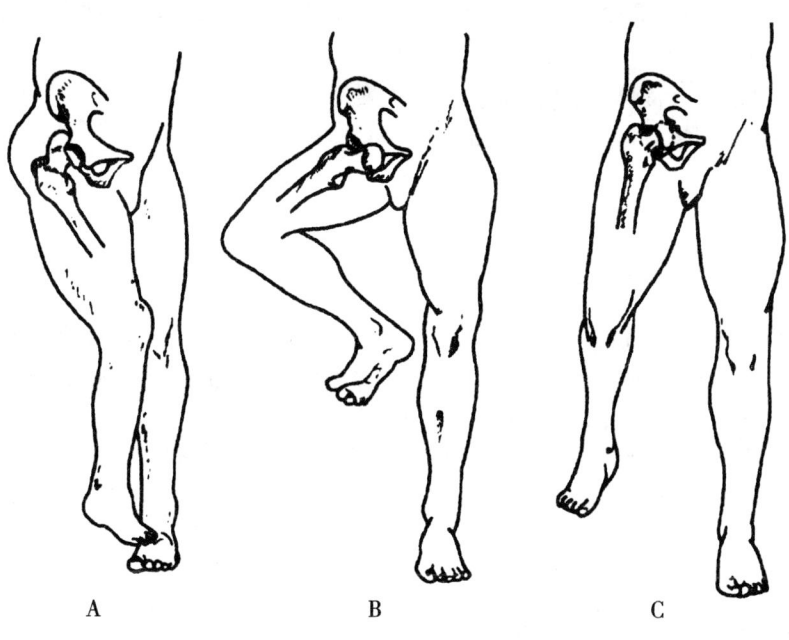

图46-19 髋关节脱位
A.后脱位 B.前脱位 C.中心脱位

【处理原则】

1. 复位　脱位后力争在24 h内、麻醉状态下进行闭合复位,常用的复位方法有提拉法(Allis法)(图46-20)和悬垂法(图46-21)。闭合复位不成功时采用手术切开复位,同时将伴发的骨折进行复位内固定。小儿髋关节脱位后12 h内,可行闭合复位;对不能行闭合复位须行手术治疗的患儿,术后行骨牵引或人字形石膏固定4~6周以维持髋关节的稳定。

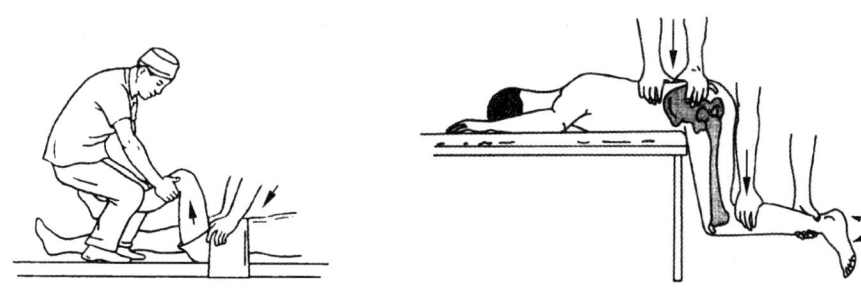

图46-20　提拉法(Allis法)　　　　图46-21　悬垂法

2. 固定　髋关节复位后用单侧髋人字石膏固定4~5周,或持续皮牵引,穿丁字鞋固定患肢2~3周,以保持患肢处于伸直、外展位,防止髋关节屈曲、内收、内旋的功能位。

3. 功能锻炼　固定期间鼓励患者进行股四头肌收缩锻炼及其余未固定关节的活动。去除外固定后,持双拐下地活动,3个月内患肢不能负重,以免发生股骨头缺血性坏死或因受压而变形。3个月后进行X射线检查,显示无股骨头坏死时才可完全负重活动。

常见护理诊断/问题与护理措施参见本章第一节。

（范炎峰）

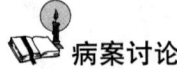

病例摘要 男,25岁,2 h前从梯子上坠落,左上肢着地,左上臂远端出现畸形,伤处疼痛剧烈,逐渐肿胀,关节活动受限。拍X射线片示：左桡骨远端骨折、左腕关节脱位、左肱骨髁骨折。局部压痛明显,骨折处明显感到骨擦音及骨擦感,左手略感麻木。

讨论：①结合本病例说出骨折的临床表现有哪些？②骨折的急救措施有哪些？

一、护考测试

【A1型题】

1. 影响骨折愈合最主要的因素是 （ ）
   A. 高龄　　　　　　　　　　B. 伤口感染
   C. 粉碎性骨折　　　　　　　D. 血液供应不良
   E. 复位时过度牵引

2. 骨折现场急救,错误的方法是 （ ）
   A. 重点检查有无内脏损伤　　B. 开放性骨折应现场复位
   C. 取清洁布类包扎伤口　　　D. 就地取材,固定伤肢
   E. 平托法搬移脊柱骨折患者

3. 脊柱骨折患者急救运送方法,正确的是 （ ）
   A. 用软担架搬动　　　　　　B. 三人平托放于硬板搬运
   C. 二人抱持搬运　　　　　　D. 一人抱持搬运
   E. 一人背负搬运

4. 对小夹板固定患者的护理中不妥的是 （ ）
   A. 缚夹板的带结以不能上下移动为宜　B. 抬高患肢
   C. 注意观察患肢的感觉、运动及血运情况　D. 嘱咐患者定时复诊
   E. 应早期进行患肢功能锻炼

5. 杜加斯征阳性可见 （ ）
   A. 肩关节脱位　　　　　　　B. 肘关节脱位
   C. 伸直型骨折　　　　　　　D. 肱骨髁上骨折
   E. 锁骨骨折

【A2型题】

6. 男性,30岁,骑车摔伤,右肩着地,到医院经医生检查后,确诊为右肩脱位,其根据是 （ ）
   A. 右肩疼痛　　　　　　　　B. 右肩肿胀
   C. 右肩畸形　　　　　　　　D. 右肩压痛
   E. 右肩活动受限

7. 患者,女性,26岁,车祸2 h,查体：一般情况尚可,右小腿有一长约16 cm的伤口,胫骨断端外

露,出血不多,并伴有广泛的软组织挫伤。在做 X 射线检查以前,应该进行的处理是（ ）
  A. 行简单的外固定   B. 行气压止血带止血
  C. 急送手术室   D. 长腿石膏托固定
  E. 紧急输血、输液

【A3/A4 型题】(8~10 题共用题干)

男性,23 岁,车祸造成脊柱骨折和脊髓损伤,现其双上肢迟缓性瘫痪,双下肢痉挛性瘫痪,躯干和四肢感觉消失。目前行颅骨牵引治疗。

8. 牵引期间的护理措施中正确的是   (   )
  A. 用沙袋或颈托固定颈部   B. 定时取下牵引锤,让患者休息
  C. 为给患肢保暖,可在牵引装置上盖被子 D. 嘱患者根据颈部感觉自行调节牵引重量
  E. 骨牵引针孔处若有血痂应及时清除

9. 受伤后 2 周内,该患者泌尿系护理措施可采用   (   )
  A. 自行排尿   B. 间歇导尿
  C. 持续开放导尿   D. 出现尿潴留时插导尿管
  E. 导尿管每 4~6 h 开放一次

10. 受伤 2 周后,该患者的泌尿系护理措施是   (   )
  A. 自行排尿   B. 间歇导尿
  C. 持续开放导尿   D. 出现尿潴留时插导尿管
  E. 导尿管每 4~6 h 开放一次

二、研考能力拓展

1. 患者,男,40 岁,右髋外伤后疼痛,不能活动 4 h。4 h 前患者乘公共汽车,左下肢搭于右下肢上,突然急刹车,右膝顶撞在前座椅背上,即感右髋部剧痛,不能活动。遂来院诊治。患者身体素健。无特殊疾病,无特殊嗜好。请问:①确诊该患者是髋关节脱位,最可靠的依据是什么?②对该患者最好的治疗手段是什么?

2. 患者,男,28 岁,汽车撞伤致右大腿肿痛、流血、畸形 2 h。主诉右肢疼痛,以大腿处为著,流血,不能活动。查体:体温 36.7 ℃,脉搏 115 次/min,呼吸 21 次/min,血压 110/25 mmHg,烦躁不安,急性痛苦面容,被动卧位。见大腿中段肿胀,呈屈曲外旋畸形,因剧痛拒查体,外侧可见 3 cm 长的裂口,有鲜血流出。可见骨折端,患肢活动受限,右足背动脉存在,各趾运动灵活,感觉正常。其余未发现异常。请问:①如果你是第一目击者,你首先该如何做出急救?②为明确诊断,该患者首选的辅助检查是什么?③该患者的第一入院诊断是什么?④该患者潜在的并发症有哪些?⑤患者伤后第 4 天,查房发现:体温 38.7 ℃,主诉伤口疼痛,局部红、肿、压痛明显,请问是哪种并发症?

第四十七章 骨与关节感染患者的护理

第一节 化脓性骨髓炎患者的护理

化脓性骨髓炎是化脓性细菌引起的骨膜、骨质和骨髓组织的化脓感染性炎症。本病感染途径主要有3方面。①血源性感染：身体其他部位化脓性病灶，如上呼吸道感染、毛囊炎或胆囊炎等，经血液循环播散至骨组织，称为血源性骨髓炎。②创伤后感染：骨组织创伤，如开放性骨折直接污染，或骨折手术后出现骨感染，称为创伤后骨髓炎。③邻近感染灶：邻近组织感染直接蔓延至骨骼，如化脓性指头炎蔓延引起指骨骨髓炎，小腿溃疡引起胫骨骨髓炎等。

化脓性骨髓炎按病程发展可分为急性和慢性骨髓炎两类。急性骨髓炎反复发作，病程超过10 d即进入慢性骨髓炎阶段。两者没有明显时间界限，一般认为死骨形成是慢性骨髓炎的标志，死骨出现约需6周时间。

一、急性血源性化脓性骨髓炎患者的护理

身体其他部位化脓性病灶中的细菌经血液循环传播引起骨膜、骨质和骨髓的急性化脓性炎症称急性血源性化脓性骨髓炎。可发生于任何年龄，多见于3~15岁儿童和少年，男性多于女性3~4倍。好发部位为长骨的干骺端，如胫骨近端、股骨远端、肱骨近端，还可见于脊椎骨及髂骨等。

【病因】

本病最常见的致病菌是溶血性金黄色葡萄球菌（占80%~90%），其次为β溶血性链球菌，其他包括嗜血属流感杆菌、大肠埃希菌、产气荚膜杆菌、肺炎双球菌和白色葡萄球菌等。患者先有身体其他部位明显或不明显的感染灶，如疖、痈、扁桃体炎、中耳炎或上呼吸道感染等，若原发病灶处理不当或机体抵抗力下降时，细菌经血液循环播散至骨组织，由于儿童干骺端骨滋养血管为终末血管，血流缓慢，容易使细菌滞留，引发急性感染。感染也可能与局部免疫功能缺陷有关。

【病理】

本病基本病理变化是脓肿、骨质破坏、骨吸收和死骨形成，同时出现反应性骨质增

生。早期以骨质破坏为主,晚期以新生骨形成为主。

1. 骨内病灶形成　儿童及青少年干骺部血液供应丰富,血流速度缓慢,成为致病菌繁殖的良好环境。一旦发生血源性感染,细菌在此处停滞繁殖形成病灶。

2. 脓肿的蔓延途径　细菌在长骨的干骺端停滞繁殖,局部充血、水肿和白细胞浸润,使骨腔内压力升高,引起剧痛。白细胞坏死释放蛋白溶解酶破坏骨组织,形成小脓肿。脓肿压迫其他的血管,造成广泛的骨坏死和更大的脓肿。骨内压升高可使脓液向压力低的方向蔓延:①向骨干髓腔蔓延。②沿中央管和穿通管蔓延,引起骨密质感染。③穿破骨密质外层骨板蔓延至骨膜下间隙,将骨膜掀起成为骨膜下脓肿;或穿破干骺端的骨密质,再经骨小管进入骨髓腔并随之蔓延,破坏骨髓组织、松质骨和内层密质骨的血液供应,造成大片骨坏死。④脓液也可穿破骨膜沿筋膜间隙流注而成为深部脓肿。⑤若穿破皮肤,排出体外,则成为窦道。⑥若干骺端位于关节内,脓液可进入关节内,引起化脓性关节炎。

3. 死骨及骨壳的形成　骨膜下脓肿形成,将骨膜掀起,该部骨质失去来自骨膜的血液供应,严重影响骨的血液循环,造成骨坏死。脓液进入骨髓腔和中央管后,在管腔内通过的滋养血管因炎症而形成血栓和脓栓,骨内血供被阻断,造成骨坏死;坏死骨周围的骨膜,由于炎症刺激形成新骨,包绕在死骨的表面,形成"骨性包壳"。

4. 转归　①经过治疗,炎症消退,病变吸收而痊愈;②未及时治疗发生严重的败血症或脓毒血症而危及生命;③转为慢性化脓性骨髓炎。

【临床表现】

1. 全身症状　全身中毒症状严重,起病急骤,体温达39 ℃以上,有寒战,小儿可有烦躁不安、呕吐或惊厥等,重者有昏迷、谵妄等败血症现象。

2. 局部症状　早期为患部剧痛和搏动性疼痛,肢体半屈曲状,小儿因疼痛而抗拒主动与被动活动。当脓肿穿破密质骨进入骨膜下,形成骨膜下脓肿时,疼痛剧烈。当穿破骨膜形成软组织深部脓肿时,疼痛反而减轻,但局部红、肿、热更明显,有波动感。脓肿穿破皮肤后,形成窦道。若脓液扩散至骨髓腔,则疼痛和肿胀范围更大。

议一议:
如何早期诊断急性骨髓炎?

3. 体征　患肢局部皮肤温度增高。早期压痛不一定严重,当脓肿进入骨膜下时,局部有明显压痛。被动活动肢体时,患儿常因疼痛而啼哭。若整个骨干均受破坏,易继发病理性骨折。

【辅助检查】

1. 实验室检查　血白细胞计数升高,中性粒细胞比例增加。红细胞沉降率加快,血中C反应蛋白升高。患者高热或应用抗生素之前抽血培养,可获得阳性致病菌。

2. 影像学检查

(1) X射线　早期(2周内)检查无异常。3周后,X射线片表现为层状骨膜反应和干骺端稀疏,继之出现骨髓端散在虫蚀样骨破坏,骨膜反应和新骨形成。若进一步发展,密质骨变薄,内层和外层依次出现不规则,可见死骨形成,围绕骨干形成骨包壳。少数患者伴病理性骨折。

(2) CT、MRI　CT可以发现骨膜下脓肿。MRI有助于早期发现骨组织炎症反应。

(3) 核素骨显像　发病48 h内可发现感染灶核素浓聚,对早期诊断有一定价值。

3. 局部脓肿分层穿刺　在肿胀和压痛最明显部位穿刺,先穿入软组织内抽吸,若无脓液,则逐层深入抽吸,不可一次穿入骨内,以免将单纯软组织脓肿的细菌带入骨内。抽出脓液、混浊液或血性液时应及时送检。若涂片中发现脓细胞或细菌,即可明确诊断,同时可做细菌培养和药物敏感试验。

【处理原则】

本病处理的关键是早期诊断与治疗。尽快联合应用有效抗生素控制感染,防止炎症扩散,及时切开减压引流脓液,防止死骨形成及演变为慢性化脓性骨髓炎。

1. 非手术治疗

(1) 全身支持治疗　①补液,维持水、电解质和酸碱平衡。②高热期间予以降温。③营养支持,增加蛋白质和维生素摄入量;经口摄入不足时,经静脉途径补充。④必要时少量多次输新鲜血、血浆或球蛋白,以增强患者抵抗力。

(2) 抗感染治疗　早期联合足量应用抗生素治疗。发病 3～5 d 内抗生素治疗多可控制感染。一般选择半合成青霉素或头孢菌素类与氨基糖苷类抗生素联合应用,然后根据细菌培养和药物敏感试验结果,调整为敏感的抗生素,并持续应用至少 3 周,直至体温正常,局部红肿、热、痛等症状消失;另外在停抗生素前,血沉和 C 反应蛋白水平必须正常或明显下降。

(3) 局部制动　患肢用皮牵引、夹板或石膏托固定于功能位,抬高患肢,以利于炎症消散和减轻疼痛,同时也可防止关节挛缩畸形和病理性骨折。

2. 手术治疗　手术的目的在于引流脓液、减压或减轻毒血症症状,防止急性骨髓炎转变为慢性骨髓炎。若经非手术治疗 2～3 d 炎症仍未得到控制,应尽早手术治疗。手术方式分为局部钻孔引流或开窗减压引流。在钻孔或开窗的骨洞内,留置两根硅胶引流管做闭式灌洗引流,置于高处的引流管连续滴注抗生素,置于低处的引流管持续负压引流。

【护理评估】

1. 术前评估

(1) 健康史　了解患者有无其他部位感染和受伤史,病程长短,采取过哪些治疗措施,治疗效果如何。疾病有无反复,既往有无药物过敏史和手术史等。

(2) 身体状况

全身:评估患者有无高热、寒战、脉快、口干、头痛、烦躁不安、呕吐、意识障碍或惊厥等全身中毒或休克症状;了解疼痛的部位、性质和持续时间,诱发和缓解的因素。

局部:评估有无局部红、肿、热、痛;有无窦道;关节是否处于屈曲位,有无关节强直。局部制动及固定效果;肢体的感觉和运动功能有无改变。

辅助检查:评估各项检验结果,特别是白细胞计数、中性粒细胞比例,血沉和 C 反应蛋白;X 射线检查有无异常发现。分层穿刺或关节穿刺抽出液体的量和性质;涂片检查是否发现脓细胞。

(3) 心理社会状况　评估患者和家属对疾病的发展过程、治疗和护理的了解和期望程度;患者面临关节功障碍甚至功能完全丧失,因此焦虑和恐惧,对生活失去信心。

2. 术后评估　局部伤口、创面有无异味;局部冲洗及引流是否通畅,引流液的量、颜色、性状是否异常;局部症状有无改善。

第四十七章 骨与关节感染患者的护理

【护理诊断/问题】

1. 体温过高 与化脓性感染有关。
2. 疼痛 与化脓性感染和手术有关。
3. 有关节功能丧失的危险 与关节粘连、骨性强直等有关。

【护理措施】

1. 术前护理

(1) 维持正常体温

1) 卧床休息：患者高热期间，应卧床休息，以保护患肢和减少消耗。

2) 降温：患者发热且体温较高时，可用冰袋、乙醇擦浴、冷水灌肠等措施进行物理降温，以防高热惊厥发生。根据医嘱使用退热药物，观察并记录用药后的体温变化。

3) 控制感染：配合医师尽快明确致病菌。及时抽取血培养，配合医师行局部脓肿分层穿刺，及时送检标本。根据医嘱应用抗生素，以控制感染和发热。用药时应注意：①合理安排用药顺序，注意药物浓度和滴入速度，保证药物在单位时间内有效输入；②注意患者用药后有无副作用和毒性反应；③警惕双重感染的发生，如伪膜性肠炎和真菌感染引起的腹泻。

(2) 缓解疼痛 ①制动患肢：抬高患肢，促进回流；限制患肢活动，维持肢体于功能位，以利减轻疼痛及局部病灶修复，防止关节畸形和病理性骨折。当移动患侧肢体时，应给予协助，动作要轻稳，做好支撑与支托，尽量减少刺激，避免患处产生应力。②转移患者注意力：让患者听音乐、与人交谈等，使之分散对患处疼痛的注意力。③应用镇痛药：遵医嘱给予止痛药物缓解疼痛。

(3) 避免意外伤害 密切观察病情变化，对出现高热、惊厥、谵妄、昏迷等中枢神经系统功能紊乱症状的患者，应用床档、约束带等保护措施，必要时根据医嘱给予镇静药物。

2. 术后护理

(1) 保持有效引流

1) 妥善固定引流装置：拧紧各连接接头防止松动。翻身时注意安置管道，以防脱出。躁动患者适当约束四肢，以防自行拔出引流管。

2) 保持引流通畅：①保持引流管与一次性负压引流袋连接紧密，并处于负压状态，以保持引流通畅；②冲洗管的输液瓶高于伤口60~70 cm，引流袋低于伤口50 cm，以利于引流(图47-1)；③观察引流液的量、颜色和性状，保持出入量的平衡；④根据冲洗后引流液的颜色和清亮程度调节灌注速度。一般钻孔或开窗引流术后24 h内连续快速灌洗，以后每2 h快速冲洗1次；引流液颜色变淡时逐渐减少冲洗液的量，维持冲洗直至引流液清亮为止。若出现滴入不畅或引流液突然减少，应检查是否有血凝块堵塞或管道受压扭曲，并及时处理，以保证引流通畅。

(2) 功能锻炼 为防止长期制动导致肌萎缩或减轻关节内粘连，急性期患者可做患肢骨骼肌的等长收缩和舒张运动；待炎症消退后，关节未明显破坏者可进行关节功能锻炼。

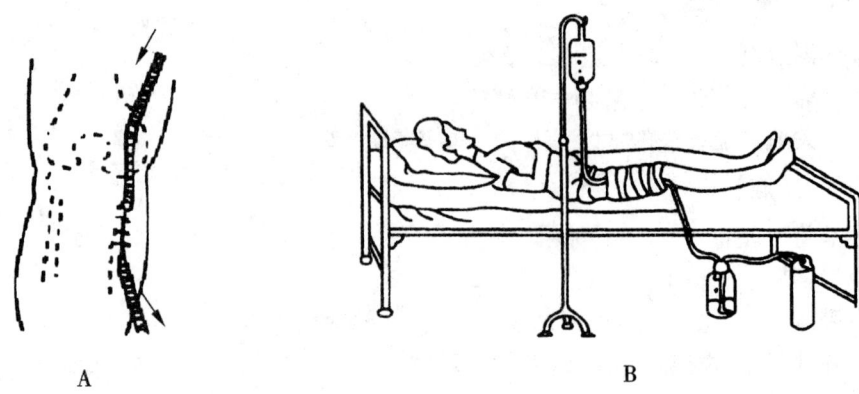

图47-1 闭式冲洗(A)、负压引流(B)示意

【健康教育】

1. 饮食 加强营养,增强机体抵抗力,防止疾病反复。
2. 引流 向患者及其家属说明维持伤口冲洗和引流通畅的重要性。
3. 活动 指导患者每日进行患肢肌等长舒缩练习及关节被动活动或主动活动,避免患肢功能障碍。教会患者使用辅助器材,如拐杖、助行器等,减轻患肢负重,经X射线检查证实病变已恢复正常时才能开始负重,以免诱发病理性骨折。
4. 用药 出院后继续按医嘱联合足量应用抗生素治疗,持续用药至症状消失以巩固疗效,防止转为慢性骨髓炎。密切注意药物副作用和毒性反应,一旦出现,应立即停药并到医院就诊。
5. 定期复诊 出院后应注意自我观察,并定期复诊。骨髓炎患者易复发,若伤口愈合后又出现红、肿、热、痛、流脓等则提示转为慢性,须及时诊治。

二、慢性血源性化脓性骨髓炎患者的护理

急性血源性化脓性骨髓炎在急性感染期未能彻底控制或反复发作,遗留死骨、无效腔和窦道,形成骨包壳,即演变为慢性血源性化脓性骨髓炎。

慢性血源性化脓性骨髓炎大多继发于急性血源性化脓性骨髓炎,若细菌毒性低,也可在发病时即表现为慢性血源性化脓性骨髓炎。

慢性骨髓炎的基本病理变化是病灶区域内有死骨、无效腔、骨性包壳和窦道。骨质因感染破坏和吸收,局部形成无效腔,内有死骨、脓液、坏死组织和炎性肉芽组织,骨膜反复向周围生长形成板层状"骨性包壳"。包壳内有多处向无效腔和外界的开口,称瘘孔。向内与无效腔相通,向外与窦道相通,成为经久不愈的感染源,使感染发展为慢性过程。脓液穿破皮肤后形成窦道,窦道内反复流脓,周围软组织损毁严重并形成大量瘢痕;局部血运不良,修复功能减退。窦道经久不愈者,其周围皮肤色素沉着,少数患者可发生恶变。小的死骨经窦道排出后,窦道可暂时闭合,但由于无效腔的存在,死骨吸收缓慢,炎症不能被彻底控制。当患者抵抗力降低时,残留在无效腔内的致病菌重新活动,急性炎症再次发作。

议一议:
慢性骨髓炎长期不愈合的原因有哪些?

【临床表现】

1. 症状　慢性骨髓炎在病变静止期可无症状,急性发作时有疼痛和发热。

2. 体征　长期病变使患肢增粗变形,邻近关节畸形。幼年发病者,肢体可有短缩或内、外翻畸形。周围皮肤有色素沉着或湿疹样皮炎。局部可见经久不愈的瘢痕和窦道。窦道的肉芽组织突出,流出大量臭味脓液,有时可见小的死骨片经窦道排出。在死骨排出后窦道封闭,炎症逐渐消退,但可在邻近部位产生新的窦道,甚至已闭合的窦道再次开放。

【辅助检查】

X射线检查显示骨干失去原有外形,增粗、不规则,密度不均。骨膜掀起有新生骨形成,可见三角状或葱皮样骨膜反应。骨质硬化,轮廓不规则,髓腔变窄甚至消失,骨干内可见浓白致密的死骨,边缘不整齐,死骨周围有透亮的无效腔。发育过程中可见骨干短缩或发育畸形。

【处理原则】

手术治疗为主,原则是清除死骨和肉芽组织、消灭无效腔和切除窦道。有死骨、无效腔及窦道形成者均应手术治疗。慢性骨髓炎急性发作时不宜做病灶清除,仅行脓肿切开引流。若有大块死骨而包壳未充分形成者,不宜摘除死骨,以免造成长段骨缺损。

1. 病灶清除术　切口沿窦道壁周围正常组织显露,切除窦道。在骨壳上开窗,进入病灶内,吸出脓液、清除死骨及炎性肉芽组织。

2. 消灭无效腔

(1) 碟形手术　在清除病灶后,用骨刀将骨腔边缘削去一部分,使之成为口大底小的碟形,使周围组织向碟形腔内填充而消灭无效腔。

(2) 肌瓣填塞　将骨腔边缘略做修整后,用邻近带蒂肌瓣填塞封闭无效腔,肌肉血液循环丰富,与骨腔壁愈合后可改善骨的血运。

(3) 闭式灌洗　小儿生长旺盛,骨腔容易闭合,可在清除病灶后,伤口内留置灌洗管和吸引管各1根,以便术后经灌洗管滴入抗生素液。

(4) 抗生素骨水泥珠链填塞　将敏感抗生素放入骨水泥中,制成直径7mm左右的小球,用不锈钢丝穿成珠链,填塞入骨无效腔内,留1粒小珠露于皮肤外。使骨腔内抗生素浓度稳定持续约2周之久,随着基底肉芽组织的生长而逐步抽出串珠。大型骨无效腔可在拔除珠链后再次手术植骨。

3. 其他　腓骨、肋骨、髂骨等部位的慢性化脓性骨髓炎,可行病变骨段切除术。跟骨慢性炎症可采用跟骨次全切除术。窦道周围皮肤恶变者,可行截肢术。

【护理诊断/问题】

1. 焦虑　与炎症反复发作迁延不愈有关。

2. 营养失调:低于机体需要量　与疾病长期消耗有关。

3. 躯体活动障碍　与关节变形、活动受限有关。

【护理措施】

主要护理措施:①与患者沟通,介绍成功治愈的病例,帮助患者树立战胜疾病的信心;②术后注意观察伤口大小、形状、边缘与颜色,肉芽组织的生长情况以及脓液的颜色、量和性质;③保持创口清洁,做好感染伤口的无菌操作;④鼓励患者进食高蛋白、高热量、高维生素和易消化食物,必要时给予肠内或肠外营养支持,以改善患者营养状况;⑤对卧床患者,要注意居室、病床的卫生,帮助患者翻身或变换体位,防止褥疮发生;⑥协助患者做力所能及的功能锻炼,以增强体质。

第二节　化脓性关节炎患者的护理

化脓性关节炎指发生在关节内的化脓性感染。多见于小儿,尤以营养不良小儿居多,男性多于女性。成年人创伤后感染多见。好发部位为髋关节和膝关节,其次为肘关节、肩关节及踝关节。

化脓性关节炎最常见的致病菌为金黄色葡萄球菌,约占85%,其次分别为β溶血性链球菌、白色葡萄球菌、淋病双球菌、肺炎球菌及大肠埃希菌等。身体其他部位或邻近关节部位化脓性病灶内的细菌,如呼吸道感染、疖肿或毛囊炎等,通过血液循环播散或直接蔓延至关节腔是最多见的感染途径;其他途径包括开放性关节损伤后继发感染和医源性感染,如关节内封闭、关节术后感染等。近年来由于人工关节置换术的普遍应用,也成为关节感染的重要途径。

化脓性关节炎的病变发展过程可分为3个阶段,但无明确的时间界限,有时可互相演变或难以区分。

1. 浆液性渗出期　细菌入侵关节腔后,滑膜炎性充血、水肿;关节腔内白细胞浸润及浆液性渗出,渗出物内含大量白细胞和红细胞,纤维蛋白少。此期关节软骨尚未被破坏,若能及时、正确治疗,关节功能可完全恢复,不留任何后遗症。

2. 浆液纤维素性渗出期　病变进一步发展,毛细血管壁和滑膜基质屏障功能丧失,渗出物增多、混浊,内含大量白细胞及纤维蛋白。白细胞释放的溶酶体类物质破坏软骨基质;纤维蛋白的沉积影响软骨代谢,氨基葡聚糖开始丢失,使关节软骨破坏,并造成关节粘连。此期出现了不同程度的关节软骨损毁,部分病理变化成为不可逆改变,可遗留不同程度的关节粘连和功能障碍。

3. 脓性渗出期　若炎症得不到控制,关节腔内的渗出液转为脓性,炎症侵及软骨下骨质,滑膜和关节软骨被破坏。炎症经关节囊纤维层向外蔓延,引起关节周围蜂窝织炎。机体抵抗力低下时,可出现多发脓肿,脓肿破溃可形成窦道。由于关节重度粘连呈纤维性或骨性强直,治愈后遗留重度关节功能障碍。

【临床表现】

1. 全身症状　起病急骤,寒战、高热,体温可达39℃以上,甚至出现谵妄与昏迷,小儿可见惊厥全身中毒症状严重。病变关节处疼痛剧烈。

2. 局部症状

(1) 浅表关节病变　局部可见红、肿、热及关节积液表现,压痛明显,皮温升高。关节积液在膝部最为明显,可见髌上囊隆起,浮髌试验可为阳性。患者关节多处于半屈曲位以缓解疼痛。

(2) 深部关节病变　髋关节因有皮下组织和周围肌覆盖,局部红、肿、热、压痛多不明显,但关节内旋受限,常处于屈曲、外展、外旋位。

【辅助检查】

1. 实验室检查　白细胞计数升高,中性粒细胞比例升高,血沉增快,C反应蛋白增加。血培养可为阳性。

2. 影像学检查　X射线检查早期可见关节周围软组织肿胀、关节间隙增宽;中期可见周围骨质疏松;后期关节间隙变窄或消失,关节面毛糙,可见骨质破坏或增生;甚至出现关节畸形或骨性强直。

3. 关节腔穿刺　病变早期抽出液呈浆液性,中期关节液混浊,后期关节液为黄白色脓性;镜下可见大量脓细胞,细菌培养可明确致病菌。

【处理原则】

早期诊断、早期治疗是治愈感染、保全关节功能和生命的关键。治疗原则是全身支持治疗,应用广谱抗生素,消除局部感染灶。

1. 非手术治疗

(1)广谱抗生素　早期、足量、全身性使用广谱抗生素治疗,而后可根据关节液细菌培养及药物敏感试验结果选择和调整抗生素种类。

(2)全身治疗　加强营养提高患者的免疫力,适量输血或血制品,改善营养状况,摄入高蛋白、富含维生素的饮食等。

(3)局部治疗

关节腔穿刺减压术:适用于浆液性渗出期。关节穿刺、抽净积液后可注入抗生素液,每日1~2次,直至关节液清亮,体温正常,实验室检查正常。

关节腔灌洗:适用于表浅大关节,如膝关节感染者。在关节部位两侧穿刺,经穿刺套管置入灌注管和引流管,退出套管。每日经灌注管滴入含抗生素的溶液2 000~3 000 mL,直至引流液清澈,细菌培养阴性后停止灌流。再引流数日至无引流液吸出、局部症状和体征消退,即可拔管。

患肢制动:用皮牵引或石膏固定关节于功能位,以减轻疼痛,促进炎症消散和预防关节畸形。

2. 手术治疗

(1)关节镜下手术　适用于浆液纤维性渗出期。在关节镜下清除脓苔,彻底冲洗关节腔,并置管灌洗引流。

(2)关节切开引流　适用于浆液纤维性渗出期或脓性渗出期。手术彻底清除关节腔内的坏死组织、纤维素性沉积物并用生理盐水冲洗后,在关节腔内置入两根硅胶管后缝合,进行持续性灌洗。

(3)关节矫形术　适用于关节功能严重障碍者,常用手术为关节融合术或截骨术。

护理诊断/问题与护理措施参见本章第一节。

(范炎峰)

病案讨论

病例摘要 患儿,男,15岁,出现高热、左膝上剧痛3 d。体检:左大腿下端明显肿胀,局部皮温增高,行局部分层穿刺,在骨膜下抽出淡黄色混浊液体。应用大剂量抗生素治疗3 d不见好转。

讨论:①该患者最可能的诊断是什么?②若非手术治疗无效,应采取怎样治疗?③如患者需要手术,应如何护理?

习题

一、护考测试

【A1型题】

1. 对急性化脓性骨髓炎具有早期诊断意义的检查是　　　　　　　　　　　　　　　(　　)
   A. X射线检查　　　　　　　　　　B. CT检查
   C. 血常规检查　　　　　　　　　　D. 关节穿刺检查
   E. 局部分层穿刺检查

2. 关于骨与关节结核的叙述中正确的是　　　　　　　　　　　　　　　　　　　　(　　)
   A. 90%继发于肺外结核　　　　　　B. 以髋关节结核最多见
   C. 患者常出现高热、寒战　　　　　D. 可形成寒性脓肿
   E. 手术后即停止抗结核药治疗

3. 关于边缘型椎体结核的描述正确的是　　　　　　　　　　　　　　　　　　　　(　　)
   A. 以溶骨为主　　　　　　　　　　B. 多见于儿童
   C. 以骨质破坏为主　　　　　　　　D. 病变始于椎体松质骨
   E. 病变不易侵入邻近椎间盘和椎体

【A2型题】

4. 男性,12岁,近6个月来有盗汗、消瘦、贫血等全身症状,常双手撑腰,上身后倾,拾物时以挺腰姿势下蹲,血沉增快,结核菌素试验阳性,提示其可能患有　　　　　　　　　　　(　　)
   A. 颈椎结核　　　　　　　　　　　B. 胸椎结核
   C. 腰椎结核　　　　　　　　　　　D. 髋关节结核
   E. 膝关节结核

【A3/A4型题】(5~6题共用题干)

女性,9岁,左小腿肿痛3个月,溃破流脓1周,曾因"阵发性腹部不适伴发热十余日"住院,术后10 d查得腹腔引流液抗酸杆菌为阳性,消化道钡餐造影诊断为溃疡性肠结核。

5. 该患者最有可能是患有　　　　　　　　　　　　　　　　　　　　　　　　　　(　　)
   A. 急性骨髓炎　　　　　　　　　　B. 骨肿瘤
   C. 骨结核　　　　　　　　　　　　D. 开放性骨折
   E. 类风湿关节炎

6. 假设某天该患者与小朋友玩踢毽子过程中不慎跌倒,导致下肢活动障碍畸形,最有可能出现下列哪种并发症　　　　　　　　　　　　　　　　　　　　　　　　　　　　　(　　)
   A. 病理性骨折　　　　　　　　　　B. 脱位
   C. 肌腱拉伤　　　　　　　　　　　D. 病理性脱位
   E. 嵌插骨折

二、研考能力拓展

患者,男,18岁。于2个月前出现左膝关节肿胀、疼痛,伴乏力、倦怠、低热,经临床血液及X射线检查诊断为"左膝关节结核"。请问:①该患者主要的护理诊断是什么?(请列举出5个护理诊断)②针对患者如何进行健康指导?

第四十八章 颈肩腰腿疼患者的护理

颈肩痛和腰腿痛是一组常见的症状,病因复杂,多由慢性劳损及无菌性炎症引起,是以病患部位疼痛、肿胀甚至功能受限为主。常见疾病包括颈椎病、肩周炎、腰椎间盘突出症、腰肌劳损等。起病比较隐蔽,症状常不典型或疼痛时轻时重,有时甚至可自行缓解,因此不被广大患者重视。

第一节 颈肩痛患者的护理

颈肩痛是指颈、肩、肩胛等处疼痛,有时伴一侧或两侧上肢痛或颈脊髓损伤症状。常见疾病为颈椎病、肩关节周围炎。病因有以下几点:

1. 急性损伤导致颈椎骨折、脱位颈椎病相当常见,如体育运动、交通事故等尤为多见。

2. 颈椎病与颈椎间盘突出是长期伏案工作者中年以后的常见病,由颈椎间盘老年性变性加上慢性损伤引起,也可由急性或慢性损伤促使颈椎间盘变性所致。

3. 颈椎结核、感染、先天性畸形、类风湿性或强直性脊柱炎因其刺激或压迫颈神经根或脊髓引起颈肩痛或瘫痪。

4. 耳与咽喉部疾患或感染与颈椎上段相邻的咽喉部感染如急性扁桃体炎、咽后壁炎及急性或慢性淋巴结炎,均可引起颈椎尤其寰枢关节的自发性脱位。这些部位的疾患本身也可发生颈部感应痛。

5. 肩和上臂疾患如肩周炎等有时也可向近端感应而引起颈痛。

6. 其他如"落枕"及颈、肩部软组织损伤等。

一、颈椎病患者的护理

颈椎病指因颈椎间盘退行性变及其继发性椎间关节退行性改变,刺激或压迫相邻脊髓、神经、血管和食管等组织,并引起相应的症状和体征。颈椎病为中年以上人群的常见病,男性多见,好发部位依次为 $C_{5~6}$、$C_{4~5}$、$C_{6~7}$。

【病因】

1. 颈椎间盘退行性变 是颈椎病发生和发展最基本的原因。颈椎活动度大,随年龄增长,椎间盘逐渐发生退行性变,使椎间隙狭窄,关节囊、韧带松弛,脊柱活动时稳定性下降,进一步发展引起骨质增生、椎间盘突出及其周围韧带发生变性、增生、钙化,最后致相邻脊髓、神经、血管受到刺激或压迫。

2. 损伤 急性损伤使已退变的颈椎和椎间盘损害加重而诱发颈椎病;慢性损伤可加速其退行性变的发展过程而提前出现症状。

3. 先天性颈椎管狭窄 颈椎管的矢状内径对颈椎病的发展有密切关系。先天性颈椎管矢状径小于正常(14~16 mm)时,即使仅有轻微退行性变,也可出现临床症状和体征。

椎间关节退行性变、神经血管受累、临床症状和体征这三者之间并不是简单的因果关系,他们相互联系,又有其各自发生和发展的规律。

【分类与发病机制】

颈椎病是颈椎间盘变性、颈椎骨质增生及由此而引起的一系列临床症状的总和。根据受压部位和临床表现的不同,可分为4型。

1. 神经根型颈椎病 较多见,占颈椎病的50%~60%。因椎间盘向后外侧突出,钩椎关节或椎间关节增生、肥大,进而刺激或压迫神经根所致。

2. 脊髓型颈椎病 是最严重的,占颈椎病的10%~15%。由后突的髓核、椎体后缘的骨赘、增生肥厚的黄韧带及钙化的后纵韧带压迫或刺激脊髓所致。由于下颈段椎管处于脊髓颈膨大,椎管相对狭窄,且活动度大,故退行性变发生较早、较重,脊髓受压也易发生在下颈段。

3. 椎动脉型颈椎病 由颈椎横突孔增生狭窄、颈椎稳定性下降、椎间关节活动移位等,颈部活动时椎间关节产生过度移位,牵拉、压迫、刺激椎动脉或颈交感神经兴奋,使椎动脉狭窄或痉挛,造成椎-基底动脉供血不全所致。

4. 交感神经型颈椎病 由颈椎各种结构病变刺激或压迫颈椎旁的交感神经节后纤维所致。

【临床表现】

1. 神经根型颈椎病

(1)症状 颈部疼痛及僵硬,短期内加重并向肩部及上肢放射。用力咳嗽、打喷嚏及颈部活动时疼痛加重。皮肤可有麻木、过敏等感觉改变。上肢沉重感、肌力减退、肌萎缩,以大小鱼际肌和骨间肌最明显,手指动作不灵活。

(2)体征 患侧颈部肌痉挛,颈肩部有压痛,头偏向患侧,颈部和肩关节活动有不同程度受限。上肢腱反射减弱或消失,上肢牵拉试验、压头试验阳性。

2. 脊髓型颈椎病 由于脊髓型颈椎病的颈椎退变结构压迫脊髓,所以为颈椎病诸型中症状最严重的类型。

(1)症状 手部麻木,运动不灵活,尤其是精细活动失调,手握力减退;下肢无力、步态不稳、有踩棉花样感觉;躯干有紧束感;后期出现大小便功能障碍,表现为尿频或排尿、排便困难等。

(2)体征 肌力减退,四肢腱反射活跃或亢进,腹部反射、提睾反射和肛门反射减弱或消失。霍夫曼(Hoffmann)征、髌阵挛及马宾斯基(Babinski)征等阳性。

3.椎动脉型颈椎病

(1)症状 ①眩晕:最常见,多伴有复视、耳鸣、耳聋、恶心、呕吐等症状,头颈部活动和姿势改变可诱发或加重眩晕。②猝倒:本型特有的症状,表现为四肢麻木、软弱无力而跌倒,多在头部突然活动或姿势改变时发生,倒地后再站起来可继续正常活动。③头痛:表现为发作性胀痛,以枕部、顶部为主,发作时可有恶心、呕吐、出汗、流涎、心慌、憋气以及血压改变等自主神经功能紊乱症状。另外还有不同程度的运动及感觉障碍和精神症状。

(2)体征 颈部有压痛,活动受限。

4.交感神经型颈椎病 表现为一系列交感神经症状。①交感神经兴奋症状:如偏头痛、视物模糊、瞳孔扩大或缩小、眼球胀痛、耳鸣、听力下降、心律失常、心前区疼痛、血压增高等。②交感神经抑制症状:如畏光、流泪、头晕、眼花、血压下降、胃肠胀气等。

【辅助检查】

1.实验室检查 脊髓型颈椎病者行脑脊液动力学试验显示椎管有梗阻现象。

2.影像学检查 颈椎 X 射线检查可见颈椎曲度改变,生理前凸减小、消失或反常,椎间隙狭窄,椎体后缘骨赘形成,椎间孔狭窄。CT 和 MRI 可示颈椎间盘突出,颈椎管矢状径变小,脊髓受压。

【处理原则】

神经根型、椎动脉型和交感神经型颈椎病以非手术治疗为主;脊髓型颈椎病由于疾病自然史逐渐发展使症状加重,故确诊后应及时行手术治疗。

1.非手术治疗 原则是去除压迫因素,消炎止痛,恢复颈椎稳定性。

(1)枕颌带牵引 牵引可解除肌痉挛,增大椎间隙,减少椎间盘压力,使嵌顿于小关节内的滑膜皱襞复位,减轻对神经、血管的压迫和刺激。患者取坐位或卧位,头前屈10°,牵引重量为 2~6 kg,每次 1~1.5 h,每日 2 次;若无不适,可行持续牵引,每日 6~8 h,2 周为 1 个疗程。脊髓型颈椎病者不适宜牵引。

(2)颈围 可限制颈椎过度活动,且不影响患者日常生活。如充气型颈围除可固定颈椎,还有牵张作用。

(3)推拿按摩 可以减轻肌痉挛,改善局部血液循环。推拿按摩应由专业人士操作,以防发生颈椎骨折、脱位和脊髓损伤。脊髓型颈椎病忌用此法。

(4)理疗 采用热疗、磁疗、超声疗法等,达到改善颈肩部血液循环、松弛肌肉、消炎止痛的目的。

(5)药物治疗 目前尚无治疗颈椎病的特效药物,所用药物均属对症治疗,如非甾体抗炎药、肌肉松弛剂及镇静剂等。

2.手术治疗 当患者出现以下情况时,考虑手术治疗:①保守治疗半年无效或影响正常生活和工作;②神经根性剧烈疼痛,保守治疗无效;③上肢某些肌肉,尤其手内在肌无力、萎缩,经保守治疗 4~6 周后仍有发展趋势。

手术的目的:①切除突出的椎间盘、骨赘、韧带或椎管扩大成形,使脊髓和神经得到充分减压;②通过植骨、内固定行颈椎融合,获得颈椎稳定性。常用的术式有颈椎间盘摘除、椎间植骨融合术、前路侧方减压术、颈椎半椎管切除减压或全椎板切除术、椎管成形术等。

【护理评估】

1.术前评估

(1)健康史 ①一般情况:性别、年龄、职业等;②既往史:有无颈肩部急、慢性损伤史和肩部长期固定史,以往的治疗方法、用药情况和效果;③家族史:家族中有无类似病史;④现病史:此次发病的诱因和情况,有无突然转颈,有无眩晕、头晕、头痛、耳鸣、耳聋、恶心、呕吐、猝倒等,有无导致症状加重或减轻的因素。

(2)身体状况 ①局部:疼痛的部位、性质,诱发及加重疼痛的因素及缓解的措施;有无四肢的感觉、活动、肌力、反射异常及躯干部的紧束感。②全身:患者意识状态、营养状态、饮食情况和生命体征,生活自理能力、有无大小便失控或失禁现象。③辅助检查:了解患者的 X 射线、脊髓造影、CT、MRI 等检查结果,以判断病情,可能采取的治疗和护理措施。

(3)心理社会状况 患者及家属对该病的认识、心理状态,有无焦虑、恐惧等不良情绪;家庭及社会对患者的支持程度。

2.术后评估

(1)手术情况 麻醉方式、手术名称、术中情况,引流管的数量及位置。

(2)生命体征 动态评估患者生命体征,尤其是呼吸的情况。

(3)伤口及引流情况 手术切口有无出血、肿胀,引流管是否妥善固定、引流是否通畅,引流液的颜色、量、性状。

(4)疼痛及康复情况 术后疼痛缓解、双上肢神经功能及关节活动范围恢复情况,日常生活自理情况。能否按计划进行功能锻炼,有无并发症发生的征象。

(5)认知状况 患者及家属对手术及术后康复过程、可能出现的后遗症等的认知程度,患者能否复述疾病复发和康复方面的知识。

【护理诊断/问题】

1.低效型呼吸形态 与颈髓水肿、植骨块脱落或术后颈部水肿有关。

2.有受伤害的危险 与肢体无力及眩晕有关。

3.潜在并发症 术后出血、脊髓神经损伤。

4.躯体活动障碍 与颈肩痛及活动受限有关。

5.感知改变 与脊髓、神经根受压有关。

【护理措施】

1.术前护理

(1)心理护理 告知患者疾病的情况,了解治疗周期较长,术后恢复可能需要数月甚至更长时间,让患者做好充分的思想准备。对患者焦虑的心情表示理解,向患者介绍治疗方案及手术的必要性,手术目的及优点,介绍当前的医疗护理情况和技术水平,使其产生安全感,愉快地、充满信心地接受手术。重视社会支持系统的影响,尤其是亲人的关怀和鼓励。

(2)日常护理 让患者睡平板床,平卧时枕头不宜过高,以颈部微屈曲为宜,侧卧时枕头高度约为肩的高度,以保持颈椎与胸椎在同一轴线。卧床时间常者防止褥疮。

(3)维持有效牵引 选择合适的牵引方法。用颈枕带牵引时,坐、卧位均可进行。坐位时使头前屈15°左右,牵引重量 2~6 kg,牵引时间一般以颈项、背部肌肉能耐受为限,每日数次,每次1 h。也可进行持续牵引,每日6~8 h,2周为1个疗程。牵引过程中注意观察患者的不良反应。

(4)使用围领或颈托 应帮助患者选择合适的围领或颈托,并告知使用方法和注意事项,以保证有效使用。目前有一种充气颈托,患者可根据情况自行调整充盈度,除固定颈椎以外,还有一定的撑开牵张作用。

(5)推拿按摩 早期颈椎病可采用推拿按摩的方法,以减轻肌肉痉挛,改善局部血液循环,有专业按摩师操作,手法轻柔,避免增加损伤。

(6)术前训练

1)呼吸功能训练:脊髓型颈椎病患者以老年人居多,由于颈髓受压致呼吸肌功能降低,加上有些患者长期吸烟或患有慢性阻塞性肺病等,伴有不同程度的肺功能低下。因此,术前指导患者练习深呼吸、行吹气泡或吹气球等训练,以增加肺的通气功能;术前1周戒烟。

2)气管、食管推移训练:适用于颈椎前路手术患者,以适应术中反复牵拉气管、食管的操作,避免术后出现呼吸困难、咳嗽、反复吞咽困难等并发症。指导患者用自己的2~4指插入切口侧的内脏鞘与血管神经鞘间隙处,持续将气管、食管向非手术侧推移。开始用力尽量缓和,训练中如出现局部疼痛、恶心、呕吐、头晕等不适,可休息10~15 min后再继续,直至患者能适应。训练时间:术前3~5 d开始,开始为每次10~20 min,每日3次;以后逐渐增至每次30~60 min,每日4次,使气管推移超过中线。

3)俯卧位训练:适用于后路手术患者,以适应术中长时间俯卧位并预防呼吸受阻。开始每次为30~40 min,每日3次;以后逐渐增至每次3~4 h,每日1次。

(7)安全护理 患者存在肌力下降致四肢无力时应防烫伤和跌倒,指导患者不要自己倒开水,穿平跟鞋,保持地面干燥,走廊、浴室、厕所等日常生活场所有扶手,以防步态不稳而摔倒;椎动脉型颈椎病患者避免头部过快转动或屈曲,以防猝倒。

2. 术后护理

(1)密切监测生命体征 注意呼吸频率、深度的改变,脉搏节律、速率的改变,保持呼吸道通畅,低流量给氧。呼吸困难是前路手术最危急的并发症,多发生于术后1~3 d内。常见原因:①切口内出血压迫气管;②喉头水肿压迫气管;③术中损伤脊髓或移植骨块松动、脱落压迫气管等。一旦患者出现呼吸困难、张口状急迫呼吸、应答迟缓、口唇发绀等表现,应立即通知医师,并做好气管切开及再次手术的准备。因此,颈椎手术患者床旁应常规准备气管切开包。

(2)体位护理 行内固定植骨融合的患者,加强颈部制动。患者取平卧位,颈部稍前屈,两侧颈肩部置沙袋以固定头部,侧卧位时枕与肩宽同高,在搬动或翻身时,保持头、颈和躯干在同一平面上,维持颈部相对稳定。下床活动时,须行头颈胸支架固定颈部。

(3)并发症的观察与护理

1)术后出血:颈椎前路手术常因骨面渗血或术中止血不完善可引起伤口出血。出血量大、引流不畅时,可压迫气管导致呼吸困难甚至危及生命。颈深部血肿多见于术后当日,尤其是12 h内,因此术后应注意观察生命体征、伤口敷料及引流液。如24 h出血量超过200 mL,检查是否有活动性出血;若引流量多且呈淡红色,考虑有脑脊液漏发生,及时报告医师处理。注意观察颈部情况,检查颈部软组织张力。若发现患者颈部明显肿胀,并出现呼吸困难、烦躁、发绀等表现时,报告并协助医师剪开缝线、清除血肿。若血肿清除后呼吸仍不改善应实施气管切开术。

2)脊髓神经损伤:手术牵拉和周围血肿压迫均可损伤脊髓及神经,患者出现声嘶、四肢感觉运动障碍以及大、小便功能障碍。手术牵拉所致的神经损伤为可逆的,一般在术后1~2 d内明显好转或消失;血肿压迫所致的损伤为渐进的,术后应注意观察,以便及时发现问题并处理。

3)植骨块脱落、移位:多发生在手术后5~7 d内,系颈椎活动不当时椎体与植骨块间产生界面间的剪切力使骨块移动、脱出。所以,颈椎术后应重视体位护理。

(4)功能训练　指导肢体能活动的患者做主动运动,以增强肢体肌肉力量;肢体不能活动者;病情许可时,协助并指导其做各关节的被动运动,以防肌肉萎缩和关节僵硬。一般术后第1天,开始进行各关节的主被动功能锻炼;术后3~5 d,引流管拔除后,可戴支架下地活动,坐位和站立位平稳训练及日常生活活动能力的训练。

【健康教育】

1. 纠正不良姿势　在日常生活、工作、休息时注意纠正不良姿势,保持颈部平直,以保护头、颈、肩部。

2. 保持良好睡眠体位　理想的睡眠体位应该是使头颈部保持自然仰伸位、胸部及腰部保持自然曲度、双腿及双膝略呈屈曲,使全身肌肉、韧带及关节获得最大限度地放松与休息。俯卧位是不科学的,因其既不利于保持颈部的平衡及生理曲度,也不利于呼吸道通畅。

3. 选择合适枕头　以中间低两端高、透气性好、长度超过肩宽10~16 cm、高度以头颈部压下后一拳头高为宜。

4. 避免外伤　行走或劳动时注意避免损伤颈肩部。一旦发生损伤,尽早诊治。

5. 加强功能锻炼　长期伏案工作者,宜定期远视,以缓解颈部肌肉的慢性劳损。

二、肩周炎患者的护理

肩关节周围炎是指发生于肩周肌、肩关节囊、韧带、肌腱及滑囊等肩关节周围软组织的退行性变和慢性损伤性炎症,又称肩周炎,俗称凝肩。多发于50岁左右人群,故又称"五十肩",女性多于男性。活动时疼痛,功能受限为主要特点。

【病因】

1. 肩关节周围病变　①肩关节周围软组织劳损或退变:肩部的慢性炎症和长期劳动过度,可波及关节囊及周围软组织,引起关节囊的慢性炎症和粘连;②肩关节急性创伤:肩部挫伤、肱骨外髁颈骨折和肩关节脱位,局部出现炎性渗出、疼痛及肌肉痉挛,从而导致肩关节囊和周围软组织粘连;③肩部活动减少:肩关节脱位、上肢骨折和手术后外固定时间过长等,或在固定期间没注意肩关节功能锻炼。

2. 肩外疾病　①颈椎源性肩周炎:由于颈椎病引起的肩周炎,其特点为先有颈椎病的体征和症状,而后再发生肩周炎;②冠心病:发作时可引起肌痉挛,肩关节运动受限,诱发肩周炎。

【病理生理】

肩周炎的早期变化是纤维性关节囊收缩变小。在病变晚期除关节囊严重收缩外,其他软组织进行性纤维化,滑膜增厚,滑膜腔粘连闭锁,纤维素样物质沉积,软组织失去弹性、短缩与硬化。

【临床表现】

1. 症状 ①疼痛:早期肩部疼痛,逐渐加重,可放射至颈部和上臂中部;夜间疼痛明显,影响睡眠;②肩关节活动僵硬:晚期肩痛逐渐减轻或消失,肩关节僵硬,逐渐发展,直至各个方向均不能活动;③肩部怕冷:患者不敢吹风,甚至用棉垫包裹肩部。

2. 体征 ①压痛及活动受限:肩关节周围有明显压痛点,压痛点多在肱二头肌长头腱沟;肩关节各方向活动均受限,以外展、外旋、后伸更为显著。②肌痉挛与萎缩:早期可出现三角肌、冈上肌等肩周围肌肉痉挛,晚期可发生失用性肌萎缩。

【辅助检查】

X射线检查示颈肩部骨质疏松征象,肩关节造影可见关节囊体积明显减小。

【处理原则】

本病可自愈,自然病程在1年左右。以非手术治疗为主,根据肩周炎不同时期及其症状的严重程度采取相应治疗措施。

1. 功能锻炼 要贯穿治疗的整个过程,每日进行肩关节活动,以不引起剧痛为限。

2. 药物治疗 内服和外用活血化瘀、舒筋活血、消炎止痛的中西药。疼痛严重时,口服非甾体抗炎镇痛药。如果痛点局限时,可宜采用局部注射醋酸泼尼松的封闭疗法。

3. 后期 积极恢复关节的运动功能。选用理疗、推拿、按摩、功能锻炼等多种措施,以解除粘连,扩大肩关节的运动范围。

【护理诊断/问题】

1. 躯体活动障碍 与肩关节损伤或粘连固定有关。

2. 穿着/修饰自理缺陷 与肩关节疼痛和活动受限有关。

3. 疼痛 与关节受损有关。

【护理措施】

1. 功能锻炼 肩周炎最有效的治疗方法是坚持功能锻炼,预防和解除粘连,改善局部血液循环。常用的锻炼方法有"锥摆"运动、"爬墙"运动等。

(1)"锥摆"运动 弯腰90°,患肢自然下垂,做旋转运动,范围由小到大,方向相互交替。

(2)"爬墙"运动 站立,患肢向墙,手指逐渐向上爬行,直至疼痛难忍不能继续爬行;或背靠墙壁站立,患肢屈肘90°,患侧手臂逐渐向墙壁靠拢,直至前臂背侧接近或贴住墙壁。以上锻炼练习2~3次/d,每次15 min。

2. 保护肩关节 发作期避免提抬重物,减少肩部活动,以缓解疼痛;行热敷或按摩,促进局部血液循环,缓解肌肉痉挛,减轻疼痛,平时关注气候变化,注意肩部保暖。

3. 日常生活能力训练 肩关节活动范围逐渐增加时,指导患者进行日常生活能力训练,如穿衣、梳头、洗脸等。

第二节 腰腿疼患者的护理

腰腿痛是一组临床常见症状,指下腰、腰骶、骶髂、臀部等处的疼痛,常伴有一侧或双侧下肢放射痛和马尾神经症状。腰腿痛的病因较多,主要包括以下几个方面。

1. 腰部疾病

(1)损伤性　搬抬重物用力不当、长时间固定体位、工作强度过大或运动量过大、腰部手术等,导致腰部肌肉、筋膜、韧带等急性或慢性损伤。如腰椎骨折、腰椎间盘损伤等。

(2)退行性　腰部长时间承受各种负荷,使椎间关节、椎间盘发生退行性改变。椎间关节与椎间盘的退变又导致骨质增生、椎间盘突出、椎管狭窄等,其周围软组织亦发生相应的病理改变,引起严重腰腿痛。如腰椎间盘突出症、腰椎管狭窄症、腰椎滑脱症等。

(3)先天性　先天性脊椎裂、脊柱侧凸畸形、椎体先天性形变和融合、腰椎骶化和骶椎腰化等。

(4)肿瘤　转移癌较多见,如乳腺癌和前列腺癌转移;原发于脊柱的肿瘤有血管瘤、骨巨细胞瘤和脊索瘤等。

(5)其他　①姿势性脊柱侧弯;②炎症性,如脊柱结核、化脓性脊柱炎、椎间隙感染、强直性脊柱炎等。

2. 内脏疾病　①消化系统疾病:消化性溃疡、胰腺癌、直肠癌等;②泌尿系统疾病:肾盂肾炎、肾周围脓肿等;③妇科疾病:子宫体炎、附件炎、子宫后倾、盆腔肿瘤、子宫脱垂等。

3. 其他　代谢性疾病,如软骨病;内分泌失调,如甲状旁腺亢进症;血管疾病和精神因素等。

一、腰椎间盘突出症患者的护理

腰椎间盘突出症是指由于椎间盘变性、纤维环破裂、髓核组织突出刺激和压迫马尾神经或神经根所引起的一系列症状和体征,是腰腿痛最常见的原因之一。

【病因】

导致腰椎间盘突出的原因既有内因也有外因,内因主要是腰椎退行性变,外因则有外伤、劳损、受寒受湿等。

1. 椎间盘退行性变　是腰椎间盘突出的基本病因。随着年龄增长,纤维环和髓核水分减少,弹性降低,椎间盘变薄,易于脱出。

2. 长期震动　汽车和拖拉机驾驶员在驾驶过程中,长期处于坐位及颠簸状态,腰椎间盘承受的压力过大,可导致椎间盘退变和突出。

3. 过度负荷　当腰部负荷过重时,髓核向后移动,引起后方纤维环破裂。如长期从事重体力劳动者,如煤矿工人或建筑工人,因过度负荷易造成纤维环破裂。

4. 外伤　是腰椎间盘突出的重要因素。特别是儿童与青少年的发病与之密切相关。

5. 妊娠　妊娠期间体重突然增长,腹压增高,而韧带相对松弛,易使椎间盘膨出。

6. 其他　如遗传、吸烟以及糖尿病等诸多因素。

【病理生理】

椎间盘退行性变是基本因素。由于椎间盘组织承受人体躯干及上肢的重量,在日常生活及劳动中,劳损较其他组织更为严重。但其仅有少量血液供应,营养极为有限,从而极易退变。一般认为人在20岁以后,椎间盘即开始退变,髓核的含水量逐渐减少,椎间盘的弹性和抗负荷能力也随之减退。在外力及其他因素的影响下,椎间盘继发病理性改变,以至纤维环破裂,髓核突出(或脱出)引起腰腿痛和神经功能障碍。腰椎间盘突出症多发生在脊柱活动度大,承重较大或活动较多的部位,以 L_{4-5} 及 L_5S_1 多见,发生率约占90%。

【临床表现】

腰椎间盘突出症可发生于任何年龄,最多见于中年人,20～50岁为多发年龄,男性多于女性,半数以上有腰部损伤史。

1. 症状

(1) 腰痛　超过90%的患者有腰痛表现,也是最早出现的症状。疼痛范围主要是在下腰部及腰骶部,多为持久性钝痛。

(2) 下肢放射痛　一侧下肢坐骨神经区域放射痛是本病的主要症状,多为刺痛。典型表现为从下腰部向臀部、大腿后方、小腿外侧直至足部的放射痛,伴麻木感。腰椎间盘突出多在一侧,故患者多表现为单侧疼痛。中央型腰椎间盘突出症可有双侧坐骨神经痛。咳嗽、打喷嚏时,因腹压增高,疼痛加剧。

(3) 间歇性跛行　行走时随距离增加(一般为数百米左右)而出现腰背痛或患侧下肢放射痛、麻木感加重,蹲位或坐位休息一段时间后症状缓解,再行走症状再次出现,称为间歇性跛行。这是因为椎间盘组织压迫神经根或椎管容积减小,使神经根出现充血、水肿等炎症反应时,椎管内受阻的椎静脉丛逐渐扩张,加重了对神经根的压迫,导致缺氧而出现症状。

(4) 马尾综合征　突出的髓核或脱垂的椎间盘组织压迫马尾神经,出现鞍区感觉迟钝,大小便功能障碍。

2. 体征

(1) 腰椎侧凸　系腰椎为减轻神经根受压而引起的姿势性代偿畸形。

(2) 腰部活动障碍　腰部活动在各方向均有不同程度的障碍,尤以前屈受限最明显。

(3) 压痛、叩痛　在病变椎间隙的棘突间,棘突旁侧1 cm处有深压痛、叩痛,向下肢放射。

(4) 试验阳性　直腿抬高试验及加强试验阳性。

(5) 感觉及运动功能减弱　由于神经根受损,导致其支配区域的感觉及运动功能减弱甚至丧失,如皮肤麻木、发凉、皮温下降等,部分患者出现膝反射或跟腱反射减弱或消失。

【辅助检查】

影像学检查系诊断腰椎间盘突出症的重要手段。①X射线能直接反映腰部有无侧突、椎间隙有无狭窄等;②CT 可显示黄韧带是否增厚及椎间盘突出的大小、方向等;③MRI 显示椎管形态,全面反映出各椎体、椎间盘有无病变及神经根和脊髓受压情况,对本病有较大诊断价值。

【处理原则】

依据临床症状的严重程度,采用非手术或手术方法治疗。

1. 非手术治疗 适用于初次发作、病程较短且经休息后症状明显缓解,影像学检查无严重突出者。80%~90%的患者可经非手术治愈。

(1)绝对卧床休息 包括卧床大小便。卧床休息可以减少椎间盘承受力,缓解脊柱旁肌肉痉挛引起的疼痛。一般卧床 3 周或至症状缓解后,可戴腰围下床活动。

(2)骨盆牵引 牵引可增大椎间隙,减轻对椎间盘的压力和对神经的压迫,改善局部循环和水肿。多采用骨盆持续牵引,抬高床脚做反牵引。牵引重量一般为 7~15 kg,持续 2 周;也可采用间断牵引法,每日 2 次,每次 1~2 h,但效果不如前者。

(3)物理治疗 正确的理疗、推拿、按摩可缓解肌痉挛及疼痛,减轻椎间盘压力,减轻对神经根的压迫。

(4)皮质激素硬膜外注射 皮质激素可减轻神经根周围的炎症与粘连。常选用长效皮质类固醇制剂加 2% 利多卡因经硬膜外注射,每周 1 次,3 次为 1 个疗程。

(5)髓核化学溶解法 将胶原酶注入椎间盘或硬脊膜与突出的髓核之间,达到选择性溶解髓核和纤维环、缓解症状的目的。

2. 手术治疗 有 10%~20% 的患者需要手术治疗。

(1)手术指征 ①急性发作,具有明显马尾神经症状;②诊断明确,经系统的保守治疗无效,或保守治疗有效但经常反复发作且疼痛较重,影响工作和生活;③病史虽不典型,但影像学检查证实椎间盘对神经或硬膜囊有严重压迫;④合并腰椎管狭窄症。

(2)手术类型 根据椎间盘位置和脊柱的稳定性选择手术类型。①椎板切除术和髓核摘除术:摘除或切除 1 个或多个椎板、骨赘及突出的髓核,减轻神经受压,是最常用的手术方式;②椎间盘切除术:将椎间盘部分切除;③脊柱融合术:在椎体间插入一楔形骨块或骨条以稳定脊柱;④经皮穿刺髓核摘除术:在 X 射线监控下插入椎间盘镜或特殊器械,切除或吸出椎间盘以达到减轻椎间盘内压力和缓解症状的效果。

【护理评估】

1. 术前评估

(1)健康史 ①一般资料:性别、年龄、职业、营养状况、生活自理能力,褥疮、跌倒或坠床的危险性评分。②既往史:是否有先天性的椎间盘疾病、既往有无腰部外伤、慢性损伤史,如经常弯腰、搬运重物和慢性腰拉伤,是否做过腰部手术。③外伤史:评估患者有无急性腰扭伤或损伤史,询问受伤时患者的体位、外来撞击的着力点,受伤后的症状和腰痛的特点和程度、致腰痛加剧或减轻的相关因素、有无采取制动和治疗措施。④家族史:家族中有无类似病史。

(2)身体状况 ①症状:疼痛的部位及性质,诱发及加重的因素,缓解疼痛的措施及效果等;评估本次疼痛发作后治疗的情况,如是否使用镇痛剂、肌肉松弛剂等药物。②体征:评估下肢的感觉、运动和反射情况,患者行走的姿势、步态;有无大小便失禁现象,并进行对比。③辅助检查:患者的各项检查结果有无阳性发现。

(3)心理社会状况　观察患者的情绪变化,了解其对疾病的认知程度及对手术的了解程度,有无紧张、恐惧心理;评估患者的家庭及支持系统对患者的支持帮助能力等。

2. 术后评估

(1)手术情况　麻醉方式、手术名称、术中情况、引流管的数量及位置,有无导尿管。

(2)身体状况　动态评估生命体征、伤口情况以及引流液颜色、性状、量;评估患者有无排尿困难和尿潴留,下肢感觉运动功能,是否能按计划进行功能锻炼、有无并发症发生的征象等。

【护理诊断/问题】

1. 慢性疼痛　与椎间盘突出压迫神经、肌肉痉挛及术后切开疼痛有关。
2. 躯体活动障碍　与疼痛、牵引或手术有关。
3. 潜在并发症　脑脊液漏、神经根粘连等。

【护理措施】

1. 术前护理

(1)卧硬板床　卧位时椎间盘承受的压力比站立时降低50%,故卧床休息可减轻负重和体重对椎间盘的压力,缓解疼痛。卧床时抬高床头20°,侧卧位时屈髋屈膝,双腿分开,上腿下垫枕,避免脊柱弯曲的"蜷缩"姿势,放松背部肌肉,以降低椎间盘压力,减小椎间盘后突倾向,减轻疼痛,增加舒适。仰卧位时可在膝、腿下垫枕,避免头前倾、胸部凹陷等不良姿势;俯卧位时可在腹部及踝部垫枕,以放松脊柱肌肉。

(2)佩戴腰围　腰围能加强腰椎的稳定性,对腰椎起到保护和制动作用。卧床3周后,戴腰围下床活动。

(3)保持有效牵引　牵引前,在牵引带压迫的髂缘部位加减压保护贴,预防褥疮。牵引期间观察患者体位、牵引线及重量是否正确。经常检查牵引带压迫部位的皮肤有无疼痛、红肿、破损、褥疮等。

(4)有效镇痛　因疼痛影响入睡时,遵医嘱给予镇痛剂等药物,缓解疼痛,保证充足睡眠。

(5)完善术前准备　术前常规戒烟、训练床上排便,根据对手术的了解程度,向患者解释手术方式及术后可能出现的问题,如疼痛、麻木等,告知其医护人员将采取的措施,增加其对手术及术后护理的认知度。

(6)心理护理　鼓励患者多与家属交流,使家属能够帮助他们克服困难;介绍患者与病友进行交流,以增加自尊和自信心。

2. 术后护理

(1)观察病情　包括生命体征、下肢皮肤温度、感觉及运动恢复情况;观察手术切口敷料有无渗液及渗出液的颜色、性状、量等,渗湿后及时通知医师更换敷料,以防感染;观察患者术后有无疼痛,疼痛严重者予以镇痛剂或镇痛泵。

(2)体位护理　术后平卧,2 h后轴线翻身,即翻身时指导患者双手交叉放于胸前,双腿自然屈曲,一名护士扶肩背部,另一名护士托臀部及下肢,同时将患者翻向一侧,肩背部及臀部垫软枕支撑。

(3) 引流管护理　防止引流管脱出、折叠,观察并记录引流液颜色、性状、量,有无脑脊液流出,是否有活动性出血,有异常及时报告医师。

(4) 功能锻炼　为预防长期卧床所致的肌萎缩、关节僵硬等并发症,患者宜早期行床上肢体功能锻炼。若患者不能进行主动锻炼,在病情许可的情况下,由医护人员或家属协助活动各个关节、按摩肌肉,以促进血液循环,预防并发症。

1) 四肢肌肉、关节的功能锻炼:卧床期间坚持定时活动四肢关节,以防关节僵硬。

2) 直腿抬高锻炼:术后第1天开始进行股四头肌舒缩和直腿抬高锻炼,每分钟2次,抬放时间相等,每次15～30 min,每日2～3次,以能耐受为限;逐渐增加抬腿幅度,以防神经根粘连。

3) 腰背肌锻炼:根据术式及医嘱,指导患者锻炼腰背肌,以增加腰背肌肌力、预防肌萎缩和增强管柱稳定性(图48-1)。一般术后7 d开始,用五点支撑法,1～2周后采用三点支撑法;每日3～4次,每次50下,循序渐进,逐渐增加次数。但腰椎有破坏性改变、感染性疾患、内固定物植入、年老体弱及心肺功能障碍的患者不宜进行腰背肌锻炼。

4) 行走训练:制订活动计划,帮助患者按时下床活动。一般卧床2周后借助腰围或支架下床活动,须根据手术情况适当缩短或延长下床时间。正确指导患者起床,预防卧床时间长引起的体位性低血压及肌无力。方法为:协助患者系好腰围或支架,抬高床头,先半卧位30 s;然后移向床的一侧,将腿放于床边,胳膊将身体支撑起,移到床边休息30 s;无头晕、眼花等不适后,再在护士或家属的扶助下利用腿部肌肉收缩使身体由坐位改为站立位。躺下时按相反顺序进行。

(5) 并发症的观察与护理　常见并发症为神经根粘连和脑脊液漏,应予以积极预防。

监测生命体征:及时测量体温、脉搏、血压和呼吸,观察下肢感觉、运动情况,并与健侧和术前对比,评估患者术后疼痛情况有无缓解。

加强引流液的观察:若引流袋内引流出淡黄色液体,同时患者出现头痛、呕吐等症状,应考虑发生脑脊液漏,须立即报告医师予以处理;同时适当抬高床尾,去枕卧位7～10 d。脑脊液漏期间,须监测及补充电解质;预防颅内感染发生。必要时探查伤口,行裂口缝合,或修补硬脊膜。

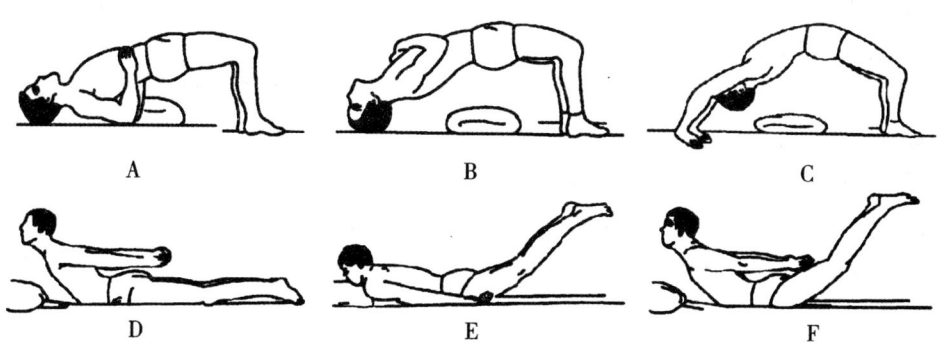

图48-1　腰背肌锻炼仰卧法和俯卧法
A. 五点支撑法　B. 三点支撑法　C. 四点支撑法　D. 上肢及头后仰　E. 下肢及腰部后伸　F. 整个身体后伸

【健康教育】

1. 指导患者采取正确卧、坐、立、行和劳动姿势,减少急、慢性损伤发生的机会。

(1)保持正确坐、立、行姿势　坐位时选择高度合适、有扶手的靠背椅,保持身体与桌子距离适当,膝与髋保持同一水平,身体靠向椅背,并在腰部衬垫一软枕;站立时尽量使腰部平坦伸直、收腰、提臀;行走时抬头、挺胸、收腹,利用腹肌收缩支持腰部。

(2)变换体位　避免长时间保持同一姿势,适当进行原地活动或腰背部活动,以解除腰背肌疲劳。长时间伏案工作者,积极参加课间操活动,以避免肌肉劳损。勿长时间穿高跟鞋站立或行走。

(3)合理应用人体力学原理　如站位举起重物时,高于肘部,避免膝、髋关节过伸;蹲位举重物时,背部伸直勿弯;搬运重物时,宁推勿拉;搬抬重物时,弯曲下蹲屈膝,伸直腰背,用力抬起重物后再行走。

(4)采取保护措施　腰部劳动强度过大的工人、长时间开车的司机应佩戴腰围保护腰部。

2. 加强营养　加强营养可缓解机体组织及器官退行性变。

3. 佩戴腰围　脊髓受压的患者,可佩戴腰围,直至神经压迫症状解除。

4. 积极参加体育锻炼　适当的体育锻炼可以锻炼腰背肌,增加脊柱稳定性。参加剧烈运动时,运动前应有预备活动,运动后有恢复活动,切忌活动突起突止,应循序渐进。

二、腰椎管狭窄症患者的护理

腰椎管狭窄症(lumbar spinal stenosis,LSS)是腰腿疼常见的原因之一,腰椎管因骨性或纤维增生、移位发生1处或多处管腔狭窄,致马尾神经或神经根受压所引起的一组综合征。

腰椎管狭窄症的病因分为先天性和后天性。先天原因是先天性小椎管、软骨发育不良、先天性脊柱裂狭窄等,较少见。后天性椎管狭窄常见于椎管的退行性变、损伤性骨折或脱位、医源性、脊柱滑脱等。在椎管发育不良的基础上发生退行性变是腰椎管狭窄症最常见的原因。

椎管发育不良及退行性变使椎管容积减少,压力增加,导致其内的神经血管组织受压或缺血,出现马尾神经或神经根受压症状。

【临床表现】

本病好发于40岁以上中年男性,起病缓慢。主要临床表现为腰腿痛及间歇性跛行,可在外伤后出现症状或加重症状。

1. 症状

(1)腰腿痛　可有腰部、腰骶部及下肢疼痛,并且常伴有单侧或双侧大腿外侧放射性疼痛、感觉异常;常在行走、后伸腰或站立、平卧时症状加重,弯腰、下蹲或坐位时症状减轻或消失。

(2)神经源性间歇性跛行　多见于中央型椎管狭窄或重症患者。步行数十米至数百米即出现下肢疼痛、麻木、酸胀、无力等症状,此时坐下或蹲下休息片刻会好转。

(3) 马尾神经受压症状　表现为双侧大小腿、足跟后侧及会阴部感觉迟钝,大、小便功能障碍,男性性功能障碍等。

2.体征　患者症状常较体征严重,少数患者无明显体征。腰椎前凸减小,腰椎前屈正常,背伸受限。

(1) 腰椎过伸试验阳性　患者做脊柱过伸动作或者保持在脊柱过伸位置一段时间后可以诱发下肢根性症状,但并非每个患者均有阳性结果。

(2) 弯腰试验阳性　患者快速步行时出现疼痛,继续行走时需要弯腰减轻疼痛,或坐位时腰部向前弯曲以减轻症状。

【辅助检查】

X射线检查可见腰椎椎间隙狭窄、骨质增生等改变。椎管内造影、CT、MRI等检查,可帮助明确诊断。

【处理原则】

1.非手术治疗　症状轻者可行非手术治疗。卧床休息、骨盆牵引、腹肌锻炼、理疗按摩、腰带保护及给予适当的抗炎药物等。多数患者经非手术治疗后,症状都能缓解。具体可参照腰椎间盘突出症。

2.手术治疗　常行椎管减压术,以解除对硬脊膜及神经根的压迫,适用于:①症状严重,经非手术治疗无效者;②神经功能障碍明显,特别是马尾神经功能障碍者;③腰骶部疼痛加重、有明显的间歇性跛行及影像学检查椎管狭窄严重者。若并有椎间盘突出,可一并切除,必要时行脊柱融合内固定术。

常见护理诊断/问题及护理措施参照本节腰椎间盘突出症。

(范炎峰)

 病案讨论

病例摘要　男性患者,32岁,外出行走数百米后,腰部疼痛然后出现臀部、大腿、小腿外侧到足部疼痛。坐下休息一会儿,方可行走,没有行走多久,症状有出现,而且咳嗽时疼痛更加严重。

讨论:①患者目前出现何种问题?为什么?②此时的护理诊断是什么?③护士该如何帮助该患者?

 习题

一、护考测试

【A1型题】

1.颈椎病发生的基本原因是　　　　　　　　　　　　　　　　　　　　(　)

A.颈椎间盘退行性变　　　　　　B.发育性颈椎管狭窄

C.急性颈部损伤　　　　　　　　D.颈部肌肉痉挛

E.颈椎不稳

2.不属于肩周炎典型症状、体征的是　　　　　　　　　　　　　　　　(　)

A.肩关节周围疼痛　　　　　　　B.肩关节活动受限

C. 手指麻木、无力 D. 肩关节周围有压痛点
E. 放射性前胸痛
3. 下列不是神经根型颈椎病症状的是 （　　）
   A. 颈肩部疼痛和手指麻木感 B. 颈肩部活动受限
   C. 严重时颈部肌肉萎缩 D. 颈部吃饭时有呕吐现象
   E. 肱二头肌肌腱反射减退
4. 颈椎病的病因外来因素不包括 （　　）
   A. 颈部扭、闪伤 B. 长期伏案、高枕睡眠
   C. 腰痛伴坐骨神经痛 D. 慢性劳损
   E. 颈托
5. 腰椎牵引后卧硬板床休息，可下床活动的时间 （　　）
   A. 1 d B. 2 d
   C. 3 d D. 4 d
   E. 5 d

【A2 型题】
6. 某男，45 岁，因右上肢放射痛伴手指麻木，动作不灵活 2 年就诊，检查发现颈肩部压痛。神经牵拉试验及压头试验阳性，右上肢桡侧皮肤感觉减退，握力减弱，肌张力减低，最可能的诊断是 （　　）
   A. 交感神经型颈椎病 B. 脊髓型颈椎病
   C. 椎动脉型颈椎病 D. 神经根型颈椎病
   E. 混合型颈椎病

【A3/A4 型题】(7~9 题共用题干)
患者，女，53 岁，腰疼 10 年多，近来疼痛加重，入院就诊。患者近期除腰疼外，臀部、大腿后侧、小腿外侧疼痛，尤其咳嗽、弯腰时加重。因疼痛难忍无法正常生活。口服活血化瘀止痛的药和贴膏药无效。
7. 该病是 （　　）
   A. 腰肌劳损 B. 颈椎病
   C. 腰椎管狭窄症 D. 腰椎间盘突出症
   E. 腰椎肿瘤
8. 最有可能的治疗方法是 （　　）
   A. 按摩 B. 拔罐
   C. 针灸 D. 手术治疗
   E. 骨盆牵引
9. 手术后给患者做轴线翻身的时间是 （　　）
   A. 1 h 后 B. 2 h 后
   C. 3 h 后 D. 4 h 后
   E. 5 h 后

二、研考能力拓展
1. 陈女士，45 岁，因"腰痛 3 个月，大小便失禁 10 h"入院。入院后予以留置导尿管，MRI 检查显示腰椎间盘突出症并马尾神经损伤。完善相关检查后急诊在全身麻醉下行腰椎间盘髓核摘除术，术后伤口留置引流管 1 根。请问：①该患者术后可能出现哪些护理诊断/问题？②术后该如何护理该患者？
2. 康先生，60 岁，有颈椎病病史，曾摔倒 2 次，摔倒后数分钟即可自行站起，意识清醒。近日因下肢行走无力，有踩棉花样感觉入院。查体：颈部疼痛，有压痛，腱反射亢进，巴宾斯基征阳性，MRI

检查示颈椎管矢状径变小,脊髓受压。经医师会诊后,予以实施了颈椎前路手术治疗。请问:①该患者入院后,应如何防止再次跌倒?②该患者手术前,护士应该进行哪些方面的指导?③患者手术后,应注意观察哪些并发症的发生?如若发生,如何处理?

第四十九章 骨肿瘤患者的护理

凡是发生在骨内或起源于各种骨组织成分的肿瘤,以及由其他脏器恶性肿瘤转移到骨骼的肿瘤统称为骨肿瘤。骨肿瘤分原发性和继发性两类,前者来自骨及其附属组织的病变,后者是由其他部位的恶性肿瘤通过血液和淋巴液转移而来。原发性骨肿瘤占全身肿瘤的2%~3%,以良性肿瘤多见。良性肿瘤中骨软骨瘤发病率最高,恶性肿瘤中骨肉瘤发病率最高。骨肿瘤男性发病率稍高于女性,病因尚不完全明确,但骨肿瘤的发生具有年龄和部位特点,如骨肉瘤多见于儿童和青少年,骨巨细胞瘤多见于成人,而骨髓瘤多见于老年人。肿瘤的发生也与解剖部位有关,许多肿瘤生长于长骨的干骺端。如股骨远端、胫骨近端和肱骨近端,而骨骺则发生很少。

外科分期是将外科分级(grade,G)、外科区域(territory,T)、区域性或远处转移(metastasis,M)结合起来运用,综合评价。这一分期方法反映了肿瘤生物学行为及侵袭程度,有利于判断预后,合理选择手术方案,指导骨肿瘤的治疗。

G 表示病理分级,共分3级:G_0为良性,G_1为低度恶性,G_2为高度恶性。

T 表示肿瘤与解剖学间隔的关系,分为:T_0肿瘤局限于囊内,T_1囊外,但仍在间室内,T_2是囊外和间室外。

M 表示远处转移,分为:M_0无远处转移;M_1有远处转移。

1. 良性肿瘤分期

1级($G_0T_0M_0$):属静止性肿瘤,有完整的包囊。

2级($G_0T_1M_0$):生长活跃,仍位于囊内或为自然屏障所阻挡。

3级($G_0T_2M_0$):具有侵袭性。

2. 恶性肿瘤分期

ⅠA($G_1T_1M_0$):低度恶性,间室内病变。

ⅠB($G_1T_2M_0$):低度恶性,间室外病变。

ⅡA($G_2T_1M_0$):高度恶性,间室内病变。

ⅡB($G_2T_2M_0$):高度恶性,间室外病变。

ⅢA($G_{1\sim2}T_1M_1$):间室内病变,有转移。

ⅢB($G_{1\sim2}T_2M_1$):间室外病变,有转移。

【临床表现】

骨肿瘤主要有以下症状和体征:

1. 疼痛　疼痛是恶性肿瘤的重要症状,开始时为轻度、间歇性,后来发展为持续性剧痛且进行性加重,夜间明显,并伴有局部压痛。良性肿瘤生长缓慢,多无疼痛或仅有轻度疼痛,少数良性肿瘤,如骨样骨瘤可因反应骨的生长而产生剧痛。发生恶变或合并病理性骨折,疼痛可突然加重。

2. 局部肿块和肿胀　恶性骨肿瘤局部肿胀和肿块常发展迅速弥散,并有压痛,皮肤可有温度增高和浅静脉怒张。良性肿瘤肿块生长缓慢坚实而无压痛,病程较长,通常被偶然发现。

3. 功能障碍和压迫症状　肿瘤发展巨大时可压迫血管、神经、肌肉,出现相应的症状。例如,长骨干骺端的骨肿瘤多邻近关节,可使关节肿胀和活动受限;位于盆腔的肿瘤可引起机械性梗阻,表现为便秘与排尿困难;脊柱肿瘤可压迫脊髓,出现截瘫。

4. 病理性骨折和脱位　肿瘤生长可破坏骨质,轻微外力引发病理性骨折常为某些骨肿瘤的首发症状,骨干骺端的肿瘤因破坏了构成关节骨的完整性,可导致病理性脱位。也是恶性骨肿瘤和骨转移瘤的常见并发症。

5. 其他　恶性肿瘤晚期可出现贫血、消瘦、食欲下降、体重下降、低热等全身症状。恶性骨肿瘤可经血流和淋巴向远处转移,如肺转移;良性肿瘤复发后有恶变的可能。

【辅助检查】

1. 实验室检查　恶性骨肿瘤患者有广泛溶骨性病变时,可有血钙升高;血清碱性磷酸酶升高有助于骨肉瘤诊断;男性酸性磷酸酶升高对前列腺癌骨转移有意义。

2. 影像学检查　X射线检查对骨肿瘤诊断有重要价值。它能显示骨与软组织的基本病变,判断肿瘤的良、恶性。良性肿瘤呈膨胀性骨病损,密度均匀,边界清楚。恶心肿瘤X射线征象表现为病灶不规则,密度不均,边界不清。骨质破坏呈虫蚀样或筛孔样。CT、MRT或核素骨显像检查可辅助诊断。数字减影血管造影可显示肿瘤的血供,并能进行选择性血管栓塞和注入化学治疗药物。

3. 病理学检查　活检组织的病理学检查是确诊骨肿瘤的唯一可靠检查。活检组织可以通过切开或穿刺针获得。

4. 现代生物技术检测　电子显微镜技术和免疫组织化学技术已成为常规病理检查,流式细胞技术用于了解骨肿瘤的分化程度、良恶性、疗效和预后等。细胞遗传学研究揭示了骨肿瘤中有常染色体异常,能协助早期诊断和进行肿瘤分类。

【处理原则】

骨肿瘤的治疗应以外科分期为指导,选择适当的治疗方案,尽量做到既切除肿瘤又可保全肢体。

1. 良性肿瘤　以手术切除为主,手术方式有刮除植骨术及外生性骨肿瘤切除术。

(1) 刮除植骨术　彻底刮出病灶组织至正常骨质,使用药物或烧灼方法杀灭残存肿瘤细胞。刮除后空腔内植入填充材料。填充材料中以自体骨较好,但来源少、完全愈合较慢、疗程长;也可使用骨水泥等其他生物活性骨修复材料。

(2) 外生性骨肿瘤切除术　将肿瘤自基底部正常骨质处切除,如骨软骨瘤切除术,手术的关键是完整切除肿瘤骨质、软骨帽及软骨外膜,否则易复发。

2. 恶性肿瘤　通常采用以手术治疗为主,化学治疗、放射治疗和生物治疗为辅的综合治疗。

(1) 手术治疗　①保肢治疗:20世纪80年代以来,随着联合化学治疗技术不断成熟、恶性骨肿瘤的保肢治疗得到了迅速发展。保肢治疗与截肢治疗的生存率和复发率基本相同。手术采用合理外科边界完整切除肿瘤，切除范围包括肿瘤实体、包膜、反应区及其周围部分正常组织。②截肢术：对于病变广泛和其他辅助治疗无效的晚期高度恶性肿瘤，截肢术仍是重要的治疗手段，应严格掌握手术适应证，选择安全截肢平面，同时也应考虑术后假肢的制作与安装。

（2）化学治疗　化学药物治疗，特别是新辅助化学治疗的应用，大大提高了恶性骨肿瘤患者的生存率和保肢率。目前主张术前化学治疗，术后再根据细胞的反应交替应用不同化学治疗方案。

（3）放射治疗　放射治疗可抑制和影响恶性骨肿瘤细胞的繁殖能力。部分骨肿瘤术前、术中、术后辅助放射治疗可控制病变和缓解疼痛，降低局部复发率。

（4）其他治疗　包括血管栓塞治疗、温热-化学疗法、干扰素、白细胞介素-2、淋巴因子活化的杀伤细胞、集落刺激因子和单克隆抗体等的治疗。

第一节　骨软骨瘤患者的护理

骨软骨瘤是指骨表面被覆软骨帽的骨性突起物，来源于软骨，是常见的良性骨肿瘤。好发于长骨的干骺端，当骨骺线闭合后，骨软骨瘤的生长也停止。多见于10～20岁青少年，男性多于女性。骨软骨瘤分为单发性及多发性两种。以单发性多见，又称为外生骨疣，约有1%的单发性骨软骨瘤可恶变。多发性较少见，常合并骨骼发育异常，常有家族史，故又称遗传性多发性骨软骨瘤。多发性骨软骨瘤恶变机会较单发性高。

【临床表现】

患者一般无自觉症状，多数是无意中发现骨性肿块而就诊。肿块多常见于生长活跃的干骺端，以股骨下端、胫骨上端或肱骨近端，肩胛骨、髂骨和脊柱也可发生。骨性包块生长缓慢，本身无症状。但是瘤体增大到一定程度可压迫周围组织，如肌腱、神经、血管等，出现相应压迫症状，或继发性滑囊炎或病理性骨折等。多发性骨软骨瘤可妨碍正常骨的发育，以致患肢有短缩、弯曲畸形，若患者出现疼痛加重、肿块突然增大，应考虑恶变为继发性软骨肉瘤的可能。

【辅助检查】

X射线检查表现为干骺端有骨性突起，可单发或多发，形如菜花、蒂状等，基底部可窄小成蒂或扁宽无蒂，其皮质和骨松质和正常骨相连，彼此骨髓腔相通。软骨帽和滑囊一般不显影，或呈不规则钙化影。X射线影像一般小于临床所见（图49-1）。当钙化影增多或基底部骨质破坏时，提示有恶变的可能。

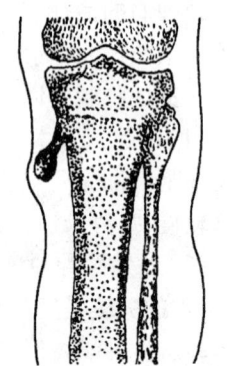

图49-1　胫骨的骨软骨瘤

【处理原则】

属 $G_0T_0M_0$，无症状者，一般无须治疗，但应密切观察随访。若肿瘤过大、生长较快、出现压迫症状或可疑恶变者应手术切除。切除范围从肿瘤基底四周正常骨组织开始,包括纤维或滑囊、软骨帽等彻底切除,以防复发。

【护理诊断/问题】

1. 焦虑/恐惧　与肢体功能障碍及担心疾病预后有关。
2. 躯体活动障碍　与疼痛及肢体功能受损有关。
3. 潜在并发症　病理性骨折、恶变。
4. 知识缺乏　与缺乏疾病和治疗、护理相关知识有关。

【护理措施】

1. 减轻焦虑和恐惧　经常与患者沟通,了解其产生焦虑、恐惧的具体原因。如患者担心疾病预后,可向患者解释骨软骨瘤是良性肿瘤,无症状者,无须治疗;有症状者可手术切除,并解释手术的必要性。向患者介绍治疗方法及预后,护理操作的重要性等,减轻焦虑恐惧情绪。

2. 缓解疼痛　为患者提供安全舒适的环境,并与其讨论疼痛的原因和缓解方法。指导患者应用非药物方法缓解疼痛,如放松训练、催眠、暗示、想象等。避免疼痛的诱发因素,如避免触碰、压迫、负重、活动等。若疼痛不能控制,可遵医嘱应用镇痛药物,观察镇痛药物的效果,注意其副作用。

3. 预防病理性骨折　提供无障碍环境,教会患者正确使用拐杖、轮椅等助行器,避免肢体负重,预防病理性骨折。

【健康教育】

1. 术后抬高患肢,预防肿胀。
2. 观察切口敷料有渗血。
3. 让患者观察肢体远端有无感觉和运动异常。若发现异常,应立即配合医师处理并采用相应护理措施。
4. 骨软骨瘤手术一般对关节功能的影响较小,术后伤口愈合后,即可开始功能锻炼。

第二节　骨巨细胞瘤患者的护理

骨巨细胞瘤起源于松质骨,介于良、恶性之间的溶骨性肿瘤,是较常见的原发性骨肿瘤,后来发现其复发率较高且有低转移率,故认为本病属于潜在恶性或低度恶性肿瘤。

【临床表现】

发病年龄多在20～40岁,女性多于男性,好发部位为股骨上端和胫骨下端,其次为肱骨上端和桡骨下端。主要表现为疼痛和肿胀,瘤内出血或病理骨折时疼痛加重。病变局部可有轻压痛,皮温增高,可触及局部肿物,病变邻近关节活动受限。可有病理性骨折。根据肿瘤的基质细胞和多核巨细胞的多少,病理改变可分为三级:Ⅰ级为良性,基质细胞正常,有大量巨细胞;Ⅱ级有恶变倾向,基质细胞较多,巨细胞数量减少;Ⅲ级为恶性,以基质细胞为主,巨细胞量少,有明显肉瘤特征。

【辅助检查】

1. X射线检查 长骨骨骺处偏心性溶骨性破坏,骨皮质膨胀变薄,界限较清晰,周围无骨膜反应。病变常累及邻近干骺端,有时甚至侵犯到关节。溶骨性破坏可呈"肥皂样"改变(图49-2)。合并病理性骨折后可见骨折影像。

2. 血管造影 可显示肿瘤血管丰富,并有动静脉瘘形成。

【处理原则】

属$G_0T_{1\sim2}M_{0\sim1}$,一般以手术治疗为主。常用手术方式有以下几种。①刮除植骨术:肿瘤较小者,可采用病灶彻底刮除加灭活处理,加用物理(液态氮)或化学(如氯化锌)处理,再用松质骨和骨水泥填充,但术后易复发。②瘤段切除术:对于术后复发、肿瘤较大或伴病理性骨折者,行肿瘤节段截除、异体半关节移植或假体植入。③截肢术:对于($G_2T_{1\sim2}M_0$)恶性无转移者,可行广泛、根治性切除或截肢术。

对手术清除肿瘤困难者,可试行放射治疗。放射治疗也可作为术后辅助治疗方法,但照射后易发生肉瘤变,应慎用。本病对化学治疗不敏感。

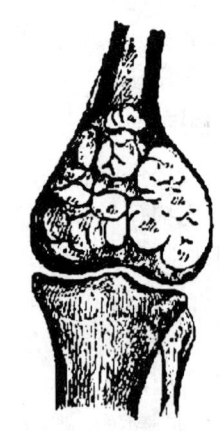

图49-2 骨巨细胞瘤

【护理诊断/问题】

1. 焦虑、恐惧 与肢体功能丧失或对预后的担心有关。
2. 疼痛 与肿瘤压迫周围组织有关。
3. 躯体移动障碍 与疼痛及肢体功能受损有关。
4. 潜在并发症 病理性骨折。

【护理措施】

1. 术前护理

(1) 减轻焦虑与恐惧 骨巨细胞瘤为潜在恶性肿瘤,患者担心手术和预后。与患者沟通,了解患者的问题所在,有针对性地予以指导,保持患者情绪稳定,能接受并配合治疗。

(2) 缓解疼痛 与患者讨论疼痛的原因和缓解疼痛的方法。疼痛较轻可采用放松疗法、理疗等;对疼痛严重者,可遵医嘱应用芬太尼、哌替啶等镇痛药物,以减轻疼痛。尽量减少护理操作的疼痛,避免不必要的搬动。

(3) 预防病理性骨折 对骨破坏严重者,应用小夹板或石膏托固定患肢;对股骨近端骨质破坏严重者,除固定外,还应同时牵引,以免关节畸形。对卧床患者,变动体位,动作要轻。一旦发生骨折,应按骨折患者进行护理。

2. 术后护理

(1) 促进关节功能恢复

体位:根据手术性质、部位决定术后体位。人工髋关节置换术后应保持患肢外展中立位,膝关节置换术后保持膝关节屈曲10°,两侧可放沙袋以保持中立位。

术后病情观察:注意观察伤口有无出血、水肿,局部皮肤温度和肢体末梢血运有无异常。抬高患肢,保持引流管通畅,记录引流液颜色、性质和引流量。

功能锻炼:鼓励患者进行功能锻炼,预防肌萎缩和关节僵硬。术后病情平稳即可开始患肢肌的等长收缩和足趾活动;术后1~2周逐渐开始关节活动。人工髋关节置换者练习外展运动,术后2周扶拐下地,训练站立负重;人工膝关节置换练习伸屈运动;异体骨与关节移植者,根据愈合程度,逐渐增加活动量,以防异体骨发生骨折。

(2)放射治疗并发症的预防和护理

心理护理:向患者解释放射治疗的必要性,放射治疗中和放射治疗后可能出现的反应。

放射性皮炎:放射治疗期间,注意保护照射部位皮肤,避免物理、化学因素的刺激,防止日光直接照射。若皮肤破溃,应使用无刺激性药物治疗直至愈合。

骨髓抑制:放射治疗患者常有白细胞和血小板减少,应每周检查白细胞和血小板。注意预防感染,给予保护性隔离,必要时遵医嘱输血或血制品增强抵抗力。若白细胞过低,应暂停放射治疗。

第三节 骨肉瘤患者的护理

骨肉瘤是最常见的原发性恶性骨肿瘤,也称成骨肉瘤。其组织学特点是瘤细胞直接形成骨样组织或未成熟骨,瘤体一般呈梭形,恶性程度高,预后差。发病年龄以10~20岁青少年多见,40岁以上发病多为继发性。男性发病率高于女性。好发于生长迅速的长骨干骺端,股骨下端、胫骨或腓骨上端和肱骨上端。近年来,由于早期诊断和新辅助化学治疗的发展,使骨肉瘤的5年存活率大大提高。

【临床表现】

主要表现为疼痛和局部肿胀。早期症状为局部隐痛,可发生在肿瘤出现以前,起初为间断性疼痛,逐渐发展为持续性剧烈疼痛,尤以夜间为甚。骨端近关节处可见肿块,触之硬度不一,伴有压痛,局部皮温高,静脉怒张。肿块增大时可累及邻近关节,出现关节活动受限。早期可出现消瘦、贫血、乏力、食欲缺乏等全身症状。可伴有病理性骨折,多见于以溶骨性病变为主的骨肉瘤。肺转移发生率高。

【辅助检查】

常见骨肉瘤X射线影像的特点?

1. 实验室检查 血清碱性磷酸酶、乳酸脱氢酶中度至大幅度升高。与肿瘤细胞的成骨活动有关。术后碱性磷酸酶可下降至正常水平。

2. 影像学检查 X射线检查显示比较复杂。病变多起于长骨干骺端,表现为成骨性、溶骨性或混合性骨质破坏。肿瘤生长顶起骨外膜,骨膜下产生新骨,变现为三角状骨膜反应阴影,称柯特曼(Codman)三角;若恶性肿瘤生长迅速,超出骨皮质范围,同时血管随之长入,肿瘤骨与反应骨沿放射状血管方向沉积,表现为"日光射线"形态(图49-3)。

【处理原则】

骨肉瘤采用以手术为主的综合治疗。明确诊断后,及时进行新辅助化学治疗,目的是消灭微小转移灶,然后做根治性瘤段切除、灭活再植或植入假体的保肢手术。无保肢条件者行截肢术,截肢平面应超过患肢的近侧关节。术后继续大剂量化学治疗。

【护理评估】

1. 术前评估

(1) 健康史　了解患者的年龄、性别、职业、生活环境和习惯,特别注意有无发生肿瘤的相关因素,如长期接触化学致癌物质、放射线等,有无外伤和骨折史。评估患者是否有食欲缺乏、低热和肢体疼痛、肿胀等病史,肢体疼痛的性质、程度,加重或缓解的相关因素。既往有无其他部位肿瘤史,家族中有无类似病史者。

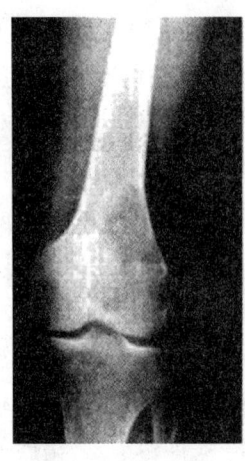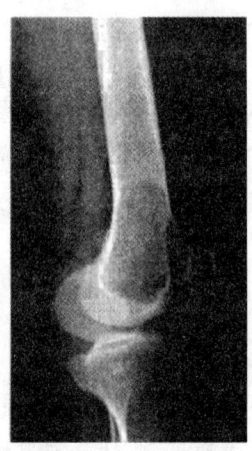

图49-3　股骨远端骨肉瘤

(2) 身体状况

局部:评估疼痛的部位、性质、加重或缓解的因素;肢体有无肿胀、肿块和表面静脉怒张,局部有无压痛和皮温升高,肢体有无畸形,关节活动是否受限。有无因肿块压迫和转移引起的局部体征,有无病理性骨折发生。

全身:患者有无消瘦、体重下降、营养不良和贫血等晚期恶性肿瘤的恶病质表现。重要脏器,如心、肺、肝、肾功能是否正常,有无肺转移。能否耐受手术治疗和化学治疗。

辅助检查:血沉、碱性磷酸酶、酸性磷酸酶是否升高,血清钙、铜、锌及铜锌比值是否异常;尿液蛋白检查是否异常;X射线检查有无骨质破坏、骨膜反应和软骨组织;病理学检查有无异常;各重要脏器功能是否异常。

(3) 心理社会状况　骨肉瘤恶性程度较高、转移早,预后差,病死率高,一旦确诊,患者和家属往往难以接受。此外,由于患者多为青少年,对保肢手术寄予过多的希望,对于截肢术后肢体的外观改变和遗留残疾缺乏承受能力,往往拒绝治疗。由于治疗时间持续较长,患者和家属对手术前后化学治疗的认识和准备不足,不能坚持完成手术前后的化学治疗。因此,须对上述问题进行全面评估,以判断患者和家属的承受程度和所需护理。

2. 术后评估

(1) 身体状况　评估患者的体温、脉搏、呼吸和血压;切口有无渗血、渗液。肢体远端血运是否正常,有无感觉和运动异常。各种引流是否有效,引流液是否正常。外固定位置是否正确,关节功能是否恢复。全身营养状况有无改善。辅助检查结果是否正常。

（2）心理社会状况　评估患者对术后康复的认识,对术后肢体外观改变和缺失是否承受,对术后化学治疗及功能锻炼是否有充分的心理准备。家庭成员是否能为患者提供术后长期照护,是否有足够的经济能力满足患者的治疗和康复。

【护理诊断/问题】

1．恐惧　与担心肢体功能丧失和预后不良有关。

2．疼痛　与肿瘤浸润压迫周围组织、病理性骨折、手术创伤、术后幻肢痛有关。

3．躯体活动障碍　与疼痛、关节功能受限及制动有关。

4．潜在并发症　病理性骨折。

【护理措施】

1．术前护理

（1）心理护理　与患者和家属沟通,了解疾病对患者本身和家庭带来的影响,理解患者的情绪反应。向患者及家属介绍目前骨肿瘤的治疗方法和进展,手术治疗和化学治疗等的重要性,鼓励患者积极配合治疗。介绍治疗成功患者与其交流,以树立战胜疾病的信心。骨肿瘤术前各种检查项目较多,充分做好解释工作,促使患者配合术前准备。对于拟行截肢术的患者,给予精神上的支持,与患者一起讨论术后可能出现的问题,并提出可能的解决方案,使患者在心理上对截肢术有一定的准备。

（2）缓解疼痛

非药物止痛:指导患者避免诱发或加重疼痛。协助患者采取适当体位,如肿瘤局部固定制动,以减轻疼痛;进行护理操作时避免触碰肿瘤部位,尽量减少诱发或加重疼痛的护理操作。与患者讨论缓解疼痛的有效措施,如缓慢地翻身和改变体位,转移注意力等。

药物止痛:世界卫生组织推荐癌性疼痛三阶梯疗法及护理参见第十三章肿瘤患者的护理。

（3）化学治疗患者副作用的观察与护理　参见第十三章肿瘤患者的护理。

2．术后护理

（1）促进关节功能恢复　①术后抬高患肢,预防肿胀。保持肢体功能位,预防关节畸形。膝部手术后,膝关节屈曲15°;髋部手术,髋关节外展中立或内旋,防止发生内收、外旋脱位。②术后早期卧床休息,避免过度活动,以后可根据康复状况开始床上活动和床旁活动。③教会患者正确使用拐杖、轮椅协助活动。

（2）提供康复相关知识　告知患者长期卧床及制动后可能发生的后遗问题,在适当的时候需进行功能锻炼。①术后2周,与患者讨论功能锻炼的方法,指导下肢手术患者做股四头肌等长收缩锻炼。②术后48 h开始做肌肉的等长收缩,促进血液循环,防止关节粘连。③行人工关节置换术者,术后一般不需要外固定,2~3周后开始关节的功能锻炼。④术后3周可进行患处远侧和近侧关节的活动;术后6周,进行重点关节的活动,加大活动范围。⑤有条件时可辅助理疗、利用器械进行活动。

（3）预防病理性骨折　下肢肿瘤患者可能发生病理性骨折,搬运患者时应轻柔,避免暴力,翻身时应予以协助。对于术后骨缺损大、人工假体置换术或异体骨移植术患者要注意保护患肢。功能锻炼要循序渐进,不要急于下地行走,患者开始站立或练习行走时应在旁保护,防止跌倒。若发生骨折,应局部石膏固定或牵引,按骨折常规护理。

(4) 截肢术后的护理

1) 体位:术后24~48 h抬高患肢,预防肿胀。下截肢者,每3~4 h俯卧20~30 min,并将残肢以枕头支托,压迫向下;仰卧位时,不可抬高患肢,以免造成膝关节的屈曲挛缩。术后残肢应用牵引或夹板固定在功能位置,以防发生关节挛缩。

2) 并发症的观察与护理

观察和预防术后出血:注意观察截肢术后肢体残端的渗血情况,创口引流液的性质和引流量。保持各引流管通畅。截肢术后患者床旁应常规放置止血带,以备急用。对于渗血较多者,可用棉花加弹性绷带加压包扎;如出血量较大,血压急剧下降,脉搏细弱,应警惕残端血管破裂或血管结扎线脱落,须立即以沙袋压迫术区或在出血部位的近心端扎止血带压迫止血,并告知医生,配合处理。

术后伤口感染:按时换药,观察伤口渗出情况。若伤口剧痛或跳痛并伴体温升高,局部有波动感,可能有术区深部感染,应报告医师及时查找原因,调整抗生素种类及剂量,必要时局部穿刺或及时拆除缝线,充分引流。

幻肢痛:绝大多数截肢患者在术后相当长的一段时间内感到已切除的肢体仍然有疼痛或其他异常感觉,称为幻肢痛。这可能是由于术前肿瘤压迫周围组织造成的剧烈疼痛对大脑中枢皮层刺激形成兴奋灶,术后短时间内未能消失所致。疼痛多为持续性,尤以夜间为甚,属精神因素性疼痛。护士应引导患者注视残肢,接受截肢的现实。指导患者自我训练调节心理平衡,应用放松疗法等心理治疗手段逐渐消除幻肢感。必要时适当给予安慰治疗或交替给予安眠药和一般镇痛药止痛。对于幻肢痛持续时间长的患者,可轻叩残端,或用理疗、封闭神经阻断的方法消除幻肢痛。适当的残肢活动和早期行走亦有利缓解症状。幻肢痛大多可随时间延长而逐渐减轻或消失。

3) 残肢功能锻炼:一般术后2周,伤口愈合后开始功能锻炼。方法是:俯卧位练习大腿内收、后伸;肩关节进行外展、内收及旋转运动;用弹性绷带每日反复包扎,均匀压迫残端,促进软组织收缩;当残端瘢痕不敏感,伤口愈合牢固后,可进行残端按摩、拍打或蹬踩,增加残端的负重能力。制作临时义肢,鼓励患者拆线后尽早使用。

【健康教育】

1. 心理指导　指导患者保持平稳心态,树立战胜疾病的信心;对于截肢者,介绍类似经历的患者现身说法,消除患者的心理顾虑或障碍,促进患者逐渐接受和坦然面对自身形象。

2. 康复指导　帮助患者制订康复锻炼计划,指导患者按计划锻炼,调节肢体适应能力;指导患者正确使用各种助行器,如拐杖、轮椅等,以最大程度恢复患者的生活自理能力。

3. 自我检测　教会患者自我检查和监测,定期复诊;按时接受化学治疗;发现有患肢肿胀及疼痛及时就医。

(范炎峰)

第四十九章 骨肿瘤患者的护理

习题

一、护考测试

【A1 型题】

1. 骨肉瘤的 X 射线表现是 （ ）
   A. 日光放射现象 B. 葱皮样骨膜反应
   C. 大量棉絮样骨肿瘤 D. 膨胀性皂泡样改变
   E. 膨胀性磨砂样改变

2. 关于骨软骨瘤叙述错误的是 （ ）
   A. 又称骨软骨性外生疣
   B. 多见于青少年
   C. 好发于四肢长骨的干骺附近,特别是股骨下端、胫骨上端和肱骨上端
   D. 生长缓慢,但症状多明显
   E. X 射线显示有正常组织的疣状肿物,界限明显

3. 骨巨细胞瘤的性质是 （ ）
   A. 良性 B. 恶性
   C. 潜在恶性 D. 高度恶性
   E. 原因不明

【A2 型题】

4. 16 岁女孩,左小腿上段肿胀疼痛半年,近 1 个月来肿胀明显,夜间痛明显。查体:左胫骨上端肿胀严重,压痛明显,浅静脉怒张,扪及 6 cm×7 cm 硬性肿块,固定,边界不清。X 射线片示左胫骨上段呈虫蚀状溶骨性破坏,骨膜反应明显,可见柯特曼三角。最可能的诊断是 （ ）
   A. 左胫骨慢性骨髓炎 B. 左胫骨软骨肉瘤
   C. 左胫骨骨巨细胞瘤恶变 D. 左胫骨骨肉瘤
   E. 左胫骨骨软骨肉瘤恶变

【A3/A4 型题】 (5~6 题共用题干)

患者,男,18 岁,4 个月前出现右膝下方肿胀,疼痛,查体:右小腿上端内侧隆起,皮肤温度升高,可见静脉曲张,触及肿物,质硬,不活动,压痛明显,X 射线显示:左胫骨上端骨破坏,病灶内不规则成骨,可见日光放射阴影。

5. 最常见的治疗措施是 （ ）
   A. 病灶大块切除或截肢 B. 应用抗生素
   C. 应用抗结核药 D. 密切观察
   E. 放射治疗

6. 手术以后患者常出现的心理反应是 （ ）
   A. 积极治疗 B. 幻肢痛
   C. 依赖医护人员 D. 讨厌与人接触
   E. 说谎

二、研考能力拓展

患者,男,32 岁,左小腿上端肿痛 3 个月,先是间歇痛,后加剧为连续,夜间为甚,查体:患部肿胀发热、皮肤静脉怒张。请问:①可能性最大的诊断是什么? ②确诊的重要依据是什么? ③怎样护理该患者?

第五十章 皮肤病患者的护理

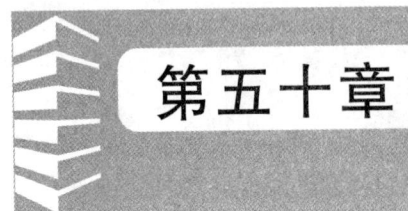

(一) 皮肤的解剖结构

皮肤覆盖在人体表面,是人体最大的器官。成人皮肤总面积为 $1.5 \sim 2.0 \text{ m}^2$,约占个体体重的16%。皮肤的主要解剖结构包括表皮、真皮、皮下组织和皮肤附属器。

1. 表皮 由外胚层分化而来,主要由角质形成细胞、黑素细胞、朗格汉斯细胞和麦克尔细胞等构成。在连续分化与更新过程中,表皮细胞的形态、大小及排列呈现有规律的变化,因此又将表皮分为5层,由深至浅分别为基底层、棘层、颗粒层、透明层和角质层。

2. 真皮 由中胚层分化而来,全身各部位厚薄不一。真皮居于不规则的致密结缔组织,由纤维、基质和细胞组成,其中以纤维成分为主。真皮内有各种皮肤附属器及血管、淋巴管、神经和肌肉,由浅至深可分为乳头层和网状层。

3. 皮下组织 位于真皮下方,其下与肌膜等组织相连,由疏松结缔组织及脂肪小叶组成,含有血管、淋巴管、神经、小汗腺等。皮下组织的厚薄随个体部位、性别及营养状况的不同而有所差异。

4. 皮肤附属器 由外胚层分化而来,包括毛发、毛囊、皮脂腺、汗腺和甲。

(二) 皮肤的神经、脉管和肌肉

1. 神经 皮肤中丰富的神经,多分布在真皮和皮下组织中,可分为感觉神经和运动神经,通过与中枢神经系统的联系感受各种刺激、支配靶器官活动及完成各种神经反射。

2. 血管 皮肤血管具有营养皮肤组织和调节体温等作用。真皮中有乳头下血管丛(浅丛)和真皮下血管丛(深丛),呈层状分布,与皮肤表面平行,深浅丛之间有丰富的吻合支。毛细血管由连续的内皮构成管壁,相邻的内皮细胞间有细胞连接。

3. 淋巴管 皮肤的淋巴管网与几个主要的血管丛平行。皮肤中的组织液、游走细胞、细菌、肿瘤细胞等均易通过淋巴管到达淋巴结,最后被吞噬处理或引起免疫反应。

4. 肌肉 立毛肌是皮肤内最常见的肌肉类型,当精神紧张或寒冷时立毛肌收缩引起毛发直立。此外,尚有阴囊肌膜、乳晕平滑肌、血管壁平滑肌等。

(三) 皮肤的功能

1. 屏障功能 皮肤具有保护体内器官和组织免受外界有害因素损伤的功能,包括对物理性损伤、化学性刺激的防护以及对微生物的防御作用。此外,皮肤还能防止体内水分、电解质及营养物质的丢失。

2. 吸收功能　主要通过角质层(主要途径)、毛囊和皮脂腺、汗管3条途径吸收外界物质。皮肤吸收功能受很多因素的影响,如不同部位皮肤结构、角质层的水合程度、被吸收物质的理化性质以及外界环境因素等。

3. 感觉功能　皮肤的感觉功能包括以下几种。①单一感觉:触觉、痛觉、压觉、冷觉和温觉;②复合感觉:湿、糙、硬、软、光滑等;③其他:痒觉、形体觉、两点辨别觉和定位觉等。

4. 分泌和排泄功能　主要通过皮脂腺和汗腺完成。皮肤小汗腺分泌受体内外温度、精神因素和饮食的影响,其分泌对维持体内电解质平衡非常重要。出汗时可带走大量热量,对于人体适应高温环境也极为重要;顶泌汗腺的分泌在青春期后增强,并受情绪影响。皮脂腺是全浆分泌,受各种激素的调节,其中雄激素可加快皮脂腺细胞的分裂,雌激素可减少皮脂分泌。

5. 体温调节功能　皮肤体表散热主要通过热辐射、空气对流、热传导和汗液蒸发4种方式。当环境温度过高时,汗液蒸发是主要的散热方式。四肢大动脉也可通过调节浅静脉和深静脉的回流量进行体温调节。

6. 代谢功能　参与水、电解质、糖、蛋白质、脂类和维生素的代谢。皮肤内脂类的含量占皮肤总重量的3.5%~6%,其中脂肪主要存在于皮下组织,为人体提供必要的能量;表皮内7-脱氢胆固醇经紫外线照射后可生成维生素D_3,对防治骨质疏松等有一定作用。

7. 免疫功能　皮肤是免疫反应的效应器官,有主动参与启动和调节皮肤相关免疫反应的作用,其防御功能、自稳功能和免疫监视功能构成了皮肤免疫系统。

第一节　皮肤病概述

【临床表现】

1. 自觉症状　自觉症状指患者主观感受到的不适感或其他影响生活质量的感觉。常见的有瘙痒、疼痛、烧灼感、麻木感和蚁行感等。

2. 客观体征　客观体征指可用视觉或触觉检查出来的客观病变。根据发生时间及机制,又可分为原发性和继发性两大类。

(1) 原发性皮损　由皮肤性病的组织病理变化直接产生的皮肤损害。

斑疹:为皮肤黏膜的局限性颜色改变。皮损与周围皮肤平齐,大小形状可不一,直径大于3 cm时称斑片。根据发生机制和特征不同可分为红斑、出血斑、色素沉着斑及色素减退斑等。

斑块:为直径大于1 cm的隆起性、浅表性皮损,顶端较扁平,多为丘疹扩大或融合而成。常见于银屑病等。

丘疹:为局限性、充实性、浅表性皮损,隆起于皮面,直径一般小于1 cm。形态介于斑疹与丘疹之间的稍隆起皮损称斑丘疹,丘疹顶部有小水疱时称丘疱疹,丘疹顶部有小脓疱时称丘脓疱疹。

风团:为暂时性、隆起性皮损,由真皮乳头层血管扩张、血浆渗出所致。皮损一般大小形态不一,可为红色或白色,周围常有红晕。风团一般具有发生快、消退快的特点,且消退后不留任何痕迹。

水疱:为高出皮面、内含液体的局限性、腔隙性皮损,可直接发生,亦可由丘疹转变而来,直径一般小于1 cm。大于1 cm者称大疱。内容物含血液者称血疱。

脓疱:为高出皮面、内含脓液的局限性、腔隙性皮损,脓疱的疱液一般较混浊,稀薄或黏稠,皮损周围常有红晕。

结节:为局限性、实质性、深在性皮损,位置可深达真皮或皮下。皮损呈圆形或椭圆形,可隆起于皮面,亦可不隆起,须触诊方可查出,触之有一定硬度或浸润感。

囊肿:为含有液体、半固体黏稠物或细胞成分的囊性皮损,一般位于真皮或更深位置,可隆起于皮面或仅可触及。

(2)继发性皮损 是由原发性皮损自然演变而来,或因搔抓、治疗不当引起。

糜烂:为局限性表皮或黏膜上皮缺损形成的湿润创面。皮损大小、形态各异,基底部较清洁。

溃疡:局限性皮肤或黏膜缺损形成的创面,可深达真皮或更深位置。皮损的大小、形态各异,其基底部常有坏死组织附着,边缘可陡直、倾斜或高于周围皮肤。

鳞屑:为已经脱落或即将脱落的角质层细胞。鳞屑的大小、厚薄、形态不一,可呈糠秕状、大片状。

浸渍:皮肤角质层含水量增多导致表皮强度减弱,皮损质地变软、颜色变白,表面可起皱,摩擦后表皮易脱落而露出糜烂面,容易继发感染。

裂隙:也称皲裂,为线状的皮肤裂口,可深达真皮,好发于掌跖、指趾、口角等。

瘢痕:真皮或深部组织缺损或破坏后,由新生结缔组织增生修复而成。皮损光滑无弹性,表面无皮纹和毛发。按其与周围正常皮肤的高低关系,瘢痕又可分为萎缩性瘢痕、平滑性瘢痕和增生性瘢痕。

萎缩:为皮肤的退行性变化,可发生于表皮、真皮及皮下组织。表皮萎缩常表现为皮肤变薄,半透明,表面有细皱纹呈羊皮纸样,正常皮沟变浅或消失。真皮萎缩表现为局部皮肤凹陷,表皮纹理可正常,毛发可能变细或消失。皮下组织萎缩则表现为明显凹陷。

痂:常附着于有渗液的创面上,由渗液与脱落组织、药物等混合干涸后凝结而成。痂可薄可厚,质地柔软或脆硬,并可与皮肤粘连。

抓痕:线状或点状的表皮或深达真皮浅层的剥脱性缺损,常由搔抓或摩擦所致。皮损表面可有渗出、脱屑或血痂,若损伤较浅,则愈后不留瘢痕。

苔藓样变:即皮肤局限性粗糙增厚,常由搔抓、摩擦及皮肤慢性炎症所致,表现为皮嵴隆起,皮沟加深,皮损界限清楚。

【处理原则】

皮肤病的处理主要包括全身治疗、外用药物治疗、物理治疗和手术治疗等。

1. 全身治疗 用于全身治疗的药物有抗组胺药、糖皮质激素、抗菌药物、抗病毒药物、抗真菌药物、维A酸类药物、免疫抑制剂、免疫调节剂及维生素类药物等。

2. 外用药物治疗

(1)常用外用药物的种类及代表药物(表51-1)

> 议一议:
> 皮肤病的原发和继发性皮损有哪些特点?

表 51-1　常用外用药物的种类及代表药物

种类	作用	代表药物
清洁剂	清除渗出物、鳞屑、痂皮和残留药物	生理盐水、3%硼酸溶液、液体石蜡
保护剂	保护皮肤、减少摩擦和缓解刺激	滑石粉、氧化锌粉、炉甘石
角质促成剂	促进表皮角质层正常化，收缩血管、减轻渗出和浸润	2%~5%煤焦油或糠馏油、3%水杨酸、3%~5%硫黄
止痒剂	减轻局部痒感	5%苯佐卡因、焦油制剂、糖皮质激素
角质剥脱剂	使过度角化的角质层细胞松解脱落	5%~10%水杨酸、0.01%~0.1%维A酸
收敛剂	凝固蛋白质、减少渗出、抑制分泌、促进炎症消退	0.2%~0.5%硝酸银、2%明矾液
腐蚀剂	去除增生的肉芽组织或赘生物	30%~50%三氯醋酸、5%~20%乳酸
抗菌剂	杀灭或抑制细菌	3%硼酸溶液、0.1%雷夫奴尔、2%莫匹罗星
抗真菌剂	杀灭或抑制真菌	2%~3%克霉唑、2%酮康唑、1%特比萘芬
抗病毒剂	抗病毒	3%~5%无环鸟苷、5%~10%碘苷
杀虫剂	杀灭疥螨、虱、蠕形螨	5%~10%硫黄
遮光剂	吸收或阻止紫外线穿透皮肤	5%二氧化钛、5%~10%对氨基苯甲酸
脱色剂	减轻黑色素沉着	3%氢醌、20%壬二酸
维A酸类	调节表皮角化和抑制表皮增生和调节黑素代谢等作用	0.025%~0.05%全反式维A酸霜、0.1%他扎罗汀凝胶
糖皮质激素	抗炎、止痒、抗增生	醋酸氢化可的松、曲安奈德

(2) 外用药物的剂型与使用原则

1) 皮肤病外用药物剂型　常见的有溶液、酊剂、粉剂、洗剂、油剂、乳剂、软膏、糊剂、硬膏、涂膜剂、凝胶和气雾剂等多种。

2) 外用药物的使用原则

正确选用外用药物的种类：根据病因与发病机制等合理选择外用药物种类，如细菌性皮肤病宜选抗菌药物，真菌性皮肤病可选抗真菌药物，变态反应性疾病选择糖皮质激素或抗组胺药，瘙痒者选用止痒剂，角化不全者选用角质促成剂，角化过度者选用角质剥脱剂等。

正确选用外用药物的剂型：药物剂型可根据皮损特点进行选择，原则：①急性皮炎仅有红斑、丘疹而无渗液时可选用粉剂或洗剂，炎症较重、糜烂、渗出较多时宜用溶液湿敷，有糜烂但渗出不多时则用糊剂；②亚急性皮炎渗出不多者宜用糊剂或油剂，如无糜烂宜用乳剂或糊剂；③慢性皮炎可选用乳剂、软膏、硬膏、酊剂、涂膜剂等；④单纯瘙痒无皮损者可选用乳剂、酊剂等。

详细向患者解释用法和注意事项：详细给患者讲解外用药物的使用方法、使用时间、部位、次数和可能出现的不良反应及其预防和处理方法等。

3. 物理治疗

(1)电疗法　常用的电疗法有以下几种。①电解术:适用于毛细血管扩张和脱毛;②电干燥术:适用于较小的寻常疣、化脓性肉芽肿等;③电凝固术:适用于稍大的良性肿瘤或增生物;④电烙术:适用于各种疣和较小的良性肿瘤。

(2)光疗法　常用的光疗法有以下几种。①红外线:适用于皮肤感染、慢性皮肤溃疡、冻疮和多形红斑等;②紫外线:适用于玫瑰糠疹、银屑病、斑秃、慢性溃疡、痤疮、毛囊炎、疖病等;③光化学疗法:适用于银屑病、白癜风、原发性皮肤T细胞淋巴瘤、斑秃、特应性皮炎等;④激光手术、激光理疗、选择性激光和光嫩肤技术,以及光动力疗法,适用于基底细胞上皮瘤、鳞状细胞癌等皮肤肿瘤。

(3)微波疗法　适用于各种疣、皮赘、血管瘤、淋巴管瘤及汗管瘤等的治疗。

(4)冷冻疗法　冷冻剂主要有液氮(-196 ℃)、二氧化碳雪(-70 ℃)等。适用于各种疣、化脓性肉芽肿、结节性痒疹、瘢疤疙瘩及浅表良性肿瘤等。

(5)水疗法　常见的有淀粉浴、温泉浴、人工海水浴、高锰酸钾浴及中药浴等,适用于银屑病、慢性湿疹、瘙痒病及红皮病等。

(6)放射疗法　常用放射源有浅层X射线、核素。适应证包括各种增殖性皮肤病如血管瘤、瘢疤疙瘩、恶性肿瘤如基底细胞上皮瘤、鳞状细胞癌、原发性皮肤T细胞淋巴瘤等,也可用于脱毛、止汗等。

4. 手术治疗　皮肤手术治疗可用于皮肤肿瘤切除、皮肤创伤清理、活体组织取材、改善或恢复皮肤异常功能及美容整形。常用的皮肤外科手术如切割术、皮肤移植术、毛发移植术、体表外科手术、腋臭手术疗法、皮肤磨削术、Mohs外科切除技术等。

第二节　感染性皮肤病患者的护理

一、单纯疱疹患者的护理

单纯疱疹是由单纯疱疹病毒(herpes simplex virus,HSV)引起的病毒性皮肤病,通过飞沫或接触传染。临床以簇集性水疱为特征,有自限性,但易复发。

【病因与发病机制】

HSV分为HSV-1和HSV-2,前者主要引起生殖器以外的皮肤黏膜及脑部感染,后者主要引起生殖器部位或新生儿感染。大多数人初次感染为隐性感染;之后,HSV侵入皮肤黏膜后,可长期潜藏于宿主的神经细胞、泪腺或涎腺组织内。当受到某种因素激惹后,病毒可活化致病。

【临床表现】

1. 原发型　指初次感染HSV者,平均潜伏期为6 d。

(1)隐性或亚临床感染　约90%感染者缺乏临床表现,其中40%~50%感染者的血清中可检出相应抗体。

(2)唇疱疹　多见于成人,好发于嘴唇和口周皮肤。开始皮肤发红、发痒、有烧灼感,随即出现成簇水疱,后结成黄色痂皮,最后痂皮脱落而愈合。

(3) 生殖器疱疹　多由性交感染。男性在阴茎、龟头,小水疱迅速变为糜烂面;女性于外阴,阴道发生同样损害,在生殖器附近皮肤可有散在性水疱。

(4) 疱疹性龈口炎　多见于6岁以下儿童。好发于口腔、牙龈、舌、硬腭、软腭、咽等部位。皮损表现为迅速发生的群集性小水疱,易破溃形成浅表溃疡。口腔疼痛较明显,可伴发热、咽痛及局部淋巴结肿痛。

2. 复发型　成人最常见。好发于口周、鼻腔周围及外阴,也可见于面部或口腔黏膜等部位,有原位复发性特点。

此外,临床比较少见的还有接触性单纯疱疹、新生儿单纯疱疹、播散性单纯疱疹、单纯疱疹性脑炎等类型。

【辅助检查】

通常采用病毒培养鉴定诊断HSV感染。可在皮损处刮片做细胞学检查,或用聚合酶链反应检测疱液中HSV DNA;血清HSV IgM型抗体检测有辅助诊断价值,尤其是新生儿HSV感染。

【处理原则】

缩短病程、防止继发感染、减少复发和传播的机会是本病的处理原则。

1. 全身治疗　原发型可采用阿昔洛韦口服;重者,可用阿昔洛韦静脉滴注。复发型应在出现前驱症状或皮损出现24 h内开始治疗,频繁复发者可应用病毒疗法。

2. 局部治疗　以收敛、干燥和防止继发感染为主要原则。可选用3%阿昔洛韦软膏、1%喷昔洛韦乳膏或硫黄炉甘石洗剂。继发感染时可用0.5%新霉素霜、莫匹罗星软膏。

【护理诊断/问题】

1. 知识缺乏　缺乏对单纯疱疹疾病的认知及预后知识。

2. 黏膜改变　与疾病好发部位有关。

3. 有感染的危险　与病变局部疱疹破溃有关。

【护理措施】

1. 适当休息　避免过度疲劳。讲解本病知识及易复发规律,提高机体抵抗力,避免诱发因素。

2. 用药护理　观察皮损变化,若口腔黏膜破溃,可涂口腔溃疡膏。疱疹性龈口炎应保持口腔清洁,并用1∶1 000苯扎溴铵溶液含漱;生殖器疱疹有糜烂者,便后清洗局部涂抹抗生素软膏,以防感染。

3. 保持局部清洁　每日用生理盐水清洁患处,不要搔抓。可用干棉签轻轻擦拭分泌物,外涂阿昔洛韦稀释液保持皮肤湿润。如合并感染可加用抗生素软膏,注意及时换药。

4. 饮食指导　饮食宜清淡,多食水果蔬菜,忌烟酒和辛辣刺激性食物。

5. 其他　复发性疱疹应嘱患者尽可能在发疹后24 h内及时用药,争取早期治疗以提高疗效。孕妇发生的生殖器疱疹,可能出现胎儿或新生儿的感染而预后不良,应劝其终止妊娠。

二、带状疱疹患者的护理

带状疱疹是由水痘-带状疱疹病毒(varicella-zoster virus,VZV)引起的以沿单侧周围神经分布的簇集性小水疱为特征的皮肤病,常伴有或遗留明显的神经痛。病愈后可获得较持久的免疫。

【病因与发病机制】

本病常由于VZV病毒经呼吸道黏膜进入血液而形成病毒血症,发生水痘或呈隐性感染,以后病毒潜伏于脊髓后根神经节或颅神经的感觉神经节内。当机体受到某种刺激或抵抗力下降时,潜伏病毒被激活,沿感觉神经轴索下行,到达该神经所支配区域的皮肤内复制,产生水疱,同时受累神经发生炎症、坏死,产生神经痛。

【临床表现】

好发于成人,春秋季节多见,具有自限性。

1. 典型表现　发疹前部分患者可有轻度乏力、低热、食欲缺乏等症状,皮肤自觉灼热感或神经痛,持续1~3 d。好发部位依次为肋间神经、颈神经、三叉神经和腰骶神经支配区域。患处常先出现潮红斑,继而出现粟粒至黄豆大小丘疹,簇状分布而不融合,再迅速变为水疱,疱壁紧张发亮,外周绕以红晕,各簇水疱群间皮肤正常;皮损沿某一周围神经呈带状排列,多发生在身体的一侧,一般不超过正中线。神经痛为本病特征之一,老年患者疼痛较为剧烈。

2. 特殊表现

(1) 眼带状疱疹　老年人多见,疼痛剧烈,可累及角膜形成溃疡性角膜炎。

(2) 耳带状疱疹　系病毒侵犯面神经及听神经听致,表现为外耳道或鼓膜疱疹。膝状神经节受累同时侵犯面神经的运动和感觉神经纤维时,可出现面瘫、耳痛及外耳道疱疹三联征。

(3) 疱疹后神经痛　带状疱疹常伴有神经痛,但多在皮损完全消退后或1个月内消失,少数患者可持续超过1个月或更长。

【处理原则】

处理原则包括抗病毒、止痛、消炎、防止并发症。

1. 全身治疗　口服阿昔洛韦等抗病毒药物;止痛药物可选用非甾体抗炎药、三环类抗抑郁药、卡马西平等;神经营养药可选用甲钴胺、腺苷钴胺、维生素 B_1 等;重者可应用糖皮质激素等。

2. 局部治疗　外用药以干燥、消炎为主。疱液未破时可外用炉甘石洗剂、阿昔洛韦乳膏;破溃后可用3%硼酸溶液或1∶5 000呋喃西林溶液湿敷,再外用莫匹罗星软膏。如合并眼部损害须请眼科医师协同处理,可外用3%阿昔洛韦眼膏、碘苷滴眼液。

3. 物理治疗　可选用氦氖激光或半导体激光、紫外线等,以缓解疼痛,促进皮损干涸和结痂。

【护理评估】

1. 健康史　评估发病季节、患者年龄、既往是否发生过水痘、是否存在机体免疫力降低的情况,如感染结核、恶性肿瘤,使用免疫抑制剂或过度劳累等。

2.身体状况

(1)前驱症状 疱疹出现前有无局部皮肤神经痛、皮肤感觉过敏或全身发热不适、食欲下降、睡眠障碍等。

(2)皮损情况 出现红斑、丘疹与水疱的时间,皮损形态、分型、部位、大小,有无结痂、融合、溃疡及坏死等;神经痛与疱疹出现的时间关系;局部有无淋巴结肿大。

(3)继发症状 神经痛可引起食欲下降、睡眠障碍等;病毒侵犯中枢神经系统可致病毒性脑炎;侵犯三叉神经眼支可致病毒性角膜炎;侵犯面神经、听神经出现耳、乳突部疼痛;膝状神经节受累可影响面神经的运动及感觉纤维;脊髓后根神经元受累,进而交感、副交感神经的内脏神经纤维受累,可出现胃肠道和泌尿道刺激症状;胸、腹膜受累后可出现胸、腹腔积液。

(4)辅助检查 评估白细胞计数、组织病理检查、X射线检查等结果,如胸段疱疹者可能发现结核等肺部病变。脑脊液检查判断耳部受累伴脑膜刺激症状。

3.心理社会状况 剧烈的神经痛易使患者产生焦虑、烦躁甚至抵触情绪。

【护理诊断/问题】

1.急性疼痛 与病毒侵犯神经节及相应神经节段的皮肤有关。

2.皮肤完整性受损 与带状疱疹侵犯局部皮肤、疱皮破损有关。

3.潜在并发症 感染。

【护理措施】

1.一般护理 本病可接触传染,故应安排单间病房,避免交叉感染。生活用品专人专用,限制探视、陪住;病室定时通风,紫外线消毒;饮食清淡易消化,保证足够饮水,保持大便通畅。

2.心理护理 讲解本病相关知识,做好解释工作,解除因神经痛产生的恐惧感,使其积极配合治疗与护理。

3.疼痛护理 评估疼痛原因、性质和程度等。操作时动作轻柔、迅速,以减轻患者恐惧感和疼痛。了解患者既往疼痛的处理办法及效果。指导应用分散注意力减轻疼痛、促进睡眠的方法。鼓励参加文娱活动,坚持适量的活动锻炼。遵医嘱给予物理治疗。如局部冰敷、氦氖激光或紫外线照射及频谱电疗等,均有一定的消炎、止痛效果。必要时遵医嘱给予镇静、止痛及辅助营养神经的药物。对有后遗神经痛者应予以重视,必要时可用镇痛剂。

4.皮肤护理 保持皮肤清洁,防止继发感染。选择纯棉的贴身衣服,避免抓挠、挤压和冷、热刺激等。外用收敛剂,如炉甘石洗剂以减轻局部肿胀。伴渗出者可用3%硼酸液湿敷;伴感染者外涂抗生素药膏;有皮损坏死者,应早期清除坏死组织。疱皮破损后,在消毒后暴露局部,或行氦氖激光照射等,促其干燥结痂,夜间用无菌纱布覆盖。

5.对症护理 如合并眼部皮损,注意观察有无视力影响,角膜和结膜有无充血等;如有分泌物,可用消毒棉签拭去;遵医嘱定时滴用抗病毒眼药,如阿昔洛韦滴眼液;避免用手揉眼及不洁物接触双眼;如早期出现鼻尖、鼻侧小水疱,提示三叉神经眼支、鼻支受侵犯,警惕发生角膜受损引起溃疡性角膜炎,导致失明。应按时涂药,注意眼部护理;如出现头痛、恶心、呕吐、惊厥、感觉障碍、共济失调等神经症状,提示有发生脑膜脑炎的可能,应引起高度重视。

议一议:

你见过带状疱疹吗?应怎样护理?

6. 健康教育　加强锻炼,提高机体抵抗力,避免诱发因素。加强心理护理,消除患者顾虑。告知本病具有自限性,多数不会再复发。嘱患者配合医师规范治疗,对于有后遗神经痛者,多做解释工作,随着时间推移,疼痛会逐渐减轻至消失。

三、疣患者的护理

疣是由人乳头瘤病毒(human papilloma virus,HPV)感染皮肤黏膜引起的良性赘生物,临床上常见的有寻常疣、扁平疣、跖疣和尖锐湿疣等。

【病因与发病机制】

本病传染源为患者和健康带病毒者,经直接或间接接触传播。HPV通过皮肤黏膜微小破损进入细胞内并复制、增殖,致上皮细胞异常分化和增生,引起上皮良性赘生物。发病高峰为16～30岁,免疫功能低下或外伤者易患此病。

【临床表现】

一般潜伏期6周～2年。常见临床类型有寻常疣、跖疣、扁平疣和生殖器疣。

1. 寻常疣　好发于手背、手指、足和甲缘等处。典型皮损为黄豆大小或更大的灰褐色、棕色或皮色丘疹,表面粗糙,质地坚硬,可呈乳头瘤状增生。发生在甲周者称甲周疣;发生在甲床者称甲下疣;抗体细长突起伴顶端角化者称丝状疣;疣体表面呈参差不齐的突起者称指状疣。

2. 跖疣　发生于足底的寻常疣。皮损初起为细小发亮的丘疹,渐增至黄豆大小或更大,因受压而形成淡黄或褐黄色胼胝样斑块或扁平丘疹,表面粗糙,界限清楚,边缘绕以稍高的角质环,去除角质层后,下方有疏松的角质软芯,可见毛细血管破裂出血而形成的小黑点。若含有多个角质软芯,称为镶嵌疣。

3. 扁平疣　好发于青少年的颜面、手背及前臂。皮损为米粒至黄豆大小的扁平隆起性丘疹,圆形或椭圆形,表面光滑、质硬、正常肤色或淡褐色,多骤然出现,数目较多且密集;搔抓后皮损可呈串珠状排列,即自体接种反应。病程慢性,多可自行消退,少数患者可复发。

4. 生殖器疣　又称尖锐湿疣。

【处理原则】

1. 外用药物治疗　扁平疣外用0.05%～0.1%维A酸软膏或阿达帕林霜;氟尿嘧啶软膏可遗留色素沉着,故面部慎用;对于难治性寻常疣和跖疣,可采用平阳霉素于疣体根部注射。

2. 物理治疗　包括冷冻、电灼、刮除和激光等,适用于皮损范围较小者。

3. 内用药物治疗　用于皮损范围较大或久治不愈者。可试用免疫调节剂(如干扰素、左旋咪唑等),中药以清热解毒、散风平肝、散结为主。

【护理诊断/问题】

1. 知识缺乏　缺乏疣相关治疗知识。
2. 皮肤完整性受损　与感染或破溃所致有关。

【护理措施】

1. 一般护理　告知患者养成良好的卫生习惯,不宜搔抓皮损以免自身接种;寻常疣应避免摩擦和撞击,以防出血;发生于面部、手背等暴露部位的扁平疣,要避免使用腐蚀性方法;跖疣患者应穿舒适、透气的鞋,防止脚汗过多;可在鞋底衬垫挖一个较疣略大的圆洞以减少压迫;采用激光或电灼法治疗后,应避免患处接触水,以防止感染。

2. 心理护理　做好解释说明工作,根据本病的自限性特点,可用暗示疗法,增加其治疗信心,减轻焦虑。

3. 冷冻疗法护理

(1) 冷冻前护理　治疗前详细询问病史,了解有无心脏疾患,以免治疗中发生意外。讲解冷冻疗法的基本知识和优点,减轻对疼痛和遗留瘢疤的恐惧。跖疣冷冻前先用热水浸泡,使其软化,以利于冰晶结成,提高疗效。

(2) 治疗时护理　对位于指、趾端及肛周敏感区域的损害冷冻时,若出现头昏、头痛、恶心、面色苍白、出汗、全身无力等症状,立即停止治疗,平卧保暖,严密观察生命体征,一般休息 10 min 后可恢复。

(3) 冷冻后护理　冻后 5~10 min 内局部可出现轻度水肿并伴烧灼痛,继之出现水疱或血疱。嘱患者不必恐慌,保持清洁干燥,不可自行刺破,防止引起感染遗留瘢疤、损容等并发症。水疱一般 1~2 d 达到高峰,如范围不大,会自行吸收,继之结痂,半月余痂皮脱落。

4. 健康教育　避免自行盲目使用药物,应到正规医院就诊治疗;介绍本病基本知识及自限性特点,以减轻恐惧;保持局部清洁,防止继发感染。避免搔抓,以免因自身接种致皮损泛发。

四、脓疱疮患者的护理

脓疱疮是由金黄色葡萄球菌和(或)乙型溶血性链球菌引起的一种急性化脓性皮肤病。

【病因与发病机制】

脓疱疮通常经密切接触或自身接种传播,凝固酶阳性噬菌体Ⅱ组 71 型金黄色葡萄球菌可产生表皮剥脱毒素,引起毒血症及全身泛发性表皮松解坏死;抵抗力低下的患者,细菌可入血引起菌血症或败血症;少数患者可诱发肾炎或风湿热。

【临床表现】

1. 寻常型脓疱疮　传染性强,常在幼儿园中流行。皮损初起为红色斑点或小丘疹,迅速转变成脓疱,周围有红晕,疱壁薄、易破溃、糜烂,脓液干燥后形成蜜黄色厚痂;常因搔抓使相邻脓疱向周围扩散或融合,一般于 6~10 d 后脱痂,不留瘢疤。严重者可有全身中毒症状伴淋巴结炎,甚至引起败血症或急性肾小球肾炎,后者多与乙型溶血性链球菌感染有关。

2. 深脓疱疮　又称臁疮,主要由溶血性链球菌所致,多累及营养不良的儿童或老人。好发于小腿或臀部,皮损初起为脓疱,渐向皮肤深部发展,表面有坏死和蚝壳状黑色厚痂,周围红肿明显,去除痂后可见边缘陡峭的碟状溃疡,疼痛明显。

3. 大疱性脓疱疮　主要由噬菌体Ⅱ组 71 型金黄色葡萄球菌所致,多见于儿童,好发于面部、躯干和四肢。皮损初起为米粒大小水疱或脓疱,迅速变为大疱,疱内容物先清澈后混浊,疱壁先紧张后松弛,直径 1 cm 左右,疱内可见半月状积脓,疱周红晕不明显,疱壁薄,易破溃形成糜烂结痂,痂壳脱落后留有暂时性色素沉着。

【辅助检查】

白细胞总数及中性粒细胞可增高。脓液中可分离培养出金黄色葡萄球菌或链球菌,必要时可做菌型鉴定。

【处理原则】

处理原则包括加强消毒、注意隔离、减少传播。

1. 局部治疗 以杀菌、消炎、干燥为原则。脓疱未破者可用10%硫黄炉甘石洗剂;脓疱较大时抽取疱液,破溃者用1∶5 000高锰酸钾液或0.5%新霉素溶液清洗湿敷,再外用莫匹罗星软膏或红霉素软膏等。

2. 全身治疗 皮损泛发、全身症状较重者及时应用抗生素治疗,宜选择对金黄色葡萄球菌敏感的头孢类抗生素,必要时依据药敏试验选择用药。

【护理诊断/问题】

1. 有传染的危险 与疾病本身具有传染性有关。
2. 有感染的危险 与搔抓有关。
3. 皮肤完整性受损 与脓疱破溃有关。

【护理措施】

1. 保持室内温度适宜、空气新鲜 定期用紫外线照射空气消毒或用过氧乙酸消毒。婴儿包被不宜过紧、过多,衣物和床单保持清洁、干爽,大、小便后用温水清洗会阴及臀部,尿布洗后用开水烫洗消毒。做好消毒隔离,避免接触传染,护理时均应穿隔离衣,戴手套。污染敷料统一回收处理。

2. 注意保护创面,避免摩擦和搔抓 脓疱未破,可用安尔碘消毒后用无菌剪刀或针头挑破疱壁吸干脓液及渗出液,剪除脓疱壁,再行换药,操作时遵循无菌原则。小儿可戴连指手套,避免抓破患处引起感染或留下瘢疤。紫外线、红外线、超短波、氦氖激光均可促进溃疡愈合。

3. 早发现,早就诊,早隔离,早治疗 患病期间不和他人密切接触、不共用洗浴用具等。使用过的毛巾等用物予以消毒。注意皮肤卫生,避免搔抓皮损,较小患儿应加强约束,以防感染。注意患者有无水肿,监测尿常规的变化,警惕急性肾炎的发生。注意监测感染扩散引起的败血症、肺炎、脑膜炎等。

五、皮肤结核病患者的护理

皮肤结核病是由结核分枝杆菌感染所致的慢性皮肤病。

【病因与发病机制】

本病可为人型结核分枝杆菌或牛型结核分枝杆菌所致。感染途径包括外源性和内源性两种,前者主要经皮肤黏膜轻微损伤直接感染,后者则由体内器官或组织已存在的结核病灶经血行、淋巴系统或直接扩散到皮肤。根据感染途径不同,临床上将皮肤结核病分为4类:①外源性接种所致,如原发生皮肤结核综合征、疣状皮肤结核;②内源性扩散或自身接种所致;③血行播散至皮肤,如寻常狼疮、急性粟粒性皮肤结核等;④结核疹,如硬红斑、丘疹坏死性结核疹等。

【临床表现】

1. 寻常狼疮　最常见,好发于面部,其次是颈部、臂部和四肢。皮损初起为鲜红或褐红色粟粒大小的结节,质软稍隆起,结节表面薄嫩,玻片压诊呈棕黄色;结节可增大增多并相互融合成大片红褐色浸润性损害,可覆有大片叶状鳞屑。结节可自行吸收或溃破后形成萎缩性瘢疤,在瘢疤上又可出现新皮损,与陈旧皮损并存。本病呈慢性经过,可迁延数年或数十年不愈。

2. 疣状皮肤结核　多累及成年男性手背、指背,其次为足、臀、小腿等暴露部位。皮损初起为黄豆大小的紫红色质硬丘疹,单侧分布,丘疹逐渐扩大可形成斑块,表面增厚,粗糙不平可呈疣状增生,皮损表面有较深沟纹相隔,挤压时可有脓液从裂隙中渗出。皮损中央逐渐结痂脱落,留有萎缩性网状瘢疤,边缘的痂或鳞屑逐渐向外扩展形成环状或弧形边缘,外周绕以暗红色晕。病程可达数年至数十年。

【辅助检查】

1. 组织病理检查　各型皮肤结核的共同特征是聚积成群的上皮样细胞和数量不等的多核巨细胞形成典型的结核结节,中心可有干酪样坏死。

2. 结核菌纯蛋白衍生物试验　阳性仅说明过去曾感染过结核分枝杆菌或接种过卡介苗,强阳性反应说明体内可能存在活动性结核病灶。

3. 胸部 X 射线检查　可发现活动性或陈旧性结核病灶征象。

4. 细菌学检查　直接涂片或组织切片行抗酸染色,可发现结核分枝杆菌,有助于诊断。必要时做细菌培养和 PCR 检测结核分枝杆菌 DNA。

【处理原则】

积极治疗其他部位结核病灶。对易感人群接种卡介苗进行预防。全身治疗应以"早期、足量、规则、联合及全程应用抗结核药"为原则。常用药物有异烟肼、乙胺丁醇、链霉素及利福平。通常采用 2~3 种药物联合治疗,疗程一般不少于 6 个月。

【护理诊断/问题】

1. 知识缺乏　缺乏抗结核治疗相关知识。
2. 有感染的危险　与机体抵抗力下降有关。

【护理措施】

1. 宣传结核病的防治知识,对于伴有肺结核的患者严格实行隔离措施。

2. 鼓励患者坚持足量、联合、长期应用全身抗结核药物,并向其说明重要性,督促规律用药,保证抗结核效果。

3. 局部皮肤病灶处避免挤压、摩擦,保持清洁、干燥,避免正常皮肤受损,增加感染机会。病灶破溃,涂 5% 异烟肼软膏、10% 链霉素软膏等,可单独或两种混合后涂搽。皮肤结节化脓,先消毒局部皮肤后用无菌注射器抽出脓液,再注入异烟肼或阿米卡星液局部治疗。

4. 增加高热量、高维生素、高蛋白食物的摄入,以增强机体抵抗力。

5. 局部可结合 X 射线照射,促进结核组织吸收,瘢疤软化;紫外线照射能促进局部血液循环,降低对结核菌的易感性,增加机体对结核菌的抵抗力。

六、浅部真菌病患者的护理

真菌病是由真菌引起的感染性疾病。真菌分为浅部真菌和深部真菌。浅部真菌主要指皮肤癣菌，特点是亲角质蛋白，侵犯人和动物的皮肤、毛发、甲板等引起的感染统称为皮肤癣菌病，简称癣。常见的有头癣、体癣、股癣、手癣、足癣、甲癣和花斑癣等。

【病因】

不同部位的癣，其致病因素不全相同。

1. 头癣　主要通过与癣病患者或患畜密切接触而传染，共用污染的理发工具、帽子、枕巾等物品也可间接传染。黄癣由许兰毛癣菌感染引起；白癣主要由犬小孢子菌和石膏样小孢子菌感染引起；黑点癣主要由紫色毛癣菌和断发毛癣菌感染引起。

2. 体癣　通过直接或间接接触传染，也可通过自身感染（手足甲癣等）而引起。主要由红色毛癣菌、须癣毛癣菌、大小孢子菌等感染引起。

3. 手癣、足癣　主要通过接触传染，用手搔抓患癣部位或与患者共用鞋袜、手套、浴巾、脚盆等是主要传播途径。主要由红色毛癣菌（50%以上）、须癣毛癣菌、石膏样小孢子菌和絮状表皮癣菌等感染引起。

4. 甲真菌病　多由手足癣直接传染，易感因素有遗传因素、系统性疾病（如糖尿病）、局部血液或淋巴液回流障碍、甲外伤或其他甲病等。主要由皮肤癣菌感染引起，其次为酵母菌和非皮肤癣菌性真菌。

【临床表现】

1. 头癣

（1）黄癣　皮损初起为针尖大小的淡黄红色斑点，覆薄片状鳞屑，后形成淡黄色痂皮，周边翘起，中央紧附着头皮形如碟状黄癣痂，除去痂皮为潮红糜烂面。因真菌在发内生长，故病发干燥无光泽，易脆折断，毛囊破坏，毛发脱落形成永久性秃发和萎缩性瘢疤。可有轻度瘙痒，皮损处发出鼠臭味。

（2）白癣　皮损初起为群集红色小丘疹，很快向四周扩大成圆形灰白色鳞屑斑，而后附近出现数片较小的相同皮损。病发于高出头皮2~4 mm处折断，伴瘙痒，一般至青春期可自愈。本型不破坏毛囊，无永久性秃发及瘢疤。

（3）黑点癣　较少见，儿童及成人均可发病。皮损初起为散在的鳞屑性灰白色斑，以后逐渐扩大成片。病发出头皮即折断，断发残根留在毛囊内，毛囊口处断发呈黑点状，故称黑点癣。皮损炎症轻，稍痒，病程缓慢。本型属发内型感染，故愈后留有局灶性脱发和点状瘢疤。

（4）脓癣　皮损初起为成群的炎性毛囊丘疹，渐融合成隆起的炎性肿块，质地软，表面有蜂窝状排脓小孔，可挤出脓液。皮损处毛发松动，易拔出。常伴耳后、颈、枕部淋巴结肿大，轻度疼痛和压痛；继发细菌感染后可形成脓肿，亦可引起癣菌疹。本型可破坏毛囊，常引起永久性秃发和瘢痕。

2. 体癣和股癣　夏秋季多发。肥胖多汗、糖尿病、慢性消耗性疾病、长期应用糖皮质激素或免疫抑制剂者为易感人群。

（1）体癣　皮损初起为红色丘疹、丘疱疹或小水疱，继之形成边界清楚的有鳞屑的红色斑片，皮损中央趋于消退，形成境界清楚的环状或多环状，边缘可分布丘疹、丘疱疹和水疱,中央色素沉着。亲动物性皮肤癣菌引起的皮损炎症反应明显,可因长期搔抓刺激引起局部湿疹样改变或浸润肥厚呈苔藓样变。

(2)股癣 好发于腹股沟及臀部,单侧或双侧发生。皮损基本与体癣相同,由于患处透气性差、潮湿、易摩擦,常使皮损炎症明显,瘙痒显著。

3.手足癣 我国南方较北方多,夏秋季发病率高。多累及成年人,皮损多由一侧传播至对侧。

(1)水疱鳞屑型 好发于指(趾)间、掌心、足跖及足侧。皮损初起为针尖大小的深在水疱,不易破溃,水疱散在或群集,可融合成多房性大疱,撕去疱壁露出蜂窝状基底及鲜红的糜烂面。水疱干涸后呈现领圈状或片状脱屑,皮损不断向周围蔓延,病情稳定时以脱屑为主。本型瘙痒明显。

(2)角化过度型 好发于足跟及掌跖部。局部多干燥,皮损处角质增厚,表面粗糙脱屑,纹理加深,易发生皲裂、出血,皮损还可向足背蔓延。一般无瘙痒,有皲裂时疼痛。

(3)浸渍糜烂型 好发于指(趾)缝,尤以第3、4和第4、5指(趾)间多见,表现为皮肤浸渍发白,表面松软易剥脱并露出潮红糜烂面甚至裂隙,有不同程度的瘙痒继发细菌感染时有恶臭味。

4.甲真菌病 初起为1~2个指(趾)甲受感染,以后可累及其他甲,甚至全部指(趾)甲。损害表现为甲变色,可有白色、黄色、灰色和褐色等,甲板混浊呈云雾状,失去光泽,甲板与甲床分离,甲前缘残缺不齐。

【辅助检查】

真菌检查:取病发、痂皮、病灶边缘活动区的鳞屑做直接镜检,可见菌丝或孢子,也可做真菌培养确定致病菌,或做荧光检查。

【处理原则】

1.头癣 采用服药、擦药、洗头、剪发和消毒联合的综合治疗方法。

2.体癣和股癣 以外用药物为主,皮损广泛或外用药疗效不佳者可考虑全身治疗。注意坚持用药2周以上或皮损消退后继续用药1~2周以免复发。腹股沟部位皮肤薄嫩,应选择刺激性小、浓度较低的外用药,并保持局部清洁干燥。

3.手癣和足癣 以外用药物为主,疗程1~2个月;角化过度型手足癣或外用药疗效不佳者可考虑全身治疗。

4.甲真菌病 常局部治疗与全身治疗联用以提高疗效。局部治疗常用于表浅和未累及甲根的损害。全身治疗常采用伊曲康唑间歇冲击疗法或特比萘芬口服。

【护理诊断/问题】

1.舒适受损 与皮肤瘙痒有关。

2.急性疼痛 与足癣皮肤受侵犯,疱皮破损、糜烂面形成有关。

3.潜在并发症 感染。

4.知识缺乏 缺乏科学的癣病护理相关知识。

【护理措施】

1.生活护理 居室应定时开窗通风,保持温湿度适宜,避免潮湿。保持皮肤清洁、干燥,治疗足部多汗。选择淋浴,最后洗双足;亦可用碱性香皂和流水清洗双足,洗后擦干。勤换鞋袜,毛巾和鞋袜等洗净后应置于通风处;浴室用品及衣物严格消毒,不与他人共用。

2. 用药护理　水疱、糜烂皮损及疼痛,可先用3%硼酸液、高锰酸钾液冷湿敷;也可采用氮氖激光局部照射,干燥后再外用较温和的抗真菌水剂和霜剂。严禁撕扯疱皮,以免引起疼痛及感染。鳞屑及角化过度皮损,可外用角质剥脱剂如水杨酸软膏、复方苯甲酸软膏等。重者可试用封包法,待角质层变薄后,再外用抗真菌霜剂。丘疹皮损可直接外用抗真菌药。外用药治疗期间,如局部出现红斑、水疱及瘙痒时,常为接触过敏,应立即停药,进行抗过敏处理。

3. 对症护理　头癣患者严格床边隔离,1个疗程结束后,全面消毒杀菌,更衣换帽,外用药治疗3个月时,查菌阴性者可解除隔离。体癣和股癣患者注意个人卫生,内衣通风透气。手、足、甲癣患者积极治疗,减少自身传染的机会。甲癣用药前,先用凡士林软膏涂于甲周保护正常皮肤,再用药水涂于甲表面。因药物不易进入甲板且甲生长缓慢,故应坚持用药。

4. 用药指导　可用滑石粉、抗真菌粉、20%~25%六水氯化铝液控制足部多汗。使用抗真菌药物若出现过敏或局部刺激,立即停用。外用药物避免接触眼睛。

5. 健康教育　向患者讲解本病基本知识及预防原则。注意个人卫生,保持皮肤干燥,并选用棉质内衣以利吸汗透气。不去不清洁的浴池、泳池;不在公共浴池等处赤足行走。避免密切接触猫狗等动物,动物患癣后积极治疗。如已患有皮肤癣病,立即治疗,以免传染身体其他部位。

七、念珠菌病患者的护理

念珠菌病是由念珠菌属的致病菌种引起的感染,可引起皮肤黏膜的浅表感染。也可引起内脏器官的深部感染。

【病因】

念珠菌感染的发生取决于真菌毒性和机体抵抗力两方面。易感因素有:各种原因所造成的皮肤黏膜屏障保护作用降低,长期、滥用广谱抗生素造成体内菌群失调,内分泌紊乱造成机体内环境变化,原发或继发性的免疫功能下降。

【临床表现】

可分为皮肤黏膜念珠菌病和深部念珠菌病两大类,前者相当多见,故本节重点介绍皮肤黏膜念珠菌病。

1. 皮肤念珠菌病

(1)念珠菌性间擦疹　好发于肥胖多汗者或糖尿病患者的腹股沟、会阴、腋窝、乳房下等皱褶部位,从事水中作业者常发生于指间(尤其3、4指间)。皮损局部潮红、浸渍、糜烂,界限清楚,边缘附着鳞屑,外周常有散在炎性丘疹、丘疱疹及脓疱。自觉瘙痒或疼痛。

(2)慢性皮肤黏膜念珠菌病　少见,具有慢性复发性特点。好发于头皮、颜面及四肢。皮损初起为丘疹、红斑,上附鳞屑,逐渐形成肉芽增生性斑块或疣状结节,表面覆盖蛎壳状污褐色痂,黏着不易去除,周围有暗红色炎性浸润。掌跖损害呈弥漫性角质增厚,黏膜损害表现为口角糜烂、口腔黏膜白斑,偶可累及咽喉、食管黏膜,影响吞咽。甲、阴部亦可受累。

(3)念珠菌性甲沟炎及甲真菌病 多累及浸水工作者和糖尿病患者。好发于手指和指甲。甲沟炎表现为甲沟红肿,有少量溢出液但不化脓,甲小皮消失,重者可引起甲床炎,自觉痛痒。甲真菌病表现为甲板增厚混浊,出现白斑、横沟或凹凸不平,但甲表面仍光滑,甲下角质增厚堆积或致甲剥离。

(4)念珠菌性肉芽肿 少见。多累及免疫力低下的婴幼儿。好发于头皮、面、甲沟等部位。皮损为血管丰富的丘疹、水疱、脓疱和斑块,表面覆盖很厚的黄褐色黏着性痂屑,少数皮损呈皮角样角质增生,去除角质增生后基底为肉芽组织。

2.黏膜念珠菌病

(1)口腔念珠菌病 以急性假膜性念珠菌病(又称鹅口疮)最常见。多累及老人、婴幼儿及免疫功能低下者,新生儿可通过母亲产道被感染。起病急、进展快,在颊黏膜、上颚、咽、齿龈等黏膜部位出现凝乳状白色斑片,紧密附着于黏膜表面,不易剥除(假膜),用力剥离后露出糜烂性潮红基底。

(2)生殖器念珠菌病 包括外阴阴道念珠菌病和念珠菌性包皮龟头炎,可通过性接触传染。前者多累及育龄期妇女,表现为外阴及阴道黏膜红肿,白带增多,呈豆渣样、凝乳块状或水样,带有腥臭味,自觉瘙痒或灼痛。

【处理原则】

去除促发因素、保持皮肤清洁干燥、积极治疗基础疾病,必要时加强支持疗法。

1.外用药物治疗 主要用于皮肤黏膜浅部感染。口腔念珠菌病可外用1%甲紫溶液或制霉菌素溶液,皮肤间擦疹和念珠菌性龟头炎可外用抗真菌溶液或霜剂,阴道念珠菌病根据病情选用制霉菌素、克霉唑或咪康唑栓剂。

2.内用药物治疗 主要用于大面积和深部皮肤念珠菌病、复发性生殖器念珠菌病、甲沟炎及甲念菌病。

【护理诊断/问题】

1.知识缺乏 缺乏对本病基本知识的认识。
2.皮肤完整性受损 与皮损有关。

【护理措施】

1.向患者解释传染途径,避免搔抓,不盲目使用药物。配合医师合理治疗,减轻恐惧心理,防止复发。

2.避免诱发因素,如避免潮湿,尽量少接触水。

3.对于长期使用抗生素、糖皮质类固醇激素、免疫抑制剂者及对于患有慢性病伴有抵抗力低下者,加强营养,增强机体抵抗力。

4.长期卧床患者勤翻身、换衣服,儿童勤换尿布、擦汗,保持床褥干燥清洁,特别注意皱褶部位应扑粉剂。

5.注意性伴侣同时检查,防止性接触传染。

第三节 变态反应性皮肤病患者的护理

一、接触性皮炎患者的护理

接触性皮炎是由于接触某些外源性物质后,在皮肤黏膜接触部位发生的急性或慢性炎症反应。

【病因与发病机制】

1. 原发性刺激物　指具有强烈刺激物(如强酸、强碱)或毒性物质。有些物质(如肥皂水、去污剂)虽然刺激性较小,但如果人体皮肤长期、反复暴露在该类物质中,在接触部位也可能发生皮炎。

2. 接触性致敏物　通常为低分子的化学物质如燃料、生漆等,少数过敏体质者接触该类物质后,经过一段潜伏期,接触性致敏物由半抗原演变为全抗原时使机体致敏。再次接触同一种致敏物,接触部位即发生反应性皮炎,以Ⅳ型变态反应居多。

【临床表现】

1. 急性接触性皮炎　起病急,皮损多局限于接触部位。典型皮损为境界清楚的红斑,形态与接触物有关,有丘疹或丘疱疹,常自觉瘙痒或灼痛,严重时红肿明显并出现水疱和大疱,破溃后呈糜烂面,偶可发生组织坏死或伴有全身症状。经积极处理,一般1~2周内可痊愈,遗留暂时性色素沉着。交叉过敏、多价过敏及治疗不当导致反复发作、迁延不愈或转化为亚急性和慢性。

2. 亚急性和慢性接触性皮炎　如接触物的刺激性较弱或浓度较低,皮损开始可呈亚急性,表现为轻度红斑、丘疹,境界不清楚。长期反复接触可导致局部皮损慢性化,表现为皮损轻度增生及苔藓样变。

3. 特殊类型的接触性皮炎　是皮肤或黏膜接触某些致敏物后,在接触部位所发生的红斑、丘疹、水疱等损害。其发生大多与职业、生活习惯等所接触的物品有关。

【处理原则】

处理原则包括寻找病因、迅速脱离接触物并积极对症处理。

1. 全身治疗　视病情轻重内服抗组胺药或糖皮质激素。

2. 局部治疗　急性期红肿明显时外用炉甘石洗剂,渗出多时用3%硼酸溶液湿敷;亚急性期有少量渗出时外用糖皮质激素糊剂或氧化锌油,无渗液时用糖皮质激素霜剂;有感染时加用抗生素;慢性期一般选用具有抗炎作用的软膏。

【护理诊断/问题】

1. 知识缺乏　缺乏接触物、致敏物及对本病基本知识的认识。

2. 舒适受损　与皮损瘙痒有关。

3. 皮肤完整性受损　与皮肤破溃有关。

【护理措施】

1. 一般护理　患处禁止抓痒、摩擦和用热水烫洗;将已明确的致敏物质在病例上做好记录与标记,避免再次使用。

2. 皮损护理 去除致敏物质,立即用大量流动清水冲洗接触部位,至少10～30 min,避免热水、肥皂、抓痒等刺激;急性期有渗液时用3%硼酸溶液或生理盐水冷湿敷,每次30～60 min,有水疱时用无菌注射器洗干净,破损处注意无菌换药,防止感染;对大疱性损伤损害应先抽吸疱液在冷湿敷;急性期无渗液时,外用止痒药;亚急性皮损待干燥后,外用皮质类固醇霜剂,涂抹时不要太多、太厚;慢期性皮损较顽固,外涂药可增加涂抹次数,充分揉进皮损内;皮损疼痛明显时,可酌情给予止疼、镇静药物;瘙痒症状严重时,可局部冷敷或涂止痒液、炉甘石洗剂等以缓解症状,增加舒适感。

3. 饮食护理 饮食宜多样化,避免偏食,禁忌海鲜、辛辣等刺激性食物。

二、湿疹患者的护理

湿疹是由多种内、外因素引起的真皮浅层及表皮炎症,是一种有明显渗出倾向的过敏性炎症性皮肤病。急性期皮损以丘疱疹为主,有渗出倾向;慢性期以苔藓样变为主,易反复发作。

【病因与发病机制】

确切病因尚不清楚。当有多种可疑致敏物时,可以做斑贴试验、划痕试验以寻找病因。本病的发病机制与各种内因、外因相互作用有关,某些患者可能由迟发型变态反应介导。

1. 内部因素 常见的有慢性感染病灶(慢性胆囊炎、肠寄生虫病等)、内分泌及代谢改变(月经紊乱、妊娠等)、血液循环障碍(小腿静脉曲张等)、神经精神因素(精神紧张、过度疲劳等)、遗传因素(过敏素质)等,其中遗传因素与个体的易感性及耐受性有关。

2. 外部因素 本病的发生可由食物(鱼、虾、牛肉等)、吸入物(花粉、虫螨等)、生活环境(日光、干燥等)、动物毛皮和各种化学物质(化妆品、肥皂等)所诱发或加重。

【临床表现】

根据病程和临床特点可分为急性、亚急性和慢性湿疹。

1. 急性湿疹 好发于面、耳、手、足、前臂、小腿外露部位,重者可弥漫全身,常对称分布。皮损为多形性,常表现为红斑基础上的针头至粟粒大小丘疹、丘疱疹,严重时可出现小水疱,融合成片,境界不清楚,皮损周边丘疱疹逐渐稀疏,常因搔抓形成点状糜烂面,有明显浆液性渗出。自觉瘙痒剧烈,搔抓、热水洗烫可加重皮损。如继发感染则形成脓疱、脓液、脓痂、淋巴结肿大,甚至出现发热等全身症状;如合并单纯疱疹病毒感染,可形成严重的疱疹性湿疹。

2. 亚急性湿疹 因急性湿疹炎症减轻或不当处理后发展而来。表现为红肿及渗出减轻,但仍可有丘疹及少量丘疱疹,皮损呈暗红色,可有少许鳞屑及轻度浸润;剧烈瘙痒。再次暴露于变应原、新的刺激或处理不当可导致急性发作;如经久不愈,则可发展为慢性湿疹。

3. 慢性湿疹 多因急性湿疹及亚急性湿疹迁延而来,也可一开始就表现为慢性化。好发于手、足、小腿、肘窝、股部、乳房、外阴、肛门等处,多对称发病。患部皮肤浸润性暗红斑上有丘疹、抓疱及鳞屑,局部皮肤肥厚、表面粗糙、有不同程度的苔藓样变,色素沉着或色素减退。常呈阵发性瘙痒，病情时轻时重，延续数月或更久。

4. 特殊类型的湿疹　临床上还可见到一些固定位置的湿疹发生，如手部湿疹、乳房湿疹、外阴和肛门湿疹等。

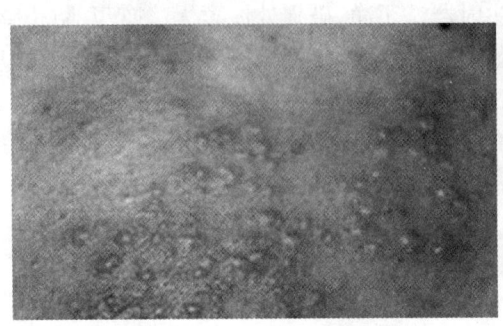
急性湿疹
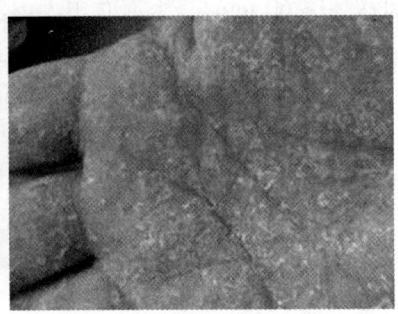
慢性湿疹

图 51-2　湿疹

【处理原则】

1. 全身治疗　抗炎、止痒。可用抗组胺药、镇静安定剂等，一般不宜使用糖皮质激素。急性期可用钙剂、维生素 C、硫代硫酸钠等静脉注射或普鲁卡因静脉封闭，有继发感染者加用抗生素。

2. 局部治疗　急性期无渗液或渗出不多者可用氧化锌油，渗出多者可用 3% 硼酸溶液湿敷，渗出减少后用糖皮质激素霜剂，可和油剂交替使用；亚急性期可选用糖皮质激素乳剂、糊剂，为防止和控制继发性感染，可加用抗生素类；慢性期可选用软膏、硬膏、涂膜剂；顽固性局限性皮损可用糖皮质激素做皮损内注射。

【护理评估】

1. 健康史　①患者的年龄、过敏史、病程长短；②相关因素：是否有药物、食物、物理化学刺激、微生物及寄生虫接触史，是否有其他内脏疾病等；③饮食习惯：是否有偏食，是否经常吃海鲜、辛辣食物等，是否经常大量饮用咖啡、酒、浓茶等；④神经精神因素：是否因工作紧张、精神压力大或过度疲劳导致湿疹的发作。

2. 身体状况

（1）皮疹程度　①确定皮疹的位置及分布情况：四肢或躯干、暴露或遮盖部位、广泛性或局限性、对称性或单侧性、分隔性或融合性。②评估皮疹为原发皮疹或继发皮疹。③皮疹是否有感染：如有无局部皮肤红、肿、热、痛、渗液、脓性分泌物等，有无体温过高、白细胞升高等全身感染征象。④皮疹是否疼痛及疼痛部位、性质、程度，发作时间、持续时间等。⑤皮疹是否有水肿、渗出，评估渗出的部位、量、性质；水肿的原因、部位、程度、性质。⑥急性期较严重的水肿渗出是否影响活动。⑦瘙痒的时间、程度、特点，瘙痒是否在夜间明显，影响睡眠。

（2）辅助检查　①组织病理：表皮显示细胞间及细胞内水肿，乃至海绵形成，棘层内及角层下水疱，疱内含少数淋巴细胞、中性粒细胞及崩解的表皮细胞；②皮肤专科检查：皮损的分布部位、面积、外观形态、发生时间及周期评估等；③实验室检查：白细胞增高、嗜酸粒细胞增高等。

3. 心理社会状况　湿疹患者由于瘙痒严重,心情烦躁,影响正常生活,使病情加剧,形成恶性循环。尤其是病程长、泛发全身的患者,大多失去信心,遵医性差。

【护理诊断/问题】

1. 舒适受损　与湿疹剧烈瘙痒有关。
2. 恐惧、焦虑　与疾病的反复和急性期病情的加重导致不良情绪有关。
3. 潜在并发症　感染。

【护理措施】

1. 一般护理　避免各种外界刺激,如抓、烫、肥皂擦洗等,以减少创伤、出血及感染。保持床单干燥、平整,增加患者舒适感。嘱患者穿宽松透气、清洁、柔软的棉质衣服。

2. 瘙痒护理　保持室内适宜温湿度。夏季开空调的时间不宜过长。洗澡不宜过勤,洗浴后一定要涂抹护肤乳液或护肤油。局部瘙痒剧烈、皮肤温度高,易导致失眠,可冷湿敷降低局部皮肤温度,并可起到镇静功效。如感觉瘙痒难忍,可用手掌按压、拍打或按摩以代替抓痒,并减轻入睡困难及睡眠障碍。保持良好的情绪,避免突然的情绪变化使瘙痒加重。

3. 饮食护理　给予高热量、高蛋白、高维生素、易消化饮食,促进机体代偿功能及康复,避免腥、辣、酒、鱼、虾等易过敏与刺激性食物。

4. 用药护理　局部使用类固醇药膏用量太多会引起皮肤变薄、表皮血管扩张及皮肤出现皱褶等副作用,涂抹薄薄一层即可;面部、外生殖器或皮肤皱褶处的皮疹只能用低效类固醇药膏;长期口服类固醇药物者易并发感染,严格遵医嘱用药,不可骤然停药。

5. 心理护理　关心患者,耐心讲解湿疹发病的有关因素,解除顾虑,增强信心,以良好稳定的心理状态接受治疗。

6. 治疗配合

(1) 用药治疗　注意观察局部皮肤变化。服用抗组胺、类固醇药物的患者,注意观察治疗效果和不良反应,为医师及时调整药物提供依据;如副作用过大,调整药物剂量、停药或改用其他药物。

(2) 浸浴疗法　遵医嘱给予治疗性的浸浴疗法,如淀粉浴、油浴。注意调节室温、水温,避免感冒或烫伤,严密观察患者有无不适反应。血压高于160/100 mmHg、进食后半小时内或空腹时,不能进行浸浴疗法。

7. 健康教育　向患者介绍本病基本知识、各种药物的使用指导;生活要规律,忌熬夜、过度劳累,注意锻炼身体,养成良好的生活习惯;戒烟酒、浓茶和咖啡。饮食清淡,营养均衡,忌食海鲜和辛辣刺激食物;保持乐观向上,学会自我调整,避免不良情绪诱发或加重病情。

三、药疹患者的护理

药疹亦称药物性皮炎,是药物通过各种途径进入人体后引起的皮肤、黏膜炎症反应,严重者可累及机体其他系统,药疹是药物不良反应的一种表现形式。

议一议:
　　湿疹发病的原因是什么?如何防治湿疹?

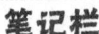

【病因】

1. 个体因素　不同个体对药物反应的敏感性差异较大,包括遗传因素(过敏体质)、某些酶的缺陷、机体病理或生理状态的影响等。同一个体在不同时期对药物的敏感性也可不同。

2. 药物因素　临床上易引起药疹的药物有以下几种。①抗生素:包括半合成青霉素、磺胺类、四环素类;②解热镇痛药:如阿司匹林、氨基比林、对乙酰氨基酚等;③镇静催眠药及抗癫痫药:如苯巴比妥、苯妥英钠、卡马西平等,其中以苯巴比妥引起者较多;④抗痛风药物:如别嘌呤醇;⑤异种血清制剂及疫苗;⑥中药:某些中药及制剂也有引起药疹的报道。

【发病机制】

1. 变态反应　多数药疹属于此类反应。有些药物具有完全抗原的作用;但更多的药物为小分子化合物,属于半抗原,须在机体内和大分子量的载体通过共价键结合后才能成为完全抗原并激发免疫反应。少数药物进入人体后,在光线诱导下可转变为抗原性物质,所引起的变应性药疹称光变态反应性药疹。

2. 非变态反应　能引起非变态反应性药疹的药物相对较少。其可能的发病机制有药理作用、过量反应、蓄积作用、个体某些代谢酶缺陷或抑制、光毒性反应等。

【临床表现】

1. 固定型药疹　常由解热镇痛类、磺胺类或巴比妥类等引起;好发于口唇、口周、龟头等皮肤黏膜交界处,手足背及躯干亦可发生。典型皮损为圆形或类圆形、水肿性暗紫红色斑疹,直径1～4 cm;常单发,境界清楚,绕以红晕。重者红斑上可出现水疱,黏膜皱褶处易糜烂渗出,自觉瘙痒。停药1周左右红斑可消退并遗留灰黑色色素沉着斑。

2. 荨麻疹型药疹　较常见,多由血清制品、青霉素等引起。临床表现与急性荨麻疹相似,持续时间较长,同时可伴有血清病样症状;若致敏药物排泄缓慢或因不断接触微量过敏原,则可表现为慢性荨麻疹。

3. 湿疹型药疹　患者多首先接触或外用青霉素、链霉素、磺胺类及奎宁等药物引起接触性皮炎,使皮肤敏感性增高,再次使用相同或相似药物导致。皮损表现为大小不等的红斑、丘疹、丘疱疹及水疱,常融合成片,泛发全身,可继发糜烂、渗出、脱屑等。

4. 麻疹型或猩红热型药疹　多由于青霉素、磺胺类、解热镇痛类、巴比妥类等引起。突然发病,可伴发热等全身症状。皮损表现类似麻疹,为散在或密集分布、针头至米粒大小的红色斑疹或斑丘疹,对称分布,以躯干为多,可泛发全身,重者伴发小出血点,伴明显瘙痒。猩红热型药疹初起为小片红斑,从面颈、上肢、躯干向下发展,于2～3 d内遍布全身并相互融合,伴面部、四肢肿胀,酷似猩红热的皮损,尤以皱褶部位及四肢屈侧更为明显。病程1～2周,皮损消退后可伴糠状脱屑;若不及时治疗,可向重型药疹发展。

5. 多形红斑型药疹　多由磺胺类、解热镇痛类及巴比妥类等引起。多对称分布于四肢伸侧、躯干。皮损为豌豆至蚕豆大小、圆形或椭圆形水肿性红斑、丘疹,境界清楚,中心呈紫红色(虹膜现象),常出现水疱。自觉瘙痒,累及口腔及外生殖器黏膜时可疼痛。如皮损泛发全身并在原有皮损基础上出现大疱、糜烂及渗出,出现剧烈疼痛、高热、外周血白细胞可升高、肾功能损害及继发感染等,称为重症多形红斑型药疹,可导致患者死亡。

6. **紫癜型药疹** 可由抗生素、巴比妥类、利尿剂等引起。轻者表现为双侧小腿红色瘀点或瘀斑,散在或密集分布,可略隆起于皮面,压之不褪色,有时可伴风团或中心发生小水疱或血疱;重者四肢躯干均可累及,可伴有关节肿痛、腹痛、血尿、便血等表现。

7. **剥脱性皮炎型药疹** 属于重型药疹,常由磺胺类、巴比妥类、抗癫痫药、解热镇痛类、抗生素等引起。长期用药后发生,首次发病者潜伏期约20 d,部分患者是在麻疹型、猩红热型或湿疹型药疹的基础上继续用药或治疗不当所致。皮损初呈麻疹样或猩红热样,逐渐加重并融合成全身弥漫性潮红、肿胀,尤以面部及手足为重,可出现丘疱疹或水疱,伴糜烂和少量渗出;2~3周后皮肤红肿渐消退,全身出现大量鳞片状或落叶状脱屑,手足部则呈手套或袜套状剥脱,头发、指(趾)甲可脱落(病愈后可再生)。可累及口腔黏膜和眼结膜;全身浅表淋巴结常肿大,可伴有支气管肺炎、药物性肝炎,外周血白细胞可显著增高或降低,甚至出现粒细胞缺乏。病程较长,如不及时治疗,严重者常因全身衰竭或继发感染而死亡。

8. **大疱性表皮松解型药疹** 属于重型药疹,常由磺胺类、解热镇痛类、抗生素、巴比妥类等引起。起病急骤,部分患者开始时表现为多形红斑型或固定型药疹,皮损迅速波及全身并出现大小不等的松弛性水疱或大疱,尼氏征阳性,稍受外力即形成糜烂面,出现大量渗出,可形成大面积表皮坏死松解;触痛明显。口腔、眼、呼吸道、胃肠道黏膜也可累及,全身中毒症状较重,伴高热、乏力、恶心、呕吐、腹泻等全身症状;严重者常因继发感染、肝肾衰竭、电解质紊乱、内脏出血等而死亡。

【辅助检查】

1. **体内试验** ①皮肤试验:以皮内试验较常用,准确度高;②药物激发试验:药疹消退一段时间后,内服试验剂量,以探查可疑致敏药物。仅适用于口服药物所致的轻型药疹,同时疾病本身又要求必须使用该药治疗时,禁止应用于速发型变态反应性药疹和重型药疹患者。

2. **体外试验** 体外试验安全性高,但试验结果不稳定。可选择嗜碱性粒细胞脱颗粒试验、放射变应原吸附试验、淋巴细胞转化试验、琼脂弥散试验等。

【处理原则】

药疹确诊后,首先立即停用一切可疑药物,再根据不同类型进行处理。

1. **轻型药疹** 停用致敏药物后,皮损多迅速消退。给予抗组胺剂、维生素C等,必要时给予中等剂量泼尼松,皮损消退后可逐渐减量直至停药。局部若以红斑、丘疹为主,外用炉甘石洗剂或糖皮质激素霜剂,以糜烂渗出为主用0.1%利凡诺尔、3%硼酸溶液等湿敷。

2. **重型药疹** 原则为及时抢救、降低死亡率、减少并发症、缩短病程。①及早足量使用糖皮质激素:一般可给予氢化可的松或地塞米松静脉滴注,尽量在24 h内均衡给药。皮损颜色转淡、无新发皮损、体温下降后逐渐减量。②防治继发感染:如有感染存在,选用抗生素时应注意避免使用易过敏药物,并结合细菌学检查结果选用。③加强支持疗法:由于高热、进食困难、创面大量渗出或皮肤大片剥脱等常导致低蛋白血症、水和电解质紊乱,应及时加以纠正,必要时可输入新鲜血液、血浆或清蛋白以维持胶体渗透压、减少渗出;若伴有肝损害,加强保肝治疗。④外用药物治疗:对皮损面积广、糜烂渗出重者注意保暖,用3%硼酸溶液或生理盐水湿敷。

【护理诊断/问题】

1. 皮肤完整性受损　与皮肤破损有关。
2. 知识缺乏　缺乏药物致敏知识。
3. 有感染的危险　与皮损面广、表皮脱落、机体抵抗力下降有关。
4. 营养失调:低于机体需要量　与代谢增加、发热及表皮剥脱使消耗增加、食欲下降有关。

【护理措施】

1. 清洁消毒　床单、被套严格消毒灭菌,室内紫外线照射,每日30～60 min,定时通风换气,防止环境污染引起皮损感染。减少探视,避免交叉感染。
2. 饮食指导　宜高热量、高蛋白、多种维生素、温度适中、易消化的流质或半流质饮食,多吃新鲜水果、蔬菜,防止疾病消耗引起的营养缺乏。鼓励患者多饮水,加速有毒物质排出。有异种蛋白过敏者忌食鱼、虾等海产品及辛辣刺激性食物。
3. 皮肤护理　重症药疹患者角膜、口腔黏膜、外阴黏膜损害明显,做好相应部位的皮肤护理。
4. 用药护理　用药前仔细询问药物过敏史,注意药疹的早期症状,如突然出现瘙痒、红斑、发热等表现,立即停用一切可疑药物并密切观察,妥善处理。避免滥用药物,采取安全给药途径,对过敏体质者尽量选用致敏性较低的药物,注意复方制剂中是否含有过敏药物。加强用药后观察,避免药物交叉过敏。大剂量激素应用时,观察有无并发症及副作用,做好相应护理。
5. 防止并发症　必要时卧床休息,保持呼吸道通畅,协助拍背,促进咳嗽、排痰。鼓励患者勤翻身,防止褥疮的发生。出现严重全身中毒症状的患者,如躁动,床边应加护栏,防摔伤,必要时给予约束。
6. 健康教育　讲解本病防治知识,杜绝药物滥用。告知患者致敏药物,并记入病历首页或建立药物禁忌卡片,嘱患者牢记,每次就诊时告知医师。皮疹瘙痒,可外用或口服止痒药物,避免热水洗烫、剧烈搔抓,防止皮肤破溃继发感染。

四、荨麻疹患者的护理

荨麻疹是由于皮肤、黏膜小血管反应性扩张及渗透性增加而产生的一种局限性水肿反应。

【病因】

多数患者找不到确切原因,尤其是慢性荨麻疹。常见病因如下:

1. 食物　食物中有的可作为变应原引起机体变态反应,有的则可刺激肥大细胞释放组胺。常见的有动物性蛋白(如鱼虾、蟹贝、肉类、牛奶和蛋类等)、植物性食品(如蕈类、可可、番茄和大蒜等)以及某些食物调味品和添加剂。
2. 药物　许多药物通过引起机体变态反应而导致本病,如青霉素、血清制剂、各种疫苗等;有些药物可为组胺释放物,如阿司匹林、吗啡、奎宁、阿托品、罂粟碱和多黏菌素B等。

3. 物理因素　各种物理性因素,如冷、热、日光、摩擦及压力等。
4. 动物及植物因素　如动物皮毛、昆虫毒素、蛇毒、海蜇毒素、荨麻及花粉等。
5. 感染　各种病毒感染、细菌感染、真菌感染和寄生虫感染等。
6. 精神因素　精神紧张可通过引起乙酰胆碱释放而致病。
7. 内脏和全身性疾病　风湿热、类风湿关节炎、系统性红斑狼疮、恶性肿瘤、代谢障碍及内分泌紊乱等疾病。

【发病机制】

1. 非变态反应性　某些食物、药物、各种动物毒素以及物理、机械性刺激直接刺激肥大细胞释放组胺,导致荨麻疹。
2. 变态反应性　多数为IgE介导的Ⅰ型变态反应,少数为Ⅱ型(多见于输血反应)或Ⅲ型(见于血清病)。

【临床表现】

1. 急性荨麻疹　起病常较急。常突然自觉皮肤瘙痒,出现大小不等、形态不规则的红色风团,孤立或散在,也可融合成片;微血管内血清渗出急剧时,压迫管壁,风团可呈苍白色,皮肤凹凸不平。数小时内水肿减轻,风团变为红斑并逐渐消失,持续时间一般不超过24 h,但新风团可不断发生。重者伴心慌、烦躁、恶心、呕吐甚至血压降低等过敏性休克样症状。胃肠道黏膜受累时出现恶心、呕吐、腹痛和腹泻等症状,累及喉头、支气管时,出现呼吸困难甚至窒息。感染引起者出现寒战、高热、脉速等全身中毒症状。

2. 慢性荨麻疹　皮损反复发作超过6周以上者称为慢性荨麻疹。全身症状一般较轻,风团时多时少,反复发生,常达数月或数年之久,偶可急性发作。

3. 特殊类型荨麻疹　①皮肤划痕征:又称人工荨麻疹。表现为用手搔抓或用钝器划过皮肤后,沿划痕出现条状隆起,伴瘙痒,不久后可自行消退。②寒冷性荨麻疹:为家族性或获得性。表现为接触冷物后,接触部位产生风团或斑块状水肿。重者可出现手麻、唇麻、胸闷、心悸、腹痛、腹泻、晕厥甚至休克等。有时进食冷饮可引起口腔或喉头水肿。③胆碱能性荨麻疹:青年多见。主要由于运动、受热、情绪紧张、进食热饮或乙醇饮料后,躯体深部温度上升,促使乙酰胆碱作用于肥大细胞而发病。表现为受刺激后数分钟出现风团,直径为2~3 mm,周围有红晕,常散发于躯干上部和上肢,互不融合,自觉剧痒;有时仅有剧痒而无皮损,可于0.5~1 h内消退。④偶尔伴发乙酰胆碱引起的全身症状等,头晕严重者可致晕厥。以1:5 000乙酰胆碱做皮试或划疱试验,在注射处出现风团,周围可出现卫星状小风团。此外,还可见到日光性荨麻疹和压力性荨麻疹。

> 荨麻疹和湿疹在临床表现和防治方法上有何区别?

【处理原则】

处理原则为抗过敏、对症治疗,争取对因治疗。

1. 局部治疗　夏季选止痒液、炉甘石洗剂、锌氧洗剂等,冬季则选有止痒作用的乳剂(如苯拉明霜)。
2. 全身治疗　急性荨麻疹选用抗组胺药;维生素C及钙剂降低血管通透性,与抗组胺药有协同作用。病情严重,伴有休克、喉头水肿及呼吸困难者,立即就地抢救。慢性荨麻疹以抗组胺药为主。风团控制后宜继续用药并逐渐减量。单种抗组胺药无效时,2~3种联用或交替使用。顽固性荨麻疹联用H_1、H_2受体拮抗剂,酌情选用利舍平、氨茶碱、氯喹、雷公藤等口服。特殊类型荨麻疹:在抗组胺药基础上,根据不同类型荨麻疹联合使用不同药物。如皮肤划疱征可用酮替芬;寒冷性荨麻疹用酮替芬、赛庚啶等;胆碱能性荨麻疹用酮替芬、阿托品、丙胺太林;日光性荨麻疹用氯喹;压力性荨麻疹用羟嗪。

【护理诊断/问题】

1. 舒适受损　与疾病皮肤出现瘙痒性风团有关。
2. 潜在并发症　喉头水肿。
3. 知识缺乏　缺乏荨麻疹、血管性水肿的相关疾病知识。

【护理措施】

1. 饮食护理　饮食宜清淡、富营养、易消化,忌鱼虾及辛辣食物,忌暴饮暴食和饮酒。
2. 减轻皮肤瘙痒、增加皮肤舒适度　避免烈日暴晒。保持室内适宜的温湿度,空气清新。避免用力搔抓使皮肤破损造成感染。保持皮肤完整、清洁、干燥。患儿包手,夜间加以约束。通过看电视、聊天、看书、讲趣闻等分散注意力。避免用肥皂、热水洗澡;避免穿粗、硬、厚及化纤衣裤。避免冷热环境刺激、情绪激动及剧烈运动等。
3. 病情观察　治疗期间,严密观察病情变化。多次反复发生皮疹、腹部疼痛和腹泻等提示病情反复。随时了解患者呼吸情况,如主诉咽部有异物感,提示患者有轻微的喉头水肿;如出现严重的憋气、呼吸困难等症状,则提示有喉头水肿的危急状况。
4. 用药护理　注意观察抗组胺药物的疗效及副作用,劝阻服药的患者驾车、高空作业等。静脉注射钙剂时,动作要缓慢并防止外漏,如有外漏及时处理,防止组织坏死。若输液中应用大剂量糖皮质激素,滴速不宜过快,否则易引起心慌、头昏等症状。
5. 急救配合　对有消化道、呼吸道症状患者,密切观察病情变化,做好急救准备。若发生喉头水肿,立即给予吸氧、建立静脉通路,准备气管切开包或气管插管等,积极配合医师进行急救。
6. 健康教育　尽可能地找出诱因并去除,对花粉、尘螨过敏者,室内禁止摆放鲜花草;避免接触不知名植物及宠物;消灭蚊虫、蚤、虱等。注意个人卫生,修剪指甲,避免搔抓,宜选用宽松柔软的棉质内衣。勿用热水及肥皂水烫洗皮肤。

第四节　动物性皮肤病患者的护理

一、疥疮患者的护理

疥疮是由疥螨引起的接触传染性皮肤病。

【病因与发病机制】

疥疮主要由人型疥螨引起,通过直接接触(如身体接触、握手等)传染,接触被污染的被褥、衣物等也可间接传染。疥螨在皮肤角质层内掘凿隧道引起机械性刺激、分泌毒液及排泄物刺激皮肤引起变态反应以及雌疥螨滞留在皮肤角质层内引起异物反应均可导致皮肤剧烈瘙痒。

【临床表现】

好发于皮肤薄嫩部位（如指缝、腕部、肘窝、腋窝、乳房下、脐周、下腹部、股内侧和外生殖器等）。皮损为米粒大小的丘疹、丘疱疹和灰白色或浅灰色线状隧道，丘疹为正常肤色或淡红色，反应剧烈者顶端可出现脓疱；男性患者可在阴囊、阴茎、龟头等部位出现直径3~5 mm的疥疮结节。自觉剧烈瘙痒，晚间为甚。久病者常因搔抓而出现湿疹样变或继发脓皮病、淋巴结炎。本病多发生于冬季，病程长短不一，有的可迁延数月。

【处理原则】

本病以外用药物治疗为主。可用10%~20%硫黄软膏（婴幼儿用5%）洗澡后除头面部外涂布全身治疗；或选用10%~25%苯甲酸苄酯乳膏等。疥疮结节可外用糖皮质激素或焦油凝胶，也可皮损内注射泼尼松龙混悬液，如继发化脓性感染应同时抗感染治疗。瘙痒严重者可于睡前口服镇静止痒药。

【护理评估】

1. 健康史　评估个人卫生状况，密切生活者是否发生过疥疮；是否与疥疮患者共用生活用品；是否饲养宠物及宠物患病情况。

2. 身体状况　皮肤薄嫩部位是否出现丘疹、丘疱疹和浅灰色线状隧道、抓疱等，局部有无继发改变或并发淋巴结炎，夜间皮损瘙痒有无影响睡眠。辅助检查：采用针挑法或刮片法可检出疥螨或疥螨残体及疥虫卵。

3. 心理社会状况　评估患者是否因剧烈的瘙痒及疾病的传染性而产生烦躁、焦虑情绪。

【护理诊断/问题】

1. 焦虑　与疾病反复发作、剧烈瘙痒、担心传染他人及疾病预后有关。
2. 睡眠形态紊乱　与夜间皮损剧烈瘙痒有关。
3. 潜在并发症　感染。

【护理措施】

1. 一般护理　注意个人卫生，患者用过的衣服及床上用品等煮沸消毒，或在阳光下充分暴晒，以杀灭成虫及虫卵；及时隔离患者，防止传染，家庭或集体宿舍中的患者同时治疗；接触疥疮患者后，用肥皂或硫黄皂洗手，以免传染；不可用力搔抓，避免因搔抓破溃引起继发感染；向患者讲解疥疮的发病原因及治疗过程，告知晚间皮损瘙痒是本病特征之一，以减轻患者焦虑，促进睡眠。

2. 健康教育　注意个人卫生，勤洗澡更衣。经常洗晒被褥，一般在50 ℃水中浸泡10 min即可达到灭虫目的；不宜烫洗者，放置于阳光下暴晒1~2 d；疥疮患者自觉遵守公共场所规定，不去公共泳池，以免传染他人；患病期间禁止性生活，以防传播；人与动物的疥虫可以互相传染，家里如有宠物发病，及时治疗。

【护理评价】

通过治疗与护理，患者是否：瘙痒不适减轻，未抓伤皮肤；焦虑程度减轻，掌握用药护理知识;无并发症发生,或并发症得到及时发现和处理。

二、虫咬伤和虫蜇伤患者的护理

本组疾病多为蚊、蠓、蜂、蝎等咬蜇引起。

【病因】

1. 蚊 有刺吸型口器,雌蚊吸血时以口刺器刺入皮肤吸血同时分泌唾液,后者所含的抗凝物质能防止血液凝固并可使局部皮肤过敏。

2. 蠓 比蚊小,呈黑褐色,夏秋季节最常见,成群飞舞于草丛、树林及农舍附近。

3. 蜂 常见蜇人的蜂类有蜜蜂、胡蜂、蚁蜂、细腰蜂和丸蜂等,蜂尾均有毒刺与体内的毒腺相通,蜂蜇人时毒刺刺入皮肤并将毒汁注入皮肤内,多数蜂毒汁为酸性,主要成分为蚁酸、盐酸、正磷酸,而胡蜂毒汁为碱性,含有组胺、5-羟色胺、缓激肽、磷脂酶A、透明质酸酶、神经毒素等物质。

4. 蝎 尾部最后一节为锐利的弯钩,即刺蜇器,与腹部毒腺相通。蜇人时将强酸性毒液注入皮肤内。毒液中含神经性毒素、溶血毒素、抗凝素等,可引起皮炎或全身中毒症状。

【临床表现】

1. 蚊、蠓叮咬 表现因人而异,出现针尖至针帽大小的红斑疹或瘀点;也可表现为水肿性红斑、丘疹、风团,自觉瘙痒。婴幼儿面部、手背或阴茎等部位被蚊虫叮咬后常出现血管性水肿。

2. 蜂蜇伤 蜇伤后立即有刺痛和灼痒感,局部红肿,中央有一瘀点,可出现水疱、大疱,眼周或口唇被蜇可高度水肿。重者出现畏寒、发热、头痛、恶心、呕吐、烦躁等全身症状或抽搐、肺水肿、昏迷、休克甚至死亡。蜇伤后7~14 d可发生血清病样迟发超敏反应,毒蜂蜇伤者还可发生急性肾衰竭和肝损害等。

3. 蝎蜇伤 蜇伤后局部即刻剧烈疼痛,伴明显的水肿性红斑、水疱或瘀斑、坏死,甚至引起淋巴管炎或淋巴结炎,这是溶血性毒素所致。患者伴有不同程度的全身症状,如头痛、头晕、恶心、呕吐、流涎、心悸、嗜睡、喉头水肿等,甚至呼吸麻痹而死亡,这是神经性毒素作用于中枢神经系统和心血管系统所引起。

【处理原则】

1. 蚊虫叮咬 外用1%薄荷或炉甘石洗剂、樟脑搽剂,痛痒明显可口服抗组胺药。

2. 蜂蜇伤 先检查是否有毒刺残留在皮肤内,若有则用镊子拔出,再用吸引器将毒汁吸出,外用10%氨水或5%~10%碳酸氢钠溶液冷湿敷。胡蜂蜇伤后应用弱酸性溶液外敷,再酌情口服或肌内注射抗组胺药。过敏性休克者积极抗休克治疗。

3. 蝎蜇伤 立即用止血带扎紧被蜇部位的近心端或放置冰袋并尽量将毒汁吸出,用肥皂水、稀氨水冲洗,再用碳酸氢钠溶液冷湿敷以中和酸性毒汁。疼痛剧烈时取1%盐酸吐依米丁溶液3 mL,加2%利多卡因于蜇伤部位的近心端及伤口周围皮下注射,可迅速止痛消肿。全身症状明显时用抗组胺药、糖皮质激素等,并及时抢救。

【护理诊断/问题】

1. 皮肤完整性受损 与皮肤上的虫咬损害有关。

2. 舒适受损 与皮肤上的虫咬损害及虫毒汁刺激有关。
3. 潜在并发症 感染。

【护理措施】

1. 注意环境卫生,吃剩的甜味食物勿乱丢弃,夜间关好门窗、挂好蚊帐,熄灯睡觉,防止昆虫飞入。选用对人无害的杀虫喷雾喷洒等。注意清洗、消毒已接触过皮损的毛巾或衣服。

2. 户外活动尽量避免穿花色或鲜亮的衣服,勿擦香水、发胶。发现周围有蜂围绕时,切忌跑、动、打,先静止不动再慢慢退回,等蜂飞回去时赶快撤离。如遇蜂群,保持冷静,慢慢移动,避免拍打或快速移动。如无法逃离,就地趴下并用手抱住头部加以保护。

3. 大多数昆虫咬伤引起轻度肿痛,用清水或肥皂水清洗伤口,纱布覆盖。冷敷可减少肿胀、痒感等不适。伤口如有毒刺,用尖头镊子或尖针、刀片等小心从皮肤外的毒囊前顺势向后将毒刺挑出再行创面处理。

三、虱病患者的护理

虱病指虱寄生于人体,反复叮咬吸血引起的传染性皮肤病。虱有头虱、体虱和阴虱3种,分别寄居在头皮、内衣和阴毛等处。虱以吸取人体的血液为生,同时放出毒汁引起皮肤瘙痒,出现疹与风团。

【病因与发病机制】

虱是体外寄生虫,能引起皮肤病的主要为人虱,具有刺吸型口器,以吸血为食。虱喜夜间或人静时吸血,在吸血的同时释放唾液中的毒汁,其毒汁和排泄物均可引起皮肤炎症。虱叮咬还可传播斑疹伤寒、回归热等传染病,虱病可通过直接或间接接触传染。

【临床表现】

虱发病的部位不同,临床表现不尽相同。

1. 头虱 多累及儿童。头虱寄生于头部,在毛根之间的头皮上可见成虫,发干上常能看到针头大小的白色虱卵。虱叮咬的皮肤出现丘疹、瘀点,患者自觉头皮瘙痒,常因剧烈搔抓头皮而出现渗出、血痂或继发感染,甚至形成疖或脓肿,局部淋巴结肿大。久病者头发干燥、无光泽。

2. 体虱 体虱寄生于人体的贴身内衣尤其是裤裆、衣缝、被褥缝及皱褶处。皮肤被叮咬后出现红斑、丘疹或风团,中央有一小出血点,常因搔抓而发生抓疱、血痂、皮肤苔藓化、色素沉着或继发感染。

3. 阴虱 寄生于阴毛,偶尔见于腋毛或眉毛,可通过性接触传播。皮损为表皮剥蚀、抓疱、血痂或毛囊炎,部分患者外阴散在分布直径0.5 cm左右的青蓝色瘀斑,内裤上常可见到污褐色血迹。自觉瘙痒剧烈。

【处理原则】

1. 头虱 应用50%百部酊、1%升汞酊或25%的苯甲酸苄脂乳膏外用于头发、用毛巾包扎,每晚1次,连用3 d,第4日用温肥皂水洗头,并用篦子去除死亡的成虫和虫卵。

2. 体虱　将污染衣物、寝具煮沸或65℃烘烤30 min杀虫。

3. 阴虱　剃除阴毛,外用50%百部酊或25%苯甲酸苄酯乳剂,性伴侣应同时治疗。

【护理诊断/问题】

1. 皮肤完整性受损　与搔抓皮肤破溃有关。

2. 潜在并发症　感染。

【护理措施】

1. 注意个人卫生,勤换衣洗澡,最好是淋浴或擦浴,头虱患者尽量将头发剪短,男性最好将头发剪掉并焚烧;注意保持生殖器清洁干燥,避免自身感染。

2. 阴虱患者注意保护尿道和创面。如尿道口排脓,应用无菌棉团保护,防止脓液污染内裤。有溃疡面的患者用无菌纱布包扎。病变部位遵医嘱用生理盐水或1:1 000依沙吖啶清洗。

3. 注意保护患者个人隐私及自尊心,使患者树立自信心,积极配合治疗。

4. 积极宣传本病的防治知识。督促与患者密切接触者定时检查和治疗。避免不洁性交,防止阴虱传播。

议一议:
疥疮、虱病怎样预防?

第五节　红斑鳞屑性皮肤病患者的护理

红斑鳞屑性皮肤病是一组病因不明,临床表现以红斑或红斑鳞屑为主的皮肤病,常见的有多形性红斑、结节性红斑、银屑病等,现以银屑病为例介绍。

银屑病是一种常见的慢性复发性炎症性皮肤病,典型皮损为鳞屑性红斑,多发生于青壮年,春重夏轻。发病率在世界各地差异很大,与种族、地理位置、环境等因素有关。

【临床表现】

1. 寻常型银屑病　占99%以上。初起皮损为红色丘疹或斑丘疹,逐渐扩展成为境界清楚的红色斑块,上覆厚层银白色鳞屑,刮除成层鳞屑,犹如轻刮蜡滴(蜡滴现象),可见淡红色发光半透明薄膜(薄膜现象),剥去薄膜可见点状出血。自觉瘙痒。皮损以四肢伸侧,特别是肘部、膝部和骶尾部最为常见,常呈对称性。

寻常型银屑病根据病情发展可分为3期。①进行期:旧皮损无消退,新皮损不断出现,皮损浸润炎症明显,周围可有红晕,鳞屑较厚,针刺、搔抓、手术等损伤可导致受损部位出现典型的银屑病皮损,称为同形反应;②静止期:皮损稳定,无新皮损出现,炎症较轻;③退行期:皮损缩小或变平,炎症基本消退,遗留色素减退或色素沉着斑。

2. 其他类型　常由寻常型银屑病外用刺激性药物、使用糖皮质激素、免疫抑制剂过程中突然停药以及感染、精神压力等诱发。

(1)关节病型银屑病　除皮损外可出现关节病变,且常与皮损同时出现或先后出现。任何关节均可受累,表现为关节肿胀和疼痛,活动受限,严重时出现关节畸形,类似类风湿关节炎,但类风湿因子常阴性。X射线示软骨消失、骨质疏松、关节腔狭窄伴不同程度的关节侵蚀和软组织肿胀。病程慢性。

(2)红皮病型银屑病 表现为全身皮肤弥漫性潮红、浸润肿胀并伴有大量糠状鳞屑,其间可有片状正常皮肤(皮岛),可伴有全身症状如发热、浅表淋巴结肿大等。病程较长,消退后可出现寻常型银屑病皮损,易复发。

(3)脓疱型银屑病 泛发性脓疱型银屑病:常急性发病,在原皮损或正常皮肤上出现针尖至粟粒大小、淡黄色或黄白色的浅在性无菌性小脓疱,密集分布,可融合形成片状甚至迅速发展至全身,伴有肿胀和疼痛感。常伴寒战、高热等全身症状,多呈弛张热型。患者可有沟状舌,指、趾甲肥厚混浊。一般1~2周后脓疱干燥结痂,病情自然缓解,但可反复周期性发作;也可因继发感染,全身衰竭而死亡。局限性脓疱型银屑病:皮损局限于手掌及足跖,对称分布,掌部好发于大小鱼际,可扩展到掌心、手背和手指,跖部好发于跖中部及内侧。皮损为成批发生在红斑基础上的小脓包,1~2周后脓疱破裂、结痂、脱屑,新脓疱又可在鳞屑下出现,时轻时重,经久不愈。甲常受累,出现点状凹陷、横沟、纵嵴;甲混浊、甲剥离及甲下积脓等。

【组织病理】

寻常型银屑病表现为角化过度伴角化不全,角化不全区可见芒罗(Munro)微脓肿,颗粒层明显减少或消失,棘层增厚,表皮突向下延伸呈钉突状;真皮乳头顶部呈杵状,其上方棘层变薄,毛细血管扩张充血,周围可见淋巴细胞、中性粒细胞等浸润。红皮病型银屑病的病理变化主要为真皮浅层血管扩张,充血更明显。脓疱型银屑病表现为Kogoj微脓肿。

【处理原则】

局限性银屑病以外用药物治疗为主,皮损广泛严重时给予综合治疗。

1.局部治疗 ①角质促成剂或剥脱剂:如水杨酸软膏或乙醇制剂、煤焦油软膏、蒽林软膏、糊剂或乳剂。因有局部刺激,不宜用于皮肤皱褶部位。②糖皮质激素:主要用于顽固性皮损,常选用中效、强效或超强效制剂;注意局部不良反应,大面积长期应用强效或超强效制剂可引起全身不良反应,停药后甚至可诱发脓疱型或红皮病型银屑病。③维生素D_3衍生物:钙泊三醇可显著调节角质形成细胞的增殖,对轻、中度银屑病有效;注意每次治疗不宜超过体表面积的40%,且不宜用于面部及皮肤皱褶处。④维A酸类软膏:与超强效糖皮质激素或紫外线疗法联用治疗轻、中度银屑病,也可用他扎罗汀凝胶。⑤其他:如环孢素溶液、氟尿嘧啶治疗银屑病,含氮酮的甲氨蝶呤治疗斑块型皮损,尿素软膏治疗掌跖脓疱型银屑病等。还可用硫黄软膏、水杨酸软膏或乙醇溶液。

2.全身治疗 ①免疫抑制剂:甲氨蝶呤适用于关节病型、红皮病型、脓疱型银屑病及泛发性寻常型银屑病;还可用环孢素、他克莫司。②维A酸类:适用于脓疱型、红皮病型等严重类型银屑病。③维生素制剂:作为辅助治疗,维生素A、维生素B_{12},用于儿童点滴状银屑病;也可用维生素C口服或静脉滴注;维生素D_2适用于脓疱型银屑病。④糖皮质激素:主要用于红皮病型银屑病、急性关节病型银屑病和泛发性脓疱型银屑病等,与免疫抑制剂、维A酸类联用可减少剂量,一般不主张用于寻常型银屑病。⑤抗生素:主要用于急性点滴状银屑病伴有咽部链球菌感染者,常用青霉素或红霉素,泛发性脓疱型银屑病用克林霉素、头孢类抗生素等。⑥免疫调节剂:可酌情使用胸腺泰或转移因子等。

3. 物理治疗 ①UVB光疗:窄波UVB用于中、重度银屑病和局部顽固性皮损的治疗,单用或联用,一般每周治疗2~3次,剂量为最小红斑量。②光化学治疗法:内服或外用补骨脂素后用长波紫外线照射,初次剂量通过预先测定的最小光毒量决定,一般每周治疗2次。③浴疗:酌情使用水浴、矿泉浴、焦油浴、糖浴、药浴等。

【护理评估】

1. 健康史

(1) 一般情况 评估患者年龄、病程长短,起病缓急、程度及持续时间,有无感染、精神紧张和应激事件、外伤、手术、妊娠、吸烟及某些药物作用等。

(2) 家族史 有无遗传因素影响,家庭中有无银屑病家族史患者。

(3) 既往史 既往有无类似皮肤病史、药物过敏史。

2. 身体状况

(1) 主要症状 评估红斑、鳞屑,分布部位、皮损特征、大小、数目及其演变过程,进行期、静止期或退行期;有无皮损痛痒、发热、关节肿胀、疼痛、饮食、精神及睡眠情况。

(2) 组织病理 表皮明显增厚伴角化不全,角质层内或下见Munro小脓肿,颗粒层变薄或消失,乳头部毛细血管扩张扭曲,管壁增厚,真皮上部血管周围炎症细胞浸润,乳头部水肿并向上延长。

(3) 皮肤专科检查 皮损分布的部位、面积、外观形态评估等。

3. 心理社会状况 因具体病因不明,病程长,且一般不能根治,易于复发,患者生活、工作、社交等方面造成巨大影响,常出现焦虑、恐惧、厌世、悲观、失望、自卑、愤怒等负性情绪。

【护理诊断/问题】

1. 舒适受损 与银屑病导致皮肤出现鳞屑性红斑有关。
2. 知识缺乏 缺乏银屑病相关疾病知识。
3. 自我形象紊乱 与银屑病导致指甲变形、局部皮肤出现鳞屑性红斑有关。

【护理措施】

1. 一般护理 及时清扫皮屑,保持床铺清洁平整,增加舒适感,避免机械性摩擦引起不适,选择宽松的棉织衣服,室内空气新鲜流通,定期消毒。头部皮损较重者建议剃掉头发,以便药物治疗。除急性进行期外,可使用碱性弱的肥皂洗澡,急性期避免日光照射,阳光强烈时外出应打伞。告知患者修剪指甲,避免搔抓皮肤,如瘙痒剧烈,用指腹轻轻按压皮肤,避免抓破引起继发感染。夜间瘙痒加重,睡前加服抗组胺药,并涂抹止痒外用药,减少睡眠障碍。为避免搔抓,必要时夜间戴手套。

2. 饮食护理 给予低脂、高热量、高蛋白、高维生素饮食,如肉、蛋、豆制品及新鲜蔬菜等以防止疾病的长期消耗。忌食海鲜、辛辣刺激性食物,禁饮酒。

3. 用药护理 急性期不宜使用刺激性药物,使用软膏保护皮肤。寻常型银屑病患者使用外用药前,先用温水洗澡除去皮损处沉积的药膏和鳞屑、软化皮损以利于药物吸收。选用外用药物时,从低浓度向高浓度逐渐过渡。急性期禁用刺激性强的外用药物。如必须使用,用药前经小片皮肤试用,确认无刺激症状后方可使用。向患者讲解正确擦药的方法及注意事项。

4. 健康教育　讲解本病基本知识,指导患者规律生活,注意劳逸结合,保持乐观情绪。避免过度紧张、疲劳,预防上呼吸道感染;向患者解释戒烟酒的必要性。合理饮食,在皮损泛发或加重时适当忌口;注意个人卫生,保持皮肤清洁。本病不具有传染性,告知患者及家属不必过度紧张,正确对待疾病,积极治疗;嘱患者切不可盲目追求彻底治疗而采用可导致严重不良反应的药物(如系统使用糖皮质激素、免疫抑制剂等),以免使病情加重或向其他类型转化。

第六节　大疱性皮肤病患者的护理

大疱性皮肤病是指一组发生在皮肤黏膜以大疱为基本皮损的皮肤病,如天疱疮、类天疱疮等,均为自身免疫性疾病。本章以天疱疮为例介绍。

天疱疮是一组累及皮肤黏膜、以表皮内水疱为主要特征的大疱性皮肤病。

【病因与发病机制】

天疱疮是表皮细胞间抗体介导的自身免疫性大疱性皮肤病。各型天疱疮患者血液循环中均存在抗角质形成细胞间物质抗体(也称天疱疮抗体),且滴度与病情活动程度平行,其中寻常型天疱疮的抗原主要是桥粒芯糖蛋白Ⅲ,落叶型天疱疮的抗原主要为桥粒芯糖蛋白Ⅰ。天疱疮抗体与天疱疮抗原结合后,通过细胞信号传导途径激活一系列蛋白水解酶,导致细胞间连接结构水解,从而引起表皮棘层细胞互相分离、棘层松解及表皮内水疱形成。

【临床表现】

1. 寻常型天疱疮　最常见,多累及中年人。好发于口腔、胸、背、头颈部,重者泛发全身。约60%的患者初发损害在口腔黏膜,表现为水疱和糜烂,4~6个月后出现皮肤损害。典型皮损为外观正常皮肤上发生的水疱或大疱,或在红斑基础上出现浆液性大疱,疱壁薄,尼氏征阳性,易破溃形成糜烂面,渗液较多,可结痂,继发感染伴有难闻臭味。预后差,死亡原因多为长期、大剂量应用糖皮质激素等免疫抑制剂后引起的感染等并发症及多脏器衰竭,也可因病情持续发展导致大量体液丢失、低蛋白血症、恶病质而危及生命。

2. 增殖型天疱疮　是寻常型天疱疮的良性型,较少见。多累及免疫力较低的年轻人。好发于腋窝、乳房下、腹股沟、外阴、肛门周围、鼻唇沟及四肢等部位。皮损最初为薄壁水疱,尼氏征阳性,破溃后在糜烂面上逐渐出现乳头状的肉芽增殖,边缘常有新生水疱,使皮损面积逐渐扩大;皱褶部位易继发细菌及念珠菌感染,常有臭味;陈旧的皮损表面略干燥,呈乳头瘤状。病程慢性,预后较好。

3. 落叶型天疱疮　多累及中老年人。好发于头面及胸背上部,口腔黏膜受累少见。水疱常发生于红斑基础上,尼氏征阳性,疱壁更薄,易破裂,在浅表糜烂面上覆有黄褐色、油腻性、疏松的剥脱表皮、痂和鳞屑,如落叶状,痂下分泌物被细菌分解可产生臭味。

4. 红斑型天疱疮　是落叶型天疱疮的良性型,好发于头面及胸背上部。早期皮损类似红斑狼疮的蝶形红斑,水疱常不明显,后于红斑基础上出现散在、大小不等的浅表性水疱,尼氏征阳性,壁薄易破,形成轻度渗出、鳞屑和结痂。本型病情发展缓慢,水疱时愈时发,日晒加重,偶可转化为落叶型天疱疮。

5. 特殊类型天疱疮　药物诱导性天疱疮多在用药数月后发生,易由含有硫氢基团的药物诱发。副肿瘤性天疱疮多来源于淋巴系统的肿瘤,对糖皮质激素反应性较差。IgA 型天疱疮多见于中老年女性,好发于皮肤皱褶部位,皮损为红斑基础上的瘙痒性水疱或脓疱,尼氏征多为阴性,棘细胞间沉积的免疫球蛋白和外周血检测到的抗表皮棘细胞间物质抗体类型均为 IgA 型;疱疹样天疱疮好发于中老年人,常于躯干及四肢近端发生环形或多环形红斑,边缘略隆起,表面可出现紧张性水疱或丘疱疹,尼氏征阴性,瘙痒明显。

【组织病理与免疫病理】

天疱疮基本病理变化为棘层松解、表皮内裂隙和水疱,疱腔内有棘层松解细胞,后者较正常棘细胞大,圆形,胞质呈均匀嗜碱性,核大而深染,核周有浅蓝色晕。不同类型天疱疮发生棘层松解的部位不同,直接免疫荧光显示 IgG、IgA、IgM 或 C3 在角质形成细胞间隙内呈网状沉积,寻常型天疱疮主要沉积在棘层中下方,落叶型天疱疮主要沉积在棘层上方甚至颗粒层。间接免疫荧光显示 80% ~ 90% 患者的血清中存在天疱疮抗体。

【处理原则】

本病处理原则为控制新皮损的发生,防止继发病变。治疗关键在于准确应用糖皮质激素、免疫抑制剂等,防止并发症发生。

1. 一般治疗　给予高蛋白、高维生素饮食,维持水、电解质平衡。全身衰竭者可少量多次应用清蛋白、血浆或全血。

2. 局部治疗　对皮损广泛者给予暴露疗法,用 1∶8 000 高锰酸钾溶液或 1∶1 000 苯扎溴铵清洗创面。用油纱布遮盖糜烂面或用抗生素软膏涂于消毒纱布遮盖。感染性皮损选用有效的抗生素软膏,疼痛明显的无感染皮损外用糖皮质激素软膏,口腔黏膜皮损10%甘草水或朵贝液漱口,外涂 2.5%金霉素甘油或碘甘油。

3. 全身治疗　糖皮质激素:为首选药物,宜及早应用,初始剂量足够。常用泼尼松口服或甲基泼尼松龙、地塞米松等静脉滴注,用量与给药方法应根据皮损确定,一般寻常型、增殖型用量较大而落叶型、红斑型用量较小。免疫抑制剂:常作为糖皮质激素的联合用药,亦可单独应用于病情较重或激素抵抗患者。酌情选用硫唑嘌呤、环磷酰胺、甲氨蝶呤、环孢素等。对大剂量激素治疗及与免疫抑制剂联合治疗不能控制病情者,考虑应用大剂量丙种球蛋白或采用血浆置换疗法。抗感染药物:天疱疮并发细菌、真菌感染相当常见,也是天疱疮患者主要的死亡原因之一;必须密切注意,及时选用足量有效的抗生素。

【护理评估】

1. 健康史　评估疾病相关因素:是否与使用某些药物,如青霉胺、保泰松、利福平等诱发有关。

2. 身体状况　①评估皮损情况:皮损发生部位、特点、面积、程度、有无感染。根据天疱疮的不同分型评估皮肤损害。②评估黏膜受损程度。③评估疼痛程度、特点、时间:大疱破溃造成浅表糜烂或溃疡易使患者出现疼痛、夜间睡眠紊乱。有口腔溃疡的患者因疼痛进食困难,营养摄入不足。④评估全身症状:寻常型天疱疮中损害广泛的严重病例,糜烂面大量渗出,蛋白质丢失,水、电解质紊乱或继发感染,可导致患者死亡。

3. 辅助检查　①组织病理:天疱疮基本的病理改变为表皮内因棘层松解而出现大疱,疱液内及真皮浅层可见淋巴细胞和嗜酸性粒细胞浸润;②免疫荧光检查:直接免疫荧光显示 IgG、IgA、IgM 或 C3 在角质形成细胞间隙内呈网状沉积;③间接免疫荧光显示血清中存在天疱疮抗体。

4. 心理社会状况　由于皮肤损害的泛发、皮损的疼痛、病情的反复常使患者出现焦虑、恐惧、抑郁、绝望等不良心理。

【护理诊断/问题】

1. 急性疼痛　与大面积糜烂面或继发感染有关。
2. 局部黏膜受损　与疾病导致口腔、眼、外生殖器等黏膜受损害有关。
3. 营养失调:低于机体需要量　与疾病慢性消耗有关。
4. 有感染的危险　与皮肤产生大量糜烂面和服用糖皮质激素类药物有关。

【护理措施】

1. 心理护理　多与患者及家属交流,讲解有关疾病知识,使他们积极应对,以最佳的心理状态配合治疗和护理工作。

2. 一般护理　患者免疫力低下,皮肤完整性受损、黏膜破溃,易发生细菌或真菌感染。严格执行消毒隔离制度,病室定时开窗通风,保证阳光充足、温湿度适宜。患者所用床单、被服须经高压蒸汽灭菌,保持干燥整洁无皱褶;注意无菌操作,血压计、听诊器、体温计专人专用并消毒。重症患者卧床休息,躯体活动受限者,加强生活护理,每日换药,保持皮肤清洁,勤翻身,防止褥疮发生。严格探视人员管理,避免交叉感染。

3. 饮食护理　给予高蛋白、高维生素、低盐饮食,保持水和电解质平衡,记录出入水量。对重症不能进食者,补充能量合剂。

4. 局部护理

(1) 眼部黏膜护理　角膜受损时用眼药水清洁眼部,眼药膏涂眼睑防粘连,周围涂抗生素软膏。

(2) 口腔黏膜护理　做好口腔护理,根据分泌物培养结果合理选用漱口液。吞咽困难者,食用易消化流质或半流质,温度避免过热和过冷以减少口腔黏膜刺激,无法进食者加用胃肠外营养。

(3) 头部护理　结痂较厚者,用液状石蜡或红霉素软膏外涂,痂皮变软后慢慢清除,渗出明显者加强局部清洁换药,避免头部皮损受压。

(4) 外阴部护理　大面积皮损有渗出时每日换药,腹股沟处糜烂面换药后暴露在空气中,小面积无渗出者勤清洁外阴分泌物。内裤宜宽松,以减少摩擦。

5. 用药与疮面护理　加强观察,皮肤糜烂者勤换药,及时更换被分泌物浸湿的纱布;重症患者因皮损面积大、疼痛,换药时间长,注意保暖,保护裸露面。换药动作轻快,创面纱布需浸湿充分后方可揭下,以减少出血、疼痛。对耐受力差的患者外喷局部麻醉药;换药时使用支被架保护创面、减少摩擦;换药后及时更换床单及衣物,用物严格消毒；认真观察并指导患者认识激素的副作用，如出现高血压、糖尿病、电解质紊乱、消化道出血等不良反应，及时对症治疗和护理；应用环孢素等免疫抑制剂时，注意观察有无高血压、肾功能损伤和高血钾等不良反应的发生。

6. 健康教育　讲解本病基本知识，增加营养，提高机体抵抗力；避免着凉、感冒，远离有呼吸道传染疾病的患者，注意皮肤及用物清洁，防止感染；注意药物副作用，不可随意减药、停药，以免复发；定期门诊复查。

第七节　皮肤附属器疾病患者的护理

以皮脂腺、小汗腺、顶泌汗腺和指（趾）甲的疾病为例，介绍这一类疾病患者的护理。

痤疮是一种累及毛囊皮脂腺的慢性炎症性皮肤病，好发于皮脂溢出部，表现为粉刺、丘疹、脓疱、结节、囊肿及瘢痕等皮损。

【病因与发病机制】

发病原因复杂，主要与雄激素、皮脂分泌增多、毛囊皮脂腺导管异常角化、痤疮丙酸杆菌（propionibacterium acnes，PA）增殖及遗传等因素有关。

青春发育期后雄激素使皮脂腺增大，皮脂分泌增加。PA可水解皮脂中甘油三酯产生的游离脂肪酸，并可产生一些低分子多肽。游离脂肪酸可刺激毛囊壁引起炎症，同时可刺激毛囊皮脂腺导管上皮增生及角化过度，使皮脂分泌受阻、排泄不畅淤积而产生粉刺。

部分患者还与遗传、免疫（体液免疫中血清IgG水平增高）、使用化妆品、饮食刺激和内分泌紊乱等因素有关，表现为痤疮的家族聚集性、暴发性痤疮或与月经周期相关的痤疮发作等。

【临床表现】

多累及15～30岁的青年男女，好发于面颊、额部。皮损初起为与毛囊一致的圆锥形丘疹，包括皮脂淤积于皮脂腺开口处形成白头粉刺或黑头粉刺；病情稍重时形成炎性丘疹，顶端可有小脓疱；继续发展形成大小不等的暗红色结节或囊肿，后者挤压时有波动感，经久不愈可形成脓肿，破溃后长形成窦道和瘢痕。皮损多对称性分布，伴有皮脂溢出，以其中两种皮损为主。一般无自觉症状，炎症明显时可有疼痛。时轻时重，多数至青春期后逐渐缓解，少数至中年期方愈，可遗留色素沉着、肥厚性或萎缩性瘢痕。除寻常型痤疮外尚有一些特殊类型的痤疮，如聚合性痤疮、爆发性痤疮、药物性痤疮、婴儿痤疮、月经前痤疮等。

临床上根据病情的严重程度，采用Pillsbury分类法将痤疮分为Ⅰ～Ⅳ度（表52-2）。

表52-2 痤疮严重程度的Pillsbury分类

严重程度	临床表现
Ⅰ度	散发至多发的黑头粉刺,可伴散在分布的炎性丘疹
Ⅱ度	Ⅰ度+炎症性皮损数目增加,浅在性脓疱,局限于颜面
Ⅲ度	Ⅱ度+深在性脓疱,分布于颜面、颈部和胸背部
Ⅳ度	Ⅲ度+结节、囊肿,伴瘢痕形成,发生于上半身

【处理原则】

去脂、溶解角质、杀菌、消炎及调节激素水平为本病的治疗原则。

1. 局部治疗 轻者仅以外用药物治疗即可。①维A酸类:从低浓度开始,常用0.05%~0.1%维A酸霜或凝胶,用药5~12 d后可出现轻度刺激反应,但可以逐渐消失。②过氧化苯甲酰:杀灭PA及溶解粉刺,常用2.5%、5%和10%浓度的洗剂、乳剂或凝胶。5%过氧化苯甲酰中加入3%红霉素制成凝胶提高疗效。③抗生素:克林霉素、红霉素或氯霉素配制成1%~2%乙醇制剂,疗效较好。④其他:2.5%硫化硒洗剂、5%硫黄洗剂和1%~2%水杨酸酊等具有抑制真菌、寄生虫和细菌以及降低皮肤游离脂肪酸含量的作用。

2. 全身治疗 ①抗生素:四环素能使皮脂中游离脂肪酸浓度下降,并抑制PA和中性粒细胞趋化,也可应用米诺环素、红霉素等。②维A酸类:维胺脂口服减少皮脂分泌、控制异常角化和黑头粉刺形成,对中重度以上痤疮效果好。③其他:抗雄激素药物(如螺内酯、西咪替丁)用于严重患者;糖皮质激素用于严重的结节囊肿性痤疮、聚合性痤疮的炎症期和暴发性痤疮;囊肿及增生性瘢痕用曲安西龙混悬液或泼尼松混悬液皮损内注射。

3. 其他治疗 用特制粉刺挤压器将开放性粉刺内容物挤出。清洁痤疮皮损后用药物按摩或喷雾,结合石膏和中药倒模;联用蓝-红光照射,通过光动力学抑制痤疮丙酸杆菌、减轻炎症反应;萎缩性瘢痕行铒激光或超脉冲二氧化碳激光磨削术等。

【护理评估】

1. 健康史 家族史:询问患者家族内有无类似患者及直系亲属皮肤状况;既往饮食习惯:是否大量摄入糖类和脂肪,而维生素A、锌摄入不足;有无接触某些化学物品,如矿物油、碘、氯、溴、锂等;是否应用某些药物如异烟肼、糖皮质激素等;患者生活习惯、皮脂分泌情况,女性患者痤疮与月经周期的关系。

2. 身体状况 评估患者痤疮的分级、有无白、黑头粉刺、炎症性丘疹、脓疱、色素沉着、瘢痕等。体液免疫中血清IgG水平有无增高。组织病理检查有无毛囊、皮脂腺的慢性炎症等。

3. 心理社会状况 评估患者有无紧张、焦虑、自卑等心理。

【护理诊断/问题】

知识缺乏:缺乏痤疮相关知识的认知。

【护理措施】

1. 心理护理 多为青少年发病,面部为主要发病部位。向患者讲明痤疮的性质、原因及治疗的长期性,助其正确认识疾病及克服悲观失望的心理和急于求成的急躁情绪,达到最佳的身心状态。

2. 一般护理　养成规律的生活习惯,注意劳逸结合,保持心情愉快及充足睡眠;保持面部清洁,防止感染发生。不要用刺激性强的肥皂;禁止使用皮质类固醇激素类外用药物及含砷、碘、溴剂药物,防止引起痤疮样药疹。

3. 皮肤护理

(1)局部清洁　用温水、中性或酸性皂清洗,去除皮肤表面油脂、皮屑和细菌的混合物,破坏细菌的生长环境,洗后按照皮肤纹理按摩皮肤,促进血液循环。

(2)护肤品的应用　不宜选用含有激素成分的护肤品,易刺激皮脂腺分泌而诱发痤疮。

(3)不宜选用油脂类化妆品以防加重油腻。

(4)不宜化妆　防止因化妆品堵塞毛孔而使皮脂腺分泌受阻而引起毛囊炎。

(5)严禁用手挤压,防止因破溃加重皮肤感染而影响愈合,形成色素沉着,甚至瘢痕。特别是面部危险三角区的丘疹挤压后可引起颅内感染而危及生命。

4. 饮食护理

(1)有利于痤疮恢复的食品　维生素A有利于上皮细胞增生,防止毛囊减少酸性代谢产物对表皮的腐蚀。鱼类、鸡蛋、胡萝卜等均富含维生素A。维生素B_2可促进细胞内生物氧化过程,参与糖、蛋白质、脂肪代谢,维生素B_6参与不饱和脂肪酸的代谢。多食用各类新鲜蔬菜、水果、瓜类等。富含锌元素的食品,能控制皮脂分泌和减轻细胞脱落与角化作用,如莲子、芝麻、瘦肉、动物肝等。在选择适当饮食的同时,保持大便通畅,适量运动,多吃粗纤维食物,多饮水有利于汗腺的排泄通畅,并可促进炎症消退。

(2)应慎食、忌食的食品　高脂肪食品,如肥肉、香肠、奶油蛋糕等易使皮肤皮脂分泌增多;高糖类食品,如糖果点心、巧克力等,防止因过多的糖类转化为脂肪经皮肤排出,使皮肤糖代谢紊乱,细菌生长加快;刺激性食物,如辣椒、胡椒粉、白酒等使皮脂腺分泌增加,痤疮棒状杆菌生长加快,粉刺增多。

5. 健康教育　讲解本病防治基本知识,保持生活规律、睡眠充足、情绪稳定,避免精神紧张、情绪激动;避免机械性刺激,如不正确的挤、抠;调节胃肠功能,保持大便通畅,饮食有节制,多食蔬菜、水果,限制高糖、高脂饮食,尽量少吃或不吃辛辣刺激性食物;加强公众宣教,增加患者就诊率,通过正确的治疗及皮肤护理方法,可明显改善病情和减少复发,预防痤疮瘢痕等后遗症。

(薛　芳)

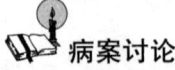

病例摘要　患者,男,63岁,老年性皮肤瘙痒15 d。

讨论:①如何协助医师选择外用药物帮助患者缓解瘙痒?②如何对患者进行用药指导?

第五十章 皮肤病患者的护理

习题

护考测试【A1 型题】

1. 不属于原发性皮损的是 ( )
   A. 斑疹　　　　　　　　　　　　B. 丘疹
   C. 脓疱　　　　　　　　　　　　D. 结节
   E. 瘢疱

2. 带状疱疹典型特征表现是 ( )
   A. 乏力　　　　　　　　　　　　B. 低热
   C. 食欲缺乏　　　　　　　　　　D. 潮红斑
   E. 神经痛

3. 下列哪项是接触性皮炎接触性致敏物 ( )
   A. 强酸　　　　　　　　　　　　B. 强碱
   C. 肥皂　　　　　　　　　　　　D. 去污剂
   E. 低分子的化学物质

4. 下列哪项不是疥疮临床表现 ( )
   A. 皮损为米粒大小的丘疹　　　　B. 丘疹为正常肤色或淡红色
   C. 丘疹反应剧烈者顶端可出现脓疱　D. 自觉剧烈瘙痒,晚间为甚
   E. 好发于皮肤坚韧部位

5. 最常见的银屑病类型是 ( )
   A. 关节病型银屑病　　　　　　　B. 红皮病型银屑病
   C. 脓疱型银屑病　　　　　　　　D. 泛发性脓疱型银屑病
   E. 寻常型银屑病

6. 下列哪项不属于大疱性皮肤病患者的用药与疮面护理措施 ( )
   A. 加强观察,皮肤糜烂者勤换药　　B. 及时更换被分泌物浸湿的纱布
   C. 换药动作轻快,创面纱布迅速揭下　D. 对耐受力差的患者外喷局部麻醉药
   E. 换药后及时更换床单及衣物,用物严格消毒

7. 下列不属于痤疮的临床表现的是 ( )
   A. 好发于面颊、额部
   B. 皮损初起为与毛囊一致的圆锥形丘疹
   C. 病情稍重时形成炎性丘疹,顶端可有小脓疱
   D. 多累及 30～50 岁的男女
   E. 一般无自觉症状,炎症明显时可有疼痛

二、研考能力拓展

1. 患儿,男,7 岁,因头面、四肢时现水疱 3 d,发热 2 d 入院。体温 39.1 ℃,头面、四肢可见大小不等的水疱,周围绕有明显红晕,部分疱壁破损后可见红色糜烂面及结痂。躯干部有少量类似皮疹,口腔内无明显损害,颈部淋巴结可触及。请问:①该患儿是否具有传染性？②护士应如何指导患儿及家属做好患儿的皮肤护理？

2. 李先生,30 岁,全身反复发皮疹 3 年,冬天加剧,夏日缓解,自觉瘙痒。查体发现躯干及四肢伸侧散在新皮损不断出现,为圆形胡豆至胡桃大红色斑丘疹,上盖白色小片鳞屑,刮去鳞屑,基底潮红,少许出血点伴渗出。请问:①该患者主要的护理诊断/问题有哪些？②该患者目前处于疾病发展的什么阶段？③应如何预防同形反应的发生？

3. 黄女士,26 岁,在读研生,面部痤疮已有十年余,因不了解疾病知识而曾用过多种方法包括口

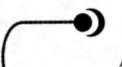

服及外涂激素类药物,美容院的专门治疗,但效果均不显著。就诊时见米粒大小圆锥形丘疹遍布面部及前额部。整个面部油脂分泌较多,面颊部痤疮融合成片,色红,尖部有脓疱。平日喜吃油腻、辛辣食物。月经前症状加重,并伴有痛经。请问:①列举患者应慎食、忌食的食品有哪些?②如何做好该患者的心理护理?③如何指导患者的日常皮肤护理?

第五十一章 性传播疾病患者的护理

第一节 梅毒患者的护理

梅毒是由梅毒螺旋体(microspironema pallidum,MP)引起的一种慢性传染病,主要通过性接触和血液传播。本病危害性极大,可侵犯全身各组织器官或通过胎盘传播引起流产、早产、死产或新生儿的垂直感染。

【病因与发病机制】

MP又称苍白螺旋体,其表面的黏多糖酶可能与其致病性有关。MP对皮肤、主动脉、眼、胎盘、脐带等富含黏多糖的组织有较高的亲和力,可借其黏多糖酶吸附到上述组织细胞表面,分解黏多糖造成组织血管塌陷、血供受阻,继而导致管腔闭塞性动脉内内膜炎、动脉周围炎,出现坏死、溃疡等病变。

【传播途径】

梅毒的唯一传染源是梅毒患者,患者的皮损、血液、精液、乳汁和唾液中均有螺旋体存在。常见传播途径有:性接触传染,约95%。感染后1~2年内具有强传染性,感染4年以上的患者基本无传染性;垂直传播:妊娠4个月后MP可通过胎盘及脐静脉由母体传染给胎儿,或分娩过程中因头部、肩部擦伤处发生接触性感染;其他途径:少数患者可经医源性途径、接吻、握手、哺乳或接触污染衣物、用具而感染。

【临床表现】

1. 获得性梅毒

(1) 一期梅毒 主要表现为硬下疳和硬化性淋巴结炎,一般无全身症状。

1) 硬下疳:为MP在侵入部位引起的无痛性炎症反应。好发于外生殖器(90%)。初起为小片红斑,迅速发展为无痛性炎性丘疹,数天内丘疹扩大形成硬结,表面发生坏死形成单个直径为1~2 cm、圆形或椭圆形的无痛性溃疡,境界清楚,周边水肿并隆起,基底呈肉红色,触之具有软骨样硬度,表面有浆液性分泌物,内含大量的MP,传染性极强。

2) 硬化性淋巴结炎:发生于硬下疳出现1~2周后。常累及单侧腹股沟或患处附近淋巴结,呈质地较硬的隆起,表面无红肿破溃,一般不痛。消退常需要数月。淋巴结穿刺检查可见大量的 MP。

(2)二期梅毒　一期梅毒未经治疗或治疗不彻底,MP 由淋巴系统进入血液循环形成菌血症播散全身,引起皮肤黏膜及系统性损害,称二期梅毒。常发生于硬下疳消退 3~4 周后(感染 9~12 周后),少数可与硬下疳同时出现。可表现为皮肤黏膜损害,包括梅毒疹、扁平湿疣、梅毒性秃发和黏膜损害。其次还包括:骨关节损害、眼损害、神经损害、多发性硬化性淋巴结炎及内脏梅毒等。

(3)三期梅毒　早期梅毒未经治疗或治疗不充分,经过 3~4 年,40% 的患者发生三期梅毒。皮肤黏膜损害主要为结节性梅毒疹和梅毒性树胶肿,近关节结节少见。其次还包括骨梅毒、眼梅毒、心血管梅毒、神经梅毒等。

2. 先天性梅毒　先天性梅毒分为早期先天梅毒、晚期先天梅毒和先天潜伏梅毒,特点是不发生硬下疳,早期病变较后天性梅毒重,骨骼及感觉器官受累多而心血管受累少。

(1)早期先天梅毒　患儿常早产,发育营养差、消瘦、脱水、皮肤松弛,貌似老人,哭声低弱嘶哑,躁动不安。可见皮肤黏膜损害、梅毒性鼻炎和骨梅毒。常伴有全身淋巴结肿大、肝脾大、肾病综合征、脑膜炎、血液系统损害等表现。

(2)晚期先天梅毒　一般 5~8 岁发病,13~14 岁相继出现多种表现,以角膜炎、骨损害和神经系统损害常见,心血管梅毒罕见。

3. 潜伏梅毒　凡有梅毒感染史,无临床症状或临床症状已消失,除梅毒血清学阳性外无任何阳性体征,并且脑脊液检查正常者称为潜伏梅毒,其发生与机体免疫力较强或治疗暂时抑制 MP 有关。

【辅助检查】

可分为 MP 直接检查、梅毒血清试验和脑脊液检查。脑脊液检查主要用于神经梅毒的诊断,包括白细胞计数、蛋白定量、性病研究室玻片试验、多聚酶链式反应和胶体金试验。病情活动时脑脊液白细胞计数常增高,因此脑脊液白细胞计数也常作为判断疗效的敏感指标。

【处理原则】

1. 常用的驱梅药物　青霉素类为首选药物。常用苄星青霉素 G、普鲁卡因水剂青霉素 G、水剂青霉素 G。头孢曲松钠为高效的抗 TP 药物,可作为青霉素过敏者优先选择的替代治疗药物。四环素类和红霉素类疗效较青霉素差,通常作为青霉素过敏者的替代治疗药物。

2. 治疗方案　早期梅毒:苄星青霉素 G 240 万 U,1 次/周,连续 2~3 次。青霉素过敏者可选用头孢曲松钠 1.0 g/d 静脉滴注,连续 10~14 d;米诺环素 200 mg/d,15 d;或连续口服红霉素类药物(红霉素 2.0 g/d)15 d。晚期梅毒:苄星青霉素 G 240 万 U,分两侧臀部肌内注射,1 次/周,连续 3~4 次。青霉素过敏者可用四环素类或红霉素类药物。此外,心血管梅毒、神经梅毒、妊娠梅毒及先天梅毒依据病情选择相应的治疗方案。

【护理评估】

1. 健康史　绝大多数梅毒由性接触传染。患梅毒的孕妇在妊娠 4 个月以后可通过胎盘使胎儿感染梅毒。输血或经医疗器械也可感染致病。

2. 身体状况 观察病情,判断有无并发症状及所患梅毒类型、所处阶段。检查皮损处尤其是硬下疳、扁平湿疣和黏膜损害的梅毒螺旋体,选择暗视野检查和免疫荧光染色等。此外,一般一期梅毒后期和二期梅毒时梅毒血清试验呈阳性反应;可选择非梅毒螺旋体抗原血清试验和梅毒螺旋体抗原血清试验。

3. 心理社会状况 评估患者是否有羞耻、恐惧、负罪感等。

【护理诊断/问题】

1. 焦虑 与疾病病程长及社会舆论导致心理负担或担心传染给他人有关。
2. 组织完整性受损 与梅毒螺旋体病毒引起皮肤、黏膜破损及组织器官衰竭有关。
3. 知识缺乏 缺乏梅毒相关知识。

【护理措施】

1. 一般护理 早期传染性强,注意隔离治疗;加强医护人员自我防护,穿隔离衣、戴手套、防止刺破皮肤黏膜而感染。严格遵循无菌技术操作原则,避免医源性感染;晚期患者因内脏器官受累出现一系列脏器感染、衰竭症状等导致组织完整性受损,予保护性隔离治疗。卧床休息并加强肠外营养以增强抵抗力。皮肤黏膜出现深部溃疡时,加强无菌换药;坚持规律治疗,按时随访;性伴侣同时接受治疗,治疗期间禁止性生活。污染浴巾、衣物应煮沸消毒,洗浴用具分开;加强心理沟通,使其了解病情的发展与治疗,减轻焦虑与自卑。

2. 用药护理 首次应用青霉素注意吉海反应,一般多在用药后3~12h出现,表现为流感样症状,皮损可暂时加重,骨膜炎疼痛,一般4h缓解;为预防或减轻过敏反应,在治疗前服用小量泼尼松,备好抗过敏药物,如发生过敏性休克症状,就地抢救,及时通知医师。

3. 健康教育 本病应及早、足量、规则治疗,尽可能避免心血管梅毒、神经梅毒等严重并发症的发生;定期随访检查以判断疗效。常规治疗后随访2~3年,第1年每3个月复查1次,以后每半年复查1次。病程1年以上、复发及伴有视力、听力异常的患者,接受脑脊液检查以了解是否存在神经梅毒;妊娠妇女严格产前检查,消除先天梅毒儿,减少胎儿死亡率;加强本病知识讲解与宣教,避免婚外不洁性行为。对性伴侣进行检查、诊治,防止再传播与感染;严禁使用不洁的血液制品或生物制品,严禁重复使用一次性无菌用品和器械。规范献血制度,严格审核献血者,严格无菌操作,避免医源性感染;严禁吸毒,让患者多阅读吸毒造成社会危害性的材料,加强法制教育,防止犯罪行为发生,避免共用注射器和针头。

第二节 淋病患者的护理

淋病是由淋病奈瑟菌引起的泌尿生殖系统的化脓性感染,也可包括眼、咽、直肠、盆腔淋病奈瑟菌感染和播散性淋病奈瑟菌感染,前者最常见。淋病潜伏期短,传染性强,可导致多种并发症和后遗症。

【病因与发病机制】

淋病奈瑟菌又称淋病双球菌,简称淋球菌,主要通过性交直接传染侵犯泌尿生殖系统,也可通过间接接触传染,新生儿可通过淋病产妇的产道被感染。淋病双球菌借助菌毛黏附于生殖道黏膜的柱状上皮细胞表面,生长繁殖,亦可被柱状上皮细胞吞噬入细胞内繁殖,造成细胞溶解破裂。淋病双球菌内毒素及淋病双球菌表面外膜产生的脂多糖与补体结合可产生两种化学毒素,能诱导中性粒细胞聚集和吞噬,引起局部急性炎症从而产生临床症状。

【临床表现】

多发于性活跃的中青年,潜伏期2~10 d,平均3~5 d,潜伏期患者同样具有传染性。

1. 无并发症淋病

(1)女性急性淋病 60%的妇女无症状或症状轻微,好发于宫颈、尿道。分泌物初为黏液性,后转为脓性,体检可见宫颈口红肿、触痛、脓性分泌物;淋菌性尿道炎、尿道旁腺炎表现为尿道口红肿;有压痛及脓性分泌物,主要症状有尿频、尿急、尿痛,尿道口潮红,黏膜水肿,尿道口脓性分泌物,挤压尿道旁腺可有脓液渗出;淋菌性前庭大腺炎表现为单侧前庭大腺红肿、疼痛,严重时形成脓肿,可有全身症状和发热等。

(2)男性急性淋病 早期症状有尿频、尿急、尿痛,尿道口红肿,稀薄黏液流出,24 h后变为黄色脓性,量增多。可有尿道刺激症状,伴发腹股沟淋巴结炎。包皮过长者可引起包皮炎、包皮龟头炎或并发嵌顿性包茎;后尿道受累时可出现终末血尿、血精、会阴部轻度坠胀等,夜间常有阴茎痛性勃起。一般全身症状较轻,少数可有发热、全身不适、食欲缺乏等。

(3)淋菌性结膜炎 成人多因自我接种或接触被分泌物污染的物品所感染,多为单侧;新生儿多为母亲产道传染,多为双侧,表现为眼结膜充血水肿,脓性分泌物较多,体检可见角膜呈云雾状,严重时引起角膜溃疡,甚至穿孔、失明。

(4)淋菌性咽炎 多见于口交者,表现为急性咽炎或急性扁桃体炎,偶伴发热和颈淋巴结肿大,有咽干、咽痛和吞咽痛等表现。

(5)淋菌性肛门直肠炎 多见男性同性恋者,女性可由淋菌性宫颈炎的分泌物直接感染肛门直肠所致。轻者仅有肛门痛痒、烧灼感,排出黏液和脓性分泌物;重者有里急后重,可排出大量脓性和血性分泌物。

2. 淋病并发症 男性常见的有淋菌性前列腺炎、淋菌性精囊炎及淋菌性附睾炎;女性常见的有淋菌性盆腔炎(包括急性输卵管炎、子宫内膜炎、继发性盆腔脓肿、腹膜炎等),延误治疗者易发展为盆腔及附件感染,反复发作可造成输卵管狭窄或闭塞,引起宫外孕、不孕或慢性下腹痛等。

3. 播散性淋病奈瑟菌感染 少见,多为月经期妇女。临床表现有发热、寒战、全身不适,常在四肢关节附近出现皮损,开始为红斑,以后发展为脓疱、血疱或中心坏死,散在分布,数目常不多;还可发生关节炎、腱鞘炎、心内膜炎、心包炎、胸膜炎、肝周炎及肺炎等。

【处理原则】

早诊断,早治疗,及时、足量、规则用药。无并发症淋病使用大剂量、单剂量给药方案,确保有足够的血药浓度以杀死淋病奈瑟菌;有并发症淋病患者连续每日给药,保持有足够的治疗时间;配偶及性伴侣同时检查、治疗。一般首选头孢曲松或大观霉素。

【护理诊断/问题】

1. 焦虑　与对本病缺乏了解,担心预后或传染给他人有关。
2. 急性疼痛　与淋病奈瑟菌侵犯组织器官出现炎症反应有关。
3. 排尿障碍　与淋病奈瑟菌侵犯尿道有关。

【护理措施】

1. 心理护理　患者有焦虑、内疚或抑郁等负性心理时,耐心劝慰,减轻心理负担,增加治疗信心。
2. 避免劳累　有并发症者卧床休息,播散性淋病者绝对卧床休息。
3. 保持皮肤及外阴清洁　内衣裤、洗浴用品及床上用品经常换洗、消毒。用0.1%苯扎溴铵溶液清洁会阴和尿道口,防止尿道感染疼痛影响排尿。
4. 隔离并强制治疗　患者的分泌物和排泄物或被血液、体液污染的物品均应严格消毒。
5. 健康教育　加强性病防治知识的宣教工作,洁身自爱,避免婚外不洁性生活;治疗期间停止性行为,劝说性伴侣或配偶同时接受检查治疗。

第三节　非淋病性尿道炎患者的护理

非淋菌性尿道炎(nongonococcal urethritis,NGU)是一种以衣原体和支原体为主要致病微生物导致的泌尿生殖道系统感染。主要通过性接触传染。

【病因与发病机制】

沙眼衣原体(chlamydia trachomatis,CT)是非淋菌性尿道炎最常见的病原微生物,其次是生殖支原体和解脲支原体等。沙眼衣原体的致病机制尚不清楚。此外,阴道毛滴虫、白念珠菌、大肠埃希菌、单纯疱疹病毒等也可引起。当进行性接触时,病原体可通过皮肤黏膜侵入健康人体内而感染发病。另外,健康人接触患者分泌物污染的用具、衣物以及共用浴池等也可能发生间接感染。

【临床表现】

主要经性接触感染,新生儿可经产道分娩时感染,潜伏期为1~3周。

1. 女性非淋菌性泌尿生殖道炎　主要累及宫颈;近半数患者无症状,有症状者亦缺乏特异性,仅表现为白带增多,体检时可见宫颈水肿、糜烂等。尿道炎可表现为尿道口充血、尿频,甚至排尿困难等泌尿系症状。沙眼衣原体可由口-生殖器接触导致咽部感染,还可引起前庭大腺炎、输卵管炎、子宫内膜炎、宫外孕、不育症,甚至肝周围炎。
2. 男性非淋菌性尿道炎　常见症状为尿道痒、痛或烧灼感,少数有尿频、尿痛。体检尿道口轻度红肿,尿道分泌物多呈浆液性,量少,晨起可发现尿道口有少量分泌物结成的脓膜封住尿道口或内裤被污染。部分患者无明显症状,易被忽略或误诊,有10%~20%的患者同时合并淋病奈瑟菌感染。常伴并发症有:附睾炎、前列腺炎、赖特尔(Reiter)综合征及其他如直肠炎、眼虹膜炎、强直性脊柱炎等。

3. 新生儿感染 新生儿经母亲产道分娩时可感染沙眼衣原体或解脲支原体,引起结膜炎或肺炎。

【处理原则】

早诊断、早治疗、规则用药、治疗方案个体化。常用多西环素或阿奇霉素口服。妊娠期非淋菌性尿道炎用红霉素或阿奇霉素口服。新生儿衣原体眼结膜炎用红霉素干糖浆粉剂口服。新生儿出生后立即用0.5%红霉素眼膏或1%四环素眼膏滴入眼中对衣原体感染有一定预防作用。

【护理诊断/问题】

排尿障碍,与淋病奈瑟菌侵犯尿道有关。

【护理措施】

1. 适当休息,避免刺激性食物,如酒、浓茶、咖啡等,鼓励患者多饮水。
2. 注意隔离,停止性行为,污染衣物及用具注意消毒。劝说性同伴同时接受检查和治疗。
3. 做好外阴清洁,用0.1%苯扎溴铵溶液清洁会阴和尿道口。
4. 分娩后对新生儿立即用1%硝酸银液滴眼预防新生儿眼炎。

第四节 尖锐湿疣患者的护理

尖锐湿疣(condyloma acuminatum,CA)是由人类乳头瘤病毒(HPV)所致,常发生在肛门及外生殖器等部位,主要通过性行为传染。

【病因与发病机制】

人类乳头瘤病毒(HPV)有100多种亚型,引起尖锐湿疣的病毒主要是HPV-6、HPV-11、HPV-16、HPV-18等型。HPV主要感染上皮组织,临床研究已证实HPV在肛门生殖器癌发生中的致病作用,如HPV-16、HPV-18、HPV-45、HPV-56型为最常见的致宫颈癌高危型。

【临床表现】

好发生于性活跃的中青年。潜伏期1~8个月,平均为3个月。好发于外生殖器及肛门周围的皮肤黏膜湿润区,少数可见于肛门生殖器以外部位。皮损初起为单个或多个散在的淡红色小丘疹,质地柔软,顶端尖锐,逐渐增多增大,依疣体形态可分为无柄型(即丘疹样皮损)和有柄型,后者可呈乳头状、菜花状、鸡冠状及覃样状;疣体常呈白色、粉红色或污灰色,表面易糜烂、渗液、浸渍及破溃,尚可合并出血及感染。少数患者疣体过度增生成为巨大型尖锐湿疣,常与HPV-6型感染有关,部分可发生恶变。

少数患者表现为潜伏感染或亚临床感染。前者局部皮肤黏膜外观正常且醋酸白试验阴性,但通过分子生物学方法可检测到HPV,目前认为HPV潜伏感染是尖锐湿疣复发的主要原因之一。后者表现为肉眼不能辨认的皮损,醋酸白试验阳性,亚临床感染的存在和再活动也与本病复发有关。

【处理原则】

1. 内用药物治疗 配合使用干扰素。

2. 物理治疗　酌情选用激光、冷冻、电灼、微波等,巨大疣体手术切除。

3. 外用药物治疗　0.5%足叶草毒素酊治愈率较高。本药有致畸作用,孕妇禁用。10%~25%足叶草酯酊,药物刺激性较大,注意保护正常组织。本药有致畸作用,孕妇禁用。50%三氯醋酸或二氯醋酸液每周或隔周使用1次,连续用药不宜超过6周。本药有腐蚀性,注意保护正常组织。其他:5%5-氟尿嘧啶霜,多次治疗,每周1次。使用时注意保护正常的皮肤黏膜。

【护理诊断/问题】

1. 焦虑　与本病易复发且有传染性有关。
2. 有感染的危险　与局部处理后皮肤破损、溃烂有关。
3. 舒适受损　与疣状物侵犯皮肤黏膜有关。
4. 知识缺乏　缺乏尖锐湿疣感染途径及预防、治疗相关知识。

议一议:
治疗性病常用的药物有哪些?怎样预防性病的传播?

【护理措施】

1. 尊重患者的人格和隐私权,采取适当方式深入交流、劝慰。并告知本病多数经彻底治疗,去除诱因,能得到控制。

2. 提高机体抵抗力,增加营养,注意休息,缓解压力。少活动,减少摩擦产生的红肿、破溃,防止出血和感染。

3. 严格消毒隔离制度,一次性注射器、臀垫、窥阴器,患者用过的敷料等予以销毁。治疗室定期紫外线消毒。

4. 注意液氮冷冻或使用外用药后的局部皮损变化,及时观察治疗效果。

5. 加强对性伴侣的检查并督促治疗,以控制传染源。治疗期间避免性生活。本病有恶变的可能,女性进行妇科宫颈涂片检查,男性进行尿道口、肛周检查,一经发现及早治疗。

6. 定期随访,做好药物使用的院外指导。一旦复发及时治疗,性伴侣或配偶同时去医院检查。

(薛　芳)

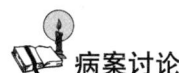 病案讨论

病例摘要　患者,女,72岁,近期被医生诊断为隐性梅毒。同时其79岁的老伴经检测属正常。"我一辈子清清白白,70多岁的人了,怎么会得上这种病?"半个多月来,张老太无法接受这一现实,经常以泪洗面,老太太回忆说,自己从去年8月开始在一家医院进行血液透析后,透析血液检测一切正常,每周都要做1~2次的透析,其他无特殊诊疗经历。

讨论:①针对此患者,叙述梅毒的传播途径和临床分型。②患者目前最主要的护理问题/诊断是什么?③针对患者的主要的护理问题应实施哪些有效的护理措施?

习题

护考测试【A1 型题】

1. 梅毒主要传播方式是 （ ）
   - A. 飞沫传播
   - B. 空气传播
   - C. 接触传播
   - D. 血液传播
   - E. 性接触和血液传播

2. 下列哪项不是一期梅毒的临床表现 （ ）
   - A. 主要表现为硬下疳
   - B. 好发于外生殖器
   - C. 传染性极强
   - D. 淋巴结穿刺检查可见大量的 MP
   - E. 全身症状明显

3. 不属于无并发症淋病的是 （ ）
   - A. 女性急性淋病
   - B. 男性急性淋病
   - C. 淋菌性结膜炎
   - D. 淋菌性咽炎
   - E. 淋菌性盆腔炎

4. 下列哪项不是女性非淋菌性泌尿生殖道炎的临床表现 （ ）
   - A. 主要累及宫颈
   - B. 有症状者亦缺乏特异性，仅表现为白带增多
   - C. 体检时可见宫颈水肿、糜烂
   - D. 伴有尿道炎症状
   - E. 近半数患者症状明显

5. 下列哪项不是尖锐湿疣的临床表现 （ ）
   - A. 好发于性活跃的中青年
   - B. 潜伏期 1~8 个月
   - C. 好发于外生殖器及肛门周围的皮肤黏膜湿润区
   - D. 皮损初起为单个或多个散在的淡红色小丘疹
   - E. 常与 HPV-11 型感染有关

参考文献

[1] 余晓齐,陈传波.外科护理学[M].郑州:郑州大学出版社,2010.

[2] 李乐之,路潜.外科护理学[M].5版.北京:人民卫生出版社,2012.

[3] 贺清明,刘鹏飞.外科护理学[M].南京:南京大学出版社,2014.

[4] 王征,周俭.肝癌术后复发转移多学科综合治疗[J].中国实用外科杂志,2014,34(8):723-725.

[5] 梁力建.外科学[M].北京:人民卫生出版社,2012.

[6] 陈孝平,汪建平.外科学[M].8版.北京:人民卫生出版社,2013.

[7] 吴春燕,张小珍,肖海鸟,等.TURP治疗良性前列腺增生的术后护理体会[J].中华全科医学,2013,11(12):1969-1970.

[8] 李玉梅,沈宝英.骨盆骨折合并尿道损伤的观察及护理[J].护士进修杂志,2012,27(1):76-77.

[9] 蒋红,陈海燕.新编外科护理学[M].上海:复旦大学出版社,2011.

[10] 熊云新,叶国英.外科护理学[M].3版.北京:人民卫生出版社,2014.

[11] 陈月琴,高国丽.外科护理学[M].2版.北京:人民军医出版社,2012.

[12] 陈孝平.外科学[M].2版.北京:人民卫生出版社,2010.

[13] 党世民.外科护理学[M].2版.北京:人民卫生出版社,2011.

[14] 张学军.皮肤性病学[M].8版.北京:人民卫生出版社,2013.

[15] 宁宁,成翼娟,李继坪.普外科护理手册[M].北京:科学出版社,2012.

[16] 张延龄,吴肇汉.实用外科学[M].3版.北京:人民卫生出版社,2012.

学习的记忆

小事拾遗：..

....

....

....

....

....

....

....

学习感想：..

....

....

....

....

....

....

  学习的过程是知识积累的过程，也是提升能力、稳步成长的阶梯，大家的注释、理解汇集成无限的缘分、友情和牵挂，请简单手记这一过程中的某些"小事"，再回首时定会有所发现、有所感悟！

学习的记忆

姓名：_____

本人于20____年____月至20____年____月参加了本课程的学习

[此处粘贴照片]

任课老师：_____　_____　　班主任：_____

班长或学生干部：_____　_____　_____

我的教室（请手写同学的名字，标记我的座位以及前后左右相邻同学的座位）